E. Steinegger · R. Hänsel

Lehrbuch der Pharmakognosie

Auf phytochemischer Grundlage

Dritte neubearbeitete Auflage

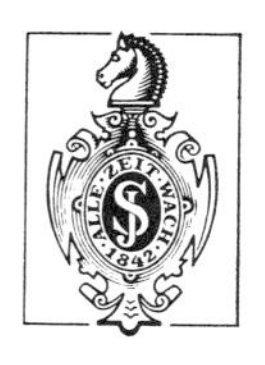

Springer Verlag Berlin · Heidelberg · New York 1972

Ernst Steinegger

Dr. pharm., Professor für Pharmakognosie
an der Universität Bern

Rudolf Hänsel

Dr. rer. nat., Professor für Pharmakognosie
an der Freien Universität Berlin

ISBN 3-540-05768-4 3. Auflage Springer-Verlag Berlin — Heidelberg — New York
ISBN 0-387-05768-4 3rd edition Springer-Verlag New York — Heidelberg — Berlin

ISBN 3-540-04347-0 2. Auflage Springer-Verlag Berlin — Heidelberg — New York
ISBN 0-387-04347-0 2nd edition Springer-Verlag New York — Heidelberg — Berlin

Printed in Germany.
Library of Congress Catalog Card Number: 72-91888

Offsetnachdruck: Mercedes-Druck, 1000 Berlin. Buchbinderei: K. Triltsch, Graphischer Betrieb, 8700 Würzburg
2124/3020 — 54321

Vorwort

Das Lehrbuch erscheint in der dritten Auflage unter unverändertem Titel. Das ist nicht selbstverständlich zu einem Zeitpunkt, da Sinn und Nutzen von Pharmakognosie für die Ausbildung des Offizinapothekers durch nicht wenige bestritten oder jedenfalls in Zweifel gezogen werden, und in einem Augenblick, da das Fach unter der neuen Bezeichnung Pharmazeutische Biologie in der neuen Approbationsordnung für Apotheker der Bundesrepublik Deutschland aufgeführt wird. Zweifelsohne ist Biologie von fundamentaler Bedeutung für alle Zweige des Arzneimittelwesens, eine gebührende Berücksichtigung im Lehrplan des Pharmaziestudenten daher berechtigt. Ob sich das neue Fach Pharmazeutische Biologie hinsichtlich Lehrinhalt und Lehrmethode unterscheiden wird von der bisher manchenorts praktizierten Pharmazeutischen Botanik, wird die Zukunft zeigen.

Was unter der Bezeichnung „Pharmazeutische Biologie“ oder „Pharmazeutische Arzneimittellehre“ oder „Pharmakognosie“ an Lehrinhalten subsumiert wird, ist nicht zwingend vom Wesen des Fachgebietes her vorgeschrieben und international gleichartig. Was wir im vorliegenden Lehrbuch anbieten, sind Grundlagen für eine Art Spezialitätenkunde der Arzneimittel biogener Herkunft, inbegriffen der sogenannten Phytotherapeutika. Das bedeutet eine Einschränkung gegenüber einer Darstellung als pharmazeutische Biologie. Traditionell ist unsere Darstellung insofern, als die Deskription im Vordergrund steht, allerdings nicht die botanisch-morphologische, sondern die phytochemische Beschreibung der Drogen und Arzneipflanzen. Auf der anderen Seite setzen wir Pharmakognosie durchaus nicht gleich mit Phytochemie. Die Biosynthese der Naturstoffe ist für uns nicht Selbstzweck. Wichtiger erscheint uns — weil denkökonomisch —, daß der Student auch in auf den ersten Blick kompliziert erscheinenden Strukturformeln von Pflanzeninhaltsstoffen die immer wiederkehrenden Bauelemente erkennt, Bauelemente, die ihm als Zwischenstufen des Primärstoffwechsels vertraut sind. Eine gewisse Kenntnis des Primärstoffwechsels erleichtert demnach das Studium des Lehrbuches.

Erweiterungen gegenüber einer pharmazeutischen Biologie und gegenüber einer reinen Phytochemie ergeben sich auf Grund der spezifischen pharmazeutischen Bedürfnisse in Richtung auf Angaben über die therapeutische Anwendung der Drogen, der Arzneipflanzen und der Naturstoffe. Der Apotheker sieht sich heute als Fachmann für Arzneimittel und Berater des Arztes. Das setzt voraus: Er muß gründliche Kenntnisse über die Zusammensetzung und die Wirkungsweise der Arzneimittel besitzen. Ein großer Teil gerade der pflanzlichen Arzneimittel entfällt auf Präparate, die der Rezeptpflicht nicht unterstehen. Er sollte erkennen, ob eine Selbstmedikation durch Laien zu verantworten ist und wann besser ärztlicher Rat zu suchen ist. Den Pharmaziestudenten auf diese Aufgabe auch innerhalb des Unterrichts in Pharmakognosie vorzubereiten, ist um so wichtiger, als sich für eine ganze Anzahl von Drogen und natürlich von daraus hergestellten Phytotherapeutika eine wissenschaftliche Begründung ganz anscheinend nicht geben läßt. Die Schulung kritischer Urteilsfähigkeit ist deshalb ganz besonders wichtig. Gegen dieses Ausbildungsziel des Pharmaziestudenten könnte allenfalls der Einwand des mangelnden realen Bezugs zur Praxis erhoben werden: Man überschätze das Maß der Einflußmöglichkeit des Apothekers auf die Medikation durch Arzt und Laien und auf einige Erscheinungen des Arzneimittelwesens und setze es nicht in Relation zu der Verantwortlichkeit des Herstellers und der des Gesetzgebers.

Was den Umfang des Buches anbelangt, so übersteigt er sicher die unmittelbaren Bedürfnisse des Pharmaziestudenten: Wir bieten nicht nur Stoff an zum Lernen, sondern auch zum Nachlesen und Nachschlagen. Gegenüber der zweiten Auflage umgearbeitet wurden vor allem die Kapitel Cumarine, Saponine und Drogen der Volksmedizin. Das zuletzt genannte Kapitel erscheint verändert unter der neuen Bezeichnung „Sondergebiete". Hier werden vor allem Drogen berücksichtigt, die — was den Umfang der Medikation anbelangt — bei uns eine sehr große Rolle spielen. Andere Kapitel wurden durchgesehen und verbessert.

Die botanische Systematik hat in den letzten Jahren gegenüber dem von uns bisher verwendeten System des Syllabus nach ENGLER wesentliche Änderungen erfahren, wie sie z. B. von EHRENDORFER im Lehrbuch der Botanik von STRASBURGER (30. Auflage, 1971) dargestellt sind. Die Ph. Helv. VI verwendet demgegenüber die Taxonomie nach ENGLER, und das DAB 7 (BRD) macht keine über die Art hinausgehenden systematischen Angaben. Aus didaktischen Gründen haben wir uns wiederum nach der Nomenklatur des Syllabus gerichtet, im übrigen aber die neuen Bezeichnungen in Klammern beigefügt. Zwischen dem DAB 7 (BRD) und der Ph. Helv. VI bestehen ferner Unterschiede bezüglich der Drogenbenennung. Das DAB 7 verwendet die deutsche, die Ph. Helv. VI die lateinische Bezeichnung. Wir haben bei der Drogenbeschreibung beide Bezeichnungen verwendet. Im Inhaltsverzeichnis sind die deutschen Namen nur soweit aufgeführt, als es sich um im DAB 7 offizinelle Drogen handelt.

Das Buch trägt für die Zwecke des Unterrichtes in Theoretischer Pharmakognosie (dieser Terminus ad hoc gebraucht zum Unterschied von Praktischer Pharmakognosie) Tatsachenmaterial aus mehreren naturwissenschaftlichen und medizinischen Disziplinen zusammen. Es ist daher wohl unvermeidlich, daß bei der Breite des Spektrums Unzulänglichkeiten selbst in die dritte Auflage gelangen. Den Lesern, vorab allen Kollegen, sind wir zu Dank verbunden, wenn sie uns auf Irrtümer hinweisen und uns Änderungswünsche unterbreiten.

Bern und Berlin, im August 1972

Die Verfasser

Inhaltsverzeichnis

Einleitung

Von E. Steinegger

Die Aufgabe des Apothekers bestand ursprünglich in der Beschaffung der Arzneimittelrohstoffe, in ihrer Prüfung und in der Herstellung der gebrauchsfertigen Arznei. Dem Arzt seinerseits oblag die Verschreibung der Arznei und ihre Anwendung am Krankenbett. Soweit pflanzliche Arzneidrogen in Form einfacher Galenika verwendet werden, trifft diese Aufgabenteilung auch heute noch zu: Der Apotheker beschafft die Rohstoffe, er prüft sie und verarbeitet sie zu Arzneien wie Pulvern, Infusen oder Tinkturen. Jahrhunderte hindurch wurden die Arzneistoffe unmittelbar der Natur entnommen, die gesamte Arzneimittellehre bestand daher zum wesentlichen Teil aus Pharmakognosie (früher Materia medica genannt); ebensowenig war die einfache Zweiteilung der sich mit der Arzneimittellehre befassenden wissenschaftlichen Berufe in Arzt und Apotheker in Frage gestellt. Das änderte sich aber grundlegend seit dem Aufkommen der modernen Naturwissenschaft. Die vorantreibenden Ideen der modernen Arzneimittelforschung kommen von der Chemie, der Biochemie, der Biologie und der Medizin her: Die industrielle Technik setzt deren Ideen in die Tat um. Das Arzneimittel wird immer mehr und mehr zum technischen Erzeugnis, das in der Produktion vervielfacht und auf dem Markte verteilt wird. Das Arzneimittelwesen in seiner Gesamtheit ist daher heute außerordentlich vielschichtig, und an der Entwicklung eines neuen Arzneimittels und an seiner Herstellung sind verschiedenartige Berufe beteiligt.

Die enge Verquickung von wissenschaftlicher Forschung, Technik und Wirtschaft führt in Einzelfällen auch zu Auswüchsen. Nicht alle aus der unübersehbaren Fülle der auf den Markt gelangenden Arzneimittel erfüllen ihren Zweck, der Gesundheit des Menschen zu dienen, in gleicher Weise; Pioniererfindungen wie etwa Salvarsan und Penicillin, Entwicklungserfindungen, Nachahmungen, bloße Mischpräparate und Magika, alle erheben sie gleichermaßen den Anspruch, Arzneimittel zu sein. Nicht die Ergebnisse wissenschaftlicher und technischer Forschung allein, sondern auch Wirtschaftsdenken trägt mit zu der übergroßen Fülle und zu dem ständigen Wechsel der in die Apotheke gelangenden Präparate bei. Der Apotheker gilt mit Recht als Arzneimittelfachmann; den an der Universität gelehrten Ausbildungsfächern fällt damit die Aufgabe zu, seinen Blick für wissenschaftliche Wertung der Arzneimittel zu schärfen.

Auch die Pharmakognosie hat in diesem Rahmen Aufgaben ganz bestimmter Art: einmal praktisch-analytische, dann theoretisch-allgemeine. Da der Apotheker Identität, Reinheit und Güte von Arzneimitteln zu garantieren hat, so muß die Pharmakognosie ihm die erforderlichen Kenntnisse und Fähigkeiten vermitteln. Früher einmal waren diese Aufgaben so wesentlich, daß Martius (1825) die Pharmakognosie geradezu folgendermaßen definierte: „Wir begreifen darunter die Lehre, die aus den drei Reichen der Natur bezogenen Heilstoffe in betreff ihrer Abstammung und Güte zu untersuchen, sie auf Reinheit zu prüfen, sowie Verwechslungen oder Verfälschungen zu ermitteln."

Das Problem der Verwechslungen und Verfälschungen ist mindestens so alt wie der Drogenhandel. GALENUS (131—201 n. Chr.) berichtete von eigenen Erfahrungen, wie und in welchem Maße im Altertum wertvolle Arzneien verfälscht wurden. Es entstanden pharmakognostische Werke, in denen die Drogen beschrieben wurden und in denen gelegentlich bereits einfache Prüfmethoden, meist auf Sinneswahrnehmungen basierend, angegeben wurden. Die Kräuterbücher des Altertums und des Mittelalters erfüllten aber den Zweck: Feststellung der Identität, Ausschließen von unwirksamen oder gefährlichen Verwechslungen nur sehr unvollkommen. Erst die modernen Naturwissenschaften, besonders die Botanik, die Chemie und die Physik lieferten wirksame Methoden, um diese praktische Aufgabe der Identitäts- und Qualitätsprüfung in fast vollkommener Weise zu lösen. Waren es zunächst fast ausschließlich mikroskopische Methoden, so kamen bald die quantitativen Methoden der Gehaltsbestimmung und die mikrochemischen Methoden, neuerdings die Adsorptions-, Papier- und Dünnschichtchromatographie als leistungsfähige Hilfsmittel hinzu. Beherrschte früher das Mikroskop die pharmakognostische Untersuchung, so wird es heute dann durch die genannten Methoden ersetzt, wenn sie besser und schneller arbeiten.

Die Ziele der allgemeinen Pharmakognosie sind weiter gespannt: sie will deskriptiv ein umfassendes Verständnis der biogenen Arzneimittel gewinnen und dem Apotheker vermitteln, indem sie das für diesen Zweck brauchbare Wissen sammelt, zusammenstellt und ordnet. Als experimentelle Wissenschaft trägt sie durch eigene Untersuchungen zum Fortschritt der Gesamt-Arzneimittellehre bei.

Schon FRIEDRICH AUGUST FLÜCKIGER (1828—1894), damals Dozent in Bern, definierte daher die Pharmakognosie „als eine gleichzeitige Anwendung verschiedener wissenschaftlicher Disziplinen zum Zwecke einer allseitigen Kenntnis der Arzneistoffe". Besonders eng sind naturgemäß die Beziehungen zu den biologischen Disziplinen der Phytochemie, der systematischen Botanik (Taxonomie), zur Pflanzenmorphologie, zur Pflanzenphysiologie und Genetik. Die Pharmakognosie verfolgt ferner aufmerksam die Fortschritte der Pharmakologie, um sie zur Lösung eigener Probleme nutzbringend anzuwenden.

Einmal ist der pharmakologische Test bei der Isolierung unbekannter Pflanzenwirkstoffe unentbehrlich, ebenso bei der Standardisierung zahlreicher Drogen; dann vermag nur die pharmakologische Prüfung nachzuweisen, ob eine bisher unbekannte Pflanze oder Droge oder ein daraus isolierter neuer Stoff biologisch aktiv ist. Die Resultate pharmakologischer Untersuchungen können sogar den Weg weisen zur Züchtung geeigneter Arzneipflanzen, zur richtigen Steuerung der äußeren Faktoren bei der Arzneipflanzenkultur, zur Wahl der optimalen Erntezeit, der besten Methoden zur Trocknung und Drogenverarbeitung sowie zur Aufstellung von analytischen Normen und Methoden.

Gelegentlich wird man auch andere Wissenschaften wie die Zoologie, die Geographie und die Geschichte zu Rate ziehen. Die unentbehrlichste aller genannten Grundwissenschaften aber ist die Chemie.

I. Die Objekte der Pharmakognosie

Von R. Hänsel

1. Allgemeines über die Herkunft von Arzneimitteln

Die heute verwendeten Arzneimittel stammen 1. aus der Natur, oder sie sind 2. synthetischer Herkunft. Die Arzneimittel natürlicher Herkunft wiederum werden gewonnen a) aus dem Tierreich, b) aus dem Mineralreich, c) aus höheren Pflanzen oder d) aus pflanzlichen Mikroorganismen durch Fermentation.

Zu den arzneilich verwendeten Produkten tierischer Herkunft gehören neben getrockneten Drüsen und Organextrakten vor allem bestimmte Hormone, Fermente und Antitoxine.

Die nächste wichtige Quelle therapeutisch wertvoller Stoffe sind die höheren Pflanzen. Außer Mineralien waren es in der Mehrzahl Kräuter, die der älteren Medizin als Arzneimittel zur Verfügung standen. Heute ist ihre Verwendung im Rückgang begriffen; aber immer noch unersetzlich sind Pflanzenstoffe wie Morphin, Hyoscyamin, Ergobasin und Ergotamin, Strophanthin, Digitoxin u. a. m. Die moderne Wissenschaft hat nur ganz wenige neue Arzneipflanzen entdeckt, sie zehrt hier weitgehend von dem Vorrat an Erfahrungen, welche die Natur- und Kulturvölker der Erde im Verlaufe von Jahrhunderten bei der Anwendung von Kräutern gesammelt haben. Ob mit fortschreitender Verbesserung der Methoden der Arzneimittelforschung grundsätzlich neue Therapeutika unter den höheren Pflanzen gefunden werden, ist eine noch offene Frage. Eine besondere Gruppe von arzneilich verwendeten Rohstoffen bilden diejenigen Pflanzenprodukte, die als Ausgangsmaterial für die partialsynthetische Umwandlung zu Arzneimitteln gebraucht werden; zu nennen sind hier die pflanzlichen Steroidsapogenine (siehe S. 200).

Ihrer Bedeutung nach an der Spitze der Arzneimittel pflanzlicher Herkunft stehen heute fraglos die Stoffwechselprodukte verschiedener Mikroorganismen: die Antibiotika. Nimmt man den wirtschaftlichen Wert als Maßstab, dann entfällt fast die Hälfte der produzierten Pharmazeutika auf diese Gruppe (zit. nach W. E. Wright). Durch Fermentation aus Mikroorganismen gewonnen werden ferner bestimmte Vitamine (z. B. Vitamin B_{12}) und einige Fermente.

Die synthetischen Arzneimittel sind teils identisch mit Naturprodukten (z. B. Papaverin, Ephedrin), teils wurden sie in enger Anlehnung an Naturstoffe entwickelt (Cocain: Lokalanästhetika, Saligenin: Salicylsäurederivate, Morphin: Zentralanalgetika, Curare: Muskelrelaxantia). Eine umfangreiche Klasse bilden dann die rein synthetischen Arzneimittel, d. s. diejenigen Verbindungen, die ohne Anlehnung an Naturmodelle — oft durch Zufallsbeobachtung — entdeckt wurden.

2. Die pflanzlichen Arzneimittel

Die der Pharmakognosie vorgegebenen Objekte sind die arzneilich verwendbaren Stoffe natürlicher Herkunft. Das vorliegende Lehrbuch beschränkt sich allerdings weitgehend auf die pharmakognostische Darstellung der pflanzlichen Arzneistoffe und berücksichtigt die aus dem Tierreich stammenden therapeutischen Substanzen nur insoweit, wie sie in enger Beziehung zu Pflanzenstoffen stehen (z. B. die Nebennieren-Rindenhormone bei den pflanzlichen Steroidsapogeninen).

Die pflanzlichen Arzneistoffe sind Stoffwechselprodukte der Pflanze, die entweder innerhalb der Pflanze gespeichert werden oder die nach außen ausgeschieden werden — wie z. B. einige Gummen und Harze nach Verletzung oder wie bestimmte Antibiotika in die Fermentationsflüssigkeit. Ebensowenig, wie jede organische Verbindung ein Arzneistoff ist, sind etwa sämtliche Stoffwechselprodukte der Pflanze als Arzneimittel nutzbar. Die therapeutisch wertvolle Substanz kommt daher stets im Verbande zusammen mit einer unbekannten großen Zahl anderer Stoffwechselprodukte vor, wobei Reserve- und Gerüstsubstanzen die Hauptmasse bilden. Bei den morphologisch differenzierten Pflanzen wechselt die chemische Zusammensetzung von Organ zu Organ; in der Regel ist daher auch das therapeutisch genutzte Prinzip jeweils nur in einem bestimmten Organ (Wurzel, Rhizom, Blatt, Blüte, Frucht) angereichert.

Zu pflanzlichen Therapeutika verarbeitet werden:

1. Frischpflanzen oder frische Pflanzenorgane,
2. Drogen (getrocknete Pflanzenteile),
3. isolierte Reinsubstanzen.

Frischpflanzen

Die unmittelbare Verarbeitung der frischen Pflanze zu Arzneipräparaten ist wissenschaftlich begründet, wenn die Wirkstoffe während der Trocknung der Pflanze oder während der Lagerung der Droge ganz oder teilweise zerstört werden. Daß mit der Abtrennung eines Pflanzenteiles von der lebenden Pflanze Veränderungen der stofflichen Zusammensetzung in Gang kommen, läßt sich in einigen Fällen bereits mit den Sinnesorganen feststellen: so entsteht der typische Cumaringeruch frischen Heues erst mit dem Trocknen aus einer geruchlosen Vorstufe (s. *Anthoxanthum odoratum*, S. 130); ähnlich fehlt der frischen Baldrianwurzel der charakteristische Geruch nach Isovaleriansäure; das frische Tormentill-Rhizom ist farblos, verfärbt sich aber bald und wird im Querschnitt rot. Die chemische Analyse hat zahlreiche weitere Beispiele der Veränderlichkeit pflanzlicher Inhaltsstoffe aufdecken helfen: Die genuinen Tetraglykoside der *Digitalis purpurea* werden zu zuckerärmeren Heterosiden hydrolysiert; beim Lagern der Vitamin-C-führenden Drogen nimmt der Gehalt an Ascorbinsäure kontinuierlich ab; oder die toxischen, hautreizenden Ranunculazeen verlieren durch Glykosidspaltung und Dimerisierung bzw. Polymerisierung des Ranunculins ihre Wirkung. Weitere Beispiele für ähnliche Umsetzungen von Pflanzeninhaltsstoffen während der Trocknung und Lagerung der Pflanzen finden sich bei den speziellen Kapiteln.

Drogen

Viele therapeutisch wertvolle Prinzipien der Pflanzen sind jedoch stabil und verändern sich beim Trocknen der frisch geernteten Pflanze nicht oder in unbedeutendem Maße. In diesen Fällen lassen sich die geernteten Pflanzenorgane durch Wasserentzug konservieren; die Verarbeitung der Frischpflanze zur Droge ist die gebräuchlichste und zugleich wirtschaftlichste Methode, die Wirkstoffe führenden Pflanzenteile haltbar zu machen, bis sie zu den eigentlichen Arzneipräparaten (Galenika, Industriepräparaten) weiter verarbeitet werden können. Die Konservierung durch Wasserentzug beruht darauf, daß Fäulnis und Pilzinfektionen verhindert werden, die nur bei einem bestimmten Feuchtigkeitsgehalt des organischen Substrates angehen; auch chemische und biochemische (fermentativ bedingte) Reaktionen werden mit abnehmendem Wassergehalt erschwert bis verhindert.

Fast alle im pflanzlichen Organismus sich abspielenden Lebensvorgänge, die aufbauenden sowohl als auch die abbauenden, sind auf enzymatische Prozesse zurückzuführen. In dem Augenblick, da eine Pflanze geerntet wird, beginnt das Absterben. Mit dem Eingriff wird das regulatorisch wirkende Prinzip beseitigt. Zwar stellen die hochaktiven Katalysatoren des Lebens ihre Tätigkeit nicht sofort ein, doch ist ihr Wirken nicht mehr koordiniert. Auf derartigen Fermentreaktionen beruhen zahlreiche postmortale Veränderungen von Pflanzeninhaltsstoffen, die oftmals durch Trocknen allein nicht verhindert werden können und besondere Maßnahmen (Stabilisierung, Aufbewahren über Calciumchlorid u. a.) erforderlich machen. In anderen Fällen sind Fermentreaktionen gerade erwünscht (Fermentationsverfahren z. B. beim Tabak).

Unter pflanzlichen Drogen versteht man also getrocknete Pflanzen oder Pflanzenorgane. Es ist aber üblich, auch unorganisierte Pflanzenprodukte: pflanzliche Exkrete und nach einfachen Verfahren gewonnene Stoffgemische (Gummen, Harze, Kautschuk usw.), in die Bezeichnung Droge mit einzubeziehen. In zweierlei Hinsicht ist der Begriff Droge aber ungenau: einmal werden auch technische — nicht medizinisch verwendete — Rohstoffe des Pflanzenreiches als Drogen bezeichnet, und andererseits bürgert sich unter dem Einfluß des Angelsächsischen (vorerst nur im nicht wissenschaftlichen Schrifttum) das Wort Droge, als Synonym für Arzneimittel immer mehr ein. Wo Mißverständnisse möglich sind, wird man von pflanzlichen Arzneidrogen sprechen müssen.

Im folgenden wird eine allgemeine, kurze Charakteristik der Pflanzenteile gegeben, die als Arzneidrogen in Frage kommen.

Radix. Die pharmazeutische Bezeichnung „Radix" deckt sich nicht mit dem morphologischen Begriff „Wurzel". Es gibt eine ganze Zahl von Radix-Drogen, die in Wirklichkeit Gemische darstellen von Rhizomteilen und von Wurzeln. Dabei kann es sich um Rhizome handeln, die zusammen mit den Adventivwurzeln gesammelt werden, oder um Rhizome, die nach unten allmählich in die Wurzel übergehen. Pharmakopöen, die auf eine Übereinstimmung der pharmazeutischen mit den morphologischen Bezeichnungen Wert legen, bevorzugen für die genannten Pflanzenteile den Terminus „Radix et Rhizoma". Die eigentlichen Radix-Drogen bestehen aus den Haupt- oder Pfahlwurzeln, wie sie krautige Pflanzen aus der Klasse der Dikotyledonen ausbilden; bei den Monokotyledonen geht die Hauptwurzel meist zugrunde und es bilden sich sproßbürtige Wurzeln, die ebenfalls pharmazeutisch als Radices bezeichnet werden. Ferner können verdickte, zu einem Speicherorgan ausgebildete Wurzeln mit Sproßteilen — nach der morphologischen Terminologie also Rüben — als Radices bezeichnet werden (z. B. Radix Gentianae von *Gentiana lutea*).

Rhizoma. Rhizome (Wurzelstöcke) sind unterirdisch wachsende, verdickte Sproßachsen ausdauernder Kräuter mit manchmal ausgeprägter Dorsiventralität. Auf der unteren Seite sind sie bewurzelt, die andere Seite entwickelt alljährlich neue und nach der Fruchtreife wieder absterbende Sprosse und Blätter. Die Blatt- und Sproßnarben sind es auch, welche bei der pharmakognostischen Analyse schon makroskopisch auf das Vorliegen eines Rhizomes hinweisen.

Tubera. Wurzelteile, Hypokotyl oder Sproßteile können in den Dienst der Stoffspeicherung gestellt werden; sie entwickeln reichliches Speichergewebe und schwellen demzufolge stark an. Der pharmazeutische Terminus Tubera meint bald die Knolle (Salep), bald kleine Rüben (Tubera Aconiti).

Lignum. Der zarte Sproß krautiger Pflanzen oder der mächtige Sproß ausdauernder Holzpflanzen, sie stimmen in ihrem grundsätzlichen anatomischen Aufbau überein, und zwar durch die Differenzierung in einen zentralen Markkörper, in einen Holzkörper und in eine Rinde. Trotz dieser Übereinstimmung im grundsätzlichen sind die Unterschiede augenscheinlich sehr groß; die älteren Stämme der Bäume sind gekennzeichnet durch das Zurücktreten des zentralen Markkörpers (nur wenige mm dick) gegenüber der Ausbildung eines mächtigen Holzkörpers, der so ziemlich den ganzen Querschnitt einnimmt. Auch die Rinde ist im Vergleich zum Holz von geringer Dicke. Die pharmazeutische Bezeichnung Ligna meint ausschließlich diesen mächtigen Holzkörper der perennierenden Holzgewächse (Bäume und Sträucher). Das Holz zahlreicher Bäume ist als Nutzholz von großer wirtschaftlicher Bedeutung; hingegen ist die medizinisch-pharmazeutische Bedeutung der Ligna-Drogen gering.

Cortex. Cortex als pharmazeutische Bezeichnung deckt sich nicht mit dem morphologischen Begriff Rinde. Rinde nennt man in der Morphologie z. B. auch die zarten Gewebe zwischen Epidermis und Endodermis junger Würzelchen, oder im jungen Dikotylensproß das Gewebe zwischen Epidermis und Zentralzylinder. Die Rindendrogen oder Cortices stammen ausschließlich von ausdauernden Holzpflanzen mit sekundärem Dickenwachstum. Die Bezeichnung meint den Teil des Sprosses oder der Wurzel dieser Holzpflanzen, der außerhalb des Kambriumringes liegt. Darüber hinaus legen die Arzneibücher für jeden Einzelfall fest, ob unter der betreffenden Cortex der gesamte außerhalb des Kambiums gelegene Teil von Sproß oder Wurzel zu verstehen ist, oder ob Borkenteile oder Teile der Außenrinde zu entfernen sind. Schließlich gehört zur pharmazeutischen Definition der jeweiligen Rindendroge, ob Stammrinde oder Wurzelrinde gemeint ist.

Folia. Unter Foliadrogen versteht man Laubblätter. An einem Laubblatt kann man Unter- und Oberblatt unterscheiden. Das Unterblatt ist der Blattgrund mit — evtl. — Nebenblättern (Stipeln) oder einer Blattscheide; das Oberblatt besteht aus dem Blattstiel (Petiolus), der auch fehlen kann, und der Blattspreite (Lamina). Diese kann ungeteilt (Folia Belladonnae) oder geteilt sein (fußförmig geteilt z. B. bei Helleborus, fiederartig bei Folia Juglandis). Bei gefiederten Blättern heißt die Spreitenachse in Fortsetzung des Blattstiels Blattspindel (= Rhachis). Nebenblattbildungen sind oft Familiencharakteristika, so die Nebenblätter der Rosazeen, die Ochrea (eine Stipularröhre) bei den Polygonazeen usw. Für manche Familien ist eine Blattscheide typisch (Umbelliferen, Gramineen). Diagnostisch wichtig ist die Konfiguration des Blattes, die Ausbildung des Blattrandes, der Verlauf der Leitbündel, d. h. die Nervatur. Vom größtem diagnostischem Wert — insbesondere bei der Analyse von Pflanzenpulvern — ist die mannigfaltige Ausgestaltung der Epidermis in den verschiedenartigsten Haarbildungen (z. B. Rosaceenhaare, Labiatendrüsenschuppen usw.). Wichtig ist ferner der Bau der Spaltöffnungen, die Anordnung von Palisaden- und Schwammparenchym, d. h. die Ausgestaltung des Mesophylls zwischen oberer und unterer Epidermis (Folia Uvae ursi ist ein Beispiel für ein dorsiventrales (= bifaziales) Blatt, Folia Sennae für ein isolaterales (= äquifaziales) Blatt), sowie bei manchen Blättern Exkreträume (z. B. *Rutaceae*), das Vorkommen von Schleimzellen (z. B. Malvaceae) und von verschiedenartigen Kristallbildungen (Beispiel: Solanaceenblätter).

Vom morphologischen Standpunkt aus gehören die Zwiebeldrogen (z. B. Bulbus Scillae) ganz in die Nähe der Blattdrogen. Zwiebeln stellen schuppenförmig ausgebildete Niederblätter dar, oder sie sind aus fleischigen Blattbasen von Niederblättern aufgebaut.

Flores. Unter den Flores oder Blütendrogen versteht man getrocknete Einzelblüten oder Blütenstände. Morphologisch ist die Blüte derjenige Sproßabschnitt, dessen Blätter für geschlechtliche Fortpflanzung umgestaltet sind. Eine vollständige Blüte besteht aus dem Perianth, dem Andrözeum und dem Gynäzeum.

Fructus. Auch bei den Fruchtdrogen deckt sich die historisch-pharmazeutische Namensgebung nicht immer mit den morphologischen Termini.

Ein bekanntes Beispiel dieser Nichtkongruenz sind die „Semen Cynosbati". Die Sammelfrüchte dieser Rosen (die Hagebutten), bezeichnet der Apotheker als Fructus (bzw. Pseudofructus), die innen befindlichen Kerne als Semina. Die Morphologie zeigt: Das fleischige Gebilde der Hagebutte ist eine umgewandelte Blütenachse, die sich becherförmig eingebogen hat; die im Inneren verborgenen Kerne (Semen Cynosbati) sind keine Samen, sondern die aus einem apokarpen Gynäzeum hervorgegangenen Früchte.

Der Begriff „Frucht" ist nicht eindeutig in einem einzigen Satze einzufangen. Nach F. KNOLL (1939) versteht man darunter die Blüte im Zustand der Samenreife. Frucht und Samenbildung sind aber nicht zwangsläufig miteinander verknüpft: es gibt Früchte, deren Samenbildung durch Züchtung unterdrückt wurde (Banane, Ananas, kernlose Orangen u. a.). Von den früher erwähnten Blütenteilen (s. S. 6) beteiligt sich am Aufbau der Frucht in jedem Fall der Fruchtknoten (Einzelfrüchte), in anderen Fällen noch andere Blütenteile wie die Blütenachse (besonders bei den Sammelfrüchten), Perianth, Infloreszenzachse oder Brakteen (bei den Fruchtständen). W. RAUH (1950) unterteilt entsprechend die Früchte in 1. Einzelfrüchte, 2. Sammelfrüchte, 3. Fruchtstände und 4. Samenlose Früchte.

Die pharmazeutisch verwendeten „Fructus-Drogen" gehören in ihrer Mehrzahl in die Gruppe der Einzelfrüchte, die daher im folgenden noch kurz charakterisiert werden.

Einzelfrüchte gehen aus dem Fruchtknoten einer einzelnen Blüte hervor, deren Fruchtknoten aus einem Fruchtblatt oder aus mehreren — zu einem einheitlichen Gehäuse verwachsenen — Fruchtblättern besteht. Die Fruchtknotenwand bezeichnet man bei der fertigen Frucht als Perikarp (Fruchtwand) und gliedert es in Exokarp, Mesokarp und Endokarp. Einzelfrüchte können Öffnungs- oder Schließfrüchte sein.

Bei Öffnungsfrüchten springt das Perikarp bei der Fruchtreife auf, die Verbreitungseinheit ist der Same; Vertreter dieser Fruchtform sind der Balg (Beispiele: Strophanthus, Aconitum), die Hülse (Beispiel: „Folliculi" Sennae), die Kapsel (Beispiele: Fructus Papaveris, Cardamomi, Vanillae). Die Schote ist eine Sonderform der Kapsel. Bei den Schließfrüchten ist die Verbreitungseinheit nicht der Same, sondern die Frucht. Je nach Ausbildung des Perikarps unterscheiden wir Beere, Nuß und Steinfrucht. Bei der meist vielsamigen Beere ist das Perikarp fleischigsaftig, manchmal trocken (Beispiele: Fructus Myrtilli, Colocynthidis, Capsici, Amomi), bei der einsamigen Nuß verwandelt sich das Perikarp in ein Sklerenchym und stirbt bei der Reife ab (z. B. „Semen" Cynosbati). Sonderformen sind die Karyopse (Perikarp hautartig) der Gräser und die Achäne der Kompositen (Beispiel: Fructus Cardui Mariae), bzw. die Doppelachäne der Umbelliferen (z. B. Fructus Anisi). Das Perikarp der in der Regel nur einsamigen Steinfrüchte zeichnet sich durch eine sklerenchymatische Innenzone (Steinkern) und einen beerenartigen Außenteil aus (Beispiele: Fructus Lauri, Fr. Olivarum).

Samen. Samen entwickeln sich aus der befruchteten Samenanalage. Im fertigen Samen unterscheidet man den Embryo, das Nährgewebe und die Samenschale. Eine Same läßt sich auch auffassen als eine junge Pflanze (Embryo) im Ruhezustande, die von einer Samenschale geschützt und mit Reservestoffen versorgt ist. Samen werden von allen Samenpflanzen gebildet. Die pharmazeutisch verwendeten „Semina" stammen von Öffnungsfrüchten wie Kapsel (Semen Lini, Semen Ricini), Hülsen (Semen Calabar) und Schoten (Semen Sinapis), oder sie werden Beeren (Semen Strychni) und Steinfrüchten (Semen Coffeae) entnommen. Auch Teile von Samen können unter der pharmazeutischen Bezeichnung „Semen" laufen: z. B. gelangen die Semen Colae ohne Samenschale in den Handel.

Herba. Herba-Drogen bestehen aus den oberirdischen Teilen von Pflanzen mit nicht verholzendem Stengel, seltener aus den krautigen Triebspitzen von Halbsträuchern. Gesammelt werden Kräuter in der Regel zur Blütezeit.

Reinstoffe

Frischpflanzen und pflanzliche Arzneidrogen können als komplizierte Gemische chemischer Substanzen bezeichnet werden. Die Einzelbestandteile tragen in unterschiedlichem Maße zu der Gesamtwirkung bei; daher unterscheidet man Hauptwirkstoffe, Nebenwirkstoffe und indifferente Begleitstoffe (Ballaststoffe).

Diejenigen Inhaltsstoffe einer Frischpflanze oder Droge, an welche die therapeutischen Eigenschaften ganz oder zum überwiegenden Teile gebunden sind, bezeichnet man als Hauptwirkstoffe. Nur in den wenigsten Fällen ist aber eine Drogen-Gesamtwirkung durch das Vorkommen eines einzelnen Hauptwirkstoffes erklärbar; meist ist der therapeutische Gesamteffekt das Ergebnis des Zusammenwirkens mehrerer bis vieler Inhaltsbestandteile, die sich gegenseitig beeinflussen, abschwächen oder verstärken können. Unter Neben-Wirkstoffen (Nebenstoffen) versteht man diejenigen den Hauptwirkstoff begleitenden Inhaltsstoffe, welche dessen Wirkung ergänzen, hemmen oder modifizieren. Die Pflanzenorgane (bzw. die daraus hergestellten Gesamt-Auszüge) stellen gewissermaßen Arzneimittel-Kombinationen dar, die — denn die Mischung ist von der Natur vorgegeben, nicht nach wissenschaftlichen, pharmakodynamischen Gesichtspunkten zusammengestellt — dem isolierten Hauptwirkstoff gegenüber Vorzüge oder Nachteile aufweisen können. Die indifferenten Begleitstoffe (Ballaststoffe) bilden die Hauptmasse der Pflanzensubstanz. Es handelt sich hauptsächlich um die Gerüst- und Reserve-Stoffe der Pflanze wie Cellulose, Lignin, Stärke, Zucker, Eiweiße, Fette und Wachse.

Die Isolierung der Wirkstoffe ist aus verschiedenen Gründen notwendig:

α) In der Pflanze liegen die Wirkstoffe in ungleichen Mengen und Mischungsverhältnissen vor; die Isolierung der Reinstoffe setzt den Pharmakologen in die Lage, die von den Gesamtdrogen-Auszügen her bekannten Wirkungen an Reinstoffen in reproduzierbaren Experimenten zu untersuchen.

β) Der Wirkstoff wird in der Pflanze von so großen Mengen an indifferenten Ballaststoffen begleitet, daß in Form von Gesamtauszügen die erforderliche hohe Dosis nicht appliziert werden kann. Das gilt für die Antibiotika und viele Vitamine.

γ) Der Wirkstoff wird durch die Darmwand nur unvollständig aufgenommen, ein unkontrollierbarer Anteil wird noch vor der Resorption zerstört; der Reinstoff bietet die Möglichkeit zur Entwicklung parenteral anwendbarer Arzneimittel (z. B. Strophanthin, Lobelin), die genau dosierbar sind.

δ) Das genaue Studium der Reinstoffe führt oftmals zur Auffindung neuer Wirkungen, welche eine Erweiterung der klinischen Verwendung bedeuten (Lobelin als Kreislaufanaleptikum), Reserpin als Psychosedativum).

ε) Die Isolierung des Wirkstoffes ist die Voraussetzung für seine Konstitutionsaufklärung, seine Synthese und arzneimittelsynthetische Abwandlung, um zu billigeren (z. B. Cortison) oder zu dem Naturstoff in seinen therapeutischen Eigenschaften überlegenen Arzneimitteln zu gelangen (z. B. die Lokalanästhetika).

ζ) Die chemischen und die physikalischen Eigenschaften müssen bekannt und an den Reinstoffen untersucht sein, damit Verfahren für die Ernteaufbereitung der Arzneipflanzen, für die Drogenverarbeitung, die Standardisierung (chemische Wertbestimmung) der pflanzlichen Arzneimittel entwickelt werden können.

Die Konzentrationen, in denen Wirkstoffe in Drogen vorkommen, können innerhalb weiter Grenzen schwanken, durchschnittlich zwischen 0,1 und 2,0%.

Die Methoden, die angewendet werden, um zu den reinen, kristallisierbaren Wirkstoffen zu gelangen, sind die in der Chemie zur Auftrennung von Stoffgemischen üblichen Fraktionierungsverfahren wie Extraktion, Sublimation, Chromatographie und Verteilungsverfahren. Da die chemischen und physikalischen Eigenschaften der gesuchten Wirkstoffe zunächst unbekannt sind, besteht eines der wichtigsten Probleme darin, einen biologischen Test zu finden, der den

Chemiker bei der Aufarbeitung der Droge führt, der ihm als Leitfaden dienen kann. Allerdings gelingt es dem Pharmakologen nicht immer, dem Chemiker einen Test an die Hand zu geben, der ein wirkliches Äquivalent wäre für den Effekt, welcher der Heilwirkung am Menschen entspricht. In hohem Maße ist die Erforschung der pflanzlichen Wirkstoffe nicht allein von den Fortschritten der chemischen Methodik, sondern auch von den Fortschritten auf pharmakologisch-methodischem Gebiete abhängig. Nicht zufällig gelang es daher zu allererst, diejenigen Pflanzenstoffe zu isolieren, die sich bereits den groben Sinnen durch auffallende Eigenschaften zu erkennen geben, wie die Geschmackstoffe (Bitterstoffe,

Hauptwirkstoff	enthalten in	Konzentration %
Morphin	Opium	1×10^{1}
Santonin	Flores Cinae	2×10^{0}
Hyoscyamin	Fol. Belladonnae	5×10^{-1}
Reserpin	Rad. Rauwolfiae	5×10^{-2}
Penicillin	Fermentationsbrühe	1×10^{-2}
Vitamin B_{12}	,,	1×10^{-4}
Zum Vergleich:		
Mg^{++}	Meerwasser	1×10^{-1}
Gold	,,	1×10^{-11}

Acria u. a.), die Geruchstoffe und die Farbstoffe. Die von SCHEELE in reiner Form gewonnene Weinsäure (1769) und die Citronensäure (1784) — die ersten rein dargestellten Pflanzenstoffe überhaupt — sind Beispiele dafür. Ein bequemer Leitfaden bei der Fraktionierung von Pflanzenauszügen ist weiterhin das Merkmal der Toxizität, da sich Toxizitätsprüfungen relativ leicht im Tierversuch durchführen lassen. Nicht selten ist das dann isolierte toxische Prinzip gleichzeitig auch das Wirkstoffprinzip der Droge. Aber nicht immer braucht der Weg der chemischen Analyse über den biologischen Test zu führen; auch die Verallgemeinerung zufälliger Einzelbeobachtungen kann zu sinnvollen Arbeitshypothesen über die zweckmäßige Wahl der Fraktionierungsmethode führen. Eine seit SERTÜRNER bekannte — und überdies die erfolgreichste derartiger Arbeitshypothesen — ist die, daß die Drogenwirkung an die basischen Inhaltsstoffe von Pflanzen geknüpft sein kann; Hunderte von Drogenwirkstoffen (Alkaloiden) konnten auf diese Weise isoliert werden, ohne daß es des Einsetzens tierexperimenteller Methoden während der phytochemischen Aufarbeitung bedurft hätte. Ähnliche antizipierende Arbeitshypothesen sind die Prüfung auf Anthrachinone bei Drogen, denen laxierende Wirkung nachgesagt wird, oder auf Cardenolide, deren Herzwirksamkeit bekannt ist.

Wenn die Wirkstoffe einer bedeutenden Anzahl von arzneilich verwendeten Pflanzen und Drogen noch immer unbekannt sind, so hat das verschiedenste Gründe: α) Es fehlt der geeignete Leitfaden zur Isolierung der Stoffe; biologische Prüfmethoden sind beschränkt durch die Tatsache, daß der Tierversuch nur grob nachweisbare Veränderungen und Reaktionen registriert. β) Die Pflanze enthält keine Wirkstoffe; die ihr nachgerühmten Effekte sind suggestiver Art und ihre Verwendung ist daher wissenschaftlich unbegründet. γ) Die chemische Natur der Wirkstoffe (z. B. ihre Empfindlichkeit gegenüber Licht, Sauerstoff, chemischen Agenzien einschl. Lösungsmitteln oder ihr hochmolekularer Charakter) erschwert ihre Reindarstellung. Zu ihrer Isolierung bedarf es einer weiteren Verfeinerung der chemischen Methodik.

Literatur

EICHLER, O.: Ist die Therapie mit Heilpflanzen auch heute noch vertretbar? In W. SCHWABE: Aus unserer Arbeit, Karlsruhe 1956. — MEYER, E.: Taschenbuch der pflanzlichen Therapie, Saulgau (Württ.) 1952. — SCHMID, W.: Pharmakologische Probleme der Arzneipflanzenforschung, Planta med. **7**, 336 (1959). — WRIGHT, W. E.: Pharmaceuticals in L. CLARK, HAWLEY, G.: The Encyclopedia of Chemistry, New York 1957 sowie die auf S. 89 angeführten Werke.

II. Einführung in die phytochemischen Grundlagen der Pharmakognosie

Von R. Hänsel

Inhalt und Umfang der Phytochemie, einer naturwissenschaftlichen Teildisziplin, werden unterschiedlich aufgefaßt. Wörtlich bedeutet Phytochemie (vom gr. φοτόν = Pflanze) soviel wie Pflanzenchemie. Man könnte vom Namen her mutmaßen, sie würde sich mit den chemischen Aspekten des Pflanzenlebens befassen. Die Erforschung der Lebenserscheinungen der Pflanze mit chemischen Methoden ist jedoch Aufgabe der Biochemie. In diesem Lehrbuch bedeutet Phytochemie soviel wie Naturstoffchemie der Pflanze, umfaßt also ein Teilgebiet der Biochemie, das man als deskriptive Pflanzenbiochemie bezeichnet.

Wichtige Aufgaben der Phytochemie sind

(1) die Isolierung und die Konstitutionsaufklärung von Pflanzenstoffen,

(2) Strukturvergleich der Pflanzenstoffe und darauf basierend eine möglichst natürliche Einteilung der Pflanzenstoffe,

(3) Vergleich der chemischen Zusammensetzung der verschiedenen Pflanzenarten bzw. Untersuchung der Verbreitung von Pflanzenstoffen im Pflanzenreich (= vergleichende Phytochemie).

Historisch gesehen war es die zuletzt genannte Thematik, die ursprünglich als einziger Inhalt der Phytochemie galt: Bereits im Jahre 1854 erschien ein Werk dieses Titels[1], das sich mit den von Taxon zu Taxon wechselnden Unterschieden im Chemismus der Pflanzen befaßt. Auf der unterschiedlichen chemischen Zusammensetzung der Pflanzen beruht ihre unterschiedliche Wirkung auf den menschlichen und tierischen Organismus. Erst dadurch gewinnt die Phytochemie ihre Bedeutung für die Arzneimittelforschung, die Pharmakotherapie, und damit auch für die Pharmakognosie. Das vorliegende Lehrbuch der allgemeinen Pharmakognosie stellt in seinen wesentlichen Partien eine Beschreibung der arzneilich verwertbaren Pflanzenstoffe dar und eine Beschreibung der Pflanzen, in denen diese Wirkstoffe gefunden werden. In den nächsten Abschnitten wird ein systematischer Überblick über die arzneilich interessierenden Stoffgruppen gegeben werden.

1. Die sekundären Pflanzenstoffe

Vorbemerkungen

Pflanzliche Organismen bestehen zu einem erheblichen Anteil aus Wasser. Blätter, Blütenteile, saftige Früchte enthalten mehr als 90%; nicht viel weniger findet sich in unterirdischen, an mechanischen Geweben armen Speicherorganen,

[1] F. Rochleder: Phytochemie, Leipzig 1854.

um bei Rinden und Hölzern auf etwa 50% zu sinken. Am wasserärmsten sind Samen, die in der Regel weniger als 10% Wasser führen. Den Hauptanteil des Pflanzentrockengewichts machen die hochmolekularen Stoffe aus. Sie sind Bestandteile der Pflanzenstruktur (Gerüststoffe: Zellulose, Chitin, Lignin, Pektin), sie fungieren als Reservestoffe (Stärke, Eiweiß, Lipoproteide) oder sie erfüllen andere wichtige Stoffwechselfunktionen (Proteide: Fermente). Ein von Pflanzenart zu Pflanzenart wechselnder Anteil an Substanzen ist mit gewöhnlichen Lösungsmitteln (Wasser, Äthanol, Äther, Benzol, Petroläther u. ä.) extrahierbar: Es handelt sich um die niedermolekularen Pflanzenbestandteile. Unter diesen niedermolekularen Pflanzenstoffen wiederum findet sich eine Gruppe von Stoffen, die mehr oder weniger in allen Pflanzen anzutreffen sind, und eine zweite Gruppe von Stoffen, die für beschränkte Pflanzengruppen (Taxa) charakteristisch sind. Die weitaus überwiegende Zahl an Arzneistoffen des Pflanzenreiches gehört zu der zuletzt genannten Gruppe der niedermolekularen Pflanzenstoffe mit beschränkter Verbreitung: Wir wollen sie in der Folge als sekundäre Pflanzenstoffe bezeichnen.

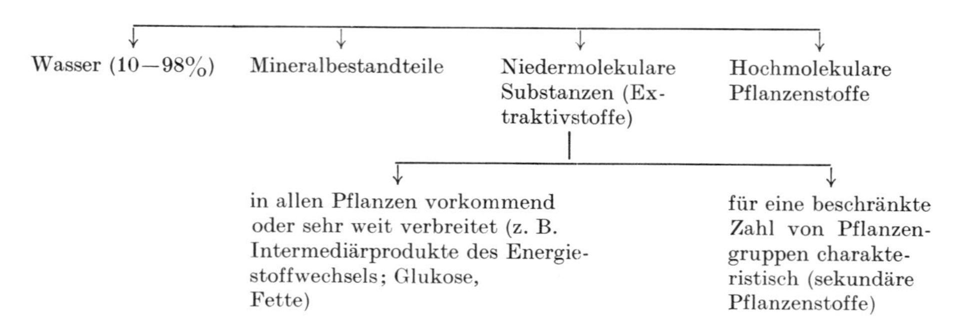

Zu erwähnen sind schließlich noch mineralische Bestandteile. Den bei der Verbrennung zurückbleibenden Rest nennt man Asche: bezogen auf die Pflanzentrockensubstanz schwankt der Aschengehalt je nach Pflanzenart und Organ zwischen 0,1 und 20%.

Einteilung der niedermolekularen sekundären Pflanzenstoffe

Um Pflanzenstoffe einzuteilen, bieten sich mehrere Möglichkeiten an. Am nächstliegenden scheint es zu sein, sie nach dem in der organischen Chemie üblichen System zu klassifizieren. Auch biochemische Gesichtspunkte lassen sich heranziehen, etwa die Stellung des Stoffes im Gesamtstoffwechsel der Pflanze. Eine Schwierigkeit besteht darin, daß von vielen Substanzen, die isoliert und beschrieben werden, die chemische Konstitution nicht bekannt ist. Zwischen Isolierung und Konstitutionsaufklärung liegt oft ein langer Zeitraum. Man denke etwa an das Strychnin, das schon im Jahre 1817 isoliert worden ist, dessen Konstitutionsaufklärung aber erst nahezu anderthalb Jahrhunderte später im Jahre 1957 gelang. Es hat sich als zweckmäßig erwiesen, Pflanzenstoffe zunächst nach auffallenden Stoffeigentümlichkeiten (Farbe, Geschmack, Geruch, Basizität, Löslichkeiten u. a. m.) orientierend zu ordnen. Man gelangte zu bestimmten

Gruppenbezeichnungen für Pflanzenstoffe, die auch heute noch viel verwendet werden. Dafür einige Beispiele:

Ätherische Öle. Sie fallen durch ihren Geruch auf und lassen sich von allen übrigen Pflanzenstoffen dadurch abtrennen, daß sie in Wasser schwer löslich und mit Wasserdampf flüchtig sind.

Alkaloide. SERTÜRNER (1805) hatte gefunden, daß die pharmakologische Wirkung des Opiums an einen basischen Inhaltsstoff geknüpft ist. Pflanzenbasen können von Neutralstoffen und Säuren abgetrennt werden, indem man das Extraktgemisch zwischen einer wässerigen Phase variierender H^+-Konzentration und organischen Lösungsmitteln — in der Regel mehrfach — verteilt. Gerade das Zusammentreffen zweier Merkmale — des methodisch verwertbaren der Basizität und des pharmakologischen, daß den N-haltigen Pflanzenbasen in der Regel auffallende Wirkungen eigentümlich sind — führte zu der raschen Entwicklung der Alkaloidchemie: Bereits vierzig Jahre nach SERTÜRNER sind nahezu fünfzig Wirkstoffe wichtiger Arzneidrogen bekannt. Fraktionieren von Pflanzenextrakten nach rein pharmakologischen Gesichtspunkten — anhand von Tierversuchen — bietet gegenüber dem Leitfaden der Basizität vergleichsweise große Schwierigkeiten: Von einer ganzen Anzahl Pflanzen mit nichtbasischen Wirkstoffen steht die Isolierung des Wirkprinzips selbst heute noch aus. Warum die Eigenschaft der Basizität von Pflanzenstoffen vielfach korreliert ist mit auffallenden Wirkungen auf den tierischen und menschlichen Organismus, ist nicht bekannt.

Bitterstoffe. Der bittere Geschmack als Leitfaden war eine bequeme Methode, Pflanzenextrakte so lange zu fraktionieren, bis der gesamte Bitterwert des Rohdrogen-Auszuges in einem kristallisierbaren Stoff vereinigt war. In nicht wenigen Fällen zeichnete sich der so gefundene Bitterstoff gleichzeitig durch andere auffallende pharmakologische Wirkungen aus. Das bekannteste Beispiel dieser Art stellen die herzwirksamen Glykoside (die Digitaloide) dar: um die Herzgifte zu isolieren, ging man dem Bitterstoff nach, verzichtete also auf die pharmakologische Austestung der Herzwirkung.

Farbstoffe. Die Zahl der Pflanzenfarbstoffe schätzt man auf etwa zweitausend. 130 von ihnen waren zu irgendeinem Zeitpunkt wichtige Handelsprodukte; die Zahl der heute (z. B. als Lebensmittelfarbstoffe) tatsächlich verwendeten ist wesentlich kleiner: Bixin, Safran, Quercetin sind hier zu nennen. Die pflanzlichen Pigmente haben den unterschiedlichsten chemischen Bau und die unterschiedlichsten physikalischen Eigenschaften (Löslichkeit, Farbe, Fluoreszenz usw.). Welche Methoden aber auch immer zu ihrer Isolierung eingesetzt werden müssen: die Farbtiefe ist wegweisend bei der Wahl oder Ausarbeitung der Darstellungsmethoden.

Tannine (Gerbstoffe). Der Begriff Gerbstoffe ist der Praxis entlehnt. Gerbstoffe zeichnen sich durch die Eigenschaft aus, adstringierend zu wirken, Eiweiß aus Lösungen auszufällen und unlösliche Verbindungen mit Eiweiß enthaltenden Geweben einzugehen. Daher wandeln Gerbstoffe tierische Häute in Leder um (Grundlage der Gerbereitechnik). Gerbstoffe sind von großer technischer Bedeutung; allein die USA verarbeitet jährlich 120000 Tonnen gerbstoffhaltiges pflanzliches Material. Die technisch wichtigen Gerbstoffextrakte werden gewonnen aus der Fichte, der Kastanie, der Eiche und von den amerikanischen Quebracho-Arten.

Glykoside. Die Erfahrung hat folgendes gezeigt: Pflanzenextrakte enthalten in der Regel mäßig bis gut wasserlösliche Verbindungen von alkoholischem oder phenolischem Charakter; die alkoholischen bzw. phenolischen Hydroxygruppen sind jedoch nicht frei, vielmehr acetalartig an ein oder mehrere Zucker (Glucose, Galaktose, Rhamnose usw.) gebunden. Von den chemischen Eigenschaften einer neu isolierten Verbindung — ob sie nun bei systematischer Fraktionierung anfällt oder durch Zufall — ist zunächst oft nicht mehr bekannt, als daß sie bei der Hydrolyse in einen Zuckeranteil und in einen zweiten, nicht zuckerhaltigen Anteil zerfällt. Damit aber ist die Verbindung in die Gruppe der sog. „Glykoside" eingeordnet. Die Glykoside stellen eine sehr heterogene Stoffklasse dar, denn in bezug auf die chemische Konstitution herrscht eine große Vielgestaltigkeit (s. S. 110). Glykoside können in Arzneipflanzen Träger der Wirkung sein (z. B. die herzwirksamen Glykoside, die Saponine u. a.).

Harze. Der Terminus „Harze" wird nicht ganz einheitlich gebraucht. Manchmal verwendet man ihn, um damit ein Gemisch nicht identifizierter, nicht kristallisierender Verbindungen zu belegen, das als schmierige Masse zurückbleibt, wenn das Extraktionsmittel verdunstet ist („schmieriger, harzartiger Rückstand"). Die eigentlichen Harze sind pflanzliche Exkrete, vom chemischen Standpunkt aus Gemische aus amorphen oder schwer kristallisierbaren Säuren, Estern und Alkoholen. Weitere Charakteristika sind die Unlöslichkeit von Harzen in Wasser, ihre gute Löslichkeit in organischen Lösungsmitteln und das Erweichen (Schmelzen) bei relativ niedrigen Temperaturen (näheres s. S. 382).

Biogenetische Einteilung

Der chemischen Konstitution nach genau bekannt sind bisher etwa 8000 Pflanzenstoffe. Bei erster Betrachtung überraschen sie durch eine große Heterogenität im chemischen Aufbau. Bei näherem Zusehen zeigt es sich aber, daß sie keineswegs eine ganz heterogene Stoffklasse darstellen, d. h. eine Klasse, bei der keine Verbindung Ähnlichkeiten im Aufbau mit anderen zeigen würde: Bei aller Mannigfaltigkeit der Struktur kehren ganz bestimmte Atomanordnungen immer wieder. Eine vergleichende Betrachtung der Konstitutionsformeln der Naturstoffe führt zu der Vermutung, daß ganz bestimmte wenige Grundbausteine, nur in unterschiedlicher Anordnung, am Aufbau der Grundgerüste der Pflanzenstoffe[1] beteiligt sind. Die vier wichtigsten dieser Bauelemente sind:

C_2-Körper (Acetatbaustein)	C_9-Körper (Phenylpropanbaustein)
C_5-Körper (Isoprenbaustein)	Aminosäuren

Die Pflanzenstoffe können nun entweder durch Polymerisierung identischer Bausteine entstanden sein, oder sie können einen gemischten Aufbau aufweisen. Die Pflanzenstoffe mit gemischtem Aufbau ihrerseits können entweder Kombinationen aus den drei N-freien Grundbausteinen darstellen, oder sie können zusätzlich Stickstoff im Molekül enthalten. Man gelangt auf diese Weise zu einer Einteilung der Pflanzenstoffe, die man als biogenetische Einteilung bezeichnet. Die Bezeichnung „biogenetisch" läßt erkennen, daß der Einteilung die Vorstellung

[1] Modifikationen durch Verknüpfung mit C_1-Resten (Methyldonatoren) sind zunächst außer acht geblieben, da sie am Aufbau der eigentlichen Grundgerüste selten beteiligt sind.

zugrunde liegt, strukturelle Ähnlichkeiten im Aufbau beruhen auf Übereinstimmungen der Biosynthesewege in der lebenden Pflanze. In Wirklichkeit läßt sich ein biogenetisches Einteilungssystem der Pflanzenstoffe aus Strukturvergleichen allein nicht erschließen, sondern es ergibt sich als Ergebnis der Erforschung der Biosynthesewege durch die dynamische Biochemie und Pflanzen-Stoffwechselphysiologie. Eine strenge Beschränkung auf den deskriptiven Aspekt der Biochemie (siehe oben) ist also nicht zweckmäßig, und der folgende Überblick verwertet die Ergebnisse der Biosyntheseforschung, auch wenn die deskriptive Seite in der Phytochemie vereinbarungsgemäßig im Vordergrund steht.

Biogentische Einteilung der niedermolekularen sekundären Pflanzenstoffe:

1. Polyacetate (Acetogenine),
2. Isoprenoide,
3. Phenylpropane,
4. stickstoffhaltige Pflanzenstoffe (Amine, cyanogene Glykoside, Senföle).
5. Verbindungen mit gemischtem Bauprinzip
   (a) ohne N im Molekül (z. B. Flavonoide)
   (b) mit N im Molekül: Alkaloide.

2. Polyacetate (Acetogenine)

Zahlreiche phenolische Naturstoffe lassen sich als Abkömmlinge des Phloroglucins und des Resorcins auffassen, d. h. der aromatische Teil des Moleküls trägt symmetrisch bzw. metaständig angeordnete Hydroxy- oder Methoxy-Gruppen.

Die Acetatregel besagt das folgende: Naturstoffe mit alternierenden (metaständigen) Sauerstoffunktionen bilden eine zusammengehörige Gruppe von Naturstoffen, dadurch ausgezeichnet, daß man sie formal als aus mehreren Acetatbausteinen aufgebaut denken kann. Außer den Phloralgluciden und den Resorcinabkömmlingen gehören als wichtigste Gruppe die Anthronderivate[1] hierher. Nach der Acetatregel aufgebaut sind sodann viele Stoffwechselprodukte von Pilzen, beispielsweise auch die Antibiotika vom Typus der Tetrazykline und des Griseofulvins (s. S. 464).

Die Acetatregel erklärt Bildung und Substitutionsmuster einer ganzen Anzahl aromatischer Verbindungen aus nichtaromatischen, offenkettigen Vorstufen. Verknüpfung sowohl von Acetaten zu Polyacetatketten als auch Aromatisierung dieser Polyacetate: zu beiden Reaktionstypen gibt es formale Analoga in der organischen Chemie.
Kettenverlängerung: Die basenkatalysierte Selbstkondensation von Äthylacetat (nach Art einer Claisenkondensation) führt zu Acetessigsäureäthylester

$$2\,CH_3{\cdot}CO{\cdot}OC_2H_5 \xrightarrow{NaOC_2H_5} CH_3{\cdot}CO{\cdot}CH_2{\cdot}CO{\cdot}OC_2H_5$$

Aromatisierung von β-Diketonen:

Diacetylaceton [1] dimerisiert sich unter dem Einfluß von schwachem Alkali über ein aldolartiges Addukt und über ein dehydratisiertes Derivat zum Naphthalinderivat [2]. Dehydracetsäure [3] liefert unter ähnlichen Bedingungen Orsellinsäure [4]. Historisch gesehen waren

[1] Abweichend von den Pilzanthronen und den Emodinen (s. S. 154) sind die chemisch ähnlich gebauten Anthranderivate vom Typus Alizarin-Ruberythrinsäure mit den Phenylpropanen biosynthetisch verwandt. Der erste der drei kondensierten Ringe (Ring A) des Alizarins stammt von der Shikimisäure (E. Leistner u. M. H. Zenk, 1956).

es diese Beobachtungen aus der organischen Chemie, die J. N. COLLIE (1893) zur Aufstellung der Acetathypothese führten. Collie war überrascht, wie leicht sich aromatische Derivate aus aliphatischen Ketovorstufen bilden; er war ferner überrascht, daß gerade dieser Substitutionstyp von Aromaten auch in Pflanzen vorkommt.

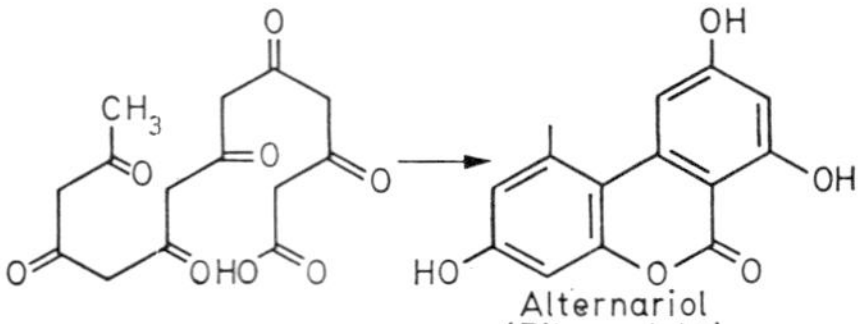

Alternariol (Pilzprodukt)

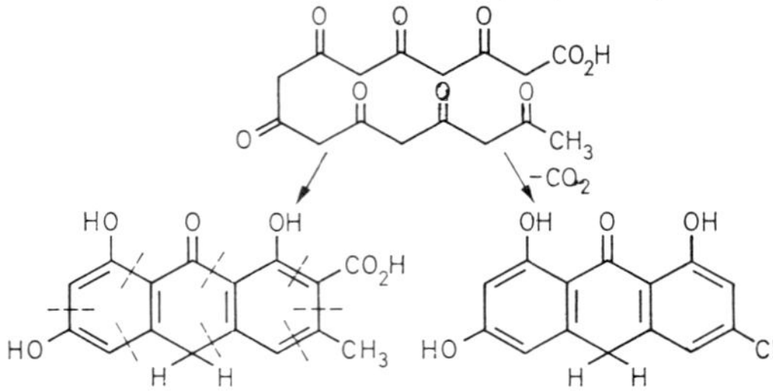

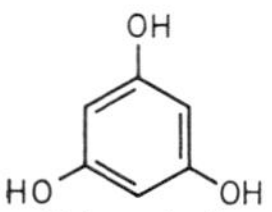

Phloroglucin

Resorcin

C_{16}-Anthron (in Pilzen)

C_{15}-Anthron (in höheren Pflanzen)

Die Acetathypothese gewann an Wahrscheinlichkeit, als die Biochemiker die zentrale Bedeutung der „aktivierten Essigsäure" (d. i. der an Enzym geknüpfte Acetylrest, ein Thioester) $CH_3CO.S$ [CoA] erkannten. Die Bildung zahlreicher Aromaten aus Acetat ist seitdem an zahlreichen Beispielen durch in vivo-Untersuchungen verifiziert worden.

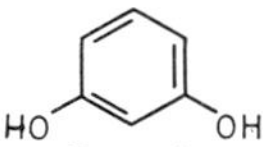

Die Verknüpfung der Acetateinheiten verläuft biologisch nicht nach dem Muster der oben angeführten Selbstkondensation. Der Unterschied liegt nicht nur darin, daß energiereiches Acetat $CH_3 \cdot CO.S$ [CoA] (Acetyl-CoA) eingesetzt wird und die Dimerisierung enzymatisch gesteuert verläuft: Die Natur wählt einen thermodynamisch günstigen Umweg. Und zwar wird

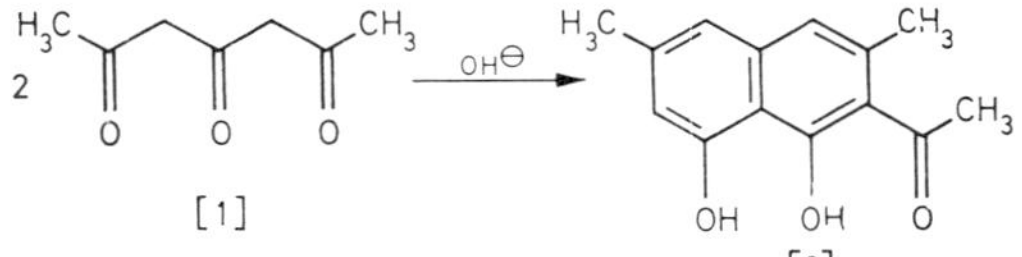

[1] Diacetylaceton

[2]

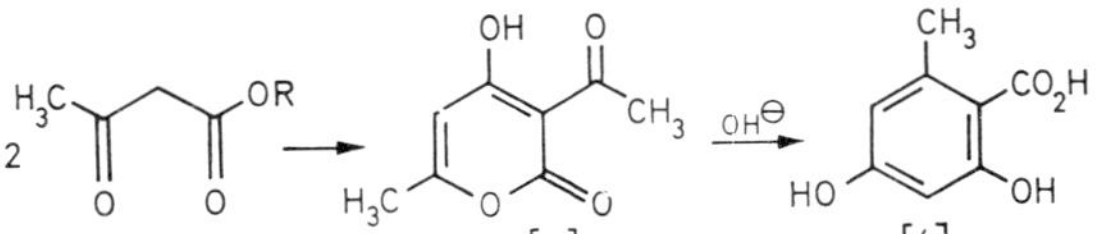

Acetessigester

[3]

[4] Orsellinsäure

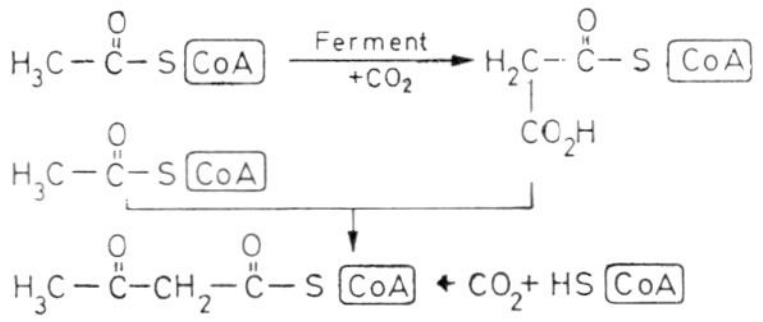

$$H_3C-CO-S\,[CoA] \xrightarrow[+CO_2]{\text{Ferment}} H_2C(CO_2H)-CO-S\,[CoA]$$

$$H_3C-CO-S\,[CoA]$$

$$H_3C-CO-CH_2-CO-S\,[CoA] + CO_2 + HS\,[CoA]$$

das Acetyl-CoA durch enzymatische Carboxylierung zunächst in das Malonyl-CoA überführt, eine Verbindung mit einer besonders aktiven Methylengruppe. Erst dieser C_3-Körper kondensiert, allerdings unter gleichzeitiger Decarbyxolierung, wodurch eine Kondensation unmittelbar aus Acetat vorgetäuscht wird. Man beachte, daß es sich um eine Kondensationsreaktion handelt, die unter gleichzeitiger Decarboxylierung abläuft.

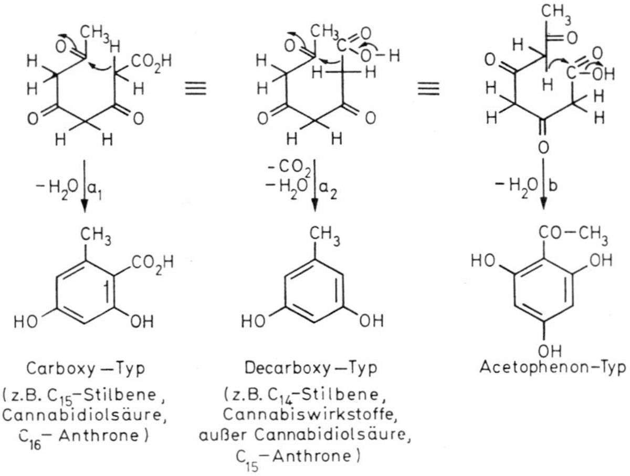

$-H_2O$ a₁ $-CO_2$, $-H_2O$ a₂ $-H_2O$ b

Carboxy—Typ (z.B. C_{15}–Stilbene, Cannabidiolsäure, C_{16}– Anthrone)

Decarboxy—Typ (z.B. C_{14}–Stilbene, Cannabiswirkstoffe, außer Cannabidiolsäure, C_{15}–Anthrone)

Acetophenon–Typ

Abb. II.1. Zyklisierung von Polyacetatketten (Polyketiden) durch aldolartige Kondensation (a) bzw. C-Acylierung (b).

Während man die Verknüpfung der Acetylreste zu aliphatischen Verbindungen (Ketten) mechanistisch versteht, ist über die zur Aromatisierung führenden Schritte, insbesondere über die daran beteiligten Fermente, so gut wie nichts bekannt. Aber augenscheinlich handelt es sich um aldolartige Kondensationen (a_1, a_2 Abb. II.1.) oder, in anderen Fällen, um C-Acylierungen (b). Die aldolartigen Zyklisierungen können (a_2), müssen aber nicht (a_1) unter gleichzeitiger Decarboxylierung ablaufen.

3. Die Isoprenoide

Betrachten wir drei ihren chemischen und physikalischen Eigenschaften nach unterschiedliche Pflanzenstoffe: das Thymol, das Santonin und das Lycopin. Thymol gehört in die Reihe der Aromaten; es ist wasserdampfflüchtig und daher Bestandteil einiger ätherischer Öle. Santonin stellt eine farblose nicht flüchtige und daher geruchlose kristalline Substanz dar mit einem Kohlenstoffgrundgerüst, das sich von einem partiell hydrierten Naphthalin herleitet. Lycopin, ein intensiv

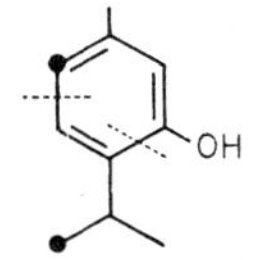

Thymol $C_{10}H_{14}O$ 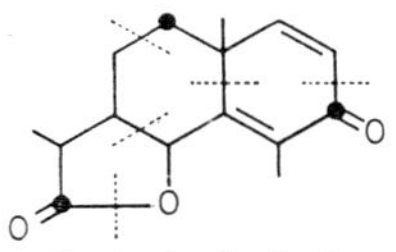   Santonin $C_{15}H_{18}O_3$ $H_2C=C(CH_3)-CH=CH_2$ Isopren   Isopren, vereinfachte Schreibweise

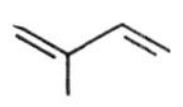

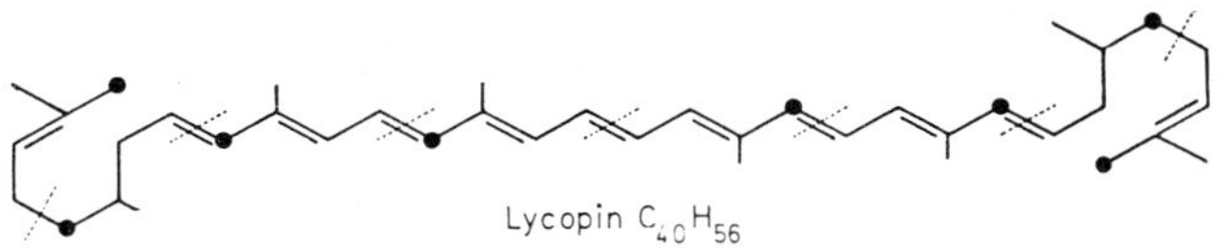

Lycopin $C_{40}H_{56}$

rot gefärbter Stoff, gehört in die Reihe der aliphatischen Kohlenwasserstoffe. Markieren wir uns jedoch, wie es die Formelbilder zeigen, ein geeignetes Kohlenstoffatom und dann weiter jedes fünfte, so schält sich aus diesen heterogenen Stoffen ein ihnen gemeinsames Aufbauprinzip heraus: Sie lassen sich in lauter eigenartig gegabelte C_5-Elemente zerlegen mit dem Kohlenstoffskelett des Isoprens. Diese Gesetzmäßigkeit des Aufbaus ist als Isoprenregel (O. WALLACH 1887 und L. RUZICKA 1938) bekannt. Hunderte von Pflanzenstoffen sind nach diesem Bauprinzip aufgebaut. Man unterteilt sie nach der Anzahl der miteinander verknüpften C_5-Bausteine:

Zahl der C_5-Bausteine	Name	Vorkommen (Beispiele)
1	Hemiterpene	in Substanzen mit gemischtem Bauprinzip, z. B. den Hopfenbitterstoffen, lipophilen Kumarinen u. Flavonoiden
2	Monoterpene	in ätherischen Ölen, glykosidisch in Bitterstoffen und als Pseudoindikane
3	Sesquiterpene	in ätherischen Ölen, besonders auch in gefärbten (Azulene), als Bitterstoffe (bes. der Kompositen)
4	Diterpene	„Harzsäuren“ in Balsamen und Harzen; Phytol, Vitamin A; Grayanotoxine (Andromedotoxin und verwandte Giftstoffe der Ericaceen), Gibberelline (Wuchsstoffe)
6	Triterpene	Squalen, Saponine, Steroide (herzwirksame Glykoside, Phytosterine), in Wachsen und Harzen
8	Tetraterpene	Carotinoide
n	Polyterpene	Kautschuk, Guttapercha

Monoterpene

Zwei C_5-Bausteine können sich durch C—C-Verknüpfung in sehr unterschiedlicher Weise zu C_{10}-Körpern (Monoterpenen) zusammenlagern. Die meisten der in der Natur vorkommenden Monoterpene entstehen durch Verknüpfung der endständigen Kohlenstoffatome mit dem kopfständigen C-Atom der zweiten Einheit, so daß das Kohlenstoffgerüst des 2,6-Dimethyloctans entsteht. Dieses Kohlenstoffgerüst kommt u. a. dem Geraniol zu, weshalb die Regelmäßigkeit im Aufbau der Monoterpene als Geraniolregel bezeichnet wird. Es sei darauf hingewiesen, daß auch andersartig verknüpfte Monoterpene vorkommen (entstanden durch „unregelmäßige Verknüpfung“).

Mehr als 150 der Geraniolregel folgende Monoterpene sind bekannt. Die große Variation der Gruppe ist gegeben durch

(1) weitere C—C-Verknüpfungen, so daß aus dem azyklischen System mono-, bi- und auch trizyklische Systeme entstehen, und durch

(2) Art, Zahl und Stellung von funktionellen Gruppen.

Formal können wir uns die Kohlenstoffgerüste der zyklischen Monoterpene aus dem azyklischen 2,6-Dimethyloctan folgendermaßen herleiten: Wir fassen die Kohlenstoffatome C-2 und C-3 ins Auge und denken uns C—C-Bindungen so durchgeführt, daß fünf-, sechs- oder siebengliedrige Ringe entstehen. Die meisten der sich daraus ergebenden Kombinationsmöglichkeiten sind in der Natur verwirklicht, wie die Tabelle II.2. zeigt.

Tabelle II.1. *Kohlenstoffgerüste der vom 2.6-Dimethyloctan (Geraniol-Typ) sich ableitenden Monoterpene*

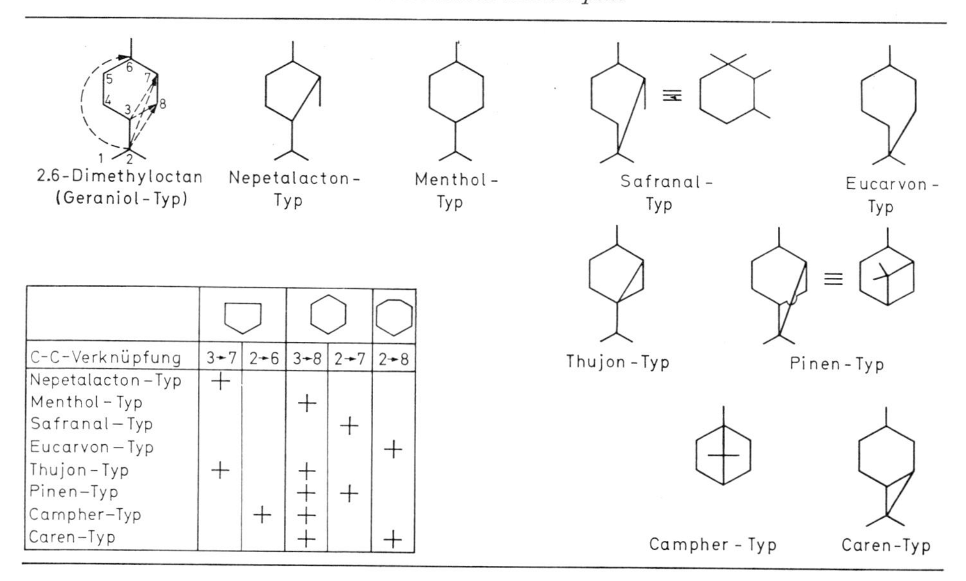

C-C-Verknüpfung	3→7	2→6	3→8	2→7	2→8
Nepetalacton-Typ	+				
Menthol-Typ			+		
Safranal-Typ				+	
Eucarvon-Typ					+
Thujon-Typ	+		+		
Pinen-Typ			+	+	
Campher-Typ		+	+		
Caren-Typ			+		+

Von den Variationsmöglichkeiten der funktionellen Gruppen ist besonders wichtig die im Oxydationsgrad endständiger Methylgruppen. Das Methyl kann nicht allein über die Zwischenstufen der Oxymethyl- und Aldehydoderivate zum Carboxylabkömmling aufoxydiert sein, sondern durch Decarboxydierung oder oxydative Decarboxylierung kann man sich auch diejenigen Derivate abgeleitet

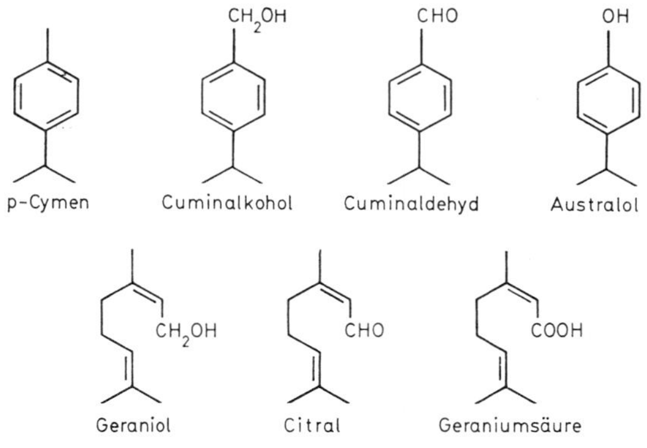

Einige Variationsmöglichkeiten im Oxydationsgrad endständiger Methylgruppen

denken, die ein Kohlenstoffatom weniger im Molekül enthalten, als aus der Isoprenregel gefolgert wird:

$$C{-}CH_3 \rightarrow C - CH_2{\cdot}OH \rightarrow C - CHO \rightarrow C - CO_2H \begin{cases} \xrightarrow{\text{Decarbox.}} CH \\ \xrightarrow[\text{Decarbox.}]{\text{Oxydation}} C{-}OH \end{cases}$$

Sesquiterpene

Verknüpfen wir ein Monoterpen vom Geranioltyp mit einem weiteren C_5-Baustein, so gelangen wir zum Kohlenstoffgerüst des 2,6,10-Trimethyl-n-dodekans. Farnesol ist der bekannteste offenkettige Vertreter der Reihe. Von ihm wiederum leiten sich durch innere C—C-Verknüpfungen die zyklischen Vertreter der Reihe ab („Farnesol-Regel"). Von etwa 100 Sesquiterpenen ist die Struktur bekannt; sie lassen sich in zwei monozyklische, 8 bizyklische und 8 trizyklische Typen untergliedern. Als Inhaltsstoffe von Arzneipflanzen sind aber nur drei dieser Typen von Interesse, deren Kohlenstoffskelett wir uns folgendermaßen vom Farnesol ableiten. Wir denken uns eine C—C-Bindung vom C-3 zum C-12 ausgebildet und gelangen so zunächst zum monozyklischen Germacrantyp (z. B. Cnicin). Zusätzliche Bindungen, die vom C-11 ausgehen, führen zu den bizyklischen Typen des Eudesmans (11 → 6) und des Guajans (11 → 7). Von allen drei Sesquiterpentypen leiten sich Inhaltsstoffe vor allem von Kompositendrogen ab: nicht flüchtige wie die Kompositenbitterstoffe, z. B. Lactucin, Cnicin und Artabsin, flüchtige Bestandteile wie z. B. die Azulene.

C_{10} + C_5 →

2.6.10-Trimethyldodecan (Farnesol-Typ)

Diterpene

Die Grundstruktur der Diterpene bildet das Kohlenstoffgerüst des Geranylgeraniols (ein Tetramethylhexadecan), bei dem vier Isoprenreste miteinander verknüpft sind. Nur etwa einem Drittel der bisher bekannten Diterpene kommt dieses Gerüst unverändert zu. Erstmalig begegnen wir einem Phänomen, das verstärkt bei den Triterpenen zutage tritt: viele Diterpene lassen sich auf das reguläre Gerüst des Geranylgeraniols nur zurückführen, wenn man annimmt, daß gewisse Umlagerungen während ihrer Bildung stattgefunden haben: 1,2-Wanderungen von Methylgruppen, von Wasserstoff (Hydridwanderungen), Erweiterung von Ringen oder Ringkontraktionen. In manchen Fällen, beispielsweise bei den Gibberellinen (Gibberellinsäure-Typus) ist die ursprüngliche Diterpenstruktur kaum noch wiederzuerkennen: Gehen wir von der regulär verknüpften trizyklischen Pimarsäure aus, so führt die Annahme einer Methylgruppenwanderung zum Typus der Abietinsäure; Ringkontraktion, Knüpfung einer neuen C—C-Bindung

Tabelle II.2. *Kohlenstoffgerüst einiger Sesquiterpene*

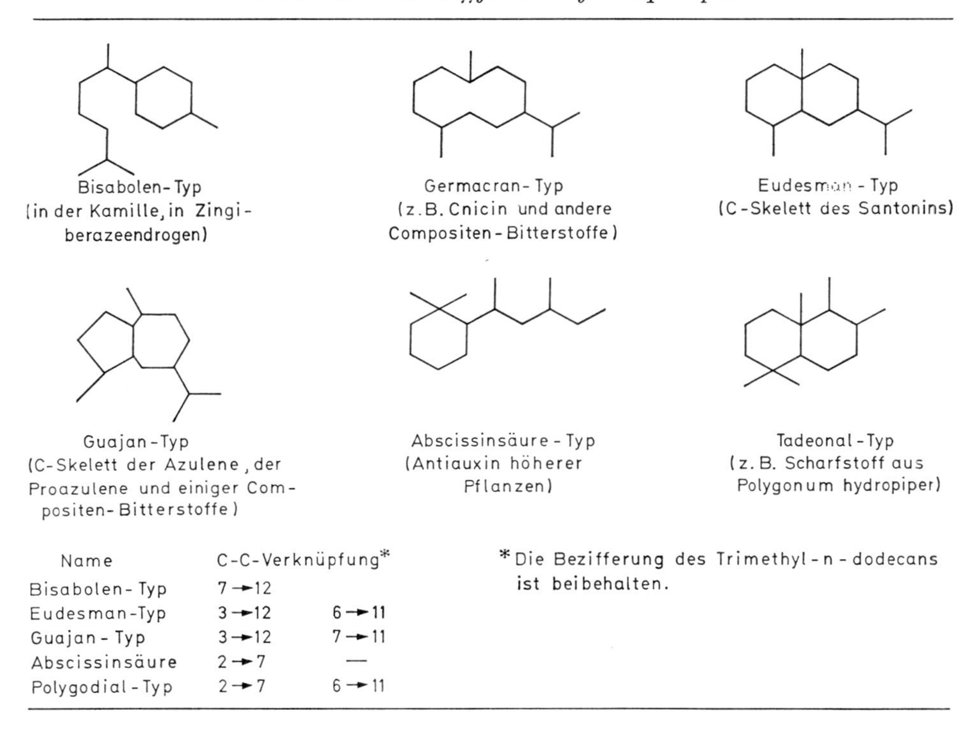

Name	C-C-Verknüpfung*	
Bisabolen-Typ	7 → 12	
Eudesman-Typ	3 → 12	6 → 11
Guajan-Typ	3 → 12	7 → 11
Abscissinsäure	2 → 7	—
Polygodial-Typ	2 → 7	6 → 11

* Die Bezifferung des Trimethyl-n-dodecans ist beibehalten.

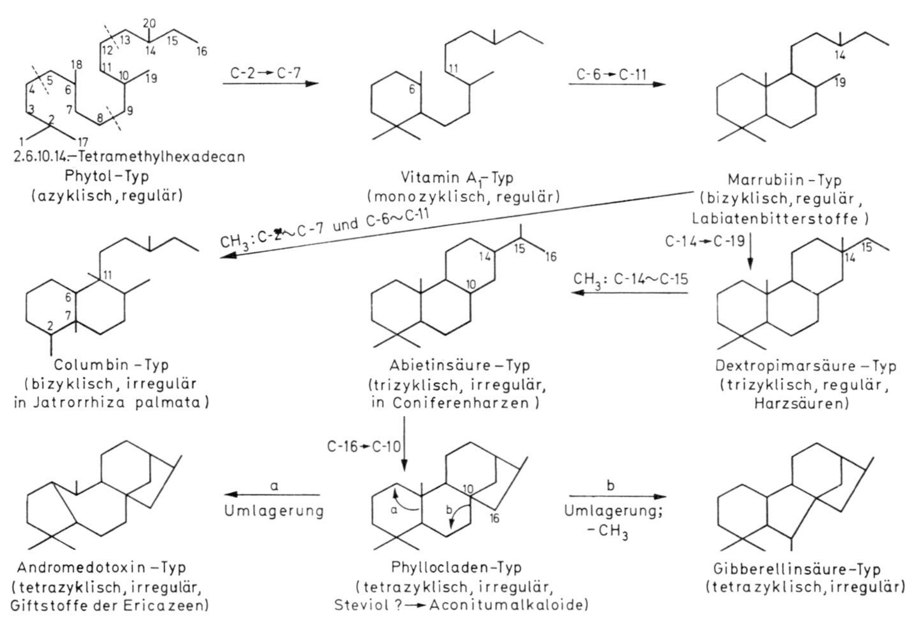

Abb. II.2. Kohlenstoffgerüste wichtiger Diterpentypen und ihre formal-biogenetischen Beziehungen.

und Abspaltung der angularen Methylgruppe führen sodann zum C-Gerüst der im Pflanzenreich so weit verbreiteten Gibberelline.

Wenn auch der Reaktionsmechanismus und die zur Synthese notwendigen beteiligten Elemente, die vom offenkettigen Geranylgeraniol zu den Gibberellinen führen, bisher nicht bekannt sind, so ist die Richtigkeit des Biosyntheseweges in ihren Grundzügen durch in vivo-Untersuchungen mittlerweile bestätigt worden.

Terpene, die wie die Abietinsäure, das Andromedotoxin und die Gibberelline sich zwar nicht mehr in Isoprenbausteine zerlegen lassen, den regulären Terpenen aber biogenetisch offensichtlich nahe stehen, befolgen die sog. biogenetische Isoprenregel. Die biogenetische Isoprenregel ist eine Erweiterung der empirischen Isoprenregel und besagt folgendes: Terpene sind Pflanzenstoffe, deren Kohlenstoffgerüst sich aus aliphatischen Vorstufen vom Typus des Geraniols, Farnesols, Geranylgeraniols oder des Squalens nach bekannten Zyklisierungs- und Umlagerungsreaktionen der organischen Chemie ableiten lassen. Die Ableitung darf also nicht willkürlich erfolgen; auf einige Voraussetzungen betreffend die Konstitution, die Konfiguration und die Konstellation wird später kurz eingegangen werden.

Triterpene

Geranylgeraniol, den C_{20}-Grundkörper der Diterpene, dachten wir uns aufgebaut durch reguläre 1,4-Verknüpfung von vier C_5-Bausteinen. Dieses einfache Verknüpfungsprinzip setzt sich nicht fort, beispielsweise zu Terpenen der C_{25}- oder der C_{30}-Reihe. Terpene der C_{25}-Reihe bei höheren Pflanzen sind unbekannt. In Pilzen kommen regulär gebaute C_{25}-Terpene vor. Terpene der C_{30}-Reihe existieren in großer Zahl. Allerdings tritt bei ihrem Aufbau erstmals ein neues Strukturmerkmal zutage: das der symmetrischen Verknüpfung. Sehr schön erkennbar ist das symmetrische Bauprinzip am „Stammkohlenwasserstoff der Triterpenreihe", am Squalen, dessen Kohlenstoffgerüst in zwei symmetrische Hälften zerlegt werden kann; da das Isopren unsymmetrische Verzweigung aufweist, wird Symmetrie der Squalenkette nur durch unregelmäßige (irreguläre) 4,4-Verknüpfung der beiden mittleren Isoprene ermöglicht. Die vom Squalen sich ableitenden Triter-

```
         C           C                          C              C
         |           |                          |              |
.....C - C - C - C ┆ C - C - C - C.....    .....C - C - C - C ┆ C - C - C - C.....
     1   2   3   4 ┆ 1   2   3   4              1   2   3   4 ┆ 4   3   2   1
   regelmäßige Verknüpfung                    unregelmäßige Verknüpfung
```

pene lassen sich daher als Difarnesylderivate auffassen, und sie sollten daher die Farnesolregel befolgen. Das trifft allerdings nur für die einfachen Triterpene zu. Wie in keiner Terpenklasse sonst, führen Umlagerungen und Kettenverkürzungen zu mannigfaltig abgewandelten Strukturen, die ihren Aufbau aus zwei Farnesylketten nicht mehr ohne weiteres — etwa durch bloßes Abzählen der Kohlenstoffatome — erkennen lassen. Das trifft besonders für die Steroide zu, die durchweg aus weniger als 30 Kohlenstoffatomen aufgebaut sind.

Es ist zweckmäßig, die große Klasse der Triterpene in zwei Reihen zu unterteilen. Ohne zunächst eine Begründung dafür zu geben (siehe weiter unten unter „biogenetische Isoprenregel"), wird als Unterteilungsmerkmal die Konfiguration am Kohlenstoffatom C-13 zugrunde gelegt. Die erste Reihe — die SSSW-Reihe, zu der alle typischen (die gleichsam „klassischen") Triterpene wie die Oleanolsäure, die Glycyrrhizinsäure, die Amyrine und Taraxasterol gehören — ist dadurch charakterisiert, daß das C-13 entweder eine α-ständige Methylgruppe oder ein β-ständiges Wasserstoffatom tragen oder auch unsubstituiert (d. i. mit einer $\Delta^{12(13)}$-Doppelbindung versehen) sein kann. Die Vertreter der zweiten Reihe hingegen — der SWSW-Reihe oder Lanosterin-Steroidreihe — tragen alle am C-13 eine β-ständige Methylgruppe.

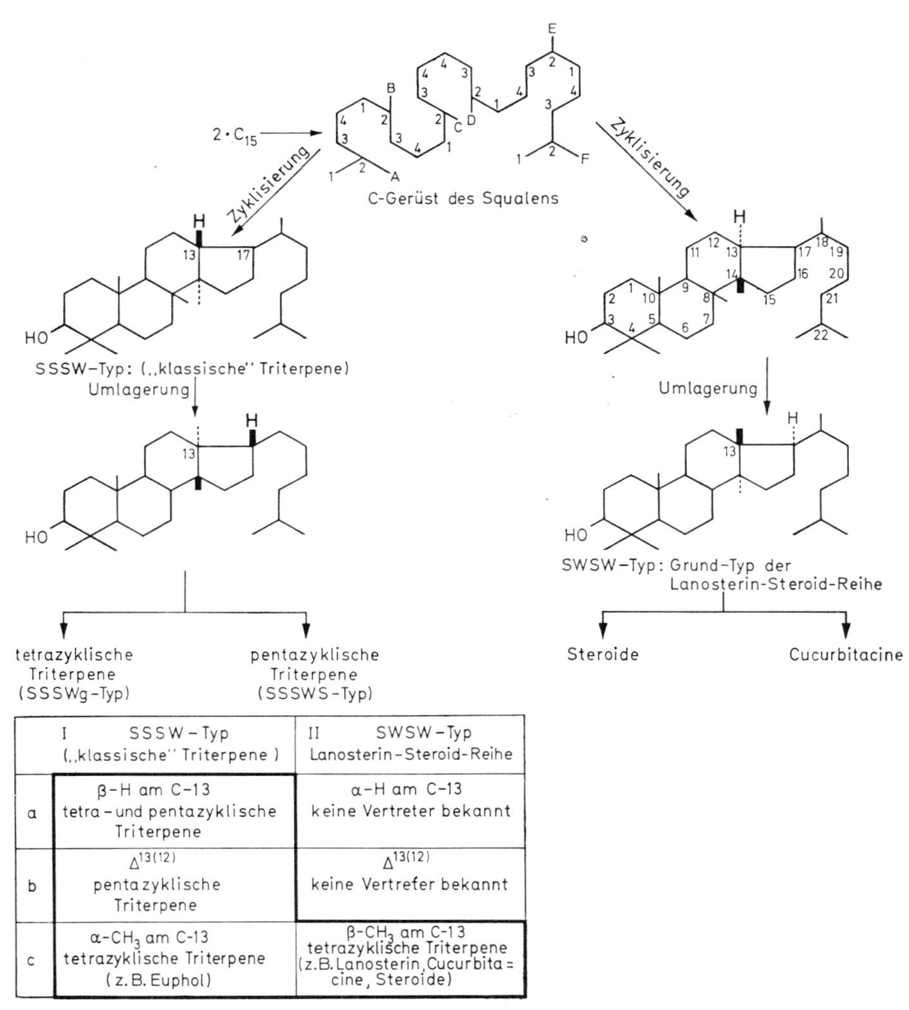

	I SSSW-Typ („klassische" Triterpene)	II SWSW-Typ Lanosterin-Steroid-Reihe
a	β-H am C-13 tetra- und pentazyklische Triterpene	α-H am C-13 keine Vertreter bekannt
b	$\Delta^{13(12)}$ pentazyklische Triterpene	$\Delta^{13(12)}$ keine Vertreter bekannt
c	α-CH_3 am C-13 tetrazyklische Triterpene (z. B. Euphol)	β-CH_3 am C-13 tetrazyklische Triterpene (z.B. Lanosterin, Cucurbitacine, Steroide)

Abb. II.3. Die Haupttypen der Triterpene.

Die Variationsmöglichkeiten innerhalb der beiden Reihen sind durchaus unterschiedlich. In der Lanosterin-Steroidreihe (SWSW-Reihe) gibt es nur tetrazyklische, keine pentazyklischen Vertreter. Die wichtigste Variationsmöglichkeit besteht in einer sukzessiven Verkürzung der Seitenkette am C-17 und deren Veränderung (Hydroxylierung, Bildung von Lactonringen) sowie in der Elimination von drei Methylgruppen (s. Abb. II.4.). Das Fehlen von drei Methylgruppen im Vergleich zu den typischen Triterpenen ist charakteristisch für alle Steroide. Die

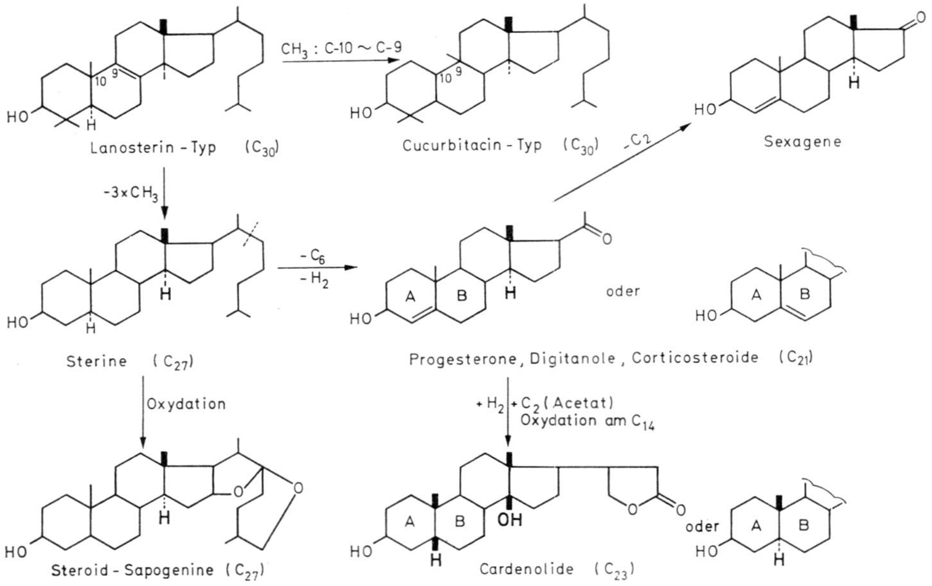

CH_3 : C-10 ~ C-9

Lanosterin-Typ (C_{30})

Cucurbitacin-Typ (C_{30})

Sexagene

$-3 \times CH_3$

$-C_6$
$-H_2$

oder

Sterine (C_{27})

Progesterone, Digitanole, Corticosteroide (C_{21})

Oxydation

$+H_2$ $+C_2$ (Acetat)
Oxydation am C_{14}

Steroid-Sapogenine (C_{27})

Cardenolide (C_{23})

oder

Abb. II.4. Formalbiogenetische Beziehungen der Triterpene der Lanosterin-Steroid-Reihe.

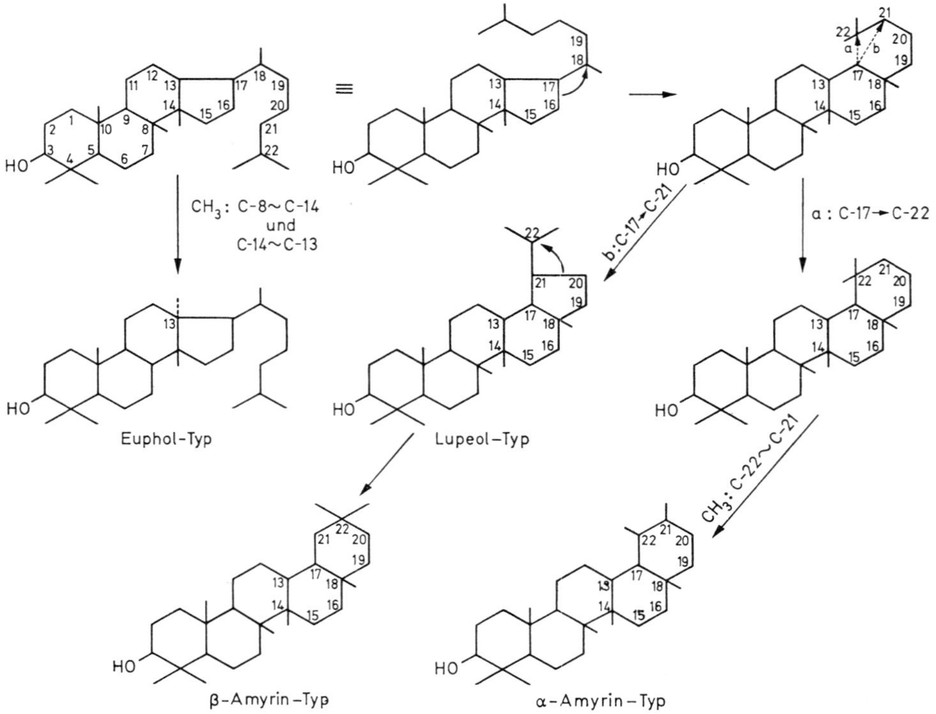

CH_3: C-8 ~ C-14
und
C-14 ~ C-13

b: C-17 → C-21

a: C-17 → C-22

Euphol-Typ

Lupeol-Typ

CH_3: C-22 ~ C-21

β-Amyrin-Typ

α-Amyrin-Typ

Abb. II.5. Formal-biogenetische Beziehungen der tetra- und pentazyklischen Triterpene. (Stereochemie nicht berücksichtigt Ausnahme C_{13}: α–CH_3 (Eupholtyp) oder β–H (die übrigen); Ringe A/B sind trans-verknüpft).

Variation der zum SSSW-Typus zählenden Triterpene ist anderer Natur. Einmal ist hier die Neigung groß zur Bildung pentazyklischer Vertreter, so daß wir zwei Untergruppen unterscheiden: die der tetrazyklischen SSSWg-Triterpene und die der pentazyklischen SSSWS-Triterpene[1]. Die Mannigfaltigkeit gerade der pentazyklischen Triterpene ist wesentlich bestimmt durch Veränderungen (Umlagerungen) des fünften Ringes (Ring E): die Variation betrifft einmal die Ringgröße, ob Zyklohexan- oder ob Zyklopentanring, dann die Stellung der Methylgruppen am Ring, die geminal oder vicinal angeordnet sein können (s. Abb. II.5.).

Tetraterpene

Analog zu der symmetrischen Dimerisierung eines Sesquiterpens zum Squalen, dem Grundkörper der Triterpene, kann das Kohlenstoffskelett der Tetrapene aus einer C_{20}-Vorstufe abgeleitet werden. In ihren Variationsmöglichkeiten weichen die Tetrapene jedoch stark von denen der Triterpene ab. Wir finden hier keine Tendenz zur Ausbildung kondensierter Ringsysteme und zu 1,2-Wanderungen. Allerdings kann es zur Ausbildung eines sechsgliedrigen, seltener eines fünfgliedrigen, Ringes an dem einen oder an den beiden Enden der Kette kommen. Auch Verschiebungen von Doppelbindungen (Isomerisierungen) kommen vor. Das auffallendste Merkmal in der Tetraterpenreihe aber ist die sukzessive Dehydrierung.

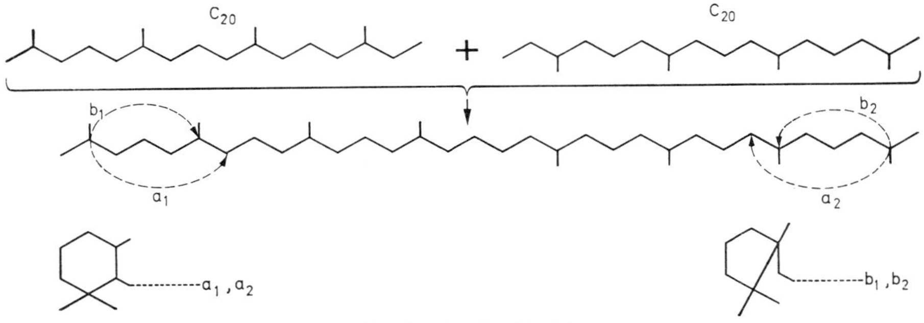

C_{40}-Kohlenstoffgerüst der Carotinoide

Es lassen sich biogenetische Reihen aufstellen, deren Glieder jeweils durch eine Doppelbindung unterschieden sind. Von dem Lycopersen mit 8 isolierten, durch jeweils drei Einfachbindungen getrennten Doppelbindungen über das Phytoen mit 3 konjugierten und 6 isolierten Doppelbindungen führt eine derartige Reihe zum Lycopin mit 11 konjugierten und 2 isolierten Doppelbindungen.

[1] Gemäß der biogenetischen Isoprenregel von RUZICKA (s. S. 27) hängt die Zahl der Ringe und deren Stereochemie mit der Vorfaltung der Squalenkette an der Enzymoberfläche zusammen, ob sesselförmig (S), wannenförmig (W) oder gestreckt (g). Die Bezeichnungen S, W, g beziehen sich dagegen *nicht* auf die Konformation einzelner Ringe im fertigen Triterpen-Molekül.

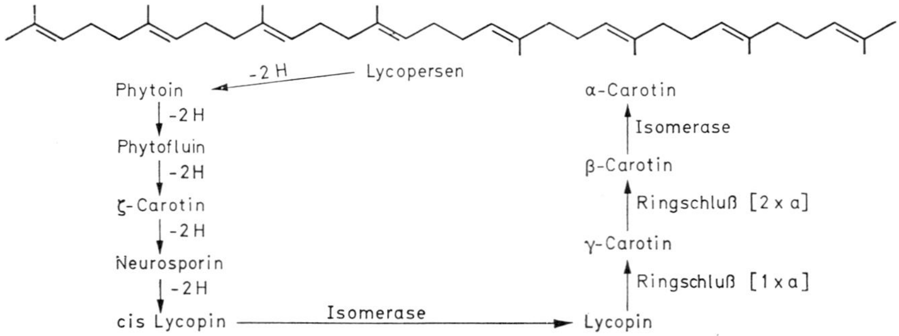

Lycopersen
-2 H
Phytoin
-2 H
Phytofluin
-2 H
ζ-Carotin
-2 H
Neurosporin
-2 H
cis Lycopin
Isomerase
Lycopin
Ringschluß [1 x a]
γ-Carotin
Ringschluß [2 x a]
β-Carotin
Isomerase
α-Carotin

Abb. II.6. Einige vom Lycopersen sich ableitende Carotinoide.

Biogenetische Beziehungen der Isoprenoide

Die Isoprenoide (Terpene) waren als Pflanzenstoffe definiert worden, deren Kohlenstoffgerüst formal in Isoprenreste zerlegt werden kann. Seit langem hat man vermutet, es müsse hinter diesem einheitlichen Bauprinzip auch ein einheitlicher Aufbauweg stecken. Man kennt heute die allen Isoprenoiden gemeinsame Vorstufe: es handelt sich um das Isopentenylpyrophosphat. Desgleichen durchschaut man den Mechanismus, nach dem die C_5-Körper zu höheren Terpenen polymerisieren. Mehr oder weniger auf Hypothesen ist man nach wie vor angewiesen, was den Mechanismus der Zyklisierung, den der Umlagerung und anderer sekundärer Veränderungen (Hydroxylierungen, Oxydoreduktionen, Epoxidierungen u. a. m.) anbelangt.

Grundbaustein der Terpene ist das Isopentenylpyrophosphat, das aus biologischem Material isoliert werden konnte. Die Verknüpfung zweier IPP-Bausteine zu einem Monoterpen stellt eine elektrophile Additionsreaktion dar.

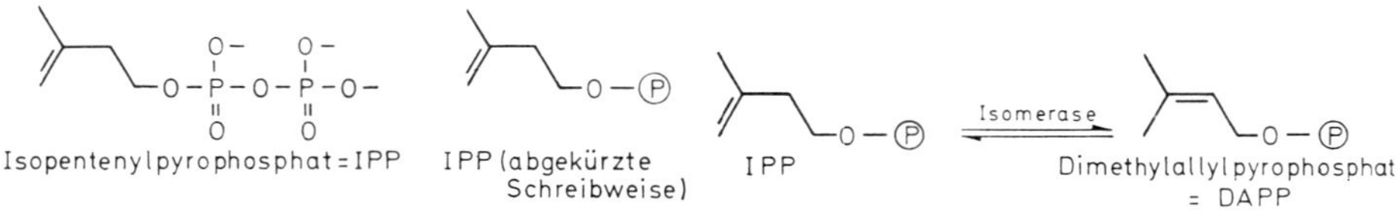

Isopentenylpyrophosphat = IPP
IPP (abgekürzte Schreibweise)
IPP
Isomerase
Dimethylallylpyrophosphat = DAPP

Die $\Delta^{3(4)}$-Doppelbindung fungiert als Elektronendonator. Kationoides Zentrum ist das Kohlenstoffatom C-1: Zwar zeigt der O-Ⓟ-Rest hohe Anionenstabilität und damit eine Tendenz zur Spaltung der C—O-Bindung. Diese Tendenz ist aber wesentlich größer in dem mit dem IPP isomeren Allylderivat, dem Dimethylallylpyrophosphat (= DAPP), da das entsprechende Ion bzw. der zur Kationenbildung führende Übergangszustand bei Allyl-Derivaten — die positive Ladung ist durch Resonanz über das ungesättigte System verteilt — besonders stabil ist. In der Tat besteht die biologische Startreaktion in einer enzymatischen Isomerisierung des IPP zum Allylderivat DAPP.

Mit der Addition des DAPP an ein IPP erreichen wir den Grundkörper der Monoterpenreihe, das Geranylpyrophosphat (= GPP). Die Bildung von Sesqui- und Diterpenen ist dann nurmehr eine bloße Wiederholung der beschriebenen elektrophilen Additionsreaktion. Der Mechanismus führt allerdings zur Verknüpfung von maximal vier C_5-Bausteinen. Die Dimerisierung eines C_{15}-Pyrophosphats

(Sesquiterpenstufe) zu einem Triterpen, ferner die eines C_{20}-Pyrophosphats (Diterpenstufe) zu einem Tetraterpen verlaufen nach einem anderen Mechanismus: Es handelt sich um hydrierende Dimerisationen (reduktive Kupplungen) unter

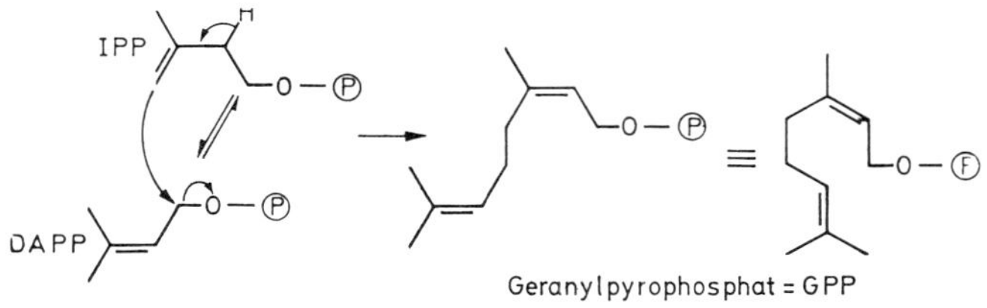

IPP DAPP Geranylpyrophosphat = GPP

dem Einfluß hydrierender Fermente (System Nikotinamid-adenin-dinukleotid: oxydierte und reduzierte Form NAD ⇋ NADH). Für die Biosynthese der Stammkörper der Terpene ergibt sich demnach das folgende Schema:

Isopentenyl-Ⓟ ⇋ Dimethylallyl-Ⓟ
Isopentenyl-Ⓟ + Dimethylallyl-Ⓟ → Geranyl-Ⓟ + HO-Ⓟ
Isopentenyl-Ⓟ + Geranyl-Ⓟ → Farnesyl-Ⓟ + HO-Ⓟ
Farnesyl-Ⓟ + Farnesyl-Ⓟ + 2 H → Squalen + 2 HO-Ⓟ
Geranyl-Ⓟ + Geranyl-Ⓟ → Geranylgeranyl-Ⓟ + HO-Ⓟ
Geranylgeranyl-Ⓟ + Geranylgeranyl-Ⓟ + 2 H → Lycopersen + 2 HO-Ⓟ

Die biogenetische Isoprenregel

Die Polymerisation der C_5-Bausteine zu den aliphatischen Terpenen vom Geraniol- oder Farnesoltyp wird, wie wir sahen, mechanistisch gedeutet als Angriff eines π-Elektronenpaares auf ein Kohlenstoffatom mit positiver Teilladung. Die gleiche Reaktion kann man auch zur Deutung heranziehen für die Bildung bestimmter zyklischer Terpene aus aliphatischen Vorstufen, beispielsweise für die Bildung von Limonen aus Geranylpyrophosphat:

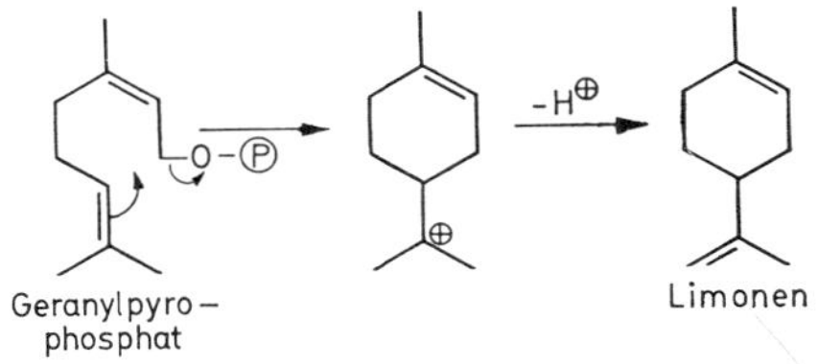

Geranylpyro-phosphat Limonen

Als die treibende Kraft der Reaktion kann die große Neigung des Pyrophosphats gelten, als Anion auszutreten.

In vitro gelingt es vielfach, Zyklisierungen durch saure Reagenzien zu induzieren:

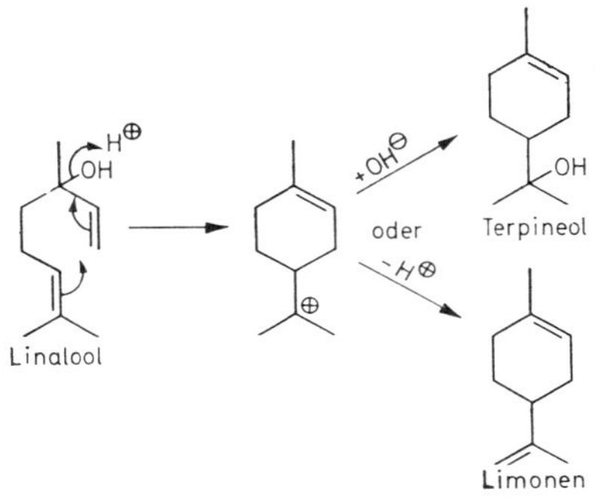

Linalool Terpineol Limonen

Diese säurekatalysierte Zykloaddition kann als Modell gelten für die Bildung der meisten zyklischen Terpene aus ihren aliphatischen Vorstufen. Allerdings sind sofort gewisse Einschränkungen zu machen, was die stereochemische Seite der Reaktion betrifft. Die Zyklisierung von Aliphaten zu Hydroaromaten führt zum Auftreten neuer Asymmetriezentren; speziell bei den höheren Terpenen wie den Triterpenen wird die Zahl der möglichen Stereoisomeren sehr groß. Die Erfahrung zeigt nun, daß in der Natur nur eine kleine Anzahl ganz bestimmter Stereoisomerer aus einer großen Anzahl möglicher Stereoisomerer verwirklicht sind. Vergleicht man nun die natürlich vorkommenden Terpene nicht nur hinsichtlich ihrer Konstitution, sondern auch bezüglich ihrer Konfiguration, so resultiert als wichtiges Ergebnis: die natürlichen Terpene bilden nicht nur bezüglich ihrer Konstitution (wie oben gezeigt), sondern auch bezüglich ihrer Konfiguration eine zusammenhängende „biogenetische Reihe". Die sog. biogenetische Isoprenregel (RUZICKA u. ESCHENMOSER, 1953) stellt eine Hypothese dar, die eine Erklärung bietet für die Biosynthese der Terpene unter Berücksichtigung auch der stereochemischen Zusammenhänge. Danach stellen Terpene Verbindungen dar, deren Kohlenstoffgerüste sich aus aliphatischen Vorstufen vom Typus des Geraniols, Farnesols, Geranylgeraniols und Squalens nach bekannten Zyklisations- und Umlagerungsmechanismen der organischen Chemie ableiten. Dieses Ableiten der zyklischen Terpene aus den genannten azyklischen Vorstufen — das Ordnen also in „stereochemisch richtige" Biogenesereihen — erfordert die folgenden Annahmen:

1. Die aliphatischen Polyenketten sind bezüglich ihrer Doppelbindungen im allgemeinen all-trans-Polyene.

2. Die Zyklisationen sollen von ganz bestimmten Konstellationen, d. h. ganz bestimmten Sessel- und Wannenfaltungen der Polyenkette ausgehen, und die Zyklisierung soll nach dem Schema der antiparallelen Addition erfolgen.

3. Wagnersche Umlagerungen des Kohlenstoffgerüstes, 1,2-Wanderungen von Methylgruppen und Hydridionen sowie H-Eliminationen sollen nur in Fällen auftreten können, wo die optimalen stereochemischen Voraussetzungen erfüllt sind (Koplanarität der eintretenden und der austretenden Gruppe).

Ad 1. Alkene mit nur einer Doppelbindung im Molekül kommen bekanntlich in einer cis- und in einer Transform vor. Bei Alkenen mit zwei Doppelbindungen sind bereits 4 Isomere denkbar, deren Zahl sich rasch mit zunehmender Zahl der Doppelbindungen erhöht. Die biologischen Vorstufen der zyklischen Terpene scheinen generell in der all-Transform vorzuliegen. Damit ist die Zahl der aus den azyklischen Alkenen entstehenden zyklischen Abkömmlinge stark eingeengt.

Ad 2. Wir führen ein Gedankenexperiment durch, und zwar stellen wir uns eine säure-basenkatalysierte Zykloaddition vor, die von einem disubstituierten Hexadien-1,5 zu einem tetrasubstituierten Zyklohexan führen soll. Die Reaktion soll nicht stereospezifisch verlaufen und führt unter den angenommenen Bedingungen zur Bildung von 8 stereoisomeren Zyklohexan-

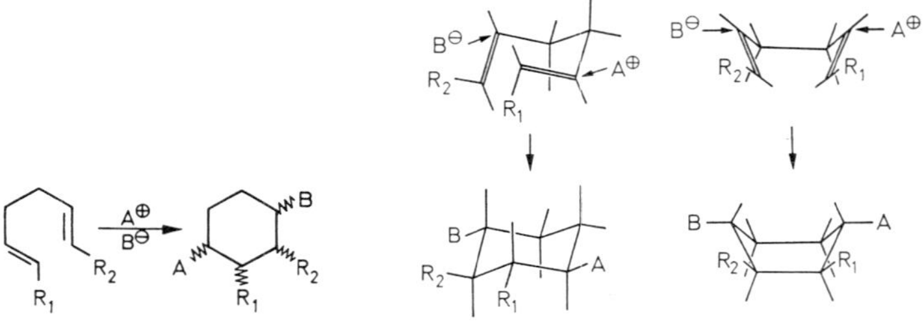

derivaten. Wir wiederholen sodann unser Gedankenexperiment, diesmal unter einschränkenden Bedingungen. Die erste Bedingung besteht darin, die Kette entweder als Sessel oder als Wanne vorzufalten. Sodann: Addition des Kation A⊕ an die erste Doppelbindung, nukleophile Addition der zweiten Doppelbindung an das Monoalkenkation und schließlich Addition der Base B⊖ sollen eine geordnete, alternierende Folge von Trans-Additionen bilden. Das Ge-

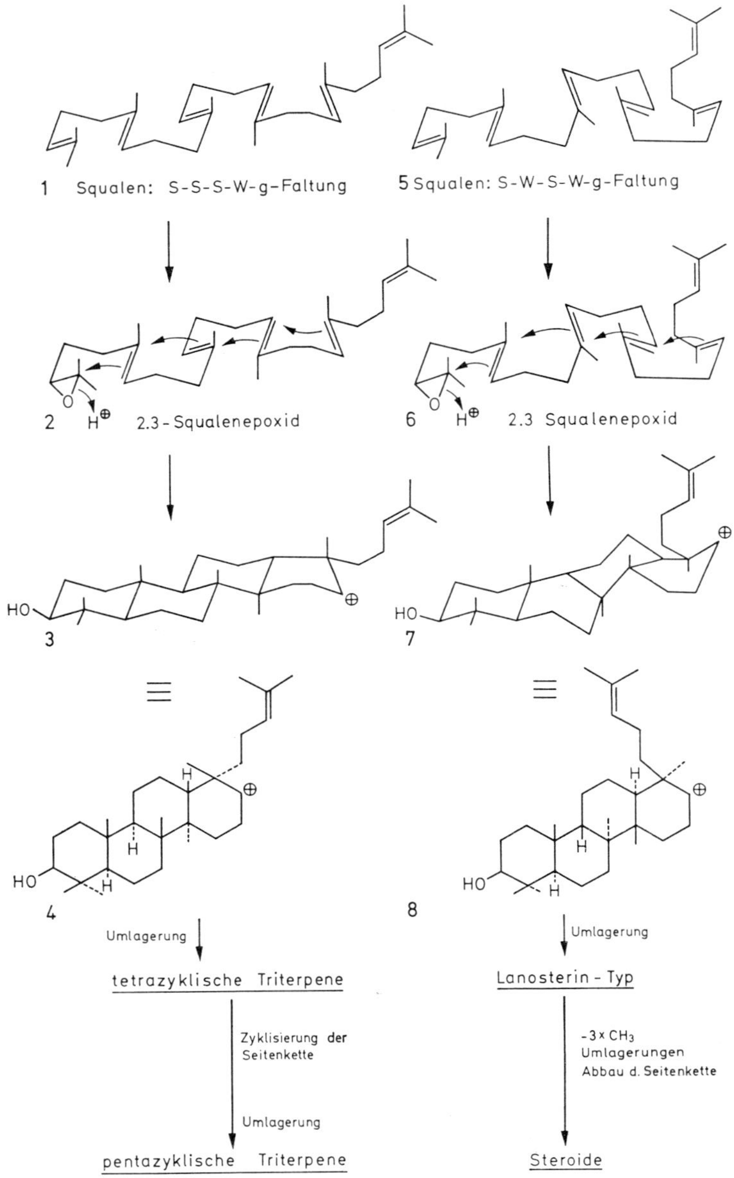

1 Squalen: S-S-S-W-g-Faltung

5 Squalen: S-W-S-W-g-Faltung

2 H⊕ 2.3-Squalenepoxid

6 H⊕ 2.3 Squalenepoxid

3

7

4

8

Umlagerung

tetrazyklische Triterpene

Zyklisierung der Seitenkette

Umlagerung

pentazyklische Triterpene

Umlagerung

Lanosterin-Typ

$-3 \times CH_3$
Umlagerungen
Abbau d. Seitenkette

Steroide

Abb. II.7. Möglichkeiten der Zyklisierung des Squalens zu Triterpenen.

dankenexperiment führt zu dem Ergebnis, daß unter den einschränkenden Annahmen die Reaktion stereospezifisch verläuft (Schema der antiparallelen Addition).

In der Pflanze obliegt es offensichtlich den Fermenten, die aliphatische Terpenkette in ganz bestimmter Weise zu falten. Hinzu kommt: Schon seit langem fiel auf, daß alle Steroide und Triterpene, so heterogen in ihrer Ausgestaltung (z. B. als Gallensäuren, Cholesterin, Phytosterine, Cardenolide, Digitanole, Triterpensapogenine) sie auch sonst sein mögen, jeweils in Stellung C-3 eine Hydroxygruppe tragen. Dies ist nunmehr verständlich, da die Einführung einer 0-Funktion in Stellung C-3 unmittelbar mit der Zyklisierung der offenen Squalenkette zu den tetrazyklischen Gebilden der Triterpene zusammenhängt: Die Doppelbindung am Anfang der Kette $\Delta^{2,3}$ wird zunächst epoxidiert (Abb. II.7: Formelbilder 2 bzw. 6). Die Squalenkette ist jeweils auf Enzymoberflächen so vorgefaltet, daß die Doppelbindungen in räumlich günstige Konstellation so zueinander zu liegen kommen, daß eine geordnete Folge von Zykloadditionen (Abb. II.7: 2→3 bzw. 6→7) ermöglicht wird. Initiiert wird diese Folge von Zykloadditionen durch Öffnung des Epoxidringes unter dem Einfluß eines elektrophilen Reagenses, worunter man sich am einfachsten ein kationoides Zentrum im zyklisierenden Enzym vorstellen kann — in der Formel 2 und 6 der Abb. II.7 vereinfacht als H⊕ dargestellt Die Abbildung II.7. zeigt zwei hypothetische Möglichkeiten der Zyklisierung, ausgehend einmal von einer Squalenkette mit der Faltung Sessel(S)-Sessel(S)-Wanne(W)-gestreckt(g), sodann eine andere, ausgehend von der S-W-S-W-g-Faltung.

Ad 3. Die Zyklisierung nach dem Schema der antiparallelen Addition führt, wie die Abbildung II.8. wiedergibt, zu kationischen Zwischenprodukten, die sich z. B. durch die Abspaltung eines Protons stabilisieren könnten. Eine nähere Analyse der in der Natur vorkommenden Terpene zeigt aber, daß die Stabilisierung nicht in so einfacher Weise, sondern erst nach mehrfachen 1,2-Verschiebungen (Wagner-Meerwein-Umlagerungen) erfolgt. Unter der Bezeichnung „Wagner-Meerwein-Umlagerungen" faßt man alle säurekatalysierten Umlagerungen zusammen, bei denen Alkyl- oder Wasserstoff von einem C zu einem benachbarten C wandert, und die sich mit Carbonium-Ionen als Zwischenprodukt formulieren lassen. Die Umlagerung erfolgt stereospezifisch, weshalb man kein offenes „klassisches" Carbonium-Ion, sondern ein zyklisches Ion als Zwischenstufe annimmt. Die Wanderung von Substituenten an benachbarte C-Atome ist allerdings an eine wichtige räumliche Voraussetzung geknüpft: die wandernden Gruppen müssen koplanar sein. Eine Betrachtung der Konstellationsverhältnisse am Zyklohexanring führt zu dem Schluß: in einer Ebene befinden sich nur diejenigen Substituenten, die axial am Ring und zueinander transständig angeordnet sind:

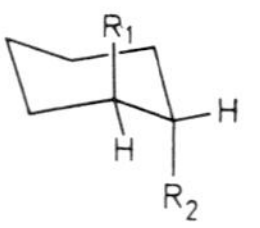

R_1 und R_2 stehen bisaxial-trans: sie sind koplanar

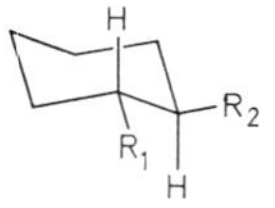

R_1 und R_2 stehen bisäquatorial-trans: sie sind nicht koplanar

Hat man diese sterischen Zusammenhänge vor Augen, so lassen sich Konstitution und Konfiguration der unregelmäßig gebauten Terpene, vor allem auch die der unregelmäßigen Triterpene und Steroide, auf einige wenige Muttersubstanzen (Squalen gefaltet SWSWg oder SSSWg oder SSSWS) zurückführen d. h. in biogenetische Reihen ordnen. (Dabei ist zu beachten, daß in Übereinstimmung mit

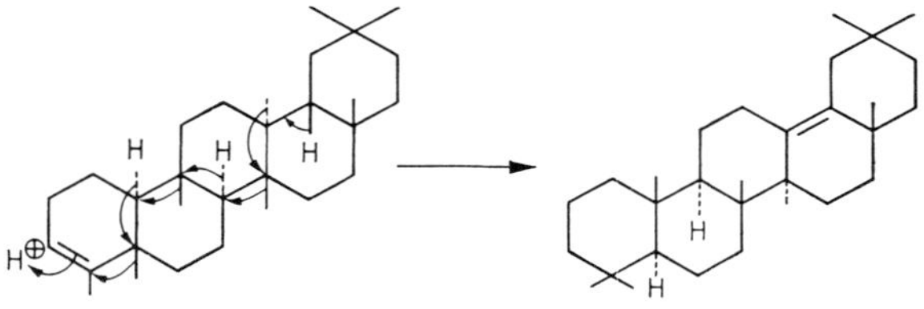

Friedelin → Oleanen

den Erfahrungen der organischen Chemie jede 1,2-Umlagerung mit einem Konfigurationswechsel verbunden ist). Als ein in vitro durchführbarer Modellversuch für die in der Triterpenreihe möglichen Umlagerungen ist vorstehend die säurekatalysierte Umwandlung von Δ^3-Friedelin in Δ^{13}-Oleanen wiedergegeben. Analog kann man sich die Umlagerung des aus dem nach SWSWg-gefalteten Squalen nach Zyklisierung entstandenen Zwischenprodukts zu Lanosterin (s. Abb. II.9.) sowie die Ausbildung und Abwandlung des Ringes E der pentazyklischen Triterpene aus dem Zwischenprodukt vorstellen (s. Abb. II.8.).

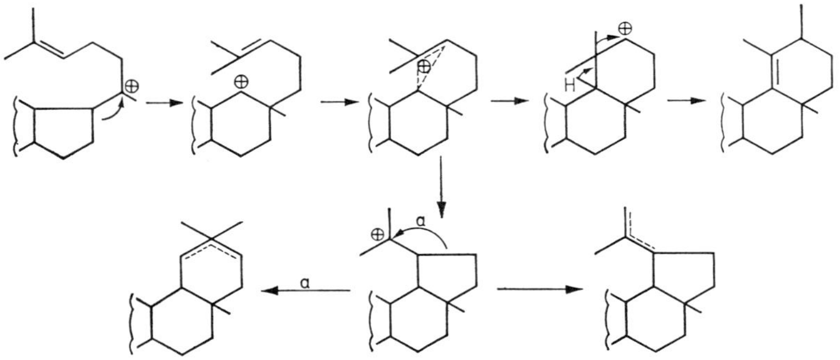

Abb. II.8. Möglichkeiten der Stabilisierung eines hypothetischen Kations.

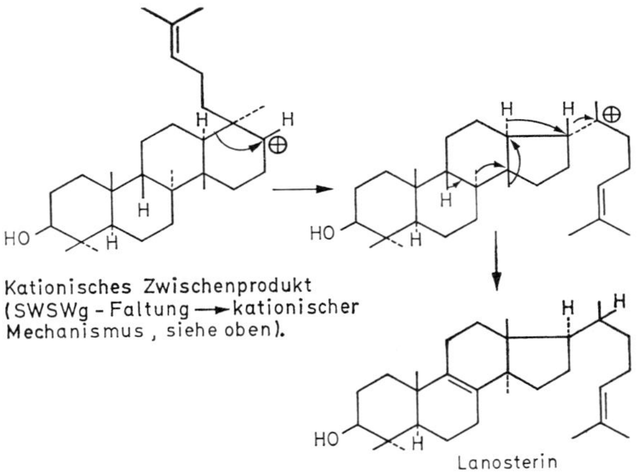

Abb. II.9. Stabilisierung eines Zwischenproduktes der Abb. II.8.

4. Die Phenylpropane

Die Phenylpropane bilden eine im Pflanzenreich außerordentlich verbreitete Gruppe von aromatischen Pflanzenstoffen, die dadurch charakterisiert sind, daß der aromatische Kern eine n-Propylseitenkette trägt. Charakteristisch ist ferner das Substitutionsmuster dieser Stoffklasse: Sauerstoffunktionen (Hydroxy-, Methoxy- und Methylendioxy-Gruppen) stehen para-ständig zur Anheftungsstelle. Sind mehrere O-Funktionen im Molekül, dann sind sie in der Regel orthoständig bzw. vicinalstehend angeordnet.
Die folgenden Stoffklassen weisen dieses Bauprinzip auf: (a) die Phenylpropane im engeren Sinne (Zimtsäuren, Allylbenzole), (b) die Cumarine, (c) die Lignane.

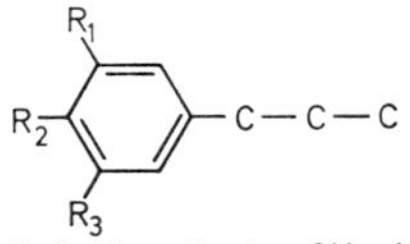

R_1, R_2, R_3 = H oder OH oder OCH_3; oder
$R_1 + R_2 = OCH_2O$

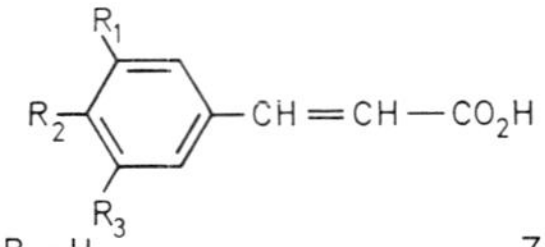

C—C—C

CH=CH—CO_2H

$R_1 = R_2 = R_3 = H$			Zimtsäure
$R_1 = R_3 = H$	; $R_2 = OH$		p-Cumarsäure
$R_1 = H$	; $R_2 = R_3 = OH$		Kaffeesäure
$R_1 = H$	; $R_2 = OH$	; $R_3 = OCH_3$	Ferulasäure
$R_1 = R_3 = OCH_3$;	$R_2 = OH$		Sinapinsäure.

Die Phenylpropane im engeren Sinne

Der wohl bekannteste Vertreter der Reihe ist die Zimtsäure, ein Pflanzenstoff, den wir im folgenden als den Grundkörper der Reihe ansehen wollen und auf den wir die Variationen im Aufbau, die innerhalb der Reihe verwirklicht sind, beziehen werden. Die Variationsmöglichkeiten sind gegeben durch: (1) Art, Zahl und Stellung der Substituenten im aromatischen Ring, (2) durch den Oxydationsgrad und (3) durch Umlagerungen in der C_3-Seitenkette oder durch Verkürzung der Kette.

Ad (1). Das „normale“ Substitutionsmuster ist, wie erwähnt, dasjenige mit Sauerstoffunktionen in 4, oder 3,4 oder 3,4,5-Stellung. Weitaus an der Spitze der Häufigkeit steht die 3,4-Dihydroxygruppierung. In Substanzen wie im Asaron (s. S. 408), im Myristicin (s. S. 409) und im Apiol (s. S. 409) trägt auch das Kohlenstoffatom HC_2 einen Sauerstoff (als Methoxyl).

Ad (2). Die Seitenkette variiert bezüglich des Oxydationsgrades in folgender Weise:

Typus Zimtsäure:	$-CH = CH-CO_2H$
Typus Coniferylalkohol:	$-CH = CH-CH_2 \cdot OH$
Typus Iso-Eugenol:	$-CH = CH-CH_3$ (1-Propenylrest)
Typus Eugenol:	$-CH_2-CH = CH_2$ (Allylrest)
Typus Phenylpropylalkohol:	$-CH_2-CH_2-CH_3$ (n-Propylrest).

Ad (3). In ziemlich großer Zahl kommen Pflanzenstoffe vor mit dem Substitutionsmuster der Phenylpropane, von ihnen unterschieden aber dadurch, daß die Seitenkette um zwei oder drei Kohlenstoffatome verkürzt ist.

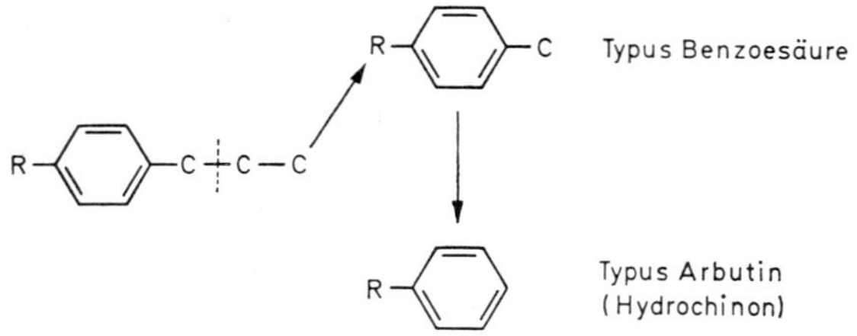

R—C—C—C → R—C Typus Benzoesäure → R— Typus Arbutin (Hydrochinon)

Die C_6—C_1-Varianten (Typus Benzoesäure) sind dabei weitaus in der Überzahl. Wir begegnen hier denselben Substitutionsmustern wie bei den Zimtsäuren.

Der C_1-Rest kann außer als Carboxyl- auch als Aldehyd- oder Alkohol-Gruppe ausgebildet sein. Die Varianten ohne Seitenrest (Arbutintypus) können wir als decarboxylierte Benzoesäuren auffassen.

Eine seltene Variante der Phenylpropankörper ist diejenige, bei der eine Umlagerung der Kette von einem n-Propyl zu einem Isopropylrest stattgefunden hat, wie z. B. bei der Tropasäure. Isopropylbenzole vom Typus der Tropasäure unterscheiden sich strukturell nicht von Isopropylbenzolen der monozyklischen Monoterpenreihe (Typus Australol, s. S. 19). Die biogenetische Einordnung wird nur durch in vivo-Untersuchungen der Biogenese ermöglicht.

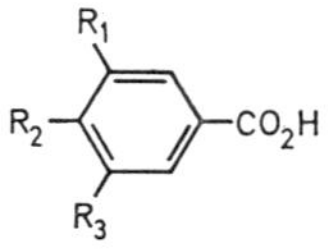

Substituenten		
$R_1 = R_2 = R_3 = H$		: Benzoesäure
$R_1 = R_3 = H$;	$R_2 = OH$	: p-Hydroxybenzoesäure
$R_1 = H$;	$R_2 = R_3 = OH$	: Protocatechusäure
$R_1 = H$;	$R_2 = OH$; $R_3 = OCH_3$	: Vanillinsäure
$R_1 = R_2 = R_3 = OH$		: Gallussäure
$R_1 = R_3 = OCH_3$; $R_2 = OH$		: Syringasäure

Biogenetische Zusammenhänge in der Phenylpropanreihe

Bestimmte aromatische Aminosäuren wie Phenylalanin, Tyrosin, Dihydroxyphenylalanin (DOPA) und Tryptophan gehören zu den essentiellen Bausteinen des Lebens, die nur von Pflanzen synthetisiert werden können, auf deren exogene Zufuhr Mensch und Tier angewiesen sind. Da aliphatische Substanzen vom Typus der Hexosen primäre Syntheseprodukte der grünen Pflanzen darstellen, so schien

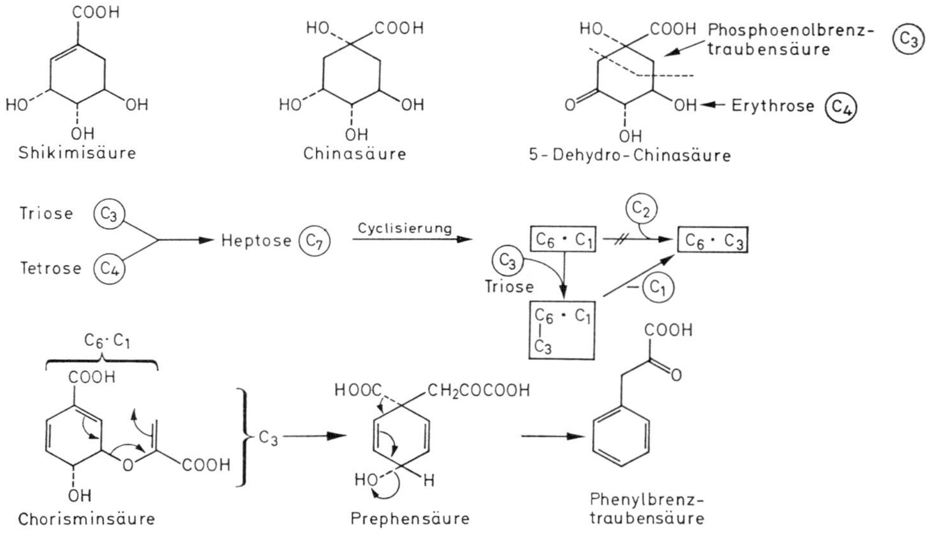

Shikimisäure Chinasäure 5-Dehydro-Chinasäure

Chorisminsäure Prephensäure Phenylbrenztraubensäure

es von vorneherein wahrscheinlich, daß hydroaromatische Zwischenstufen bei der Synthese der Benzolderivate durchlaufen werden. In der Shikimisäure (3β, 4α, 5α-Trihydroxy-$\Delta^{1,6}$-cyclohexancarbonsäure), einem im Pflanzenreich (besonders bei Gymospermen) weit verbreiteten Stoff, vermutete man — noch ehe geeignete in vivo-Versuche durchgeführt werden konnten — ein solches Bindeglied der „Cyclopoiese" zwischen aliphatischen Zuckern und Benzolderivaten der Pflanze. Chinasäure $C_7H_{12}O_6$, eine Tetrahydroxy-cyclohexancarbonsäure, steht im Oxidationsgrad den Kohlenhydraten noch näher. Nach den Ergebnissen der dynamischen Biochemie stellt jedoch nicht die Chinasäure, sondern deren 5-Dehydroderivat das erste carbozyklische Produkt des Stoffwechsels dar: In den C-Atomen 1, 2 und 7 dieses Moleküls steckt die Brenztraubensäure, die restlichen vier C-Atome stammen von dem C_4-Zucker D-Erythrose. Dehydratisierung und/oder Dehydrierung führt von der Dehydrochinasäure zu aromatischen Säuren vom Typus der Gallus, Protocatechu- und Benzoesäure, die allerdings auch auf einem Umweg (s. Abb. II.10.) gebildet werden können.

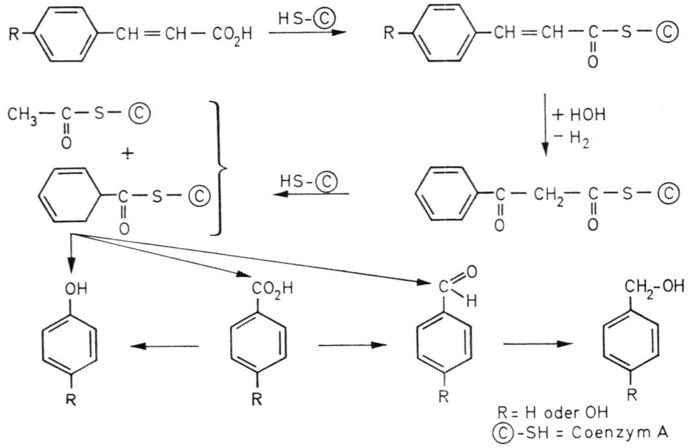

Abb. II.10. Biosynthese der einfachen (C_6-C_1 und C_6-C_0) Aromaten aus Zimtsäuren nach dem Schema der β-Oxydation.

Weitaus die meisten der in Pflanzen vorkommenden Benzolderivate gehören aber nicht diesem $C_6 \cdot C_1$-Typus an, sondern dem um zwei C-Atome erweiterten $C_6 \cdot C_3$-Typus. Diese Phenylpropankörper bilden sich jedoch nicht in einfacher Weise durch Verknüpfung mit einem C_2-Baustein, vielmehr wird auch hier ein Umweg eingeschlagen, der über die Chorismin- und die Prephensäure, d. s. zwei C_{10}-Säuren mit einem hydroaromatischen Gerüst, führt.

Cumarine

Die Cumarine weisen dasselbe Kohlenstoffgerüst auf wie die Zimtsäuren; sie sind Lactone der o-Hydroxyzimtsäuren. Vom Molekül her wird man eine nahe biogenetische Verwandtschaft vermuten, die auch durch in vivo-Versuche wahrscheinlich gemacht werden konnte. Ungeklärt ist allerdings der genaue Reaktionsmechanismus, der von der Zimtsäure zu den Cumarinen führt. Die natürlichen Zimtsäurederivate, die wir im vorigen Abschnitt kennenlernten, sind, die Stereochemie der Doppelbindung betreffend, Trans-Zimtsäuren: Bei den Cumarinen dagegen liegen cis-Zimtsäuren vor. Die Bildung der Cumarine aus Zimtsäuren erfordert sodann eine Hydroxylierung in ortho-Stellung bezogen auf den C_3-Seiten-

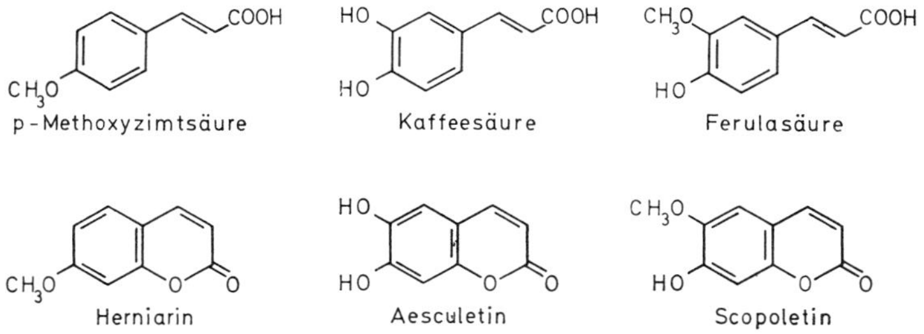

Abb. II.11. Substitutionsmuster einiger Cumarine und der korrespondierenden Zimtsäuren.

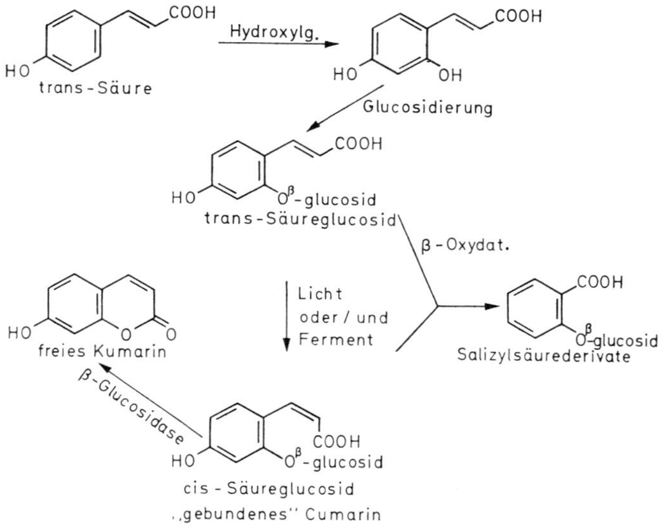

Abb. II.12. Mögliche Biosynthesebeziehungen zwischen Zimtsäure, Cumarinen und Salizylsäurederivaten.

test. Da orthoständig hydroxylierte Phenylpropane in der Natur kaum vorkommen, so muß man wohl annehmen, daß cis-trans-Umlagerung (Isomerisierung) und ortho-Hydroxylierung miteinander gekoppelte Reaktionen sind. Die z. Z. gültige Vorstellung sieht in den Cumarinen allerdings keine genuinen Pflanzenstoffe, sondern gleichsam Kunstprodukte, die erst spontan nach Einwirkung von Glykoside spaltenden Fermenten aus den freien (unbeständigen) o-Hydroxy-cis-Zimtsäuren sich bilden. Durch dasselbe Merkmal der ortho-Hydroxylierung fallen die Salicylsäurederivate auf. Sie dürften durch β-Oxydation aus Cumarinen oder Cumarinvorstufen entstehen.

Lignane

Lignane sind aromatische Verbindungen, deren Kohlenstoffgrundgerüst aus 18 C-Atomen besteht, wobei 12 auf die beiden Benzolringe entfallen. Die Benzolringe weisen ein Substitutionsmuster auf, wie wir es von den Zimtsäuren her gewohnt sind. Es liegt daher nahe, die Lignane als dimere Phenylpropane aufzufassen. Wichtig dabei ist, daß die Verknüpfung der beiden C_9-Körper zum dimeren C_{18}-Körper bei allen Lignanen über das mittlere C-Atom (das β-C-Atom) der Seitenkette erfolgt. Außer durch das Substitutionsmuster der aromatischen Kerne, das ganz analog variiert wie das der Zimtsäuren, ist die Variation innerhalb der Lignanreihe gegeben durch (1) Ausbildung oder Fehlen des Tetrahydro-

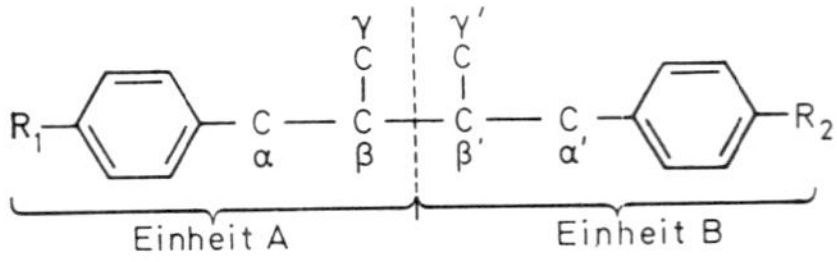

Einheit A Einheit B

C-Gerüst der Lignane (dimere Phenylpropane)

Variation des C-Ringsystems:

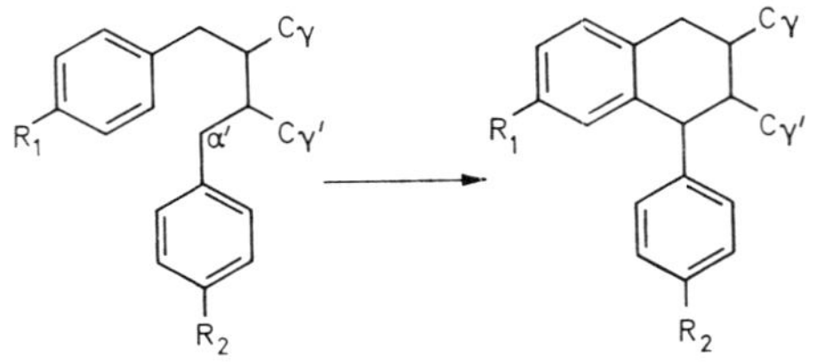

Typus A (Diarylbutantypus): z.B. Cubebin, *Guajacum*-Lignane

Typus B (Hydronaphthalintypus): z.B. *Podophyllum*-Lignane.

(2) Variationen der γ-ständigen C-Atome

Cγ	Cγ'	Ringsystem	Beispiele
$-CH_3$	$-CH_3$	--------	Guajaretsäure
$-CH_2 \cdot OH$	$-CH_2 \cdot OH$ ($-H_2O$)	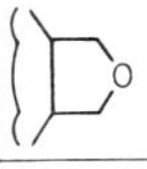 Tetrahydrofuran	Olivil (auch im polymeren Lignin)
$-CH_2 \cdot OH$	$-CHO$	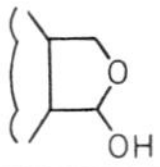 Lactol	Cubebin
$-CH_2 \cdot OH$	$-COOH$ ($-H_2O$)	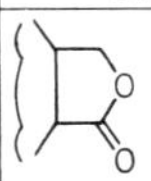 Lacton	*Podophyllum*-Lignane

naphthalin(= Tetralin-)ringsystems und (2) durch den Oxydationsgrad der beiden endständigen C-Atome der C_3-Kette mit den entsprechenden Möglichkeiten zur Bildung sauerstoffhaltiger Heterozyklen.

Die Lignanbildung ist eine in der Regel wohl dehydrierende Dimerisation. Der exakte biologische Mechanismus ist bisher unbekannt. Einen möglichen Biosynthesemechanismus für die wichtigsten Lignantypen, formuliert wie nach dem Ionenmechanismus ablaufend, zeigt das folgende Schema (Abb. II.13.):

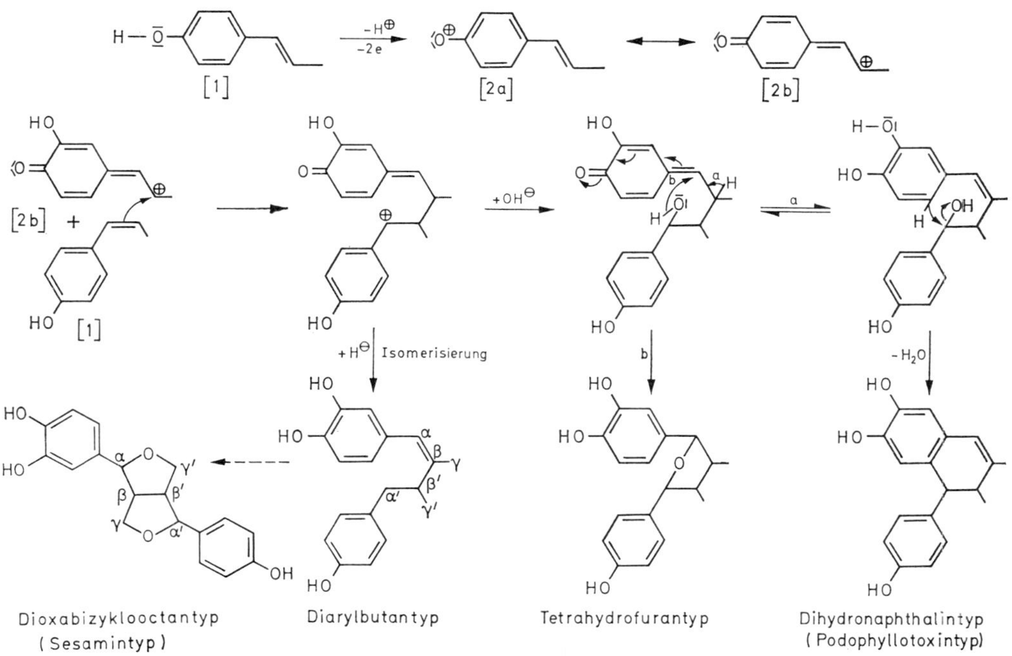

[1]
[2a]
[2b]
[2b] +
[1]
$-H^{\oplus}$
$-2e$
$+OH^{\ominus}$
$+H^{\ominus}$
Isomerisierung
a
b
$-H_2O$
Dioxabizyklooctantyp
(Sesamintyp)
Diarylbutantyp
Tetrahydrofurantyp
Dihydronaphthalintyp
(Podophyllotoxintyp)

Abb. II.13. Hypothetische Biosynthesebeziehungen der Lignane.

5. Verbindungen mit gemischtem Bauprinzip

Phenylpropan und Acetat

Stellt man sich eine Phenylpropaneinheit vor, der Acetylreste ankondensiert werden, so gelangt man zu Pflanzenstoffen mit dem typischen Hydroxylierungsmuster der Phenylpropane, die eine Seitenkette mit mehr als drei C-Atomen tragen. Die Scharfstoffe der Zingiberazeendrogen sind nach diesem Prinzip auf-

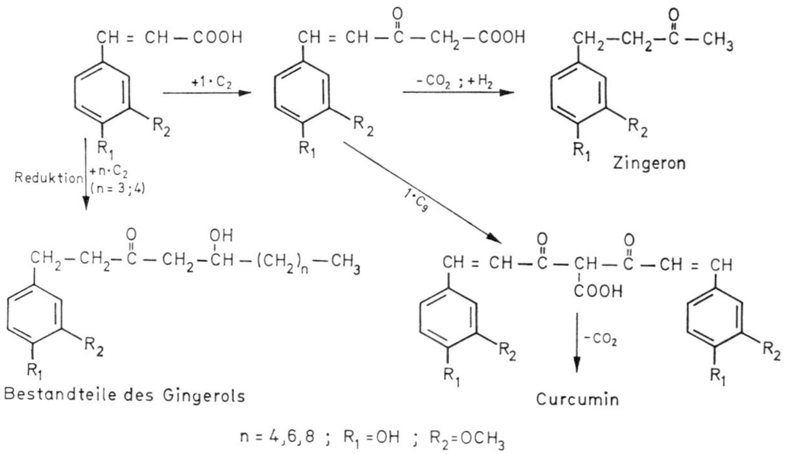

$+1\cdot C_2$
$-CO_2$; $+H_2$
Zingeron
Reduktion
$+n\cdot C_2$ (n = 3;4)
$1\cdot C_9$
Bestandteile des Gingerols
$-CO_2$
Curcumin
n = 4,6,8 ; R_1 = OH ; R_2 = OCH_3

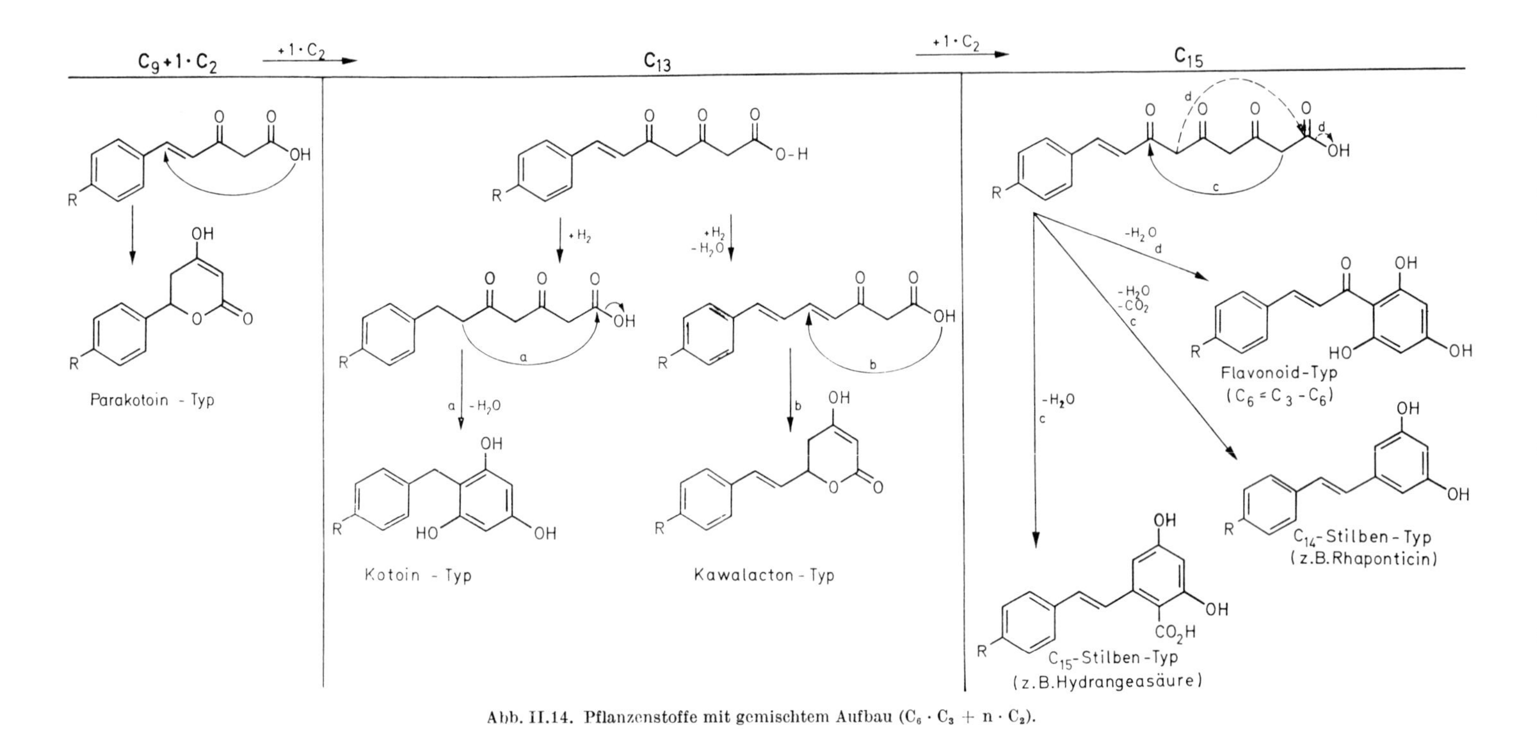

Abb. II.14. Pflanzenstoffe mit gemischtem Aufbau ($C_6 \cdot C_3 + n \cdot C_2$).

gebaut. Die Seitenkette muß nicht als aliphatische Kette erhalten bleiben, sondern kann ihrerseits zu einem Benzolring zyklisieren, der dann natürlich das Hydroxylierungsmuster der Acetogenin-Aromaten aufweist. Aber nicht nur isozyklischer Ringschluß der Seitenkette kommt vor: ein bekanntes Beispiel für die Bildung eines heterozyklischen (α-Pyron-)Ringes bieten die Inhaltsstoffe der Kawadroge Piper methysticum (s. S. 517).

Die zahlenmäßig weitaus größte Klasse von Naturstoffen, die „gemischter Herkunft" aus Phenylpropan und Acetat sich ableiten, sind diejenigen, deren Kohlenstoffgerüst aus 15C-Atomen sich aufbaut, deren Grundgerüst also aus einer C_9- und aus drei C_2-Einheiten sich aufbaut. Die Verknüpfung von sechs Kohlenstoffatomen zu einem zweiten Aromaten kann dabei auf zwei verschiedene Weisen erfolgen, so daß die beiden aromatischen Ringe entweder über eine C_2-Brücke (Stilbene) oder über eine C_3-Brücke (Flavonoide) miteinander verknüpft sind.

Weitere N-freie Aromaten mit gemischtem Bauprinzip

In der Abb. II.15. sind eine Reihe von Pflanzenstoffen aufgeführt, denen gemeinsam ist, daß Aromaten (Acetogenine oder Phenylpropane) mit Isoprenresten substituiert sind. Es kommen sowohl O- als auch C-Isoprenylierungen vor. Daher scheint es wahrscheinlich, daß Isoprenylierungen ähnlich ablaufen wie Enolalkylierungen in vitro, d. h. daß Isoprene (beispielsweise das Dimethylallylpyrophosphat bzw. Dimethylallylkation, s. S. 27) als elektrophile Agentien mit einem der beiden nucleophilen Zentren von Enolen oder Phenolen reagieren:

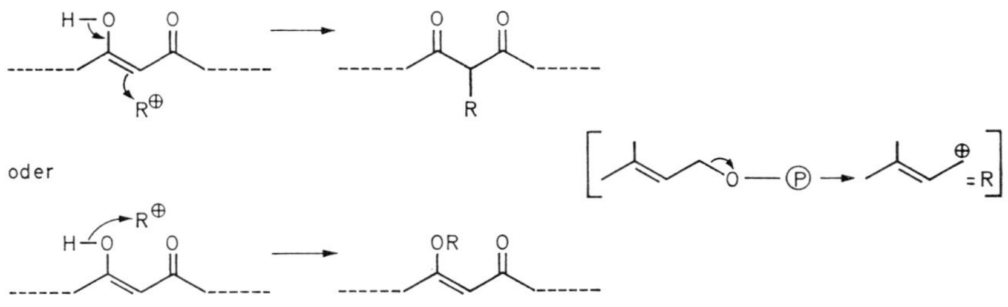

Der Isopropylsubstituent kann weiter abgewandelt sein, beispielsweise zyklisiert zu Furanringen wie im Visamminol oder im Rotenon. In Pflanzenstoffen wie dem Khellin oder wie den C_{11}-Furanocumarinen, von denen zahlreiche Vertreter existieren, ist die Herkunft der beiden zusätzlichen, den Furanring bildenden C-Atome aus der Struktur allein nicht zu erschließen. Beispielsweise könnte sie als Acetatbaustein mit dem C_9-Grundkörper verknüpft worden sein. Die andere Alternative bedeutet C_5 minus C_3, d. h. Abspaltung eines C_3-Restes nach Isoprenylierung des C_9-Körpers:

(1) C_9-Cumarin $\xrightarrow{+C_5}$ C_{14}-Furanocumarin $\xrightarrow{-C_3}$ C_{11}-Cumarin

(2) C_9-Cumarin $\xrightarrow{+C_2}$ C_{11}-Cumarin

Da Furano-(C_{11}-)Cumarine und Isopropylfuranocumarine (C_{14}-Cumarine) vielfach nebeneinander in ein- und derselben Pflanze auftreten, scheint Alternative

(1) als die bessere; sie wurde mittlerweise auch durch in vivo-Versuche verifiziert. Einen zellmöglichen Mechanismus zu ersinnen, der zur Abspaltung des C_3-Restes

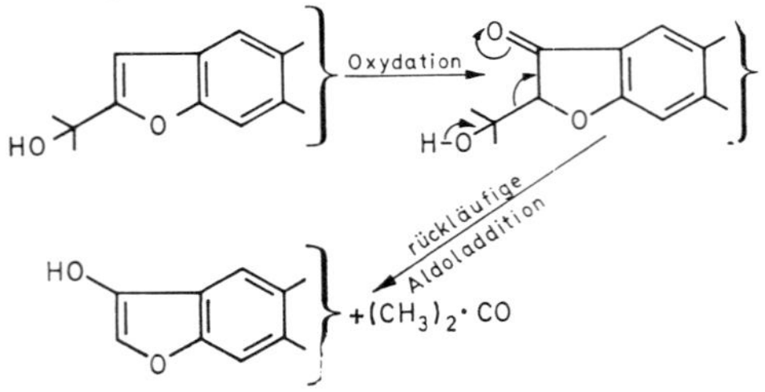

Oxydation
rückläufige Aldoladdition
$+(CH_3)_2 \cdot CO$

führt, ist nicht schwer. In erster Linie denkt man an eine rückläufige Aldoladdition bzw. deren biologisches Äquivalent (A. J. Birch, T. R. Seshadri).

Eine weitere Eigentümlichkeit im Aufbau zeigt das Rotenon. Hier wurde die Beteiligung eines C_1-Körpers am Aufbau angenommen. Rein formal, solange in

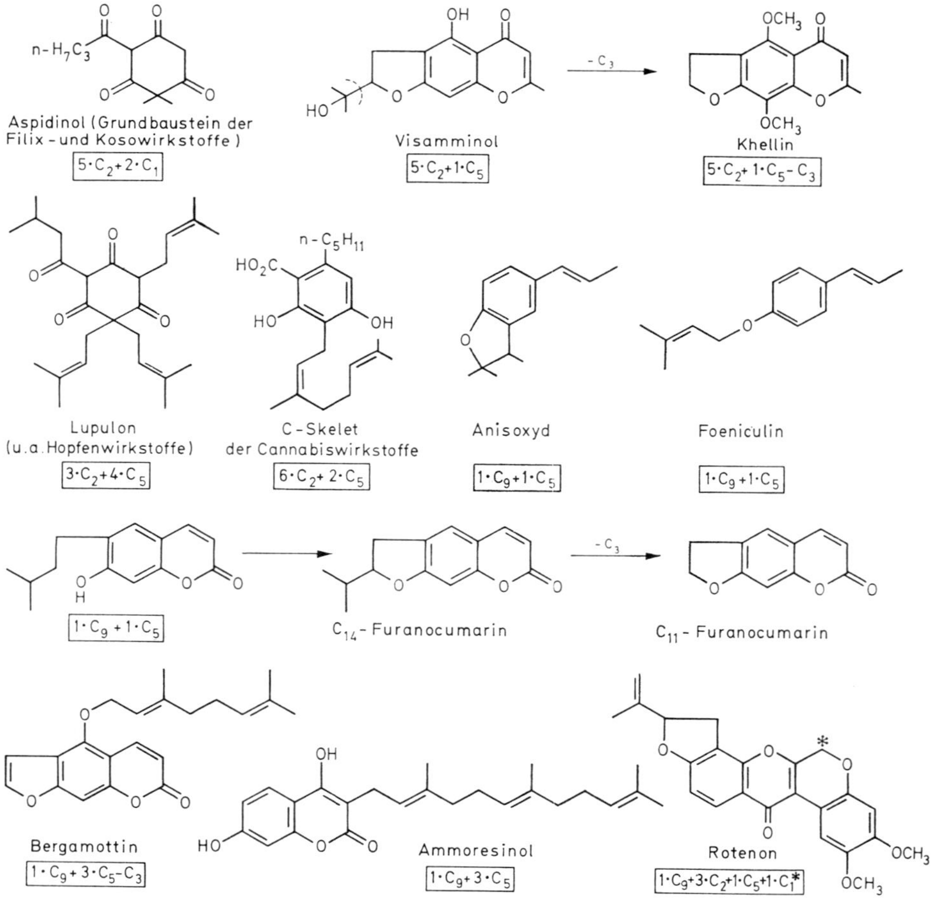

Aspidinol (Grundbaustein der Filix- und Kosowirkstoffe) $5 \cdot C_2 + 2 \cdot C_1$

Visamminol $5 \cdot C_2 + 1 \cdot C_5$

$-C_3$

Khellin $5 \cdot C_2 + 1 \cdot C_5 - C_3$

Lupulon (u.a. Hopfenwirkstoffe) $3 \cdot C_2 + 4 \cdot C_5$

C-Skelet der Cannabiswirkstoffe $6 \cdot C_2 + 2 \cdot C_5$

Anisoxyd $1 \cdot C_9 + 1 \cdot C_5$

Foeniculin $1 \cdot C_9 + 1 \cdot C_5$

$1 \cdot C_9 + 1 \cdot C_5$

C_{14}-Furanocumarin

$-C_3$

C_{11}-Furanocumarin

Bergamottin $1 \cdot C_9 + 3 \cdot C_5 - C_3$

Ammoresinol $1 \cdot C_9 + 3 \cdot C_5$

Rotenon $1 \cdot C_9 + 3 \cdot C_2 + 1 \cdot C_5 + 1 \cdot C_1^*$

Abb. II.15. Einige weitere Aromaten mit gemischtem Aufbau.

vivo-Untersuchungen keine Entscheidungen bringen, hätten auch die Beteiligung eines C_2-Körpers, der decarboxyliert, als Hypothese vorgeschlagen werden können (siehe das Beispiel Curcumin, S. 37). Über die Beteiligung von C_1-Bausteinen am Aufbau von Pflanzenstoffen muß daher, wenn auch nur anhangsweise, noch Näheres gesagt werden.

Der C_1-Baustein (Biologische Methylierungen)

Es liegt zahlreiches Beobachtungsmaterial darüber vor, daß sich in der Pflanze Reaktionen abspielen, die im Laboratorium durch Einwirkung von Diazomethan oder Dimethylsulfat (Methylierung von Phenolen, Enolen und Carbonsäuren) erreicht werden. So können in einer Pflanze freie Carbonsäure neben deren Methylester, es können Phenole und Amine unterschiedlichen Methylierungsgrades nebeneinander vorkommen. Aus dem Auftrete von O- und den analogen C-Methylderivaten kann darüber hinaus vermutet werden, die (biologische) Methylgruppe wurde als elektrophiler Rest auf das Substrat übertragen, ganz in Analogie zu den Erfahrungen bei der Methylierung von Enolen im Laboratorium.

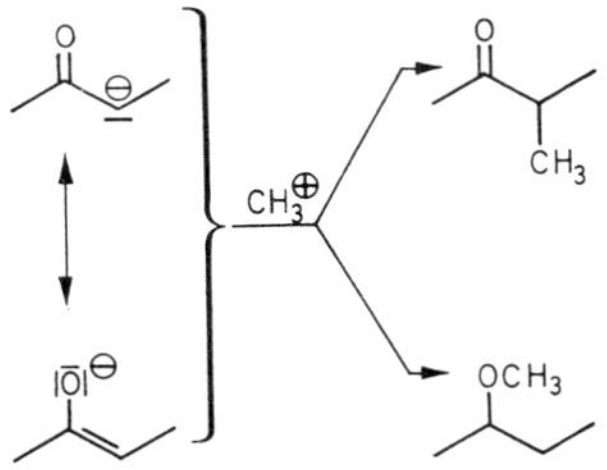

O ⊖ ↕ |O|⊖ CH3⊕ O CH3 OCH3

Einfache C-, O- oder auch N-Methylierungen verändern das Kohlenstoffgerüst der Substanzen nicht grundlegend. Es liegen aber Anhaltspunkte auch dafür vor, daß die C_1-Körper („Methyldonatoren") bei der Bildung zyklischer Systeme eine Rolle spielen können. Bei der Bildung zyklischer Äther vom Typus der Methylendioxyderivate wird die Beteiligung von Methylgruppen bereits durch den bloßen Strukturvergleich nahegelegt. Weniger offensichtlich ist die Beteiligung von O-Methyl am Zustandekommen von Pyranringen, wie sie in Substanzen vom Rotenontyp vorliegen. Im Falle substituierter 3-Methoxyflavone konnte die Bildung eines ähnlichen Ringsystems modellmäßig nachgeahmt werden. Auch bei der Bildung bestimmter N-haltiger Ringsysteme, insbesondere der Alkaloide vom Berberintyp, ist die C-Methyl-Brückenbildung wichtig.

Ar—C(=O)OH Ar—C(=O)OCH3

Gemeinsames Auftreten von Carboxymethylderivaten und Carbonsäuren

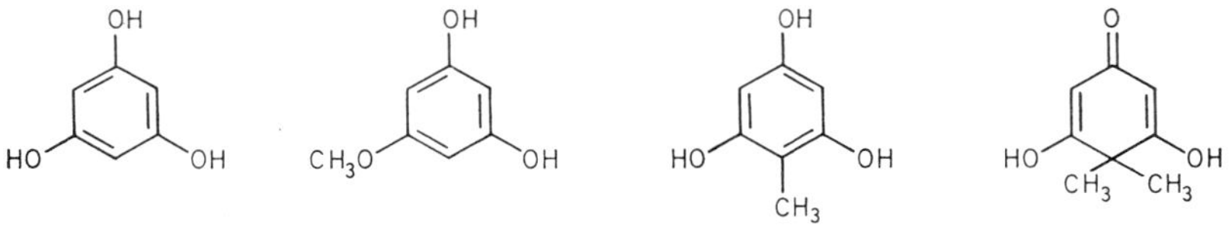

OH HO OH OH CH3O OH OH HO OH CH3 O HO OH CH3 CH3

Gemeinsames Auftreten von O- und C-Methylderivaten neben unmethyliertem Phenol

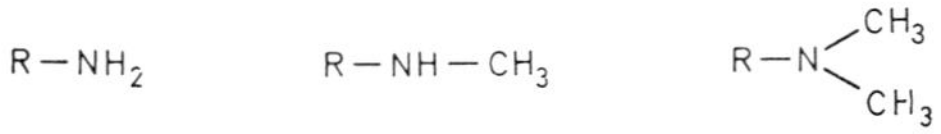

R—NH₂ R—NH—CH₃ R—N(CH₃)(CH₃)

Gemeinsames Auftreten von Mono- und Dimethylamin neben unmethyliertem Amin

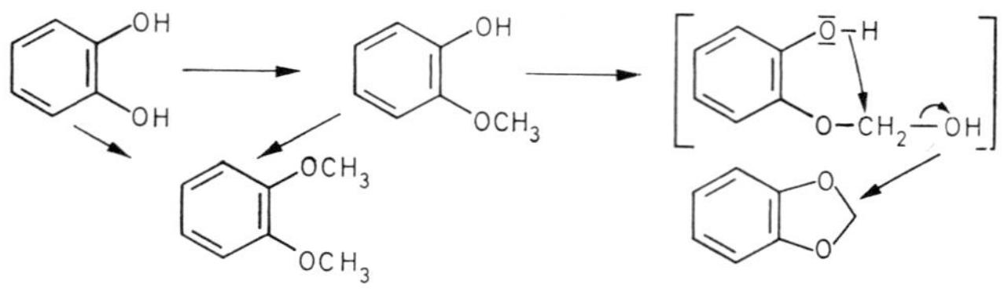

OH OH OH OCH₃ OCH₃ OCH₃ O-H O—CH₂—OH O O

Gemeinsames Auftreten von methoxylierten Phenolen neben dem analogen Dioxymethylenderivat (angeordnet in einer hypothetischen Biosynthesereihe)

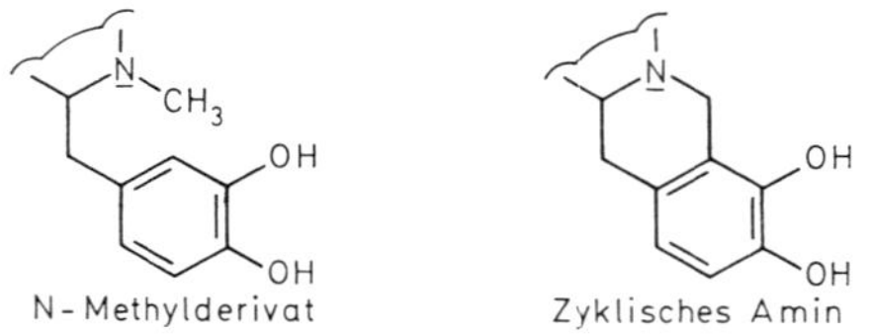

N CH₃ OH OH N OH OH

N-Methylderivat Zyklisches Amin

Gemeinsames Auftreten von N-Methylamin und zyklischem Amin

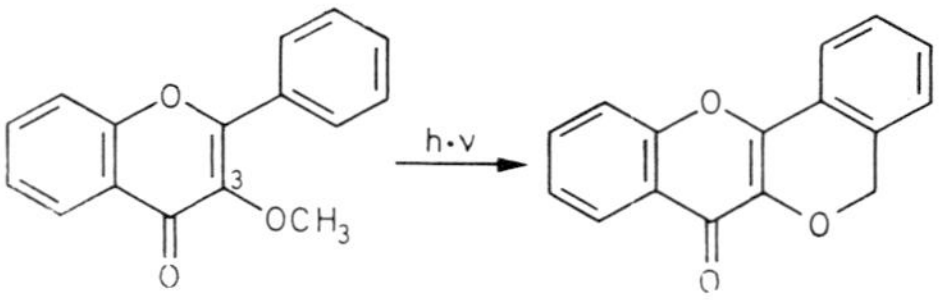

O 3 OCH₃ O h·v O O O

Modellversuch zur Bildung von Heterozyklen unter Beteiligung von C_1-Körpern

Alkaloide

Alkaloide sind sekundäre Pflanzenstoffe, die gemischtes Aufbauprinzip aufweisen. Wegen seines durchsichtigen Aufbaus betrachten wir als Beispiel für ein typisches Alkaloid das Chaksin. Es fällt nicht schwer, das Molekül sinnvoll in zwei Teile so zu zerlegen, daß Strukturanalogien erkennbar werden einmal zu einem N-freien Pflanzenstoff, sodann zu einem Baustein mit Stickstoff im Molekül. Wir

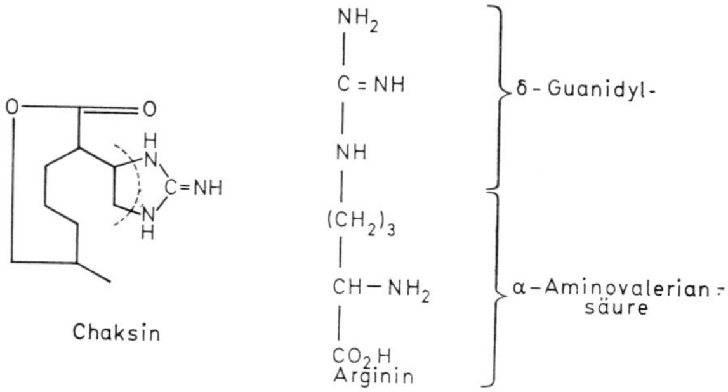

O O H N C=NH N H

Chaksin

NH₂ | C=NH | NH | (CH₂)₃ | CH—NH₂ | CO₂H

Arginin

δ-Guanidyl-

α-Aminovaleriansäure

erkennen beispielsweise im Chaksin das Strukturelement eines azyklischen Monoterpens und das des Guanidins. Guanidin wiederum ist Aufbaukomponente der essentiellen Aminosäure Arginin.

Das Chaksin stellt bezüglich des Aufbauprinzips keinen Sonderfall dar. Wir können uns formal sämtliche Alkaloide so in zwei Teile zerlegen, daß wir einen N-haltigen Baustein erhalten, der im Aufbau bestimmten N-haltigen Primärprodukten ähnelt, und in einen Rest, der Bauelemente erkennen läßt, die wir bereits von den N-freien Sekundärprodukten her kennen: C_1-, C_2-, C_5-, $C_6 \cdot C_3$- und C_{10}-Körper.

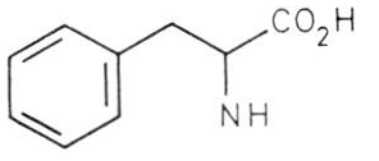

Phenylalanin: Aminosäure

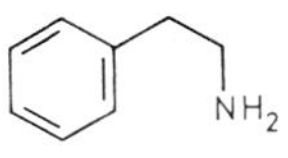

Biogenes Amin = BA
Mezcalin-Typ
(aus Cactazeen)

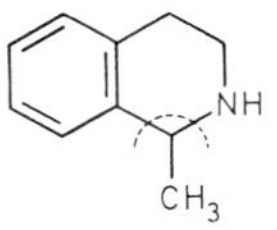

Pellotin-Typ
(aus Cactazeen)
BA + C_2

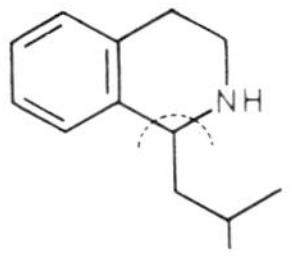

Lophocerin-Typ
(aus Cactazeen)
BA + C_5

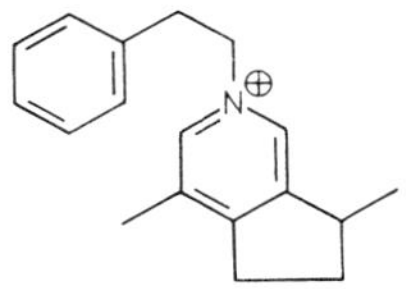

Valeriana-Alkaloid
(aus V. officinalis)
BA + C_{10}

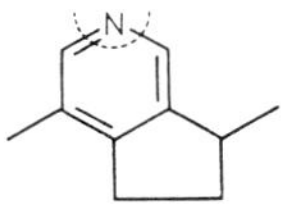

Actinidin
(aus Actinidia-Arten; wirkt exzitierend auf Katzen): atypisches Alkaloid
NH_3 + C_{10}

Das Verhältnis der Molekulargewichte der beiden Anteile, die das Molekül aufbauen, schwankt von Alkaloid zu Alkaloid sehr stark. Am Anfang der Reihe (siehe oben) stehen die modifizierten Aminosäuren ohne Nichtaminosäurekomponente im Molekül (= biogene Amine oder Protoalkaloide). Am anderen Ende der Reihe stehen Alkaloide, deren Kohlenstoffgerüst ganz dem anderer Sekundärprodukte gleicht mit dem einzigen Unterschied, daß NH_3 ins Molekül eingebaut wurde (= atypische Alkaloide).

Die Frage nach dem chemischen Bau der Alkaloide zerfällt in drei Teilfragen: (1) Welche N-haltigen Bausteine sind am Aufbau der Alkaloide beteiligt, (2) welche N-freien Bausteine kommen in Alkaloidmolekülen vor und (3) welche Reaktionen führen zu der für die Alkaloide typischen Verknüpfung der Bausteine?

Ad (1). Von den mehr als zwanzig Aminosäuren, die regelmäßig als Bausteine der Eiweiße anzutreffen sind, sind es hauptsächlich die vier zyklischen Aminosäuren, die als N-Bausteine der Alkaloide auftreten; es handelt sich um das Prolin, das Histidin, das Phenylalanin mit dem Tyrosin (= Hydroxyphenylalanin) und das Tryptophan. Von den aliphatischen Aminosäuren ist es hauptsächlich das Lysin, das am Alkaloidaufbau beteiligt ist[1].

[1] Da aber Lysin in der Pflanze in Acetat umgebaut wird, so herrscht in vielen Fällen Unklarheit darüber, ob tatsächlich Lysin oder ob Polyacetat die unmittelbare Vorstufe eines bestimmten Alkaloids ist. Für die vorliegende Systematisierung der Alkaloide wird der Lysin-Herkunft der Vorzug eingeräumt.

Neben den Alkaloiden mit Strukturmerkmalen der Aminosäuren gibt es andere mit Strukturähnlichkeiten zu anderen Primärprodukten des pflanzlichen N-Stoffwechsels. So drängen sich bei den Alkaloiden mit dem Pyridinring und denen mit dem Purinringsystem Beziehungen zu den wichtigen Pyridinnucleotiden (Codehydrasen) bzw. zu den Purinnucleotiden auf. Schließlich gibt es dann noch eine Alkaloidfamilie mit dem Strukturmerkmal der Anthranilsäure (= o-Aminobenzoesäure), bei der bloße Strukturbetrachtungen keinen Anhaltspunkt für Biosynthesebezeichnungen zu essentiellen Primärprodukten erbringen[1].

Tabelle II.3.

Einteilung der Alkaloide nach Strukturähnlichkeit des N-Bausteins mit primären Stoffwechselprodukten

Produkte des Primärstoffwechsels	Alkaloid-Typus
A. AMINOSÄUREN	
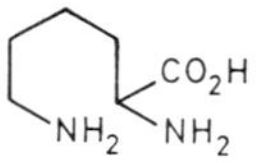 Lysin	Lysinfamilie: *Conium-*, *Piper-*, *Granatum*-Alkaloide; Chinolizidine (Spartein und verwandte Alkaloide).
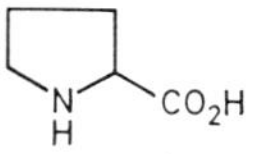 Prolin (zyklische Aminosäuren)	Prolinfamilie: Hygrin-, Tropin-, Ecgonin- und Necinbasen.
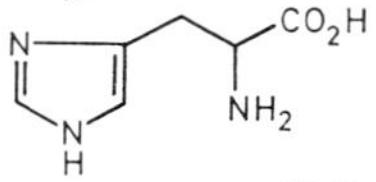 Histidin (zyklische Aminosäuren)	Histidinfamilie: Pilocarpin
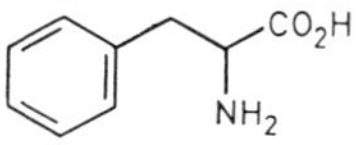 Phenylalanin (zyklische Aminosäuren)	Phenylalaninfamilie: *Ephedra-*, Cactazeen-, Papaverazeen-Alkaloide; Menispermazeen-Kurare, *Valeriana*basen, *Colchicum*basen
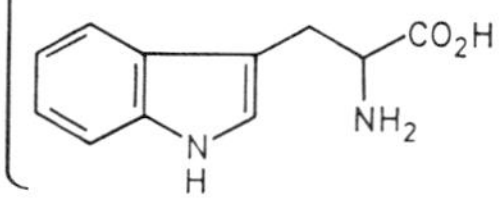 Tryptophan (zyklische Aminosäuren)	Tryptophanfamilie: *Strychnos-*, *Rauwolfia-*, *Yohimbe-*, *Cinchona*-alkaloide; Loganiazeen-Curare, Secale- und *Physostigma*-Alkaloide.
B. NICHTAMINOSÄUREN	
NH_3 (Ammoniak-N z. B. aus Aminodonatoren; Glutamindehydrogenasen.)	Atypische Alkaloide: die zahlreichen Terpenalkaloide z. B. Actinidin, *Aconitum-*, *Veratrum-* und *Solanum*alkaloide.
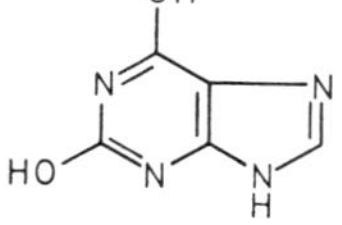 Xanthin (Basenkomponenten der Purinnucleotide: Adenin, Guanin u. Xanthin).	Purinbasen der Coffeindrogen
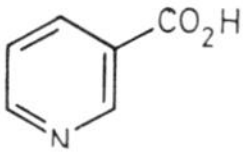 Pyridincarbonsäure (Basenkomponente der Pyridincleotide).	Pyridinalkaloide: *Nicotiana*alkaloide.

[1] Es bestehen Stoffwechselbeziehungen zum Glutamin und zur Chorisminsäure. Als Wirkstoffe von Drogen spielen die Alkaloide der Anthranilsäuregruppe keine Rolle, weshalb auf sie nicht näher eingegangen wird.

Die N-Komponente der Alkaloide bietet eine gute Möglichkeit, sie in mehrere Alkaloidfamilien zu unterteilen (siehe Tabelle II.3.).

Ad (2): Die N-freien Bausteine der Alkaloide. Im allgemeinen treten dieselben Bausteine auf wie bei den N-freien Pflanzenstoffen: also C_1-Körper (Methylgruppen), C_2-Körper (Acetatbausteine), C_5-Körper (Isoprene, meist als dimere „Monoterpenoide" auftretend) und Aromaten vom Typus der Phenylpropane (Typus Zimtsäure C_6-C_3 oder Typus Benzoesäure C_6-C_1). Zwei Beobachtungen bedürfen der besonderen Erwähnung: einmal die einer Art von *Korrelation* zwischen N-freien und N-haltigen Bausteinen der Alkaloide, dann die der besonderen *Variation* der Phenylpropan- und der Monoterpenoid-Komponente bei bestimmten Alkaloidfamilien.

Korrelation. Es scheint, als würden nicht beliebige Amine mit beliebigen (N-freien) C-Bausteinen zu Alkaloiden verknüpft werden. So finden sich die Aminosäuren Lysin und Prolin gern mit Acetaten verknüpft; die Phenylpropane treten bevorzugt als Komponente in den Alkaloiden der Phenylalaninfamilien auf, Monoterpenoide hingegen in der Tryptophanfamilie.

Variation. Es wurde weiter oben (S. 32) ausgeführt, daß sekundäre Pflanzenstoffe auftreten können, die sich von den Phenylpropanen durch Verkürzung der Seitenkette ableiten. Aromaten mit einer C_2-Seitenkette (Typus Päonol) sind aber relativ selten. Hier nun bei den Alkaloiden finden wir den C_6-C_2-Typus aber gerade häufig. Man nimmt im allgemeinen an, daß es sich bei dem C_6-C_2-Baustein der Alkaloide um Phenylacetaldehyd handelt.

CO_2H / NH_2 — $-CO_2$ → NH_2 — $+O; -NH_3$ (Mono-Aminoxydasen ?) → CHO
oxydative Desaminierung
Zimtsäure — $+H_2O; -H_2$ ⇌ $+H_2; -H_2O$ — Phenylbrenztraubensäure — $-CO_2$ → Phenylacetaldehyd

Nicht näher untersucht wurde bisher die Frage, auf welchem Wege der Phenylazetaldehyd der am Aufbau der Alkaloide beteiligt ist, in der Pflanze gebildet wird. Am wahrscheinlichsten erscheint der Weg über die Brenztraubensäure, da diese Säure ein überall verbreitetes, wichtiges Zwischenprodukt des Pflanzenstoffwechsels darstellt. Man könnte sogar annehmen, daß diese Säure unmittelbar mit dem Amin zu einer Alkaloidvorstufe verknüpft wird, und daß als Folge der Bindung der α-Ketosäure an das Amin Decarboxylierung erfolgt. Für diese hypothetische Möglichkeit sprechen bestimmte Modellreaktionen der organischen Chemie, wonach es gelingt, die Decarboxylierung von α-Ketosäuren durch aromatische Amine (beispielsweise durch Anilin) katalytisch zu begünstigen, Reaktionen, die möglicherweise (M. L. Bender u. R. Breslow, 1962) nach folgendem Mechanismus ablaufen:

$$R{-}C({=}O){-}CO_2H + R_1NH_2 \longrightarrow R{-}C({=}N{-}R_1){-}CO_2H \longrightarrow R{-}C({=}\overset{\oplus}{N}H{-}R_1){-}CO_2^{\ominus} \longrightarrow$$

$$\left[R{-}C^{\ominus}{=}\overset{\oplus}{N}(R_1)H \longleftrightarrow R{-}\underline{C}{-}N(R_1)H \right] \longrightarrow R{-}CH{=}N{-}R_1 \xrightarrow{+H_2O} R{-}CHO + R_1NH_2$$

Freier Phenylacetaldehyd könnte außer durch Decarboxylierung aus der entsprechenden α-Ketocarbonsäure auch durch oxydative Abspaltung von Ammoniak aus dem korrespondierenden Amin (Phenyläthylamin) gebildet werden; die entsprechenden Fermente (Monoaminooxydasen) sind zwar im Tierreich sehr verbreitet, doch liegen keine Untersuchungen vor, ob mit ihrem Auftreten in den Alkaloide führenden Pflanzenarten zu rechnen ist.

Die monoterpenoiden C_{10}-Bausteine können in den folgenden drei Hauptvarianten auftreten:

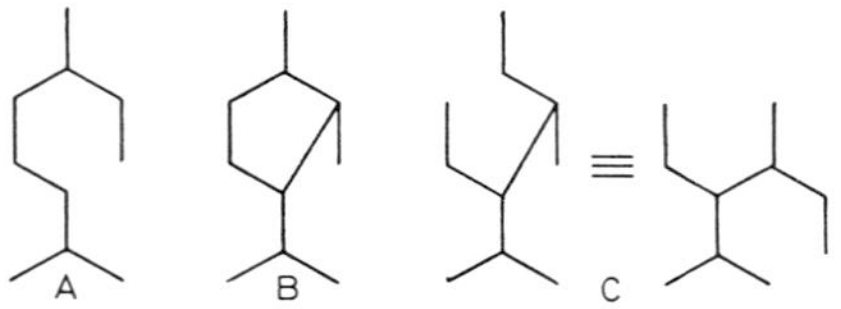

A B C

Variante C ist die weitaus häufigste; sie ist sodann am Aufbau zahlreicher gerade pharmazeutisch interessierender Alkaloide beteiligt wie der *Yohimbe-*, der *Strychnos-* und der *Cinchona*-Alkaloide. Im übrigen ist Baustein C auch für den Aufbau bestimmter Nichtalkaloide bestimmend, beispielsweise für den der Gentianazeenbitterstoffe (S. 501). Wir können C auffassen als ein Monoterpen vom Nepetalaktontyp (= Variante B, siehe auch S. 19), von diesem aber unterschieden durch eine zwischen C-5 und C-6 geöffnete Bindung. Wenn wir uns das C-Gerüst der Variante C mit fünf Sauerstoffunktionen beladen denken, so gelangen wir zur hypothetischen Monoterpenvorstufe (= HMV) II. Aldoladdition führt zu einer HMV-I mit dem Zyklohexanring, wie er für eine Reihe von Alkaloiden (z. B. für das Yohimbin) typisch ist. Decarboxylierung sodann führt zur HMV-III, einem C_9-Körper, wie er im Ajmalin und im Mavacurin vorkommt (s. Abb. II.18.).

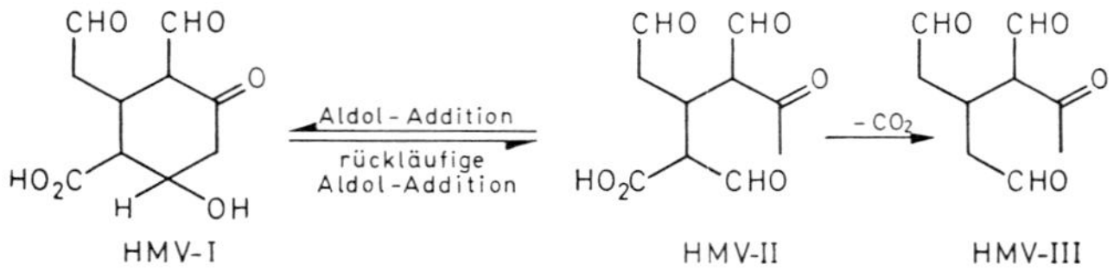

CHO CHO O HO_2C H OH — HMV-I

Aldol-Addition / rückläufige Aldol-Addition

CHO CHO O HO_2C CHO — HMV-II $\xrightarrow{-CO_2}$ CHO CHO O CHO — HMV-III

Ad (3): Reaktionen, die möglicherweise bei der Alkaloidbiosynthese eine Rolle spielen. Über den genauen Mechanismus, nach dem die Bausteine zu Alkaloiden verknüpft werden, über die Fermente, die dabei eine Rolle spielen, weiß man sehr wenig. Die vergleichende Betrachtung von Alkaloiden in ihrem Aufbau, sodann Analogien zu Reaktionen, die im Primärstoffwechsel der Pflanze wichtig sind, führen aber zu vernünftigen Vermutungen darüber, welcher Art die Reaktionen sein könnten, die zur Verknüpfung von einfachen Bausteinen zu komplizierten Alkaloiden führen. Die folgenden Verknüpfungen von Kohlenstoffatomen mit Stickstoffatomen dürften eine Rolle spielen:

α) *Säureamidbildung*, $R{-}C(=O){-}OH \xrightarrow{NH_3} R{-}C(=O){-}NH_2$

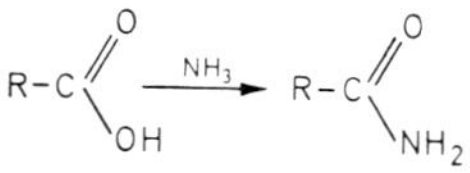

(Beispiele: Piperin, Capsaicin, Galegin, Colchicin)

β) *Transaminierungen*, $R{-}C(=O){-}C(=O){-}OH \rightarrow R{-}CH(NH_2){-}C(=O){-}OH \xrightarrow{-CO_2} R{-}CH_2{-}NH_2$

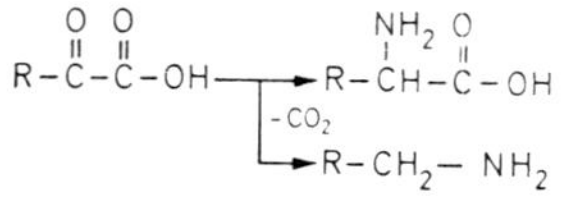

(Beispiele: Biogene Amine, Ephedrin)

γ) *Kondensation nach Art der Bildung Schiffscher Basen,*

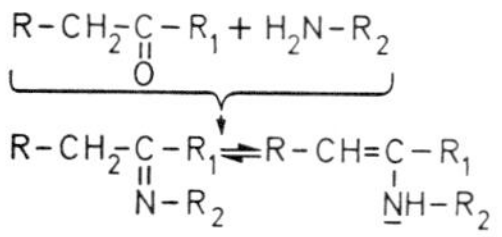

$$R{-}CH_2{-}\underset{\underset{O}{\|}}{C}{-}R_1 + H_2N{-}R_2$$

$$R{-}CH_2{-}\underset{\underset{N-R_2}{\|}}{C}{-}R_1 \rightleftharpoons R{-}CH{=}\underset{\underset{NH-R_2}{|}}{C}{-}R_1$$

(Beispiele: Δ^1 Pyrrolin-5-carbonsäure, Piperidein)

δ) *Mannichkondensation*

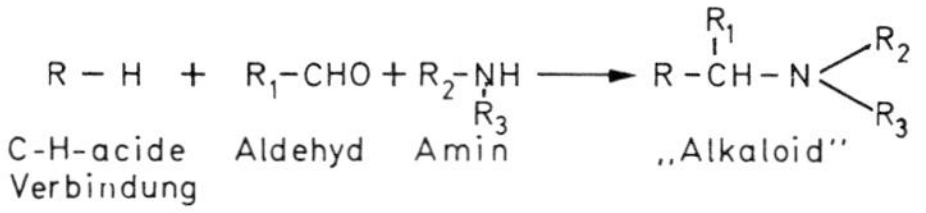

$$\underset{\text{C-H-acide Verbindung}}{R-H} + \underset{\text{Aldehyd}}{R_1{-}CHO} + \underset{\text{Amin}}{R_2{-}\underset{R_3}{NH}} \longrightarrow \underset{\text{„Alkaloid"}}{R{-}\overset{R_1}{CH}{-}N\langle^{R_2}_{R_3}}$$

Die wichtigste zur Alkaloidbildung führende Reaktion scheint analog einer Mannichkondensation abzulaufen (Grundreaktion der Alkaloidbiosynthese). Bereits bei formaler Betrachtung besteht aber ein wichtiger Unterschied zwischen der genannten Laboratoriumsmethode und der Bioreaktion in der Pflanze: Die Pflanze vermag auch wesentlich schwächer aktivierte CH-Gruppen zur Kondensation heranzuziehen, beispielsweise aromatisches CH und Indolyl-CH:

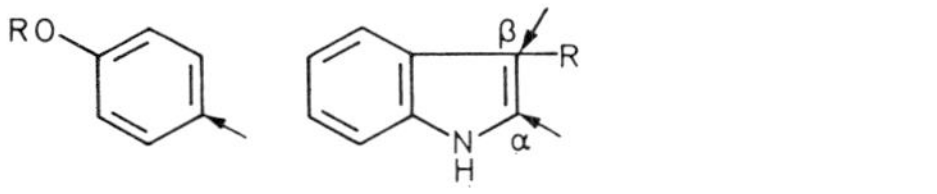

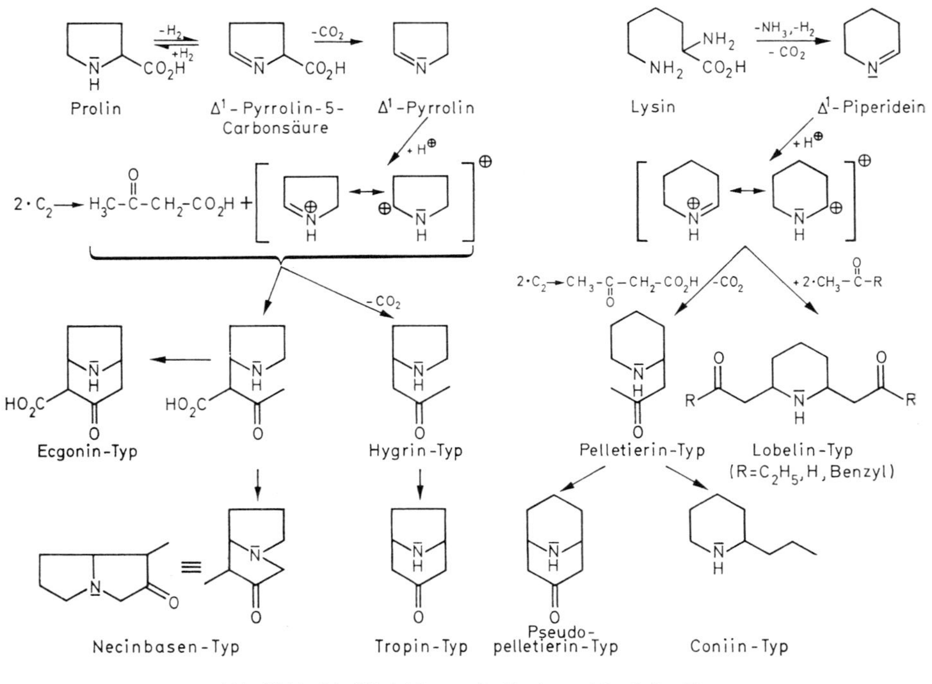

Abb. II.16. Die Alkaloidtypen der Lysin- und Prolinfamilie.

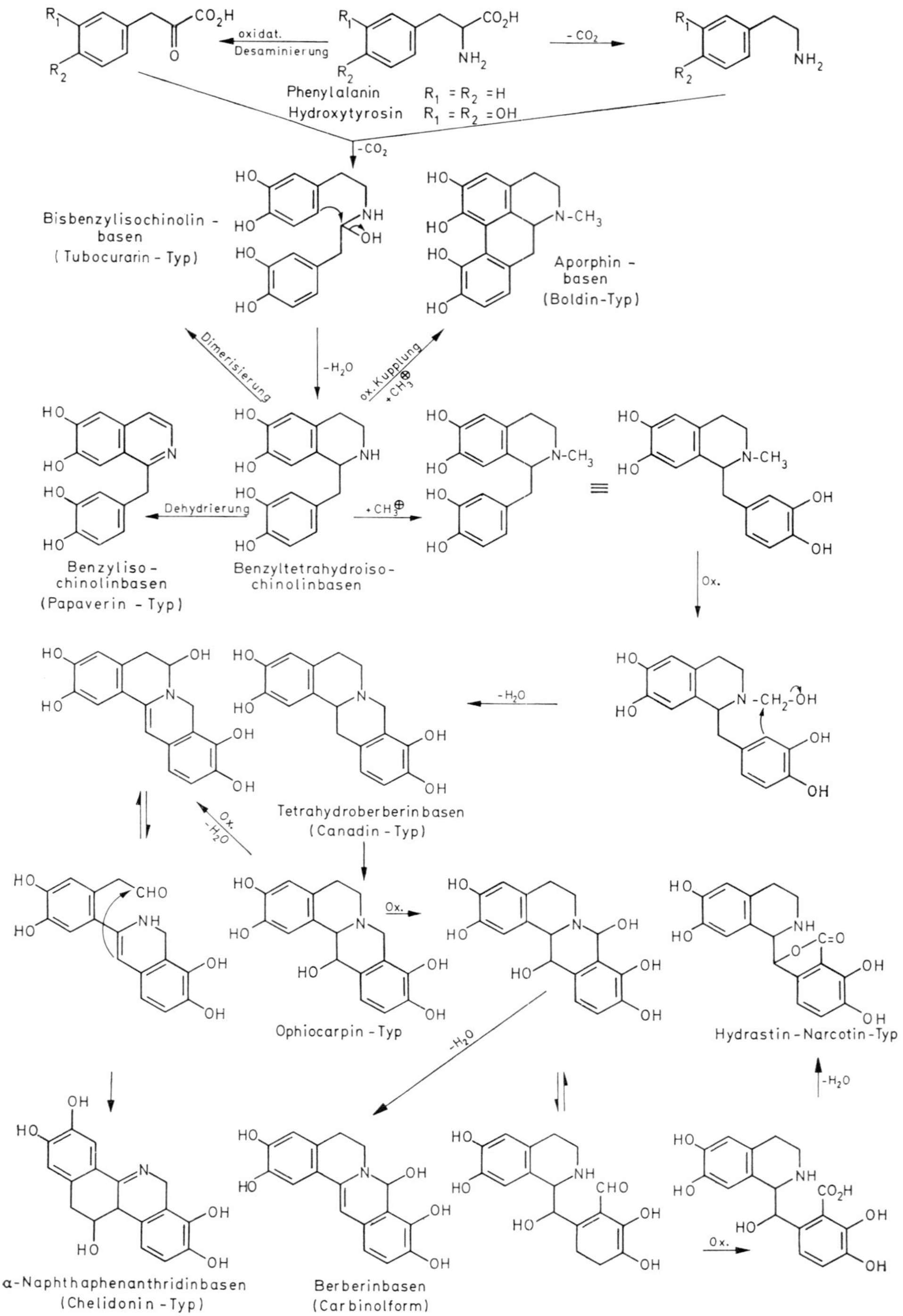

oxidat. Desaminierung

$-CO_2$

Phenylalanin $R_1 = R_2 = H$

Hydroxytyrosin $R_1 = R_2 = OH$

$-CO_2$

Bisbenzylisochinolinbasen (Tubocurarin-Typ)

Aporphinbasen (Boldin-Typ)

Dimerisierung

$-H_2O$

ox. Kupplung $+CH_3^{\oplus}$

Dehydrierung

$+CH_3^{\oplus}$

Benzylisochinolinbasen (Papaverin-Typ)

Benzyltetrahydroisochinolinbasen

Ox.

$-H_2O$

Tetrahydroberberinbasen (Canadin-Typ)

Ox. $-H_2O$

Ox.

Ophiocarpin-Typ

Hydrastin-Narcotin-Typ

$-H_2O$

$-H_2O$

Ox.

α-Naphthaphenanthridinbasen (Chelidonin-Typ)

Berberinbasen (Carbinolform)

Abb. II.17. Die hypothetischen Biosynthesebeziehungen der zur Phenalalaninfamilie gehörenden Alkaloide.

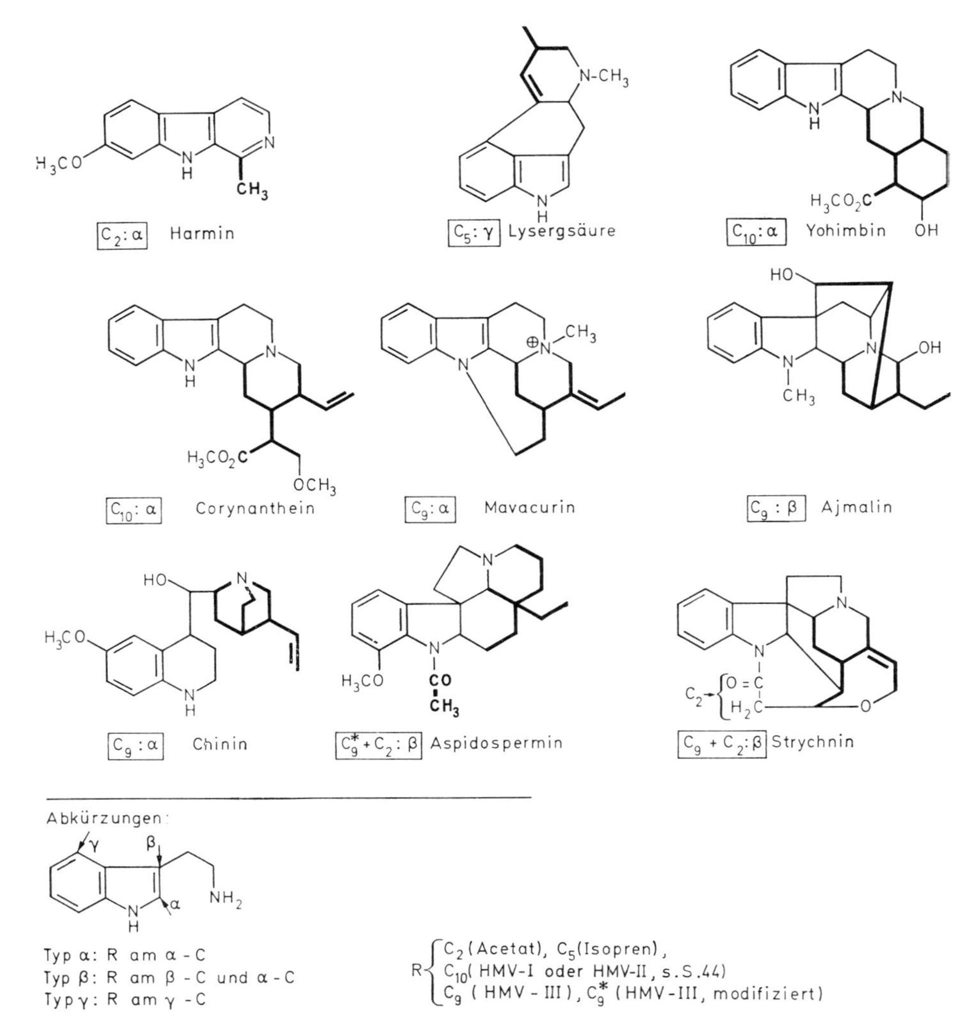

Abb. II.18. Beispiele für den Aufbau der Indolalkaloide.

6. Die Verteilung von Pflanzenstoffen über das Pflanzensystem

Die uns umgebende Welt der pflanzlichen Organismen ist charakterisiert durch eine große Formenfülle. Um so mehr überrascht es, daß alle — zumindest die chlorophyllführenden Pflanzen — in ihren grundlegenden Stoffwechselreaktionen übereinstimmen. Alle grünen Pflanzen zeichnen sich durch die gemeinsame Fähigkeit aus, aus Kohlensäure, Wasser und einigen Mineralien organische Materie aufzubauen. Sieht man von diesem Fundamentalprozeß der Photosynthese ab, dann treten allerdings von Art zu Art wechselnde Eigentümlichkeiten des Stoffwechselgeschehens hervor. Die Unterschiede können quantitativer Art sein; die eine Spezies enthält ein bestimmtes Stoffwechselendprodukt in großen Mengen, die andere dagegen nur in sehr geringen Konzentrationen. In der Regel sind die Unterschiede qualitativer Art; die eine Art bildet Stoffe, welche in anderen Arten nicht gefunden werden. Der Häufigkeit des Vorkommens nach kann ein bestimmter Pflanzenstoff auftreten (nach H. MOLISCH, 1933):

a) in einer einzigen Art,
b) in mehreren Arten derselben Gattung,
c) in einer einzigen Gattung,
d) in mehreren Gattungen einer Familie,
e) in einer ganzen Familie,
f) in zwei bis vielen verwandten Familien,
g) in zwei bis vielen nicht verwandten Familien,
h) in großen Abteilungen des Pflanzenreiches.

Nur in den allerwenigsten Fällen (z. B. bei den artspezifischen Eiweißkörpern) wird man aber mit hinreichender Sicherheit angeben können, ob ein bestimmter Pflanzenstoff taxonspezifisch (a bis f des Schemas) ist. Meistens muß man sich mit ungefähren Angaben über dessen Verbreitung begnügen: der Pflanzenstoff kann im Pflanzenreich 1. weit verbreitet sein, er kann 2. sporadisch auftreten, und er kann 3. in seinem Vorkommen beschränkt sein.

Unsere Kenntnisse über die chemische Zusammensetzung der Einzelpflanzen sind ebenso lückenhaft wie die über die Verbreitung von Einzelstoffen im Pflanzenreich. Nur etwa 5% der bekannten Pflanzenarten sind bisher auf Inhaltsbestandteile hin untersucht worden, und planmäßig die gesamte Flora nach ihrer stofflichen Zusammensetzung hin zu durchforschen, wurde bisher nicht unternommen. Alle Angaben über die Verbreitung von Naturstoffen im Pflanzenreich sind demnach statistische Durchschnittswerte. Zu berücksichtigen ist ferner, daß Inhaltsbestandteile geringer Konzentration (Spurenstoffe) meist der Beobachtung entgehen. Der Beweis, daß ein bestimmter Stoff in einer Pflanze völlig fehlt und — wenigstens intermediär oder in einem bestimmten Stadium der Ontogenese — nicht gebildet werden kann, ist schwer zu führen.

Die systematische Verbreitung einiger Einzelstoffe

Zu den Pflanzeninhaltsbestandteilen, mit deren Vorkommen überall gerechnet werden kann (Ubiquisten), gehört das Calciumoxalat. Allgemein wird angenommen, daß dieses im Zellsaft schwer lösliche Salz die Ausscheidungsform für das überschüssig aufgenommene, schädliche Calcium-Ion ist. Es wird als Monohydrat und als Dihydrat ausgeschieden. Die Tatsache des Vorkommens von Calciumoxalat ist demnach keineswegs für eine bestimmte Gruppe von Pflanzen charakteristisch; dagegen ist es die Morphologie der Ausscheidungsformen. Calciumoxalat gehört zu denjenigen chemischen Verbindungen, die als diskrete Teilchen innerhalb der Zellen und des Gewebes bei bloßer mikroskopischer Betrachtung sichtbar sind. Form der Kristalle und teilweise auch der Ablagerungsort sind für ganze Taxa kennzeichnend. Schön ausgebildete, lange prismatische Kristalle oder mächtige Oxalatspieße, die in langgestreckte Zellschläuche eingebettet sind, finden wir bevorzugt bei den Iridaceae. Sind die Kristalle dünn und nadelförmig, und liegen zahlreiche Einzelkristalle parallel nebeneinander zu einem Bündel geordnet, dann spricht man von Raphiden; eingebettet sind die Raphiden in eine Schleimvakuole. Gehäuftes Vorkommen von Raphiden findet sich bei mehreren Familien der Monocotyledonen (in Liliaceae, Araceae, Palmae); aber auch bei 26 Familien aus der Klasse der Dicotyledoneae, speziell bei Familien aus der Ordnung der Centrospermae (mit den Caryophyllaceae, Chenopodiacea, Phytolaccaceae u. a.) sind Raphiden anzutreffen. Weit verbreitet im Pflanzenreich ist die Eigentümlichkeit, daß die Leitbündel von Zellen umgeben sind, welche annähernd isodiametrische Einzelkristalle enthalten; in Längsschnitten erscheinen die Zellen in vertikalen Reihen angeordnet („Kristallzellreihen"). Eine weitere Form der Calciumoxalat-Ausscheidung ist die in Form von Drusen, wie sie bei vielen Polygonaceae (z. B. in Radix Rhei) nachzuweisen sind. Zellen, in die Massen winziger, undeutlich strukturierter Calciumoxalatkristalle eingebettet sind, werden als Kristallsandzellen bezeichnet. Typisch sind Kristallsandzellen für viele Vertreter der Solanaceae; sie werden aber auch gefunden in den folgenden weiteren Familien: Amarantaceae, Araliaceae, Buxaceae, Caprifoliaceae, Chenopodiaceae, Cornaceae, Crassulaceae, Icacinaceae, Loganiaceae, Nolanaceae, Olacaceae, Orchidaceae, Philydraceae, Rubiaceae, Rutaceae, Sapindaceae, Sapotaceae, Saxifragaceae und Thymaelaeaceae (nach McNair, 1932). Durch das Fehlen von Calciumoxalatkristallen sind die Cruciferae ausgezeichnet.

Beispiele für Pflanzenstoffe, die sich in ihrer Verbreitung auf ein bestimmtes Taxon beschränken, sind nicht sehr zahlreich. Als Musterbeispiele für diese Art der systematischen Verbreitung können das Betanin und das Rotenon gelten. Betanin ist der bekannteste Vertreter einer Gruppe von gelb und rot gefärbten Farbstoffen, die Stickstoff im Molekül enthalten; sie wurden auch als stickstoffhaltige Anthocyane bezeichnet, obwohl sie mit den Anthocyanen ihrer chemischen Struktur nach keine Verwandtschaft aufweisen. Diese merkwürdigen alkaloidartigen Farbstoffe kommen nur in Pflanzenfamilien vor, die zur Ordnung der Centrospermae gehören oder ihr sehr nahestehen (die Cactaceae werden neuerdings zur eigenen Ordnung der Cactales gerechnet [Eckardt, 1964], zählen aber nach anderen Autoren [Mabry, 1963] zu den Centrospermae).

Das Rotenon (samt verwandten Verbindungen) ist charakteristisch für einige Arten der Leguminosae, hauptsächlich für Arten der Gattung *Derris*, *Lonchocarpus*, *Millettia*, *Mundulea*, *Ormocarpum*, *Piscidia* und *Tephrosia* (s. S. 152).

Solange allerdings nicht die gesamte Flora auf derartige „taxonspezifische" Stoffe wie das erwähnte Betanin und das Rotenon untersucht wurde, läßt es sich nicht ausschließen, daß sie auch an anderen Stellen des Pflanzenreiches auftreten.

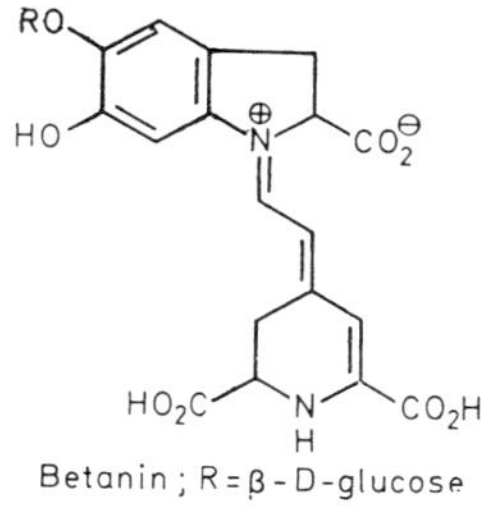

Betanin; R = β-D-glucose

So konnte beispielsweise das Salicin lange Zeit als charakteristischer Inhaltsstoff von Salicaceae (*Salix*- und *Populus*-Arten) gelten, bis im Jahre 1945 Salicin auch als Bestandteil der Rinde von *Viburnum*-Arten (*Caprifoliaceae*) entdeckt wurde. Salicaceae und Caprifoliaceae sind morphologisch nicht verwandt. Ähnliches gilt für das Arbutin, dessen Verbreitungsschwerpunkt die Familie der Ericaceae ist. Ein zweiter Schwerpunkt des Arbutin-Vorkommens liegt an einer ganz entfernten Stelle im Pflanzensystem, und zwar bei den *Rosales* (z. B. bei *Bergenia*-Arten unter den Saxifragaceae oder bei *Pyrus communis* unter den Rosaceae). Dieser Fall, daß bestimmte Pflanzenstoffe an zwei oder an mehreren auseinander liegenden Stellen des Systems vorkommen, scheint generell häufiger zu sein als das einmalige Auftreten eines Stoffes in einer einzigen Verwandtschaftssippe.

Schließlich gibt es daneben auch noch Einzelstoffe, die scheinbar wahllos verstreut über das Pflanzenreich vorkommen. Charakteristische Beispiele für diese sporadische Art der Verbreitung sind das Coffein und das Cumarin. Coffein führen jeweils einige wenige Arten aus den Familien der *Rubiaceae, Sterculiaceae, Theaceae* und *Aquifoliaceae*. Cumarin wurde in nahezu hundert Blütenpflanzen nachgewiesen, die an sehr verschiedenen Stellen des Pflanzensystems stehen.

Zum Vorkommen des Cumarins bemerkt schon H. Molisch (1933): „Sein Auftreten ist sprunghaft, es erscheint bald da, bald dort, aber in manchen Familien kommt es häufiger vor, z. B. bei den Gramineen und den Kompositen.“

Das sprunghafte Vorkommen der Einzelstoffe Coffein und Cumarin erscheint dann nicht mehr so auffallend, wenn die Verbindungen als Angehörige einer ganzen Stoffklasse angesehen werden: das Coffein als Vertreter der Purine und das Cumarin als Vertreter der ebenfalls weit verbreiteten Derivate der Cumarinreihe. Über die Verbreitung von ganzen Stoffklassen über das Pflanzenreich handelt der nächste Abschnitt.

Tabelle II.4.

Pflanzenfamilien, die N-haltige Farbstoffe vom Typus der Betanine enthalten

Familie	Ordnung
Phytolaccaceae	Caryophyllales
Nyctaginaceae	,,
Aizoaceae	,,
Portulaccaceae	,,
Basellaceae	,,
Chenopodiaceae	,,
Amaranthaceae	,,
Didiereaceae	,,
Cactaceae	,,

Stoffklassen mit weiter Verbreitung im Pflanzenreich

Zu den Pflanzenstoffen mit weiter Verbreitung, die in einer oder mehreren Abteilungen des Pflanzenreiches angetroffen werden, gehören in erster Linie die Reserve- und Gerüstsubstanzen der Pflanze (Eiweiße, Kohlenhydrate, Fette, Lignin) und andere essentielle Pflanzenbausteine wie die Fermente, Wuchsstoffe und Vitamine.

Die Bezeichnungen „Kohlenhydrate, Fette, Eiweiße, Lignine usw.“ sind Sammelbezeichnungen. Wird jeweils die gesamte Stoffklasse ins Auge gefaßt, so sind sie ihrer Verbreitung nach Ubiquisten. Die feinere Ausgestaltung der Einzelverbindungen, das Mengenverhältnis der Einzelverbindungen oder die Konzentration, in der sie gespeichert werden, sind jedoch durchaus Stoffwechseleigentümlichkeiten, die von Taxon zu Taxon variieren. Dafür seien einige Beispiele angeführt.

α) Eiweißkörper. Eiweiß ist regelmäßiger Bestandteil lebender Zellen. Es handelt sich um hochmolekulare Verbindungen, die durch gesetzmäßigen Aufbau aus einfacheren Bausteinen, den Aminosäuren, entstehen. Die Verknüpfung der Aminosäuren durch Peptidbindungen kann u. a. in verschiedener Reihenfolge (Sequenz) und unter Variierung der Molverhältnisse erfolgen; auch variiert der räumliche Bau (Faltung der Ketten, Makroringe usw.). Allein durch Aufbau aus zehn Aminosäuren wird die Existenz einer so großen Anzahl unterschiedlicher Proteine denkbar, daß jede Pflanze aus anderen Eiweißkörpern bestehend gedacht werden kann; die Zahl der tatsächlich bekannten Aminosäuren beträgt mehr als das Doppelte. Unter der einschränkenden Annahme, daß jede Aminosäure nur einmal im Molekül vertreten ist, erlauben 20 verschiedene Aminosäuren über 24 Trillionen verschiedene Kombinationsmöglichkeiten. Daß Pflanzen artspezifische Eiweißkörper enthalten, dafür sprechen die Ergebnisse der Serumdiagnostik, einer biologischen Methode, die auf dem Nachweis der Bildung spezifischer Antikörper im Blut von Versuchstieren beruht. Mit chemisch-analytischen Methoden den Feinbau der Eiweißkörper zu studieren, stellt demgegenüber eine grobe Methode dar, und taxonspezifische Unterschiede in der Zusammensetzung enthüllen sich erst dann, wenn relativ grobe Unterschiede vorliegen. So enthalten die Gramineen ein Eiweiß, an dessen Aufbau auffallend hohe Anteile an Glutaminsäure und Prolin beteiligt sind; diese sog. Prolamine sind für die Arten der Gramineen charakteristisch und wurden außerhalb der Familie bisher nicht gefunden (B. Blagowestschenski, 1955).

β) Fette sind im Pflanzenreich ebenfalls ubiquitär verbreitet. Analysiert man sie jedoch näher, dann variiert die Fettsäurekomponente von Art zu Art oft erheblich, selbst bei Arten derselben Familie.

Tabelle II.5.

Die Zusammensetzung der Samenfette einiger Juglandaceae
(nach T. P. Hilditsch, 1947)

Pflanzenart	Fettsäuren %			
	Palmitin + Stearinsäure	Ölsäure	Linolsäure	Linolensäure
Carya illinoinensis	4	80	16	0
Carya cordiformis	12	88	0	0
Juglans regia	6	18	73	3
Juglans mandshurica	3,5	19	76	2
Juglans sieboldiana	6,6	20	67	6

Nach den umfassenden Untersuchungen von T. P. Hilditsch kann als Regel gelten, daß die Fettsäuren in den Fetten der niederen Pflanzen von komplizierterem Aufbau sind, indem sie beträchtliche Mengen von langkettigen Polyäthenoidsäuren enthalten. Bei den höheren Pflanzen überwiegen Öl-, Linol- und Palmitinsäure, die aber in unterschiedlichem Mengenverhältnis vorzuliegen pflegen. Daneben gibt es bei bestimmten Taxa höherer Pflanzen charakteristische Fettsäuren: die zyklischen Fettsäuren bei Flacourtiaceae (Chalmoograöl), die Petroselinsäure bei den Umbelliferae, die Erucasäure bei den *Cruciferae*.

γ) Als Reservekohlenhydrate der vegetativen Organe finden wir hauptsächlich Glucose, Fructose, Saccharose und Stärke. Die genannten Kohlenhydrate sind in allen großen Abteilungen des Pflanzenreiches, von den Grünalgen bis zu den Angiospermae, zu finden; in zahlreichen Sippen ist aber eine Abweichung von diesem Grundmuster des Kohlenhydratstoffwechsels zu beobachten. Einzelne Grünalgen und Moose, Violaceae, Malpighiaceae und Compositae akkumulieren an Stelle der Stärke Inulin (R. HEGNAUER, 1958). Viele Caryophyllaceae und Tubiflorae speichern bevorzugt Galactosane. Geht man auf andere Zuckerderivate über, zu den Zuckeralkoholen wie Mannit, Sorbit und Inosit, so finden auch sie sich in weitester Verbreitung; einzelne Taxa neigen dazu, sie in höheren Konzentrationen zu speichern als andere.

δ) Auch die Fähigkeit zur Synthese von Ligninen gehört zu den allgemeinsten Synthesefähigkeiten der Pflanze. Die Zusammensetzung der Lignine veränderte sich anscheinend im Verlaufe der Evolution im Sinne eines verstärkten Einbaues von Methoxygruppen ins Ligningrundgerüst: Bryophyten-Lignin ist methoxylfrei; Angiospermen-Lignin ist hingegen methoxylreich, und die Lignine der Gymnospermen nehmen hinsichtlich des Methoxylgehaltes eine intermediäre Stellung ein.

Zu den Stoffgruppen mit weiter Verbreitung im Pflanzenreich gehören schließlich auch viele sekundäre Pflanzenstoffe wie Gerbstoffe, Flavonoide, ätherische Öle und Alkaloide.

ε) Flavonoide können als Ubiquisten gelten. Am häufigsten sind Flavonoide, deren Ring A symmetrische Trihydroxy- und deren Ring C ortho-Orientierung der Hydroxygruppen aufweist. Es kommen aber bemerkenswerte Variationen dieses Grundtyps vor, die mit der Lokalisation, Exkretion oder Speicherung dieser

Flavonoidtyp	Beispiele	Vorkommen
Typ A: Glykosidische Hydroxy-flavonoide	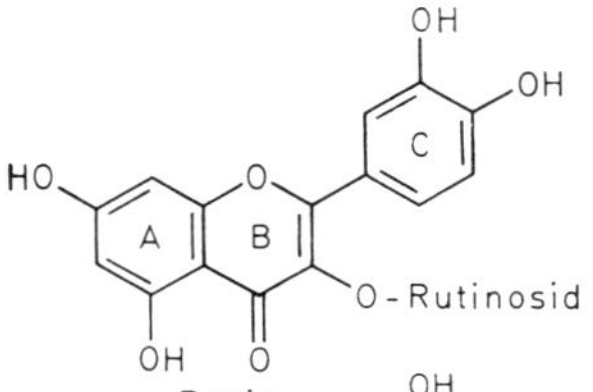 Rutin (3-O-Rutinosid)	Es kann mit dem Vorkommen in allen Pflanzen (Holzpflanzen, Kräutern) gerechnet werden. Lokalisiert im Zellsaft der Vakuolen.
Typ B: Freie Hydroxy-flavonoide	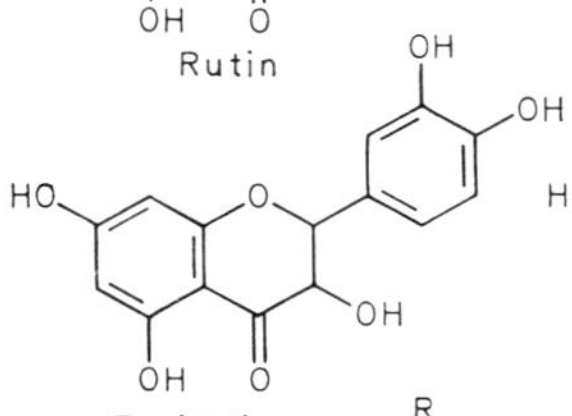 Taxifolin; 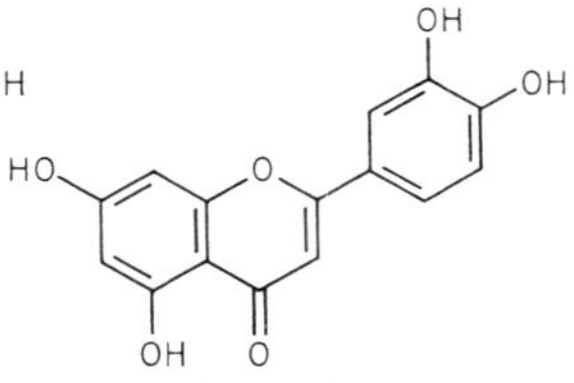 Luteolin	Häufig in Holzgewächsen neben Typus A auftretend. Lokalisation: Imbibieren die Zellmembranen besonders die des Holzparenchyms.
Typ C: Lipophile Flavonoide	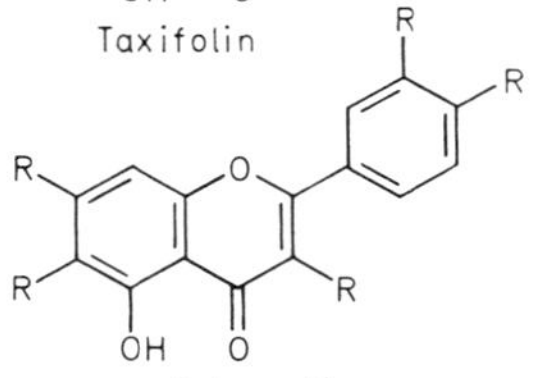 Artemetin $R = OCH_3$; 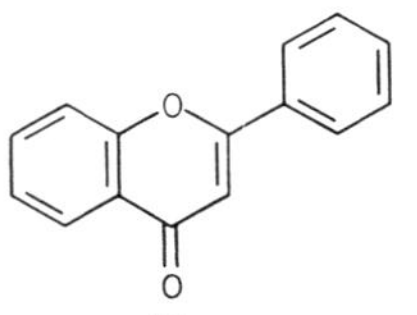 Flavon	Neben Typus A und/oder Typus B besonders häufig in Pflanzen mit Exkretbehältern (Rutaceae, Labiatae, Verbenaceae, Compositae u. a. m.) und als Komponente wachsartiger Überzüge (Myrtaceae, *Primula*-Arten).

Phenole in Zusammenhang stehen dürften. Am verbreitetsten ist der Grundtypus in glykosidischer Form (Glykoside des Quercetins, des Taxifolins, des Luteolins, des Cyanidins), da Glykoside in den Vakuolen gespeichert werden. Nicht glykosidisch gebundene Flavonoide imbibieren häufig die Zellwände bei Holzgewächsen; aber auch als Inhaltsstoff von Borken kommen Verbindungen des Typus B vor. Relativ lipophil sind Flavonoide, die unsubstituiert sind, deren phenolische Gruppen methyliert sind oder die mit lipophilen Resten (Isoprenen) substituiert sind. Diesen Flavontypus trifft man häufig an in Pflanzen, die auch sonst viele lipophile Stoffe (Terpene) synthetisieren und in besonderen Exkretbehältern deponieren.

ζ) Alkaloide werden in Vertretern aus mehr als fünfzig verschiedenen Pflanzenfamilien gefunden. Die Bezeichnung „Alkaloide" sagt zunächst aus, daß es sich um Pflanzenstoffe handelt, die Stickstoff im Molekül — meist in zyklischer Bindung — enthalten. Die Fähigkeit zur Speicherung N-haltiger Heterozyklen ist

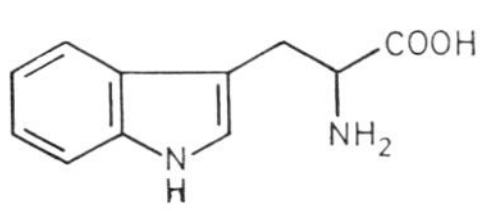

Tryptophan (ubiquitär)

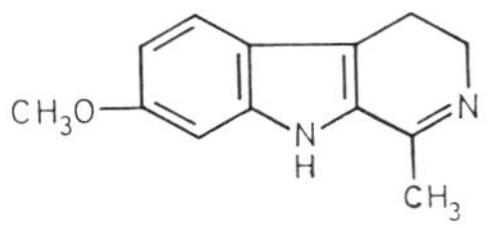

Harmalin-Typus
(sporadisch in einzelnen Arten aus sechs Familien, die phylogenetisch nicht verwandt sind)

demnach eine weit verbreitete Fähigkeit der Pflanze. Es handelt sich bei den Alkaloiden aber um keine einheitliche Gruppe von Verbindungen; dem Aufbau ihres Grundgerüstes nach kann man sie mannigfach weiter unterteilen. Schon sehr früh war aufgefallen, daß botanisch verwandte Pflanzen einander in ihrer

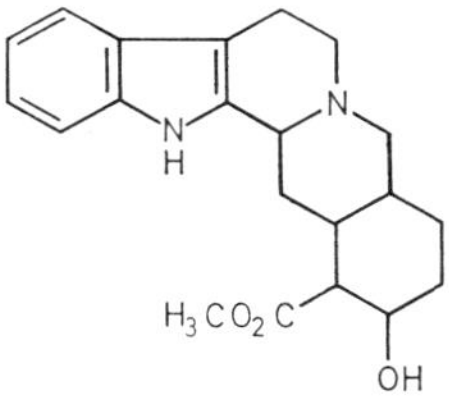

Yohimbin-Typus
(Vorkommen in zwei Familien, die phylogenetisch zusammenhängen: *Rubiaceae* und *Apocynaceae*)

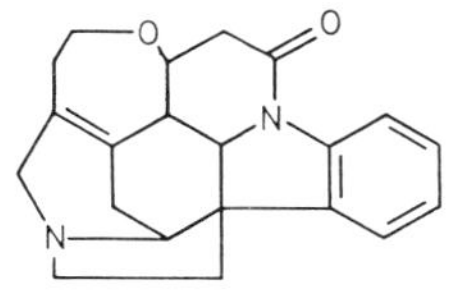

Strychnin
(Vorkommen beschränkt auf einige Arten der Gattung *Strychnos*)

Alkaloidführung mehr ähneln als taxonomisch entfernt stehende Arten. Ferner kommen einige Alkaloide systemlos verstreut über das Pflanzenreich vor; andere wiederum treten nur selten, und nur in einem engen Verwandtschaftskreis, auf. Greift man sich beispielsweise die Alkaloide heraus, die durch Indolgerüst charakterisiert sind, und ordnet man sie nach steigender Anzahl ihrer Ringe im Molekül, dann ergibt sich eine sinkende Tendenz in der Häufigkeit des Vorkommens.

Die Aminosäure Tryptophan enthält zwei Ringe im Molekül; als Bestandteil von Eiweißkörpern ist mit ubiquitärer Verbreitung zu rechnen. Die Alkaloide vom Typus des Harmalins enthalten ein heterozyklisches Dreiringsystem: Gefunden werden sie sporadisch verstreut in sechs Familien, die botanisch nicht miteinander verwandt sind. Das pentazyklische Yohimbin ist charakteristischer Inhaltsstoff von Arten aus zwei Familien, den *Apocynaceae* und den *Rubiaceae*, die phylogenetisch verwandt sind. Strychnin mit seinen sieben kondensierten Ringen im Molekül ist ein einmalig vorkommendes Stoffwechselprodukt einiger Arten der Gattung *Strychnos*.

Diese Erscheinung der Korrelation fallender Verbreitungstendenz und biologischer Komplexität des Pflanzenstoffes läßt sich in zahlreichen weiteren Fällen beobachten, so daß man von einer Regel, der sog. ,,Häufigkeitsregel", spricht.

Die Zahl der Ringe im Molekül, oder etwa das Molekulargewicht allein, sind allerdings kein biologischer Maßstab für den komplizierten Aufbau eines Pflanzenstoffes, was sich beispielsweise schon bei einer Gegenüberstellung des Berberins,

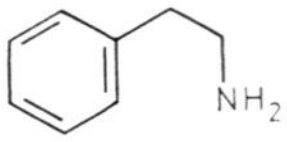

NH_2

Phenyläthylamin-Typus.
Sporadisch über das gesamte Pflanzenreich verbreitet vorkommend.

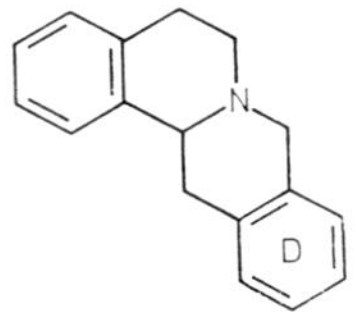

N D

Protoberberin-Typus.
Gefunden in sechs, vermutlich phylogenetisch verwandten Familien (*Berberidaceae*, *Ranunculaceae*, *Papaveraceae*, *Rutaceae*, *Annonaceae*, *Menispermaceae*).

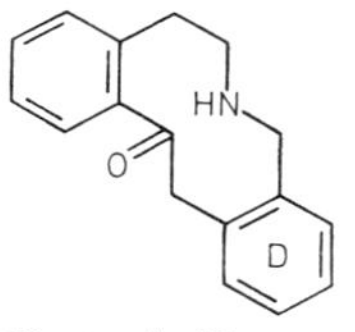

HN O D

Protopin-Typus.
Charakteristisch für die Familie der *Papaveraceae*.

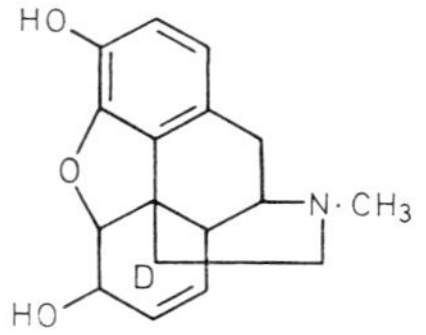

HO O $N \cdot CH_3$ D HO

Morphin.
Artspezifisch für *Papaver somniferum* (bzw. *Papaver setigerum*).

Protopins und Morphins ergibt. Das Maß ist die Zahl der Reaktionsschritte von der Muttersubstanz des Primärstoffwechsels bis zur Endausgestaltung und Speicherung. K. PAECH (1950) hat daher die Häufigkeitsregel in der folgenden Weise präzisiert: ,,Alle sekundären Stoffe entstehen durch schrittweise Verwandlung aus Kohlenhydraten oder deren primären Abbauprodukten, manchmal wohl auch angeschlossen an den Auf- oder Abbau bestimmter Aminosäuren. Jeder Teilprozeß einer solchen Umwandlung bedarf meistens der Mitwirkung eines Fermentes oder anderer spezieller Bedingungen. Je mehr Schritte in bestimmter Reihenfolge getan werden müssen, um einen sekundären Stoff hervorzubringen, um so weniger wahrscheinlich wird es, daß sich diese Kette in mehreren phylogenetisch getrennt entstandenen Arten in genau der gleichen Weise entwickelt hat. Eine Verbindung, deren Ahnenreihe vielgliedrig ist, wird sich also durch einmaliges Vorkommen auszeichnen. Auf der anderen Seite werden Stoffe, die sich nur durch einen oder wenige Schritte vom Ausgangsmaterial entfernt haben, mit großer Wahrscheinlichkeit in systematisch nicht näher verwandten Einheiten des Pflanzenreiches auftauchen."

Kehren wir zum Morphin und den verwandten Isochinolinbasen zurück! Es fällt nicht schwer, dasjenige Strukturmerkmal des Morphins herauszufinden, zu dessen Ausbildung es offenbar besonderer Bedingungen bedarf: die Entstehung des partiell hydrierten Ringes D. Alle Benzylisochinolbasen — mit Ausnahme eben des Morphins und des Thebains — enthalten den Ring D (siehe dazu die Biosynthese, Seite 48) als aromatischen Ring ausgebildet. Auch sonst, also außerhalb der Alkaloidreihe, gibt es keine Beispiele für die Hydrierung aromatischer Ringe im Zuge der biosynthetischen Bildung sekundärer Pflanzenstoffe.

Literatur

Bender, M. L., Breslow, R: Mechanism of Organic Reactions in Florkin-Stotz: Comprehensive Biochemistry, Bd. 2, Amsterdam/New York 1962 (S. 1—218). — Birch, A. J.: Biosynthetic Relations of Phenolic and Enolic Compounds in: Fortschritte der Chemie organischer Naturstoffe, Hrsg. Zechmeister, Bd. 14, Wien 1957 (S. 186). — Friedrich, H.: Die Biosynthese aromatischer Pflanzenstoffe, Pharmaz. **13**, 349—357 (1958). — Griesebach, H.: Die Biosynthese der Anthozyane in: Symposium 2 des IV. Internationalen Kongresses für Biochemie, Wien 1958. — Hegnauer, R.: Chemotaxonomie der Pflanzen, Bd. 1—5, Basel u. Stuttgart 1962ff. — Hendrickson, J. B.: The Molecules of Nature, New York/ Amsterdam 1965. — Leete, E.: Alkaloid Biogenesis in: Biogenesis of Natural Compounds, Hrsg. P. Bernfeld, Oxford 1963. — Merz, K. W.: Naturstoffe als Modell für neue Arzneimittel, Arch. Pharm. **288**, 105—106 (1955). — Ollis, W. D. (Hrsg.): Recent Developments in the Chemistry of Natural Phenolic Compounds, Pergamon Press 1961. — Paech, K.: Biochemie und Physiologie der sekundären Pflanzenstoffe, Berlin/Göttingen/Heidelberg: Springer 1950. — Richards, J. H., Hendrickson, J. B.: The Biosynthesis of Steroids, Terpenes and Acetogenins, New York/ Amsterdam 1964. — Robinson, R.: The Structural Relations of Natural Products, Oxford 1955. — Robinson, T.: The Organic Constituents of Higher Plants, Burgess Publ. Co., Minneapolis 1963. — Ruzicka, L.: The Isoprene Rule and the Biogenesis of Terpenic Compounds, Experientia **9**, 357—396 (1953). — Sandermann, W.: Terpenoids in: Comparative Biochemistry, Hrsg. Florkin, M., Mason, H. S., Bd. 3, New York/London 1962. — Schneider, W.: Die Bedeutung von Carbinolaminstrukturen für Biosynthese und Synthese von Alkaloiden, Dtsch. Apotheker-Ztg. **102**, 1289—1292 (1962). — Todd, A.: Perspectives in Organic Chemistry, New York/London 1956. — Woodward, R. B.: Neuere Entwicklungen in der Chemie der Naturstoffe, Angew. Chem. **68**, 13—20 (1956).

III. Pflanzensäuren als Hauptwirkstoffe

Von R. Hänsel

1. Allgemeines

In Pflanzen finden sich Säuren in der mannigfaltigsten Ausgestaltung vor: als Carboxylderivate sowohl von aliphatischen, aromatischen und hydroaromatischen wie auch von heterozyklischen Stoffen. Die aliphatische Reihe beginnt mit der Ameisensäure, die in Fichtennadeln oder in den Brennhaaren von Urtica-Arten vorkommt; zu ihr gehören auch die Propinsäure, ein Bestandteil verschiedener ätherischer Öle, und die Isovaleriansäure, ein Inhaltsstoff von *Valeriana*-, *Viburnum*- und *Sambucus*-Arten. Benzoe-, Zimt- und Anissäure sind Beispiele für einfache aromatische Carbonsäuren; Oleanol- und Ursolsäure (s. S. 205) für hydroaromatische Säuren. Chelidon- und Mekonsäure lassen sich als Vertreter der heterozyklischen Carbonsäure anführen.

Pflanzensäuren im engen und ursprünglichen Sinne sind jedoch diejenigen aliphatischen Säuren, die durch wichtige physiologische Funktionen und durch ihre ubiquitäre Verbreitung auffallen: in erster Linie gehören hierher die Äpfelsäure, die Citronensäure, die Bernsteinsäure, die Weinsäure, die Essig- und die Oxalsäure.

Essigsäure ist ein wichtiges Intermediärprodukt des Zellstoffwechsels. Frei, in Form von Salzen, häufiger aber als Ester wird sie in bestimmten Organen abgelagert; nicht selten sind Essigsäureester Bestandteile von ätherischen Ölen.

Oxalsäure kommt nur selten frei vor wie beispielsweise in *Boletus*-Arten; um so verbreiteter sind die Kalium- und die Calciumsalze. Bernsteinsäure, die in vielen Pflanzen gefunden wurde, besitzt ebensowenig therapeutisches Interesse wie die zuerst erwähnte Essig- und Oxalsäure.

Äpfelsäure, Weinsäure und Citronensäure bilden die Gruppe der sog. Fruchtsäuren, da sie in größeren Mengen in den als Obst verwendeten Fruchtsorten vorkommen und neben den Zuckern und den Aromastoffen wesentlich zu deren Wohlgeschmack beitragen. Die linksdrehende Äpfelsäure ist die vorherrschende Säure des Kern- und Steinobstes aus der Familie der Rosaceae (wie Apfel, Birne, Quitte, Aprikose, Kirsche und Pfirsich). Vergesellschaftet mit Citronensäure findet sie sich ferner in Himbeeren, Erdbeeren und Heidelbeeren, zusammen mit Weinsäure in den Weintrauben. (+)-Weinsäure kommt im Pflanzenreich frei oder an Kalium oder Calcium gebunden vor. Fast nur auf Weinsäure entfällt die Säurefraktion der Tamarinden, während die Weintrauben mehr Äpfelsäure ($\sim 60\%$) als Weinsäure ($\sim 40\%$) enthalten. Die natürliche Weinsäure wird auch als sog. Rechtsweinsäure bezeichnet, weil sie die Ebene des polarisierten Lichtes nach rechts dreht, sie gehört aber konfigurativ der L-Reihe an.

Citronensäure ist eines der wichtigsten Zwischenprodukte im Kohlenhydratstoffwechsel lebender Zellen. Abgelagert und gespeichert, dem Stoffwechsel somit vorübergehend entzogen, kommt sie in vielen Pflanzen vor, vor allem in vielen Früchten, wie beispielsweise in den Zitronen. Zitronen — mit einer durchschnittlichen Konzentration von 8% — sind überhaupt die ergiebigste Ausgangsquelle für Citronensäure; eine einzelne Zitrone liefert bis zu 4 g Säure. Die Citronensäure gehört zu denjenigen organischen Pflanzenstoffen, deren Reindarstellung sehr früh gelang: CARL WILHELM SCHEELE gewann sie erstmalig im Jahre 1784 in kristalliner Form. SCHEELE sättigte kochenden Zitronensaft mit Kreide und erhielt dabei einen Bodensatz, den er mit Wasser und Schwefelsäure

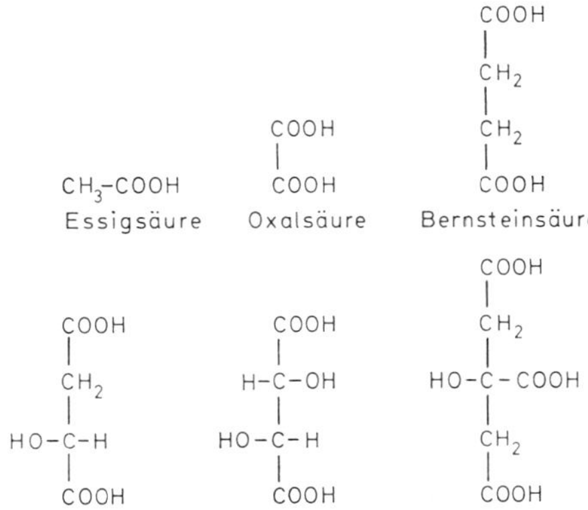

CH_3–COOH
Essigsäure

COOH–COOH
Oxalsäure

COOH–CH_2–CH_2–COOH
Bernsteinsäure

COOH–CH_2–HO–C–H–COOH
L-(-)-Äpfelsäure

COOH–H–C–OH–HO–C–H–COOH
L-(+)-Weinsäure

COOH–CH_2–HO–C–COOH–CH_2–COOH
Citronensäure

weiter behandelte. Dieses Verfahren der Citronensäuredarstellung über das in der Hitze schwer lösliche Calciumsalz (mit Zitronensaft als Ausgangsmaterial) blieb die technische Methode zur Säuredarstellung bis zum Jahre 1923. In diesem Jahre wurde erstmals das Fermentationsverfahren zur technischen Gewinnung aufgenommen, ein Verfahren, das heute etwa zwei Drittel des Weltbedarfes an Citronensäure liefert.

Daß bestimmte Schimmelpilze größere Mengen von Citronensäure nicht nur intermediär als flüchtiges Zwischenprodukt bilden, sondern daß sie diese auch in höheren Konzentrationen speichern, geht auf ältere Beobachtungen (C. WEHMER, 1893) zurück. Besonders Schimmelpilze aus den beiden Gattungen *Aspergillus* und *Penicillium* zeichnen sich durch diese Fähigkeit aus. Allerdings hängt die tatsächliche Ausbeute sehr stark von den näheren Züchtungsbedingungen ab. Die technisch tatsächlich verwendeten Mikroorganismen sind bestimmte Stämme von *Aspergillus niger*. Die besten Ausbeuten erhält man mit Melasse als Nährsubstrat für den Pilz, die nicht bloß die für die Synthese erforderlichen Kohlenhydrate, sondern auch Nährstoffe einschl. der Mineralstoffe enthält. Ursprünglich züchtete man den Pilz in Oberflächenkultur; erst in den letzten Jahren wurden in Anlehnung an die Antibiotikadarstellung auch Tieftankverfahren entwickelt. Wenn die Citronensäurebildung ihr Maximum erreicht hat, wird das Pilzmyzel abgepreßt und die Säure in Form des in der Hitze schwer löslichen Calciumsalzes ausgefällt. Die Hauptmenge der jährlich produzierten Citronensäure wird technisch verwendet; die pharmazeutische Verwendung tritt demgegenüber zurück.

Im menschlichen Organismus bestehen zwischen Citratstoffwechsel und Vitamin D — Wirkung enge Zusammenhänge. Auch dem Citrat selbst kommt eine antirachitische Wirksamkeit zu.

2. Obst und Obstsäfte

Die typischen Fruchtsäuren wirken diuretisch und laxierend. Die reinen Säuren oder Arzneimittel wie Weinstein (Tartarus depuratus = Kaliumbitartrat) nimmt man heute aber nur mehr selten, vielmehr zieht man es vor, Fruchtsäuren als Bestandteile von Obst und Obstsäften kurmäßig zu verwenden. Obstkuren wie beispielsweise die ,,Meraner Traubenkur" werden durchgeführt bei chronischer Obstipation, bei chronischen Hauterkrankungen, bei Fettsucht und einer Reihe weiterer Leiden als sog. ,,Blutreinigung".

Obst enthält zwischen 80 und 90% Wasser; kalorisch wertvolle Nährstoffe wie Fette (0,1—0,3%), Eiweiße (0,3—1,8%) und ausnutzbare Kohlenhydrate (3—18%) sind nur in relativ untergeordneten Mengen vorhanden. Charakteristisch ist, wie schon erwähnt, der Gehalt an Fruchtsäuren, Aromastoffen, Vitaminen und Fermenten. Einen hohen Säuregehalt weisen die Citrusfrüchte, besonders die Zitronen mit einem Säuregehalt von etwa 8% auf. Mit Prozentgehalten von annähernd 2% sind ferner säurereich die Johannisbeeren, die Preiselbeeren, die Stachel- und die Erdbeeren und schließlich die Sauerkirschen. Besonders arm an Säuren dagegen sind Bananen (etwa 0,4%) und Birnen (etwa 0,3%). Eigentümlicherweise gehören die milde schmeckenden Himbeeren mit dem relativ hohen Säuregehalt von durchschnittlich 1,6% zu den säurereichen Obstsorten. Offensichtlich hängt die Geschmacksempfindung für ,,sauer" nicht vom tatsächlichen Gehalt an freier Säure allein ab. Wichtig ist dafür auch, wieviel Zucker und wieviel Schleimstoffe die Früchte enthalten. Im Falle der Himbeere sind es wohl in erster Linie die Schleimstoffe, welche ihr weitgehend den sauren Geschmack nehmen, da es bekannt ist, daß Schleimstoffe auch sonst die Geschmacksempfindung für sauer stärker abschwächen als die für süß: Himbeeren schmecken trotz ihres höheren Säure- und tieferen Zuckerspiegels süßer als beispielsweise Apfelsinen (s. hierzu die Tabelle S. 61).

Die Aromastoffe des Obstes sind ihrer chemischen Zusammensetzung nach unvollständig bekannt. Häufig wiederkehrende Bestandteile sind Ester, namentlich die Methyl-, Äthyl-, Amyl- und Isoamylester organischer Pflanzensäuren. Wie kompliziert zusammengesetzt ein natürliches Fruchtaroma sein kann, zeigt sich gerade auch im Falle des natürlichen Himbeeraromas. Isoliert wurden aus der flüchtigen Fraktion insgesamt 40 definierte chemische Substanzen, von denen 20 ihrer chemischen Konstitution nach aufgeklärt werden konnten, darunter Essigsäure, n-Capronsäure, Benzoesäure, Diacetyl, Äthylalkohol, Äthylacetat, Isoamylakohol, Benzaldehyd, Phenyläthylalkohol, Benzylalkohol, Isobutylalkohol Isoamylalkohol, Benzaldehyd, Phenyläthylalkohol, Benzylalkohol, Isobutylalkohol, Hexen-(3)-ol-(1), Bernsteinsäure, Citraconsäure, o-Phthalsäure, Salicylsäure, p-Hydroxybenzoesäure, Brenzschleimsäure, Brenzcatechin und n-Hexylalkohol. Trotz dieser eingehenden Analysen sind die für den Aufbau des natürlichen Himbeeraromas maßgeblichen Substanzen immer noch unbekannt. Die Ähnlichkeit künstlicher Fruchtessenzen mit dem Naturaroma beruht auf Zufälligkeit.

Tabelle III.1.

Zusammensetzung einiger frischer Obstfrüchte
(nach einer Zusammenfassung bei BEYTHIEN, 1947, stark gekürzt)

	Wasser	Invertzucker	Saccharose	Säure
Johannisbeeren	83,80	5,04	0,24	2,35
Preiselbeeren	83,60	8,20	0,53	1,98
Himbeeren	83,95	4,51	0,22	1,64
Apfelsinen	84,26	5,88	2,54	1,35
Weinbeeren	79,12	14,96	—	0,77

Obst enthält ferner Vitamine, besonders die Ascorbinsäure (= Vitamin C) und die Bioflavonoide (früher auch als Vitamin P bezeichnet). Dagegen fehlen die Vitamine D, B und E, wenn man von gelegentlichem Spurenvorkommen absieht. Dem Gehalt an Ascorbinsäure nach steht an der Spitze aller Früchte die Acerola-Kirsche (= „Barbados cherry"), die eine Konzentration aufweist, welche die der sehr reichen Citrusfrüchte um mehr als das hundertfache übertrifft. Es handelt sich hier um die Früchte der im tropischen Amerika heimischen *Malpighia punicifolia* L, M. mexicana, M. urens. Reich an Ascorbinsäure sind ferner die schwarzen Johannisbeeren, die Citrusfrüchte, die Erdbeeren und die Hagebutten. Bekanntlich ist Ascorbinsäure eine recht unbeständige Substanz, die sich in Anwesenheit von Wasser und von Luftsauerstoff oxydativ zersetzt, eine Reaktion, die besonders durch Schwermetallspuren katalytisch beschleunigt wird. In Früchten und teilweise auch in Obstsäften ist Ascorbinsäure wider Erwarten relativ stabil, was mit der Art der jeweiligen Begleitstoffe zusammenhängen dürfte. Einesteils fängt vermutlich die Citronensäure katalytisch wirkende Metallionen ab, dann aber dürften wohl phenolische Körper wie die Bioflavonoide (s. S. 138) als eine Art Antioxydantien fungieren.

Obstsäfte[1] erhält man durch Auspressen frischer Früchte, in der Regel nach vorheriger Vergärung. Entsprechend ist der Zuckergehalt der Säfte — verglichen mit dem der Ausgangsfrüchte — herabgesetzt (ein Teil des Zuckers ist zu Alkohol vergoren). Die Gärung erfolgt entweder freiwillig (Himbeerpreßsaft oder gelenkt unter Zusatz von Hefe in verschlossenen Gefäßen (Ph. Helv. V). In der Regel werden die Obstsäfte weiter verarbeitet, beispielsweise zu Sirup wie im Falle des Sirupus Rubi idaei. Die Herstellung erfolgt durch Kochen des Preßsaftes mit einer bestimmten, empirisch festgelegten Menge Zuckers unter Ersatz des Verdunstungswassers.

Der viel verwendete unvergorene Traubensaft stammt von den Früchten des Weinstocks *Vitis vinifera* L. (Familie: Vitaceae), einer Liane, die in Deutschland und in vielen wärmeren Ländern kultiviert wird. Die Blätter des Weins sind gelappt, der Blütenstand ist eine Rispe, die Fruchtform eine Beere. Der Weinstock gehört zu den ältesten Kulturpflanzen, weshalb man ihn heute in einer entsprechend großen Zahl von Kultursorten und Varietäten kennt. Die

[1] Von den Obstsäften unterschieden sind die Obstsüßmoste, nach behördlicher Begriffsbestimmung alkoholfreie Getränke, die durch Pressen von unvergorenem frischem Obst gewonnen werden.

Weinbeeren (s. auch die Tabelle) enthalten Säuren sowohl in freier Form (als Äpfel- und Weinsäure) als auch gebunden, hauptsächlich als saures weinsaures Kalium (= Kalium bitartaricum oder Weinstein). Neben Zuckern sind ferner enthalten Gerbstoffe, Flavonoide und einige Vitamine (Ascorbinsäure, angeblich auch die Vitamine A, B_1 und B_2). Die Samen selbst enthalten fettes Öl, das technisch verwertet werden kann. Das in den Früchten enthaltene Kaliumbitartrat setzt sich bei der Weinbereitung in den Gärbottichen als Rohweinstein (Cremor tartaricus) ab, der gereinigt als Tartarus depuratus als salinisches (auf osmotischem Wege wirksames) Abführmittel verwendet wird.

3. Einige Drogen

Rubus

Die Gattung *Rubus* steht innerhalb der artenreichen Familie der Rosaceae der Gattung *Rosa* am nächsten. Einer der Hauptunterschiede betrifft den Bau der Frucht: die Früchte der *Rubus*-Arten sind saftige, einsamige Steinfrüchtchen, die zu einer schwarzen, roten oder gelben Sammelfrucht verbunden sind. Bei der Himbeere, *Rubus idaeus* L. löst sich zur Reifezeit die Sammelfrucht leicht von dem kegelförmigen Fruchtträger ab. Die frischen Himbeeren, Fr. Rubi idaei recens, enthalten etwa 1—2% Fruchtsäuren, davon fast ausschließlich (97%) Citronensäure neben wenig Äpfelsäure. Nachgewiesen wurden ferner Ascorbinsäure, Zucker, Schleime und Pektine.

Sambucus

Der schwarze Holunder, *Sambucus nigra* (Caprifoliaceae), ist ein etwa 7 m hoch werdender Baum oder Strauch mit unpaarig gefiederten Blättern und einem großen trugdoldigen Blütenstande mit zahlreichen kleinen weiß-gelblichen Blüten. Die tiefvioletten Früchte, die „Holunderbeeren", stellen dreisamige Steinfrüchte dar. Sie zeigen die für Beerenobst charakteristische Zusammensetzung: Invertzucker (6—8%), organische Säuren (1—1,5%) und Ascorbinsäure neben reichlich Anthocyanfarbstoff.

Hibiscus

Hibiscus sabdariffa L. ist eine der etwa 150 bekannten *Hibicus*-Arten, d. s. Bäume und Sträucher aus der Familie der Malvaceae, die in allen tropischen Teilen der Erde weit verbreitet sind und häufig als Zierpflanzen angebaut werden. Die Hibiscus-Arten gehören zu jener Gruppe der Malvaceae, deren Früchte echte Kapseln darstellen, die sonach bei der Reife nicht in Teilfrüchtchen zerfallen. *Hibiscus sabdariffa* wächst im Sudan, wird aber in Ägypten, in Ceylon, auf Java und in Mexico und einigen weiteren tropischen Ländern kultiviert. Unter verschiedenartigen Bezeichnungen, als Hibiscusblüten, als Malvenblüten, als Karkade oder Roselle, gelangen die getrockneten, dunkelroten, dickfleischigen Kelchblätter in den Handel.

Hibiscussäure

Ein Infus der Droge ist schön weinrot gefärbt und von angenehm säuerlichem Geschmack. Der saure Geschmack beruht auf dem Gehalt der Droge an verschiedenen Fruchtsäuren wie Äpfel-, Wein- und Citronensäure. Daneben konnte aber als charakteristischer Inhaltsstoff eine bislang unbekannte Säure isoliert werden: die Hibiscussäure, bei der es sich chemisch um ein Lacton einer Hydroxycitronensäure handelt. Flavonole können entgegen einigen Literaturangaben in der Handelsware nicht nachgewiesen werden. Aufgüsse der Droge gelten als erfrischendes Getränk und als ein mildes Laxativum.

Tamarindus

Tamarindus indica L. ist die einzige Art der Gattung, und zwar handelt es sich um einen stattlichen, gelegentlich bis 25 m hoch werdenden Baum aus der Familie der Caesalpiniaceae, der heute in allen tropischen Teilen der Erde als Zierpflanze (Alleebaum) sowohl als auch der sauren Früchte wegen kultiviert wird. Charakteristisch für die Hülsenfrüchte der Tamarinde, die bei der Reife nicht aufspringen, sind eigenartige Einschnürungen. In ein musartiges Mesokarp eingebettet befindet sich eine wechselnde Zahl Samen. Dieses Fruchtmus wurde früher zu den offizinellen Präparaten Pulpa Tamarindorum bzw. Tamarindi verarbeitet. Das Mus wird nicht den frisch geernteten Früchten entnommen, vielmehr läßt man sie vor dem Schälen längere Zeit an der Sonne fermentieren, wodurch sich Aroma und Säuregehalt im Vergleich zum frischen Fruchtfleisch erhöhen. Die Früchte werden schließlich geschält, geknetet und verpackt. Tamarindenfruchtmark besteht aus Invertzucker, aus Pektinen und Säuren, hauptsächlich Weinsäure, Kaliumbitartrat und wenig Äpfelsäure. Man verwendet das Präparat als mildes Laxans.

Literatur

Bastedo, W. A.: The Organic Acids in: Materia medica, Pharmacology and Therapeutics, S. 101—106, Philadelphia und London 1940. — Beythien, A.: Einführung in die Lebensmittelchemie, Dresden und Leipzig 1947. — Gessner, O.: Organische Säuren als Hauptwirkstoffe enthaltende Pflanzen in: Die Gift- und Arzneipflanzen von Mitteleuropa, S. 612 bis 620, Heidelberg 1953. — Leupin, K.: Pharmac. Acta Helv. **10**, 138—142 (1935). — Rudy, H.: Fruchtsäuren, Wissenschaft und Technik, Heidelberg 1967. — Scharf, A.: The pharmacological characteristics of Hibiscus sabdariffa L., Planta medica **10**, 48—52 (1962).

IV. Kohlenhydratdrogen

Von E. STEINEGGER

1. Allgemeines

Die ersten näher untersuchten Zucker entsprachen der Bruttoformel $C_m(H_2O)_n$, enthielten demnach neben Kohlenstoff die Elemente H und O im gleichen stöchiometrischen Verhältnis wie das Wasser; C. SCHMIDT (1844) nannte daher diese Naturstoffe Kohlenhydrate. Die Bezeichnung ist insofern nicht ganz zutreffend, als sie einerseits auch auf einige Vertreter anderer Stoffklassen, wie etwa die Essigsäure $C_2H_4O_2$, anwendbar ist; andererseits rechnet man zu den Kohlenhydraten auch Stoffe, deren H—O-Verhältnis nicht genau 2 : 1 ist oder die neben C, H und O noch andere Elemente enthalten.

Heute versteht man unter Kohlenhydraten Verbindungen, die ihrer chemischen Struktur nach Zucker[1] darstellen oder deren Molekül sich ausschließlich oder überwiegend aus einfachen Zuckern oder damit verwandten Verbindungen, wie etwa Saccharidsäuren, aufbaut.

In der Physiologie zählt man die Kohlenhydrate zu den „primären Pflanzenstoffen", womit man andeuten will, daß es sich um Produkte des allen Pflanzen gemeinsamen allgemeinen Stoffwechsels handelt mit wichtigen — wenn auch verschiedenartigen — Funktionen, z. B. als Energiespender, als Reservestoffe und Gerüstsubstanzen. Ihr Aufbau ist die Voraussetzung für die Bildung aller anderen biogenen Naturstoffe: Sie sind die biologischen Vorstufen der Proteine und Fette; auf Zwischenstufen des Kohlenhydratumsatzes läßt sich die große Zahl der „sekundären Pflanzenstoffe" zurückführen.

Die Bildung von Glucose in der grünen autotrophen Pflanze ist der grundlegende Prozeß, der die Erhaltung des gesamten Lebens auf der Erdoberfläche ermöglicht. Physikalisch betrachtet handelt es sich um eine Bindung freier Sonnenenergie, die in der gebundenen Form der Nahrungsstoffe damit auch für die heterotrophen Pflanzen und für die tierischen Organismen verfügbar wird. Dieser Vorgang der Photosynthese wird durch die folgende Bruttogleichung dargestellt:

$$6\,CO_2 + 6\,H_2O + 675\,\text{Cal} \rightarrow C_6H_{12}O_6 + 6\,O_2$$

Die Aufklärung des Reaktionsverlaufs in seinen Einzelheiten zeigt einen komplizierten Mechanismus (s. Lehrbücher der Pflanzenphysiologie und Biologie).

Die Bildung von Glucose mit Chlorophyll als Katalysator verläuft in allen chlorophyllhaltigen Pflanzen identisch. Aber nur in seltenen Fällen bleibt Glucose angehäuft liegen, sie wandelt sich rasch um in andere, kompliziert gebaute Kohlenhydrate, vor allem in Stärke und Cellulose. Hier nun setzen offenbar für die jeweilige Pflanzenfamilie oder Spezies charakteristische Differenzierungen ein, so daß im Endergebnis keine Art der anderen in der Zusammensetzung ihrer Kohlenhydrate völlig gleicht. Kompositen speichern anstelle von Stärke Inulin, Gramineen eine Reihe weiterer Fructosane; bei anderen Pflanzen fällt der Rohr-

[1] Die Zucker ihrerseits zeichnen sich durch eine Reihe gemeinsamer chemischer und physikalischer Eigenschaften aus, die sie von den übrigen Stoffen abzugrenzen erlauben. Näheres siehe Chemie-Lehrbücher.

zucker als Reservestoff ins Gewicht. Ein erheblicher Anteil des Zuckers wird festgelegt nicht nur als Cellulose, sondern auch in artspezifischer Weise in Form von Gummen, Schleimen und den sehr mannigfaltigen Heterosiden (s. S. 110). Quantitative Unterschiede sind ebenfalls beträchtlich. Somit erscheint es verständlich, daß nicht alle Pflanzen in gleicher Weise als Rohstoffe für die technische Kohlenhydratgewinnung und als Kohlenhydratdrogen geeignet sind.

Ihrem Aufbau nach teilt man die Kohlenhydrate ein in Monosaccharide, Oligosaccharide und Polysaccharide. Monosaccharide lassen sich durch Hydrolyse nicht in einfachere Zucker spalten. Oligosaccharide zerfallen dabei in zwei bis sechs Moleküle einer oder verschiedener Monosen. Polysaccharide sind hochmolekular; sie werden hydrolytisch in eine wesentlich größere Anzahl von Monose-Bausteinen gespalten. Selbstverständlich ist die Einteilung in Oligo- und Polysaccharide rein willkürlich. In der Natur finden sich daneben alle möglichen Zwischenstufen verwirklicht.

Kohlenhydrate lassen sich mit der Reaktion nach MOLISCH nachweisen. Einen nicht zu dünnen Schnitt des Pflanzenteiles legt man in einen Tropfen einer 15—20proz. weingeistigen Lösung von α-Naphthol. Dann gibt man so viele Tropfen konz. Schwefelsäure zu, daß der Schnitt davon völlig bedeckt ist. Eine augenblickliche Violettfärbung des Schnittes deutet auf Anwesenheit von Glucose, Fructose, Saccharose oder Inulin. In wenigen Fällen lassen sich Kohlenhydrate direkt im Präparat kristallin erhalten (Inulin).

2. Mono- und Oligosaccharide

Chemische Übersicht und Verbreitung im Pflanzenreich

Nach der Zahl der im Molekül vorhandenen Sauerstoffatome unterteilt man die Monosaccharide in Hexosen (z. B. $C_6H_{12}O_6$), in Pentosen (z. B. $C_6H_{12}O_5$ oder $C_5H_{10}O_5$), Tetrosen usw.

Das den Hexosen zugrunde liegende Kohlenstoffgerüst ist eine sechsgliedrige Kohlenstoffkette mit fünf alkoholischen Hydroxylen und einer Aldehydgruppe (bei den Aldosen I) oder einer Ketogruppe (bei den Ketosen II).

In der Natur liegen Aldosen und Ketosen nicht in dieser offenkettigen Form vor, sondern in Ringformen, die als Halbacetale aufgefaßt werden können. Sie sind entweder fünfgliedrige

I: $HC{=}O$ — $(CHOH)_4$ — CH_2OH

II: CH_2OH — $C{=}O$ — $(CHOH)_3$ — CH_2OH

III: 1 $CHOH$ — $(CHOH)_2$ — 4 $CH{-}O$ (Ring zu C-1) — 5 $CHOH$ — 6 CH_2OH

IV: $CHOH$ — $(CHOH)_3$ — 5 $CH{-}O$ (Ring zu C-1) — 6 CH_2OH

V: $H{-}C{-}OH$ — $(CHOH)_3$ — $CH{-}O$ (Ring zu C-1) — CH_2OH

VI: $HO{-}C{-}H$ — $(CHOH)_3$ — $CH{-}O$ (Ring zu C-1) — CH_2OH

Furanosen (III) oder sechsgliedrige Pyranosen (IV). Im allgemeinen ist bei freien Monosacchariden die pyranoide Form bevorzugt. In Lösung stellt sich ein Gleichgewicht mit der furanoiden Form ein, die aber meist nur in kleiner, je nach Zucker wechselnder Menge vorhanden ist. Beide Formeln enthalten fünf optisch aktive C-Atome, was 32 Stereoisomere ermöglicht. Die Diastereomeren, die sich ausschließlich an jenem C-Atom unterscheiden, das erst bei der Halbacetalbildung asymmetrisch wurde (C-1 bei Aldosen, C-2 bei Ketosen) bezeichnet man als α-Form (V) und β-Form (VI) des betreffenden Zuckers. In wässeriger Lösung ist keine der beiden Formen für sich beständig. Sie liegen im Gleichgewicht miteinander vor (s. hierzu in Lehrbüchern der Chemie die „Mutarotation"). Über das Halbacetalhydroxyl kommt die (α- oder β-) glykosidische Bindung mit andern Zuckern in den Oligo- oder Polysacchariden oder mit Nichtzuckern in den Glykosiden zustande. Unterscheiden sich Aldosen nur durch ihre Konfiguration am C-2, so bezeichnet man sie als Epimere. Finden sich Konfigurationsunterschiede jeweils an einem andern Kohlenstoffatom, so gebraucht man den Ausdruck Diastereomere. Das Präfix D oder L bedeutet, daß sich der betreffende Zucker vom D- oder L-Glycerinaldehyd ableitet, bezieht sich also auf die absolute Konfiguration. Es besagt aber nichts über die tatsächliche optische Drehung einer Verbindung. Der Drehsinn eines Stoffes wird mit (+) oder (−) bezeichnet.

In den höheren Pflanzen kommen hauptsächlich vier Hexosen vor, nämlich die drei Aldosen D-Glucose, D-Mannose und D-Galaktose und die Ketose D-Fructose, wenn man von einigen nur vereinzelt vorkommenden Ketohexosen absieht. Auffallenderweise sind die genannten natürlichen Hexosen die einzigen, die durch Hefe vergoren werden.

Von den Pentosen sind L-Arabinose und D-Xylose in Polysacchariden, D-Ribose als Bestandteil der Ribonucleinsäure weit verbreitet. Heptosederivate scheinen bei vielen biogenetischen Vorgängen in der Pflanze eine entscheidende Rolle zu spielen.

Unter den Disacchariden ist vor allem Saccharose, weniger Maltose im Pflanzenreich weit verbreitet. Die Cellobiose findet sich zwar in der Natur nicht frei, spielt aber als Baustein der Cellulose eine ganz bedeutende Rolle. Wichtig ist ferner die Laktose; im Pflanzenreich ist sie aber nur äußerst selten anzutreffen.

Trisaccharide finden sich weit weniger reichlich, so Raffinose in Zuckerrüben, Gentianose in Radix gentianae, Manninotriose in Manna und Melezitose im Honig. Tetrasaccharide und noch höhere Oligosaccharide sind pharmazeutisch bedeutungslos.

Wichtige Vertreter der Mono- und Oligosaccharide

a) D-Glucose

(Dextrose, Traubenzucker, Stärkezucker)

D-Glucose kommt frei in süßen Früchten vor, besonders in Weintrauben und im Honig, dort zusammen mit D-Fructose. Verbreiteter ist sie in Oligosacchariden wie Rohrzucker und Milchzucker. Auch als Grundbaustein der Stärke, der Cellulose und als Zuckerkomponente zahlreicher Heteroside (Glucoside) ist sie häufig anzutreffen. Sie findet sich in der Natur fast ausschließlich als Pyranose. In fester Form liegt sie je nach Gewinnungsverfahren als α- oder β-Glucose vor. Derivate sind in der Natur von der α-Form (Maltose, Stärke) und von der β-Form (Cellobiose, Cellulose und fast alle Glucoside) in gleicher Weise verwirklicht.

Gewinnung. Technisch in großem Maßstabe durch Hydrolyse mit verdünnten Säuren (besonders Salzsäure) aus Stärke, überwiegend Kartoffel- und Maisstärke. Nach der Hydrolyse wird mit Soda, Kreide oder Kalkstein neutralisiert. Nach Filtration durch Filterpressen wird mit Kohle entfärbt, die Lösung eingeengt und der Kristallisation überlassen. Je nach Reinheit und Wassergehalt unterscheidet man Stärkesirup, Stärkezucker und kristallisierten Stärkezucker. Die Arzneibücher verlangen die reinste Form, und zwar führen DAB 7 und Ph. Helv. VI das Monohydrat. Die Ph. Helv. verlangt zur Injektion die wasserfreie Form.

Verwendung. Glucose schmeckt weniger süß als Rohrzucker. Sie zeichnet sich durch eine besonders leichte Resorbierbarkeit in den obersten Darmabschnitten aus und ermöglicht daher eine rasche Zufuhr großer Kalorienmengen; aus diesem Grunde gibt man sie auch bei großen körperlichen Leistungen. Sie findet Anwendung bei Mastkuren, da rasch resorbierter Traubenzucker ein Hungergefühl auslöst: Der Blutzuckergehalt reguliert die Insulinabgabe der Bauchspeicheldrüse, es entsteht eine Hypoglykämie, die mit Hungergefühl einhergeht. Traubenzucker spielt eine Rolle bei parenteraler Ernährung (z. B. als Dauertropfinfusion). Rektal gibt man ihn in 5%iger Lösung als Nährklistier oder Tropfenklistier. Bei der Insulintherapie wird er oral oder i. v. verabreicht. In 5—20%iger

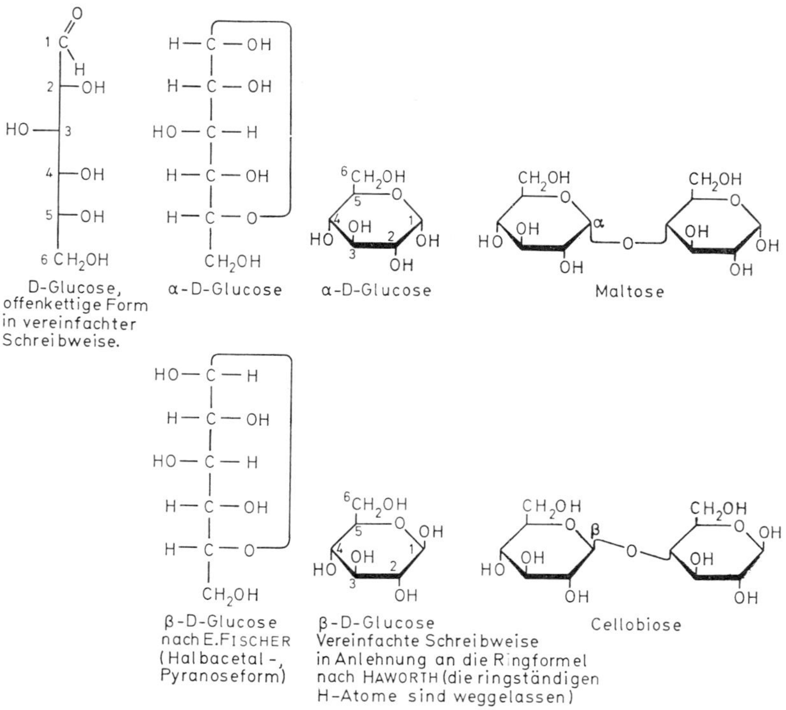

D-Glucose, offenkettige Form in vereinfachter Schreibweise.

α-D-Glucose

α-D-Glucose

Maltose

β-D-Glucose nach E. FISCHER (Halbacetal-, Pyranoseform)

β-D-Glucose Vereinfachte Schreibweise in Anlehnung an die Ringformel nach HAWORTH (die ringständigen H-Atome sind weggelassen)

Cellobiose

Lösung injiziert man ihn allein oder in Kombination mit anderen Medikamenten bei Angina pectoris oder Herzmuskelinsuffizienz. Eine 5%ige Lösung ist einer physiologischen Salzlösung isotonisch. 33—50%ige Lösungen werden i. v. in der Osmo-Therapie verwendet (sie erhöhen den osmotischen Druck im Blut, können den Einstrom von Gewebeflüssigkeit erzwingen, z. B. bei Oedemen). Traubenzucker ist auch ein altes Wundmittel, da er in Substanz, Salbenform oder hochkonzentrierter Lösung wasserentziehend und damit antiseptisch wirkt.

b) D-Mannose

Die D-Mannose ist epimer mit der D-Glucose: Beide Zucker unterscheiden sich nur durch die Konfiguration am Kohlenstoffatom 2 (vgl. S. 66). In der Natur kommt D-Mannose in freier Form höchst selten vor; sie findet sich dagegen weitverbreitet als Baustein von Hemicellulosen und Schleimen (s. Mannane und Leguminosenschleime).

c) D-Galaktose

Die D-Galaktose ist 4-diastereomer mit der D-Glucose (vgl. S. 66). Auch dieser Zucker kommt praktisch nur in gebundener Form in der Natur vor: in den Hemicellulosen der Zellwände von Holz, Samen, Früchten, Wurzeln; als Bestandteil der Gummen und Schleime bildenden Polysaccharide; in zahlreichen Heterosiden (Galaktosiden). In gebundener Form ist die D-Galaktose in vielen Pflanzenfamilien über das ganze Pflanzensystem verbreitet, besonders häufig wurde sie in den Zellwänden des Endosperms von Leguminosen gefunden (s. Leguminosenschleime).

Gewonnen wird — für technische Zwecke — D-Galaktose aber nicht aus Rohstoffen pflanzlicher Herkunft, sondern aus dem Milchzucker, und zwar durch einfache Hydrolyse mittels 2%iger Schwefelsäure.

D-Galaktose dient in der klinischen Diagnostik für einen Leberfunktionstest: Die intakte Leber vermag Galaktose in Glucose bzw. in Glykogen zu verwandeln; bei nicht funktionstüchtiger Leber erscheint die nicht verwertbare Galaktose im Harn.

d) D-Fructose

D-Fructose ist die einzige in höheren Pflanzen vorkommende Ketohexose[1]. Von der D-Glucose unterscheidet sie sich nur durch die Carbonylfunktion (D-Glucose: aldehydisches Carbonyl am C-1; D-Fructose: ketonisches Carbonyl am C-2). In der Natur ist sie sehr weit verbreitet; Fruchtzucker heißt sie wegen ihrer Anreicherung in vielen Früchten; vielfach wird sie auch Lävulose genannt, da sie die Ebene des polarisierten Lichtes nach links dreht (die meisten Industriepräparate mit Fructose als Hauptwirkstoff leiten ihren Namen von dieser Bezeichnung her). Natürlicherweise kommt die D-Fructose frei in der Pyranoseform vor (in Fruchtsäften, im Nektar der Blüten, im Honig), gebunden in der Furanoseform (als D-Fructofuranose im Rohrzucker, im Inulin u. a. Polyfructosanen).

In wäßriger Lösung setzt sich D-Fructofuranose ins Gleichgewicht mit der Pyranoseform, wobei letztere weitgehend überwiegt (das Gleichgewicht ist außer von der Temperatur u. a. auch vom pH-Wert abhängig).

Gewinnung. Im technischen Maßstab ist Fructose am billigsten zugänglich durch Hydrolyse des Inulins (s. auch Inulin). Zur Abtrennung von Begleitstoffen wird sie aus der Hydrolyseflüssigkeit als $Ca(OH)_2$-Verbindung ausgefällt und daraus mittels CO_2, Oxal- oder Schwefelsäure wieder in Freiheit gesetzt.

Verwendung. Das Indikationsgebiet der D-Fructose (= Lävulose) deckt sich z. T. mit dem der D-Glucose (z. B. Unterstützung der Herztherapie, Osmotherapie). Vielfach ist Lävulose aber dem Traubenzucker überlegen und verdrängt ihn in zunehmendem Maße. So ist bei parenteraler Ernährung für den Kranken

---

[1] Bestimmte Bakterien (z. B. das zu den Essigbakterien gehörende *Acetobacter xylinum*) vermögen aus D-Sorbit als Substrat eine andere Ketohexose, die L-Sorbose, zu bilden. L-Sorbose ist als Zwischenprodukt der Ascorbinsäuresynthese von praktischem Interesse (s. auch Ascorbinsäure).

die kürzere Infusionszeit der D-Fructose angenehm. Sie bildet rascher Glykogen. Dadurch wird auch die Entgiftungsfunktion der Leber gesteigert, was die Anwendung der Lävulose bei Intoxikationen erklärt. Weitere Indikationen für Lävulose sind u. a. Leberparenchymschäden, Hyperemesis, Dermatosen. Da der Körper für die Verwertung der D-Fructose (und der Galaktose) im Stoffwechsel — anders als bei Glucose — kein Insulin benötigt, ist Fructo*furanose* (nicht Fructo-*pyranose*!) ein gesuchter Bestandteil von Diabetiker-Diätkost.

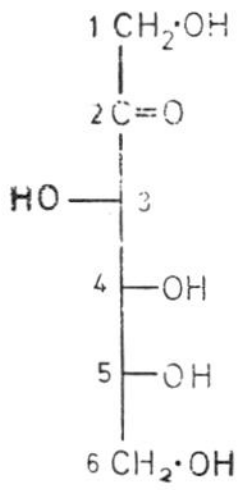

D-Fructose (offenkettige Schreibweise)

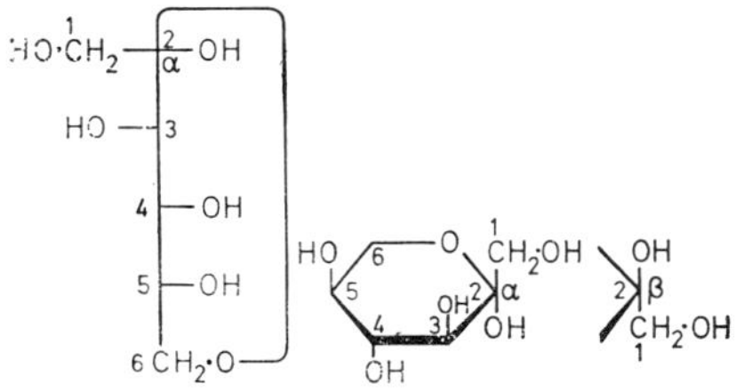

α- und β-D-Fructopyranose (Genuin im Nektar der Blüten, im Honig und in Fruchtsäften)

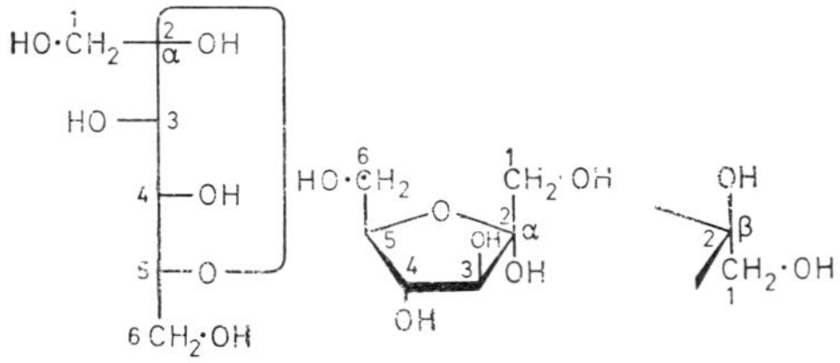

α- und β-D-Fructofuranose (gebunden im Rohrzucker, im Inulin und Polyfructosanen)

D-Fructose besitzt einen höheren Süßungswert als D-Glucose. Die schlechte Kristallisationsfähigkeit der Fructose verhindert in Mischungen die Kristallisation anderer Zucker, was in der Konfiserie, Eiscremefabrikation usw. ausgenutzt wird.

e) *Pentosen*

Nur zwei Pentosen, die außer fünf O-Atomen gleichzeitig fünf Kohlenstoffatome im Molekül enthalten, sind bei höheren Pflanzen weit verbreitet; es handelt sich um die D-Xylose und die L-Arabinose[1]. D-Xylose läßt sich formal auffassen als eine D-Glucose, deren endständige $CH_2 \cdot OH$-Gruppe (Kohlenstoffatom C-6) fehlt. Analoge Beziehungen besitzt die L-Arabinose zur D-Galaktose (s. unten). Diese beiden Pentosen stehen zu den genannten Hexosen auch biogenetisch in Beziehung. So ist bekannt, daß D-Glucose über D-Galaktose und D-Galakturonsäure bzw. D-Glucuronsäure in D-Xylose und L-Arabinose übergeführt werden kann (nach REICHSTEIN, 1962).

D-Xylose kommt höchst selten frei vor, in der Regel in den Xylanen, d. s. — neben den Mannanen — Hemicellulosen im engeren Sinne, die besonders in den Zellwänden des Holzes, seltener von Stengeln, Samen und Früchten eingelagert

[1] Eine weitere Pentose der Bruttoformel $C_5H_{10}O_5$, die D-Ribose, ist Bestandteil der Nucleotide.

sind. D-Xylose ist außerdem Spaltprodukt gummenartiger Stoffe und Pektinsubstanzen und einiger Heteroside. Sie wurde in über 50 verschiedenen Pflanzenfamilien nachgewiesen.

Auch die L-Arabinose ist nur als Hydrolysierungsprodukt von Zellwandsubstanzen, von Pektinen, Gummen, Pflanzenschleimen, Glykosiden und Saponinen bekannt. Auch L-Arabinose ist über das ganze Pflanzenreich verbreitet; sie wurde jedoch besonders häufig bei Leguminosen und Rosaceen gefunden: so in Quittenschleim, im Apfelpektin, in Rosaceengummen (Kirschgummi, Pflaumengummi).

L-Rhamnose stellt einen Vertreter der sog. *Desoxyzucker* dar. Es sind dies Zucker, die sich durch den Ersatz einer oder mehrerer Hydroxyle durch Wasserstoff auszeichnen. Vor allem 2-Desoxyzucker spielen bei den herzaktiven Glykosiden eine Rolle. Rhamnose ist ein 6-Desoxyzucker (bzw. eine Methylpentose) nebenstehender Formel.

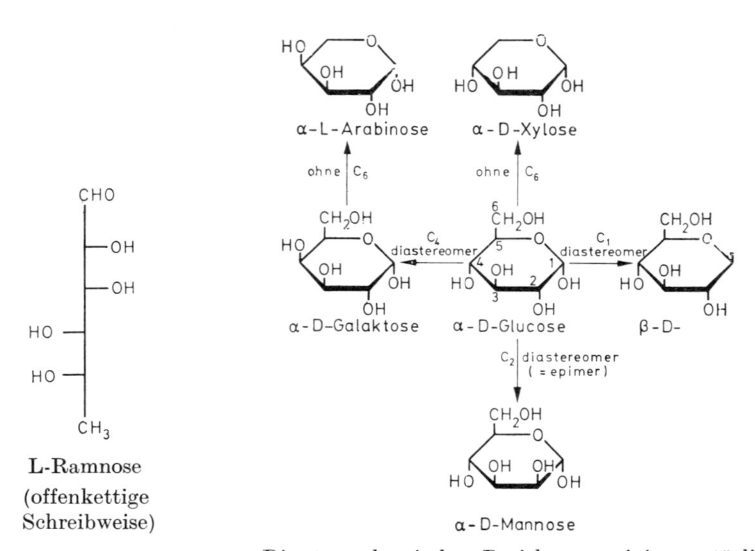

Die stereochemischen Beziehungen einiger natürlich vorkommender Hexosen und Pentosen zur D-Glucose

Sie findet sich in der Natur gelegentlich frei vor — so im Giftsumach —, sonst als Bestandteil von Heterosiden in zahlreichen Pflanzenfamilien. Sie dient als Hilfsmittel in der Bakteriologie zur Identifizierung von Bakterien, da nur ganz bestimmte Mikroorganismen Rhamnose zu vergären vermögen.

Außer den Desoxyzuckern gibt es noch andere, von der Grundform der Monosaccharide sich ableitende Zucker, etwa solche mit methylierter OH-Gruppe (z. B. Cymarose), mit verzweigter Kette (Apiose) oder mit Aminogruppen an Stelle von Hydroxylen (Glucosamin). Sie sind aber in freier Form pharmazeutisch bedeutungslos.

f) Disaccharide

Von den Oligosacchariden sind für die folgenden Betrachtungen nur Disaccharide von Bedeutung, nämlich Maltose und Cellobiose, die bereits auf S. 66 besprochen wurden, sowie Saccharose, Laktose und Laktulose. Die Verknüpfung der Monosaccharide miteinander kommt durch Kondensation des Halbacetalhydroxyls der einen Komponente mit einem Hydroxyl der andern zustande. Je nachdem an dieser Bindung beide Halbacetalhydroxyle oder nur eines beteiligt ist, unterscheidet man zwei Typen, den Trehalose- und den Maltosetyp. Saccharose ist ein Vertreter des ersteren; Laktose und Laktulose gehören zum Maltosetyp.

Saccharose, Rohrzucker ist im Pflanzenreich sehr weit verbreitet; nur wenige Pflanzen enthalten ihn als Reservestoff in so hohen Konzentrationen, daß sie als Rohstoffe für die technische Gewinnung von Saccharose in Frage kommen. Es handelt sich um folgende Pflanzen: *Saccharum officinarum* (Gramineae = Poaceae), *Sorghum dochna* (Gramineae = Poaceae), *Beta vulgaris* (Chenopodiaceae) und *Acer saccharum* („Maple sugar" Nordamerikas, Aceraceae).

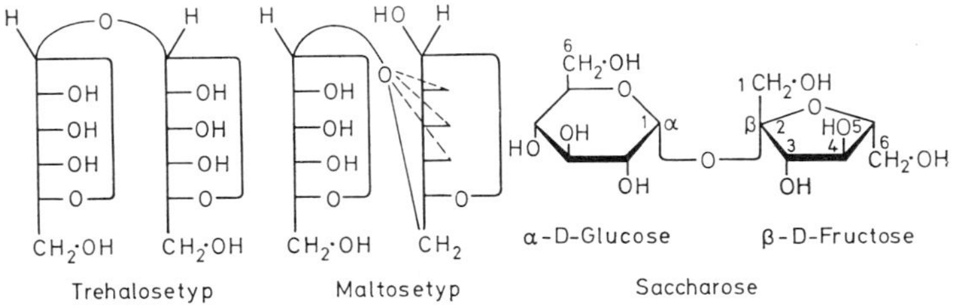

α-D-Glucose β-D-Fructose

Trehalosetyp Maltosetyp Saccharose

Zum Süßen der Speisen stand den alten Völkern ausschließlich der Honig zur Verfügung. Später lernte man einen „Honig" kennen, der „von einer Art Rohr ausgeschwitzt wird". So sagt DIOSKURIDES (1. Jahrh. nach Chr.), eine Honigsorte fände sich in dem Rohr einer Pflanze, welche in Indien und im glücklichen Arabien vorkäme und Saccharon genannt werde. Während der Zeit der Kreuzzüge wurde Europa mit dem Gebrauch des Zuckers näher bekannt, das Sieden (Extrahieren) des Zuckers aus der Pflanze wurde im 15. Jahrhundert erfunden. Noch im 17. Jahrhundert war aber in Europa der Zucker so teuer, daß er nur für Wohlhabende zu erreichen war. Erst durch die Entdeckung des Rübenzuckers während der Napoleonischen Kontinentalsperre wurde der Zucker zu einem unserer wichtigsten Nahrungsmittel.

Bei der Hydrolyse zerfällt Rohrzucker in je 1 Mol D-Glucose und D-Fructose; das Gemisch beider wird als Invertzucker bezeichnet. Während Rohrzucker gut kristallisiert, neigt die nach der Inversion gebildete Fructose nicht zur Kristallisation und verhindert auch weitgehend ein Auskristallisieren der Glucose. Im Verdauungstrakt wird der Rohrzucker durch die körpereigenen Fermente in seine beiden Komponenten gespalten, um resorbiert zu werden. Direkt in die Blutbahn gebracht, wird er unverwertet durch die Nieren wieder ausgeschieden. In der Pharmazie dient der Rohrzucker zur Herstellung von Sirupen; hier fungiert er nicht nur als Geschmackskorrigens, sondern auch als Stabilisator und (in hinreichender Konzentration) als osmotisch wirksames, für den Menschen völlig unschädliches Konservierungsmittel.

Laktose und Laktulose. Der Milchzucker, Laktose, findet sich zu 5—8% in der Milch von Säugetieren. Er wird aus den Molken durch Eindampfen und Umkristallisieren gewonnen. Chemisch stellt er 4-[β-D-Galaktosido]-D-glucose dar. Er dient hauptsächlich in der Säuglingsernährung sowie technisch zur Tablettenherstellung. Größere Dosen wirken mild abführend.

Einige Präparate enthalten als Laxans die sehr viel teurere Laktulose. Sie unterscheidet sich von der Laktose einzig durch den Gehalt an Fructofuranose an Stelle der Glucose.

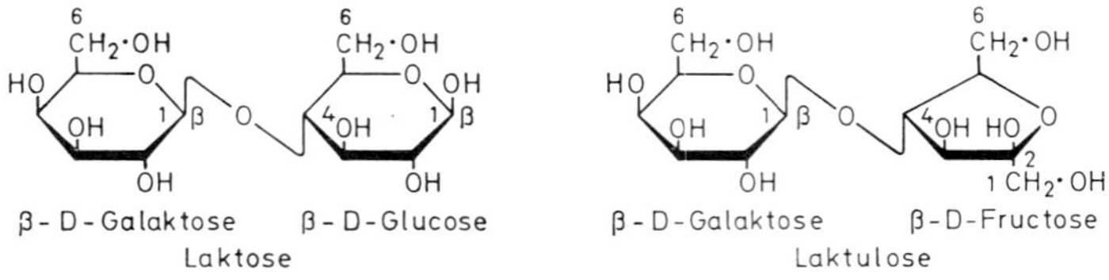

β-D-Galaktose β-D-Glucose
Laktose

β-D-Galaktose β-D-Fructose
Laktulose

Honig

Honig ist die süße Substanz, welche die Honigbiene, *Apis mellifica*, als Nahrungsvorrat in ihrem Wachsbau, den Waben, speichert.

Er besteht zu 70—80% aus einem Gemisch von D-Glucose und D-Fructose (häufig mit einem Überschuß an D-Fructose, die dann aus dem genuinen Vorkommen im Pflanzensaft stammt); außerdem enthält er Wasser, 1—10% Saccharose, wechselnde Mengen anderer Kohlenhydrate, wenig Eiweiß und gummiähnliche Stoffe, organische Säuren, Farbstoffe, Acetylcholin, flüchtige Stoffe (ätherische Öle) mit antibakterieller Wirkung, Mineralsalze; daneben Pflanzenteilchen, vor allem Pollenkörner. Da die Pollen für jede Spezies charakteristisch sind, kann durch die mikroskopische Pollenanalyse die Herkunft des Honigs oft sehr genau erkannt werden.

Die Bienen sammeln Nektar oder andere Säfte von lebenden Pflanzenteilen, verarbeiten sie in ihrem Honigmagen (Saccharose des Nektars wird enzymatisch gespalten) und bereichern sie mit körpereigenen Stoffen. Die unterschiedliche pflanzliche Herkunft kommt in den Namen „Blüten-Honig" und „Blatt"- oder „Honigtau-Honig" zum Ausdruck. Honigtau sind zuckerhaltige Ausscheidungen, vor allem Abscheidungen von Blattläusen, auf Blättern von Linde, Ahorn u. a., insbesondere Koniferen (daher auch der Name „Tannen-Honig"). Da die Bienen je nach Jahreszeit und Gegend ganz verschiedene Pflanzen besuchen, schwanken Aussehen und Qualität des Honigs sehr. Blütenhonig ist frisch dickflüssig und fast durchscheinend und kann weiß, gelb oder braun sein. Honigtau-Honig ist mittelbraun bis dunkelgrün und schmeckt gewürzhaft, etwas harzig. Von beiden Honigarten gibt es Sorten, die leicht auskristallisieren oder nur schwer erstarren. So wird z. B. der Löwenzahnhonig manchmal schon in den Wabenzellen fest. Labiaten- und Akazienhonig kristallisieren erst nach längerer Zeit. Weißtannenhonig bleibt jahrelang flüssig, Lärchenhonig kristallisiert dank seinem hohen Melezitosegehalt schon in den Waben.

Farbe und Festigkeit des Honigs sind auf seine Güte ohne Einfluß; sie hängt nur von dem Aroma, der Reinheit und dem Geschmack ab. In Süddeutschland und der Schweiz besuchen die Bienen im Frühjahr meist Obstbäume, Löwenzahn, auch *Anthriscus* und Raps; im Sommer Klee, *Heracleum* und Waldbäume. In Norddeutschland spielen Raps und *Calluna vulgaris* (Heidehonig!) die Hauptrolle; auch *Centaurea cyanus* wird angeflogen. Akazienhonig kommt in erster Linie aus Ungarn und Jugoslawien; in Osteuropa dient auch Buchweizen, in Südeuropa Rosmarin, Thymian und Lavendel als Bienentracht. Lindenhonig ist ebenfalls sehr geschätzt. Berghonig liefern Rhododendron-Arten. Mit dem Nektar und den Pollen nimmt die Biene u. U. auch darin enthaltene Giftstoffe auf. Bei einseitiger Pollentracht liegt hier eine Gefahr, es kann zu einem Massensterben der Bienen kommen. Bekannt sind solche Fälle bei bestimmten *Ranunculus*-, *Aesculus*- und *Tilia*-Arten. Doch werden dadurch wesentlich geringere Schäden verursacht als durch Pflanzenschutzmittel. Weiter können Stoffe in den Honig gelangen, die zwar für die Biene wenig wirksam, für den Menschen aber schädlich sind, so z. B. bei Honig von *Rhododendron ponticum* L. (Andromedotoxin).

*Schleuder*honig wird in Zentrifugen aus den Waben ausgeschleudert, *Leck*honig läßt man unter schwachem Erwärmen ausfließen.

Im sog. Klärkessel werden kleine Verunreinigungen, wie etwa Wachspartikel entfernt, vor allem aber wird die Luft beseitigt, die beim Schleudern in den Honig gerät und die sich als Schaumschicht an der Oberfläche abscheidet. „Gereinigter Honig", Mel depuratum, ist ein von Pollen, Wachs, Schmutz, Eiweißstoffen usw. befreites Präparat. Es handelt sich um in Wasser gelösten, erwärmten, geklärten, filtrierten und bis zur Dichte von 1,33—1,34 eingedampften Bienenhonig. Hierbei ist Eindampfen im Vakuum zu fordern, denn Honig darf nicht über 40 °C erhitzt werden; seine Wirkstoffe sind wärme- und lichtempfindlich. Besondere Sorgfalt muß auf die Reinigung von Honig verwandt werden, der zur parenteralen Applikation bestimmt ist.

Honig dient als Nahrungsmittel und als Heilmittel für Herz und Nerven sowie bei Erkältungskrankheiten. Er wird rasch und fast vollständig resorbiert. Die alten Ägypter benutzten den Honig als Wundheilmittel, eine Therapie, die sich in Form der Honigsalben und der Dextrosebehandlung von Wunden bis heute erhalten hat. Die Wirkung beruht wohl z. T. auf den osmotischen Verhältnissen, die einen Flüssigkeitsstrom hervorrufen, der Bakterien wegspült, die Durchblutung anregt und so die örtlichen Abwehrkräfte steigert. Man wendet den Honig heute, ähnlich wie Dextrose und Lävulose, auch parenteral an. Dabei kommen auch andere Stoffe, wie z. B. Acetylcholin zur Wirkung.

Carica

Ficus carica L. ist ein meist monözischer Baum des Mittelmeerraumes. Es existieren davon Typen mit eßbaren und solche mit ungenießbaren Feigen. Die ersteren werden unter der Gruppenbezeichnung *Ficus carica* L. *α-sativa* zusammengefaßt. Die Feige ist ein Fruchtstand, gebildet aus einer krugförmig ausgehöhlten, mitsamt den Perianthblättern fleischig gewordenen Blütenstandsachse, in welche die Einzelfrüchte eingesenkt sind. Die reifen Feigen werden an der Sonne getrocknet und stammen besonders aus Spanien, Italien, Griechenland und der Türkei. Sie enthalten etwa 50% Invertzucker, der für die Drogenwirkung hauptsächlich verantwortlich ist. Daneben kommt dem Schleim, dem Pektin und den organischen Säuren (Äpfel-, Wein- und Citronensäure) eine gewisse Bedeutung zu (s. S. 58). Ferner sind Fermente vorhanden. Carica wird als mildes Laxans, etwa in Form des Feigensirups zusammen mit Manna und Fructus sennae verwendet.

3. Oxidations- und Reduktionsprodukte von Hexosen

Aldon-, Uron- und Zuckersäuren

Bei der Atmung wird bekanntlich die Glucose gespalten, zunächst in C_3-Einheiten und schließlich über zahlreiche Zwischenstufen völlig zu CO_2 und H_2O verbrannt. Pflanzliche Organismen sind ferner in der Lage, Glucose und andere Hexosen zu oxidieren, ohne sie in kleinere Bruchstücke zu zerlegen. Ein häufiger Pflanzenstoff ist die Glucuronsäure, die als eine D-Glucopyranose aufgefaßt werden kann, deren alkoholisches OH am C-6 zur Carboxylgruppe oxidiert ist. Bestimmte Essigbakterien oxidieren die D-Glucose am C-1, greifen also die aldehydische Sauerstoff-Funktion an und bilden dabei die offenkettige Gluconsäure.

D-Gluconsäure bildet sich durch Einwirkung gewisser Essigbakterien (*Acetobacter xylinum*) oder auch von *Aspergillus niger* auf Glucose. Diese biologische Oxidation wird großtechnisch angewandt, da sie gegenüber der elektrolytischen Oxidation den Vorzug besitzt, nicht auf reine Glucose angewiesen zu sein; es können auch Rohrzucker, Melasse, sogar Stärke verarbeitet werden; außerdem sind die entstehenden Produkte leichter zu reinigen. Als echte Säure bildet sie Salze: Von pharmazeutischer Bedeutung ist das Ca-Salz, eine zur Calciumtherapie geeignete Verbindung.

Laktobionsäure entsteht bei entsprechender Oxidation des Milchzuckers. Sie dient als Ca-Salz ebenfalls der Calciumtherapie und ist als Doppelsalz mit Gluconsäure (Calcium gluconolactobionat) in Handelspräparaten enthalten.

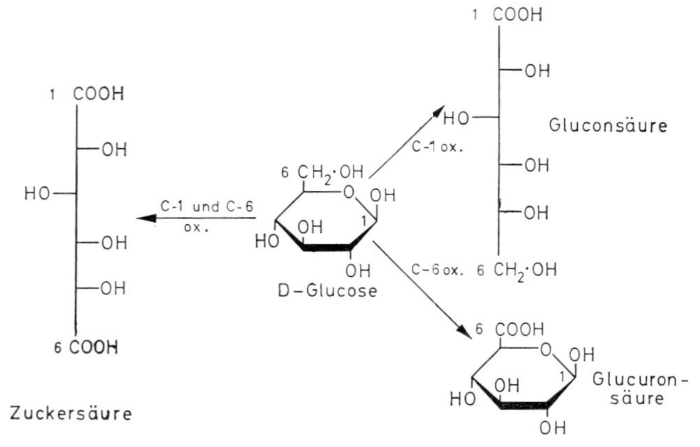

D-Glucuronsäure ist Bestandteil von Gummen und Schleimen. Sie wird durch Hydrolyse aus Gummi arabicum erhalten. Die analog gebaute D-Galakturonsäure ist am Aufbau der Pektine und Gummen beteiligt, die D-Mannuronsäure ist Bestandteil der Zellwände verschiedener Tange.

Zuckersäuren entstehen bei energischer Oxidation von Aldosen, so die eigentliche Zuckersäure aus Glucose und die Schleimsäure aus Galaktose. Ihr Vorkommen im Pflanzenreich ist sehr beschränkt.

Zuckeralkohole. Hexite

In der Natur existieren zahlreiche mehrwertige Alkohole, sog. Zuckeralkohole, die man als Reduktionsprodukte von Hexosen auffassen kann: Zucker scheinen auch in der Natur die unmittelbaren Vorläufer der Zuckeralkohole zu sein, jedenfalls kennt man zahlreiche Mikroorganismen, die Hexosen als Substrat in Hexite verwandeln. Die im Pflanzenreich verbreitetsten Hexite sind: Sorbit, Mannit und Dulcit. D-Sorbit korrespondiert in der sterischen Anordnung der Hydroxylgruppen mit der D-Glucose, Mannit mit der D-Mannose und Dulcit mit der D-Galaktose. Reduktion der D-Fructose kann zur Bildung von D-Sorbit und D-Mannit führen.

D-Sorbit ist vor allem in der Familie der Rosaceen weit verbreitet, in höheren Konzentrationen in den Früchten dieser Familie (Äpfel, Birnen, Pflaumen, Aprikosen, Kirschen und Vogelbeeren (= *Sorbus aucuparia*)). Außerhalb der Familie der Rosaceen wurde er bisher nur selten gefunden.

CHO, —OH, HO—, —OH, —OH, $CH_2 \cdot OH$ —Reduktion→ $CH_2 \cdot OH$, —OH, HO—, —OH, —OH, $CH_2 \cdot OH$

D-Glucose (offenkettige Schreibweise) — D-Sorbit

D-Glucose → D-Sorbit
D-Fructose → D-Sorbit, D-Mannit
D-Mannose → D-Mannit
D-Galaktose → Dulcit

Der Bedarf der Industrie an Sorbit ist groß. Er wird nicht aus natürlichen Vorkommen gedeckt, da er sehr leicht durch katalytische Reduktion aus Glucose zugänglich ist. Sorbit ist ein Zuckerersatz für Diabetiker. Außerdem wirkt es als mildes Laxans. Von pharmazeutischer Bedeutung ist er weiterhin als Zwischensubstanz bei der Vitamin-C-Gewinnung und zur Darstellung von „Sorbitanfettsäure-Estern“ (Tweens).

Dulcit wird im Pflanzenreich nur selten angetroffen. D-Mannit hingegen ist weit verbreitet; besonders oft vertreten ist er bei Oleaceae und Scrophulariaceae. So enthalten Veronicaarten regelmäßig Mannit als Inhaltsstoff; er findet sich angereichert als Ausscheidung auf der Rinde von Ölbäumen und anderen Oleaceae, besonders bei der Manna-Esche (*Fraxinus ornus*), die das Manna der Arzneibücher liefert. Mannit ist weiterhin häufiges Stoffwechselprodukt von Bakterien, Pilzen und Algen; bei Pilzen liegt er regelmäßig in höheren Konzentrationen vor als Glucose und kann den Zucker sogar ganz ersetzen; bakterielle Zersetzung der Fructose des Silofutters führt zur Anreicherung von Mannit während der Silage. Mannit ist schwer resorbierbar. Er dient als mildes Laxans und als Diabetikerzucker. In Form von Infusionslösungen wird er ferner zur Osmodiurese verwendet.

Cyclite

Stellt man sich — rein formal betrachtet — vor, daß zwischen den Kohlenstoffatomen 1 und 6 der Hexite eine Bindung auftritt, so haben wir zyklische Hexite, die sog. Cyclite vor uns, deren bekanntester Vertreter der meso-Inosit ist.

Theoretisch sind 8 cis-trans-isomere Formen denkbar, die nicht sämtlich in der Natur vorkommen. Von allgemeiner Verbreitung in Pflanzen ist der eben erwähnte meso-Inosit: In der Regel entfallen auf 1 g pflanzliches Trockengewicht 1—10 mg Inosit. In höheren Pflanzen findet er sich aber nicht nur in freier Form,

OH OH OH OH HO OH

meso-Inosit

sondern auch gebunden an Phosphorsäure als Phytinsäure (= Hexaphosphorsäureester des meso-Inosits), bzw. als deren Ca—Mg-Salz, Phytin. Reich an Phytinsäure sind vor allem unsere Cerealien wie Hafer, Weizen und Roggen.

In tierischen Geweben ist meso-Inosit ebenfalls weit verbreitet. Für manche Tiere ist die Verbindung ein Faktor von Vitaminnatur; so führt z. B. bei Mäusen und Ratten Inositmangel zu Gewichtsverlust und Haarausfall, bei Hunden zu einer Verlangsamung der Peristaltik von Magen und Jejunum. Man vermutet, daß meso-Inosit am Fettstoffwechsel beteiligt ist. Er wirkt der Leberverfettung entgegen und wird als Leberschutzmittel verwendet. Außerdem wird er bei Arteriosklerose, Verstopfung sowie auch als „Tonikum" empfohlen. Der Mensch nimmt mit der Nahrung täglich etwa 1 g Inosit auf. Über den tatsächlichen Bedarf ist aber nichts Sicheres bekannt.

Manna

Manna nennt man den süß schmeckenden Pflanzensaft, der bei Verwundung von Stamm und Zweigen verschiedener Fraxinusarten, wie *Fraxinus ornus* L., *Fraxinus excelsior* L. und *Fraxinus oxycarpa* Willd., ausfließt und an der Luft eintrocknet[1]. Im Handel ist nur das auf Sizilien hauptsächlich von Fraxinus ornus, der Manna-Esche, gewonnene Manna.

[1] In der Bibel werden drei Sorten von Manna erwähnt. a) (Baruch 1:10): Käufliche Gummiausscheidungen (hervorgerufen durch Insektenstich oder Verletzung) bestimmter Wüstenbäume, besonders *Tamarix mannifera*, *Alhagi maurorum* Medic., *Fraxinus ornus*, b) (Exodus 16: 13—21): Arten der Gattung *Nostoc*, kleine Algen, die nachts bei genügender Taufeuchte mit unglaublicher Schnelligkeit wachsen. c) Manna, das „vom Himmel fiel", offenbar Mannaflechte, *Lecanora affinis* Eversm., *Lecanora esculenta* (Pall.) Eversm., *Lecanora fruticulosa* Eversm. Diese Flechten bewachsen weite Partien der unfruchtbaren Gebirge und Ebenen in Westasien und Nordafrika, bei langdauernder Trockenheit rollen sie sich ein, lösen sich los und werden vom Wind auf Grund ihrer Leichtigkeit oft weite Strecken durch die Luft getragen, bis sie schließlich „vom Himmel fallen". Weiteres Manna liefern *Larix decidua* (Manna laricina), *Eucalyptus mannifera* (australisches Manna) und der Alhagistrauch (persisches Manna) usw. Dulcit-Manna von Madagaskar liefert Dulcit (s. da). Im Volke versteht man unter Manna fälschlicherweise auch die anthrachinonhaltigen, abführend wirkenden Früchte von *Cassia fistula*.

Der Name Manna leitet sich vom hebräischen „man" her (Geschenk des Himmels), fraxinus vom griechischen φράξω, einfrieden, da die Bäume als Hecken verwendet wurden; ornus nannten die Römer die wilde Bergesche. Die Stammpflanze stellt einen kleinen Baum dar, der im Mittelmeergebiet, vor allem auf Sizilien, vorkommt; der Baum ist nahe mit unserem heimischen Fraxinus excelsior verwandt. Zur Mannagewinnung wird der Baum auf Sizilien kultiviert, besonders in der Nähe von Palermo in kleinen Wäldchen, den sog. Frassineti. Vom 8. Lebensjahre an werden — über einen Zeitraum von etwa 2—3 Monaten sich erstreckend — jeden Tag Einschnitte in die Rinde gesetzt, die aber nicht bis zum Cambium gehen sollen. Aus den Wunden fließt ein Saft, der zu Anfang eine bräunliche Flüssigkeit mit bitterem Geschmack darstellt. Er erstarrt rasch, wird weiß, kristallinisch und verliert den bitteren Geschmack. Um schönes Manna zu gewinnen, ist ein anhaltend trockenes Wetter notwendig. Je nach Qualität und Aussehen unterscheidet der Handel verschiedene Sorten; als beste gilt Manna canellata. Die Droge wirkt mild abführend.

Manna besteht zu 40—55% aus D-Mannit; sehr gutes Manna soll davon bis zu 90% aufweisen. Daneben enthält es mehrere Zucker, Mineralbestandteile und in Spuren das in Lösung intensiv fluoreszierende Fraxin (s. auch Fraxin).

4. Polysaccharide

Stärke

Bereits Griechen und Römern war dieses als Amylum bezeichnete Produkt bekannt. Die Bewohner der Insel Chios an der kleinasiatischen Küste sollen als erste Stärke aus Weizen hergestellt haben. Die antike Bezeichnung amylon (M. P. CATO, De re rustica, um 250 v. Chr.) kennzeichnet gut ein Produkt, das wie Mehl aussieht, aber nicht durch Mahlen hergestellt wird (α = ohne und μύλη = Mühlstein).

Stärke ist im Pflanzenreich außerordentlich weit verbreitet. Die Vorstufe der Stärke in der Pflanze ist die Glucose, die aber schon am Orte ihrer Entstehung, in den Chloroplasten, in Stärke verwandelt wird. Allerdings wird nur ein Teil des gebildeten Zuckers zu Stärke verarbeitet, und bei vielen Monocotyledonen bleibt es überhaupt bei der Zuckerbildung (Zuckerblätter). Die „Assimilations-" oder „autochthone" Stärke wird, um zu den Orten des Bedarfs oder der Lagerung wandern zu können, wieder zur Monose abgebaut („transitorische" Stärke!) und dann zu den Depots in Samen, Sproßteilen oder Wurzeln transportiert, um dort durch Amyloplasten erneut in Stärke (Reservestärke) umgewandelt und in Form von Körnern abgelagert zu werden.

Die Größe der Stärkekörner ist für die einzelnen Taxa charakteristisch und schwankt zwischen 0,002 und 0,17 mm. Sie ermöglicht — zusammen mit der oft typischen Form — die Identifizierung der einzelnen Stärkesorten und auch vieler stärkehaltiger Drogen. Die Pflanze baut als Reservekohlenhydrat aber nicht immer Stärke auf. So enthält z. B. Radix gentianae an Stelle der Stärke verschiedene Oligosaccharide, die Kompositen Inulin; auch Radix saponariae, senegae u. a. sind stärkefrei.

Die Stärke kann in den verschiedensten Organen gelagert werden: bei der Kartoffel in der Sproßknolle, bei der Sagopalme im Stamm, beim Manihot in der vergrößerten Wurzel, bei Maranta im Rhizom, bei Leguminosen in Samen und bei den Cerealien (Gramineen = Poaceen) in Samen bzw. Früchten. Bei den Stärkesorten des Handels handelt es sich stets um Reservestärke.

Gewinnung. Das Prinzip der Stärkeherstellung beruht auf folgenden Arbeitsgängen, die in ihren Einzelheiten aber den Ausgangsmaterialien angepaßt werden: mechanische Zerkleinerung der gereinigten Pflanzenteile durch Mahlen, Zerstoßen in Mörsern, Zerreiben in Reibmaschinen usw., Ausschlämmen der Stärkekörner mit Wasser, Abschleudern und Trocknen bis auf einen Wassergehalt von 10—12 (—20)%. Verschiedene Ausgangsmaterialien erfordern Spezialverfahren. So werden bei Maranta die Knollen zuerst geschält, da die Rindenschicht einen Bitterstoff enthält. Die Reiskörner müssen nach grober Zerkleinerung zuerst mit Lauge oder durch saure Gärung aufgeschlossen werden. Bei Weizen wird zur Zerstörung des Klebers eine schwache Gärung eingeschaltet.

Wichtige Stärkesorten. Trotz der großen Verbreitung der Stärke im Pflanzenreich werden nur relativ wenige Pflanzen zur Stärkegewinnung in großem Maßstabe herangezogen: Weizen, Mais, Reis, Kartoffel, *Maranta arundinacea* (Marantaceae), *Manihot esculenta* (Euphorbiaceae, liefert die Tapioca) und *Metroxylon*-Arten (Palmae = Arecaceae, liefern Sago). Pharmazeutische Verwendung finden in erster Linie: Amylum oryzae, von *Oryza sativa*. Die Pflanze entstammt vermutlich dem tropischen Asien und wird heute in zahlreichen Kulturrassen in allen wärmeren Gebieten der Erde kultiviert. Amylum maydis, von *Zea mays*, einer vermutlich aus dem tropischen Amerika stammenden Pflanze, die heute ebenfalls in vielen Kulturrassen über die ganze Erde verbreitet vorkommt. Amylum solani, von *Solanum tuberosum*. Auch diese aus Südamerika stammende Pflanze hat weltweite Verbreitung gefunden.

Aufbau der Stärke. Die Stärkemehle enthalten neben den Stärkekörnern immer noch Spuren von Zellwandtrümmern und Eiweiß. Auch werden adsorptiv organische und anorganische Stoffe in geringer Menge zurückgehalten. Die eigentliche Stärke besteht, wie schon 1858 C. Nägeli fand, aus zweierlei Fraktionen: einem in Wasser löslichen Bestandteil, der Amylose, und einem in Wasser nicht löslichen, in heißem Wasser verkleisternden Anteil, dem Amylopektin. Das Mengenverhältnis von Amylose zu Amylopektin schwankt je nach Stärkesorte; im allgemeinen ist der Amyloseanteil niedriger — er variiert zwischen 0 und etwa 35% — kann aber ausnahmsweise bis zu 70% ausmachen. Amylose und Amylopektin sind im Stärkekorn nicht gleichmäßig verteilt.

Bausteine sowohl der Amylose als auch des Amylopektins sind D-Glucose-Einheiten, die durch α-glykosidische 1,4-Bindungen miteinander verknüpft sind (Maltose-Typ). Durch Säurehydrolyse werden beide Stärkefraktionen nahezu quantitativ in D-Glucose gespalten:

$$\text{Amylose} \xrightarrow{H^+} \text{D-Glucose (quantitativ)}$$

$$\text{Amylopektin} \xrightarrow{H^+} \text{D-Glucose (quantitativ}^{1}\text{))}$$

Die enzymatische Hydrolyse mittels spezifisch wirkender β-Amylase erfaßt beim Abbau nur jede zweite Glykosidbindung und führt daher zu dem Disaccharid

[1] Bis auf geringe Mengen Phosphat.

Maltose; sie verläuft auffallenderweise bei den beiden Stärkefraktionen unterschiedlich:

$$\text{Amylose} \xrightarrow{\beta\text{-Amylase}} \text{Maltose } (\sim 100\%)$$

$$\text{Amylopektin} \xrightarrow{\beta\text{-Amylase}} \text{Maltose } (50-60\%) + \text{Amylodextrin}$$

Dieses ungleiche Verhalten bei enzymatischer Hydrolyse, im Gegensatz zur nicht selektiven Säurehydrolyse, erklärt sich durch den unterschiedlichen räumlichen Bau der beiden Fraktionen: Amylose stellt ein unverzweigtes Kettenmolekül dar, und der enzymatische Abbau kann nach und nach die ganze Kette des Moleküls erfassen; das Amylopektin ist ein hochpolymeres Kugelmolekül mit zahlreichen verzweigten Seitenketten. Diese Seitenketten können durch β-Amylase zwar abgebaut werden, die Verbindungsstellen der Ketten, die aus α-1,6-Bindungen bestehen, kann das Enzym hingegen nicht angreifen. Der vollständige Abbau zur Maltose ist somit blockiert. Damit erweist sich das Amylodextrin als das Kernskelet des Amylopektins, das seiner Seitenketten beraubt wurde.

Amylopektin enthält zusätzlich im Molekül noch geringe Mengen Phosphorsäure in esterförmiger Bindung, von deren Vorkommen und Menge technische Eigenschaften der Stärke, z. B. die Klebefähigkeit, sehr stark abhängen.

Die bekannte Nachweisreaktion auf Stärke, ihre Blaufärbung mittels Jod-Jodkalilösung oder Jodwasser, beruht auf dem Gehalt der Stärke an Amylose; nur die Amylose färbt sich rein blau, Amylopektin hingegen violett oder braun. Trotz des mengenmäßigen Zurücktretens des Amyloseanteils in der Stärke überwiegt farbmäßig die Amylosereaktion. Die intensive Färbung kommt durch die spiralige Sekundärstruktur der Amylose zustande. In den Hohlraum der Helix lagert sich das Jod in Form von Kettenmolekülen ein. Diese Ketten bestehen aus je 15 Jodatomen, die einen gegenseitigen Atomabstand von 3,06 Å aufweisen.

Betrachten wir ein Stärkekorn unter dem Mikroskop, zeigt es sich mehr oder weniger deutlich aufgebaut aus zentrisch oder exzentrisch um einen Wachstumskern gelagerten Schichten. Diese Schichtung ist durch Zonen mit größerem oder kleinerem Wassergehalt und dementsprechend verschiedener Lichtbrechung bedingt. Sie bildet sich auch bei konstanter Belichtung, Temperatur und Feuchtigkeit und ist nicht durch den Tages- und Nachtrhythmus hervorgerufen. Die einzelnen „Schalen", aus denen das Stärkekorn besteht, sind aus radial angeordneten, kristallinischen Mizellen aufgebaut. Als Folge davon zeigen die Stärkekörner im polarisierten Licht das typische schwarze Kreuz im aufleuchtenden Korn, wobei die Kristalle aber infolge ihrer Kleinheit nicht einzeln sichtbar sind. In kaltem Wasser quellen die Körner unter Wasseraufnahme, ohne sich zu lösen. Bei Salz- oder Zuckerzugabe zum Medium schrumpfen sie wieder zusammen. Für dieses Verhalten ist das Amylopektin verantwortlich, dessen Moleküle zu untereinander mit Seitenketten verbundenen kristallinen Bündeln vereinigt sind. Löst man diese Verbindungsketten, z. B. durch schonende Säurebehandlung, wird das Stärkekorn spröde und wasserlöslich (s. Amylum solubile).

Eigenschaften und Verwendung. Die Stärkemehle des Handels quellen durch warmes Wasser von 50—80 °C auf und bilden einen „Kleister"; in Lösung geht Stärke erst bei längerem Kochen (lösliche Stärke), leichter unter dem Einfluß von Quellungsmitteln wie Laugen, Zinkchlorid oder Chloralhydrat (weshalb diese Stoffe auch als Aufhellungsmittel in der Mikroskopie benutzt werden). Bei

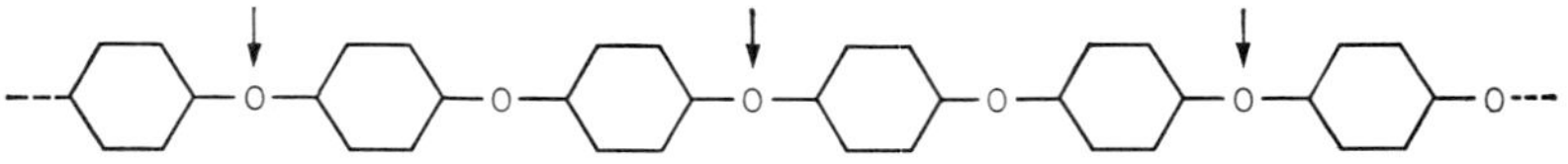

Amylose (vollständige Hydrolyse)

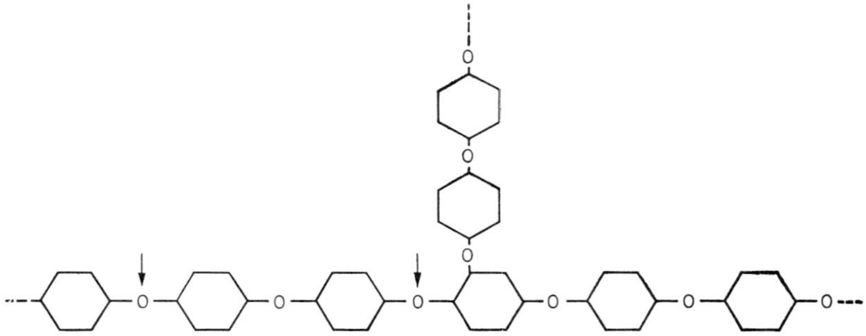

Amylopektin (Hydrolyse nur bis zu den Verzweigungsstellen)

[Nach HASSID: J. Amer. Chem. Soc. **63**, 1632 (1941), entnommen BONNER: Plant Biochemistry (Academic Press) 1950.]

der Hydrolyse der Stärke bis zur Maltose bzw. Glucose werden mehrere Zwischenstufen durchlaufen, die als Dextrine bezeichnet werden. Sie sind chemisch nicht genau definiert und man kennzeichnet sie durch ihr Verhalten gegenüber der Jodreaktion; mit sinkendem Molekulargewicht fällt sie folgendermaßen aus (s. Tabelle).

	Jodreaktion
Stärke	blau
Amylodextrine	blau
Erythrodextrine	rot oder braun
Achroodextrine	negativ
Maltose	negativ
Glucose	negativ

Die Verdextrinierung der Stärke erfolgt durch partiellen Abbau mittels Säuren oder Fermenten oder aber durch Rösten. Es entstehen wechselnde Produkte; die Dextrine des Handels bestehen hauptsächlich aus Achroodextrin mit wechselnden Mengen Erythrodextrin, sowie aus Maltose und Glucose.

Außer diesen technischen Dextrinen — gewonnen durch Abbau der Stärke — gibt es auch noch natürliche Dextrine; bei zahlreichen Pflanzenarten und bei mehreren Rassen sonst stärkeführender Pflanzen schreitet die Synthese von Polymeren aus Glucose nicht bis zur Stärke fort, sondern endet mit der Bildung von Dextrinen oder Amylodextrin. Da sich Dextrinkörner im Gegensatz zu echten Stärkekörnern nur rot färben, bezeichnet man sie auch als „Rote Stärke". Rote Stärke ist charakteristisch für das Endosperm einiger Gramineen (Oryza sativa glutinosa, Sorghum vulgare glutinosum), für Macis, für den Samen von Sinapis u. a.

Stärke dient großtechnisch zur Herstellung von Traubenzucker, von Dextrinen, von Klebemitteln, Verdickungsmitteln und zu Appreturzwecken. In der Pharmazie sind Stärken Hilfsmittel der Rezeptur (Tablettensprengmittel, Pillenkonspergens usw.). Die indifferente Natur der Stärke, ihre Unlöslichkeit in Wasser bei ausgesprochen wasseranziehenden Eigenschaften (Hygroskopizität) machen sie weiterhin als reizlose Pudergrundlage geeignet; durch Fernhalten mechanischer und chemischer Reize (Scheuern von Wäschestücken usw.) wirkt Stärke entzündungsmildernd und durch Erhöhung der Abdunstung zugleich kühlend auf die entzündeten Stellen. Besonders kleinkörnige Stärke wie Reisstärke ist als Pudergrundlage sehr geschätzt. Stärken werden im Magen-Darmkanal leicht und ohne Schlacken abgebaut; daher sind sie Bestandteile von Diätetika bzw. Nutrientia für Kranke und Kinder. Gleichzeitig kann bei Verdauungsstörungen des Säuglings die Wirkung als Mucilaginosum zur Geltung kommen (Hafer-, Gersten- und Reisschleime). Die „aufgeschlossenen" Nährmittel auf Kohlenhydratbasis sind partiell abgebaute Stärke (s. auch unter Malz): Sie bestehen aus hochmolekularen Abbauprodukten wie Amylosen und Dextrinen neben wechselnden Mengen Maltose. Die „Nährzucker" enthalten neben Dextrinen hauptsächlich Maltose.

Präparate

Amylum solani: Kartoffelstärke.
Amylum oryzae: Stärkemehl des Samenendosperms von *Oryza sativa*.
Amylum tritici: Stärkemehl des Samenendosperms von *Triticum aestivum*.
Amylum maydis: Stärkemehl des Samenendosperms von *Zea mays*.
Amylum marantae: Stärkemehl des Rhizoms von *Maranta arundinacea*. Marantastärke. Westindisches oder St. Vincent Arrowroot. Es ist durch neutrale Reaktion ausgezeichnet und deswegen oft bevorzugt.
Amylum solubile: Durch längeres Kochen mit Wasser oder rascher durch schonende Säurebehandlung werden im Amylopektin zuerst die Verbindungsketten gelöst. Dadurch wird die Stärke wasserlöslich. Sie soll aber nicht weiter abgebaut sein und mit Jod Blaufärbung geben. Ebenfalls wird auf das Vorhandensein reduzierender Stoffe geprüft.
Ultra-Amylopektin: Na-Amylopektinglykolat, ist in Wasser zu einer hochviskösen Flüssigkeit klar löslich und eignet sich für äußerliche und innerliche Anwendung als Verdickungs- und Gleitmittel, zu Pasten und abwaschbaren Salben, als Tablettensprengmittel usw.
Amylum non mucilaginosum (ANM): Mit Tetramethylol-Acetylendiharnstoff verätherte Stärke. Eignet sich besonders zur Herstellung von Pudern und Wundstreumitteln sowie als Tablettengrundlage.

Glykogen

Glykogen ist das Reservekohlenhydrat der Tiere. Es wird in der Leber gespeichert. Man bezeichnet es daher auch als tierische Stärke oder Leberstärke. Im Pflanzenreich findet sich vor allem bei niederen Organismen, so in Pilzen, ein Stoff, der mit dem tierischen Produkt identisch oder mindestens sehr nahe verwandt ist (das „pflanzliche Glykogen").

Glykogen ist in Wasser gut löslich und färbt sich mit Jod rot bis rotbraun. Chemisch ist es nach dem Prinzip des Amylopektins aus α-D-Glucoseresten aufgebaut und unterscheidet sich von diesem nur durch sein höheres Molekulargewicht, das je nach Herkunft 2 bis über 10 Millionen beträgt, sowie durch die Häufigkeit der Verzweigungen. Es enthält ebenfalls Phosphorsäurereste.

Cellulose

Cellulose ist der Hauptbestandteil der Zellwände der meisten Pflanzen. Eine Ausnahme bildet die Mehrzahl der Pilze (s. Chitin); ferner besteht das Gerüstpolysaccharid einiger Grünalgen aus Xylose. Im Tierreich treffen wir sie höchst selten (nur bei den Tunicatae) an. Cellulose ist in den jüngsten, zarten Meristemzellen genau so gut vorhanden wie in den stark verdickten Zellwänden von Faserelementen. Fast immer sind am Aufbau der Zellwandungen neben der Cellulose auch noch andere Polysaccharide wie Hemicellulosen (Mannane, Galaktane und Pentosane), sowie Lignin, evtl. auch Kieselsäure, beteiligt. Aus nahezu reiner Cellulose bestehen jedoch die von alters her als verspinnbare Fasern bekannten Pflanzenelemente, so die Bastfasern des Leins, des Chinagrases (*Boehmeria*-Arten) oder die Samenhaare von Gossypiumarten, die Baumwolle.

In quantitativer Hinsicht steht die Cellulose von allen Pflanzenstoffen an erster Stelle. Die in Form von Cellulose festgelegte Kohlendioxidmenge wird auf etwa 1100 Billionen kg geschätzt, das ist etwa die Hälfte des in der Atmosphäre vorhandenen CO_2. Der Kohlendioxidgehalt der Luft beträgt ziemlich konstant 0,03%. Wäre die Erde nur von grünen Pflanzen bevölkert, so müßte das CO_2 der Luft bald vollständig aufgebraucht sein. Der konstante Gehalt ist nur deshalb möglich, weil die Kohlenhydrate durch die heterotrophen Lebewesen laufend wieder in CO_2 und H_2O abgebaut werden, wodurch den Autotrophen ihrerseits wieder das für sie unentbehrliche Kohlendioxid zur Verfügung gestellt wird.

Den Abbau der Cellulose besorgen in erster Linie Mikroorganismen, Bakterien und Pilze; ein kleiner Teil findet durch Verdauung (Evertebraten) und durch Verbrennen seine Auflösung. Die Verdauung der Cellulose durch Wiederkäuer geht ebenfalls auf Mikroorganismen zurück, die in deren besonders entwickeltem Verdauungssystem symbiotisch leben. Alle diese Organismen verfügen über zwei Enzymsysteme, die sie zum Abbau der Cellulose befähigen: Cellulasen hydrolysieren die Cellulose bis herab zum Disaccharid Cellobiose, die dann durch die Cellobiase bis zur D-Glucose gespalten wird.

Von den höheren Pflanzen kann die Cellulose, einmal gebildet, im allgemeinen nicht wieder abgebaut und — wie etwa die Stärke — erneut in den Stoffwechsel einbezogen werden. Ausnahmen bestehen, sind aber noch wenig erforscht. Cellulose stellt für die höheren Pflanzen also kein Reservekohlenhydrat dar, sie fungiert als Gerüstsubstanz.

Aufbau der Cellulose. Ein einzelnes Cellulosemolekül besteht aus mehreren tausend Glucoseeinheiten, die β-glykosidisch in 1,4-Bindung miteinander verknüpft sind. Das Molekulargewicht eines einzelnen nativen Cellulosemoleküls beträgt demnach bis zu 1000000. Bei Verarbeitung der Cellulose sinkt das Molekulargewicht rasch auf wesentlich kleinere Werte ab. Es sind nicht alle Cellulosemoleküle einer Faser gleich lang. Auch ist das Molekül offenbar nicht auf der ganzen Länge absolut einheitlich gebaut, sondern soll in Abständen von einigen hundert Einheiten sog. Lockerstellen aufweisen, die sich leichter aufspalten lassen. Möglicherweise sind ganz vereinzelt auch andere Zucker eingebaut. Das Cellulosemolekül besitzt an dem einen Ende eine Hydroxylgruppe, am andern Ende sollte eine reduzierende Halbacetalgruppe vorhanden sein. Ein eindeutiger Beweis der reduzierenden Endgruppe ist aber nicht erbracht worden. Wahrscheinlich schließt die Kette auf andere Weise ab, möglicherweise durch eine saure Endgruppe. Diese liegt dann meist als Salz (mit Ca, Na, K) vor und bildet so die „Asche" der Cellulose.

Bei der Isolierung der Cellulosefasern oder etwa der Entfettung der Baumwolle findet eine Kettenverkürzung durch Hydrolyse statt. Dabei entstehen aus ursprünglich verschlossenen freie Aldehydgruppen bzw. Halbacetalhydroxyle, durch welche die Cellulose z. B. gegenüber Kupfer(2)-sulfat reduzierende Eigenschaften erhält, die als sog. Kupferzahl ausgedrückt werden. Durch Oxidationsmittel wie NaOCl oder durch Luftsauerstoff besonders in alkalischem Milieu werden einige primäre OH-Gruppen zu Carboxylgruppen oxidiert. Dadurch erhält die Cellulose Ionenaustauschereigenschaften. Solche absichtlich weitgehend oxidierte Cellulose kann als Ionenaustauscher verwendet werden.

In der Zellwand sind die Cellulosemoleküle parallel gelagert und nach einem bestimmten Plan in Gitterstruktur zusammengehalten. In jeder Richtung dieses Gitters bewirken andere Kräfte den Zusammenhalt. In Richtung der b-Achse, d. h. entlang der Kettenachse, sind die Glucosereste durch Hauptvalenzen verbunden. In der quer zu b liegenden a-Achse wirken zwischenmolekulare Kräfte in Form von Wasserstoffbrücken zwischen zwei O-Atomen. Der Abstand zwischen zwei Glucosemolekülen beträgt hier etwa 2,5 Å. Die Bildung von Wasserstoffbrücken wird durch die parallele Lagerung der Moleküle ermöglicht. Die Brücken sind u. a. für die Wasserunlöslichkeit der Cellulosefaser verantwortlich. In der dritten Richtung, in der c-Achse, werden die Abstände von etwa 3,1 Å durch VAN DER WAALSsche Kräfte überbrückt. Die Gitterstruktur ist nicht durchgehend eingehalten. Vielmehr gibt es geometrisch geordnete Bereiche — als Kristallite oder Micellen bezeichnet — in ungeordneten Bereichen. Die Micelle hat einen mittleren Durchmesser von etwa 60 Å und eine Länge von etwa 750 Å. Innerhalb der Micellen sind die Wasserstoffbrücken besonders wirksam. Zwischen den Micellen ist der Intermicellarraum. Die nächste übergeordnete Einheit, die aus den Micellen gebildet wird, ist die Mikro- oder Elementarfibrille. Sie ist 200—300 Å dick, so daß sie mit dem Elektronenmikroskop bereits sichtbar gemacht werden kann. Die Mikrofibrillen stellen bevorzugt Micellarstränge dar, die durch vereinzelte Ketten oder auch H-Brücken leicht miteinander verbunden sind. Zwischen ihnen ist der Kapillarraum von etwa 50—300 Å Weite. Die Mikrofibrillen bauen die Makrofibrillen, kurz Fibrillen genannt, von etwa 0,4 μm auf. Diese dürften etwa den bei mechanischer Beanspruchung der Zellwand sich ablösenden Fäserchen entsprechen. Sie bilden ihrerseits die Fibrillenbänder variabler Dicke, die zu Schichten von 13 μm mittlerer Dicke vereinigt sind. Die nächste Einheit ist die einzelne Faserzelle oder das einzelne Baumwollhaar mit etwa 300 μm Dicke.

In der Pflanzenzellwand sind in die Hohlräume, besonders zwischen den Mikrofibrillen, noch andere Polysaccharide (Pentosane u. a.), vor allem auch Wasser eingelagert. Bei der Verholzung wird hier das Lignin und bei der Verkieselung SiO_2 eingebaut (sog. Inkrusten).

Die etwa 50—300 Å weiten, die ganze Zellwand als Netzwerk durchziehenden Kapillarräume zwischen den Mikrofibrillen gestatten den Durchtritt von Molekülen bis zu dieser Größe und ermöglichen im Prinzip einen Austausch von Auf- und Abbaustoffen der einzelnen Zelle durch die Zellwand hindurch. Gleichzeitig gestatten sie die Extraktion von Inhaltsstoffen aus Drogenpulvern, in denen noch ein Teil der Zellen intakt ist.

Im Gegensatz zur Stärke wird Cellulose durch Jod nicht angefärbt. Behandelt man sie jedoch zuvor mit starken Quellmitteln wie $ZnCl_2$ oder 70%iger Schwefelsäure, so läßt sie sich nunmehr mit Jod-Jodkalilösung blau anfärben. Jodschwefelsäure oder Chlorzink-Jodlösung dienen daher als Reagenzien zum histochemischen Nachweis von Cellulose.

Obwohl die Cellulose genau wie die Stärke aus Glucose aufgebaut ist, kann sie vom menschlichen Organismus nicht verwertet werden. Cellulose, ebenso Hemicellulosen, Pentosen und Lignin werden daher weitgehend unverdaut ausgeschieden. Bestimmte Cellulosepräparate spielen daher eine gewisse Rolle in der Behandlung der Fettsucht. Einmal werden bei einem relativ großen Nahrungsvolumen nur geringe Kalorienmengen aufgenommen. Hinzu kommt, daß durch die bessere Füllung des Darms die Peristaltik angeregt und eine gewisse Abführwirkung erzielt wird.

a) *Gossypium, Watte*

Unter Gossypium depuratum Ph. Helv. VI, Verbandwatte aus Baumwolle DAB 7 verstehen die Arzneibücher die von anhaftenden Verunreinigungen befreiten, entfetteten und gebleichten Haare der Samenschale mehrerer Gossypium-Arten. Gossypium war schon in der Antike gebräuchlich als Name für die Baumwollpflanze; er soll sich vom arabischen „gos" (= seidenähnlich) herleiten.

Die Gattung *Gossypium* gehört in die Familie der Malvaceae. Ihre Arten sind teils Sträucher, teils ein- oder mehrjährige Pflanzen; in den Baumwollkulturen werden die Pflanzen nur einjährig gehalten, wodurch die Gefahr des Befalls mit Pflanzenschädlingen (Insekten) und Pflanzenkrankheiten wesentlich vermindert ist.

Baumwolle wird seit urdenklichen Zeiten kultiviert, und es existieren daher auch zahlreiche Zuchtrassen, die sich auf vier Stammarten zurückführen lassen: *Gossypium arboreum*, *G. herbaceum* (G.-Arten der Alten Welt), *G. hirsutum* und *G. barbadense* (G.-Arten der Neuen Welt). Die Baumwolle wird ausschließlich von in Kultur genommenen Pflanzen gewonnen; die Kultur erfordert tropisches oder subtropisches Klima: Hauptanbaugebiete sind die Südstaaten der USA, Brasilien, Ägypten, Indien und Südrußland.

Aus den ziemlich großen, gelb, rosa oder rot gefärbten Blüten entwickelt sich die Frucht. Die Kapsel ist drei- bis fünffächerig, springt bei der Reife in drei bis fünf Klappen auf und enthält viele Samen, in eine dichte, meist weiße und nach dem Aufspringen der Kapsel elastisch hervorquellende Wolle eingehüllt. Botanisch betrachtet besteht die Baumwolle aus Haaren, die aus Epidermiszellen der Samen hervorgegangen sind; da sie als Flugapparat zur Verbreitung der Samen dienen, bezeichnet man sie auch als Schwebehaare.

Bei der Baumwollernte werden die Haare samt Samen abgelesen oder maschinell eingesammelt. Dann entfernt man die Samen. In Ballen gepreßt kommt die Baumwolle auf den Weltmarkt. In den Wattefabriken wird der Preßballen aufgelockert, von Staub und restlichen Schalenteilchen befreit. Dann werden Fett und Wachs, welche die Saugfähigkeit unbehandelter Baumwolle nahezu völlig aufheben, durch Kochen mit sodahaltiger Seifenlauge unter Druck entfernt. Anschließend bleicht man und wäscht gut aus. Nach Trocknen und Auflockern wird die Watte verpackt.

Gossypium depuratum besteht zu etwa 88% aus Cellulose. Ferner enthält sie wenig Eiweiß, 0,1—0,3% Mineralstoffe und 5—9% Wasser. Den Hauptteil des Baumwollhaarquerschnittes nimmt die Sekundärwand ein. Diese ist außen durch eine dünne Primärwand, innen durch eine ebensolche Tertiärwand begrenzt. Die Primärwand ist die zuerst gebildete Zellwand, während Sekundär- und Tertiärwand nachträglich durch Anlagerung entstanden sind. Bei einzelligen Haaren wie der Baumwolle kommt der Primärwand als äußerstem Abschluß besondere Bedeutung zu. Sie ist denn auch besonders widerstandsfähig. Bei Gossypium besteht sie nur zu etwa 50% aus Cellulose, enthält weiter je 12% Protein und Pektine sowie 7% Wachs, das für die Hydrophobie der nicht entfetteten Baumwolle verantwortlich ist. Bei der Herstellung hydrophiler Baumwolle im Großbetrieb wird es allerdings nicht vollständig entfernt, so daß die Arzneibücher auf den maximal zulässigen Gehalt von 0,5% Ätherlöslichem prüfen lassen.

Für die pharmazeutische Verwendung der Baumwolle ist vor allem das Wasserbindevermögen entscheidend. Dieses ist im eigenartigen molekularen und übermolekularen Aufbau der Cellulose begründet. An die hydrophilen OH-Gruppen wird das Wasser nebenvalenzartig als sog. Hydratationswasser in bestimmter Ordnung gebunden. Dies ist vor allem im ungeordneten Bereich außerhalb der Micelle möglich, wo die geringe Wirksamkeit der Wasserstoffbrückenbindung ein Eindringen des Wassers unter Beseitigung der schwachen Bindungen leichter erlaubt. Es wird z. B. aus einer Wasserdampfatmosphäre zuerst wohl in monomolekularer, später polymolekularer Schicht angelagert. Mit steigender Wasseraufnahme nimmt die Bindungsfestigkeit und in gleichem Grade auch die Ordnung ab. Es tritt Quellung unter Auflockerung, möglicherweise auch teilweiser Lösung der amorphen Cellulosebezirke ein. Das so aufgenommene Wasser wird als Quellungswasser bezeichnet. Weitere Mengen Wassers werden im intermicellaren und kapillaren Raum durch Kapillarkräfte festgehalten. All dies zusammen bewirkt die große Wasseraufnahmefähigkeit gereinigter Baumwolle.

b) *Zellstoff, Zellstoffwatte, Zellwollwatte (Fibranne)*

Als Ausgangsmaterial der Zellstoff-Fabrikation dienen langfaserige Fichten- und Kiefernhölzer sowie die kurzfaserigen Laubhölzer wie Buchen, Birken und Pappeln. Das gesunde geschälte und gewaschene Holz wird durch besondere Hackmaschinen zerkleinert. Um die Cellulosefasern freizulegen, müssen Lignin und andere Begleitstoffe wie Harz, Fett u. a. entfernt werden. Hierzu wird das zerkleinerte Holz meistens mit Calciumbisulfitlösung, die einen Überschuß an schwefliger Säure enthält, unter Druck gekocht und dann die Fasermasse in Chlor gebleicht. Cellulose bleibt unverändert, Lignin setzt sich um zu wasserlöslichen Sulfosäure-Verbindungen. Nach mehreren Waschprozessen wird der Fasergrundstoff über geheizten Trommeln getrocknet und liefert dann den Zellstoff.

Bei der Verarbeitung zur sog. Zellstoffwatte (Cellulosum foliatum Ph. Helv. VI) wird der Zellstoff erneut mit viel Wasser zu einem Faserbrei aufgeschwemmt, in besonderen Maschinen zur guten Verfilzung der Fasern weiter verarbeitet und in ganz dünner Schicht über geheizten Trommeln getrocknet. Er kann dann nach dem Trocknen in Form einer dünnen, zusammenhängenden Faserschicht mit charakteristischer Kreppung, der sog. Zellstoffwatte, von den Trommeln gelöst werden. Die Bezeichnung Zellstoffwatte für das papierartige Produkt ist nicht sehr glücklich gewählt und gibt oft zu Mißverständnissen Anlaß. Je nach dem Verwendungszweck werden verschiedene Lagen übereinander gelegt und der so gewonnene Verbandzellstoff in die gebräuchlichen Formate geschnitten und verpackt. Dank ihrer Saugkraft findet die Zellstoffwatte große Verwendung in der Körperpflege, für Gesichts- und Taschentücher, in hygienischen Binden, ferner zu Polsterungszwecken und in der Kranken- und Kinderpflege als Unterlage zur Absorption von Urin und Stuhl.

Neben dem rohen Zellstoff zur Zellstoffwatte-Fabrikation gibt es noch einen weiteren Cellulosefasergrundstoff, der ebenfalls als Zellstoff bezeichnet wird, aber im Gegensatz zum obengenannten Produkt zur Herstellung der Viscose-Kunstfaser geeignet ist. Zu dessen Herstellung wird erlesenes Holz von möglichst gleichmäßigem Aufbau verwendet, das vor allem aus Finnland, Schweden, Norwegen und Kanada stammt. Der in Plattenform gelieferte Zellstoff wird zuerst in Tauchpressen mit Natronlauge getränkt und dann auf ein bestimmtes Gewicht abgepreßt. Dabei bildet sich Alkalicellulose, und gleichzeitig wird der Rest von etwa 5% Hemicellulose, die laugenlöslich ist, entfernt. Die alkalisierten Zellstoffplatten werden zerfasert und im Reifekeller während mehrerer Stunden gelagert. Bei dieser Vorreife findet eine gewollte Verkürzung der Cellulosemoleküle statt. Mit Schwefelkohlenstoff bildet sich nun das Xanthogenat; und zwar soll auf zwei Glucosereste ein Sulfthiocarbonatrest entfallen. Das Reaktionsprodukt wird in 4%iger Natronlauge mit Rühr- und Knetwerken zur Viscose aufgelöst. In einem weiteren Reifeprozeß (Nachreife, Viscosereife) beginnen sich die Xanthogenatreste langsam abzuspalten. Die im Vakuum entlüftete und filtrierte Viscoselösung leitet man jetzt durch feine Düsen in ein Säurespinnbad, wo die Xanthogenatreste vollständig abgespalten werden und sich die Cellulose in Faserform zurückbildet. Durch Zerschneiden des Fadens auf eine bestimmte Stapellänge erhält man die Zellwollwatte (Fibranne) (Verbandwatte aus Zellwolle DAB 7, Cellulosum regeneratum Ph. Helv. VI). Sie ist hygroskopischer als Baumwolle. Ihre Saug- und Quellfähigkeit ist größer, das Wasserrückhaltevermögen geringer als bei Baumwolle. Beim Benetzen fällt sie leichter zusammen. Fibranne eignet sich bis zu einem Anteil von 50% als Zusatz zu Baumwollwatte (Verbandwatte aus Baumwolle und Zellwolle DAB 7, Gossypium depuratum mixtum Ph. Helv. VI).

c) *Cellulosederivate*

Möglichkeiten zur chemischen Veränderung von Cellulose bieten vor allem die freien Hydroxylgruppen. Sie können verestert oder veräthert werden. Im Colloxylin, dessen ätherisch-alkoholische Lösung das Collodium darstellt, liegt ein Salpetersäureester mit Veresterungsgrad von durchschnittlich 2,1—2,4 Säureresten pro Glucoseeinheit vor. Durch Zusatz von Campher zu Colloxylin erhält man das Celluloid. Höhere Veresterungsgrade zeigt die Schießbaumwolle. Viel weniger leicht entflammbar als Celluloid ist der Cellulose-Essigsäureester, der zur Fabrikation von Acetatseide, Plastikartikeln und Filmen dient. Mischester mit Propion- oder Buttersäure und Essigsäure liefern plastische Kunststoffe, die auch als Lacke verwendet werden. Pharmazeutisch hat neuerdings die Acetylphthalylcellulose (Cellulosum acetylatum-phthalylatum Ph. Helv. VI) als magensaftresistenter Überzug für Dragées Verwendung gefunden. Durchschnittlich die Hälfte der freien Cellulose-OH-Gruppen ist acetyliert und etwa ein Viertel mit einer Carboxylgruppe der Phthalsäure verestert.

Celluloseäther spielen in Pharmazie, Lebensmittelindustrie, Kosmetik, aber auch in der Textilindustrie und bei der Papierfabrikation als Stabilisatoren für Emulsionen, Verdicker, Bindemittel, Appretur u. a. eine bedeutende Rolle. In wäßriger Lösung zeigen sie nämlich eine bemerkenswert hohe Viscosität. Dies gilt einmal für die Methylcellulose (Tylose, Methocel). Ihre Eigenschaften sind stark vom Verätherungsgrad abhängig. Durch teilweise Methylierung steigt die Wasserlöslichkeit an, um bei vollständiger Methylierung wieder abzunehmen. Die Cellulose zeigt hierin ein ähnliches Verhalten wie das Pektin (S. 90). Zu erwähnen ist ferner die Carboxymethylcellulose (Celluloseglykolsäure), bei welcher die OH-Gruppe der Glykolsäure ($OH-CH_2-COOH$) mit der Cellulose veräthert, die Carboxylgruppe dagegen frei ist und Salze bilden kann. Natrium-Carboxymethylcellulose (Carboxymethylcellulosum natricum Ph. Helv. VI) kann ähnlich wie Cellulose (S. 83) therapeutisch als energiearmes Darmfüllmittel gegen Fettsucht verwendet werden.

Chitin

Als Gerüstsubstanz der Pflanzen hat die Cellulose ihr Gegenstück im Tierreich in Form des Chitins. Es findet sich bei den Insekten sowie in den Panzern der Krebse. Im Pflanzenreich ist es ebenfalls vertreten, und zwar bei einem Teil der Pilze und vereinzelt bei Braunalgen.

Chitin hat viel Gemeinsames mit der Cellulose, so einmal seine Widerstandsfähigkeit, vor allem aber den chemischen Aufbau. An Stelle der Glucose dient hier allerdings als Baustein das N-Acetyl-D-glucosamin, das mit β-glucosidischer 1,4-Bindung zu Ketten verknüpft ist. Der übermolekulare Bau ist ebenfalls sehr ähnlich jenem der Cellulose.

Dextrane

Unter Dextranen versteht man überwiegend aus D-Glucose aufgebaute Polysaccharide, die von verschiedenen Bakterien gebildet werden, bevorzugt auf rohrzuckerhaltigen Nährlösungen, aber auch auf gärenden Vegetabilien und auf Milchprodukten. Je nach Bakterienart und Stamm sind die gebildeten Dextrane etwas unterschiedlich; am besten untersucht ist das von *Leuconostoc mesenerioides* aus Rohrzucker erzeugte Produkt.

Leuconostoc mesenterioides ist ein gefürchteter Schädling in den Zuckerfabriken; bisweilen bilden sich in den rohrzuckerhaltigen Flüssigkeiten fadenziehende, visköse, gelatinierende Massen, die die Filter verstopfen und zu Verlusten führen. Man nennt den Vorgang deshalb auch Schleimgärung. Das Bakterium kann auch auf anderen zuckerhaltigen Lösungen auftreten (z. B. im Wein, in Infusen).

Dem chemischen Aufbau nach haben die Dextrane eine gewisse Ähnlichkeit mit den früher erwähnten Dextrinen, insofern sie ebenfalls aus α-D-Glucose aufgebaut sind. Doch unterscheiden sich beide in Größe und räumlichem Bau des Moleküls, durch ihre verschiedene Bildungsweise und damit auch in der Art ihrer Begleitstoffe. Die Bildung von Dextran aus Rohrzucker erfolgt so, daß die

D-Glucose zunächst mit Phosphorsäure auf enzymatischem Wege verestert wird, wobei D-Fructose frei wird. Die energiereichen Moleküle des Glucose-1-phosphats kondensieren sich leicht weiter, so daß schließlich lange und verästelte Fäden eines Polyglucosans entstehen, dessen Glucosebausteine überwiegend α-glucosidisch in 1,6-Stellung miteinander verknüpft sind. Diese langen und verästelten Fäden

1. Rohrzucker + H_3PO_4 (enzym.) $\rightarrow$ Glucose-1-phosphat + D-Fructose

2. Polymerisation der energiereichen Glucose-1-phosphatmoleküle

mit einem Molekulargewicht von vielen Millionen können partiell hydrolysiert werden. Es gelingt dabei, Bruchstücke zu erhalten, mit deren Hilfe sich Lösungen herstellen lassen, deren kolloidosmotischer Druck jenem des Blutes entspricht. Gereinigte und sterilisierte Lösungen solcher Produkte sind als „Blutflüssigkeits-Ersatzmittel" im Handel. Das Molekulargewicht dieser Dextrane sollte 75000 nicht wesentlich übersteigen, weil sonst die Ausscheidung aus dem Organismus sehr erschwert oder gar verunmöglicht ist und weil sich unerwünschte Antigenreaktionen einstellen können. Dextrane als Plasmaersatzmittel wurden erstmals von schwedischen Ärzten empfohlen.

Die idealen Blutflüssigkeitsersatzmittel sind Serum- und Plasmakonserven, deren verfügbare Menge aber in erster Linie von der Zahl der Blutspender abhängt. Das erste künstliche Ersatzmittel war die physiologische Kochsalzlösung mit demselben osmotischen Druck wie die Blutflüssigkeit. Eine Verbesserung stellte die Ringerlösung dar, die neben NaCl noch weitere für die Zelle wichtige Mineralstoffe enthält. Leider ist ihre Wirkung nur von kurzer Dauer, weil das Wasser sehr rasch wieder durch die Gefäßwand herausdiffundiert. Man hat daher das „gefäßdichtende" Rutin (s. dort) derartigen Lösungen zugesetzt, anscheinend ohne Erfolg. Weiter versuchte man das Wasser durch einen Zusatz von hydrophilen Kolloiden zu binden. Auf der Suche nach körperfremden Kolloiden wandte man sich synthetischen Produkten etwa auf der Basis von Polyvinylpyrrolidon oder Naturstoffen wie den Dextranen zu. Zu den ersten Kolloiden auf Polysaccharidbasis gehörte Gummi arabicum, das während des ersten Weltkrieges Verwendung als Plasma-Ersatzmittel gefunden hatte, aber zu starken Ablagerungen in verschiedenen Organen und zu Zwischenfällen führte. Seit 1915 gebrauchte man ferner Gelatinelösungen. Diese Zubereitungen wiesen jedoch verschiedene Nachteile auf. So mußten sie vor Gebrauch durch Erwärmen verflüssigt werden; außerdem zeigten sich Unterschiede im Molekulargewicht und im Aufbau der Gelatine. Besser bewährt haben sich Präparate auf Basis chemisch modifizierter Gelatine wie Oxypolygelatine und Plasmagel.

Mannane

Unter Mannanen versteht man Polysaccharide, die sich zum überwiegenden Teil oder ausschließlich aus Mannoseresten aufbauen. Sie sind in der Natur sehr verbreitet als Bausteine von Hemicellulosen (Mannane und Xylane sind Hemicellulosen im engeren Sinne, die eng verknüpft mit dem Cellulosegerüst der Zellwände vorkommen), so z. B. in Nadelhölzern und in harten Samenschalen. Besonders werden sie in den verdickten Zellwänden des Endosperms vieler Samen als Reservestoff gespeichert (s. z. B. Arecanuß, Dattelpalme, Kaffeebohne, Johannisbrot, Roßkastanie und viele andere). Von technischer Bedeutung ist das chemisch gut bekannte Steinnuß-Mannan. Die Steinnüsse von *Phytelephas macrocarpa* (Palmae = Arecaceae) liefern das sog. vegetabilische Elfenbein, das zur Herstellung von Knöpfen und für Drechslerarbeiten herangezogen wird. Auch der Schleim von Tuber salep besteht aus Mannanen. Man verwendet ihn in der Kinderpraxis innerlich als Mucilaginosum.

Fructosane und Fructosandrogen

(Topinambur, Cichorium intybus, Rhizoma graminis)

Fructosane sind ganz oder überwiegend aus Fructose aufgebaute Polysaccharide; sie finden sich weit verbreitet als Reservekohlenhydrate in Compositen (Asteralen) und Gramineen (Poaceen). Wichtigstes Fructosan ist das Inulin. Durch besonderen Reichtum an Inulin zeichnen sich Wurzeln und Rhizome von Compositen aus, so bei *Inula*-Arten (Name!), Knollen der Dahlien und *Helianthus*-Arten (Topinambur von H. tuberosus), Wurzeln von *Taraxacum*, *Lappa*, *Pyrethrum* und *Cichorium*. Außerhalb der Compositen findet sich Inulin bei den nahe verwandten Campanulaceen; doch kann man es auch bei Vertretern, die taxonomisch nicht mit den Compositen verwandt sind, antreffen. Wie physiologische Untersuchungen zeigten, erfüllt Inulin bei den Pflanzen, die diesen Stoff führen, die Funktionen, welche wir von der Stärke her kennen. Im Gegensatz zur Stärke ist Inulin in heißem Wasser löslich, es fällt in der Kälte wieder aus und läßt sich auf Grund dieser Eigenschaft aus inulinreichem Pflanzenmaterial leicht darstellen: Extraktion mit heißem Wasser, Ausfällen mit Alkohol oder Ausfrieren.

Als Struktureinheit liegt dem Inulin Fructofuranose zugrunde. Es ist kein absolut einheitlicher Stoff und kann je nach Ausgangsdroge etwas verschieden gebaut sein. Aus Dahlienknollen gewonnen hat er ein Mol.-Gewicht von etwa 3000—5000, besteht also aus ungefähr 20—30 Fructoseeinheiten. In Topinamburinulin hat man neben Fructose noch Glucose nachgewiesen. Die Fructofuranosebausteine sind durch 1,2-Bindungen miteinander verknüpft.

Da Inulin im Körper in D-Fructose (Fructofuranose!) zerfällt, wird es (s. Fructose) von Diabetikern besser vertragen als andere Kohlenhydrate; inulinhaltige Pflanzen oder Inulin dienen daher zur Herstellung von Diabetikerbrot, weiterhin zur Gewinnung von Fructose.

Während sich die Stärke in der pflanzlichen Zelle niemals in formlosem Zustande oder gelöst befindet, vielmehr immer strukturiert als Stärkekörner, findet sich das Inulin im Zellsaft gelöst. Legt man inulinhaltige Pflanzenteile in verdünnten Weingeist, so zeigt sich das Inulin in den Zellen in Form kugeliger Sphärokristalle.

Neben Inulin finden sich in Drogen noch andere Fructosane, so das Sinistrin in der Meerzwiebel, Irisin in Iris und Triticin in der Quecke. Alle diese Fructosane sind mit 1,2-Bindungen aufgebaut; Triticin weist zusätzlich noch 2,6-Bindungen auf.

a) Cichorium intybus

Überall in ganz Europa, an Wegen, Ackerrändern und auf Grasplätzen wächst die Gemeine Wegwarte. Die Wildpflanzen besitzen eine möhrenartige Wurzel; die Kulturformen sind auf kräftig ausgebildete Wurzeln gezüchtet mit möglichst hohem Inulingehalt. Die Wurzeln werden geröstet und als Kaffee-Ersatz bzw. Kaffeezusatz verwendet. Der Grund für diese Verwendungsmöglichkeit liegt im hohen Inulingehalt. Inulin geht nämlich beim Rösten zusammen mit anderen vorhandenen Zuckern z. T. in Karamel über, das für die tiefbraune Farbe des Produktes verantwortlich ist, anderseits bildet sich Oxymethylfurfurol, ein typischer Aromastoff des Zichorienkaffees. Gleichzeitig wird beim Rösten der

Bitterstoff der Wurzeln zerstört. All diese günstigen Eigenschaften der Zichorienwurzel machen es verständlich, daß sich Zichorienkaffee als erstes im Großen hergestelltes Kaffee-Ersatzmittel durchsetzen konnte und seit etwa 200 Jahren ein selbständiges Handelsprodukt darstellt.

b) *Rhizoma graminis* (Ph. Helv. VI)

Die Droge besteht aus dem von den Wurzeln möglichst befreiten Wandersproß von *Agropyron repens*, einem Kosmopoliten, der ein schwer ausrottbares, ausdauerndes Unkraut darstellt. Die Droge wird daher auch von Wildpflanzen gewonnen, etwa beim Umpflügen von Äckern, die damit stark überwuchert sind. Rhizoma graminis ist ausgezeichnet durch seinen hohen Gehalt an löslichen Fructosanen (Triticin, 3—18%), neben 3% freier D-Fructose, Schleim und gummiartigen Stoffen. Ferner sind enthalten 0,01—0,05% eines ätherischen Öls, das zu 95% aus Agropyren und 5% aus Carvon besteht. Agropyren ist durch eine breite antibiotische Wirkung ausgezeichnet.

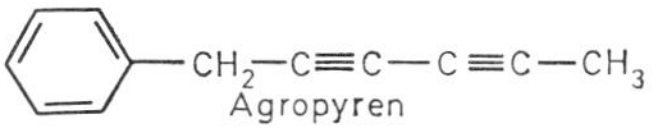

$C_6H_5-CH_2-C\equiv C-C\equiv C-CH_3$

Agropyren

Der hohe Gehalt an freier und gebundener D-Fructose läßt die Quecke zur Herstellung diätetischer Nährmittel geeignet erscheinen. Als Infus wird sie selten als mildes Laxans und Mucilaginosum verwendet.

Lichenin, Isolichenin

Lichenin und Isolichenin stellen charakteristische Kohlenhydrate der Flechten dar. Lichenin reduziert FEHLINGsche Lösung nicht, ebensowenig reagiert es mit Jod. Es ist in heißem Wasser löslich; die Lösung erstarrt beim Erkalten zu einer Gallerte. Lichenin ist ein lineares Polymeres aus etwa 60—200 β-D-Glucoseeinheiten, die untereinander sowohl in 1,3- wie auch in 1,4-Bindung verknüpft sind, und zwar im Verhältnis von 3 zu 7. In seinem Aufbau erinnert demnach das Lichenin an die Cellulose. Isolichenin, auch Dextrolichenin genannt, löst sich bereits in kaltem Wasser und gibt mit Jod Blaufärbung. Es handelt sich um ein lineares Kettenmolekül, aus durchschnittlich 42—44 Glucoseeinheiten aufgebaut. Abweichend vom Lichenin sind hier beim Isolichenin die Glucosemoleküle in α-1,3- und α-1,4-Bindung im Verhältnis von 3 zu 2 miteinander verknüpft. Isolichenin weist demnach einen der Stärkeamylose ähnlichen Aufbau auf.

Die beiden Kohlenhydrate sind Inhaltsbestandteile der offizinellen Droge Lichen islandicus (s. dort).

Pektine

Pektin ist eine Sammelbezeichnung für ganz oder zum größten Teil aus Galakturonsäure kettenförmig aufgebaute Stoffe, welche die Eigenschaft aufweisen, daß ihre wäßrige Lösung unter bestimmten Bedingungen beispielsweise in Abhängigkeit von Konzentration, pH-Wert und Temperatur erstarren (daher der

Name Pektin von πηκτός = erstarrt). Neben den wasserlöslichen, im Zellsaft gelösten Pektinen gibt es wasserunlösliche Pektine, die als Bestandteil der Primärwand der Zellen vorkommen. Man bezeichnet sie als „Protopektine". Der Übergang vom unlöslichen Pektin in lösliches Pektin vollzieht sich physiologisch am auffallendsten bei der Fruchtreife bestimmter, zunächst harter Früchte wie Äpfel und Birnen. Von den Protopektinen zu unterscheiden sind die ebenfalls wasserunlöslichen Salze des Pektins mit mehrwertigen Metallionen. Ein solches unlösliches Salz, das Ca-Pektat, findet sich in der Mittellamelle pflanzlicher Gewebe.

Aufbau der Pektine. Als charakteristischen Baustein enthalten die Pektine D-Galakturonsäureeinheiten, die in α-1,4-glykosidischer Bindung zu Ketten angeordnet sind. Liegen alle Carboxylgruppen frei vor, spricht man von Pektinsäure; deren Salze (z. B. Ca-Salz in Mittellamellen) sind die Pektate. In den eigentlichen Pektinen sind die COOH-Gruppen in ± großem Ausmaß mit Methylalkohol verestert. Die noch freien sauren Gruppen können Salze, die Pektinate, bilden. Im unlöslichen Protopektin, dem nativen Pektin in der

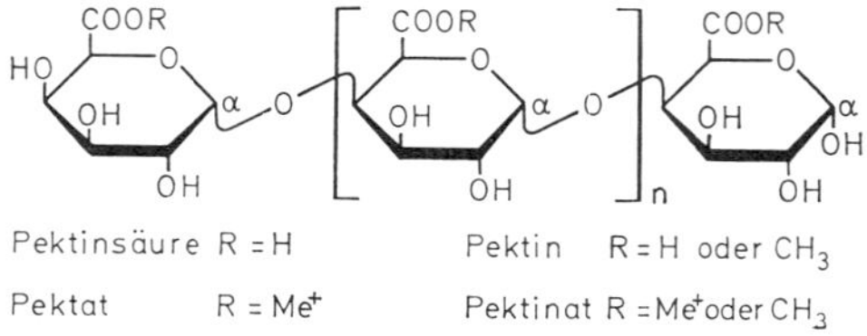

Pektinsäure R = H Pektin R = H oder CH_3

Pektat R = Me^+ Pektinat R = Me^+ oder CH_3

Pflanze, sind die Polygalakturonsäureketten noch untereinander über mehrwertige Metallionen oder Phosphorsäure vernetzt. Als Pektinstoffe bezeichnet man Gemische von Pektinen mit anderen Pflanzenstoffen, so mit Galaktanen in Samen von *Lupinus albus* und Arabanen in der Erdnuß. Eine Abtrennung von diesen Begleitstoffen ist äußerst schwierig. In einigen Pektinen, z. B. in Zuckerrübe oder Tabak, sind die OH-Gruppen an C-2 und C-3 z. T. mit Essigsäure verestert.

Durch Fermente läßt sich Pektin stufenweise abbauen. Die Pektase (Pektindemethoxylase, Pektinesterase) spaltet vom einen Ende des Fadenmoleküls an die Estergruppen der Reihe nach ab, wobei die freie Pektinsäure, bzw. deren Salze entstehen. Pektinase (Pektolase, Pektinpolygalakturonase) spaltet die glykosidischen Bindungen unter Kettenverkürzung.

Eigenschaften und Verwendung. Die auffallendste Eigenschaft der Pektine ist ihre Fähigkeit, in wäßriger Lösung vom Solzustand in den Gelzustand überzugehen, d. h. zu gelieren. Dieser Übergang ist nicht nur eine Folge des molekularen, sondern weitgehend des übermolekularen Aufbaus, wie er ähnlich in der Cellulose ausgebildet ist. Es zeigt sich dies schon darin, daß eine partielle Veresterung freier Carboxylgruppen der Pektinsäure entgegen der Erfahrung bei einfachen Carbonsäuren die Löslichkeit in Wasser erhöht (vgl. Methylcellulose S. 86). Durch die unregelmäßig eingebauten Estergruppen wird die parallele Lagerung der Fadenmoleküle gestört; gleichzeitig ist die Bildung von Nebenvalenzen sowie von Wasserstoffbrücken, also die Entstehung übermolekularer, kaum wasserlöslicher Gebilde erschwert oder gar verunmöglicht: Im Gegensatz zur praktisch wasserunlöslichen Pektinsäure sind die Pektine wasserlöslich.

Auch die Gelierfähigkeit von Pektinlösungen beruht auf der Ausbildung einer übermolekularen Struktur, eines dreidimensionalen, durch Nebenvalenzen zusammengehaltenen Gelgerüstes. Auch hier wird die Ausbildung dieser übermolekularen Struktur durch partielle Methylierung gestört: Mit steigender Zahl der Estergruppen sinkt das Geliervermögen.

Vielfach gelieren Pektine erst bei gleichzeitiger Anwesenheit von Säure (pH etwa 3—3,3) und größeren Zuckermengen. Niederveresterte Pektine benötigen dank ihrer größeren Gelierfähigkeit bedeutend weniger Zucker, oder es können sogar zuckerfreie Gele hergestellt werden, vorausgesetzt, daß Ca-Ionen vorhanden sind. Solche niederveresterten Produkte lassen sich durch Behandlung mit Säuren, Alkalien oder Enzymen gewinnen.

Die Gelierfähigkeit ist ferner abhängig vom Vorhandensein und der Stellung der freien OH-Gruppen. So ist Zuckerrübenpektin mit z. T. veresterten OH-Gruppen an C-2 und C-3 nicht gelierfähig. Alginsäure (S. 94), die im Gegensatz zum Pektin cis-ständige OH-Gruppen an diesen beiden C-Atomen besitzt, hat eine viel geringere Gelierungstendenz. Steigende Kettenlänge erhöht die Festigkeit der Gele.

Pektin dient (bei Kindern etwa in Form frischer geriebener Äpfel oder entsprechender Präparate) zur Behandlung von Störungen des Verdauungstraktes (Diarrhöe und Gastroenteritis), wo es entgiftend wirkt und zudem einen allzuweit gehenden Wasserverlust des Körpers verhindert. Ferner verwendet man Pektin bei Reizzuständen und Läsionen (Gastritis, Ulcus). Es soll den Mucus, der normalerweise die Schleimhäute überzieht, ersetzen und seine Neubildung anregen sowie die Ausscheidung von Pepsinogen vermindern. Zur Wundbehandlung wird eine 2%ige sterile Lösung verwendet. Pektin verringert die Blutungszeit und beschleunigt die Koagulation des Blutes. Bei oraler und parenteraler Gabe verzögert Pektin die Ausscheidung anderer Stoffe, wie etwa Ascorbinsäure, Penicillin, Insulin usw. Doch ist dabei die Thrombosegefahr nicht zu vergessen. In der Pharmazie wie in der Nahrungsmittelindustrie dient Pektin als Verdickungs- und Emulgiermittel.

Die Anwesenheit von Pektinen kann aber auch störend wirken, so bei der Verarbeitung von pektinreichen Fruchtsäften (z. B. von Himbeeren und Johannisbeeren). Die Pektine müssen daher abgebaut werden (am einfachsten fermentativ). In den Früchten ist meist genügend Pektase vorhanden. Unter ihrem Einfluß entsteht die unlösliche Pektinsäure. Sie erschwert aber das Auspressen des Saftes und macht ein Filtrieren unmöglich. Durch Hefen kann Pektin zwar, wenn auch nur langsam, weiter abgebaut werden. Schneller geht dies durch Zusatz von Pektinasepräparaten, die eine Saftklärung in 1—2 Tagen erlauben. Die so behandelten Säfte haben aber ein von den durch Hefe vergorenen Säften etwas abweichendes Aroma.

Polysacchariddrogen der Meeresalgen

Die Algen sind morphologisch außerordentlich verschieden: Mikroskopisch klein sind die 10000 Arten umfassenden Diatomeen; eine Größe von mehreren Metern erreichen die im Meer lebenden Braun- und Rotalgen (Tange). Die Braunalge *Macrocystis pyrifera* gehört mit ihren Wedeln von bis zu hundert und mehr Metern Länge sogar zu den größten Pflanzen der Erde. Braun- und Rotalgen sind sehr weit verbreitet; man hat geschätzt, daß durch ihre photosynthetische Aktivität im Jahr ungefähr 10^{11} Tonnen Kohlenstoff gebunden werden, ebensoviel als durch alle Landpflanzen der Erde zusammen! Als Wasserpflanzen benötigen die Algen nicht starre, festigende Elemente. Sie müssen vielmehr leicht beweglich bleiben und verzichten daher auf einen Aufbau der Zellwände, wie er für Landpflanzen charakteristisch ist (Cellulose, Hemicellulosen und Lignin). Viele Algen besitzen zwar als Gerüstsubstanz ihrer Zellwände Cellulose, wenn auch in relativ bescheidenem Ausmaß. Demgegenüber treten aber Schleimstoffe in und zwischen den Zellwänden quantitativ sehr stark in den Vordergrund.

Die Polysaccharide der Algen enthalten wie jene der höheren Pflanzen D-Glucose, D-Mannose und D-Galaktose, daneben aber ganz spezifische Bausteine wie etwa L-Galaktose, ihr 3,6-Anhydrid, D-Mannuron- und L-Guluronsäure. Im übrigen wechselt die Zusammensetzung der Algen nicht nur je nach Spezies und Entwicklungsstadium, sondern ist auch abhängig von Jahreszeit, Standort und Tiefe unter Wasser und Zusammensetzung des Meerwassers. So kennt man für Braunalgen untenstehende Zahlen. Ferner enthalten sie Begleitstoffe wie Proteine, Aminosäuren, Sterine, Farbstoffe usw.

Alginsäure	15—40%	Fucoidin	5—40%
Laminarin	10—35%	Cellulose	1—10%
Mannit	5—35%	Jod etwa	0,5%

Als Nahrungsmittel sind die Algen bisher nur zum kleinsten Teil benützt, stellen aber ein riesiges Reservoir an verwertbaren Kohlenhydraten dar, das bei steigender Bevölkerungszahl der Erde immer größere Bedeutung erlangen wird. An pharmazeutisch wichtigen Produkten liefern die Rotalgen Agar und Carrageen, die Braunalgen Stipites laminariae, Fucoidin und Alginsäure. Die Schleimstoffe bilden wichtige Hilfsmittel auch in der Lebensmittelindustrie und in der Technik.

a) Agar

Als Agar Ph. Helv. VI bezeichnet man die Gallerte, die man durch Auskochen verschiedener Rotalgen erhält; in den Handel gelangt Agar möglichst befreit von Wasser und Salzen. Das erreicht man durch Ausfrieren und Trocknen. Agarliefernde Algen sind Vertreter der Rhodophyta (Rhodophyceae) und zwar der Klasse der Florideae (Unterklasse Florideophycidae). Sie gehören vor allem zur Gattung *Gelidium* (Gelidiaceae); aber auch *Acanthopeltis* und *Pterocladia* der gleichen Familie, *Eucheuma* (Solieriaceae), *Ceramium* (Ceramiaceae), *Phyllophora* (Phyllophoraceae) und *Gracilaria* (Gracilariaceae) nebst einigen anderen Gattungen dienen zur Agargewinnung.

Gelidium amansii, als wichtigster Agarlieferant, ist eine zarte, fiedrig verzweigte, bis 25 cm lange Pflanze, die — an Felsen fest verwachsen — in Tiefen bis zu 30 m gedeiht.

Agar ist Bestandteil der Zellwände (Mittellamelle), er löst sich in heißem Wasser, jedoch nicht in kaltem; daher erstarrt eine heiße Lösung beim Abkühlen zu einem steifen Gel (selbst wenn das Polysaccharid in Konzentrationen unter 1% enthalten ist). Dieses Agargel läßt sich durch Ausfrieren und Wiederauftauen trocknen, um beim Auflösen in Wasser erneut wieder das ursprüngliche Gel zu liefern. Darauf beruht die Methode seiner Gewinnung.

Die Algen werden besonders in den Monaten April bis September mit der Hand oder mittels Spezialrechen losgerissen. Man breitet sie am Ufer aus, wo sie, von Zeit zu Zeit mit Wasser befeuchtet, allmählich ausbleichen. Das getrocknete Rohprodukt gelangt nunmehr in die eigentlichen Produktionsgebiete im Innern des Landes; hier werden die Algen zunächst mit Süßwasser gewaschen und von anhaftenden Verunreinigungen befreit. Dann breitet man sie auf Bambusmatten aus und bleicht unter ständigem Feuchthalten mit Süßwasser nochmals aus. Nach dem Trocknen werden die Rohalgen gebündelt und bis zur Aufarbeitung gespeichert. Zur eigentlichen Agargewinnung, die nur während der Wintermonate Dezember bis März möglich ist, kocht man die Algen in Bottichen mit Wasser aus; dies dauert mehrere Stunden. Um Eiweißstoffe auszufällen, kocht man schließlich noch einmal kurz unter Zusatz von Essig- oder Schwefelsäure. Man filtriert durch Leinentücher und gießt die Lösung in Holztröge von etwa 60 cm Länge, 30 cm Breite und 10 cm Tiefe, wo sie zu einer Gallerte erstarrt. Diese Gallerte wird der Länge nach in etwa 10 cm breite Stücke zerschnitten. Die einzelnen Barren gibt man in passende Holzbehälter, die an einem Ende mit einem Sieb verschlossen sind und preßt von der anderen Seite her die Gallerte durch das Sieb, so daß — je nach Form der einzelnen Sieböffnungen — Bänder oder Fäden entstehen. Diese Bündel legt man, so wie sie entstehen, über Nacht auf Matten ins Freie, wo sie gefrieren. Das Wasser trennt sich in Form von Eiskristallen vom wasserarmen Gel und tropft beim Auftauen am nächsten Tag mit den darin gelösten Salzen ab. Nach mehrmaligem Gefrieren und Auftauen bleibt der eigentliche Agar in Form einer lockeren Masse zurück. Dieses Verfahren benötigt ganz bestimmte klimatische Bedingungen mit abruptem Wechsel von kalt und warm, wie sie in einigen Gegenden Japans und Koreas während der Wintermonate vorkommen. Während man in Japan auch heute noch größtenteils nach diesem Verfahren arbeitet, ist das Verfahren der Agarbereitung in Amerika und Europa weitgehend mechanisiert: Entfärbt und gereinigt wird der Auszug durch Kohle und durch Filtrieren in Filterpressen, die Gallerte wird künstlich zum Einfrieren gebracht. Die heute auf dem Weltmarkt befindlichen Agar-Sorten sind recht unterschiedlich; das hängt einesteils mit der unterschiedlichen Herstellung zusammen, andererseits werden verschiedenartige Stammpflanzen zur Gewinnung herangezogen, so neuerdings auch *Chondrus-* und *Gigartina*-Arten, die Stammpflanzen des Carrageen.

Agar des Handels ist keine einheitliche Verbindung. Neben Wasser, Asche, N-haltigen Stoffen, Spuren von Fett und Rohfasern macht die Kohlenhydratfraktion den überwiegenden Anteil von über 90% des getrockneten Produktes aus. Im Gegensatz zu früheren Ansichten ist auch diese Fraktion nicht einheitlich und ändert sich zudem je nach dem zur Agargewinnung verwendeten Ausgangsprodukt. Sie enthält mindestens zwei Bestandteile: Agarose und Agaropektin. Agarose ist kettenförmig aus Agarobioseeinheiten aufgebaut. Die Agarobiose ist

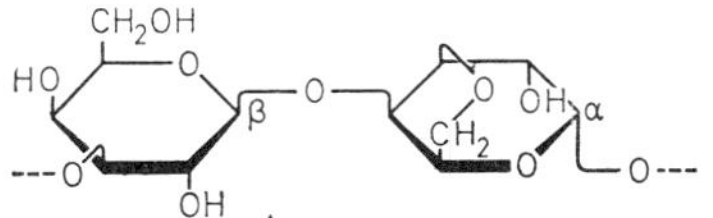

Agarose

ein Disaccharid aus D-Galaktose und 3,6-Anhydro-L-Galaktose. Agaropektin ist komplizierter gebaut. Es besteht aus D-Galaktoseresten, mit Schwefelsäure, Brenztraubensäure und Uronsäuren, die dem Agaropektin saure Eigenschaften verleihen. Es liegt denn auch in der Natur als Salz vor. Der Sulfatgehalt des Agars ist wesentlich kleiner als jener des Carrageens (s. unten).

Verwendung. Agar quillt im Darm auf, macht den Darminhalt voluminös und schlüpfrig, gilt daher als ein mildes Laxans. Die Ph. Helv. VI verlangt einen Quellungsfaktor von mind. 20. In der Galenik dient Agar zur Herstellung von Suppositorien, Vaginalkugeln und Emulsionen; in der Bakteriologie spielen Agar-Nährböden eine große Rolle. Agar, wie auch Carrageen, hemmen die Entwicklung von Viren. Man führt diese Eigenschaft auf den Galaktananteil ihrer Polysaccharide zurück.

b) Carrageen

Carrageen Ph. Helv. VI, das Irländische Moos, stellt den getrockneten Thallus von *Chondrus crispus* oder *Gigartina mamillosa* dar mit einem Quellungsfaktor von mind. 12. Bei den Stammpflanzen handelt es sich um 10—15 cm große, reich verzweigte Rotalgen. Sie finden sich an den Atlantikküsten von Europa und Nordamerika in der Zone unmittelbar unter dem Ebbespiegel. Zur Zeit der Ebbe werden die Pflanzen abgeschnitten oder man sammelt die an den Strand geworfenen Pflanzen. Dann werden sie von Verunreinigungen befreit, z. T. auch mit Süßwasser gewaschen und an der Sonne unter zeitweiligem Befeuchten gebleicht. Außer Kohlenhydraten enthält die Droge noch etwa 7% N-haltige Substanz und kleine Mengen von Jod und Brom.

Die Kohlenhydratfraktion des Carrageens ist, wie jene des Agars, aus mehreren (mindestens fünf) Polysacchariden aufgebaut. Hauptkomponenten sind $\varkappa$- und λ-Carrageenin. Beide Stoffe sind strukturell miteinander verwandt. $\varkappa$-Carrageenin zeigt sehr ähnlichen Bau wie Agarose. Es besteht gleichfalls aus zu Ketten vereinigter Galaktose und 3,6-Anhydrogalaktose, bei $\varkappa$-Carrageenin aber in beiden Fällen der D-Reihe angehörend und z. T. mit Schwefelsäure verestert. $\varkappa$-Carrageenin enthält einen höheren Anteil an D-Galaktose-4-sulfat als λ-Carrageenin. λ-Carrageenin seinerseits führt 1,4-gebundene D-Galaktose-2,6-disulfat-Einheiten anstelle der 3,6-Anhydro-D-Galaktose des $\varkappa$-Carrageenins (D. A. Rees, 1963). In beiden Fällen sind die sauren Sulfatgruppen an Calcium gebunden.

Verwendung. Carrageen wird als reizmilderndes Mittel Hustentees zugesetzt. Es wirkt ferner leicht laxierend. Ähnlich wie Heparin soll Carrageenin im Magen die Wirkung überschüssigen Pepsins hemmen, das oft für die Ulcus-Genese verantwortlich gemacht wird. Man schreibt ihm daher eine günstige Wirkung gegen Magengeschwüre zu. Carrageen dient in der pharmazeutischen Technik und Nahrungsmittelindustrie zur Herstellung von Gelen und Emulsionen.

c) *Alginsäure, Laminarin, Fucoidin; Stip. laminariae*

Die wichtigsten Polysaccharide der Braunalgen sind Alginsäure, Laminarin und Fucoidin, worunter vor allem die erste Substanz auch technische Bedeutung erlangt hat.

Alginsäure. Die charakteristischste Schleimsubstanz der Interzellularen bei Braunalgen ist die Alginsäure. Sie kann aus den verschiedensten Braunalgen gewonnen werden, wie *Ascophyllum*-, *Laminaria*- und *Fucus*-Arten. Wegen ihrer riesigen Ausmaße wird in Amerika *Macrocystis pyrifera* als Ausgangsmaterial verwendet. Aus dem zerkleinerten Material entfernt man mit verdünnter Säure Laminarin und Fucoidin (s. unten), gleichzeitig aber auch andere wasserlösliche Stoffe wie Salze und Mannit. Dann wird mit heißer Sodalösung die Alginsäure als Natriumsalz extrahiert und von unlöslichen Bestandteilen befreit. Durch Zusatz von Schwefelsäure kann die freie — in Wasser unlösliche — Alginsäure als solche oder mit $CaCl_2$ als ebenfalls unlösliches Ca-Alginat erhalten werden.

Alginsäure ist aus D-Mannuronsäure in 1,4-β-glykosidischer Bindung aufgebaut, ist also sehr nahe mit Pektin verwandt. Sie enthält außerdem L-Polyguluronsäure in je nach Herkunft wechselnder Menge. Das Mol.-Gewicht erreicht Werte von 190000. Ein Abbau findet aber bereits schon bei der Isolierung sowie beim längeren Erwärmen von Alginaten über 50°, oder in stark alkalischem Milieu statt.

Freie Alginsäure quillt in Wasser stark auf, ohne sich zu lösen. Na-, K-, Mg-, NH_4-Salze sind dagegen wasserlöslich. Die Lösungen sind hochviskös, ohne aber —

bei nicht zu hoher Konzentration — ein Gel zu bilden. Durch Zusatz geeigneter Mengen zwei- oder mehrwertiger Metallionen entstehen durch Bildung unlöslicher Alginate Gele. Die Viscosität der Lösungen ist abhängig vom Molekulargewicht.

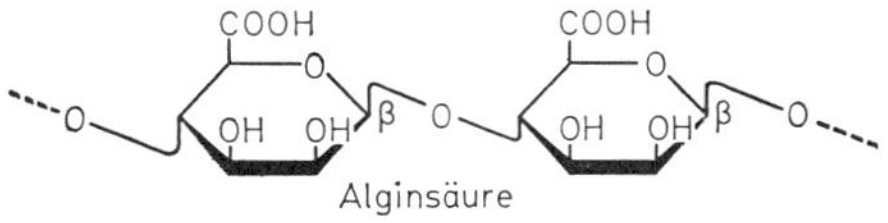

Alginsäure

Verwendung. Lösungen von Alginaten, z. B. von Natriumalginat, bilden nach dem Eintrocknen einen zusammenhängenden, abwaschbaren Film. Sie eignen sich als blutstillendes Mittel, da sich das Alginat mit dem Blutcalcium zu unlöslichem Ca-Alginat verbindet und dadurch eine die Wunde verschließende Haut bildet. Gewisse Salze, wie das Ca-Salz, lassen sich zu Fäden oder Garn bzw. gaze- oder watteähnlichen Produkten verarbeiten. Diese haben den Vorteil, daß sie vom Körper resorbiert werden. Man stellt sie durch Einpressen einer Alginatlösung in dünnem Strahl durch Düsen in eine $CaCl_2$-Lösung dar. Na-Alginat läßt sich als Laxans verwenden. Es hemmt ferner die Aufnahme von Radiostrontium aus dem Magen-Darm-Trakt, und zwar umso stärker, je höher sein Anteil an L-Guluronsäure ist. Alginsäure und Alginat dienen als Verdickungsmittel und Stabilisatoren für Salben, Gelees und Cremes, als Tablettensprengmittel, in viel größerem Ausmaß aber zum gleichen Zwecke in der Lebensmittelindustrie für Eiscremes, Mayonnaise, Marmeladen usw. sowie in der Technik.

Stip. laminariae, Laminariastifte werden aus der stengelartigen Blattbasis von *Laminaria cloustonii* (Syn. *L. hyperborea*), einer in der Brandungszone der arktischen und subarktischen Meere, z. B. an den Küsten von Schottland, Irland, Norwegen wachsenden Braunalge gedrechselt. Zur Herstellung der Quellstifte werden die bis 4 cm dicken „Stengel" auf Drehbänken von der Außenschicht (der Schleimhöhlenschicht) befreit.

Verwendung. Laminariastifte quellen infolge der in der Mittellamelle lokalisierten Polysaccharide (Alginsäure, Laminarin, Fucoidin)[1] in Wasser auf das

[1] Laminarin. Laminarin ist unter den Braunalgen vor allem reichlich in der Gattung *Laminaria* anzutreffen. Zwei Formen dieses Stoffes sind bekannt, die sich in ihrer Löslichkeit in kaltem Wasser unterscheiden: Das lösliche Laminarin aus *L. digitata* und das aus der Lösung ausfallende Laminarin von *L. cloustonii*. Beide Formen bestehen aus zu Ketten angeordneten D-Glucoseeinheiten, die miteinander 1,3- (z. T. auch 1,6-)β-glucosidisch verknüpft sind. Möglicherweise sind 1,6-glucosidisch gebundene Seitenketten in geringer Zahl vorhanden. Ein Teil der Moleküle besitzt als Kettenende einen Mannitrest. Die beiden Laminarinformen unterscheiden sich wohl durch den Anteil an 1,6-Bindungen, bzw. Seitenketten und durch den Mannitgehalt. Auch sie sind nicht einheitlich gebaut, sondern stellen Gemische sehr ähnlicher Stoffe dar. Technisch wird Laminarin durch Extraktion von *L. cloustonii* mit 1%iger Salzsäure gewonnen und stellt ein feines weißes Pulver dar. Es besitzt blutkoagulationshemmende und antilipämische Eigenschaften und dient zur Traubenzuckergewinnung sowie als Streupuderzusatz. — Fucoidin. Wegen seines Vorkommens in *Fucus*-Arten hat Fucoidin seinen Namen erhalten. Es findet sich aber auch in anderen Algen, wie etwa *Laminaria, Macrocystis* u. a. Fucoidin besteht aus L-Fucose-Einheiten, die untereinander hauptsächlich mit 1,2-α-glykosidischer Bindung verknüpft sind. Es ist durch einen besonders hohen Gehalt an Schwefelsäureestergruppen ausgezeichnet, findet sich doch durchschnittlich pro Fucoseeinheit ein Sulfatrest.

1,5- bis 2,5fache ihres Durchmessers. Sie werden daher als Quellstifte verwendet, etwa zur Erweiterung des Gebärmutterhalses, zum Offenhalten von Wunden, in Form der Hohlstifte als Drains.

Pflanzengummen

Es gibt Bäume, die nach Verletzung die Erscheinung des sog. Gummiflusses zeigen: Membran und Zellinhalt oft ansehnlicher Zellkomplexe werden verflüssigt, treten aus der Wunde aus, verfestigen sich an der Luft und verschließen dabei die Öffnung. Das erhaltene Produkt wird als Gummi und der Vorgang selber als Gummosis bezeichnet. Die Verflüssigung der Zellkomplexe wird nicht nur durch Verletzung ausgelöst, sondern kann auch ohne pathologische Ursache in Gang kommen, durch Verletzung aber intensiviert werden. Gummiartige Abscheidungen oder die Fähigkeit zur Gummenbildung lassen sich in sehr vielen Pflanzenfamilien und in den verschiedensten Pflanzenorganen finden. Allerdings ist die Gummenbildung in den meisten Fällen nicht weiter auffallend; technisch verwertbar ist sie nur bei einigen Familien, vor allem den Leguminosen und Rosaceen, aber auch bei Anacardiaceen, Combretaceen, Meliaceen und Rutaceen. Über die Ursachen der Gummenbildung ist noch relativ wenig bekannt.

Gummi besteht zumeist aus Kohlenhydraten, so Gummi arabicum und Tragant. Hie und da sind auch Terpene enthalten. Ein Gummi, das aus Kohlenhydraten und aus Terpenharzen besteht, ist die Myrrhe (s. dort).

a) Gummi arabicum

Ein typischer Vertreter der Pflanzengummen ist Arabisches Gummi DAB 7, Gummi arabicum Ph. Helv. VI. Es stellt die aus den Stämmen und Zweigen bestimmter Acacia-Arten infolge von Verwundung ausgetretene und am Stamm erhärtete Masse dar.

Die zur Familie der Leguminosae (Mimosaceae) gehörende Gattung *Acacia* umfaßt Bäume und größere oder kleinere Sträucher mit oder ohne Dornen, seltener auch Lianen. Die Laubblätter sind entweder doppelt gefiedert oder auf den verbreiterten Blattstiel reduziert. *Acacia senegal* als Hauptlieferant des arabischen Gummis findet sich im Steppengürtel vom Sudan bis gegen Westafrika. Die Stammpflanze ist ein dorniger Baum oder Strauch mit gefiederten Blättern.

Zur Gummigewinnung dienen wildwachsende oder kultivierte (Kordofan) Exemplare von *Acacia senegal*. Daneben liefern auch noch einige andere afrikanische Arten wie *A. seyal* und *A. nilotica* Gummi arabicum. Im Februar und März werden in die etwa sechsjährigen Bäumchen mit einer kleinen Axt querverlaufende Einschnitte in Stamm und Zweige gemacht und die Axt dabei so gedreht, daß die Rinde gelöst wird. Oberhalb und unterhalb des Einschnittes zieht man die Rinde so weit ab, daß das Cambium auf einer Fläche bis zu 7×90 cm freigelegt und zur Bildung neuer Rinde angeregt wird. Gleichzeitig beginnt der als Vergummung (Gummosis) bezeichnete Prozeß, der aber nur während der Trockenzeit an Bäumen auf sehr trockenem Standort in Gang kommt. Gummi scheidet sich nach außen ab und wird nach 20—30 Tagen in Form kugeliger Gebilde abgelesen, von Verunreinigungen befreit, sortiert und getrocknet; früher wurde noch an der Sonne gebleicht. Hauptproduktionsgebiet ist der Sudan; die beste Sorte stammt aus Kulturen in Kordofan.

Aber auch in Senegal werden z. T. sehr gute Sorten produziert. In Arabien wird dagegen nur sehr wenig Acacia-Gummi bereitet; es wird nicht exportiert. Die Drogenbezeichnung „Arabisches Gummi" mag vielleicht von der häufigen Verwendung durch die arabischen Ärzte oder von der Ausfuhr über arabische Häfen herrühren. Das Wort Gummi stammt von der ägyptischen Bezeichnung „kamie", die über das griechische *κόμμι* und lateinische cummi ins Deutsche übernommen worden ist. Tatsächlich war das Produkt nach ägyptischen Inschriften und Abbildungen schon zur Zeit der Pharaonen bekannt.

Inhaltsstoffe und Verwendung. Gummi arabicum besteht zur Hauptsache aus Arabinsäure, einem verzweigten Polysaccharid, das aus D-Galaktose, L-Arabinose, L-Rhamnose und D-Glucuronsäure aufgebaut ist. In der Droge liegt Arabinsäure als Salz (Arabin genannt) vor, und zwar hauptsächlich als Ca-, in geringerer Menge als K- und Mg-Salz. Zu etwa 1% soll ferner ein in Wasser quellbares, aber nicht lösliches polymeres Kohlenhydrat vorhanden sein. Neben Geweberesten, wenig N-haltiger Substanz, evtl. Spuren von Gerbstoff sind Fermente, wie Oxidasen und Peroxidasen, zu erwähnen. Wegen ihrer Unverträglichkeit gegenüber leicht oxidierbaren Arzneistoffen findet sich in den Arzneibüchern ein Präparat mit inaktivierten Fermenten. Arabisches Gummi wird als reizmilderndes Mittel bei Entzündungen der Schleimhäute (als Zusatz zu Einläufen), ferner als Rezepturhilfsmittel verwendet. In der Technik dient es als Klebe-, Binde- und Verdickungsmittel, zur Herstellung von Tusche, Aquarellfarben u. a.

Die älteste Anwendung der Gummen ist wohl die als Nahrungsmittel. Sie schmecken nicht unangenehm und etwas süß, nur selten sind sie leicht adstringierend und bitter. Auch heute noch wird Acacia-Gummi z. B. in Indien auf den Basars gehandelt als „Laddu" und in verschiedenen anderen Süßigkeiten. Auch vom europäischen Import geht etwa die Hälfte in die Süßwarenindustrie. Gummi arabicum ist als Nahrungsmittel durchaus verträglich, sofern es nicht im Übermaß genossen wird.

b) Tragacantha

Als Tragant DAB 7, Tragacantha Ph. Helv. VI bezeichnet man den aus den Stammorganen geeigneter kleinasiatischer, syrischer und persischer *Astragalus*-Arten ausgetretenen, erhärteten Schleim mit einem Quellungsfaktor von mind. 9 (Ph. Helv.). Die zu den Leguminosae (Fabaceae) gehörenden Astragalus-Arten sind dornige, niederbuschartige Pflanzen, die sich dadurch auszeichnen, daß ihr Mark verschleimt, d. h. sehr stark verdickte Zellmembranen (Schleimzellen) ausbildet. Der Vorgang setzt sich in die Markstrahlen fort. Er braucht, im Gegensatz zur Gummibildung bei *Acacia*, nicht erst durch Verwundung ausgelöst zu werden. Durch Wasseraufnahme quellen diese Schleimzellen an und üben einen starken Druck auf das umliegende Gewebe aus, so daß bei der geringsten Verletzung des Stämmchens die verschleimte Masse nach außen fließt. Je nach Art der Öffnung tritt der Schleim in verschiedenen Formen, etwa als Wurm- oder Bandtragant, aus. Gleichzeitig werden Stärkekörner mitgerissen. Sie machen etwa 1—3% der Droge aus. Zur Drogengewinnung werden im unteren Teil des Stämmchens Einschnitte gemacht, die dann zur Bildung von Bandtragant führen (von den Arzneibüchern ist nur diese Form zugelassen). Nach einigen Tagen wird der erhärtete Schleim geerntet. Die für die Tragantgewinnung wichtigsten Arten sind *Astragalus gummifer*, *A. verus* und *A. microcephalus*.

Beim Polysaccharidgemisch des Tragants unterscheidet man einen als Bassorin bezeichneten, wasserunlöslichen Anteil. Er macht 60—70% der Droge aus und quillt in Wasser bis zum Vierzigfachen unter Gelbildung auf. Der wasserlösliche Teil wird als Tragacanthin bezeichnet. Er enthält u. a. Tragantsäure und ein Arabinogalaktan. Tragantsäure besteht aus einer linearen Kette von 1,4-verknüpften α-D-Galakturonsäureresten, die Xylose-, Fucosyl-xylose- und Galaktosyl-xylose-Seitenketten trägt. Das Arabinogalaktan enthält 75% L-Arabinose-, 12% D-Galaktose- und 3% D-Galakturonsäureeinheiten neben Spuren von L-Rhamnose (G. O. ASPINALL u. L. BAILLIE, 1963). Tragant wird als Schleimdroge Gleit- und Abführmittel, zur Herstellung von Cremes, als Zusatz zu fettfreien Salben, Emulsionen, als Wasserbindemittel, als Haftmittel für Gebisse sowie in großer Menge in der Nahrungsmittelindustrie, Textilindustrie usw. verwendet.

Indischer Tragant (Sterculia- oder Karaya-Gummi). Neben arzneibuchkonformem, hochwertigem Tragant gibt es im Handel billigere, qualitativ schlechtere Sorten, daneben aber auch Ersatzmittel besonders für technische Zwecke; so den indischen Tragant von verschiedenen Sterculia-Arten, besonders *Sterculia urens*, aus der Familie der Sterculiaceae. Zu dessen Gewinnung werden in Vorderindien während der trockenen Jahreszeit von Oktober bis Januar und April bis Juni die äußeren Teile des Stammes durch einen flachen, handgroßen Schnitt entfernt. Es tritt ein dickflüssiger Schleim aus, der am Stamm zu Klumpen, Tränen oder wurmförmigen Stücken eintrocknet und eingesammelt wird. Indischer Tragant riecht schwach nach Essigsäure. Er ist im Emulgiervermögen dem Tragant deutlich unterlegen; auch geht ihm jedes Klebevermögen ab (deshalb als Haftpulver für Zahnprothesen nicht verwendbar). Seine Quellfähigkeit im alkalischen Darmsaft läßt ihn als Laxans verwenden. In der Nahrungsmittelindustrie dient er als Verdickungs- und Füllmittel. Im Gegensatz zu Tragacantha quillt indischer Tragant in 50—60%igem Spiritus auf, was seinen Nachweis erlaubt.

Kutira-Gummi. Als weiteres Ersatzmittel hat Kutira-Gummi von *Cochlospermum gossypium* (Bixaceae) Eingang gefunden. Die Stammpflanze ist ein Strauch oder kleiner Baum in trockenen Teilen des nördlichen Vorderindiens am Fuße der westlichen Himalayaberge. Kutira-Gummi wird in Indien vielfach gebraucht und von dort in zunehmendem Maße wegen seines niedrigen Preises auf unsere Märkte gebracht. Es läßt sich ähnlich wie Sterculia-Gummi verwenden, und sein Nachweis gelingt leicht wegen seines Gehaltes an Calciumoxalatdrusen.

Pflanzenschleime und Schleimdrogen

a) Allgemeines

Die Pflanzenschleime werden im Gegensatz zu den Gummen von der Pflanze im normalen Wachstumsverlauf ohne äußeren Reiz gebildet; sie sind keine Exsudate und spielen für die Pflanze eine wichtige Rolle als Reservekohlenhydrate, Wasserreserve sowie als Schutzkolloid. Nach ihrer Lokalisation im pflanzlichen Gewebe lassen sie sich in Intercellular-, Zellinhalts- und Membranschleime einteilen. Sie sind hydrophile Kolloide, z. T. in Wasser löslich unter Bildung visköser Lösungen oder Gele, z. T. quellen sie nur auf und nehmen dabei beträchtliche Mengen von Wasser in sich auf. Sie unterscheiden sich von den Hemicellulosen durch ihre Fähigkeit, mit Wasser schleimige Lösungen zu bilden und durch ihren Widerstand gegen saure Hydrolyse. Im Gegensatz zu den Gummen sind sie nicht klebend. Eine Unterscheidung auf Grund chemischer und physikalischer Eigenschaften ist jedoch kaum möglich. Nach elektronenmikroskopischen Beobachtungen sind in den bisher untersuchten Schleimen offenbar Cellulosemikrofibrillen von Primärwanddimension vorhanden.

Zu den Schleimdrogen gehören auch jene der Meeresalgen. Sie wurden aber getrennt (S. 91) besprochen, weil sie sich durch ihre Wirkstoffe und deren Lokalisation als Intercellularschleime (bei allen übrigen Schleimdrogen handelt es sich um Membranschleime) unterscheiden. Unter Schleimdrogen im weiteren Sinne versteht man ferner all jene Drogen, deren Wirkung auf der Fähigkeit beruht, mit Wasser zu quellen, Gallerten, Kleister, Brei oder mehr oder weniger visköse Flüssigkeiten zu bilden. In diesem Sinne gehören hierher auch Stärken und Mehle, Pektindrogen, Gummen usw.

Neben den hier zu besprechenden Drogen, deren Wirkung vorwiegend oder ausschließlich auf dem Schleimgehalt beruht, gibt es Drogen, die neben dem Schleim noch andere Wirkstoffe enthalten, wie Flos verbasci, oder bei denen der Schleim bloßer Begleitstoff ist, d. h. zu der therapeutischen Wirkung nicht beiträgt.

Verwendung der Schleimdrogen. Die Schleimdrogen haben fast ausschließlich eine örtliche Wirkung. Bei ihrer Verwendung muß unterschieden werden zwischen solchen mit hohem Anteil an gelbildenden Komponenten und zwischen hauptsächlich solbildenden Schleimdrogen. Vor allem die ersteren wirken durch Wasserretention und regen durch Druck auf die Darmwandung die Peristaltik an. Sie üben dann eine milde abführende Wirkung aus. Die solbildenden Schleimdrogen hüllen Haut und Schleimhäute ein und wirken reizmildernd. Dies führt bei gereizter Darmschleimhaut zu einer Dämpfung der Peristaltik und hat eine antidiarrhoische Wirkung zur Folge. Der Effekt richtet sich also nach der jeweiligen Ausgangslage des Darms und nach der verwendeten Droge.

Die reizmildernde Wirkung wird außer im Magen-Darm-Traktus auch bei katarrhalisch entzündeten Schleimhäuten und Reizzuständen der oberen Luftwege, bei reflektorisch bedingtem Reizhusten verwendet. Die Schleimdrogen schwächen den Einfluß entzündungserregender oder örtlich reizender Stoffe ab. Gleichzeitig saugen sie Sekrete auf und neutralisieren im Falle wenig oder nicht resorbierbarer Schleime die pathologischen Zersetzungsprodukte im Darm. Die reizmildernde Wirkung läßt sich ausnutzen zur oralen oder rektalen Applikation örtlich reizender Medikamente, außerdem als Hilfsmittel zur Behandlung von Vergiftungen mit stark reizenden Substanzen oder Pflanzen (z. B. Hahnenfuß). In der Kinderpraxis dienen Schleimdrogen zur diätetischen Behandlung des Erbrechens bei Säuglingen durch Erhöhung der Viscosität der Nahrung (Ceratonia). Schleime senken die Geschmacksempfindung für sauer und eignen sich daher als Geschmackskorrigens bei stark sauren Medikamenten.

Schleimdrogen werden kalt extrahiert und nicht in Form von Dekokten verwendet. Bei Samen verwendet man im allgemeinen Ganzdrogen, mit Ausnahme von Foenugraecum, dessen Samen den Schleim im Endospermgewebe enthalten. Eine Zerkleinerung kann sogar unerwünscht sein, dann nämlich, wenn andere Stoffe, so etwa Blausäureglykoside bei Semen cydoniae, in die Zubereitung gelangen würden.

Schleimdrogen sollen bei Zimmertemperatur getrocknet werden, da bei erhöhter Temperatur die Viscosität des Schleims abnimmt. Diese Regel ist aber nicht immer anwendbar. So ist z. B. bei gewöhnlicher Temperatur getrocknete Radix althaeae unansehnlich.

Wertbestimmung. Der Wert einer Schleimdroge kann durch die Bestimmung der Viscosität entsprechender Präparate erfaßt werden. Die Arzneibücher bestimmen bei einigen Drogen den Quellungsfaktor (Quellungszahl). Darunter versteht man die Anzahl ml, die 1 g Droge nach dem Quellen samt dem anhaftenden Schleim einnimmt.

Hierzu wird die Droge in einem mit eingeschliffenem Stopfen versehenen Mischzylinder, der eine vom Boden an zählende, 25 ml umfassende, mindestens in 0,2 ml unterteilte und etwa 125 mm hohe Graduierung aufweist, mit 25 ml Quellflüssigkeit, meist Wasser, gut gemischt. Die Mischung wird während einer Stunde in Zeitabständen von je 10 Minuten kräftig geschüttelt und dann während drei bzw. sechs Stunden stehengelassen. Dann liest man das Volumen der Droge samt dem anhaftenden Schleim ab.

Mikroskopischer Nachweis. Schleime lassen sich mikroskopisch oft gut durch ihre Quellung sichtbar machen, sofern diese mit Alkohol geeigneter Konzentration unter Kontrolle gehalten wird. Zur Färbung sind verschiedenste Reagenzien und Farbstoffe, wie Jodjodkali, Jodschwefelsäure, Kongorot, Safranin, Methylenblau, Rutheniumrot und viele andere vorgeschlagen worden. Je nach Zusammensetzung und übermolekularem Bau reagieren die Schleime der einzelnen Drogen aber oft sehr unterschiedlich.

b) Cydonia

Cydonia oblonga Mill. (= *Cydonia vulgaris* Persoon), die einzige Art der Gattung *Cydonia* (Rosaceae), ist von Transkaukasien bis zum südöstlichen Arabien einheimisch, heute in Kulturen über die ganze Erde verbreitet. Der Gattungsname bezieht sich wohl auf die alte Stadt Kydon auf Kreta.

Semen cydoniae (Ph. Helv. VI). Die Droge stammt vor allem aus Persien und Spanien. Die Samen sind vielfach miteinander verklebt, so wie sie zu 8—16 in den Fächern der Scheinfrüchte zu Reihen angeordnet sind. Die rotbraunen bis braunvioletten, abgeplatteten Quittenkerne erscheinen durch den eingetrockneten Schleim außen wie mit Reif beschlagen. Der Quellungsfaktor soll mindestens 12 betragen.

In der Epidermis von Semen cydoniae ist bis zu 22% Schleim lokalisiert, der vorwiegend wasserlöslich, zum kleineren Teil nur quellend ist. Er ist aus Arabinose und Xylose mit Uronsäuren (z. T. methyliert) aufgebaut. Da Semen cydoniae nur unzerkleinert als Schleimdroge verwendet werden soll, kommt dem im Embryo lokalisierten fetten Öl und dem Amygdalin keine Bedeutung zu. In der unreifen, weniger in der reifen Quitte, ist ein sehr gelierfähiges Pektin enthalten. Verwendung als Laxans und Hustenmittel. Der Schleim wird bei aufgesprungener oder entzündeter Haut, bei Rhagaden der Lippen und Brustwarzen, bei Verbrennungen und Decubitus, als Zusatz zu Hautcremes usw. verwendet.

c) Farfara

Die zu den Compositen (Asteraceen) gehörende Gattung *Tussilago*, deren sich von Tussis und agere ableitender Name auf die Verwendung als Hustenmittel hindeutet, ist monotypisch. Ihr einziger Vertreter, *Tussilago farfara*, ist über Europa, West- und Nordasien und Nordafrika verbreitet sowie in Nordamerika eingeschleppt. Ihre meist vor den Laubblättern erscheinenden gelben Blütenköpfe finden sich unter den ersten Frühlingsblüten. Die Blätter sind in der Jugend beiderseits filzig behaart, später oberseits kahl.

Huflattichblätter (DAB 7); Flos farfarae (Ph. Helv. VI). Die Blätter, weniger die Blüten, enthalten etwa 7—8% Schleim, der bei Hydrolyse Glucose,

Galaktose, Pentosen und eine Uronsäure liefert. Die Drogen werden als Expektorans verwendet. Flos farfarae soll einen Quellungsfaktor von mindestens 15 aufweisen.

Das Blütenkörbchen soll vor der Vollblüte gesammelt werden, andernfalls erscheint es weißlich gefärbt, da es sich auch nach dem Pflücken noch während einer gewissen Zeit weiterentwickelt, wobei sich der Pappus sehr stark ausdehnt.

d) Leguminosen-Schleimdrogen: Foenugraecum, Ceratonia, Cyamopsis

Etwa 60% der Leguminosen-Arten, und zwar Vertreter aller drei Unterfamilien (der Mimosoideae, der Caesalpinioideae und der Papilionatae) bzw. Familien (Mimosaceae, Caesalpiniaceae und Fabaceae), enthalten in den reifen Samen ein Schleimendosperm. Der Schleim weist in allen Fällen einen sehr ähnlichen chemischen Aufbau auf; er ist in Form sekundärer Wandverdickungen als sog. Membranschleim abgelagert. Im Gegensatz zu allen anderen bisher untersuchten Pflanzenschleimen geben Leguminosenschleime in allen Fällen den sogenannten Boraxtest, d. h. eine etwa 0,2—0,5%ige wässerige Schleimlösung geliert nach Zusatz geringer Boraxmengen. Leguminosenschleime liefern nach Hydrolyse D-Galaktose und D-Mannose. An einer Kette aus 1,4-β-glykosidisch verknüpften Mannopyranoseresten sitzen Galaktopyranoseseitenketten in 1,6-α-glykosidischer Bindung:

$$\text{----}\overset{1,4}{\text{——}}[-\beta\text{-Mannose}]_x\overset{1,4}{\text{——}}\left[\begin{array}{c}\alpha\text{-Galaktose}\\ |\;1,6\\ -\beta\text{-Mannose}-\end{array}\right]_x\overset{1,4}{\text{——}}\text{----}$$

Unterschiede zwischen den einzelnen Schleimen bestehen offenbar nur in der Länge der Mannosehauptkette und der Häufigkeit der Galaktoseseitenketten. Pharmazeutische und technische Bedeutung haben bestimmte Vertreter der Gattung *Trigonella, Cyamopsis* (Papilionatae; Fabaceae) und *Ceratonia* (Caesalpinioideae; Caesalpiniaceae).

Die über 70 Arten umfassende Gattung *Trigonella* kommt in erster Linie in den Trockengebieten um das östliche Mittelmeer vor. Nur eine einzige Art, *Trigonella monspeliaca*, findet sich in Österreich und der Schweiz sporadisch. Pharmazeutisch spielt lediglich die einjährige, 10—50 cm hohe *Trigonella foenum-graecum* (= Griechisches Heu) eine Rolle. Die Art ist im ganzen Mittelmeergebiet, darüber hinaus aber auch bis zur Ukraine, Indien und China anzutreffen. Sie zerfällt in die behaarte subsp. *gladiata* und die ± kahle subsp. *culta*. Es handelt sich um eine sehr alte Kulturpflanze, in Ägypten sogar um eine der ältesten. *Trigonella melilotus-caerulea* wird ebenfalls kultiviert und das Kraut zur Herstellung des Schabziegers verwendet, so in den Kantonen Glarus und Schwyz.

Die Gattung *Ceratonia*, von der griechischen Bezeichnung der Frucht *κεράτιον* abgeleitet, ist eine monotypische Gattung mit *Ceratonia siliqua* als einziger Art. Der etwa 5, ausnahmsweise bis 10 m hohe, breitkronige immergrüne Baum ist besonders in Arabien beheimatet, hat sich aber in Kultur im ganzen Mittelmeerraum ausgebreitet.

Cyamopsis umfaßt drei Arten, deren wichtigste, *Cyamopsis tetragonoloba*, von Afghanistan bis Indien verbreitet ist und häufig kultiviert wird. Neuerdings finden sich auch Kulturen in großem Ausmaße in USA zur Gewinnung des Schleims.

S e m e n f o e n u g r a e c i (Ph. Helv. VI). Die reifen Samen von *Trigonella foenum-graecum* L. sind flach und von meist rautenförmiger Gestalt. Die Droge stammt besonders von Kulturen in Indien und Marokko. Der Quellungsfaktor der zerkleinerten Droge muß mindestens sieben betragen. In Semen foenugraeci sind 20—30% Schleim als Schleimendosperm enthalten. Die Samen müssen also für den Gebrauch als Schleimdroge zerkleinert werden. Bei Hydrolyse liefert der Schleim D-Galaktose und D-Mannose im Verhältnis von etwa 5 : 6. Die Zucker bauen das Molekül nach dem obigen Schema auf. Im Embryo sind reichlich Proteine (20—28% der Ganzdroge) und fettes Öl (6—10% d. G.) enthalten. Ätherisches Öl mit dem typischen Bockshornkleegeruch ist nur in geringen Mengen von etwa 0,015%, Trigonellin zu 0,36%, Nicotinsäureamid zu 3,5 mg% und Cholin zu 0,05% vorhanden. Vermutlich findet sich auch Saponin.

Semen foenugraeci wird äußerlich in Form von Kataplasmen bei Furunkeln, Karbunkeln, Ulcera cruris, Drüsenschwellungen usw. verwendet. Innerlich ist die Droge (eßlöffelweise mehrmals täglich eingenommen) ein ausgezeichnetes Roborans. Der unangenehme Geruch läßt sich durch Ol. citri oder Ol. menthae verdecken. Die Anwendung bei Katarrhen der oberen Luftwege beschränkt sich auf die Volksheilkunde. Die der Droge zugeschriebenen galaktagogen Eigenschaften sollen durch einen im Unverseifbaren des fetten Öls enthaltenen, in Wasser und Alkohol unlöslichen Laktationsfaktor bedingt sein. Auch im Fett oder fetten Öl von Mais, Erdnuß, Soja u. a. sollen übrigens Stoffe mit gleicher Wirkung vorhanden sein.

Der Droge wird ferner eine Antipellagra-Wirkung zugeschrieben. Der Gehalt an Nicotinsäureamid ist allerdings sehr gering und die Frage, ob Trigonellin als Provitamin wirkt, wird unterschiedlich beantwortet. Neuerdings wird über eine blutzuckersenkende Wirkung von oral zugeführten Präparaten berichtet. Das als Träger dieser Wirkung in Betracht kommende Glucokinin konnte bisher nicht isoliert werden.

Fructus ceratoniae. Die Früchte stellen derbe, 12—20 cm lange und etwa 2—3 cm breite, gerade oder gekrümmte, dunkelbraune Hülsen mit weichem, später verhärtendem süßem Fruchtfleisch und vielen glänzend-braunen Samen dar. Der deutsche Name Karobe und die französische Bezeichnung Caroube leiten sich vom Arabischen Al-Kharob ab. Im Deutschen spricht man auch von Johannisbrot bzw. Johannisbrotbaum, weil sich Johannes der Täufer von dieser Frucht, die damals als „wilder Honig“ bezeichnet wurde, ernährte.

Die Früchte enthalten etwa 13% Invertzucker, 20% Saccharose, neben Xylose, Primverose und Ceratose, 4% Proteine, 1—2% Pektin, 2—3% Schleim, 3% Mineralstoffe, Fruchtsäuren und Stärke. Der hohe Zuckergehalt und der angenehme Geschmack lassen die Karobenfrucht als Nahrungsmittel, zur Herstellung von Fruchtsäften und vergorenen Getränken verwenden. Auf der Beobachtung fußend, daß in Spanien unter den hungernden Kindern, die Johannisbrot aßen, viel weniger häufig Verdauungsstörungen auftraten, führte Ramos 1941 die Früchte als Heilnahrung bei Ruhr, Enteritis und Dyspepsie in die Kinderpraxis ein. Sie zeigen aber auch Erfolg bei Gastritis und Gastroenteritis der Erwachsenen. Man verwendet eine 10%ige Abkochung der gemahlenen Früchte. Die Wirkung beruht auf dem Gehalt an Pektin und Schleimstoffen sowie Fruchtsäuren.

Semen ceratoniae. Die glänzendbraunen, abgeplatteten, sehr harten Samen enthalten etwa 40% wasserlöslichen Schleim als Schleimendosperm, 10% N-haltige Stoffe und 4% Pektin; Stärke fehlt.

Der Schleim läßt sich aus den zerkleinerten Samen mit heißem Wasser extrahieren und dann mit Alkohol ausfällen. Technisch wird aber anders verfahren. Nach chemischer Vorbehandlung, etwa mit kochender 4%iger Sodalösung und anschließendem Auswaschen lassen sich die Samenschalen leicht entfernen. Dann läßt man zwischen Walzen passieren, wonach das fast unzerkleinerte, sehr harte Endosperm von den pulverisierten übrigen Bestandteilen, wie Cotyledonen, getrennt wird. Dadurch erhält man das Endosperm praktisch frei von anderen Samenbestandteilen. Es besteht zu etwa 90% aus dem Polysaccharid Carubin und liefert beim Mahlen das sog. Johannisbrotkernmehl. Dieses läßt sich als solches, oder noch weiter durch Wasserextraktion und Eindampfen gereinigt, medizinisch oder technisch verwerten. Carubin ist ein Galaktomannan vom Mol.-Gew. etwa 310000 und liefert bei Hydrolyse etwa 16—20% D-Galaktose und 80—84% D-Mannose.

Johannisbrotkernmehl oder entsprechende Präparate dienen in der Kinderpraxis zur Verdickung der Nahrung und dadurch zur diätetischen Behandlung des habituellen Erbrechens bei Säuglingen, das oft seinen Grund in der Dünnflüssigkeit der Nahrung hat. Carubin wird vom Organismus abgebaut. Der Schleim kann in der Pharmazie und Technik ganz allgemein als Verdickungsmittel verwendet werden. Das Carubin dient in der Textilindustrie in großem Ausmaß zur Herstellung von Appreturen, zum Schlichten von Textilien, ferner zur Herstellung von Zeugdruckfarben, zum Verleimen von Papier usw.

Guarbohne. *Cyamopsis tetragonoloba* ist eine alte indische Kulturpflanze. Sie liefert die Guarbohne und wird heute in den USA zur Schleimgewinnung angebaut. Das Endosperm enthält bis zu 88% das Galaktomannan Guaran. Dieses kann aus den Guarbohnen ähnlich wie Carubin aus Ceratoniasamen gewonnen werden. Es ist in kaltem Wasser meistens vollständig löslich und liefert bei Hydrolyse 36% D-Galaktose und 64% D-Mannose. Das Bauprinzip entspricht jenem der übrigen Leguminosenschleime, nur weist Guaran mehr Galaktoseseitenketten auf als Carubin, was aus dem höheren Gehalt an Galaktose hervorgeht.

Infolge des sehr ähnlichen chemischen Aufbaus und Verhaltens des Guarans läßt sich die Guarbohne bzw. das Kernmehl oder Guaran ähnlich wie die entsprechenden Ceratonia-Präparate verwenden, was besonders in den USA in größerem Ausmaß geschieht.

e) *Linum*

Linum usitatissimum L. (Linaceae) ist eine der ältesten Kulturpflanzen überhaupt. Über Ursprung und Heimat scheint noch keine völlige Klarheit zu herrschen. Wahrscheinlich stammt die Pflanze vom mediterranen *Linum angustifolium* ab. Man unterscheidet verschiedene Varietäten und Formen, so den Spring- oder Klanglein mit bei der Reife aufspringender Kapsel und den hauptsächlich angebauten Schließ- oder Dreschlein. Vom letzteren gibt es einen in unseren Gebieten wenig kultivierten Winterlein und einen bevorzugten Sommerlein, den man je nach dem Samengewicht in die offizinelle forma *macrospermum* mit Tausendkorngewicht von 5,4—15 g und in die nicht pharmakopöekonforme forma *microspermum* mit Tausendkorngewicht von 3,4—5,3 g unterteilt. Weiter gibt es noch die pharmazeutisch gleichwertigen pigmenthaltigen und pigmentfreien Rassen. Je nach dem Zuchtziel unterscheidet man den zur Fasergewinnung dienenden Faserlein und den zur Samen- bzw. Ölgewinnung verwendeten Öllein. Man hat durch Kreuzung sog. Kreuzungsleine gezogen, die gleichzeitig für beide Zwecke dienen können. Pharmazeutisch verwendet werden nur die Samen bzw. das Samenöl der Pflanze. Unter den etwa 100 Arten der Gattung *Linum* hat früher noch *Linum catharticum*, der sog. Purgierlein, als Laxans eine bescheidene Rolle gespielt.

Semen lini (Ph. Helv. VI), Leinsamen (DAB 7). Die Droge enthält 3—6% in der Epidermis der Samenschale lokalisierten sauren Schleim, der bei Hydrolyse D-Galaktose, D-Galakturonsäure, D-Xylose, L-Arabinose und L-Rhamnose liefert. Die Samen sind bei Vollreife am schleimreichsten. Semen lini enthält ferner bis zu 40% fettes, trocknendes Öl, etwa 20% Eiweiß und 0,1—0,3% cyanogene Glykoside (Linamarin, Lotaustralin, s. dort), entsprechend etwa 0,01—0,03% HCN. Der Gehalt an cyanogenen Glykosiden ist unbedenklich. Zudem wird bei Verwendung von Ganzdroge oder grobem Schrot nur ein geringer Teil der Glykoside gespalten. In der Samenschale findet sich ein amorphes, hochmolekulares Glykosidgemisch noch nicht völlig bekannter Zusammensetzung. Nach der geforderten Länge lassen die Arzneibücher nur Samen der forma *macrospermum* zu, weil die kleinsamige Form oft verunreinigt ist. Leinsamen werden als Pulver äußerlich zu Kataplasmen, innerlich in Form der gequollenen Ganzdroge oder des Pulvers als mildes Laxans verwendet. Der Quellungsfaktor soll bei Ganzdroge mind. 4, bei nicht entöltem Pulver mind. 5 und bei entöltem Pulver mind. 7 betragen.

f) Malvaceenschleimdrogen: Althaea, Malva

Die Familie der Malvaceen ist mit etwa 1500 Arten besonders in den Tropen, aber auch in den gemäßigten Zonen verbreitet. Es handelt sich um Kräuter, Sträucher oder Bäume mit meist auffallenden Blüten, deren Staubgefäße zu einer Röhre verwachsen sind. In Mark und Rinde führen sie Schleimzellen, wie sie auch bei den nahe verwandten Familien der Sterculiaceae und Tiliaceae angetroffen werden. Die Epidermiszellen der Blätter enthalten oft Membranschleim. Die wirtschaftlich wichtigste Malvaceen-Gattung ist *Gossypium* (S. 84). Von anderen Arten, z. B. von *Hibiscus cannabinus*, werden die Stengelfasern verwertet. Die Gattungen *Abutilon*, *Hibiscus* u. a. liefern Zierpflanzen mit besonders auffallenden Blüten. Trotzdem sämtliche Arten Schleimzellen führen, werden nur Vertreter der beiden in Europa beheimateten Genera *Althaea* und *Malva* als Arzneipflanzen verwendet.

Der Gattungsname Althaea leitet sich vom griechischen *ἄλθομαι* heil werden, ab. Das Genus ist mit etwa 15 Arten in den gemäßigten Zonen der alten Welt vertreten. Es unterscheidet sich von anderen Gattungen durch den aus 6—9 verwachsenen Hochblättern bestehenden Außenkelch. Pharmazeutisches Interesse beansprucht die bis zu 3 m hohe, großblütige *Althaea rosea* (L.) Cav. vor allem aber *Althaea officinalis* L. Der Eibisch ist eine mehrjährige, 1—2 m hohe, behaarte Staude, die an einem kurzen, dicken Wurzelstock bis 50 cm lange, einfache oder verzweigte Wurzeln bildet. Seine Blätter sind schwach drei- bis fünflappig, beiderseits samtartig-filzig behaart. Die Blüten bestehen aus einem filzigen, grünen Kelch und fünf fast umgekehrt herzförmigen, rötlich-weißen Blumenkronblättern. Die Pflanze findet sich wild besonders auf salzhaltigen Böden (Steppen) Europas und der gemäßigten Breiten West- und Nordasiens (in der Schweiz nur verwildert). Sie liebt in der Kultur tiefgründigen, leichten Boden.

Die Gattung *Malva* umfaßt etwa 30 Arten, die im gemäßigten Europa, Asien, Nordafrika und Nordamerika beheimatet sind. Ihre Vertreter zeichnen sich durch zwei oder drei freie, am Kelchgrunde eingefügte Außenkelchblätter aus. Medizinisch werden nur *Malva neglecta* und *Malva silvestris* verwendet. Die erstgenannte ist eine einjährige oder ausdauernde, bis 45 cm hohe Pflanze mit niederliegendem oder schwach aufsteigendem Stengel, sehr lang gestielten Laubblättern und kleinen Kronblättern, die etwa doppelt so groß wie der Kelch sind. Die zweijährige bis ausdauernde Malva silvestris mit aufrechtem Stengel wird bis 120 cm hoch. Ihre Kronblätter sind etwa fünfmal länger als der Kelch. Zur Drogengewinnung wird eine andere Art bzw. Unterart, *Malva silvestris* L. subsp. *mauritiana* (L.) ASCHERSON et GRAEBNER (= *Malva mauritiana* L.) mit dekorativen rosavioletten, dunkler längsgestreiften, z. T. gefüllten Blüten angebaut. Kulturen finden sich besonders in Belgien, Nordfrankreich, Thüringen und auf dem Balkan. Malva neglecta wird nicht angebaut.

Althaea officinalis und Malva silvestris weisen in ihren oberirdischen Organen einen ähnlich hohen Schleimgehalt auf.

Rohschleimgehalt von Althaea officinalis und Malva silvestris (nach FRANZ, 1966)

	Blatt	Blüte	Blüte ohne Kelch
Althaea officinalis	9,8%	5,8%	8,3%
Malva silvestris	8,2%	6,1%	8,9%

Auch die qualitative Zusammensetzung ist sehr ähnlich, geben doch die Schleime beider Pflanzen bei der Hydrolyse Glucose, Arabinose, Rhamnose und Galaktose.

Eibischwurzel (DAB 7), Radix althaeae (Ph. Helv. VI) und Folium althaeae stammen aus europäischen Kulturen und Wildbeständen.

Die Wurzeln werden im Spätherbst gegraben. Dann lagert man sie bis zum Schälen, das sehr viel Handarbeit erfordert, in Kellern oder Erdmieten ein. Beim Schälen wird die Korkschicht und ein Teil der Rinde entfernt. Anschließend muß sofort bei etwas erhöhter Temperatur (bis etwa 40°) getrocknet werden, da die Droge sonst leicht eine gelbliche oder graue Farbe annimmt. Eine nachträgliche künstliche Aufhellung unansehnlich gewordener Droge (Schönen) ist unzulässig. Die ungeschälte Droge ist vom DAB ebenfalls für Humanzwecke, von der Ph. Helv. nur für die Veterinärmedizin zugelassen.

Der Schleimgehalt der Wurzel ist stark saisonabhängig. Den höchsten Gehalt weist die während des Spätherbsts und Winters geerntete Wurzel mit etwa 11% auf. Im Frühjahr und Sommer fällt der Gehalt auf 5—6%. Eibischwurzel ist sehr stärkereich und enthält verschiedene Oligosaccharide. Der Quellungsfaktor geschälter und ungeschälter Droge soll mindestens acht (Ph. Helv.) bzw. zehn für das grobe Pulver (DAB) betragen. Das Eibischblatt führt etwa 9—10% Schleim. Beide Drogen werden in Form des Kaltmazerats oder Sirups als Hustenmittel, das Blatt wird zusätzlich zu erweichenden Bädern und Umschlägen sowie zu Kataplasmen verwendet.

Flos und Folium malvae arboreae. Die Stockrose, Althaea rosea, trägt weiße oder rosa bis tiefdunkelrot gefärbte Blüten, die meist „gefüllt" sind. Besonders in Bauerngärten wird sie häufig als Zierpflanze gezogen. Blüte und Blatt lassen sich ebenfalls als Schleimdroge verwenden.

Malvenblüten (DAB 7), Flos und Folium malvae (Ph. Helv. VI). Offizinell sind die Blüten von Malva silvestris und M. silvestris ssp. mauritiana (Quellungsfaktor mind. 14—15). Als Fol. malvae läßt die Ph. Helv. auch die Blätter von M. neglecta zu (Quellungsfaktor mindestens sieben). Folium malvae wird besonders äußerlich als Emolliens, die Blüte weiter zu Gurgelwässern und Bädern bei Furunkeln und Geschwüren, innerlich bei Husten und als mildes Laxans verwendet.

g) Plantago; Psyllium

Die über 220 Arten der Plantaginaceae entfallen fast sämtlich auf die Gattung *Plantago* (lat. planta = Fußsohle), die über die ganze Erde verbreitet ist. Die in unseren Gebieten verbreitetsten Arten sind *P. lanceolata, maior* und *media*. Von *P. lanceolata* sind die Blätter in der Schweiz offizinell. Die ausdauernde Pflanze ist fast über ganz Europa, Nord- und Mittelasien verbreitet und durch Verschleppung jetzt fast ubiquitär. Sie besitzt in grundständiger Rosette angeordnete, im Vergleich zu P. maior und media sehr viel schmalere, lanzettliche bis lineallanzettliche Blätter. Offizinell sind ferner die Samen von *P. psyllium* L. (griechisch ψύλλα = Floh) und *P. indica* L. (= *P. arenaria*). Beide Arten sind ± rauhhaarig, besitzen lanzettliche Blätter, sind einjährig und werden im Mittel 30 cm hoch. Sie finden sich im Mittelmeergebiet auf magerem, steinigem oder sandigem Boden.

Fol. plantaginis (Ph. Helv. VI). Die Blattdroge stammt von wildwachsendem *Plantago lanceolata* L. Schleim und Gerbstoff sind in geringer Menge vorhanden. Ferner findet sich das Glykosid Aucubin (s. dort), das bei Hydrolyse sofort dunkelgefärbte Zersetzungsprodukte gibt und die Dunkelfärbung nicht sehr sorgfältig getrockneter Droge bewirkt. Saponin fehlt. Fol. plantaginis wird in Form des Tees, von Sirup und Pastillen bei Katarrhen der oberen Luftwege verwendet.

Frische Blätter von *Plantago maior* gebrauchte man früher zur Heilung von Wunden und Geschwüren. Tatsächlich zeigen Salben mit 10% Blattpulver reinigende, entzündungshemmende und epithelisierende Wirkung. Auch frische wässerige Auszüge, besonders von *P. lanceolata*, sollen wundheilende und blutstillende Eigenschaften haben.

Semen psyllii (Ph. Helv. VI). Die Droge besteht aus den reifen, getrockneten Samen von *Plantago psyllium* und *P. indica* mit Quellungsfaktor von mindestens 10. Sie stammen sowohl aus Wildbeständen in Spanien, Italien, Nordafrika wie auch aus Kulturen in Südfrankreich. Man bezeichnet sie daher auch als spanisches oder französisches Psyllium.

Die elliptisch-kahnförmigen, dunkelbraunen bis schwarzbraunen Samen zeigen auf der Bauchseite eine Längsfurche mit hellem Fleck. *P. lanceolata*-Samen, die etwa als Verfälschung in Frage kommen, sind demgegenüber gelblichbraun und haben einen dunklen Zentralfleck. Ebenfalls heller gefärbt sind die Samen von *P. sempervirens, montana* und *ovata*. Die letzteren stellen die im Handel erhältlichen Ispaghulasamen, das sog. blonde oder indische Psyllium dar. Auch die Samenschalen allein sind als stark quellende Droge mit hohem Schleimgehalt im Handel.

Semen psyllii enthält 4—10% in der Epidermis als Membranschleim lokalisierten, mit kaltem Wasser vollständig extrahierbaren Schleim, dessen chemischer Aufbau vor allem bei *Plantago indica* eingehend untersucht worden ist. Bei

1 g Samen von	quillt auf zu
P. psyllium	19,2 ml
P. indica	14,3 ml
P. ovata	10,9 ml
P. lanceolata	4,9 ml

partieller Hydrolyse liefert er 12 T. D-Xylose, 3 T. L-Arabinose, 1 T. D-Galaktose und 1 T. 2-O-α-D-Galakturonosyl-L-rhamnose. Der Schleim von *P. ovata* scheint sehr ähnlich gebaut zu sein, ist aber in geringerer Menge vorhanden, und Samen von *P. lanceolata* sind als Schleimdroge minderwertig, wie die auf S. 106 aufgeführten Mittelwerte (nach NEVA und FISCHER, 1949) zeigen.

Als mildes Laxans werden 5—15 g in Wasser gequollene Samen morgens und abends eingenommen. Ispaghula wird in Indien gegen Dysenterie und chronische Diarrhöe sowie gegen alle Formen von Darmreizung verwendet.

Anhang: Einige Polysacchariddrogen tierischen Ursprungs

Kohlenhydrate dienen dem menschlichen und tierischen Organismus nicht nur — wie die Glucose oder das Glykogen — als Reservestoffe oder Betriebssubstanz; nicht selten erfüllen sie auch wichtige physiologische Aufgaben, so als Bestandteile der Hypophysenhormone, als Schleimstoffe aus den Drüsen der Schleimhäute, als blutgerinnungshemmendes Prinzip usw. Vielfach handelt es sich dabei aber nicht um reine Polysaccharide; oft sind die Kohlenhydrate an Eiweiß gebunden. Zu den Kohlenhydrat-Eiweißverbindungen gehören die Blutgruppensubstanzen u. a. mehr. Von ähnlichem Aufbau sind ferner bestimmte Stoffe von Bakterien, die — gelangen sie in den Körper — für die immunologische Spezifität, teilweise auch für die Toxizität der Bakterien verantwortlich sind. Von den hierher gehörenden Verbindungen werden im folgenden zwei physiologisch wichtige Stoffe behandelt, das Heparin und die Hyaluronsäure.

a) Heparin

Heparin hat seinen Namen von dem Vorkommen in der Leber erhalten. Es wurde aber auch in anderen Geweben, u. a. im gesamten Bindegewebe — besonders entlang der Gefäße — gefunden. Heparin verhindert die Blutgerinnung und hat wohl die Aufgabe, im Organismus unerwünschte Blutkoagulationen zu verhindern. Beim Menschen wirkt es schon in Mengen von 0,3 mg/kg. Zur Heparingewinnung wird zerkleinertes Lungen- oder Lebergewebe bei etwa 40° autolysiert, mit Pufferlösung auf pH 9 eingestellt und Eiweiß durch Koagulation bei erhöhter Temperatur gefällt. Dann bringt man auf etwa pH 2, wobei Heparin mit anderen Stoffen ausfällt, entfernt weitere Proteine und reinigt durch fraktioniertes Umfällen, z. B. mit Aceton.

Die so gewonnenen Fraktionen stellen ein leicht wasserlösliches, etwas hygroskopisches Produkt von graubrauner Farbe dar. Heparin ist nicht eine absolut einheitliche Substanz. Zusammensetzung und Wirksamkeit wechseln zudem nach Tierart, aus der es gewonnen wurde. Es handelt sich um einen hochpolymeren Körper von stark saurer Reaktion, der im Organismus fest an Protein gebunden ist. Sein Molekül ist im wesentlichen aufgebaut aus den Bausteinen der Glucuronsäure und des Glucosamins, die z. T. mit Schwefelsäure verestert sind.

Da Heparin keine einheitliche Substanz ist, kann man sie nicht gewichtsmäßig einstellen; Heparinpräparate werden daher nach internationalen Einheiten standardisiert durch Vergleich gegen ein internationales Standardpräparat.

Heparin wird erst in Verbindung mit im Plasma vorkommenden Eiweißkörpern als Kohlenhydrat-Eiweiß-Verbindung wirksam. Seine Hauptindikationen

[CH_2OH — $COOH$ — CH_2OH — $COOH$; HO_3SO, $NH \cdot SO_3H$, OH, OH, HO_3SO, $NH \cdot SO_3H$, OH, OSO_3H]$_n$

sind die Verhinderung unerwünschter Blutkoagulationen, also die Prophylaxe und Therapie von Phlebitis, Thrombose und Embolie. Heparin wirkt schnell gerinnungshemmend, und zwar ohne nennenswerte Nebenwirkungen. Orale Gaben sind wirkungslos, daher muß es parenteral gegeben werden; dabei ist die Wirkung infolge der schnellen Ausscheidung ziemlich flüchtig, weshalb häufige Injektionen erforderlich sind. Weiter vermag Heparin im Plasma den Zerfall großmolekularer Lipoproteine in kleinere Teile zu beschleunigen. Möglicherweise ist dieser Vorgang für die günstige Wirkung bei Arteriosklerose verantwortlich. Auch bei Hypertonie hat man z. T. gute Ergebnisse erzielt.

b) Hyaluronsäure

Hyaluronsäure ist einer der wichtigsten Bestandteile der Grundsubstanz des Bindegewebes. Man kann sie aus dem Glaskörper des Auges (ὕαλος = Kristall, Glas), aus Nabelschnur oder der Synovialflüssigkeit isolieren. Ihre Bausteine sind N-Acetyl-D-glucosamin und Glucuronsäure, die nach folgendem Schema miteinander verbunden sind:

Das Mol.-Gewicht liegt um 200000—400000. Infolge der geringen Acidität ist die Hyaluronsäure im Organismus weniger fest an Protein gebunden als das Heparin.

Hyaluronsäure verhindert zusammen mit anderen Grundsubstanzen des Bindegewebes das Eindringen bzw. den Durchtritt von Flüssigkeiten oder Fremdkörpern. Beim Säugetierei verhindert sie das Eindringen der Spermien. Durch das Ferment Hyaluronidase wird sie abgebaut. Dabei verliert das Bindegewebe seine Barrierenfunktion und die Permeabilität nimmt sehr stark zu. Gifte und Keime können jetzt leicht eindringen und sich darin ausbreiten. Das Ferment ist z. B. im Schlangengift enthalten und wird auch von gewissen Bakterien gebildet. Sein Vorkommen in der Samenflüssigkeit ermöglicht erst das Eindringen der Spermien durch die Eihülle. Hyaluronidasepräparate können aus Säugetiertestikeln gewonnen werden. Stoffe mit Antihyaluronidasewirkung hemmen oder verhindern die Ausbreitung von Infektionen mit Hyaluronidase erzeugenden Bakterien. Ein Naturprodukt dieser Art stellt das in Echinacea-Arten vorhandene Glykosid Echinacosid dar (s. dort).

Literatur

Appel, W., Biekert, E.: Plasmaersatz durch hochmolekulare Stoffe. Angew. Chem. **80**, 719—725 (1968). — Deuel, H., Solms, J., Neukom, H.: Carubin und Guaran. Chimia **8**, 64—70 (1954). — Der Marderosian, A.: Marine Pharmaceuticals. J. Pharm. Sci. **58**, 1—33 (1969). — Flück, H.: La structure submicroscopique des drogues végétales et son importance pour la pharmacie. Il Farmaco Ed. prat. **21**, 169—184 (1966). — Hirst, E. L.: Polysaccharides of the Marine Algae. Proc. Chem. Soc. London **1958**, 177—187. — Hutchin-

SON, J.: Die Kulturgeschichte der Baumwolle. Endeavour **21**, 5—15 (1962). — KEMPF, W.: Stärke, Stärkederivate und Stärkenebenprodukte und ihre Bedeutung für die Pharmazie. Dtsch. Apoth. Ztg. **97**, 179—184, 210—212 (1957). — LEUTHARDT, F.: Der Stoffwechsel der Fructose. Schweiz. med. Wschr. **90**, 455—459, 487—491 (1960). — MEYER, K. H.: The Past and Present of Starch Chemistry. Experientia **8**, 405—420 (1952). — MICHEEL, F.: Chemie der Zucker und Polysaccharide. 2. Aufl. Leipzig 1956. — MOLDENKE, H. N.: Plants of the Bible. New York 1952. — NÄGELI, C.: Die Stärkekörner, Zürich 1858. — NITSCHMANN, H., STOLL, H. R.: Gelatine als Ausgangsmaterial für die Herstellung von Plasmaersatzmitteln. Pharm. Ztg. **113**, 1594—1601 (1968). — PRESTON, R. D.: Die Struktur pflanzlicher Polysaccharide. Endeavour **23**, 153—159 (1964). — QUEVEDO, T. D.: Laevulose in der Diabetes-Therapie. Arzneim.-Forsch. **8**, 402—406 (1958). — STEINEGGER, E., SPENGLER, H., ACKERMANN, W.: Prüfung von Verbandwatte aus reiner Baumwolle und mit Kunstfaserbeimischung. Pharm. Acta Helv. **35**, 459—481 (1960). — TREIBER, E.: Die Chemie der Pflanzenzellwand, Berlin/Göttingen/Heidelberg: Springer 1957.

V. Glykosiddrogen

Von E. STEINEGGER

1. Allgemeines

Unter Glykosiden versteht man eine Gruppe von Stoffen, die aus Zuckern und Nicht-Zuckern aufgebaut sind. Die Zucker liegen in der zyklischen (Ring-) form vor und sind mit dem Nicht-Zucker, auch Aglykon oder Genin genannt, über das Halbacetalhydroxyl (s. S. 66) verbunden.

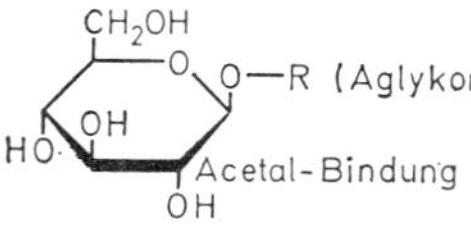

CH_2OH — O — O—R (Aglykon)
HO, OH, OH — Acetal-Bindung

Als Nicht-Zucker finden sich nicht nur Stoffe mit alkoholischem oder phenolischem Hydroxyl. Auch Thioalkohole und Amine können die glykosidische Bindung eingehen. Thioglykoside stellen die Senfölglykoside dar. Da diese Art von Glykosiden aber erst in Form der freien Senföle zur Wirkung kommt, wird sie im Kapitel „Ätherische Öle" besprochen. Von den N-Glykosiden sind die Nucleoside besonders wichtig als Bestandteile von Fermenten und Nucleinsäuren. Eine vierte Gruppe von Glykosiden stellen die C-Glykoside dar. Sie sind im Gegensatz zu den übrigen Glykosiden sehr widerstandsfähig gegen Säuren und Enzyme. Durch Oxidationsmittel wie Na_2O_2 oder $FeCl_3$ wird ihr Zuckeranteil zerstört oder mit verkürzter Kette abgespalten.

Je nach der konfigurativen Anordnung des Halbacetalhydroxyls unterscheidet man zwischen α-Glykosiden und β-Glykosiden. Die natürlich vorkommenden

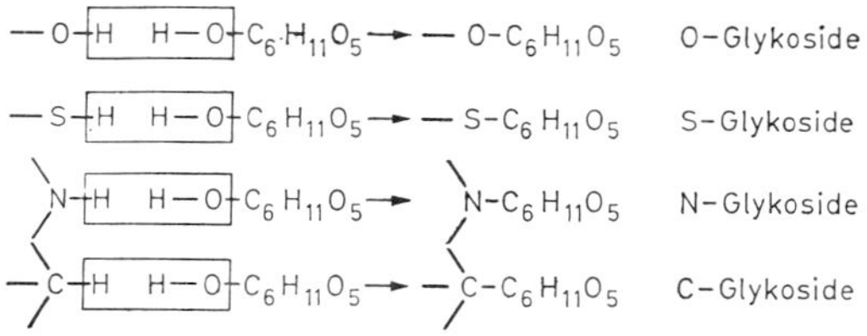

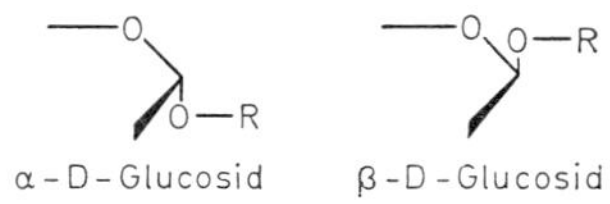

$—O—H \quad H—O—C_6H_{11}O_5 \rightarrow —O—C_6H_{11}O_5$ O-Glykoside

$—S—H \quad H—O—C_6H_{11}O_5 \rightarrow —S—C_6H_{11}O_5$ S-Glykoside

$>N—H \quad H—O—C_6H_{11}O_5 \rightarrow >N—C_6H_{11}O_5$ N-Glykoside

$—C—H \quad H—O—C_6H_{11}O_5 \rightarrow —C—C_6H_{11}O_5$ C-Glykoside

—O, O—R: α-D-Glucosid

—O, O—R: β-D-Glucosid

Glykoside (Heteroside) der D-Zucker (z. B. D-Glucose) gehören fast ausnahmslos der β-Reihe an. Ein Teil der L-Zucker (z. B. L-Rhamnose) ist überwiegend α-glykosidisch gebunden.

Acetale sind, im Gegensatz zu Äthern, empfindlich gegenüber der Einwirkung von Säuren; auch die Glykoside werden bereits durch verdünnte Mineralsäuren zerlegt:

$$\text{Glykosid} \xrightarrow[+\,H_2O]{H^+,\ \text{Ferment}} \text{Aglykon (Genin)} + \text{Zucker}$$

Als Zuckerkomponente begegnet man am häufigsten der Glucose; aber auch Galaktose Rhamnose, Arabinose und Xylose sind nicht allzu selten. Nach der chemischen Natur des Zuckeranteils unterscheidet man Glucoside, Galaktoside, Rhamnoside, Arabinoside usw. Je nach der Anzahl der Zucker im Glykosidmolekül spricht man von Mono-, Di-, Tri- oder Tetraglykosiden. Glykoside mit mehr als 3—4 Zuckern werden als Oligoside bezeichnet. Sie sind vor allem bei den Saponinen zahlreich vertreten. Die Zucker können entweder an einer einzigen oder an zwei unabhängigen Stellen des Aglykons angeheftet sein. Je nachdem spricht man von Monodesmosiden (Einkettern) oder Bisdesmosiden (Zweikettern), wobei hier als Kette auch ein einzelner Zucker angesehen wird. Die zuckerfreien Spaltstücke, die Aglykone oder Genine, sind ihrer chemischen Konstitution nach sehr heterogen: Die ganze Vielfalt von pflanzlichen Inhaltsstoffen — sofern sie Gruppen tragen, die eine glykosidische Bindung eingehen können — tritt als Geninkomponente in Erscheinung. Der chemische Aufbau dieser Aglykone wird uns das Einteilungsprinzip für die weitere Besprechung der Glykosiddrogen liefern.

Glykoside lassen sich nicht nur durch Säuren hydrolysieren, sondern auch durch bestimmte Fermente, die Glykosidasen. Die Spaltungsgeschwindigkeit hängt in erster Linie von der Konfiguration am Kohlenstoffatom C-1 ab, und man unterscheidet zwischen α-Glykosidasen und β-Glykosidasen, je nachdem sie die α- oder die β-glykosidische Bindung aufzuspalten vermögen. Derartige Enzyme kommen überall in den Pflanzen vor; besonders aktive Präparate von β-Glucosidasen gewinnt man aus süßen oder bitteren Mandeln (Emulsin), besonders aktive α-Glucosidasen aus der Hefe. Weiter spielt auch die Konfiguration an den übrigen C-Atomen eine Rolle. So vermag die β-Glucosidase der Mandeln zwar β-D-Glucoside, nicht aber β-L-Glucoside, Galaktoside oder Rhamnoside zu spalten. Ja sogar die Art der Ringbildung (pyranoide oder furanoide Form) ist entscheidend (s. z. B. Fructose). In der Natur finden sich daher viele verschiedene glykosidspaltende Fermente. Zum Beispiel enthalten zahlreiche Rhamnus-Arten ein spezifisches Enzym (Rhamnodiastase), das aus Primverosiden und Rutinosiden das intakte Disaccharid abzuspalten vermag. Fermentpräparate aus gewissen Kruziferen (Myrosinase) spalten Thioglucoside. Pilze (Aspergillus-Arten u. a.) besitzen Glykosidasen mit hoher Arabinase- und Xylanaseaktivität. Weiterhin hängt die Aktivität von Glykosidasen von der Natur des Aglykons ab.

In der lebenden Pflanze befinden sich Glykosid und spaltendes Ferment wahrscheinlich räumlich getrennt voneinander. Eine Lokalisation in besonderen, glykosidfreien Zellen ist z. B. für das Senfölglykoside spaltende Ferment Myrosinase nachgewiesen. Aber auch innerhalb einer Zelle ist eine getrennte Lagerung möglich. So findet man Enzyme im allgemeinen in den Organellen angereichert. Als besonders fermentreich gelten die Lysosomen (Cytosomen, Sphärosomen). Der Zellsaft der Vakuolen ist in der Regel praktisch frei von Fermenten. Gerade hier können die wasserlöslichen Glykoside deponiert werden. Eine räumlich so nahe Lagerung von Ferment und Glykosid hat zur Folge, daß schon beim Welken der Kontakt stattfinden kann. Anders bei einer Lokalisation in getrennten Zellen. Hier ist ein Kontakt erst beim Verlust der Semipermeabilität im Verlaufe des Absterbens der Zellen möglich. Eine Glykosidspaltung ist teils erwünscht (z. B. bei den Senfölglykosiden), teils ist sie unerwünscht (z. B. bei den Anthraglykosiden). Da die Fermentaktivität die Anwesenheit von Wasser voraussetzt, ist sachgemäßes Trocknen und Aufbewahren bei Glykosiddrogen sehr wichtig.

Verfolgen wir die Verbreitung der Glykoside im Pflanzenreich, so zeigt sich, daß Glykoside ubiquitär verbreitet sind; d. h. mit ihrem Vorkommen kann in jeder Pflanzenspezies gerechnet werden. Im Tierreich kommen hingegen

Glykoside selten vor. Engen wir unsere Frage nach der Verbreitung aber ein, indem wir die unterschiedliche Konstitution der Aglykone berücksichtigen und nach dem Vorkommen bestimmter Glykosidtypen fragen, dann zeigen sich gelegentlich Beschränkungen im Vorkommen auf ganz bestimmte Pflanzenfamilien: Senfölglykoside finden wir bevorzugt bei den Kruziferen (aber auch schon in höheren Pilzen sind Senföle nachgewiesen worden!), Blausäureglykoside besonders reichlich bei den Rosaceae usw.

Ein und dieselbe Pflanze kann Glykoside mehrerer Aglykontypen nebeneinander enthalten. Beispielsweise finden sich in *Digitalis purpurea* neben herzwirksamen Glykosiden auch noch Flavon- und Saponin-Glykoside. Diese Stoffe können in jedem Einzelorgan der Pflanze (Wurzel, Sproß, Blüte, Frucht) abgelagert und gespeichert werden, doch finden sie sich vielfach in einem der Organe in höheren Konzentrationen angereichert. So enthalten die Blütenknospen von *Sophora japonica* bis 30% Flavonoide. Zwischen den einzelnen Organen bestehen in der Glykosidführung aber nicht nur quantitative Unterschiede, sondern auch qualitative Unterschiede können stark ausgeprägt sein.

Die Frage nach der Bedeutung für die Pflanze zerfällt in zwei Teilfragen: in die nach der Rolle der Aglykonkomponente im Stoffwechsel der Pflanze und in die nach der Bedeutung der Glykosidierungs-Reaktion. Ob den Aglykonen eine Funktion im Stoffwechselgeschehen der Pflanze zukommt, läßt sich bei der Heterogenität dieser Pflanzenstoffe nicht allgemein beantworten. Zu der Frage nach dem Grunde für die Festlegung der einmal gebildeten Aglykone durch Glykosidierung wurden einige hypothetische Vorstellungen entwickelt; als wichtigste Hypothese vermutet man, daß die Verknüpfung der Alkohole und Phenole mit Zuckern das biologische Mittel ist, um die im Lipoidraum (Plasma) der Zelle gebildeten, teilweise oberflächenaktiven oder toxischen Stoffe in die Vakuolen ausscheiden und mit dem Saftstrom verschieben zu können, was sich schematisch folgendermaßen ausdrücken läßt:

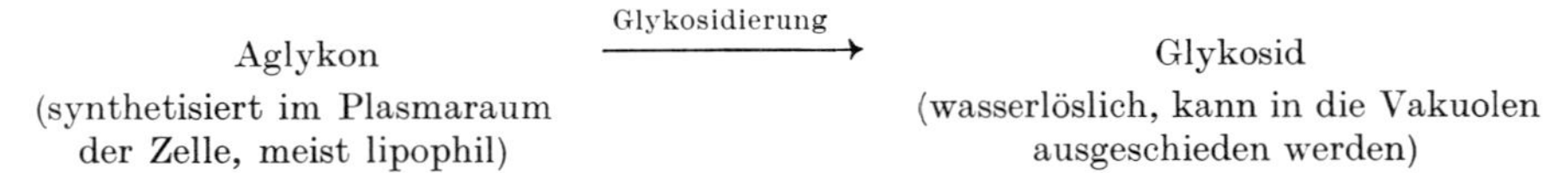

Demnach kann man die Glykosidierung auch auffassen als eine Art „Entgiftungsmechanismus" pflanzlicher Organismen, vergleichbar der Festlegung toxischer Phenole im tierischen Organismus durch deren Bindung an Glucuronsäure. Für diese Auffassung lassen sich experimentelle Ergebnisse heranziehen: Führt man Pflanzen Phenole wie Hydrochinon oder Resorcin zu, so werden sie in die entsprechenden Glykoside übergeführt.[1]

Glykoside und Glykosiddrogen finden in sehr verschiedener Weise Anwendung in der Therapie: Bei der Heterogenität der chemischen Konstitution der Aglykone ist eine einheitliche Wirkung auch gar nicht zu erwarten. Vielfach ist für die Wirkung im tierischen oder menschlichen Organismus der aglykonische Anteil verantwortlich, und durch dessen Bindung an Zucker wird die Wirkung lediglich modifiziert. Dieses Modifizieren beruht auf einer Änderung in der Löslichkeit

---

[1] Nach PRIDHAM (1964) sind hierzu aber offenbar nur die Cormophyten, nicht jedoch die Thallophyten befähigt. Es scheint hier ein gewisser Zusammenhang mit der Fähigkeit zur Verholzung zu bestehen, an der ebenfalls Phenolglykoside beteiligt sind.

und im Verteilungskoeffizienten, wodurch indirekt enterale Resorption und Haftfestigkeit an bestimmten Organen und Eliminationsgeschwindigkeit beeinflußt werden. So sind beispielsweise die sog. genuinen Digitalisglykoside als Tetraglykoside gut wasserlöslich, weshalb sie oral appliziert nur in geringem Maße resorbiert werden; daher zeigen die Tri- und Diglykoside, die lipophiler und für passive Resorption besser geeignet sind, bei Zufuhr per os eine beträchtlich größere Wirkung. Bei den Anthrachinonglykosiden (s. S. 156) liegt der Fall insofern umgekehrt, als die Glykoside zum Vergleich mit den Aglykonen um so eher an den Ort der Wirkung, d. h. in den Dickdarm gelangen, je größer ihre Löslichkeit in Wasser und je geringer ihre Resorptionsrate in Magen und Dünndarm ist.

Wir sahen im vorhergehenden, daß die Glykosidierung die Wirkung der Aglykonkomponente lediglich modifiziert. Es gibt daneben aber zwei weitere Fälle, die man gedanklich vom ersten Fall abtrennen kann, wenn auch bei genauer Betrachtung vermutlich fließende Übergänge bestehen. Es handelt sich einmal darum, daß das Glykosid unwirksam ist und daß eine Wirkung erst auftritt, nachdem das Aglykon in Freiheit gesetzt ist. Senföle wirken lokalreizend, deren glykosidische Vorstufen nicht; bei den Blausäureglykosiden tritt die Toxizität erst nach Freisetzen von Zyanwasserstoff in Erscheinung; und bei den Duftstoffen vom glykosidischen Typus (z. B. Cumarinsäureglucosid siehe S. 131) tritt der Geruch erst nach Glykosidspaltung auf.

Und schließlich die dritte Möglichkeit: Die Wirkung ist ausschließlich an das glykosidische Gesamtmolekül geknüpft, während weder Aglykon noch Zucker für sich wirksam sind. Diesem Fall begegnet man häufig bei Bitterstoffglykosiden, wo weder Aglykon noch Zucker bitteren Geschmack aufweisen. Auch bei bestimmten Antibiotika, die Zucker als Bausteine enthalten, ist die glykosidische Bindung für die Wirkung wesentlich (so bei den Makroliden, im Trehalosamin, im Streptomycin, Puromycin u. a. m.).

Literatur

McIlroy, R. J.: The Plant Glycosides, London 1951. — Pigman, W. W.: Chemistry of the Carbohydrates New York 1948. — Wichtl, M.: Wirkstoffänderung bei der Drogenbereitung (Trocknung der Arzneipflanzen). Pharmazie **25**, 692—698 (1970).

2. Drogen mit einfachen Phenolglykosiden und mit Lignanen

Unter der Bezeichnung einfache Phenolglykoside sind Glykoside zu verstehen, deren Aglykone sich vom Grundkörper der Reihe, dem Phenol, durch Substituenten einfacherer Art ableiten. Ferner sollen in diesem Kapitel auch noch das Lignin und die Wirkstoffgruppe der Lignane zur Sprache kommen, die sich vom Coniferylalkohol und anderen Phenylpropanderivaten ableiten.

Über 100 verschiedene Phenole wurden bisher als Bestandteile von Pflanzen isoliert. Unter ihnen befindet sich auch das Phenol selbst, das in der Weidenrinde, in grünen Teeblättern, in geringer Menge als Bestandteil einiger ätherischer Öle (Sproß der Johannisbeere, *Ruta montana*, *Artemisia annua* u. a.) vorkommt. Die Mehrzahl der bisher isolierten einfachen Phenole wurde nur in freier Form gewonnen — besonders häufig als Bestandteil ätherischer Öle — und es ist nicht bekannt, ob auch diese Phenole genuin in glykosidischer Bindung in der Pflanze vorliegen. Im folgenden Abschnitt werden in erster Linie glykosidische Phenole behandelt, die als Wirkstoffe von Drogen eine Rolle spielen: Arbutin, Salicylglykoside, Vanilleglykoside

u. a. Anhangsweise werden aber auch einige nichtglykosidische Phenole behandelt, soweit sie an anderer Stelle keine Berücksichtigung finden. Eines dieser Phenole, der Coniferylalkohol, ist Ausgangsstoff der Ligninbildung, die in diesem Zusammenhang besprochen werden soll. Die Coniferylalkoholmoleküle verbinden sich auf verschiedene Weise zum Lignin. Eine dieser Arten führt zu Stoffen, die, in Anlehnung an das Wort Lignin, als Lignane bezeichnet werden.

Nach der Definition von HAWORTH (1941) sind Lignane Stoffe, die man sich formal abgeleitet denken kann durch Verknüpfung zweier C_6—C_3-Körper (Phenylpropanderivate) über das β-C-Atom der C_3-Seitenkette. Je nach der Art der weiteren Ringbildung entstehen Stoffe mit verschiedenem Grundskelett:

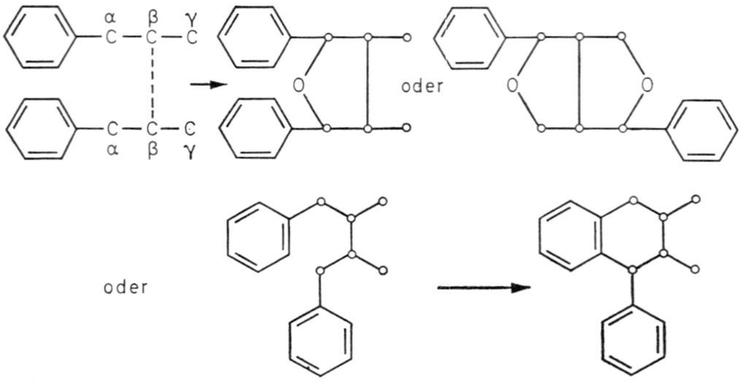

Lignane wurden nicht nur in Hölzern aufgefunden, sondern sehr häufig als Bestandteil pflanzlicher Harze entdeckt: Man ist geneigt anzunehmen, daß sie hier einem ähnlichen Mechanismus ihre Entstehung verdanken wie das Coniferylbenzoat im Benzoeharz, nämlich als Seitenweg der Ligninbildung. Weil sich die Lignifizierung nicht auf die Zellwände des Holzes allein beschränkt, sondern auch in den Steinzellen von Früchten, Bast, Kork usw. stattfindet, kann es nicht überraschen, Lignane außer im Holz auch in andern Pflanzenorganen anzutreffen: in Blättern, Früchten, Wurzeln usw. Aus der Vielzahl der hierher gehörenden Naturstoffe sind von pharmakognostischem Interesse lediglich die Inhaltsstoffe der Zygophyllaceenharze, die Wirkstoffe der Podophyllum-Arten und das Cubebin.

Uva ursi — Arbutin

Bärentraubenblätter (DAB 7), Fol. uvae-ursi (Ph. Helv. VI) von *Arctostaphylos uva-ursi* (L.) SPRENG., sind erst im Mittelalter als Arzneimittel verwendet worden. Die Droge scheint der Volksmedizin der nordeuropäischen Völker zu entstammen. Die Pflanze ist ein kleiner, immergrüner Zwergstrauch, der in Nord- und Mitteleuropa, in Asien und in Nordamerika verbreitet ist. Die Pflanze hat ein reich verzweigtes Wurzel- und Sproßsystem und bildet daher kleine Polster. Arctostaphylos uva-ursi bevorzugt sandige Böden, steigt in nördlichen Gegenden bis weit in die Täler hinab, während im Süden Gebirgsgegenden mit höheren Lagen bevorzugt werden. Entsprechend der weiten geographischen Verbreitung existieren von der Pflanze mehrere morphologische Rassen, denen chemische Merkmale korreliert sein dürften: Insbesondere betreffen sie auch einen unterschiedlichen Gehalt an Arbutin und Methylarbutin. Die Droge stammt ausschließlich aus Wildvorkommen.

Taxonomische Einordnung. *Arctostaphylos uva-ursi* gehört zur Familie der Ericaceae. Die Familie umfaßt 99 Gattungen mit etwa 1350 Arten. Die pharmakognostisch wichtigen

Gattungen sind *Vaccinium*, *Erica*, *Gaultheria*, *Arctostaphylos* und *Ledum*. Als Zierpflanzen sind die Azaleen, dann *Rhododendron* und *Kalmia* bekannt. Die meisten Ericaceen sind immergrüne Halbsträucher (*Erica*, *Arctostaphylos*) oder Sträucher (*Rhododendron*), seltener kleine Bäume (*Arbutus unedo*). Ericaceen sind über die ganze Erde bis in den hohen Norden hin verbreitet, doch gehört die Mehrzahl der Arten dem südlichen Afrika an. Bei vielen Ericaceen fallen die ledrigen, grünen Blätter mit oft zurückgebogenem Rand auf; daneben gibt es mehrere parasitische und saprophytisch lebende Arten, die durch Chlorophyllarmut abstechen. Die Ericaceen sind reich an Gerbstoffen der Catechinreihe und reich an Flavonen. Weit verbreitet sind weiterhin in der Familie Glykoside mit einem einfachen aromatischen Aglykon, insbesondere Arbutin und Phloridzin. Ein typischer Inhaltsstoff vieler Ericaceen, besonders ausländischer Arten, ist das giftige Andromedotoxin (s. dort). Alkaloide, einfache Terpene oder ätherische Öle kommen in der Familie nicht vor. Häufig sind hingegen höhere Terpene, insbesondere Triterpensäuren (z. B. die Ursolsäure).

Inhaltsstoffe. Pharmazeutisch bedeutsamster Bestandteil ist das Arbutin. Es findet sich in der Droge in Mengen von 5—11% und wurde daraus erstmals 1852 von KAWALIER isoliert. Das neue Glykosid erhielt seinen Namen nach der damals gültigen Bezeichnung für die Stammpflanze: *Arbutus uva-ursi* (L.) oder *Arbutus officinalis* (WIMM.). Bei Hydrolyse mittels Emulsin oder Säuren zerfällt Arbutin in Hydrochinon und D-Glucose.

Als Begleitstoff des Arbutins, allerdings in wechselnden Mengenverhältnissen, findet sich das Methylarbutin.

Glucosid —β— O —⟨C₆H₄⟩— OH   Glucosid —β— O —⟨C₆H₄⟩— OCH_3

Arbutin   Methylarbutin

Als freies Phenol ist Arbutin — im Gegensatz zum Methylarbutin — leicht oxidabel, wobei unter dem Einfluß oxidierender Pflanzenfermente schwarz gefärbte Oxidationsprodukte entstehen. Rasch in Gang kommt die Oxidation nach Abspaltung des Zuckeranteils durch die Einwirkung pflanzeneigener Fermente (Bildung freien Hydrochinons als Zwischenstufe):

$$\text{Arbutin} \xrightarrow[\text{arteigener Glucosidasen}]{\text{postmortale Einwirkung}} \text{Hydrochinon} \xrightarrow{\text{Oxidation}} \text{Schwarzfärbung}$$

Auf dieser Reaktion beruht die Verfärbung mancher Drogenpartien.

Recht auffällig äußert sich die unterschiedliche Oxidationsempfindlichkeit von Arbutin und Methylarbutin in den Birnenblättern: Im allgemeinen verfärben sie sich im Herbst dunkel; Blätter, die viel Methylarbutin und entsprechend wenig Arbutin enthalten, werden vor dem Blattfall goldgelb und erst später, nach einer Reihe von Tagen schwarz; Blätter mit überwiegend Arbutin werden hingegen sofort schwarz. Besonders auffallend ist die Schwarzfärbung von *Bergenia*-Blättern, die wie verbrannt aussehen; mit dem extrem hohen Arbutingehalt von 12—18% ist sie die arbutinreichste Spezies.

Je nach Provenienz der Bärentraubenblätter ist das Verhältnis zwischen Arbutin und Methylarbutin sehr wechselnd. Die in Tirol oder im Berner Oberland gesammelte Droge enthält die beiden Glykoside im Mengenverhältnis von 1 : 4 bis 1 : 3 (Methylarbutin: Arbutin). Im Gegensatz besitzt die spanische Droge im allgemeinen fast nur Arbutin. Man könnte zunächst an einen Einfluß der geographischen Breite (äußere Faktoren) denken. Untersuchungen von ROSENTHALER haben aber gezeigt, daß auch Drogen aus Finnland, Norwegen, Dänemark und Polen fast nur Arbutin enthalten; ferner sind gelegentlich auch in spanischen Drogenmustern nennenswerte Mengen von Methylarbutin gefunden worden. Demnach dürfte es sich wohl am ehesten um genetische Faktoren handeln, die für die unterschiedliche Ausbildung von Methylarbutin maßgeblich sind.

Außer in *Arctostaphylos uva-ursi* ist Arbutin zu 4—9% in *Vaccinium vitis-idaea* enthalten (neben 3,5—6,5% 6-O-Acetylarbutin, wenig 2-O-Kaffeeoylarbutin und Hydrochinongentiobiosid sowie 0,5—0,6% Hyperosid). *Vaccinium myrtillus* führt dagegen nur Spuren von Arbutin. In *Vaccinium uliginosum*, *Calluna vulgaris* und *Ledum palustre* scheint Arbutin zu fehlen. Durch sehr hohen Arbutingehalt zeichnet sich dagegen *Bergenia crassifolia* aus. Weitere Vorkommen: *Pyrus communis* (junge Blätter enthalten bis zu 5% Arbutin), *Viburnum prunifolium*, *Lathyrus niger*, *Cotinus coggygria*, *Asperula tinctoria* und zahlreiche Proteaceen.

Arbutin ist kein völlig harmloser Stoff, der frei von toxischen Nebenwirkungen wäre. Bei entsprechend hoher Dosierung vermag er u. a. Glucosurie und Leberschäden zu verursachen. Dabei besteht weniger die Gefahr akuter Giftwirkungen, als vielmehr chronischer Intoxikation bei lange fortgesetzter Anwendung größerer Mengen arbutinhaltiger Drogen oder Drogenextrakte. In dieser Hinsicht ähnelt Arbutin einigen anderen phenolischen Glykosiden wie dem Phloridzin und — weniger ausgeprägt — dem Salicin.

An weiteren Inhaltsstoffen enthalten Bärentraubenblätter geringe Mengen Gallussäureester des Arbutins sowie 0,8—1,0% Flavonglykoside mit Hyperosid (Quercetin-3-galaktosid). Der Gehalt an Flavonen dürfte die leichte diuretische Wirkung der Droge erklären. Weniger erwünscht ist der hohe Gerbstoffgehalt von 6—19%. (Penta- bis Hexa-O-galloylglucose). Er soll für die gelegentlich — besonders bei Kindern — nach Aufnahme des Tees eintretende Magenreizung mit Erbrechen verantwortlich sein. JARETZKY empfiehlt deshalb eine Verwendung der Droge in Form eines Kaltwasserauszuges, der bei gleichem Arbutingehalt nur etwa die Hälfte vom Gerbstoffgehalt eines Dekoktes aufweisen soll. Im Gegensatz zu den Bärentraubenblättern führen die ebenfalls arbutinhaltigen Preiselbeerblätter lediglich 2,5—8% Gerbstoffe, und Birnblätter sind praktisch gerbstofffrei.

Verwendung. Bärentraubenblätter gelten als ein Harndesinfiziens. Das als Drogenwirkstoff genannte Arbutin besitzt keine antibakteriellen Eigenschaften. Bei der Körperpassage zerfällt es praktisch vollständig in Glucose und Hydrochinon, das jedoch im Harn nicht nachweisbar ist. Vielmehr wird es mit Glucuronsäure bzw. Schwefelsäure gepaart ausgeschieden. In Versuchen mit Staphylococcus aureus und Escherichia coli konnte gezeigt werden, daß eine Wirkung nur dann eintritt, wenn bei alkalischer Reaktion des Harns mit einer Spaltung der Hydrochinonausscheidungsprodukte zu freiem, wirksamem Hydrochinon zu rechnen ist. Außerdem muß die Arbutindosierung hoch genug sein (FROHNE, 1970).

Anhang

Phloridzin. Phloridzin besitzt im Gegensatz zum Arbutin keinerlei therapeutisches, lediglich toxikologisches Interesse. Schon im Jahre 1835 wurde es von L. DE KONINCK aus der Wurzelrinde (daher der Name vom griechischen φλοιός Rinde und ῥίζα Wurzel) verschiedener Rosaceenbäume (Äpfel-, Birnen-, Kirsch- und Pflaumenbäume) isoliert. Es kommt jedoch auch in anderen Pflanzenorganen vor: Frische Apfelkerne enthalten es in Konzentrationen bis zu 8%. Auch außerhalb der Familie der Rosaceen wurde es gefunden, so in Ericaceen. Im tierischen oder menschlichen Organismus führt Phloridzin zu einer erhöhten Zuckerausscheidung im Harn (Glucosurie), der Blutzucker selbst sinkt ab (Hypoglykämie): Durch

Phloridzin wird die Rückresorption von Glucose in den Nieren (tubuli) blockiert. In der Leber kommt es zur fettigen Degeneration. Auch Arbutin soll einen ähnlichen, Glucosurie hervorrufenden Effekt aufweisen.

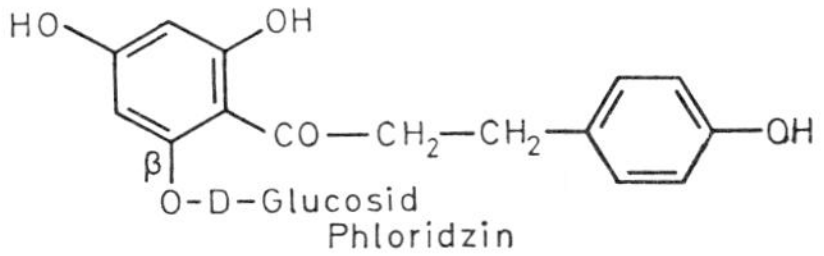

Phloridzin

Hydrojuglonglucosid. Aus dem unreifen Perikarp von *Juglans regia* L., den sog. Nußschalen, ist erstmals eine dem Arbutin als Hydrochinonglucosid chemisch nahestehende Verbindung, das 5-Hydroxy-naphthohydrochinon-4-β-D-glucosid rein isoliert worden.

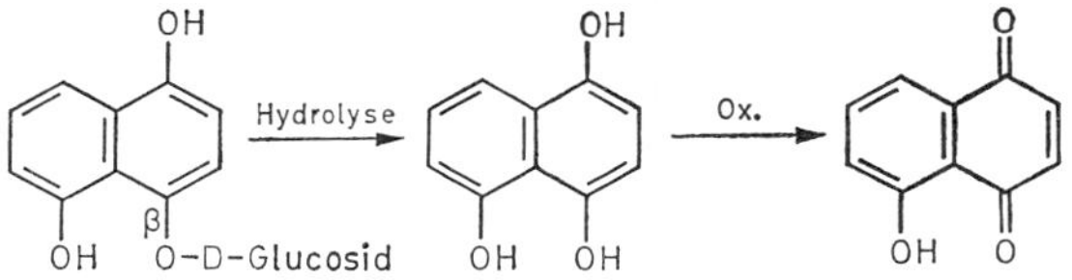

Hydrojuglon-glucosid —Hydrolyse→ Hydrojuglon —Ox.→ Juglon

Das freie Aglykon der Verbindung ist sehr wenig beständig und wird leicht zum entsprechenden Naphthochinon oxidiert. Das Juglon färbt die Haut intensiv braun und ist die Ursache für die Braunfärbung der Hände beim Nußschälen. Juglon und wohl auch das Hydrojuglonglucosid finden sich ebenfalls in Fol. juglandis, dem im Frühsommer gesammelten und getrockneten Fiederblatt des Walnußbaumes.

Alkanna. Unter Alkanna werden zwei verschiedene Drogen verstanden. Die echte Alkanna, auch Henna genannt, stammt von *Lawsonia inermis* L. (Lythraceae); die falsche oder gewöhnliche Alkanna, Radix alkannae oder Radix anchusae, wird von *Alkanna tinctoria* (L.) TAUSCH. (= *Anchusa tinctoria* (L.) DESF.) gewonnen. Die Farbstoffe beider Drogen sind wie das Juglon Naphthochinonderivate. Es handelt sich um den Hennafarbstoff Lawson (s. dort) sowie um Alkannin und Alkannan aus der Wurzel von Alkanna tinctoria. Diese beiden rotgefärbten Chinone sind als Lebensmittelfarbstoffe zugelassen.

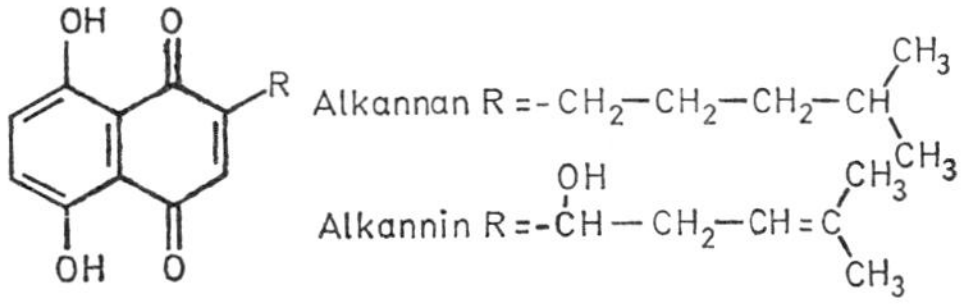

Alkannan R = $-CH_2-CH_2-CH_2-CH(CH_3)_2$

Alkannin R = $-CH(OH)-CH_2-CH=C(CH_3)_2$

Salicylglykoside: Salicin, Monotropitosid (Gaultherin) und Spiraein Primula-Geruchsstoffe

a) Salicin

Salicin ist eines der am längsten bekannten Glykoside. Bereits im Jahre 1830 wurde es aus der Weidenrinde isoliert. Das Glykosid findet sich frei und in Form verschiedener Acylderivate, vor allem des wenig beständigen Salicortins, in zahlreichen *Salix*-Arten. Es wird dort bevorzugt in der Rinde, in geringerer Menge auch in den Blättern abgelagert. Die Droge, Cortex salicis, enthält es in Mengen von bis zu 7%. Im Organismus wird Salicin gespalten in Saligenin und D-Glucose; das entstehende Saligenin wird seinerseits weiteroxidiert zur Salicylsäure.

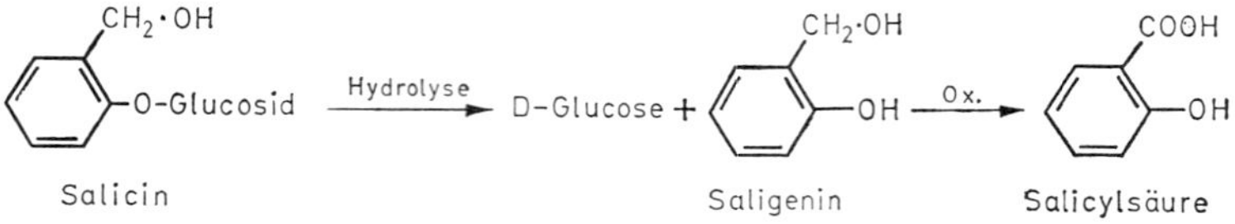

Salicin —Hydrolyse→ D-Glucose + Saligenin —Ox.→ Salicylsäure

Die medizinische Verwendung von Cort. salicis stellt also im Grunde eine Salicylsäuretherapie dar. Seit Salicylsäure und ihre Derivate synthetisch zugänglich geworden sind, ist die Weidenrinde nach und nach aus den Arzneibüchern verschwunden. In der Homöopathie und in der Volksmedizin wird Cort. salicis aber noch verwendet. Bemerkenswert ist die ausgeprägte lokalanästhetische Wirkung des Saligenins.

Das Vorkommen des Salicins in Virginischer Schneeballrinde, Cortex viburni prunifolii von *V. prunifolium* L. (Caprifoliaceae) konnte neuerdings (Hörhammer, Wagner u. Reinhardt, 1967) nicht bestätigt werden. Die Droge enthält Arbutin, spasmolytisch wirksame Cumarine (Aesculetin, Scopoletin) ferner ein bei Hydrolyse Baldrian- und Essigäure lieferndes Harz und wird als Sedativum, Antidysmenorrhoikum und Diuretikum empfohlen.

Ein Benzoylderivat des Salicins ist das Populin, dessen Säurerest am Hydroxyl des C-6 der Glucose angeheftet ist. Es wurde aus Rinde, Blatt und Knospe einiger Populus-Arten sowie aus Rinde und Blatt verschiedener Salix-Arten isoliert. Populin ist in den untersuchten Arten nur in sehr geringer Menge nativ vorhanden oder fehlt ganz. Es entsteht bei wenig schonender Aufarbeitung aus sehr labilen Verbindungen wie Tremuloidin (Isomeres des Populins mit Benzoylrest am Hydroxyl des C-2 der Glucose) bzw. Tremulacin (näheres s. bei Thieme, 1965 u. f.).

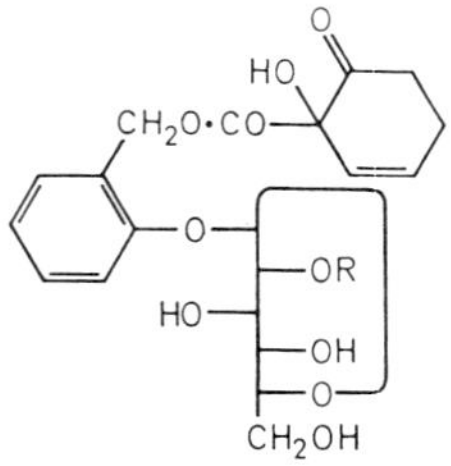

Salicortin R = H
Tremulacin R = Benzoyl

b) *Monotropitosid, Gaultherin und Spiraein*

In *Gaultheria procumbens*, dem nordamerikanischen Wintergrün aus der Familie der Ericaceae, findet sich zu über 2% ein geruchloses Glykosid, Monotropitosid, das seinen Namen nach dem Vorkommen in *Monotropa hypopitys* L. erhalten hat. Bei Hydrolyse mit Ferment oder Säure zerfällt es in das wasserdampfflüchtige Methylsalicylat, eine Flüssigkeit von starkem, eigenartigem Geruch, und je 1 Mol Glucose und Xylose.

Schon im letzten Jahrhundert ist aus *Gaultheria procumbens* ein Methylsalicylat-glykosid isoliert und als Gaultherin bezeichnet worden. Als Zuckerkomponente des Gaultherins wurde aber lediglich Glucose aufgefunden. Ob Gaultheria procumbens neben dem Methylsalicylat-Primverosid tatsächlich noch ein Methyl-

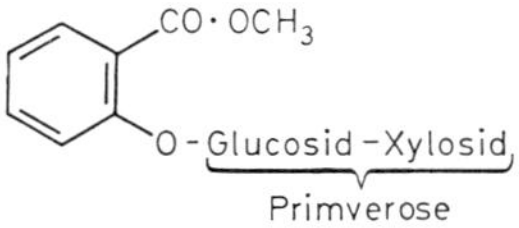

CO·OCH$_3$
O-Glucosid-Xylosid
Primverose
Monotropitosid

salicylat-Glucosid enthält, ist bis heute nicht sicher abgeklärt. Neuere Autoren neigen zur Ansicht, daß es sich beim „Gaultherin" ebenfalls um das Monotropitosid handelt und verwenden beide Namen gleichsinnig.

Durch Wasserdampf läßt sich aus den frischen, über Nacht in warmem Wasser geweichten Blättern von Gaultheria procumbens ein ätherisches Öl, das sog. Wintergrünöl, gewinnen. Das durch Hydrolyse aus dem Monotropitosid entstandene Methylsalicylat macht den Hauptteil (bis 99%) des Wintergrünöls aus. Der Name Wintergrünöl ist deshalb auch auf den Salicylsäuremethylester übertragen worden; beide Produkte sind aber nicht völlig identisch und lassen sich geruchlich deutlich unterscheiden.

Monotropitosid ist ebenfalls in *Betula lenta* L. enthalten; durch Wasserdampfdestillation der Zweige nach Weichen in Wasser läßt sich das Birkenrindenöl gewinnen, das ebenfalls zu etwa 98% aus Methylsalicylat besteht. Die geringen Mengen an Begleitstoffen bedingen auch hier einen deutlichen Geruchsunterschied gegenüber Methylsalicylat und Wintergrünöl.

Die Blüten von *Filipendula ulmaria* (L.) MAXIM. (Flos spiraeae) führen neben wenig Monotropitosid auch geringe Mengen des Salicylaldehydprimverosids Spiraein sowie Isosalicin (THIEME, 1965 u. f.).

Methylsalicylat wird heute viel billiger synthetisch hergestellt. Es hat eine örtlich reizende Wirkung und wird in Form von Salben und Linimenten bei Rheumatismus verwendet.

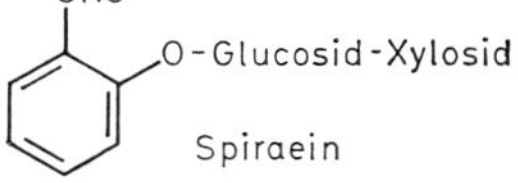

CHO
O-Glucosid-Xylosid
Spiraein

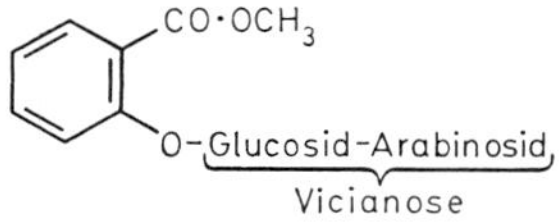

CO·OCH$_3$
O-Glucosid-Arabinosid
Vicianose
Violutosid

Auch in einigen anderen Drogen, wie Flos spiraeae, Radix senegae und Herba violae tricoloris ist Methylsalicylat nachgewiesen worden. Die sehr geringen Mengen dürften aber für die Wirkung dieser Drogen kaum von wesentlicher Bedeutung sein. Aus einigen *Viola*-Arten hat man den Ester in Form des Glykosids Violutosid isoliert.

c) *Primula-Geruchsstoffe*

Als Stammpflanze von Radix, Rhizoma primulae, einer ausgesprochenen Saponindroge, kommen zwei verschiedene Arten in Frage: *Primula veris* und *Primula elatior*. Die erste zeichnet sich durch ihren angenehmen Blütenduft aus; die zweite hat meist geruchlose Blüten. Auch die von P. veris stammende Droge hat einen angenehmen, charakteristischen Geruch, der an Anis erinnert. Die Geruchsstoffe fehlen allerdings den frisch gegrabenen Wurzelstöcken; sie bilden sich erst während der Trocknung aus offenbar geruchlosen Vorstufen. Zwei dieser glykosidischen Vorstufen sind ihrer Konstitution nach bekannt, das Primulaverosid und das Primverosid. Durch die in Primulaceen weit verbreitete Primverosidase wird die Zuckerkomponente (Primverose) abgespalten, wobei m- bzw. p-Methoxy-salicylsäuremethylester frei werden. Die genannten beiden Aglykone sind die Hauptträger des typischen Geruches. Primula elatior-Droge ist geruchlos oder riecht schwächer als P. veris-Droge und anders-

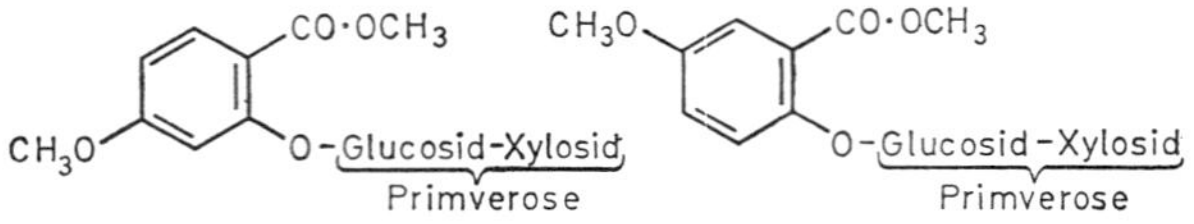

$CO{\cdot}OCH_3$ — CH_3O — O-Glucosid-Xylosid (Primverose): Primverosid

CH_3O — $CO{\cdot}OCH_3$ — O-Glucosid-Xylosid (Primverose): Primulaverosid

artig, an Methylsalicylat erinnernd (Goris u. Frigot, 1968). Sie enthält ebenfalls Primulaverin. Da die genannten Geruchsstoffe und ihre glykosidischen Vorstufen an der Wirkung von Radix primulae nicht beteiligt sind, können Drogen sowohl der duftenden als auch der geruchlosen Spezies verwendet werden.

Vanilla

Vanilla planifolia Andrews ist eine tropische Orchidacee Zentralamerikas, Mexikos und des nördlichen Südamerikas. Sie ist eine kletternde Schlingpflanze. Schon in der ersten Hälfte des 19. Jahrhunderts hat man Kulturen in andern Weltteilen angelegt, so vor allem auf Réunion (Ile de Bourbon), aber auch auf Madagaskar und Mauritius. Die Kulturen auf Java, Ceylon, Tahiti usw. sind weniger bedeutend. Bei den ersten Kulturversuchen auf Réunion ergab sich folgende Merkwürdigkeit: Man erhielt zwar gut gedeihende Pflanzen, die auch zur Blüte kamen, aber keine Früchte ansetzten. Die Blüte der Vanille ist so gebaut, daß eine Befruchtung in der Natur nur durch Kolibris und ganz bestimmte Insekten möglich ist. Das Fehlen dieser Tiere in den Ländern, in denen man neue Kulturen der Vanille angelegt hatte, erklärte den ausbleibenden Fruchtansatz. Man ist daher auf künstliche Bestäubung angewiesen, die durch Andrücken der Pollensäcke auf die Narben ausgeführt wird.

Man erntet die Frucht in noch unreifem Zustande, wenn sie sich gelb zu färben beginnt, da sie ausgereift als einfächerige Kapsel aufspringen würde. In diesem Zeitpunkt ist die Frucht geruchlos. Die dunkle Farbe und der typische Geruch entstehen erst durch Fermentationsprozesse, die hauptsächlich auf zwei verschiedene Arten durchgeführt werden:

Mexikanisches oder Trockenverfahren. Die unreifen, angewelkten Früchte werden tagelang der prallen Sonne ausgesetzt, dann — in Decken gehüllt — in sog. Schwitzkästen gebracht, wobei sich die Fermentation unter Temperaturerhöhung vollzieht. Dieser Prozeß wird mehrmals wiederholt.

Südamerikanisches oder Heißwasserverfahren (Réunion, Madagaskar usw.). Man taucht die unreifen Früchte einmal oder mehrmals während einiger Sekunden bis zu 3 Minuten, je nach der Temperatur, in Wasser von 65—90°. Dabei wird das Gewebe abgetötet. Die abgetropften Früchte werden zu Haufen geschichtet oder über Nacht in Behälter verpackt, wobei sie einen Schwitzprozeß durchmachen, und anderntags zwischen Wolldecken in dünner Lage der Sonne ausgesetzt. Anschließend werden sie noch mehrere Wochen getrocknet. Je nach der Gegend werden die beiden Verfahren etwas variiert.

Die Aromastoffe, deretwegen die Droge so geschätzt ist, sind innerhalb der Frucht in den Papillen lokalisiert, mit denen die innere Fruchtwand besetzt ist.

Je nach Herkunft der Droge unterscheidet man verschiedene Handelssorten. Die ausgezeichnete mexikanische Vanille kommt fast ausschließlich auf den amerikanischen Markt. Im europäischen Handel findet sich als beste Sorte Bourbon (Réunion)- oder Madagaskar-Vanille. Andere Sorten sind mengenmäßig weniger bedeutend oder minderwertig, wie die Tahiti-Vanille oder die Vanillons. Die erstgenannte Sorte stammt von *Vanilla tahitensis* mit teilweise abweichenden Inhaltsstoffen. Die Vanillons sind Früchte verschiedener anderer Vanilla-Arten.

Die Qualität der Droge hängt aber nicht allein von der Stammpflanze ab, sondern auch von einer fachmännisch geleiteten Fermentation nach genau ausgearbeiteten, nicht wissenschaftlich abgeleiteten, sondern empirisch gefundenen Methoden. Chemisch betrachtet besteht der wesentliche Vorgang der Fermentation darin, aus den geruchlosen Vorstufen die Duftstoffe — wohl meist durch Glykosidspaltung — in Freiheit zu setzen. Aus frischen Früchten wurde beispielsweise Vanillin als Monoglucosid Vanillosid isoliert; entsprechend liegt das Vanillol als Vanillolglucosid Vanillolosid vor. Die beiden Glykoside sind geruchlos.

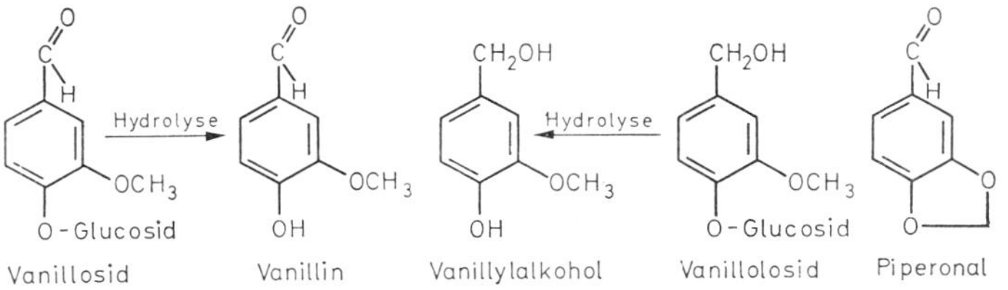

Vanillosid — Vanillin — Vanillylalkohol — Vanillolosid — Piperonal

Quantitativ als Duftstoff vorherrschend ist bei guter Vanille in Mengen von 1—4% das Vanillin, das sich nach Lagerung an der Oberfläche der Droge in feinen Nadeln ausscheidet. Neben dem Vanillin enthält die Vanille aber noch weitere Duftstoffe, die der Droge ihr feines, ausgeglichenes Aroma verleihen, wodurch die natürliche Droge dem synthetischen Vanillin überlegen ist. Unter diesen Begleitstoffen ist vor allem ein chemisch nicht näher bekannter, stark duftender Ester zu erwähnen, der aus frischen Früchten in Form des Glykosids isoliert wurde.

In Tahiti-Vanille hat man außer Vanillin auch Anisalkohol und geringe Mengen des entsprechenden Aldehyds und der Säure festgestellt. Diese Handelssorte — wie übrigens meist auch die Vanillons — hat dank ihres Piperonalgehaltes einen abweichenden, heliotropartigen Geruch.

Fructus vanillae ist ein Aromatikum. Man sagt ihr auch eine Wirkung als Aphrodisiakum nach.

Weitere Vorkommen von Vanilleglykosiden und Vanillin. Vanilleglykoside und Vanillin sind, wenn auch oft nur in geringer Menge, enthalten in zahlreichen weiteren Pflanzen. Vanillosid ist Bestandteil der Schalen des Haferkorns (*Avena sativa*) und der Wurzel von *Agropyron repens* (Rhizoma graminis). Es soll das für Pferde stimulierende Prinzip des Hafers sein. Denn geschälter Hafer hätte nicht die gleiche Wirkung, und die besonders geschätzten schwarzen Hafersorten der Bretagne seien sehr reich an Vanillosid. Nach dem Vorkommen in Hafer wurde das Glykosid auch „Aveinine" bezeichnet (nach Goris). In der Homöopathie gilt Avena als wirksam gegen „Nervenschwäche". Erwähnenswert ist schließlich das Vorkommen von Vanillin im ätherischen Öl der Flor. spiraeae, von Ruta graveolens, in Peru- und Tolubalsam.

Coniferin und Lignin

Coniferin wurde im Jahre 1861 von TH. HARTIG im Kambialsaft von *Larix decidua* entdeckt und daher zunächst Laricin genannt; als man es später in Abies-Arten fand, nannte man dasselbe Glykosid Abietin. Schließlich wurde der Stoff als Bestandteil der Koniferen festgestellt und erhielt die heute übliche Bezeichnung Coniferin (Coniferosid). Coniferin findet sich u. a. in den früher offizinellen Turiones pini. Das Aglykon des Glykosids, der Coniferylalkohol, ist ein einfaches Phenolderivat. Gleichzeitig gehört er zu einer Gruppe von Stoffen mit einem in der Natur häufig anzutreffenden Bauprinzip eines Benzolringes und einer unverzweigten C_3-Seitenkette. Man spricht daher von Phenylpropan- oder C_6—C_3-Körpern. Der freie Coniferylalkohol ist sehr unbeständig und polymerisiert leicht. Die Verbindung ist von großer biologischer Bedeutung, weil sie eine Vorstufe der Ligninbildung, der Verholzung, darstellt.

Holz enthält über 40% Cellulose, 24—30% sonstige Polysaccharide, 6% Harz, Asche usw. und schließlich als charakteristischen Bestandteil 22—28% Lignin. Die größte Ligninkonzentration von 60—90% findet sich bei der Mittellamelle. Sie fällt in der Zellwand von außen nach innen ab. Auch die Intercellularen enthalten hohe Ligninkonzentrationen. In der Zellwand wird das Lignin vornehmlich zwischen die Cellulosefibrillen in den Kapillarraum (s. Cellulose) eingelagert und dort verankert. Es verfestigt die einzelnen Cellulosefasern; nicht zuletzt dadurch tritt uns Holz als so kompakter Stoff in Erscheinung, gegensätzlich etwa zu reiner Cellulose. Durch die Lignineinlagerung wird der Stoffaustausch zwischen den einzelnen Zellen unterbrochen. Die Zellen sterben ab.

Die Bildung des Lignins ist ein recht komplizierter Vorgang. Im Kambialsaft befindet sich reichlich Coniferin, das beständig ist und nicht polymerisiert. In der Nähe der Kambialzone sind β-Glucosidasen lokalisiert, die Coniferin spalten unter Bildung von Coniferylalkohol. Unter dem Einfluß dehydrierender Fermente (Laccasen) wird das H-Atom der phenolischen OH-Gruppe des Coniferylalkohols entfernt; es bilden sich vorübergehend sehr reaktionsfähige Radikale. Diese Radikale stabilisieren sich zunächst unter Bildung von Sekundärprodukten wie Pinoresinol und Dehydrodiconiferylalkohol, die ihrerseits durch erneute Dehydrierung weiter polymerisieren. Daneben verlaufen weitere, z. T. unbekannte Seitenreaktionen. Ferner können neben dem obligaten Coniferylalkohol noch p-Cumaralkohol und/oder Sinapylalkohol in wechselndem Mengenverhältnis mitbeteiligt sein. Auch diese Alkohole werden durch Laccase dehydriert, aber nur bei gleichzeitiger Anwesenheit von Coniferylalkohol zu Lignin aufgebaut.

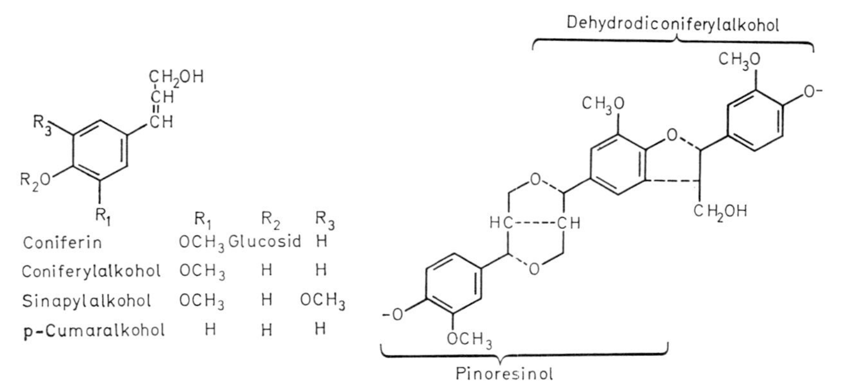

	R_1	R_2	R_3
Coniferin	OCH_3	Glucosid	H
Coniferylalkohol	OCH_3	H	H
Sinapylalkohol	OCH_3	H	OCH_3
p-Cumaralkohol	H	H	H

Lignin-Teilformel
(Verknüpfungsstellen der Coniferylreste gestrichelt)

Das Ferment Laccase nimmt nicht nur am Aufbau des Lignins wesentlichen Anteil, sondern ist auch zum Ligninabbau befähigt. Im Holz selber kann sich diese abbauende Wirkung kaum mehr auswirken. Denn durch die Verholzung werden die Zellen und Gewebe äußeren Einflüssen weitgehend entzogen. Dagegen äußert sich ihre zerstörende Wirkung in Form von Pilzen, die, selber kein Lignin bildend, Holz abzubauen in der Lage sind dank ihrer Fähigkeit zur Bildung von Laccase und anderen Fermenten. Dies ist einer der Wege, die der Natur zum Abbau der gewaltigen Mengen von Lignin zur Verfügung stehen.

Die Fähigkeit zur Ligninbildung fehlt bei den niederen Pflanzen weitgehend. Nennenswerte Mengen von Lignin werden erst von den Bryophyten an synthetisiert. Wenngleich zwar die Zusammensetzung für eine bestimmte Pflanzenart konstant ist, so wechselt sie doch von einem Taxon zum andern, und bis zu einem gewissen Grade spiegeln sich in den Einzelheiten des Ligninaufbaus verwandtschaftliche Verhältnisse wider (St. A. Brown, 1965). Neben dem Methoxylgehalt und anderen chemischen Daten zeigen sich diese Unterschiede auch bereits durch einfache histochemische Reaktionen an: Die typische mikrochemische Reaktion auf Lignin der Nadelbäume ist die Rotfärbung mit Phloroglucin und Salzsäure, auf Lignin der Laubbäume die Karmesinrotfärbung durch Permanganat und Ammoniak (Mäule-Reaktion). Am Aufbau von Harthölzern (z. B. von Eichenholz) ist insbesondere auch der Sinapylalkohol mitbeteiligt.

Die bekannte Nachweisreaktion auf verholzte Elemente mittels Phloroglucin und Salzsäure ist nicht spezifisch auf Lignin, vielmehr auf Aldehyde; positiv reagiert beispielsweise bereits Vanillin. Nun sind aber im Holz immer auch Aldehyde wie etwa Coniferyl- oder Sinapylaldehyd als Bestandteil des Lignins enthalten. Die „Verholzungsreaktion" beruht also auf der Rotfärbung dieser Aldehyde.

Benzoe — Coniferylbenzoat

Unter Benzoe versteht man das nach Verwundung der Stämme bestimmter *Styrax*-Arten gebildete und erhärtete harzartige Exkret; Benzoe ist demnach eine Sammelbezeichnung für Drogen verschiedener Herkünfte. Die Ph. Helv. VI läßt zum pharmazeutischen Gebrauch allein die Siambenzoe zu. Diese stammt hauptsächlich von *Styrax tonkinensis* (Pierre) Craib; kleinere Mengen liefert *Styrax benzoides* Craib. Beide Stammpflanzen sind in Hinterindien beheimatete Bäume. St. benzoides ist offenbar ein mehrdeutiger Name, denn einige Systematiker verwenden ihn für die Stammpflanzen der zimtsäurehaltigen Sumatrabenzoe, also synonym für *Styrax benzoin* und *St. paralleloneurus*.

Die Styracaceae sind eine kleine Familie tropischer Bäume, bestehend aus 8 Gattungen und etwa 120 Arten, von denen allein etwa 100 zur Gattung *Styrax* gehören. Die Styrax-Arten, die zur Benzoegewinnung herangezogen werden, enthalten normalerweise keinerlei Sekretzellen oder Sekretgänge, in denen Benzoe gebildet oder abgelagert würde, ja sie bilden normalerweise überhaupt keine Benzoe. Da das Harz erst nach Verletzung der Bäume entsteht, faßt man es als pathologisches Produkt auf.

Drogengewinnung. Benzoe wird in Laos, und zwar in der Provinz Luang Prabang auf den Gebirgen im Osten des Mekongflusses in Höhen von 1200—1500 m gewonnen. An 6—10jährigen Bäumen setzt man Schnittwunden, die bis ins Holz gehen. Auf die Verletzung antwortet das Cambium zunächst mit der Bildung von reichlich neuem Gewebe. Schon bald beginnen sich in diesem Gewebe des Wundkallus in ringförmiger Anordnung Sekretgänge zu bilden, die sich durch Abbau des zwischen den schizogenen Sekretgängen befindlichen Gewebes lysigen erweitern. Die Bildung von Sekretgängen beschränkt sich nicht auf das neu entstandene Gewebe, sondern greift über die Markstrahlen auch auf andere Teile der

Rinde über. Aus der Wunde tritt ein gelblichweißer Balsam aus, der wegen des Gehaltes an Benzoesäureester des Zimtalkohols flüssig ist. Das zuerst austretende Produkt wird verworfen. Erst der in der Folge entstehende Balsam gibt die gute Droge. An der Luft färbt er sich bräunlich, wird durch Verdunstung des Zimtalkoholesters allmählich fest und erhärtet in Form von Körnern oder Platten.

Inhaltsstoffe. Siambenzoe enthält 10% freie Benzoesäure, 6% Siaresinol (eine Triterpensäure) und etwas Vanillin; den mit 60—70% weitaus wichtigsten Bestandteil der Droge stellt aber das Coniferylbenzoat dar. Coniferylalkohol wird in Form seines stabilen Glykosids Coniferin im Cambium gebildet.

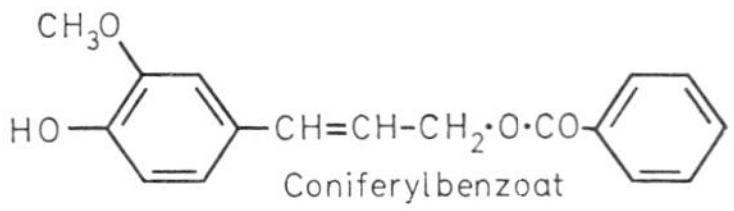

CH_3O, HO, $CH{=}CH{-}CH_2{\cdot}O{\cdot}CO$

Coniferylbenzoat

Der nach fermentativer Glykosidspaltung in Freiheit gesetzte, unbeständige Coniferylalkohol wird normalerweise von der Pflanze laufend zu Lignin verarbeitet. Durch die Verwundung der Styraxbäume bildet sich reichlich neues Cambium und damit auch vermehrt Coniferylalkohol, der in den Wundkanal ausgeschieden wird. Dort findet er offenbar nicht mehr die zu Lignin führenden Bedingungen vor und ist der Einwirkung der besonders im Holz reichlich vorhandenen Dehydrogenasen und Peroxidasen entzogen. Als Folge davon ist eine Verarbeitung zu Lignin unmöglich; er wird als Ester der gleichzeitig gebildeten Benzoesäure ausgeschieden.

Verwendung. Innerlich wird Benzoe in Form der Tinktur, von Tabletten usw. als Expektorans verwendet. Die leicht desinfizierende Wirkung der Benzoesäure begründete die Verwendung von Benzoe zu Waschungen, Pinselungen und Mundwässern. Von einem gewissen historischen Interesse ist die in der Pharmazie schon lange ausgenutzte Fähigkeit der Benzoe zur Konservierung von Fetten (Adeps benzoinatus), beruhend auf der oxidationsverhindernden Wirkung des Coniferylbenzoats.

Zygophyllaceenharze

Die Zygophyllaceen sind mit 25 Gattungen und etwa 160 Arten eine kleine Familie; sie setzt sich zusammen aus Kräutern, Sträuchern oder kleinen Bäumen, die in den warmen Zonen beheimatet sind. Zahlreiche Vertreter sind charakteristische Bewohner der Wüste und Salzböden, z. B. *Peganum harmala*, die Steppenraute. Einige Zygophyllaceen führen Alkaloide vom Indoltypus, wie die ebengenannte Pflanze, andere Saponine (*Guajacum*). An physiologischen Merkmalen ist erwähnenswert eine für verschiedene Arten eigentümliche Metamorphose der Zellwände, die zur Bildung und Exkretion harzartiger Ausscheidungen führt. Die Harzprodukte von *Guajacum* und *Larrea* sind Gegenstand der nachfolgenden Darlegungen.

a) Guajacum

Aus dem Kernholz von *Guajacum officinale* L. und *Guajacum sanctum* L. wird ein Harz, Resina guajaci, gewonnen. Für dessen Darstellung sind mehrere Verfahren bekannt. Da es die Eigenschaft hat, schon bei 90° sich zu verflüssigen, kann es bereits durch einfaches Ausschmelzen oder durch Auskochen mit Salzwasser aus dem Holz gewonnen werden. Eine andere Möglichkeit besteht darin, das Holz mittels Alkohol zu extrahieren, durch Eingießen des alkoholischen Extraktes in Wasser das Harz auszufällen, es zu sammeln und zu trocknen.

Inhaltsstoffe und Verwendung. Guajakholz enthält etwa 20–25% Harz. Das Guajakharz seinerseits ist ein recht komplexes Gemenge zahlreicher Stoffe, die nur zum Teil ihrer Konstitution nach bekannt sind. An Harzsäuren wird als mengenmäßig vorherrschend mit etwa 70% die Guajaconsäure erwähnt. Es handelt sich dabei aber um keine einheitliche Substanz; unter anderem enthält sie einen als α-Guajaconsäure bezeichneten Bestandteil, der für eine charakteristische Reaktion der Resina guajaci verantwortlich ist: Eine alkoholische Lösung des Harzes färbt sich bei Anwesenheit von oxidierenden Agenzien schön blau (Bildung von Guajakblau). Weiterhin enthält das Harz in Mengen von etwa 10% die zu den Lignanen gehörende Guajaretsäure oder Guajakharzsäure, begleitet von ihrem Dihydroderivat und weiteren verwandten Lignanen. Das Harz ist ein allgemeines chemisches Reagenz auf Oxidasen, Peroxidasen, auf Blut und auf einige andere oxidierend wirkende Stoffe. Die Empfindlichkeit des Reagenz läßt mit dem Alter der Resina guajaci oder der Reagenslösung nach. Auch von der Art der Harzbereitung hängt die Empfindlichkeit ab. Außer als Reagenz ist Guajakharz noch von Interesse in der Lebensmittelindustrie: Es dient als Antioxidans zur Verbesserung der Haltbarkeit von Lebensmitteln.

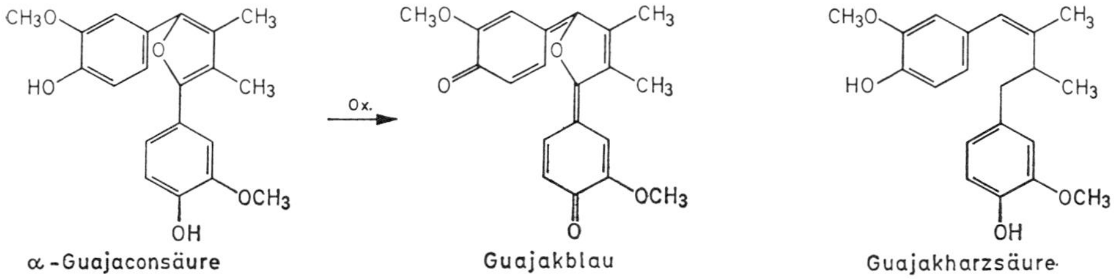

α-Guajaconsäure — Guajakblau — Guajakharzsäure

Ein anderer Harzbestandteil hat mehr geschichtliches Interesse. Im Jahre 1826 wurde im Harz eine nach ihrem Vorkommen als Guajacol bezeichnete Substanz entdeckt. Man fand den nämlichen Stoff als Bestandteil des Kreosots, das sich reichlich bei der trockenen Destillation von Holz bildet. Kreosot ist ein Gemisch von Guajacol (60–90%), von Kreosol und den Kresolen. Seine desinfizierende Wirkung ließ es bald innerlich bei verschiedenen Krankheiten verwenden, und somit hat das einstmals als „inneres Desinfiziens" so berühmte Lignum guajaci wenigstens in Form eines Inhaltsstoffes sich in dieser Richtung (nebst anderen Wirkungen) in bescheidenem Ausmaß weiterhin als brauchbar erwiesen.

b) Larrea

Eine mit Guajacum verwandte Pflanzenspezies, *Larrea tridentata*, erhielt nach dem Vorkommen kreosotartiger Inhaltsstoffe geradezu ihren Namen: Kreosotstrauch. Die Pflanze ist ein immergrüner Strauch, $^1/_2$ bis 2 m hoch werdend und beheimatet in den heißen und trockenen Gegenden der USA und in Mexiko. Sie ist reich verzweigt und trägt im Frühjahr kleine gelbe Blüten. Die zahlreichen kleinen Blätter und Nebenblätter sind mit reichlichen Harzausscheidungen überzogen, die ihrem Geruch nach an Kreosot erinnern. Das Harz bildet sich durch Umwandlung der Zellwände von Epidermis und Haargebilden. Es enthält ähnliche Inhaltsstoffe wie das Harz des verwandten Guajacum, also Harzsäuren vom Typus der Lignane und dann einfache, phenolische Körper vom Typus des Guajacols. Anders als Guajakharz zeigt Larreaharz mit Oxidanzien keine Blaufärbung.

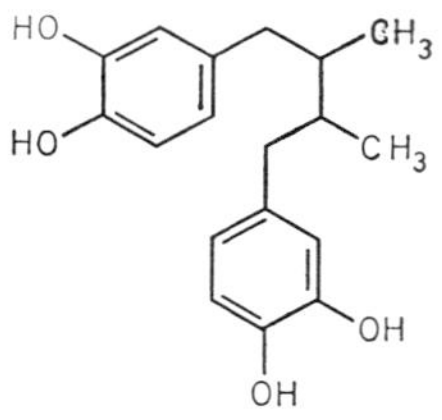

nor-Dihydro-guajakharzsäure

Pharmazeutisch finden die beblätterten Zweige der Pflanze, als Herba Palo ondo bezeichnet, Anwendung bei Erkältungskrankheiten ähnlich wie Guajacol, z. B. bei Bronchitis. Auch eine Linderung rheumatischer Beschwerden wird der Droge nachgesagt, ohne daß sie in Europa Bedeutung erlangen konnte. Das Larrea-Harz, in Mengen von etwa 12% bezogen auf das Blattgewicht in der Droge enthalten, findet in beträchtlichem Umfang Verwendung als Antioxidans zur Haltbarmachung oxidationsempfindlicher Nahrungs- und Arzneimittel, so von Vitamin A- und E-Präparaten, insbesondere zur Verhütung der Ranzidität von Fetten. Wichtigster Bestandteil des Harzes ist die nor-Dihydroguajakharzsäure (nor-Dihydro-guajaretsäure). Gegen Ende der Wachstumsperiode ist sie in der höchsten Konzentration vorhanden. Sie findet sich auch in verschiedenen andern Larrea-Arten.

Podophyllum

Rhizoma podophylli, der Wurzelstock von *Podophyllum peltatum*, ist ein altes Arzneimittel der Indianer, die es als Wurmmittel und Emetikum verwendeten. Es gilt heute als wirksames Abführmittel und Cholagogum. In den letzten Jahren wurde die Droge intensiv erforscht wegen der antimitotischen Wirkung einiger ihrer Inhaltsstoffe.

Podophyllum peltatum L., eine niedrige und schattenliebende Pflanze aus der Familie der Berberidaceae, ist heimisch in den Laubwäldern der östlichen USA und Kanadas. Die ausdauernde Pflanze besitzt einen bis 1 m langen, horizontalkriechenden Wurzelstock, zwei große, schildförmige Blätter mit handförmiger Lappung und an der Gabelung des kurzen Sprosses eine große, weiße Blüte. Der Name der Pflanze weist auf die Blattform hin: *ποῦς* = Fuß und *φύλλον* = Blatt; peltatum = schildförmig. Im Herbst wird der Wurzelstock gegraben, hierauf gewaschen, in etwa 10 cm lange Stücke zerschnitten und sorgfältig getrocknet. Die Droge dient zur Gewinnung des Harzes.

Podophyllinum (Ph. Helv. VI) wird hergestellt durch Extrahieren der pulverisierten Droge mit Alkohol, Einengen des alkoholischen Extraktes und Fällen mit Wasser, das meist mit Salzsäure leicht angesäuert ist. Das ausfallende

Harz wird mit Wasser gewaschen, getrocknet und pulverisiert. Es stellt ein amorphes, hellbraun bis grünlichgelb gefärbtes Pulver dar.

Inhaltsstoffe und Verwendung. Podophyllin ist ein drastisches Abführmittel mit stark verzögerter Wirkung. In kleinen Dosen von 10—50 mg gilt es als mildes, sicheres Laxans bei chronischer Verstopfung. Größere Dosen sind zu vermeiden wegen der starken, bis zu Blutungen führenden Darmreizung. Ebenfalls sollte während der Schwangerschaft von einer Verwendung abgesehen werden. Die Droge hat ferner cholagoge Wirkung. Neuerdings haben Podophyllin und seine Inhaltsstoffe bedeutendes wissenschaftliches Interesse gefunden im Zusammenhang mit der Erforschung von Verbindungen mit antimitotischer Wirksamkeit.

Die Hauptwirkstoffe des Podophyllins sind Lignane; davon sind im Harz Podophyllotoxin zu etwa 20%, α-Peltatin zu etwa 10% und β-Peltatin zu 5% enthalten. Rhizoma podophylli führt diese Lignane auch in Form der Glucoside. Infolge ihrer Wasserlöslichkeit gehen sie bei der Gewinnung des Harzes verloren und fehlen im Podophyllin.

Diese Wirkstoffe zeichnen sich sämtlich durch einen Lactonring aus, der trans-ständig am Ring B angeheftet ist. Schon durch milde Alkalien wie Natriumacetat tritt Epimerisierung am C-3 ein unter Bildung stabiler cis-Lactone. Dabei entstehen physiologisch praktisch unwirksame Verbindungen. So lagert sich z. B. das antimitotisch wirksame und laxierende Podophyllotoxin in das unwirksame Pikropodophyllin um. Bei Anwendung stärkerer Alkalien wird auch der Lactonring aufgespalten.

Unter den Podophyllum-Lignanen kommt den Peltatinen die stärkste abführende Wirkung zu. Kleine Dosen erzeugen im Dickdarm gesteigerte Motorik und vermehrte Sekretion. Hohe Dosen führen zu starker Schleimhautreizung. Podophyllotoxin ist toxischer als die Peltatine.

Dem Dehydro-podophyllotoxin kommt die Formel eines Podophyllotoxins mit aromatischem Ring B zu.

Die antimitotische Wirkung des Podophyllins ist an die Lignane mit transständigem Lactonring gebunden. Diese Stoffe dienen zur Herstellung von Cytostatika des Handels.

	R_1	R_2	R_3
Podophyllotoxin	CH_3	OH	H
Podophyllotoxin-glucosid	CH_3	O-Glucosid	H
Desoxy-podophyllotoxin	CH_3	H	H
4'-Demethyl-podophyllotoxin	H	OH	H
4'-Demethyl-podophyllotoxin-glucosid	H	O-Glucosid	H
α-Peltatin	H	H	OH
α-Peltatin-glucosid	H	H	O-Glucosid
β-Peltatin	CH_3	H	OH
β-Peltatin-glucosid	CH_3	H	O-Glucosid

Podophyllum - Lignane

Bei Arbeitern, die viel mit Podophyllin in Berührung kamen, machte man die Beobachtung, daß die Droge nicht nur die Schleimhäute, sondern auch die unverletzte Haut angreift. Das mag der Ausgangspunkt für ihre Anwendung bei weichen Warzen wie Condylomata acuminata (warzenähnlichen Auswüchsen in der Genitalgegend) gewesen sein. Bei näherer Untersuchung ergab sich, daß Podophyllin die Zellteilung in ganz ähnlicher Weise beeinflußt, wie es vom Colchicin her bekannt ist. Die Tatsache, daß auch experimentell erzeugte Krebswucherungen (Gewebekulturen und Mäusetumoren) durch Podophyllin beeinflußbar sind und daß bei Hautcarcinomen Erfolge erzielt werden konnten, führte zu intensivster Erforschung der für diese Wirkung verantwortlichen Inhaltsstoffe. Podophyllin hat gegenüber Colchicin den großen Vorteil, daß es weniger toxisch ist und die normalen Zellen wesentlich weniger beeinflußt als die entarteten Zellen, in seiner Wirkung also selektiver ist.

Indisches Podophyllin. Neben Podophyllum peltatum liefern auch andere Arten der gleichen Gattung Podophyllinharze. Bekannt ist besonders das indische Podophyllin von *Podophyllum emodi* WALL., einer im Himalayagebiet heimischen Pflanze. Das Rhizom liefert etwa dreimal soviel Harz als jenes von P. peltatum (10—18% gegenüber 3—5%). Es enthält etwa 40% Podophyllotoxin, aber kaum Peltatine. Da unter den Lignanen die Peltatine die stärkste Abführwirkung zeigen, überrascht es nicht, daß Emodi-Podophyllin trotz seines hohen Podophyllotoxingehaltes weniger stark abführend ist als das offizinelle Peltatum-Podophyllin.

Es ist bemerkenswert, daß typische Podophyllum-Inhaltsstoffe auch außerhalb der Gattung, und zwar in verwandtschaftlich sehr weit entfernten Taxa gefunden werden. So ist Podophyllotoxin in Nadeln verschiedener *Juniperus*-Arten enthalten.

Anhang

Cubebin und Sesamin. Unter den Lignanen sind noch zwei weitere Vorkommen von einem gewissen pharmazeutischen Interesse, nämlich Cubebin und Sesamin.

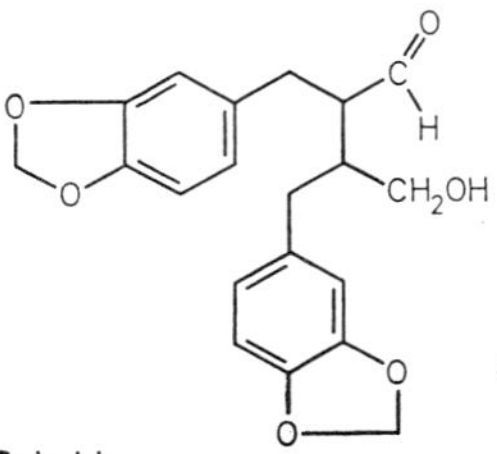

Cubebin 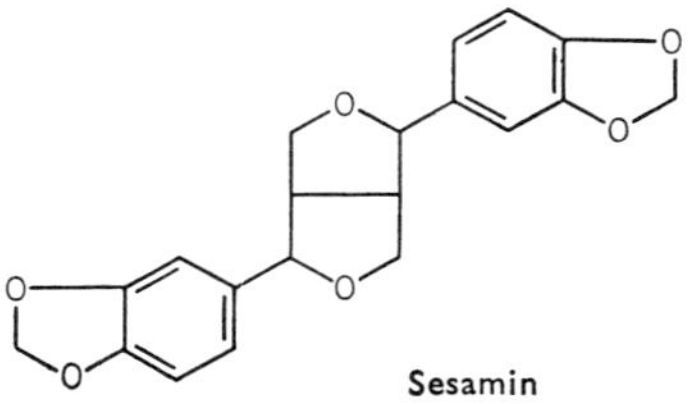 Sesamin

In der analytischen Pharmakognosie dient neben anatomischen Merkmalen die Reaktion mit 80%iger Schwefelsäure zur Unterscheidung von *Piper cubeba* (Fructus cubebae) und *Piper nigrum* bzw. *album*. Nur die Cubeben färben sich mit diesem Reagens sofort rot an. Diese Reaktion beruht auf dem Vorkommen von Cubebin in der Droge.

Das Sesamin hat seinen Namen nach dem Vorkommen in Sesamöl. Es zeigte sich, daß Pyrethrumextrakte besonders gut insektizid wirken, wenn sie in Sesamöl, das selber nicht insektizid ist, verwendet werden. Für diese synergistische Wirkung ist vor allem das Sesamin neben dem Sesamolin verantwortlich.

Literatur

AUTERHOFF, H., MAY, O.: Wirkung, Inhaltsstoffe und Analytik handelsüblicher Podophylline. Planta med. **6**, 240—252 (1958). — BROWN, ST. A.: Chemotaxonomic Aspects of Lignins. Lloydia **28**, 332—341 (1965). — FREUDENBERG, K.: Forschungen am Lignin. Fortschr. Chem. org. Naturst. **20** (1962). — FROHNE, D.: Untersuchungen zur Frage der harndesinfizierenden Wirkungen von Bärentraubenblatt-Extrakten. Planta med. **18**, 1—25 (1970).

GORIS, A., FRIGOT, P.: Analyse nouvelle de quelques essences de racines de Primvères. Ann. pharm. franç. **26**, 123—129 (1968). — HARKIN, J. M.: Recent Developments in Lignin Chemistry. Fortschr. chem. Forsch. Naturst. **6**, Heft 1, 101—158 (1966). — HARTWELL, J. L., SCHRECKER, A. W.: The Chemistry of Podophyllum. Fortschr. Chemie org. Naturstoffe **15**, 83—166 (1958). — THIEME, H.: Die Phenolglykoside der Salicaceen. Planta med. **13**, 431—438 (1965); Pharmazie **25**, 780—789 (1970). — Die Phenolglykoside der Ericaceen. Pharmazie **26**, 235—243, 419—424 (1971). — v. WARTBURG, A., ANGLIKER, E., RENZ, J.: Lignanglucoside aus Podophyllum peltatum L. Helv. chim. Acta **40**, 1331—1357 (1957).

3. Cumarine und Cumaringlykoside als Drogeninhaltsstoffe

Biochemie der Cumarine

Im Jahre 1820 isolierte VOGEL aus den Samen von *Dipteryx odorata* WILLD. (Leguminosae), den Tonkabohnen, eine gut kristallisierende Verbindung von intensivem, charakteristischem Geruch. Nach der für die Stammpflanze, einem in Guayana heimischen Baum, in Cayenne üblichen Bezeichnung „Coumarouna" hat GUIBOURT die neue Substanz Cumarin genannt. Als man später eine ganze Anzahl weiterer Pflanzenstoffe mit ähnlichen Eigenschaften isolierte, ist der Name auf die ganze Gruppe dieser Naturstoffe übergegangen.

Die Cumarine sind Derivate des α-Pyrons. Der Grundkörper, das Cumarin, ist nach seiner Struktur als Benzo-α-pyron zu bezeichnen. α-Pyrone sind Lactone; als solche lassen sich die Cumarine hydrolysieren. Dabei entsteht aus dem Grundkörper die o-Hydroxy-zimtsäure. Die Cumarine gehören somit zur Gruppe der Phenylpropankörper, wie etwa die Lignane.

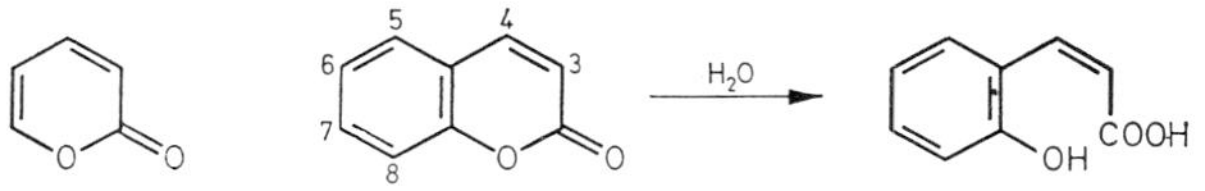

α - Pyron — Cumarin, Benzo-α-pyron — $\xrightarrow{H_2O}$ — Cumarinsäure, o-Hydroxy-zimtsäure

Vom Cumarin unterscheiden sich die Abkömmlinge durch verschiedenartige Substituenten, wobei die Stellung 7 fast stets besetzt ist. Die pharmazeutisch bedeutsamen Cumarine lassen sich chemisch in folgende Gruppen einteilen: Hydroxy- und Methoxycumarine, Furanocumarine, Pyranocumarine. Hinzu kommt noch das Dicumarol.

Cumarine finden sich in der Natur in freier oder in glykosidisch gebundener Form. Glykoside sind vor allem in der Gruppe der einfachen Hydroxy- und Methoxycumarine anzutreffen, während sie bei den Furano- und Pyranocumarinen eher selten sind. Als Bestandteile ätherischer Öle liegen Cumarine frei vor. Dies erklärt die Tatsache, daß innerhalb von Pflanzenfamilien, die durch reiche Ätherisch-Öl-Vorkommen gekennzeichnet sind, insbesondere Furano- und Pyranocumarine gehäuft auftreten. So sind von den bisher bekannt gewordenen rund 200 Cumarinen deren etwa 120 allein in Umbelliferen aufgefunden worden.

Seit langem ist bekannt, daß auch das Cumarin, in einer gebundenen Form in frischen Pflanzen vorliegen kann, aus der es beim Welkeprozeß oder während der

Drogentrocknung in Freiheit gesetzt wird. Allgemein bekannt ist dieser Vorgang von der Grastrocknung her. Frisch gemähtes Gras riecht kaum, während beim Trocknen der typische „Heugeruch“ entsteht.

1920 konnten französische Autoren zeigen, daß es sich bei der geruchlosen Vorstufe um ein Glykosid handelt. Nun ist aber Cumarin mangels geeigneter Substituenten nicht zur Glykosidierung befähigt. 1925 wurde aus Melilotus-Arten

Hydroxy- u. Methoxycumarine

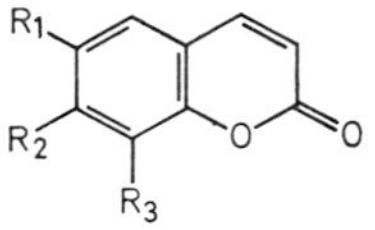

	R_1	R_2	R_3
Umbelliferon	H	OH	H
Herniarin	H	OCH_3	H
Aesculetin	OH	OH	H
Aesculin	O-Gluc	OH	H
Cichoriin	OH	O-Gluc	H
Scopoletin	OCH_3	OH	H
Scopolin	OCH_3	O-Gluc	H
Fraxetin	OCH_3	OH	OH
Fraxin	OCH_3	OH	O-Gluc
Osthol	H	OCH_3	$CH_2 \cdot CH{=}C(CH_3)_2$

Furanocumarine

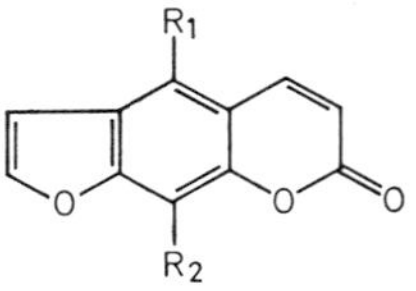

	R_1	R_2
Psoralen	H	H
Xanthotoxin	H	OCH_3
Xanthotoxol	H	OH
Imperatorin	H	$OCH_2 \cdot CH{=}C(CH_3)_2$
Bergapten	OCH_3	H
Bergaptol	OH	H
Isopimpinellin	OCH_3	OCH_3

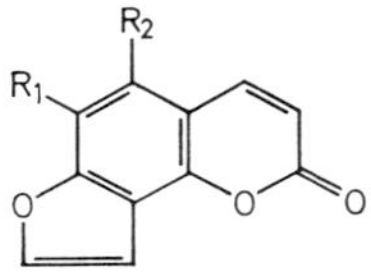

	R_1	R_2
Angelicin	H	H
Isobergapten	H	OCH_3
Pimpinellin	OCH_3	OCH_3

Pyranocumarine

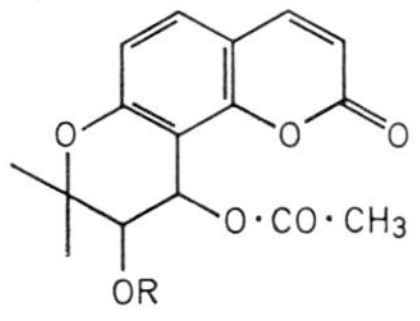

Samidin	$R = CO{-}CH{=}C(CH_3)_2$
Dihydrosamidin	$R = CO{-}CH_2{-}CH(CH_3)_2$
Visnadin	$R = CO{-}CH(CH_3){-}CH_2{-}CH_3$

Dicumarol

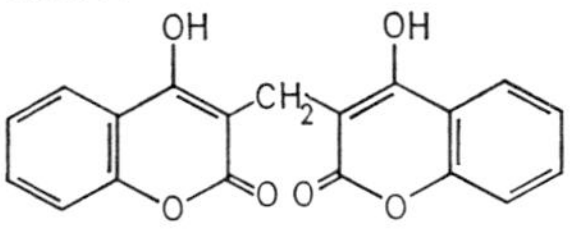

ein als Melilotosid bezeichnetes Glykosid isoliert, bei dessen Hydrolyse geringe Mengen Cumarin entstehen. Melilotosid erwies sich als Glucosid der Cumarsäure (o-Hydroxy-trans-zimtsäure). Die bei der Hydrolyse frei werdende Cumarsäure ist zwar nicht zur Bildung von Cumarin befähigt. Sie geht aber unter gewissen Bedingungen, z. B. bei Bestrahlung mit UV-Licht, in die weniger stabile Cumarinsäure (o-Hydroxy-cis-zimtsäure) über, die ihrerseits spontan zu Cumarin lactonisiert. Die Vermutung, daß sich auch das Glucosid der Cumarinsäure in den Pflanzen vorfindet, hat sich 1962 erstmals bestätigt. Es wurde in der Folge in allen daraufhin untersuchten Cumarinpflanzen, darunter in *Melilotus*-Arten, in *Dipteryx odorata* und *Lavandula angustifolia* aufgefunden. Da die bei der Glucosidspaltung frei werdende Cumarinsäure spontan und vollständig zu Cumarin lacto-

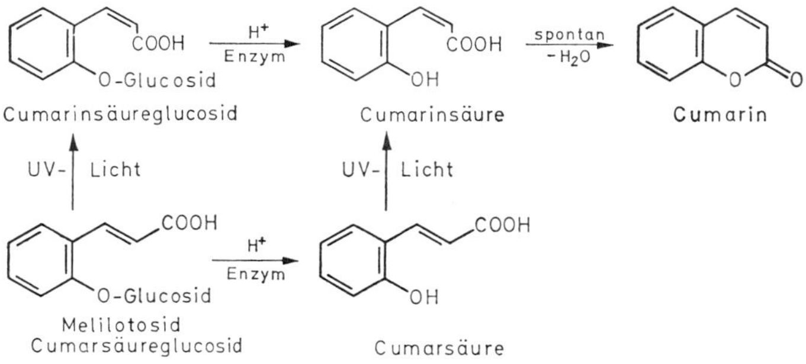

COOH, O-Glucosid — H^+ / Enzym → COOH, OH — spontan / $-H_2O$ → O, O

Cumarinsäureglucosid — Cumarinsäure — Cumarin

UV-Licht — UV-Licht

COOH, O-Glucosid — H^+ / Enzym → COOH, OH

Melilotosid
Cumarsäureglucosid — Cumarsäure

nisiert, muß das Cumarinsäureglucosid als der eigentliche natürliche Cumarinbildner angesprochen werden. Analoge Verhältnisse sind auch beim Herniarin (7-Methoxy-cumarin), das ebenfalls keine freie OH-Gruppe aufweist, gefunden worden.

Verbreitung der Cumarine im Pflanzenreich. Bedeutung für die Pflanze

Bisher wurden Cumarine in mehr als 150 Pflanzenspezies aus über 30 Familien aufgefunden. Sogar in Bakterien und Pilzen ist man ihnen begegnet (Antibiotikum Novobiocin aus *Streptomyces*-Arten; Aflatoxine aus *Aspergillus flavus*).

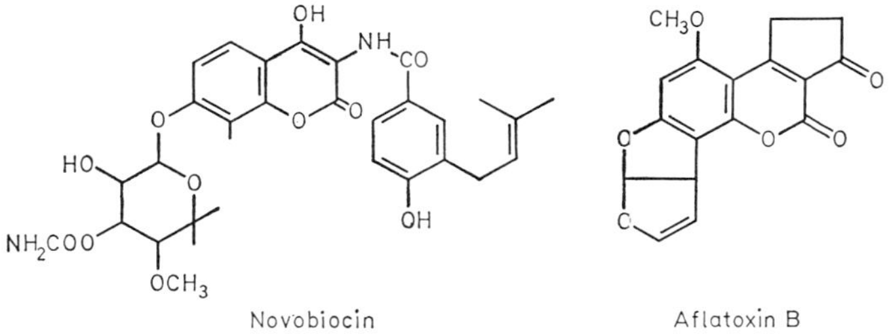

OH, NH, CO, O, O, O, HO, O, NH_2COO, OCH_3, OH — CH_3O, O, O, O, O, O

Novobiocin — Aflatoxin B

In den Geflügelfarmen von England und Schottland gingen 1960 im Verlaufe weniger Monate über 100000 Truthühner und Enten an bisher unbekannten Krankheitssymptomen ein; man nannte sie die Truthahn-X-Krankheit. Die Tiere verloren ihre Freßlust, wurden schwach und schläfrig und starben nach wenigen Tagen. Als Grund erkannte man verschimmeltes Erdnußmehl, das von einem toxischen Stamm des Pilzes *Aspergillus flavus* befallen war (SARGEANT K. et al., 1961). Das Toxin besteht aus einer Mischung chemisch verwandter Cumarine, den Aflatoxinen, von denen das Aflatoxin B für eintägige Khaki-Campbell-Entchen eine LD_{50} von $< 20\ \mu g$ besitzt. Unter den Säugern sind die Ferkel am empfindlichsten. Die Tiere zeigen Leberschäden, wie sie ähnlich durch Senecio-Arten erzeugt werden. Neuerdings wird den Aflatoxinen starke carcinogene Wirkung zugeschrieben. Bei Menschen sind durch Genuß von Erdnüssen und Erdnußbutter noch nie Vergiftungserscheinungen beobachtet worden, da die für menschliche Nahrung und zur Herstellung von Erdnußbutter bestimmte

Ware sorgfältig verlesen wird. Auch bei Verwendung von Erdnußöl (Arachidöl) sind keine Schädigungen zu befürchten, da bei der Reinigung des Öls mit Alkali vorhandene Aflatoxine zerstört würden (SPENSLEY P. C., 1963).

Vermutlich gehören die Cumarine zu den im Pflanzenreich sehr weit verbreiteten Stoffen, und es ist daher mit ihrem Vorkommen in vielen Arzneipflanzen zu rechnen. Vor allem den einfachen Hydroxy- und Methoxycumarinen begegnet man in vielen Pflanzenfamilien, während komplizierte Derivate meistens eine ziemlich beschränkte Verbreitung aufweisen. Besonders häufig stoßen wir auf die Cumarine bei Umbelliferen, Leguminosen, Rutaceen, Labiaten, Kompositen und Gramineen. Daneben gibt es auch Familien, für die bisher noch keine oder nur vereinzelte Cumarinvorkommen bekannt geworden sind, wie etwa die Liliaceae und Cactaceae. Cumarine können in allen Pflanzenorganen angetroffen werden, wenn auch in wechselnder Menge und Zusammensetzung, besonders reichlich in Wurzeln, Früchten und Samen. Die Konzentrationen, in denen sie sich anreichern, sind oft beträchtlich, so enthalten die Laubknospen von *Daphne odora* etwa 22% Daphnin.

Cumarine sind im pflanzlichen Organismus nicht wirkungslos. Experimentell läßt sich zeigen, daß sie das Zellgeschehen tiefgreifend beeinflussen können. So vermögen sie in sehr geringer Konzentration das Wachstum und die Wurzelbildung zu fördern, in höheren dagegen zu hemmen. Durch Glykosidierung oder Aufspaltung des Lactonrings wird die Wirksamkeit abgeschwächt oder ganz aufgehoben, z. T. sogar in ihrer Richtung verändert. Die Pflanze kann sich dieser Stoffe demnach als Wachstumsregulatoren bedienen. Cumarine verzögern oder verhindern in entsprechender Konzentration die Samenkeimung. Stoffe mit keimungshemmender Wirkung bezeichnet man als Blastokoline (von *βλαστάνειν* keimen und *κωλύειν* hemmen). In Versuchen an Wurzelspitzen von Allium cepa wurde eine mutagene Wirkung von Cumarinen festgestellt.

Mutagene Wirkung von Cumarinen
(nach MUSAJO)

Substanz	Konzentration, die in Allium cepa-Wurzelspitzen bei 40% der Mitosen Chromosomenmutationen erzeugt	Relative Wirksamkeit Cumarin = 1
Cumarin	$20 \cdot 10^{-4}$ molare Lösung	1
Scopoletin	$5 \cdot 10^{-4}$,, ,,	4
Xanthotoxin	$1{,}6 \cdot 10^{-4}$,, ,,	12,4
Xanthotoxol	$1{,}5 \cdot 10^{-4}$,, ,,	13,2
Angelicin	$1{,}25 \cdot 10^{-4}$,, ,,	16
Psoralen	$0{,}57 \cdot 10^{-4}$,, ,,	35,6
Bergapten	$0{,}5 \cdot 10^{-4}$,, ,,	40

Wirkung und Verwendung von Cumarindrogen

Unter den Stoffen mit einem ungesättigten Lactonring gibt es eine Reihe physiologisch sehr aktiver Körper, wie etwa die herzaktiven Glykoside, Santonin, die Pikrotoxine, Kawa-Kawa-Wirkstoffe u. a. m. Auch unter den Cumarinen gibt es stark wirksame Verbindungen. Fast ausschließlich handelt es sich dabei um nichtglykosidische Vertreter. So stellen insbesondere die Furanocumarine bekannte Fischgifte dar, und im Novobiocin liegt ein hochwirksames Bakteriostatikum vor. Bereits das Cumarin selbst ist nicht harmlos. Beim Menschen äußern sich erste Vergiftungssymptome etwa nach reichlichem Genuß cumarinhaltiger Getränke oder bei längerem Aufenthalt in stark duftendem Heu in Kopfweh und Benommenheit.

Cumarin wurde früher als Geruchs- und Geschmackskorrigens in der Genuß- und Lebensmittelindustrie verwendet. Seitdem man tierexperimentell die schwere leberschädigende Wirkung des Cumarins nachgewiesen hat, ist seine Verwendung als Aromastoff stark zurückgegangen, in einigen Ländern sogar verboten worden.

Viele Cumarine, darunter der Grundkörper selbst, zeigen eine auffallende Wirkung auf das Zentralnervensystem im Sinne einer zentralen Sedierung. Ein anderer Vertreter, das Osthol (Formel S. 130), wirkt zentralerregend. Bemerkenswert ist vor allem seine atemanaleptische Wirkung. Es stellt den Hauptwirkstoff der indischen Droge *Prangos pabularia* dar. Zahlreiche Cumarine wirken gefäßerweiternd und spasmolytisch. Sehr ausgeprägt sind diese Eigenschaften bei den Pyranocumarinen aus *Ammi visnaga*. Der antispasmodische Effekt zusammen mit der zentralsedierenden Wirkung vieler Cumarine vermag die früher übliche Verwendung zahlreicher Ferula-Arten als Sedativa zu erklären. Einigen Cumarinen werden außerdem noch spezielle Eigenschaften zugeschrieben. So normalisiert Äsculetin, ähnlich wie Rutin, pathologisch verminderte Kapillarresistenz. Fraxin soll stark diuretisch wirken und die Harnsäureausscheidung ebenso stark wie Atophan steigern. Für die gallenflußfördernde Wirkung von *Artemisia abrotanum* werden Isofraxidin, Scopoletin und Umbelliferon verantwortlich gemacht. Nach Duquénois soll der Umbelliferongehalt die Antibrucellosewirkung von *Hieracium pilosella* bedingen.

Ganz besondere Wirkungsqualitäten besitzt das Dicumarol. Es hemmt oder verhindert die Bildung von Prothrombin in der Leber und setzt dadurch die Gerinnungsfähigkeit des Blutes herab. Es stellt demnach ein Anticoagulans dar. Beim Verfüttern von unsachgemäß gelagertem, verschimmeltem Heu aus Honigklee, *Melilotus officinalis*, zeigten sich bei Rindern krankhafte Erscheinungen, die als „Sweet clover disease" bezeichnet wurden. Sie hatten ihre Ursache in einer stark verminderten Blutgerinnungstendenz. 1941 gelang die Isolierung des verantwortlichen Stoffes, der in seiner Konstitution aufgeklärt und als Dicumarol bezeichnet wurde. Kurz nach seiner Entdeckung wurde er als Anticoagulans zur Thrombose-Prophylaxe und Therapie in den Arzneimittelschatz aufgenommen. Dicumarol ist auch oral wirksam und seine Wirkung kann durch hohe Dosen von Vitamin K aufgehoben werden. Aus dem Dicumarol wurde eine Reihe synthetischer Anticoagulantien mit schneller einsetzender und weniger lang dauernder Wirkung entwickelt. Dicumarol und einige daraus abgeleitete Präparate dienen auch zur Rattenvertilgung.

Schließlich erfordern die lichterythemerzeugende und hautbräunende Wirkung von Cumarinen und die Verwendung von Cumarinen als Lichtschutzmittel eine nähere Erläuterung. 1916 beobachtete Freund bei Verwendung von Bergamottöl enthaltendem Kölnischwasser und anschließender Belichtung nach einer Latenzzeit von etwa 24 Stunden eine Hautpigmentierung. Ähnliche Erscheinungen zeigten sich bei Personen, die sich nach dem Bade oder mit schwitzendem entblößtem Körper an der Sonne ins Gras legten. Es können sich Hautläsionen bilden, deren Ausmaße genaue Reproduktionen der Stengel und Blätter der sie hervorrufenden Pflanzen sind. Neben *Ficus carica* handelt es sich vor allem um *Ruta graveolens*, *Pastinaca sativa*, *Heracleum*-Arten, *Achillea millefolium*,

Sinapis arvensis, *Ammi maius* usw. Als dafür verantwortliche Wirkstoffe erkannte KUSKE eine Reihe von Furanocumarinen, vor allem das Bergapten. Auch von MUSAJO u. Mitarb. wurden eingehende Untersuchungen über Konstitution und Wirkung am Menschen durch Aufbringen von 25 $\mu g/cm^2$ Hautoberfläche in alkoholischer Lösung und Bestrahlung durch Sonnen- oder UV-Licht ausgeführt. Es ergab sich untenstehende Wirkungsreihe. Andere Furanocumarine wie Xantho-

Lichtsensibilisierende Wirksamkeit einiger Furanocumarine

Substanz	Sonne	UV-Licht
Psoralen	++++	++++
Xanthotoxin	+++	+++
Bergapten	+++	+++
Isobergapten	+	+
Angelicin	+	+
Oxypeucedanin	+	–

toxol, Imperatorin, Bergaptol, Isopimpinellin waren dagegen unwirksam. Nach KUSKE kommt aber auch dem Xanthotoxol, dem Imperatorin und dem Bergaptol eine gewisse Wirkung zu. Offenbar bestehen große individuelle Unterschiede. Jedenfalls waren sämtliche geprüften Hydroxy- und Methoxycumarine wirkungslos. Damit kann ein direkter Zusammenhang zwischen der Fluoreszenz, einer bei den Cumarinen ziemlich allgemeinen Eigenschaft, und der photosensibilisierenden Wirkung ausgeschlossen werden. Denn gerade unter den Hydroxy- und Methoxycumarinen finden sich sehr intensiv fluoreszierende Verbindungen wie Äsculin und Umbelliferon, die jedoch ohne jede lichtsensibilisierende Wirkung sind. 1966 konnten MUSAJO und Mitarb. nachweisen, daß photosensibilisierende Furanocumarine wie Bergapten mit Desoxyribonucleinsäure unter UV-Bestrahlung eine stabile Verbindung eingehen, wobei der Pyrimidinanteil der DNS in Reaktion tritt. Durch diesen Befund lassen sich sowohl die photosensibilisierende Wirkung der Furanocumarine wie auch ihre letalen und mutagenen Eigenschaften bei Bakterien und Säugetierzellen erklären.

Photosensibilisierung ist eine Eigenschaft, die nicht nur auf die Furanocumarine beschränkt ist und sie zeigt sich auch bei innerlicher Verabreichung, wie aus folgender Tabelle hervorgeht.

Photosensibilisation

(z. T. nach KUSKE)

Exogen			Endogen
peroral	perkutan	intravenös	
Eosinismus Fagopyrismus Hypericismus Trifoliosis Maidismus u. a.	Bergamottöl Furanocumarinpflanzen wie Heracleum, Pastinak, Ruta, Ficus u. a. Teer u. Teerprodukte Vaselin, Schmieröle usw.	Haematoporphyrin Acridin Trypaflavin Bengalrot u. a.	Hydroa vaccineformis Porphyrien chron. polymorphe Lichtausschläge Pellagroide

Medizinisch wird die lichtsensibilisierende Wirkung verwertet bei der Vitiligo, einer Pigmentanomalie der Haut in Form scharf begrenzter weißer Flecke. Man verwendet Präparate aus *Ammi maius* oder der entsprechenden Furanocumarine wie Xanthotoxin oder Imperatorin und zwar sowohl oral wie auch extern in Form alkoholischer Lösungen zu Pinselungen. Anschließend setzt man die depigmentierten Hautpartien einer intensiven UV-Bestrahlung aus.

Xanthotoxin findet sich als Wirkstoff in bestimmten oral verwendeten Handelspräparaten, die zur Erzielung einer rascheren und intensiveren Hautbräunung und als Schutz vor Sonnenbrand angepriesen werden. Soweit bis heute bekannt, scheint Xanthotoxin dabei keinen primären Lichtschutz zu gewähren. Wohl aber regt es die Pigmentbildung an, wodurch ein besserer Schutz gegen Sonnenbrand erreicht wird.

Grundsätzlich verschieden ist die Verwendung von Hydroxy- und Methoxycumarinen als Lichtschutzmittel. Sie beruht auf der starken Absorptionsfähigkeit einiger Vertreter dieser Gruppe für UV-Licht bestimmter Wellenlänge. Es handelt sich also um Lichtfilter. Das sichtbare Spektrum des Sonnenlichtes umfaßt Wellenlängen zwischen 400 und 800 nm. Über 800 nm folgt das Infrarotgebiet, unterhalb 400 nm das Ultraviolett mit seinen drei Bereichen UV-A, B und C. Die UV-Strahlung der Sonne wird durch die Atmosphäre stark absorbiert. Auf die Erde gelangen etwa Strahlen bis hinunter auf 290 nm. Die Intensität des UV-Lichtes, vor allem der kurzen Wellen, ist stark vom Sonnenstand und der Dicke der Luftschicht (Höhe ü. d. M.) abhängig. Wie Versuche zeigen, sind es gerade die kurzwelligen Strahlen unter 320 nm, mit einem ersten (in der freien Natur normalerweise bedeutungslosen) Maximum um etwa 250 nm, einem Minimum bei 280 nm und einem zweiten, sehr scharfen Maximum bei 297 nm (für die Praxis besonders wichtig!), die auf der Haut Strahlenerytheme verursachen. Größere Wellenlängen im Gebiet von etwa 300—440 nm mit einem breiten Maximum bei 340 nm rufen dagegen normalerweise Pigmentierung hervor.

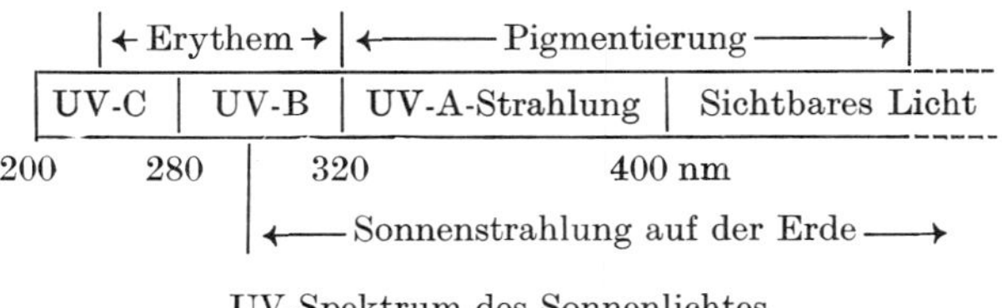

UV-Spektrum des Sonnenlichtes

Für Sonnenschutzpräparate, die einerseits vor Erythemen schützen, aber anderseits eine Bräunung zulassen sollen, eignen sich nur Stoffe mit ganz bestimmten Absorptionseigenschaften. Solche, meist aromatische Verbindungen, sind synthetisch in größerer Zahl geschaffen worden. Unter den Naturprodukten wird speziell das Äsculin verwendet. Sein Absorptionsgebiet reicht zwar bis gegen 370 nm, erfaßt also auch noch zum großen Teil die bräunende Strahlung, was jedoch gerade zur Prophylaxe vor Sommersprossenentwicklung erwünscht ist. Übrigens läßt sich in ähnlichem Sinne auch Rutin (und zwar äußerlich und innerlich) verwenden.

Drogenbesprechung

a) Ammi

Die Umbelliferengattung *Ammi* ist mit ihren sechs Spezies im Mittelmeergebiet beheimatet. Nur die beiden Arten *Ammi maius* L. und *Ammi visnaga* (L.) LAM. sind pharmazeutisch erwähnenswert. Ammi maius ist auch in Mittel- und Nordeuropa eingeschleppt und hier heimisch geworden. Die Früchte enthalten Bergapten, Imperatorin und Xanthotoxin. In der ägyptischen Volksmedizin muß die Pflanze schon seit vielen Jahrhunderten ihren festen Platz als Mittel zur Behandlung der Vitiligo besessen haben, gibt doch IBN-AL-BAITAR in seinem Buch „Mofradat El-Adwiya" aus dem 13. Jahrhundert eine genaue Gebrauchsanweisung. Die heutige Medizin verwendet Extrakte aus Früchten oder Reinstoffe wie das Xanthotoxin.

Ammi visnaga, auf arabisch Khella genannt, kommt von den Kanaren bis nach Persien vor, findet sich aber auch gelegentlich in Mittel- und Westeuropa verschleppt und hat sich in Amerika eingebürgert. Die Früchte wurden in Ägypten schon lange medizinisch bei Krampfzuständen verwendet. In Europa ist die Droge bereits im Mittelalter bekannt gewesen. FUCHSIUS gibt eine Abbildung der Pflanze und bezeichnet sie als Diuretikum. Später ist sie offenbar völlig in Vergessenheit geraten, und erst nach 1930 ist man durch Arbeiten ägyptischer Forscher auch in Europa und Amerika wieder auf sie aufmerksam geworden. Ihre diuretische Wirkung wurde bestätigt. Ferner erwies sie sich durch ihre erschlaffende Wirkung auf die glatte Muskulatur als geeignet zum Entfernen von kleineren Nieren- und Blasensteinen. Diese Indikation ist in Europa wohl zuerst beachtet und in der Klinik von SAUERBRUCH erprobt worden. SAMAAN hat weiter eine blutdrucksenkende und coronargefäßerweiternde Wirkung festgestellt. Bereits 1879 wurde aus der Droge eine als Khellin bezeichnete Substanz gewonnen, die von Visnagin und Khellolglucosid begleitet ist. Es handelt sich um Chromonderivate.

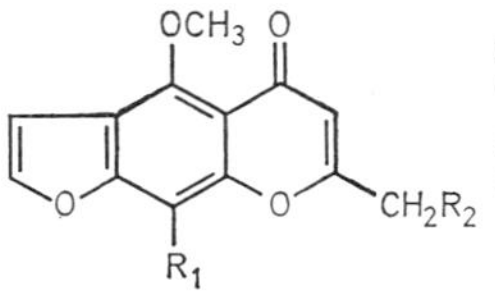

OCH_3 O ... O O CH_2R_2 ... R_1

Khellin (Visammin)	$R_1 = OCH_3$	$R_2 = H$
Visnagin	$R_1 = R_2 = H$	
Khellolglucosid (Khellinin)	$R_1 = H$	$R_2 = $ O-Glucosid

Khellin und Visnagin sind in den Früchten zusammen zu ungefähr 1—1,7% vorhanden, wovon Visnagin etwa 10% ausmacht. Khellolglucosid ist in einer Menge von 1% aus der Droge isoliert worden. 1931 gelang die Darstellung einer pharmakologisch stark wirksamen Visnaganfraktion, aus der 20 Jahre später Pyranocumarine wie Samidin, Dihydrosamidin und Visnadin (Formeln S. 130) gewonnen wurden. Ihre Wirkung übertrifft jene des Khellins um ein mehrfaches. Trotzdem werden die spasmolytischen Eigenschaften der Droge überwiegend in Form des Khellins ausgenutzt. Der Effekt tritt langsam ein, hält dann aber längere Zeit an. Khellin hat sich am Patienten als wirksam erwiesen bei Angina pectoris, chronischem Cor pulmonale und teilweise auch bei Bronchialasthma, ferner bei spastischen Zuständen von Magen, Darm, Galle- und Harnwegen, bei Dysmenorrhöe sowie zur symptomatischen Behandlung des Keuchhustens.

b) *Melilotus*

Zwei Melilotus-Arten aus der Familie der Leguminosen (Fabaceen) sind die Stammpflanzen von Herba meliloti: *M. officinalis* und *M. altissimus*. Beide Spezies sind in Europa und in Asien verbreitet. Die Droge stellt die 15—20 cm langen getrockneten Zweigspitzen dar. Sie enthält gegen 0,9% Cumarin, das sich im intensiven Cumaringeruch äußert. Daneben ist noch 3,4-Dihydrocumarin, das sog. Melilotin, und ein Ester der Dihydrocumarinsäure (Melilotsäure) mit Cumarsäure in der Droge enthalten.

c) *Umbelliferenharze*

Galbanum stammt von Ferula-Arten, besonders *Ferula galbaniflua*. Die Droge war früher als Spasmolytikum und Sedativum bekannt. Heute wird sie nur noch selten verwendet als Bestandteil von Pflastern. In der Parfümerie gilt sie als vorzügliches Fixativ.

Ammoniacum ist ein Gummi, das aus Wunden von *Dorema ammoniacum* und anderen Dorema-Arten austritt und in Körnern erhärtet. Die Stammpflanzen sind in Nordpersien, um den Aralsee und in Belutschistan beheimatet. Auch diese Droge ist obsolet und wird nur noch ganz selten zur Pflasterbereitung verwendet.

Eine weitere Umbelliferenharzdroge ist Asa foetida. Für den stark knoblauchartigen Geruch der Droge ist das ätherische Öl mit organischen Schwefelverbindungen verantwortlich (siehe Asa foetida).

Literatur

Beyrich, Th.: Xanthotoxin als Pharmakon. Pharmazie **21**, 282—287 (1966). — Brown, St. A.: Recent Studies on the Formation of Natural Coumarins. Lloydia **26**, 211—222 (1963). — Dean, F. M.: Naturally Occuring Oxygen Ring Compounds. London 1963. — Kuske, H.: Perkutane Photosensibilisierung durch pflanzliche Wirkstoffe. Dermatologica **82**, 274—335 (1940). — Musajo, L., Rodighiero, G.: The Skin-Photosensitizing Furocoumarins. Experientia **18**, 153—161 (1962). — Nielsen, B. E.: Coumarins of umbelliferous plants. Dansk Tidsskr. Farm. **44**, 111—286 (1970). — Reppel, L.: Über natürliche Cumarine. Pharmazie **9**, 278—299 (1954). — Soine, T. O.: Naturally Occuring Coumarins and Related Physiological Activities. J. Pharm. Sci. **53**, 231—264 (1964). — Späth, E.: Die natürlichen Cumarine. Ber. **1937 A**, 83—117. — Spensley, P. C.: Aflatoxin, das Gift der Truthahn-Krankheit. Endeavour **22**, 75—79 (1963).

4. Flavonoiddrogen

Übersicht über die Biochemie der Flavonoide

Auszüge aus bestimmten Pflanzen, wie beispielsweise aus der Rinde der Färbereiche (*Quercus velutina* Lam.) verwendete man früher zum Gelbfärben von Wolle und Baumwolle. Diese gelb gefärbten Pflanzenstoffe vom Typus des aus Quercus isolierten Quercetins bezeichnete man bald als Flavone (lat. flavus = gelb). Chemisch handelt es sich um Abkömmlinge des 2-Phenylbenzopyrans, eines Ringsystems, dessen C_{15}-Kohlenstoffskelet formal als ein Diphenylpropan $C_6-C_3-C_6$ aufgefaßt werden kann. Unabhängig von ihrer Farbe und anderen physikalischen Eigenschaften bezeichnet man heute alle Stoffe, sofern sie nur $C_6-C_3-C_6$-Bauprinzip aufweisen, als Flavonoide.

Sind die beiden aromatischen Ringe A und B durch eine dreigliedrige Brücke voneinander getrennt, dann haben wir die eigentlichen Flavonoide vor uns. Isomere Varianten mit einer Aethylenbrücke liegen vor in den Isoflavonoiden. In den Neoflavonoiden schließlich ist die Brücke eingliedrig, so daß man sie als Aethyl-diphenylmethanabkömmlinge auffassen kann.

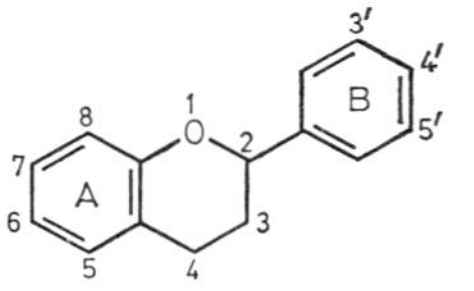

2-Phenyl-Dihydro-benzopyran (Flavan)

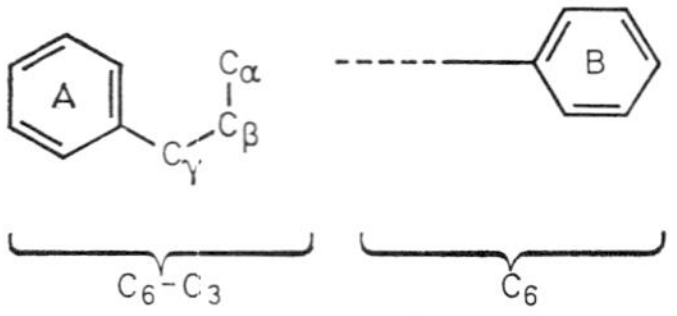

C_6-C_3 C_6

Bauprinzip der Flavonoide: Je nach Stellung des Ringes B unterscheidet man Flavonoide (B an C_α), Isoflavonoide (B an C_β) und Neoflavonoide (B an C_γ)

Zu den eigentlichen Flavonoiden gehören die Flavone, Flavonole (= 3-Hydroxyflavone), Flavanone (= 2,3-Dihydroflavone), Flavononole (= 3-Hydroxy-2,3-dihydroflavone), Anthocyanidine, Leukoanthocyanidine, Catechine, Chalkone und Aurone.

Die hauptsächliche Variation des den Flavonoiden zugrundeliegenden $C_6-C_3-C_6$-Bauprinzips ist wie folgt gegeben:

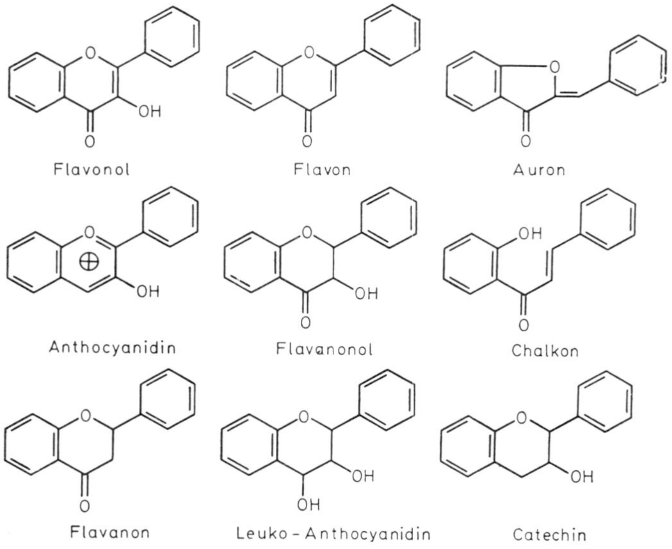

Flavonol Flavon Auron

Anthocyanidin Flavanonol Chalkon

Flavanon Leuko-Anthocyanidin Catechin

Die Grundtypen der Flavonoide, geordnet nach fallendem Oxidationsgrad der C_3-Brücke.

1. Es existieren Vertreter mit und solche ohne heterozyklisch gebundenem Sauerstoff. In bestimmten Fällen können beide Typen, sogar mit dem gleichen Substitutionsmuster, in ein- und derselben Pflanze nebeneinander vorkommen,

so in den Blütenköpfchen von Helichrysum arenarium DC oder in der Rinde von Salix purpurea z. B. das Salipurposid neben dem Isosalipurposid oder Liquiritigenin und Isoliquiritigenin als Glykoside in Glycyrrhiza glabra.

2. Die C_3-Kette weist einen unterschiedlichen Oxidationsgrad auf. Am stärksten reduziert sind die Catechine, während die Flavonole am anderen Ende der

Isosalipurposid R = O-Glucosid
(goldgelbe Kristalle)
Isoliquiritigenin R = H

Salipurposid R = O-Glucosid
(farblose Kristalle)
Liquiritigenin R = H

Die häufigsten Flavonoide (Aglykone)

	R_1	R_2
Kämpferol	H	H
Quercetin	OH	H
Myricetin	OH	OH
Isorhamnetin	OCH_3	H

	R_1	R_2
Apigenin	H	H
Luteolin	OH	H

	R_1	R_2
Pelargonidin	H	H
Cyanidin	OH	H
Delphinidin	OH	OH
Päonidin	OCH_3	H
Malvidin	OCH_3	OCH_3

	R_1	R_2
Naringenin	H	OH
Eriodictyol	OH	OH
Homoeriodictyol	OCH_3	OH
Hesperetin	OH	OCH_3

	R_1	R_2
Catechin	OH	H
Gallocatechin	OH	OH

Oxidationsskala stehen. Die Unterschiede betreffen aber den Oxidationsgrad nicht allein, sondern auch Art und Stellung der Sauerstoffunktionen: Die Flavone, Aurone und Anthocyanidine beispielsweise stehen auf der gleichen Oxidationsstufe.

3. Die große Mannigfaltigkeit der in den verschiedenen Pflanzen anzutreffenden Flavonoide ist aber nicht zuletzt dadurch gegeben, daß variieren können:

a) Zahl und Stellung von Hydroxyl- und/oder Methoxylgruppen an den beiden aromatischen Ringen A und B und

b) Art, Zahl und Stellung der Zuckerreste, die an das Flavonoid gebunden sind.

Auf die Verknüpfung von Flavonoiden mit Zuckerresten soll im folgenden noch eingegangen werden. Zuerst einmal sei hervorgehoben, daß keine „ausgefallenen Zucker" (beispielsweise keine Desoxyzucker wie bei den Steroidglykosiden) als Zuckeranteil der flavonoiden Glykoside vorkommen: Man trifft in erster Linie auf die D-Glucose, die D-Galaktose, die L-Rhamnose und (seltener) die Arabinose als Zuckeranteil. Zwar sind fast alle Flavonoide mit Hydroxylgruppen substituiert und damit potentiell in der Lage mit diesen Zuckern Glykoside zu bilden, die Tendenz zur Glykosidierung ist aber von Gruppe zu Gruppe sehr unterschiedlich: Die Anthocyanidine beispielsweise kommen praktisch niemals als Aglykone vor, bei den Leukoanthocyanen und den Catechinen dagegen ist es die Regel, daß sie aglykonisch in der Pflanze abgelagert werden. Die eigentlichen Flavone und die Flavonole nehmen eine mittlere Stellung insofern ein, als sie sowohl glykosidisch als auch in freier Form abgeschieden werden. Beide Möglichkeiten sind nicht selten innerhalb derselben Pflanze nebeneinander verwirklicht.

Nun enthalten die Flavonoide in der Regel mehr als eine Phenolgruppe und es ergibt sich die weitere Frage, ob sie alle gleichermaßen glykosidiert werden können. Das scheint zwar der Fall zu sein, doch sind einige wenige Glykosidierungsmuster anderen möglichen gegenüber stark bevorzugt. Bei den Flavonolen (den 3-Hydroxyflavonen) ist es die Position am Kohlenstoffatom C-3, die weitaus bevorzugt ist, gefolgt dann von den Positionen C-7 und C-4'. Bei den Anthocyanen ist es ebenfalls das Hydroxyl am C-3, das stets besetzt ist.

Neben den echten Glykosiden findet sich in der Flavonreihe (Typus Luteolin) eine weitere Möglichkeit der Verknüpfung mit Zuckerresten verwirklicht: die der C-glykosidischen Verknüpfung. Diese **Glykoflavonoide** sind im Pflanzenreich

Häufig vorkommende Glykoside

Aglykon	Zuckeranteil	Trivialname
Quercetin	3-Rhamnosid	Quercitrin
,,	3-Galaktosid	Hyperosid
,,	3-Glucosid	Isoquercitrin
,,	7-Glucosid	Quercimeritrin
,,	4'-Glucosid	Spiräosid
,,	3-Rhamnoglucosid	Rutin
Hesperetin	7-Rhamnoglucosid	Hesperidin
Pelargonidin	3,5-Diglucosid	Pelargonin
Cyanidin	3,5-Diglucosid	Cyanin
Delphinidin	3-Rhamnoglucosid	Violanin
Päonidin	3,5-Diglucosid	Päonin
Malvidin	3-Glucosid	Oenin

R = H :Vitexin
R = OH:Orientin

weit verbreitet. Wie es scheint sind sie aber ziemlich einförmig im Aufbau, da als Zuckerkomponente bisher nur die Glucopyranose aufgefunden wurde, die in Stellung 1 mit den Kohlenstoffatomen C-8 des Flavons (Vitexin und Orientin) oder C-6 verknüpft ist.

Die im vorhergehenden skizzierten Modifikationen des Flavonoidgrundgerüstes führen naturgemäß zu unterschiedlichen physikalisch-chemischen Eigenschaften dieser Substanzen. Dementsprechend variiert auch ihre Ausscheidung aus dem aktiven Pflanzenstoffwechsel; wir erkennen das an der sehr unterschiedlichen Lokalisation innerhalb der Einzelpflanze. In lebendem Gewebe finden wir die glykosidischen Vertreter (Anthocyane, Flavonolglykoside vom Typus des Rutins) abgelagert in den Vakuolen, im Zellsaft gelöst als „zellsaftlösliche Pigmente". Nichtglykosidische Flavonoide kommen in totem Gewebe, bevorzugt im Kernholz von Holzgewächsen vor. Flavonoide können sodann in Idioblasten lokalisiert sein: in wasserlöslicher Form (z. B. Catechine) in den „Gerbstoffschläuchen", in lipophiler Form zusammen mit Terpenen und anderen lipophilen Stoffwechselendprodukten in typischen Exkreträumen derjenigen Pflanzen, die „ätherisches Öl" führen. Lipophile Flavonoide können sodann Bestandteile wachshaltiger Blattüberzüge sein.

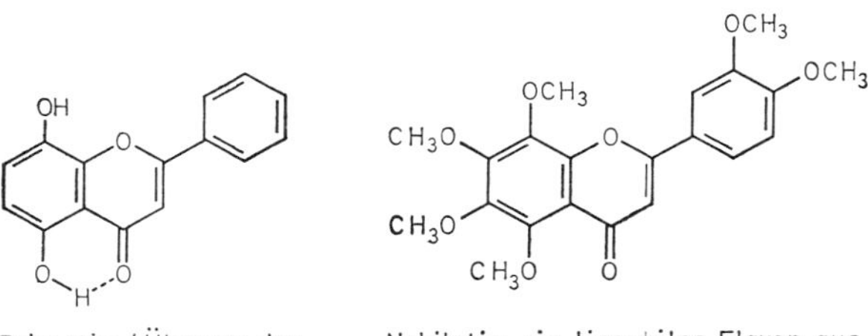

Primetin (Überzug der Blätter zahlreicher Primula-Arten)

Nobiletin, ein lipophiles Flavon aus den Exkreträumen der Citrusfrüchte

Wirkung und Anwendung der Flavonoiddrogen

Unter einer rationellen Pharmakotherapie versteht man bekanntlich eine Arzneimittelanwendung, die auf einer genauen Kenntnis der pathophysiologischen Ursachen der Krankheit einerseits und der Wirkungsweise der Pharmaka andererseits beruht. Ein wichtiges Glied in dieser Kette ist der pharmakologische Modellversuch, bei dem experimentell Krankheiten am gesunden Tier hervorgerufen oder Prüfsysteme mit isolierten Organen aufgebaut werden. Bei den Flavonoiden ist es bisher nur unvollständig gelungen, die tierexperimentellen Beobachtungen und die klinischen Erfahrungen zu korrelieren. Das hat zu unterschiedlicher Einschätzung der Flavonpräparate und der Flavondrogen durch den Arzt geführt. Gleichgültig aber, ob man in den Flavonen wertvolle polypotente Pharmaka sieht oder wenig wirksame Substanzen, man wird verallgemeinernde Aussagen über die Flavonoide schlechthin vermeiden müssen, handelt es sich doch, wie wir gesehen haben, um eine Gruppe von Stoffen mit außerordentlich mannigfacher Strukturvariation und dem unterschiedlichsten physikalisch-chemischen Verhalten (Verteilungskoeffizienten). Das in Lipoidlösungsmitteln leicht lösliche Primetin z. B. wird ganz andere Eliminations- und Resorptionsquoten aufweisen als das in Wasser leicht lösliche Catechin des schwarzen Tees. M. a. W. es ist kaum zu erwarten, daß alle die unter dem Begriff Flavonoide zusammengefaßten Substanzen dasselbe Wirkungsprofil aufweisen werden.

Mißt man die Toxizität der Substanzen auf niedere Tiere (Würmer, Insekten), so zeigt sich ein engerer Zusammenhang zwischen Verteilungskoeffizienten und Toxizität. Innerhalb einer homologen Reihe von Verbindungen zeigen die weitaus höhere Toxizität stets diejenigen Glieder, die eine abnehmende Löslichkeit in Wasser aufweisen und zugleich zunehmende Löslichkeit in Petroläther. So sind die Hydroxyderivate jeweils weniger giftig als die korrespondierenden Methoxyderivate; die unsubstituierten Derivate sind giftiger verglichen mit den hydroxylsubstituierten.

Während es sich bei der insektiziden Wirkung und der Toxizität auf Würmer um mehr unspezifische Effekte handelt, die von den physikalischen Eigenschaften abhängen, gibt es aber daneben in der Flavonoidreihe auch Beispiele für enge Strukturspezifität von Wirkungen. So sind Flavanon- und Flavonolglykoside vom Typus des Rutins und Naringins toxikologiscn völlig harmlos — selbst nach Verabreichung von mehr als 60 mg Rutin/pro die über eineh Zeitraum von 5 Jahren konnten an Versuchspersonen keinerlei Veränderungen beobachtet werden, auch massive Dosen von mehreren Gramm wurden ohne nachweisbare Schäden vertragen. Das in den Löslichkeiten vergleichbare Dihydrochalkonglucosid Phloridzin dagegen zeichnet sich durch eine sehr auffallende Wirkung aus; Applizieren führt zu Erscheinungen, die mit einem renalen Diabetes vergleichbar sind: Die Nierenschwelle für Glucose wird stark erniedrigt und es kommt zur pathologischen Mehrausscheidung von Glucose mit dem Harn.

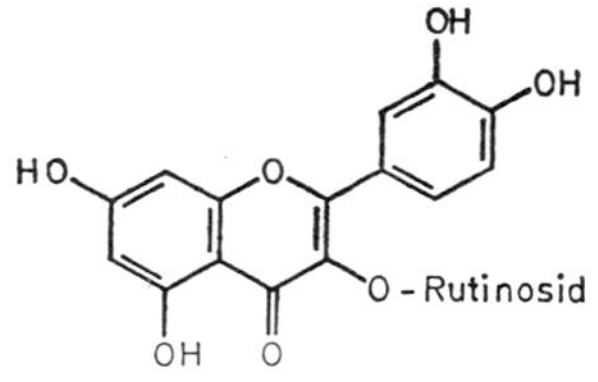

Rutin: keine nachweisbare akute und chronische Toxizität

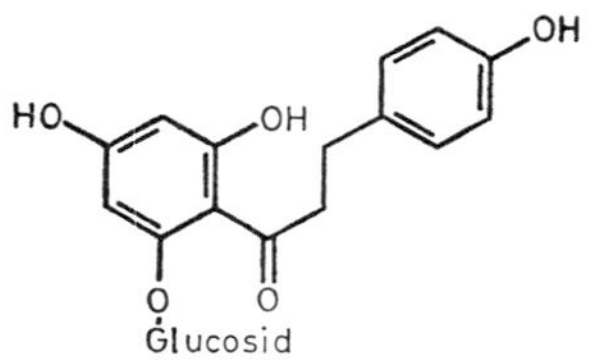

Phloridzin: toxisch, erzeugt Glucosurie

Noch enger chemisch verwandt mit dem Phloridzin als das Rutin sind die beiden Salipurposide (s. S. 139), welche als korrespondierende Dehydroderivate aufgefaßt werden können. Sie sind Bestandteile der häufig verwendeten Katzenpfötchen (Blüten von Helichrysum arenarium, s. d.): Auffallende Erscheinungen nach Einnahme von Helichrysumextrakten sind bisher nicht beobachtet worden, so daß es den Anschein hat, als würden auch diese mit dem Phloridzin aufs engste verwandten Stoffe keine Wirkung auf die Niere im Sinne einer Glucosurie ausüben.

Weitaus die Mehrzahl aller tierexperimentellen und klinischen Untersuchungen mit Flavonoiden werden mit Substanzen vom Typus des Rutins und des Hesperidins durchgeführt. Gerade nun bei Substanzen dieses Strukturtypus zeigen sich einige Diskrepanzen zwischen Beobachtungen im pharmakologischen Laboratorium und in der Klinik. Vor allem betreffen sie die Zeitfaktoren der Wirkung. Am isolierten Organ oder am ganzen Tier lassen sich ganz bestimmte Effekte nach parenteraler Applikation unmittelbar beobachten; in der Klinik gar nicht oder nach langer Latenzzeit bei Langzeitbehandlung. Dieses Phänomen einer Art „kumulierender Wirkung“ hat man sich mit der verhältnismäßig kleinen Resorptionsquote der Flavonglykoside bei oraler Applikation zu erklären versucht; noch wichtiger scheint aber deren sehr rasche Elimination. Die Metabolisierung erfolgt durch Überführung in aromatische Hydroxysäuren, was am Beispiel des Quercetins zunächst formelmäßig verdeutlicht sei (s. unten).

Es wurde bereits die Frage diskutiert, ob nicht möglicherweise die klinische Wirkung der Flavonoide gar nichts mit den Flavonoiden unmittelbar zu tun hat, sondern mit den aromatischen Metaboliten, die ähnlich anderen aromatischen Säuren kleine Reize auf das System Hypophyse-Nebennieren ausüben, was dann durch Summation über längere Zeiträume zu beobachtbaren Phänomenen führen könnte (F. de Eds, 1959).

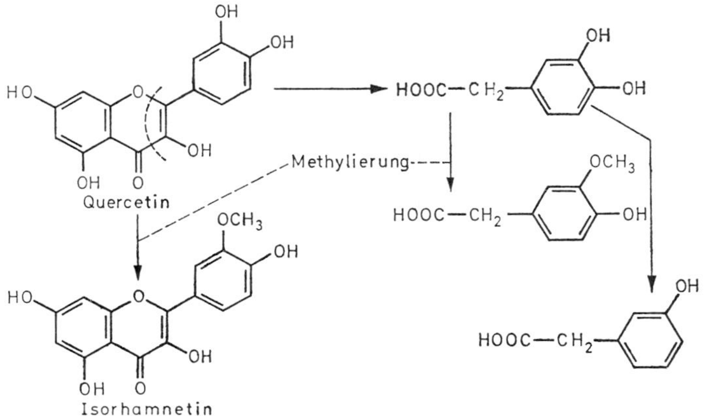

Rasche Metabolisierung des Quercetins nach Resorption durch Überführung in Dihydroxy-Phenylessigsäure (und deren 4-Desoxy- und 3-Methylderivate) und Eliminierung mit dem Harn. Ein Teil wird partiell zu Isorhamnetin methyliert. F. de Eds, 1959; Peter, Fiesel u. a., 1966.

Wenn demnach der Wirkungsmechanismus der isolierten Reinflavone noch nicht geklärt ist, so kompliziert sich das Bild noch mehr, wenn flavonhaltige Arzneipflanzenextrakte appliziert werden. Ob die in Drogen und in Arzneipflanzen enthaltenen Flavone an der diesen Drogen nachgesagten oder bewiesenen Gesamtwirkung beteiligt sind, zur sinnvollen Diskussion dieser Frage muß zusätzlich das folgende in Betracht gezogen werden:

a) die Höhe des Gesamtflavongehaltes,

b) mögliches Vorkommen analytisch nicht erfaßter, aber pharmakodynamisch wirksamer Begleitflavonoide und

c) mögliches Vorkommen unbekannter aber pharmakodynamisch nicht inerter Drogenbegleitstoffe (Synergisten).

Ob eine Arzneipflanze als „Flavondroge" anzusehen ist, dazu ist es wertvoll zu wissen, in welchen Konzentrationen die Flavonoide vorliegen. Zur Beurteilung einer Arzneiwirkung gehört ganz entschieden auch Kenntnis der applizierten Dosis, in erhöhtem Maße bei Stoffen, die in geringen Dosen täglich mit Nahrungs- oder Genußmitteln zugeführt werden (Bioflavonoide in Citrusfrüchten, im Tee u. a. m.). Flavonoide finden wir in wohl allen Pflanzen, auch bei solchen, bei denen wir einen pharmakotherapeutischen Effekt nicht erwarten. Zu berücksichtigen ist sodann zweitens das Gesamtbukett an Flavonoiden, insbesondere die analytisch nicht sehr stark ins Auge fallenden lipophilen Flavonoide. Beispielsweise nach einer Untersuchung von Freedman u. Merritt [Science **139**, 344 (1963)] könnten möglicherweise gerade sie die langgesuchten Citrusfaktoren (Vitamin P-Faktoren) darstellen, während die glykosidischen Flavone (Hesperidin) unwirksam sind.

In diesem Zusammenhang erscheint es notwendig zu betonen, den Verteilungskoeffizienten, nicht etwa die Löslichkeit in Wasser als Vergleichsgrundlage heranzuziehen. Im Falle des Hesperidins wird durch Methylierung — entgegen der Regel — dessen Wasserlöslichkeit erhöht (Lösen von Wasserstoffbrücken); zugleich aber wird natürlich erwartungsgemäß die Löslichkeit in Lipoidlösungsmitteln erhöht.

Zur Diskussion des Wirkstoffproblems bei Flavonoiddrogen ist sodann drittens möglichst vollständige Kenntnis der sog. Begleitstoffe wertvoll. Begleitstoffe modifizieren möglicherweise Resorptions- und Eliminationsquoten oder entfalten eine synergistische Wirkung. Exakte Unterlagen liegen zwar kaum vor, doch fällt auf, daß Pflanzen mit diuretischer und venentonisierender Wirkung als Begleitstoffe häufig Saponine führen (Aesculus, Solidago, Betula). Sodann erweisen sich tierexperimentell in Modellversuchen Lösungen von Reinflavonen als weniger aktiv ($\sim$1 : 2) als Pflanzenextrakte gleicher Flavonoidkonzentration (Peter u. a. 1966).

Drogen und aus ihnen hergestellte Auszüge oder Reinflavone lassen sich ihrer therapeutischen Verwendung nach in drei Gruppen einteilen:

(1) in Präparate, die einer abnormen Kapillarbrüchigkeit und Kapillarpermeabilität entgegenwirken sollen;

(2) in Präparate, die bei bestimmten Erkrankungen des Herz-Kreislauf-Systems empfohlen werden und

(3) Präparate mit verschiedenen anderen Anwendungsgebieten.

Ad (1). Seine eigentliche Funktion erfüllt das Blut dort, wo es in die feinsten Haargefäße, die Blutkapillaren gelangt. In den Kapillaren erhält das Blut seine größte Oberfläche und vollzieht den Austausch mit den Geweben. Entsprechend diesen Funktionen ist die Kapillarwand gebaut: Sie bildet einerseits eine Schranke zwischen Blut und Geweben, sie gestattet aber anderseits bestimmten Stoffen den Durchtritt. Arteriolen und kleinste Venen sind mit ringförmigen Muskelfasern umgeben, die — in Abhängigkeit vom Muskeltonus — das Kapillarlumen und damit Blutdurchfluß und Blutverteilung regulieren. Permeabilität und Fragilität der Kapillarwandung und Tonus der Arteriolen und Veniolen können krankhaft verändert sein. In bestimmten pharmakologischen Versuchsanordnungen wird einmal die Widerstandsfähigkeit der Kapillaren Belastungen gegenüber gemessen. Beobachtet wird in diesen Versuchen zur Messung der Kapillarfragilität meist der Blutaustritt aus den Kapillaren in das umliegende Gewebe (Petechienbildung) nach Anlegen einer Saugglocke auf bestimmte Hautpartien von Versuchstieren. Als Maß für die Permeabilität läßt sich die Stärke des Lymphflusses benutzen. Bestimmt wird im pharmakologischen Versuch z. B. die antagonistische Wirkung gegen die durch Kallidin erhöhte Permeabilität der Blut-Lymph-Schranke (Vogel, 1970). In diesen Versuchen haben sich Flavone als Stoffe erwiesen, die befähigt sind, erhöhte Kapillarfragilität und Permeabilität zu senken. Man hält es daher nicht für ausgeschlossen, daß Flavonoide möglicherweise bei bestimmten Erkrankungen des Menschen, die mit einer verminderten Kapillarresistenz einhergehen, ebenfalls die Widerstandsfähigkeit der Kapillaren erhöhen. Es gibt eine ganze Reihe verschiedenster Erkrankungen, deren Begleitsymptom verminderte Kapillarresistenz ist: Skorbut, Hochdruck, Diabetes und Arteriosklerose, um die wichtigsten zu nennen. Industriell hergestellte Flavonpräparate werden daher ausgiebig bei diesen Erkrankungen als Adjuvantien verwendet. Es gehören hierher eine bestimmte Gruppe von Geriatrika („Arteriosklerosemittel"), sodann die Präparate zur „Venentonisierung" (meist Auszüge aus der Rosskastanie, seltener aus Solidago). Zur Bekämpfung von Gefäßschäden und zur Verbesserung der Durchblutung und Sauerstoffversorgung im peripheren und zerebralen Bereich wird seit kurzem Ginkgo biloba empfohlen.

Ad (2). Das pharmakologische Modell (z. B. am Langendorff-Herz) zeigt, daß Flavonoide die normale Herztätigkeit steigern und daß sie die toxische Wirkung bestimmter Stoffe (Chloroform, Urethan, Milchsäure) partiell rückgängig machen können. Einen Einfluß auf die Dynamik der Herzmuskulatur verspricht man sich besonders von Crataegus und von Arnica montana. Welcher Mechanismus der entwässernden (diuretischen) Wirkung bestimmter Flavondrogen zugrunde liegt, ist bisher nicht bekannt. Dieser ihrer Wirkung wegen werden die folgenden Arzneipflanzen bzw. Drogen verwendet: Flos pruni spinosae, Flos sambuci, Flos spiraeae, Fol. betulae, Fol. uvae-ursi (s. S. 114), Herba violae tricoloris, Herba virgaureae, Herba equiseti (s. S. 214), Herba polygoni avicularis, Radix ononidis und Lespedeza capitata.

Ad (3). Verschiedene Flavone wirken spasmolytisch (krampflösend auf glattmuskelige Organe). Man bringt die volksmedizinische Verwendung der Kamille mit dem Vorkommen von Apigenin und verwandten Flavonoiden in Zusammenhang. Die spasmolytische Wirkung von Succus liquiritiae (s. S. 209) wird auf den Gehalt an Liquiritigenin und Isoliquiritigenin zurückgeführt. Bestimmte Flavonoide, vor allem Chalkone und Flavanone, wirken choleretisch; vermutlich hängt die ausgiebige Verwendung von Flos stoechados (s. dort) und von Silybum marianum (s. dort) in den volkstümlichen Gallenmitteln damit zusammen. Dem Vorkommen von Anthocyanen schließlich verdanken es eine Reihe von Blütendrogen, daß sie „zur Schönung" Teemischungen zugesetzt werden (Flos cyani, rosae u. a.).

Drogenbesprechung

a) Betula

Betula pendula ROTH (*B. verrucosa* EHRH.) und *Betula pubescens* EHRH. (*B. tomentosa* REITH.), in Europa und Asien heimische Bäume aus der Familie der Betulaceen, liefern Fol. betulae (Ph. Helv. VI). Die Droge enthält wenig ätherisches Öl sowie Flavonoide. Es handelt sich um ein Diuretikum, dem, im Gegensatz zu Pseudofructus iuniperi, jede nierenreizende Wirkung abgeht. Für die diuretische Wirkung dürften die Flavonoide und (sofern vorhanden!) das ätherische Öl verantwortlich sein. Das in der Literatur erwähnte Vorkommen von Saponin bedarf einer Nachprüfung, da die Droge kaum hämolytische Eigenschaften aufweist.

b) Crataegus

In Mitteleuropa sind von den zu der Familie der Rosaceae gehörenden *Crataegus*-Arten *Crataegus oxyacantha* L. und *C. monogyna* JACQ. einheimisch. Es sind 2—10 m hohe Sträucher oder Bäume mit etwa 1,5 cm großen Blüten, die 5 weiße Kronblätter, 10—20 rote Staubblätter und etwa 1 cm lange ovale, rote Scheinfrüchte mit Steinkernen (Früchtchen) besitzen. Bei *C. oxyacantha* sind die Blätter nur wenig gelappt, die Blüten 2—3grifflig und die Scheinfrüchte enthalten ebenso viele Steinkerne. Die Blätter von *C. monogyna* sind tiefgelappt, die Blüten tragen in der Regel einen einzigen Griffel und die Scheinfrüchte einen Kern. Die beiden Arten bastardieren und sind nicht streng getrennt. So gibt es auf *C. monogyna* oft vereinzelte Blüten mit 2—3 Griffeln und umgekehrt. Dementsprechend dürfte auch der Chemismus nicht stark verschieden sein. Fol. crataegi (Ph. Helv. VI) stammt denn auch von beiden Arten. Für Weißdornblüten (DAB 7) sind außerdem die Blüten von *C. pentagyna*, *C. nigra* und *C. azarolus* zugelassen. Der Name Crataegus soll von *κράταιγος*, dem griechischen Namen einer Crataegus-Art stammen und wohl mit *κραταιγύαλος* oder *κραταιός*, stark, fest, unter Bezugnahme auf das harte Holz der Pflanze abgeleitet sein. Oxyacantha (*ὀξύς* scharf, spitz; *ἄκανθα* Dorn) bezieht sich auf die verdornenden Zweige, monogyna auf die eingriffligen Blüten.

Der Weißdorn wurde erstmals von DIOSKURIDES erwähnt. Während die Droge einen festen Bestandteil der Volksmedizin des Mittelalters und der Neuzeit darstellte, hat sie erst in den letzten Jahren Eingang in die Arzneibücher gefunden. Die wichtigsten Inhaltsstoffe dürften Flavonoide sein. Als solche finden sich in Blatt, Blüte und Frucht Hyperosid, Quercetin, Vitexin und Vitexinrhamnosid. Das Hyperosid ist bevorzugt in der Frucht, das Vitexinrhamnosid bevorzugt im Blatt enthalten. Im weiteren Sinne sind hierzu auch Leukocyanidinbiosid, (—)-Epicatechin sowie kreislaufwirksame dimere und oligomere Dehydrocatechine (WEINGES, KLOSS et al., 1971; REWERSKI, PIECHOCKI et al., 1971) zu rechnen. Das Triterpensäuregemisch, früher als Crataegussäure oder Crataeguslacton bezeichnet, ist zu 0,3—1,4% in der Droge vorhanden. Neben wenig Oleanolsäure enthält das Gemisch 25—30% Crataegolsäure und 60—65% Ursolsäure. An weiteren Stoffen finden sich Äsculin, die Purinderivate Adenosin, Adenin, Guanin und Harnsäure, Kaffee- und Chlorogensäure, Saponin, Acetylcholin und Gerbstoff, in der Fruchtschale ferner ein Anthocyan. Digitaloide Glykoside und Alkaloide fehlen. Man hat früher die Triterpensäuren als Hauptwirkstoffe angesehen. Heute schreibt man die Wirkung wohl mit Recht zur Hauptsache den Flavonoiden zu.

Crataegus wirkt auf zweifache Weise. Erstens ist es gefäßerweiternd, speziell bei den Coronargefäßen des Herzens. Es soll die Anfallsbereitschaft bei Angina pectoris herabsetzen. Über eine Senkung des peripheren Widerstandes kommt es zu einem Absinken erhöhten Blutdrucks. All dies wirkt sich auch auf das Herz günstig aus. Daneben hat Crataegus eine direkte, günstige Herzwirkung, die sich besonders am geschädigten Herzen zeigt. Toxische Erscheinungen sind erst bei sehr hoher Dosierung zu erwarten, so daß wir es mit einem harmlosen, leichten Herztonikum zu tun haben, das bei Herzschäden in Begleitung von Hypertonie, Adipositas, beginnender Arteriosklerose und bei postinfektiösen Myokardschäden, z. B. nach Grippe, kurzum bei Frühformen von Herz- und Kreislaufinsuffizienz der höheren Lebensjahre gute Resultate zeigt. Die Wirkung tritt nicht schlagartig auf, sondern setzt langsam ein.

c) Ginkgo

Der Ginkgobaum ist der letzte lebende Repräsentant der Ginkgoales (= Ginkgoatae) (Nacktsamer), die noch in der Tertiärzeit weltweit verbreitet waren. Dem Aussterben entging er nur dank dem Umstand, daß er als Tempelbaum in Ostasien vielfach kultiviert worden ist.

Ginkgo biloba L. ist ein winterharter, stattlicher Baum mit weit ausladenden Ästen, der bei uns wegen seiner eigenartig fächerförmigen, gespaltenen Blätter gezogen wird. Und zwar bevorzugt man als Zierbaum die männlichen Exemplare, weil bei den weiblichen Bäumen der Fleischmantel der Samen, fälschlicherweise als Früchte bezeichnet, nach dem Abfallen einen unangenehmen, ranzigen Geruch verbreitet.

Mit der Erforschung der Chemie und Pharmakologie von Ginkgo biloba ist eine alte chinesische Arzneipflanze in den Bereich der modernen Therapie gerückt. Angeregt wurden diese Untersuchungen durch die Beobachtung, daß Flavonoidextrakte der Blätter bei der pharmakologischen Prüfung stark gefäßerweiternde und spasmolytische Wirkung zeigten (Peter, Fisel u. Weisser, 1966). Das phytochemische Interesse galt daher besonders der Flavonoidfraktion. Neben den monomeren Flavonoiden (Kämpferol, Querzetin, Luteolin und deren Glykosiden) und den Biflavonylen (Amentoflavon, Ginkgetin, Iso-Ginkgetin, Bilobetin) sind neuerdings Catechine und dimere Dehydro-Catechine (Prodelphinidin) (Weinges, Kloss et al., 1968 u. f.) isoliert worden. Die pharmakologischen Befunde ließen sich auch klinisch bestätigen. Ginkgozubereitungen werden empfohlen bei peripheren und zerebralen Durchblutungsstörungen verschiedenster Genese, wie z. B. infolge arteriosklerotischer oder diabetischer Gefäßerkrankungen.

d) Lespedeza

Die Gattung *Lespedeza* (Leguminosae) (Fabaceae) ist mit über 100 Arten in Asien, Nordamerika und Australien verbreitet. Einige Arten wie z. B. *Lespedeza sericea* und *L. striata* stellen sehr anspruchslose Futterpflanzen von hohem Nährwert dar, die gleichzeitig zur Bodenverbesserung dienen. Sie zählen in den USA zu den meist angebauten Futter- und Weidepflanzen der Leguminosen. *Lespedeza bicolor*, *L. japonica*, *L. sieboldi* u. a. sind beliebte Zierpflanzen.

Einige wenige Lespedeza-Arten, darunter *L. capitata* und *L. chinensis*, haben seit geraumer Zeit in der chinesischen und nordamerikanischen Volksmedizin eine wenn auch bescheidene Rolle als Amarum, Tonikum und Anthelmintikum gespielt. Die chemische Erforschung der Gattung erfolgte in erster Linie im Hinblick auf ihre Verwendung als Futterpflanzen.

Das medizinische Interesse erwachte mit dem Nachweis einer antiurämischen Wirkung von Extrakten aus L. capitata am Kaninchen (Halpern u. Trolliet, 1953) und einer Senkung des Blutcholesterinspiegels bei Arteriosklerotikern (Loeper, 1959). *L. capitata* Michx. wächst in den Oststaaten von Nordamerika wild. Die strauchige Pflanze erreicht eine Höhe von 0,6—1,2 m. Phytochemisch eingehend untersucht wurde seit 1957 die Flavonoidfraktion, die etwa 1% der getrockneten oberirdischen Pflanzenteile ausmacht.

Mengenmäßig vorherrschend ist das C-Glucosid Homo-orientin (6-Glucosyl-luteolin), dem ein wesentlicher Anteil an der Drogenwirkung zukommen soll (PARIS u. CHARLES, 1962). Es ist begleitet von Kämpferitrin (Kämpferol-3,7-dirhamnosid). Gestützt auf klinische Beobachtungen gilt *Lespedeza capitata* als unschädliches Mittel zur Senkung des erhöhten Reststickstoff-Gehaltes im Blut bei Nierenerkrankungen und als Vorbeugungsmittel gegen Arteriosklerose.

e) Ononis

Unter den etwa 70 verschiedenen mediterranen Arten der zu den Leguminosen (Fabaceae) gehörenden Gattung *Ononis* liefert *Ononis spinosa* L. Radix ononidis. Die Stammpflanze ist ein Halbstrauch, der bis 60 cm hoch wird und in Europa und Asien auf trockenen Wiesen, an sandigen Stellen wie Wegrändern und Bahndämmen recht häufig anzutreffen ist.

Radix ononidis enthält ätherisches Öl unbekannter Zusammensetzung, dem ein wesentlicher Teil der bekannten diuretischen Wirkung zugeschrieben wird; weiter finden sich Flavone (Ononin) und Triterpene (α-Onocerin). Als Ononid wird ein bisher nur amorph erhaltener Körper angeblich von glycyrrhizinähnlicher Struktur bezeichnet.

Die Droge hat eine seit langem bekannte und auch tierexperimentell bestätigte diuretische Wirkung. Diese soll in erster Linie dem ätherischen Öl zukommen. Da aber auch Dekokte trotz des beim Abkochen sich verflüchtigenden ätherischen Öles gut diuretisch wirken, muß angenommen werden, daß in der Droge noch ein nichtflüchtiger Wirkstoff enthalten ist. Mit Rücksicht auf die diuretische Wirkung mancher Flavone ist dabei vielleicht an die Flavonfraktion der Droge zu denken, oder an das glycyrrhizinähnliche Ononid. Beide Stoffe sind aber pharmakologisch noch nicht geprüft worden. Zur Erhaltung des ätherischen Öls sollte Radix ononidis nicht als Dekokt, sondern als Infus verordnet werden. Die Droge hat — im Gegensatz etwa zu Pseudofructus iuniperi — keine nierenreizende Wirkung.

f) Polygonum

Die Gattung *Polygonum* (Polygonaceae) ist mit ihren 150 meist krautigen Arten über die gemäßigten Zonen der ganzen Erde verbreitet. Bei Polygonum ist der Stengel an den Blattansatzstellen knotig verdickt, daher der Name „Knöterich". Pharmazeutisch erwähnenswert sind lediglich zwei Arten: P. aviculare und P. hydropiper.

Der Vogel-Knöterich, *Polygonum aviculare* L., ist ein fast ubiquitäres Unkraut. Es besitzt kleine, lineallanzettliche bis ovale, ganzrandige, sitzende oder ganz kurz gestielte Blätter, die bis zur Spitze des Stengels gehen. Je nach Nährstoffgehalt des Bodens ist die Pflanze bald kriechend, bald aufrecht und von wechselnder Größe. Die früher offizinelle Droge Herba polygoni avicularis enthält etwa 0,2% lösliche Kieselsäure, gehört demnach zu den Kieselsäuredrogen, denen man die Fähigkeit zuschreibt, bei gewissen Fällen von Lungentuberkulose die Vernarbungsprozesse günstig zu beeinflussen. Ferner zeigt die Droge diuretische Wirkung, woran wohl der Flavongehalt beteiligt ist.

Polygonum hydropiper L., der Wasserpfeffer, ist bei uns ebenfalls heimisch und an feuchten Stellen häufiger zu finden. Von den anderen *Polygonum*-Arten unterscheidet er sich durch seinen brennend-scharfen pfefferartigen Geschmack. Auf dieser Eigenschaft beruhte seine gelegentliche Verwendung als Pfefferersatz. Das scharfschmeckende Prinzip ist in Drüsen lokalisiert, die sich auf Blättern, Stengeln und auf der Ochrea finden (Formel des Scharfstoffs siehe Tadeonal).

Verwendet wird die getrocknete Pflanze als Antihämorrhagikum (bei Menorrhagie und Hämorrhoidalblutungen). Auch hier wird die blutgerinnungsfördernde Wirkung mit dem Gehalt an Flavonoiden in Zusammenhang gebracht. Aus europäischen Formen der Art wurde als selten vorkommendes Flavonoid der Kaliumbisulfatester des Rhamnazins isoliert; der Reinstoff ist weder klinisch noch pharmakologisch geprüft.

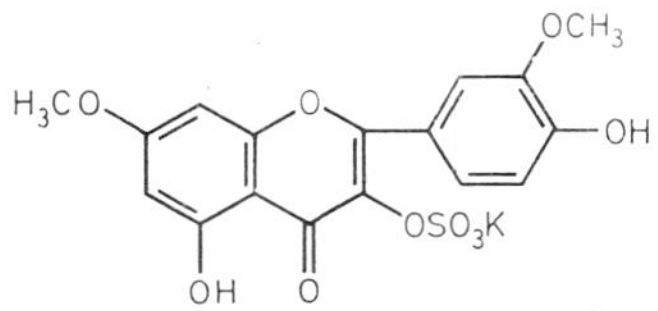

Kaliumbisulfatester des Rhamnazins

g) *Prunus spinosa*

Prunus spinosa L. (Rosaceae) ist ein etwa 1—3 m hoher, dorniger Strauch mit dunkelgrauer Außenrinde und vor den Laubblättern erscheinenden Blüten, der in ganz Europa, darüber hinaus östlich bis nach Persien und südlich nach Nordafrika hinein wild vorkommt. Die Droge Flos pruni spinosae stammt besonders aus Italien. Sie enthält neben Kämpferol noch kleine Mengen eines Blausäureglykosids, was bei der Verbreitung dieser Glykosidgruppe in der Rosaceenfamilie nicht überrascht. Flos pruni spinosae wirkt diuretisch und leicht abführend. Auch expektorierende und diaphoretische Wirkung wird ihr zugeschrieben.

h) *Sambucus*

Flos sambuci (Ph. Helv. VI), Holunderblüten (DAB 7) bestehen aus den getrockneten Blüten von *Sambucus nigra* L., einer ursprünglich wohl in Mitteleuropa beheimateten, heute aber sehr viel weiter verbreiteten Caprifoliacee. Der deutsche Name Holunder leitet sich von Holluntar (Hollun = Genitiv von Holla und tar = Baum) ab. Zur Drogengewinnung werden die ganzen Trugdolden abgeschnitten, getrocknet und dann durch Sieben von den Stielen befreit. Die Droge stammt aus Europa, besonders aus Ungarn und Italien.

Die Droge enthält neben Rutin etwa 1‰ ätherisches Öl, ferner Gerbstoff, wenig Sambunigrin und organische Säuren. Es sollen weiter nicht näher bekannte schweißtreibende und fieberwidrige Glykoside vorhanden sein. Saponin fehlt in der Blüte. Die Droge gilt, als Tee in reichlicher Menge möglichst heiß genossen, als schweißtreibendes Mittel, wobei die Wirkung wohl eher durch die Zufuhr großer Mengen warmer Flüssigkeit als durch spezifische Wirkstoffe hervorgerufen wird. Sie wird für sich oder in Teemischungen bei fieberhaften Erkrankungen,

Erkältungen, Katarrh, Rheumatismus usw. verwendet. An der diuretischen Wirkung der Droge ist der Flavonolgehalt beteiligt. Die äußerliche Verwendung zu Mund- und Gurgelwässern sowie zu Bädern ist durch den Gerbstoffgehalt berechtigt.

i) Spiraea

Die Droge Flos spiraeae stellt die getrockneten, gerebelten Blüten von *Filipendula ulmaria* (Rosaceae) dar. Zur Gattung *Filipendula* gehören neun in der nördlichen gemäßigten Zone verbreitete Arten, worunter *Filipendula ulmaria* (L.) MAXIM. (= *Spiraea ulmaria* L.) und *Filipendula vulgaris* MOENCH auch in unseren Gegenden wild vorkommen. Der Name Spiraea rührt von den spiralig gedrehten Früchten her. Die Droge enthält neben 10—15% Gerbstoff 1,2% Spiraeosid und 2‰ ätherisches Öl mit Salicylaldehyd und Methylsalicylat neben wenig Vanillin und Heliotropin, die für den typischen Geruch verantwortlich sind. Sie sollte daher nicht bei erhöhter Temperatur getrocknet werden. Salicylaldehyd und Methylsalicylat liegen mindestens z. T. auch als Glykoside vor. Ihre Gesamtmenge in freier und gebundener Form beträgt höchstens 1‰, ist also viel zu gering, als daß sie für die Wirkung der Droge irgendwelche Bedeutung haben könnte. Flos spiraeae ist als Diuretikum geschätzt und wird ferner als Diaphoretikum, Adstringens und Styptikum verwendet.

k) Tilia

Von den etwa 30 verschiedenen Tilia-Arten liefern *Tilia cordata* MILL., die Winterlinde, und *Tilia platyphyllos* SCOP., die Sommerlinde, Flos tiliae (Ph. Helv. VI), Lindenblüten (DAB 7). Beide Arten sind in Europa weit verbreitet. Sie unterscheiden sich u. a. durch die Zahl der Einzelblüten ihrer Infloreszenzen: Bei der Sommerlinde beträgt sie meist zwei bis fünf, bei der Winterlinde pflegt der Blütenstand reichblütiger zu sein.

Verwechslungen oder Verfälschungen kommen vor, da außer den beiden offizinellen Tilia-Arten eine Reihe weiterer Arten bevorzugt als Alleebäume gezogen wird. Es finden sich vor allem *T. tomentosa* MOENCH (*T. argentea* DESF.), *T. americana* L. und deren Hybriden, ferner *T. europaea* L., eine Hybride aus *T. cordata* und *T. platyphyllos*. Die „Lindenblüten" von nicht offizinellen Tilia-Arten sind geschmacklich weniger angenehm als die echte Ware.

Als Droge wird der ganze Blütenstand verwendet, bestehend aus zahlreichen, trugdoldig angeordneten Einzelblüten und einem trockenhäutigen, zungenförmigen Hochblatt, das dem reifen Fruchtstand als Flugorgan dient. Die Blütenstände der offizinellen Tilia-Arten und deren Hybride T. europaea lassen sich leicht von den übrigen erwähnten Arten anhand ihrer unbehaarten Hochblätter unterscheiden. Die Blüten von T. tomentosa und T. argentea fallen zudem durch ihre sterilen, blumenblattartig verbreiterten Staubblätter auf.

Die Droge enthält eine Reihe von Flavonoiden, etwa 0,05% ätherisches Öl, das der Droge ihren typischen Geruch verleiht, und Schleim. Sie wird ähnlich wie Flos sambuci in Form des Tees als Diaphoretikum bei Erkältungen verwendet.

l) Viola

Die weitgefaßte Art *Viola tricolor* L. ist sehr polymorph und umfaßt verschiedene Typen, zwischen denen außerdem infolge Hybridisierung Übergangsformen existieren. In Mitteleuropa sind hauptsächlich *Viola arvensis* MURRAY und *Viola tricolor* sensu strictiore sowie deren Hybriden verbreitet.

Herba violae tricoloris enthält Flavone, darunter Rutin, ferner Saponin und in geringer Menge das Methylsalicylatglykosid Violutosid. Nach neueren Beobachtungen zeigt die Droge ausgezeichnete Wirkung bei Katarrhen der Luftwege, die mit Fieber, trockenem Husten und mangelhafter Schleimsekretion einhergehen. Sie wird ferner als Diuretikum und schweißtreibendes Mittel verwendet und dient als Gurgelwasser gegen Entzündungen.

m) Capsella

Capsella ist eine Pflanzengattung aus der Familie der Cruciferae (Brassicaceae), die nur wenige Arten umfaßt. Die bekannteste Art der Gattung ist *Capsella bursa-pastoris*, eines der häufigsten Unkräuter, das auf der ganzen Erde — mit Ausnahme der Tropen — verbreitet ist. Die Pflanze ist einjährig und auffallend durch die kleinen weißen Blüten, die sich zu dreieckigen, herzförmigen Schötchen entwickeln. Die Droge besteht aus dem getrockneten, blühenden Kraut (Herb. bursae pastoris). In feuchten Sommern wird *Capsella* von einem Pilz (*Albugo candida*) befallen; man brachte früher diesen Pilzbefall fälschlicherweise in Zusammenhang mit der Wirkung der Droge.

Hauptbestandteile der Droge sind biogene Amine, wie Cholin, Acetylcholin, Tyramin und Histamin, sowie Flavonoide.

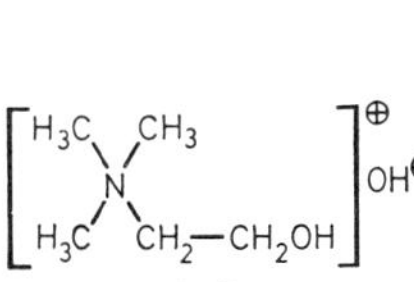

$\left[(H_3C)_2N(CH_3)-CH_2-CH_2OH\right]^{\oplus} OH^{\ominus}$ Cholin

$HO-C_6H_4-CH_2-CH_2-NH_2$ Tyramin

Imidazolyl$-CH_2-CH_2-NH_2$ Histamin

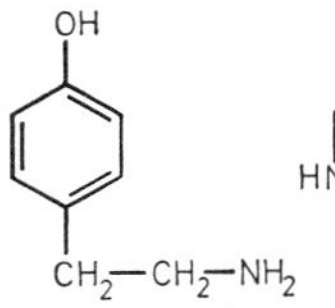

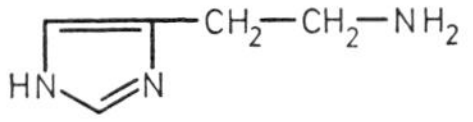

Den biogenen Aminen begegnete man erstmals im Jahre 1910 bei phytochemischen Untersuchungen des Mutterkorns (BARGER und DALE). Cholin, Tyramin und Histamin erwiesen sich bei parenteraler Anwendung als uteruserregend; man hielt biogene Amine eine Zeitlang sogar für die eigentlichen Wirkstoffe des Mutterkorns. Sie werden aber im Magen-Darm-Kanal rasch zerstört, versagen demnach bei peroraler Anwendung.

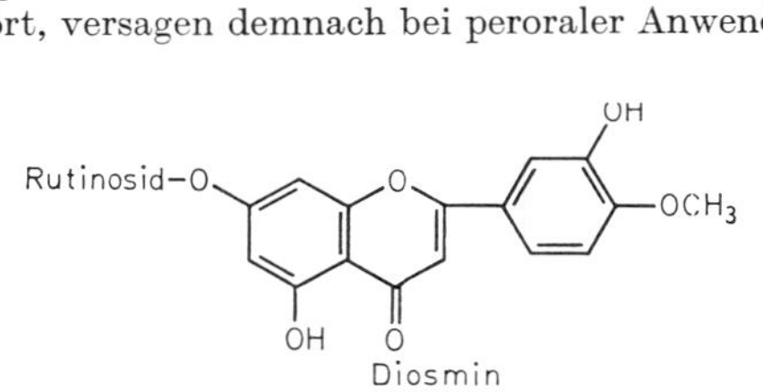

Rutinosid-O– (Flavon, 5-OH, 3'-OH, 4'-OCH_3)

Diosmin

Die Herba B. pastoris nachgesagte antihämorrhagische Wirkung beruht möglicherweise auf ihrem Gehalt an Diosmin, einem Glykosid der Flavonreihe. Von mehreren Flavonen ist bekannt, daß ihnen antihämorrhagische Eigenschaften zukommen (O. GESSNER). Eingehender geprüft — in Form der Reinsubstanz — wurde Diosmin bisher nicht.

n) Lamium

Die Gattung *Lamium* (Labiatae) (Lamiaceae) ist bei uns heimisch. Sehr stark vertreten ist die Art *Lamium album* L., die Taubnessel, ein ausdauerndes Kraut, das in seinem ganzen Habitus die typischen Labiaten-Charakteristika aufweist. Als Droge finden die weißen Blumenkronen Verwendung.

In der Volksmedizin spielen die Blüten eine Rolle als Blutreinigungsmittel. Auch werden sie innerlich und äußerlich bei Fluor albus und Dysmenorrhöe angewendet. Die Tinktur der Pflanze soll bei Uterusblutungen nützlich sein. Schlaflosigkeit, psychische Depressionen, Menstruations-Störungen, Katarrhe der Blase und Nieren sind Indikationsgebiete der Taubnessel in der Homöopathie. Die Essenz wird aus frischen Blüten und Blättern bereitet.

Die chemische Untersuchung der Droge ergab, daß in den Blüten ein ganzer Wirkstoffkomplex vorliegt. Es wurden nachgewiesen: Cholin und die biogenen Amine Histamin, Tyramin und Methylamin, die Flavonglykoside Isoquercitrin und Kämpferol-3-glucosid, sowie Schleim, Catechingerbstoff und ätherisches Öl.

Anhang: Rotenoide

Eine Reihe von Stoffen, die nach dem Hauptstoff Rotenon als Rotenoide bezeichnet werden, lassen sich chemisch als Isoflavonderivate auffassen. Sie stehen mit den Isoflavonen auch biogenetisch im Zusammenhang, was sich aus dem gemeinsamen Vorkommen schließen läßt. *Mundulea sericea* z. B. enthält gleichzeitig das Rotenoid Munduseron, das Isoflavon Mundulon und das Flavonol Sericetin. Die wichtigste Verbindung ist das Rotenon. Es findet sich in den Le-

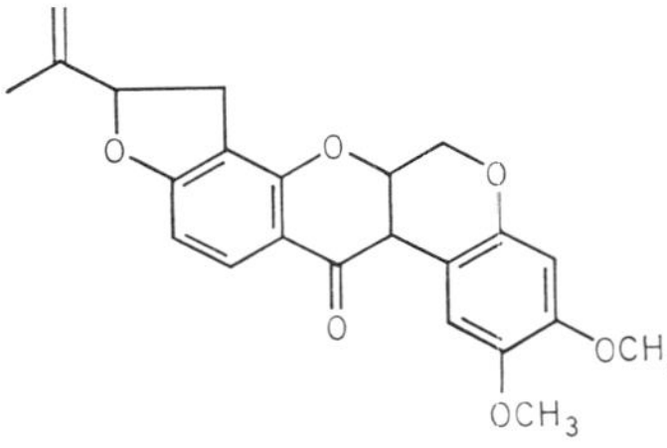

Rotenon

guminosae-Papilionatae, und zwar zur Hauptsache in einigen wenigen Gattungen. Ein sehr bekanntes Vorkommen ist die Tuba-Wurzel von *Derris elliptica*, einer tropischen Papilionate (Fabacee) aus Borneo, die in Südostasien sowie auch im tropischen Afrika vielfach angebaut wird. In ihrer Heimat werden die 2—6 mm dicken Wurzeln von den Eingeborenen schon seit Jahrhunderten zum Fischfang verwendet. Als Insektizid ist sie erst seit etwa hundert Jahren bekannt geworden. Der wirksame Bestandteil ist das Rotenon, das auf Insekten außerordentlich giftig wirkt. Man benutzt Extrakte viel als Pflanzenschutzmittel, und zwar gerne in Verbindung mit Pyrethrumextrakten. Rotenon kommt auch in der Gattung *Lonchocarpus* (Cubé-Wurzel aus Südamerika, Amazonasgebiet), in *Tephrosia* aus Äquatorialafrika und einigen weiteren Gattungen vor. In Derris- und Cubé-Wurzel gibt es neben Rotenon noch eine Reihe weiterer Giftstoffe. Rotenon ist aber die am leichtesten zu isolierende Verbindung.

Literatur

Böhm, K.: Die Flavonoide. Eine Übersicht über ihre Physiologie, Pharmakodynamik und therapeutische Verwendung. Aulendorf i. Württ. 1967. — Charles, A. G.: Contribution à l'étude du Lespedeza capitata Michx., légumineuse à flavonoïdes. Diss. Paris 1962. — De Eds, F.: The Pharmacology of Plant Phenolics (Ed. J. W. Fairbairn), Academic Press, London 1959. — Flück, H.: Flavonoide und Flavonoiddrogen als Heilmittel. Schweiz. Apoth. Ztg. **96**, 733—738, 753—759, 801—807 (1958). — Formanek, K., Höller, H. et al.: Beitrag zur Struktur-Wirkungs-Beziehung auf dem Gebiet der Flavonoide. Pharm. Acta Helv. **33**, 437 bis 446 (1958). — Gabor, M.: Die pharmakologische Beeinflussung der Kapillarresistenz und ihrer Regulationsmechanismen, Budapest 1960. — Geissman, T. A.: The Chemistry of Flavonoid Compounds. Oxford—London—New York—Paris 1962. — Hänsel, R.: Flavonoide, chemische Wertbestimmung und therapeutische Wirkung. Deutsch. Apoth. Ztg. **105**, 411—414 (1965). — Peter, H., Fisel, J., Weisser, W.: Zur Pharmakologie der Wirkstoffe aus Ginkgo biloba. Arzneim.-Forsch. **16**, 719—723 (1966). — Rewerski, W., Piechocki, T. et al.: Einige pharmakologische Eigenschaften der aus Weißdorn (*Crataegus oxyacantha*) isolierten oligomeren Procyanidine. Arzneim.-Forsch. **21**, 886—888 (1971). — Weinges, K., Kloss, P. et al.: Über kreislaufwirksame dimere und oligomere Dehydro-Catechine. Planta med. Suppl. 4/1971, S. 61—65.

5. Drogen mit Anthraglykosiden und verwandten Verbindungen

Allgemeines

Bereits im Jahre 1833 fiel es dem Apotheker Philipp Lorenz Geiger aus Karlsruhe auf, daß die abführende Wirkung mancher Drogen mit dem Gehalt an einem Farbstoff zusammenhängen müsse. Er schreibt [Ann. Pharm. 8, 47 (1833)]: „Vorzüglich ist es wohl die dunkelbraune, im reinen Zustand harzähnliche Substanz, welche die Wirksamkeit der Rhabarber bedingt. Charakteristisch ist, daß sich diese Substanz in wässerigen Alkalien mit schöner blutroter Farbe leicht löst. Die Lösung in Ammoniak wird durch Alaunlösung als ein schöner Lack von amaranthroter Farbe, Rhabarberlack, gefällt, der vielleicht in der Malerei Anwendung finden möchte. Ihm kommt wohl die purgierende Wirkung der Rhabarber zu . . .“. Heute wissen wir, daß tatsächlich technisch verwendbare Farbstoffe wie Krapp und Carmin und die laxativ wirkenden Prinzipien des Rhabarbers und zahlreicher weiterer Drogen chemisch verwandt sind. Allerdings sind es nicht so sehr die auffallend gefärbten tief gelben und roten Anthrachinone, welche die Wirkung der Drogen bedingen, sondern vielmehr bestimmte schwächer gefärbte Reduktionsprodukte.

Der Grundkörper dieser Reihe von Verbindungen ist das Anthrachinon, ein Stoff, der sich als Bestandteil verschiedener Gerbstoffextrakte spurenweise auch in der Natur findet. Sehr viel weiter verbreitet und in größerer Menge in Pflanzen auftretend sind die substituierten Abkömmlinge des Anthrachinons, besonders die Hydroxyderivate. Schon bei Mikroorganismen finden sie sich als häufige Inhaltsbestandteile, besonders bei den Ascomyceten (Penicillium-, Aspergillus- und Claviceps-Arten). Dagegen sind bei den Bryophyten, Pteridophyten und gymnospermischen Samenpflanzen praktisch keine Anthrachinonvorkommen bekannt. Sie häufen sich aber bei den Angiospermae (Magnoliophytina), und zwar vor allem in den Familien der Liliaceae (nur Unterfamilie der Asphodeloideae), Polygonaceae (Polygonoideae), Rhamnaceae, Rubiaceae und Leguminosae (Caesalpiniaceae) (*Cassia*). Auch im Tierreiche finden sie sich ausnahmsweise (Schildläuse, Seelilien).

Je nach Art, Zahl und Stellung der Substituenten sind die Verbindungen mehr oder weniger tief gefärbt. Es gehören hierher zahlreiche Farbstoffe der Mikroorganismen sowie technisch verwendete Farben wie Krapp und Carmin.

Carminum (Ph. Helv. VI) ist ein Aluminium-Calcium-Lack, der durch Versetzen eines wäßrigen Auszuges von Cochenille, den getrockneten Weibchen der Schildlaus *Dactylopius coccus* mit Alaunlösung und Kalkmilch erhalten wird. Es besteht etwa zur Hälfte aus Karminsäure (s. unten), die an Al und Ca gebunden ist. Carmin dient als Farbstoff für Arzneimittel, Lebensmittel und Kosmetika.

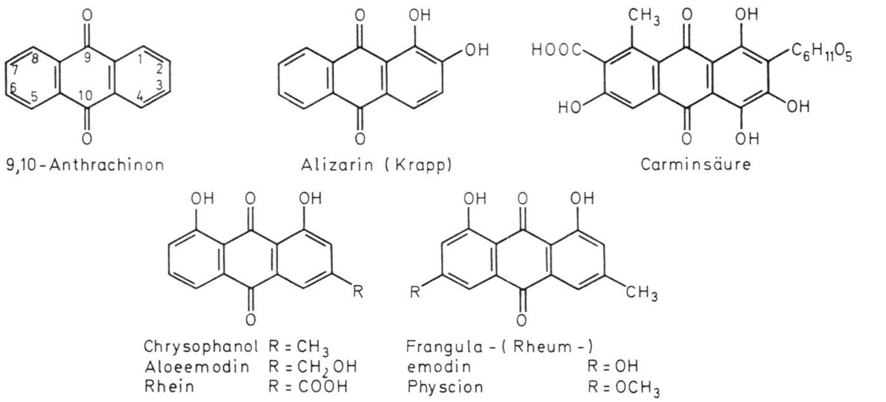

9,10-Anthrachinon Alizarin (Krapp) Carminsäure

Chrysophanol $R = CH_3$
Aloeemodin $R = CH_2OH$
Rhein $R = COOH$

Frangula- (Rheum-) emodin $R = OH$
Physcion $R = OCH_3$

Einige pharmazeutisch interessante Anthrachinone

Als Laxativa werden hauptsächlich Aloe-, Cassia-, Rhamnus- und Rheum-Arten verwendet. Die abführend wirkenden Prinzipien der Anthraglykosiddrogen besitzen mindestens zwei phenolische Hydroxylgruppen, und zwar in den Stellungen 1 und 8 sowie einen Substituenten am C-3.

Die Anthrachinone sind in den Drogen in mehr oder weniger großem Ausmaß in reduzierter Form vorhanden. Auch können sie im Organismus reduziert werden. In Arzneipflanzen sind Derivate folgender reduzierter Formen angetroffen

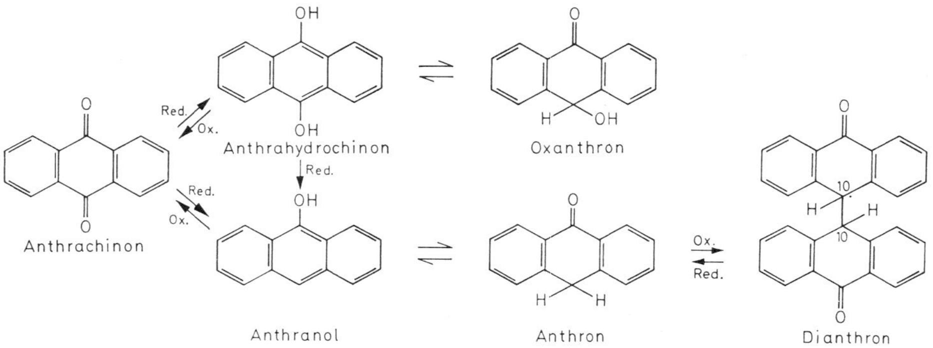

Anthrachinon Anthrahydrochinon Oxanthron Anthranol Anthron Dianthron

Oxidations- und Reduktionsstufen natürlicher Anthraderivate

worden: Anthrahydrochinon und Anthranol bzw. deren Tautomere Oxanthron und Anthron sowie die dimeren Dianthrone. Letztere können aus zwei identischen oder verschiedenen Hälften zusammengesetzt sein. Im ersten Fall spricht man von Iso-Dianthronen, im zweiten von Hetero-Dianthronen. Da die natürlichen Anthrone unsymmetrisch substituiert sind, stellen die beiden C-10-Atome der Dianthrone Asymmetriezentren dar.

Iso- und Heterodianthrone als Drogenwirkstoffe

Dianthron	Anthronhälfte A	Anthronhälfte B
Iso-Dianthrone		
Sennidin A und B	Rhein	Rhein
Aloeemodin-dianthron	Aloeemodin	Aloeemodin
Frangulaemodin-dianthron	Frangulaemodin	Frangulaemodin
Hetero-Dianthrone		
Sennidin C und D	Rhein	Aloeemodin
Rheidin A	Rhein	Frangulaemodin
Rheidin B	Rhein	Chrysophanol
Rheidin C	Rhein	Physcion
Palmidin A	Aloeemodin	Frangulaemodin
Palmidin B	Chrysophanol	Aloeemodin
Palmidin C	Chrysophanol	Frangulaemodin
Palmidin D	Chrysophanol	Physcion

Sowohl die Anthrachinone wie auch ihre Reduktionsprodukte und Dimere liegen in den Drogen zur Hauptsache als Glykoside vor. Freie Emodine (Aglykone) finden sich in größerer Menge meist nur bei unsachgemäßer Trocknung und Aufbewahrung, wobei sie durch Fermenthydrolyse aus den ursprünglich vorhandenen Anthraglykosiden entstanden sind. Als Zuckerkomponenten finden sich am häufigsten Glucose und Rhamnose.

Die Zusammensetzung des Wirkstoffgemisches ist von Droge zu Droge verschieden. Sie ändert sich auch innerhalb einer Pflanze. Bei *Rheum palmatum* beträgt der Anteil reduzierter Verbindungen im Wurzelsystem etwa 50—60%, in jugendlichen Blattorganen ist er dagegen sehr viel niedriger. Junges Gewebe enthält zudem reichlicher freie als gebundene Formen. Der Sproß unterscheidet sich von der Wurzel durch das Fehlen von Rhein (VAN OS, 1954; SCHRATZ, 1956, 1959). In den unreifen, noch grünen Beerenfrüchten von *Rhamnus catharticus* finden sich nur reduzierte Verbindungen; beginnen die Beeren zu reifen, tritt daneben auch das entsprechende oxidierte Glykosid auf, und mit dem Weichwerden der Beeren beginnt der Prozeß der Glykosidspaltung, der schließlich zur Zeit der Erntereife zum überwiegenden Vorliegen des freien oxidierten Aglykons führt. Auch bei der Lagerung der Drogen finden Veränderungen der Inhaltsstoffe statt, indem die reduzierten Verbindungen zugunsten der oxidierten Stoffe abnehmen. All dies äußert sich auch in der Wirkung der Drogen.

Drogen mit Anthraglykosiden gehören zu den meist benutzten Abführmitteln. Es sind dies Mittel zur Förderung der Darmentleerung. Weisen sie eine milde Wirkung auf, bezeichnet man sie meist als Laxativa (laxare = erschlaffen lassen, aufmachen). Mittel mit einer stärkeren Wirkung nennt man Purgativa oder Kathartika (purgare = reinigen, abführen; *καθαρτικός* = reinigend), drastisch wirkende Drogen heißen Drastika.

Der Wunsch, den Körper von schädlichen Stoffen zu befreien und Verstopfung zu beseitigen, ist einer der ältesten medizinischen Gedanken. Die alten Ägypter glaubten, die meisten Krankheiten entstünden durch den unmäßigen Genuß von Nahrungsmitteln; daher sollte eine monatliche Reinigung des Darmes an drei Tagen erfolgen. Im Laufe der geschichtlichen Entwicklung bei den Griechen, Römern und während des Mittelalters werden die „ausleerenden Kuren" auf immer weitere Anwendungsgebiete ausgedehnt. Gleichgültig, um welche Krankheit es sich handelt, man greift zu den Abführmitteln. Noch bei BENJAMIN RUSH (1813 †) findet sich die Vorstellung, daß alle Krankheiten auf eine einzige zurückgeführt werden können und daß es daher auch einer einzigen Behandlungsmethode bedarf — Aderlässe und Anwendung von Abführmitteln —, um die Krankheit in jedem Falle kurieren zu können. Auch heute noch gehören Purgativa zu den meist benutzten Arzneimitteln. Nicht immer dienen sie dazu, lediglich Symptome von Verstopfung zu beseitigen. Wir finden Laxativa als Hauptbestandteile in Blutreinigungstees, in Tees zu Frühjahrskuren (Maikuren), dann auch vielfach in Schlankheitsmitteln und Frühstückstees. Vor der häufigen Anwendung von Abführmitteln warnte HIPPOKRATES vor 2300 Jahren, wenn er in den Aphorismen schreibt: „Diejenigen, welche sich einer ungetrübten Gesundheit erfreuen, zerrütten diese schnell durch Abführmittel sowie die, welche schlechte Nahrung genießen. Abführmittel bekommen Gesunden nicht gut". Die meisten modernen Ärzte sehen ebenfalls im gewohnheitsmäßigen Gebrauch von Abführmitteln ohne ärztliche Kontrolle einen Mißbrauch.

Die Anthraglykosiddrogen sind Laxantien, die ihre Wirkung im Dickdarm entfalten. Über den eigentlichen Mechanismus dieser Wirkung ist kaum etwas Sicheres bekannt. Zwar weiß man, daß zum Eintreten einer Abführwirkung die Verknüpfung eines Anthrazenderivates mit Zuckern wesentlich ist. Je mehr Zucker mit einem Aglykon verknüpft sind, um so wirksamer ist die Verbindung. Durch die Verknüpfung mit Zuckern wird die Substanz besser wasserlöslich, dagegen sinkt deren Lipoidlöslichkeit und zugleich sinkt auch die Resorptionsquote (vgl. S. 113). Daraus kann geschlossen werden, daß die Anthrazenderivate unverändert und möglichst unresorbiert über Magen und Dünndarm an den eigentlichen Wirkungsort, den Dickdarm gelangen sollten. Der mit dem wirksamen Aglykon verknüpfte Zucker ermöglicht die Passage — das Glykosid ist gleichsam die „Transportform" des eigentlich wirksamen Aglykons. Die Wirkform entsteht demnach erst in situ (im Dickdarm) aus der applizierten Transportform.

Beim wirksamen Agens soll es sich nach W. SCHMID um die Anthrone handeln. Sie entstehen durch die Tätigkeit der Bakterienflora des Dickdarms infolge Glykosidspaltung aus Anthron- oder Dianthronglykosiden oder in geringerem Ausmaß reduktiv aus Anthrachinonen. Damit in Einklang steht die Beobachtung, daß am wirksamsten die glykosidischen Anthrone und Dianthrone sind, während die Anthrachinone erst in viel höherer Dosierung eine Wirkung entfalten. Von den Anthronen ist bekannt, daß sie eine lokale Reizwirkung ausüben. Die Abführwirkung käme somit durch Anregung der Peristaltik infolge Darmreizung zustande.

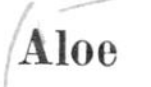

Aloe

Botanisch stellt *Aloe* eine Gattung aus der Liliaceenunterfamilie der Asphodeloideae dar. Die Gattung war ursprünglich in Ost- und Südafrika heimisch; sie hat sich dann aber nach und nach in das Mittelmeergebiet und gegen Indien verbreitet. In Afrika gibt es über 200 Aloe-Arten, zwei Drittel davon allein in Südafrika. Sie finden sich hauptsächlich in Steppen und in Gebirgsgegenden.

Trennt man ein Blatt von einer Aloepflanze ab, fließt ein wäßriger, sehr bitter schmeckender Saft heraus. Dieser eingeengte Saft liefert die als Aloe (DAB 7,

Ph. Helv. VI) bekannte Droge. Zur Gewinnung von Aloe kommen nur jene Arten in Frage, deren Saft reich an dem für die Droge charakteristischen Inhaltsstoff Aloin ist. Es handelt sich besonders um die drei Spezies *Aloe ferox* MILL. für Kap-Aloe, *Aloe barbadensis* MILL. für westindische Aloe und *Aloe perryi* BAKER für Sokotra-Aloe.

Zur Gewinnung von Kap-Aloe werden die Blätter abgeschnitten und mit der Schnittfläche nach unten am Rande einer Grube aufgeschichtet, die mit einer Ziegen- oder Pferdehaut ausgelegt ist. Aus den angeschnittenen Exkretzellen fließt der Saft aus. Dabei platzen die dünnen Querwände der darüberliegenden Zellen und ihr Inhalt fließt ebenfalls aus. Der gesammelte Saft wird auf zwei verschiedene Arten eingedickt. Entweder geschieht dies auf offenem Feuer und die halbfeste Masse wird anschließend in Kanistern erstarren gelassen. Dabei erhält man eine homogene, glasige Masse, die als „Lucida"-Sorte in den Handel kommt. Oder man läßt langsam eindunsten, etwa durch Stehenlassen an der Sonne, wobei das Aloin auskristallisiert. Die so erhaltene Aloe hat ein mattes Aussehen und wird als „Hepatica"-Sorte bezeichnet. Obwohl diese zweite Methode eigentlich die schonendere Art des Eindickens ist, forderten bisher die meisten Pharmakopöen die Lucida-Sorte. Denn bei der Hepatica-Aloe besteht die Gefahr der Verfälschung mit minderen Qualitäten, die durch Auskochen und Auspressen der zurückbleibenden Blätter gewonnen werden. DAB 7 und Ph. Helv. VI lassen erstmals beide Sorten zu, die Ph. Helv. VI auch die durch Sprühtrocknung (s. unten) erhaltene Droge.

Von der Kap-Aloe gibt es zwei Handelssorten von verschiedener Herkunft, die sich im Aloingehalt stark unterscheiden. Die eine, über Port Elizabeth (etwa 650 km östlich von Kapstadt) ausgeführte Droge enthält durchschnittlich 13—15% Aloin; die andere, über Mossel Bay (zwischen Kapstadt und Port Elizabeth) gelieferte Droge ergibt Aloinwerte von 23—27%. Die Arzneibücher verlangen einen Mindestwert von 18%. Um Überdosierung des stark wirkenden Aloins zu vermeiden, verbietet die Ph. Helv. VI die Verwendung der Aloe als Arzneimittel und verlangt, daß an deren Stelle Extr. aloes abgegeben wird.

Zur Gewinnung der ebenfalls offizinellen westindischen Aloe, auch Barbados- oder Curaçao-Aloe genannt, werden die geschnittenen Blätter von Aloe barbadensis auf krippenartigen Gestellen auslaufen gelassen. Da sie nur am Rande, nicht aber an der Oberfläche stachlig sind, lassen sie sich im Gegensatz zu den Blättern von Aloe ferox nicht zu soliden Stapeln aufschichten. Aus dem Saft wird je nach Art des Eindickens Lucida- oder Hepatica-Sorte gewonnen. Daneben bedient man sich der Sprühtrocknung. Der Saft wird in Form eines Sprays in Vakuumkammern geleitet, wo er sofort zu einem feinen Pulver eintrocknet. Die Droge stammt gegenwärtig besonders von der Antilleninsel Aruba, aber auch aus den benachbarten trockenen Küstenstrichen von Venezuela um Coro im Staate Falcón sowie aus Teilen der Dominikanischen Republik.

Aloe barbadensis MILL. ist vom Roten Meer und Mittelmeergebiet bis nach Südafrika und in Ostindien verbreitet. Die Pflanze wurde schon sehr früh auf Barbados eingeführt und dort kultiviert, wie dies bereits LIGON bei seinem Besuche der Insel im Jahre 1647 festgestellt hatte. Pflanzen dieser Kulturen wurden in englischen Gärten gezogen und dienten MILLER zur Beschreibung und Benennung der Art. Die Kulturen auf Barbados sind eingegangen. Auf Curaçao wurde nie Aloe kultiviert; die Insel war jedoch das Zentrum des Aloeexportes.

Sokotra-Aloe ist die älteste bekannte Aloe-Sorte. Sie stammt aus Arabien und Ostafrika. Auf der Insel Sokotra wird offenbar heute keine Aloe mehr produziert. Sokotra-Aloe soll sehr oft verfälscht sein. Im Gegensatz zum DAB 7 ist Sokotra-Aloe von der Ph. Helv. VI zugelassen.

Hauptinhaltsstoff der Aloe ist das Aloin. Ursprünglich ist Aloin eine Sammelbezeichnung des Hauptwirkstoffs der verschiedenen Aloe-Sorten. Heute versteht man darunter meist den Wirkstoff der Kap- und der Barbados-Aloe und unterscheidet ihn vom weniger wirksamen Homonataloin der von keinem Arzneibuch zugelassenen Natal-Aloe. Im Aloin ist die Glucose über eine schwer spaltbare C-C-Bindung mit C-10 des Aloeemodinanthrons verknüpft. Aloin stellt demnach ein C-Glucosid dar. Homonataloin ist das entsprechende C-Glucosid des 1-Methoxy-2,8-dihydroxy-6-methylanthrons.

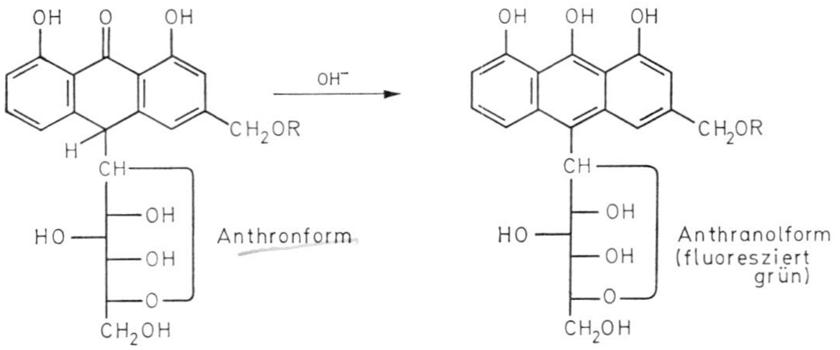

Anthronform $\xrightarrow{OH^-}$ Anthranolform (fluoresziert grün)

Aloin R=H
Aloinosid B R=α-L-Rhamnosid

In bestimmten Kapaloe-Sorten mit hohen Aloinwerten ist ein bedeutender Anteil des Aloins mit α-L-Rhamnose O-glykosidisch verknüpft. Man bezeichnet diese Glykoside als Aloinoside. Aloin und Aloinoside lassen sich als Anthrone in alkalischem Milieu, z. B. in 2,5-proz. Natriumtetraboratlösung, in die Anthranolform überführen, die sich durch intensive grüngelbe Fluoreszenz auszeichnet. Aloe enthält außerdem in großer Menge ein an der Wirkung nicht beteiligtes Harz. Die für Aloeharz typische Orangefärbung mit Echtblausalz-Lösung im Tageslicht und blaue Fluoreszenz im UV-Licht mit Kalilauge beruht auf dem Vorliegen von Chromon-C-glucosiden wie Aloesin = Aloeresin B.

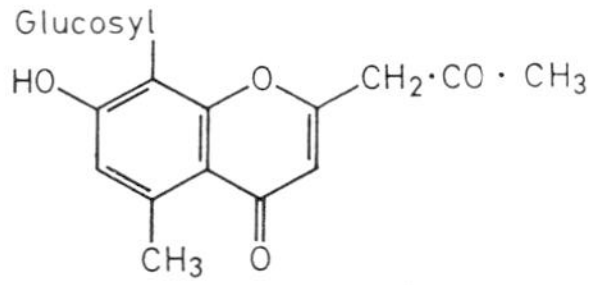

Aloesin = Aloeresin B

Aloe ist das sicherste und am stärksten wirkende Abführmittel der Anthrazenreihe. Größere Dosen bewirken Hyperämie der Beckenorgane, weshalb Aloe kontraindiziert ist während der Menstruation, Gravidität und bei Hämorrhoiden.

Der frische Saft von Aloe barbadensis und anderer Arten wird im Volk bei kleinen Schnittverletzungen als Iodersatz verwendet. Der saftige Blattbrei scheint sich in der Behandlung von Röntgenverbrennungen bewährt zu haben.

Cassia

Die Leguminosenfamilie ist in chemischer Hinsicht außerordentlich mannigfaltig. Man findet in ihr praktisch alle Gruppen pharmazeutisch interessanter Pflanzenstoffe vertreten; einige davon, wie Schleime, Saponine, Gerbstoffe sind weit verbreitet, andere, wie die Anthrachinone finden sich nur sporadisch. Anthraderivate sind bisher nur in den drei Leguminosengattungen *Cassia*, *Andira* (s. Chrysarobin) und *Ferreirea* gefunden worden. Im Gegensatz zu Andira und Ferreirea, die beide zur Unterfamilie der Papilionatae (Fabaceae) gehören, wird die Gattung Cassia zu den Caesalpinioideae (Caesalpiniaceae) gezählt.

Innerhalb des Genus Cassia mit seinen etwa 450 meist tropischen und subtropischen Arten finden sich neben anthrachinonhaltigen auch anthrachinonfreie Arten. Unter den Anthrachinonvorkommen sind nur drei Spezies als Drogenlieferanten von Bedeutung: *Cassia angustifolia* VAHL und *Cassia senna* L. liefern Sennesblätter und Sennesschoten; von *Cassia fistula* L. wird das Fruchtmark verwendet.

Die beiden wichtigsten Arten sind die in Ostafrika und Arabien beheimatete *Cassia angustifolia* VAHL und die im tropischen Afrika und in Ägypten verbreitete *Cassia senna* L. Es sind Sträucher mit paarig gefiederten Blättern und gelben, in Trauben angeordneten Blüten. Die Arten bilden zahlreiche Varietäten, die sich nach Blattform, Größe und Behaarung mehr oder weniger unterscheiden. Hauptlieferant der Sennesblätter (DAB 7), Fol. sennae (Ph. Helv. VI) ist Cassia angustifolia. Sie wird in Südindien, besonders im Gebiete der Stadt Tinnevelly in größtem Ausmaß plantagenmäßig angepflanzt. Die Kulturen liefern jährlich über 2000 t Blätter und Früchte (Fructus sennae Ph. Helv. VI, Folliculi Sennae), die sehr sorgfältig gewonnen und behandelt werden. Die gegenüber andern Herkünften einheitlichere Tinnevelly-Droge wird über den Hafen Tuticorin an der Südspitze Indiens ausgeführt. Wegen der großen Kälteempfindlichkeit — die Pflanze stirbt bereits bei Temperaturen um +10 °C ab — sind Freilandkulturen von Cassia angustifolia in unseren Breiten nicht möglich. Cassia senna wird in Oberägypten und im Sudan kultiviert und liefert die sogenannte Alexandriner Senna.

Die Araber verwendeten die Droge schon im 9. Jahrhundert, und arabische Ärzte führten sie in Westeuropa ein. Der Name Senna, von der arabischen Drogenbezeichnung sanâ abgeleitet, deutet noch heute auf diese Zusammenhänge hin. Merkwürdigerweise wurde die spezifische laxierende Wirkung erst zu Ende des Mittelalters entdeckt und in Form des Infuses als „Wienertrank" bekannt.

Die Wirkstoffe von Sennesblatt und Frucht leiten sich vom Aloeemodin und vom Rhein ab. Sie stellen Glykoside dieser beiden Anthrachinone und deren Reduktionsprodukte dar. Die Hauptwirkstoffe gehören zur Gruppe der Dianthron-Glykoside. Ihr Aglykon ist entweder Rheindianthron (Sennidin A und B) oder Aloeemodindianthron oder es besteht aus je einer Hälfte Rhein- und Aloeemodinanthron (Sennidin C und D). Mengenmäßig vorherrschend sind die Diglucoside Sennosid A und B, an denen für das Blatt ein Mindestgehalt von 2,5%, für die Frucht von 3% verlangt wird.

Die Aglykone Sennidin A und B enthalten zwei strukturell identische Asymmetriezentren (C-10). Im Sennidin A sind beide Zentren rechtsdrehend; im Sennidin B zeigen sie entgegengesetzte optische Drehung und kompensieren sich intramolekular. Sennidin B stellt demnach die optisch inaktive Mesoform dar.

Sowohl Blatt wie Frucht sind wesentlich stärker wirksam, als ihrem Gehalt an Sennosid A und B entsprechen würde. Dies wird bei Blatt und Frucht verschieden begründet. Sennesfrüchte enthalten zusätzlich noch hochwirksame Primärglykoside, die am Rheindianthronaglykon bis zu zehn Zuckermoleküle

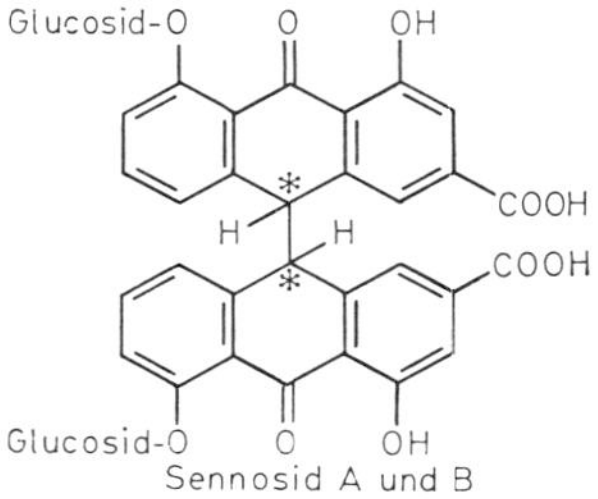

Sennosid A und B

aufweisen. Im Blatt ist der Anteil der Gesamtanthraglykoside an Aloeemodinderivaten wesentlich größer als in der Frucht. Diesen Derivaten wird die Fähigkeit zugeschrieben, die Wirkung der Sennoside A und B zu potenzieren. Sie sollen außerdem für die stärkere Wirkung des Blattes gegenüber der Frucht verantwortlich sein. Alexandriner- und Tinnevelly-Droge sind ungefähr gleich wirksam.

Sennesblatt wird vor allem bei akuter Obstipation verwendet, während die Frucht wegen ihrer milderen Wirkung in der Kinderpraxis bevorzugt wird. Die nach Einnahme von Fol. sennae gelegentlich auftretenden Leibschmerzen sind eher auf eine zu hohe Dosierung als auf das Vorhandensein bestimmter Begleitstoffe im Blatt zurückzuführen.

Cassia fistula. Die Stammpflanze ist ein Baum, der in Afrika beheimatet ist und in vielen tropischen Gegenden angebaut wird. Die Anthrachinonglykoside enthaltenden Früchte der Röhrenkassie sind 25—60 cm lange und 2—2,5 cm dicke, zylindrische, nicht aufspringende Hülsen mit braunschwarzem Exokarp, deren Inneres durch Querwände in zahlreiche Fächer geteilt ist. Das gereinigte Fruchtmus dient als mildes Laxans.

Weitere Cassia-Arten. Im Handel tauchen immer wieder Blätter anderer Cassia-Arten als Substitution oder Verfälschung von Fol. sennae auf. In Indien gibt es verschiedene wildwachsende Arten, deren Blätter etwa in den Handel gelangen, so *C. setigera* DC und *C. obovata* Colladon, die afrikanisch-indische Art. *C. obovata* wurde schon im 16. Jahrhundert in Italien, z. B. bei Florenz kultiviert, und die Blätter werden als italienische, syrische oder aleppische Senna bezeichnet. Ihr Wirkstoffgehalt ist etwas kleiner als jener der offizinellen Blätter. Eine ganze Anzahl weiterer Cassia-Arten führt ebenfalls Anthraderivate. Genannt seien die Amerikanische Senna von *C. marylandica* und die brasilianische *C. alata*. Praktisch anthrachinonfrei ist dagegen die sog. Palthé-Senna von *C. auriculata*, die immer wieder als Verfälschung von Fol. sennae im Handel auftaucht.

Rhamnus

Die Familie der Rhamnaceen, deren Vertreter nahezu über die ganze Erde verbreitet sind, umfaßt etwas über 900 Arten in 58 Gattungen, die in gemäßigten, hauptsächlich aber subtropischen und tropischen Gebieten beheimatet sind. Die Familie ist in unseren Gegenden lediglich durch einige Arten der Gattung Rhamnus vertreten, von denen wiederum nur die zwei Spezies *Rhamnus frangula* L. (syn. *Frangula alnus* Mill.) und *Rhamnus catharticus* L. pharmazeutisch erwähnenswert sind. Hinzu kommt noch der nordamerikanische *Rhamnus purshianus* DC, dessen Rinde in den neuesten Ausgaben von DAB und Ph. Helv. nicht mehr aufgeführt wird. Die Früchte einiger anderer Arten, so von *Rh. infectorius* L. wurden früher als Gelbbeeren zum Färben verwendet. Andere Rhamnaceen liefern eßbare Früchte, Nutzholz oder Ziersträucher.

Die Anthraderivate sind in der Familie der Rhamnaceen sehr weit verbreitet. Außer in Rhamnus finden sie sich noch bei den Gattungen *Ventilago, Hovenia, Pomaderris, Paliurus, Ceanothus, Zizyphus, Celletia, Maesopsis* und *Berchemia*. Die Fähigkeit zur Ablagerung dieser Stoffe stellt sonach bis zu einem gewissen Grade ein Familienmerkmal dar. Doch gibt es auch innerhalb der Familie anthrachinonfreie Gattungen. Ja selbst innerhalb einer Gattung kann die Emodinführung variieren: So läßt sich die artenreiche Gattung Rhamnus in mehrere Gruppen unterteilen, die teils Anthrachinone führen, teils davon frei sind.

a) *Rhamnus frangula*

Die Pflanze ist ein Strauch, seltener ein kleiner Baum, der in ganz Europa und Westasien verbreitet ist und besonders als Unterholz in Laubwäldern vorkommt. Er wurde früher in sehr großem Maßstab angebaut, da sein Holz zur Gewinnung von Kohle für die Schwarzpulverfabrikation Verwendung fand. Der Artname Frangula nimmt Bezug auf das leicht brechende Holz der Pflanze.

Pharmazeutisch verwendet wird die Faulbaumrinde (DAB 7), Cortex frangulae (Ph. Helv. VI). Nach DAB 7 ist die Droge vor der Verwendung mindestens ein Jahr lang zu lagern. Von der Art der Veränderungen, die sich beim Lagern abspielen, kann man sich dadurch sehr einfach ein Bild machen, daß frische Rinde — im Gegensatz zur gelagerten —, auf der Innenseite mit Lauge betupft, erst nach Oxidation (z. B. mit Wasserstoffperoxid) eine Rotfärbung ergibt.

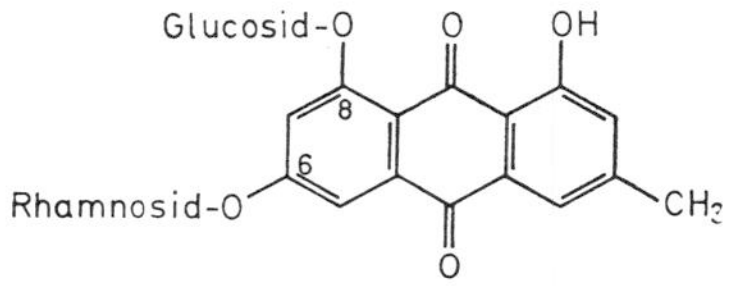

Glucosid-O O OH
8
6
Rhamnosid-O CH_3
O
Glucofrangulin

Hauptwirkstoffe der gelagerten Faulbaumrinde sind Glucofrangulin (Frangulaemodin-6-rhamnosid-8-glucosid) und das etwas weniger wirksame Frangulin (Frangulaemodin-6-rhamnosid). In frischer Rinde liegen hauptsächlich reduzierte Formen, insbesondere Anthrone, z. B. Glucofrangulinanthron, vor. Daraus bilden sich während der Lagerung sennosidähnliche Dianthrone und Anthrachinone, z. B. das Glucofrangulin. Durch Abspaltung der Glucose entstehen Frangulinanthron (Frangularosid) und Frangulin. Schließlich können sich durch vollständige Zuckerabspaltung die entsprechenden freien Aglykone bilden. Da die reduzierten Formen wirksamer sind als die oxidierten, verliert die frische Rinde beim Lagern an Wirksamkeit. Dies hat zur Folge, daß frische Rinde bei gleicher Dosierung zu unerwünschten Nebenwirkungen wie Übelkeit, Erbrechen, krampfartigen Leibschmerzen und blutigen Diarrhöen Anlaß geben kann. Die Ph. Helv. verlangt zwar keine gelagerte Droge, läßt jedoch höchstens 30% reduzierte Formen im Gesamtwirkstoffgemisch zu.

Faulbaumrinde ist ein mildes, häufig benutztes Laxans.

b) Rhamnus purshianus

Der Amerikanische Faulbaum ist nach dem aus Sachsen stammenden FRIEDRICH TRAUGOTT PURSH (ursprünglich PURSCH) benannt. Der Baum ist an der Pazifikküste von Nordamerika beheimatet. Die Bezeichnung Càscara sagràda für die Droge Cortex rhamni purshiani stammt aus dem Spanischen und bedeutet heilige Rinde.

Die Droge wird von Mitte April bis Ende August gesammelt, da die Bäume dann am saftreichsten sind und die Rinde sich leichter abheben läßt. Um eine möglichst hellgelbe Farbe zu erzielen, trocknet man im Schatten; denn die Rinde färbt sich im direkten Sonnenlicht dunkler. Ähnlich wie die Frangula-Rinde wird auch Cascara sagrada mindestens ein Jahr lang gelagert. Viele Firmen ziehen es sogar vor, die Droge vor dem Verbrauch weit länger als ein Jahr auf Lager zu halten.

Cascara sagrada enthält ein sehr komplexes Gemisch von Anthraderivaten. Es läßt sich in zwei Anteile zerlegt denken: 10—20% der Gesamtfraktion stellen normale O-Glykoside dar; die Hauptmenge (80—90%) besteht aus C-Glykosiden des Alointypus. Dies bedeutet, daß die Wirkstoffe der Amerikanischen Faulbaumrinde die nächste Beziehung zu den Aloewirkstoffen aufweisen.

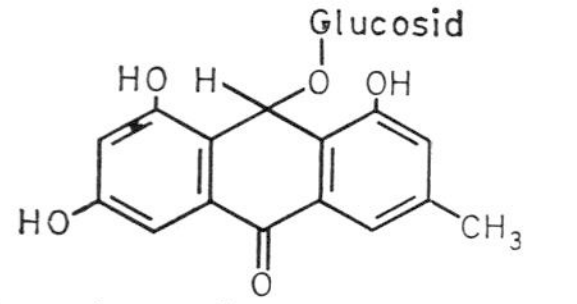

Glucosid
HO H O OH
HO CH_3
O

Frangulaemodin-oxanthron-glucosid

Aus der Gruppe der O-Glykoside sei als wichtigstes das Frangulaemodinoxanthron-glucosid genannt. Es ist dies eine relativ beständige Verbindung, weil das empfindliche Hydroxyl durch Glucose geschützt ist.

Unter den aloinähnlichen Glykosiden kennt man Aloin und 11-Desoxy-aloin (trägt anstelle einer Hydroxymethyl- eine Methylgruppe) sowie vier Cascaroside. Während bei den Aloinen der Zuckerbestandteil ausschließlich C-glykosidisch gebunden ist, besitzen die Cascaroside zusätzlich noch ein O-glykosidisch gebundenes Monosaccharid.

Aufbauprinzip der Aloine und Cascaroside

O-Glucosid
|
Aloine [Anthron] Cascaroside (+ unbekanntes Bruchstück)
|
C-Glucosid

Über die chemischen Zusammenhänge der Cascaroside gibt folgendes Schema Auskunft.

Abbauprodukte der Cascaroside
(nach FAIRBAIRN)

Cascarosid A $\xrightarrow{H^+}$ (+)-Aloin
Cascarosid B $\xrightarrow{H^+}$ (−)-Aloin
} ox. Spaltung → Aloe-emodin

Cascarosid C $\xrightarrow{H^+}$ (+)-Desoxy-aloin
Cascarosid D $\xrightarrow{H^+}$ (−)-Desoxy-aloin
} ox. Spaltung → Desoxy-aloe-emodin (=Chrysophanol)

Die Parallele zu den Aloewirkstoffen zeigt sich nicht nur im gemeinsamen Vorkommen des Aloins. Sogar die Cascaroside finden in Aloe die ihnen entsprechende Glykosidgruppe der Aloinoside.

Cortex rhamni purshiani ist eines der in den Vereinigten Staaten am meisten verwendeten vegetabilischen Abführmittel.

Rheum

Rheum gehört mit *Rumex* und *Polygonum* zu den artenreichsten Gattungen der Polygonaceae. Man kennt gegen 700 Polygonaceenarten, meist krautige Pflanzen, die über die ganze Erde verbreitet sind, zur Hauptsache sich jedoch in den nördlichen gemäßigten Zonen finden. Die Familie zeichnet sich durch reichliches Vorkommen von Anthraderivaten aus. Weit verbreitet sind auch die Gerbstoffe und Flavonoide.

Die Gattung *Rheum* umfaßt nach LOSINA-LOSINSKAJA (1936) 49 Spezies, die in sieben Sectiones eingeteilt werden. Die pharmazeutisch erwähnenswerten Arten finden sich in den Sectiones *Palmata* A. LOS. (*Rh. palmatum* L., *Rh. officinale* BAILL.) und *Rhapontica* A. LOS. (*Rh. rhabarbarum* L. u. a.). Sie sind in Asien von Sibirien bis zum Himalaya und bis nach Palästina verbreitet. In ihren unterirdischen Organen führen sie Anthrachinonderivate. Aus diesem Grunde werden eine Reihe von Arten z. T. schon seit dem Altertum medizinisch verwendet, wie wir chinesischen Schriften aus dem 3. Jahrtausend v. Chr. entnehmen können. Bei den Arabern stand der Rhabarber in hohem Ansehen.

Als Stammpflanzen unseres Medizinalrhabarbers gelten die Arten der Sectio *Palmata* A. LOS.: *Rheum palmatum* L. und *Rheum officinale* BAILL. Rhabarber (DAB 7), Radix rhei (Ph. Helv. VI), besteht aus den geschälten und getrockneten unterirdischen Organen.

Radix rhei wird in China hauptsächlich im Hochland zwischen der Wüste Gobi und dem Jangtse-kiang, besonders in den Gebirgen um den Kuku-nor-See geerntet. Man gewinnt sie von wildwachsenden Exemplaren zur Blütezeit in den Monaten Juli und August. Die Pflanzen erreichen ein Alter von 20—30 Jahren. Sie bilden in den ersten drei bis vier Jahren lediglich eine Grundrosette. Dann aber entwickelt sich ein bis über 2 m hoher Blühtrieb. Die Droge wird bis in die Nähe des Cambiums geschält, meist längs entzweigeschnitten und an der Sonne oder über Feuer getrocknet.

Von den Stapelplätzen aus gelangte die Droge früher auf dem Landweg nach Westen, wo sie über die Gebiete um das Schwarze Meer, den pontus euxinus der Antike, nach Europa kam. Die alte Bezeichnung Radix pontica oder Rhaponticum deutet zweifellos auf diesen Handelsweg hin. Für „Rhabarber" gibt es verschiedene Deutungen; doch ist die Auslegung als Rha barbarum, die aus der Fremde stammende Wurzel, naheliegend. Über die botanische Herkunft der damals verwendeten Droge sagen diese Bezeichnungen selbstverständlich nichts aus. Nach der Entdeckung des Seeweges nach Ostindien gelangte ein Teil der Droge mit Schiffen nach Europa. Seit Rußland seinen Herrschaftsbereich über Sibirien ausgedehnt hatte, begann es auch den Rhabarberhandel zu kontrollieren. In den Jahren 1653—1860 wurde der Medizinal-Rhabarber vorzugsweise durch die russische Regierung vermittelt (nach DRAGENDORFF). Die Droge gelangte mit Karawanen nach Moskau und über Petersburg in den europäischen Handel. Da diese Ware einer ständigen Qualitätskontrolle unterstand, galt der sog. Kronrhabarber oder moskowitische Rhabarber als besonders hochwertig. Seit der Erschließung chinesischer Häfen für den Schiffsverkehr mit westlichen Staaten erreicht die Droge Europa ausschließlich auf dem Seeweg.

Rheum palmatum läßt sich auch bei uns gut kultivieren und liefert gehaltreiche Droge. Nachdem das Drogenangebot aus der Volksrepublik China unsicher geworden ist, gewinnt der Medizinalrhabarber europäischer Provenienz an Bedeutung.

Inhaltsstoffe und Verwendung. Medizinalrhabarber enthält 3—7,5% Anthrachinonderivate. Verlangt wird ein Mindestgehalt von 4,5%, berechnet als Dihydroxyanthrachinonglucosid (DAB), bzw. 2,5%, berechnet als Dihydroxyanthrachinon (Ph. Helv.). Die Wirkstoffe sind im Wurzelsystem von Rheum palmatum nicht gleichmäßig verteilt. Der Gehalt nimmt von der Spitze der Rübe mit etwa 0,5% bis zur Basis um das Mehrfache (z. B. auf 4%) zu. Diese Unterschiede sind histologisch bedingt, da die Anthraderivate in der Cambialzone und in den Markstrahlen lokalisiert sind. Mit dieser Tatsache findet auch die lange bekannte Beobachtung ihre Erklärung, daß nämlich jene Rhabarberdroge besonders wirksam ist, auf deren Querschnitt sich ein zusätzliches Leitsystem mit zusätzlichem Markstrahl- und Cambialgewebe in Form der „Sternchen" zeigt. Der Gesamtgehalt weist in unseren Gegenden im jahreszeitlichen Verlauf zwei Maxima auf, ein etwas größeres zur Zeit der Blüte (Mai—Juni) und ein etwas kleineres im Dezember. An Anthraderivaten liegen Rhein, Rheum-emodin, Aloe-emodin, Chrysophanol und Physcion samt ihren reduzierten Formen und Dianthronen (Sennidine, Rheidine, Palmidine) glykosidisch gebunden vor; in oxidierter Form sind sie teilweise frei. Eine weitere für die Drogenwirkung bedeutsame Stoffgruppe sind die Gerbstoffe. Es handelt sich nach FRIEDRICH und HÖHLE (1966) um kondensierte Gerbstoffe. Die Droge enthält ferner einen Gallussäureester der Glucose, das Glucogallin (1-Galloyl-β-D-glucose).

In kleinen Dosen von 0,05 bis etwa 0,5 g gilt Rhabarber als Stomachikum bei Magen- und Darmkatarrhen. Hier überwiegt die adstringierende Wirkung der Gerbstoffe. Die laxierende Wirkung der Anthraderivate zeigt sich erst bei größeren Dosen von etwa 1 g.

Weitere Rheum-Arten. Da auch alle übrigen Rheum-Arten außer den offizinellen soweit bekannt in ihren unterirdischen Organen Anthraderivate führen, wirken sie ebenfalls abführend. Doch ist ihr Gehalt meist kleiner und die

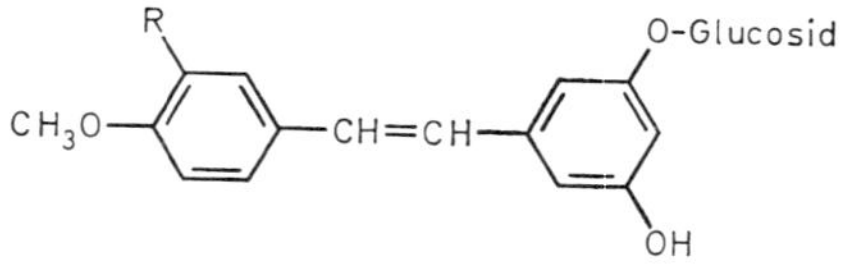

R
O-Glucosid
CH_3O — CH=CH —
OH

Rhaponticin R = OH
Desoxyrhaponticin R = H

Zusammensetzung ist verschieden. Erwähnung verdienen hier der Speiserhabarber mit seinen saftigen Blattstielen und der Rhapontik. Beim Speiserhabarber handelt es sich um Kulturformen von *Rheum rhabarbarum* L. (syn. *Rheum undulatum* L.). Die Rhapontikwurzel von *Rheum rhaponticum* L. findet sich ebenfalls im Drogenhandel. Sie ist etwa 2—3mal weniger wirksam als der echte Medizinalrhabarber.

Der anatomische Bau dieser Rheum-Arten ähnelt sehr dem der offizinellen Droge, weshalb insbesondere bei Drogenpulver Verwechslungen oder Verfälschungen auf mikroskopischem Wege nicht nachweisbar sind. Chemisch sind Verfälschungen oder Verwechslungen durch empirisch gefundene Farbreaktionen erkennbar (z. B. Blaufärbung mit Phosphormolybdänschwefelsäure) oder durch die blaue Fluoreszenz des Rhaponticins und seines Desoxyderivates im UV-Licht. Es handelt sich um Stilbenglykoside, die in der offizinellen Ware nicht nachweisbar sein dürfen.

Chrysarobinum

Andira araroba Aguiar (Leguminosae; Fabaceae), die Stammpflanze des Chrysarobins, ist ein bis 20 m hoher Baum des brasilianischen Urwaldes, der besonders in den Provinzen Bahia und Sergipe zu finden ist. Im Kernholz dieses Baumes entstehen durch Umwandlung der Zellen Höhlungen und Gänge, die sich nach und nach mit einem gelblichbraunen Produkt füllen. Zu dessen Gewinnung wird der Baum gefällt und aus den Höhlungen das eingetrocknete Pulver herausgekratzt. Es wird wegen seiner Herkunft als Bahia-Pulver bezeichnet. Goapulver heißt es auch, weil es als Geheimmittel der einheimischen Christen in Goa gegen eine bestimmte Hautkrankheit verwendet wurde. Aus diesem Goapulver wird das Chrysarobin (*χρύσεος* = goldgelb; aroba ist der ostindische Name der Rinde) durch Benzol extrahiert, wobei 60—80% in Lösung gehen. Unlöslich sind vor allem Zellbruchstücke aus dem Kernholz. Die Lösung dampft man ein und erhält als Trockenrückstand das Chrysarobin des Handels.

Chrysarobin ist zur Hauptsache ein Gemisch freier, nicht glykosidisch gebundener Anthrone, Dianthrone und Anthrachinone. Hauptbestandteile sind Chrysophanol- und Physcionanthron.

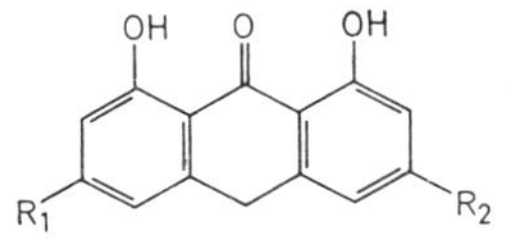

OH O OH

R_1 R_2

	R_1	R_2
Chrysophanolanthron	H	CH_3
Physcionanthron	OCH_3	CH_3
Dithranol	H	H

Die Droge wirkt stark haut- und schleimhautreizend. Sie wurde bereits im Jahre 1878 in die Therapie zur Behandlung der Psoriasis (Schuppenflechte) eingeführt. Einige Jahrzehnte später folgte das synthetisch hergestellte Dithranol mit prinzipiell gleicher Wirkung. Noch heute zählen beide Stoffe zu den verläßlichsten Arzneimitteln gegen Psoriasis. Die Schuppenflechte ist eine Hautkrankheit, die mit übersteigerter Regeneration der Epidermis einhergeht. Wie Krebs und Schaltegger (1965) zeigen konnten, beruht der günstige Effekt von Chrysarobin und Dithranol auf ihrer starken zellteilungshemmenden Wirkung, nicht jedoch auf ihren hautreizenden Eigenschaften.

Hypericum

Unter den zur Familie der Guttiferae (Hypericaceae) gehörenden über 200 Arten der Gattung *Hypericum* (nach *ὑπερικόν*, dem wissenschaftlichen Pflanzennamen der Antike) hat in Europa hauptsächlich *Hypericum perforatum* L. eine gewisse medizinische Bedeutung erlangt.

Es handelt sich um eine ausdauernde, etwa $^1/_2$ m hohe Pflanze, die ursprünglich in Europa, in weiten Teilen Asiens und in Nordamerika vorkommt, aber auch in die übrigen Kontinente verschleppt wurde und sich dort eingebürgert hat. Die Droge Herba hyperici besteht aus den zur Blütezeit gesammelten Sproßenden der Pflanze; seltener werden die Blüten (Flor. hyperici) allein gesammelt und verarbeitet. Die Artbezeichnung der Pflanze deutet auf ihre im durchfallenden Licht hell punktierten Blätter. Beim Zerdrücken der goldgelben Blüten tritt ein tiefroter Farbstoff aus, der hauptsächlich aus Hypericin und Pseudohypericin (evtl. neben Iso- und Proto-Hypericin) besteht. Protohypericin geht in Lösung bei Belichtung in Hypericin über und dürfte, wenn vorhanden, nur einen sehr kleinen Teil des Gemisches ausmachen. Hypericin und Pseudohypericin sind in *H. perforatum*-Blüten zu etwa gleichen Teilen, gesamthaft zu 0,14% enthalten. Die übrigen Hypericum-Arten zeigen in Gesamtmenge und gegenseitigem Mengenverhältnis große Unterschiede. Es gibt Arten, in denen diese Stoffe überhaupt fehlen [s. H. Brockmann u. W. Sanne, Chem. Ber. **90**, 2480 (1957), Tab. **1**, S. 2485].

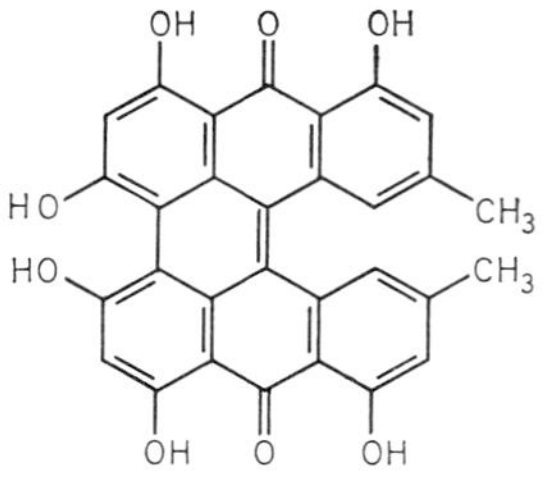

Proto-Hypericin

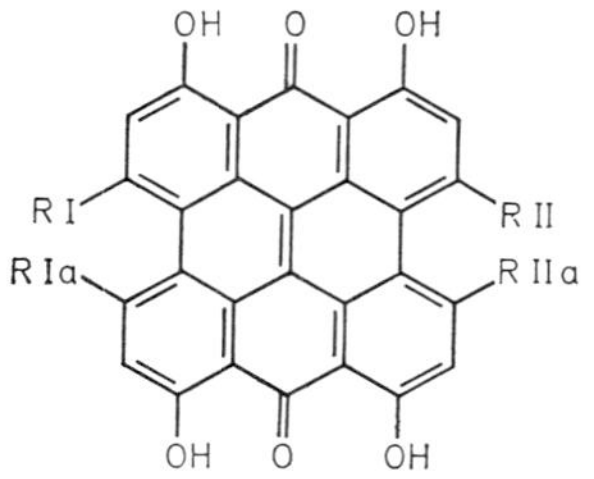

Hypericin RI u. RIa = OH RII u. RIIa = CH_3
ψ-Hypericin RI u. RIa = OH RII u. RIIa = $CH(OH)CH_3$
Iso-Hypericin RI u. RIIa = OH RIa u. RII = CH_3

Konstitution der Hypericine

Die Formeln zeigen die chemische Verwandtschaft dieser Stoffe mit Frangula-Emodin; auch ein biogenetischer Zusammenhang ist um so wahrscheinlicher, als Frangulaemodinanthranol und einige Zwischenstufen (wie Protohypericin) aus der Pflanze isoliert werden konnten. Vermutlich ist Hypericin wegen der veränderten Löslichkeitsverhältnisse vor und nach der Extraktion und Reindarstellung nicht in dieser Form in der Pflanze vorhanden, sondern teils mit lipophilen, teils hydrophilen Gruppen verbunden. Hypericin ist die Ursache des sog. Hypericismus, d. h. der Sensibilisierung von Tieren, besonders Albinos, gegen Licht durch Genuß von Hypericum-Arten.

Eine bestimmte Gruppe von chemischen Verbindungen, zu der u. a. die erwähnten Hypericum-Pigmente gehören, zeigt die merkwürdige Eigenschaft, bei Gegenwart von Licht wesentlich toxischer zu sein als im Dunkeln. Die Fähigkeit, einen derartigen Lichteffekt hervorzurufen, kommt einer großen Anzahl synthetischer und natürlicher Farbstoffe zu, deren Konstitution zwar sehr unterschiedlich ist, die aber durch die gemeinsame Eigenschaft ausgezeichnet sind, in Lösung mehr oder weniger stark zu fluoreszieren. Man bezeichnet diesen Lichteffekt auch als photodynamischen Effekt.

Experimentell läßt sich diese Wirkung bereits an niederen Organismen zeigen; bringt man Infusorien in eine wässerige Lösung, die in hoher Verdünnung einen derartigen fluoreszierenden Stoff enthält, so werden sie bei diffusem Tageslicht innerhalb kurzer Zeit getötet; behält man Kontrolltiere im Dunkeln, so überleben sie. Beläßt man Fische in einer derartigen Lösung, treten innerhalb weniger Stunden Nekrosen — besonders an den Flossen — auf; nach ein bis zwei Tagen sterben die Fische, während die dunkel gehaltenen Tiere viele Tage am Leben bleiben. Es sind aber nicht nur biologisch niedrig stehende Tiere, die durch Licht und fluoreszierende Stoffe Störungen erleiden. Ganz ähnliche Krankheiten kennen wir von unseren Haustieren her, wenn sie bestimmte Pflanzen aufnehmen, die Stoffe mit „photodynamischer Wirkung" enthalten. Besonders empfindlich gegenüber solchen Pflanzen sind unpigmentierte (weiße) Schafe und Schweine.

Die Erscheinung des Hypericismus hat ihre Parallele im Fagopyrismus, der durch den Genuß von Fagopyrum-Arten erzeugt wird. Der Wirkstoff ist hier das Fagopyrin, eine Substanz, die sich vom Hypericin nur in einigen Substituenten unterscheidet. Sie ist vor allem in den Blüten und in der im Buchweizen meistens entfernten Samenhülle vorhanden.

An weiteren Inhaltsstoffen von Herba hyperici seien Flavonole wie Hyperosid, Rutin und Quercitrin (s. dort), ferner etwa 10% Gerbstoff und bis 1% ätherisches Öl genannt. Die angeblich günstige Wirkung von Herba hyperici bei depressiven Zuständen bzw. ihre leicht euphorisierende Wirkung soll auf dem Gehalt an Hypericin beruhen.

Literatur

ANTON, R.: Contribution à l'étude chimique qualitative de quelques espèces du genre Cassia L. Diss. Strasbourg 1968. — BROCKMANN, H.: Photodynamisch wirksame Pflanzenfarbstoffe. Fortschritte der Chem. org. Naturstoffe **14**, 142—185 (1957). — EDER, R., SIEGFRIED, B.: Über natürliche Oxy- und Oxymethylanthrachinone. Pharm. Acta Helv. **14**, 34—76 (1939). — FAIRBAIRN, J. W.: The Anthracene Derivatives of Medicinal Plants. Lloydia **27**, 79—87 (1964). — HODGE, W. H.: The Drug Aloes of Commerce, with Special Reference to the Cape Species. Economic Botany **6/7**, 99—129 (1952/53). — HÖRHAMMER, L., WAGNER, H., BITTNER, G.: Vergleichende Untersuchungen an südafrikanischen Aloe-Sorten. Arzneim.-Forsch. **13**, 537—541 (1963). — LABADIE, R. P.: Onderzoek van farmaceutisch interessante Anthraceenderivaten. Diss. Leiden 1971. — MÜHLEMANN, H., TATRAI, O.: Die Wertbestimmung der Anthrachinon-Drogen, ihrer Präparate und Herstellung der letzteren im Hinblick auf die Ph. Helv. VI. Pharm. Acta Helv. **42**, 717—733 (1967). — VAN OS, F. H. L.: La localisation des anthraglucosides dans les parties souterraines de la Rhubarbe de Chine et son importance en vue de la sélection. Ann. pharm. franç. **12**, 257—267 (1954). — SCHRATZ, E.: Pharmakognostische Untersuchungen am Medizinal-Rhabarber (Rheum palmatum L.). Pharmazie **11**, 138—150 (1956). — Zur Systematik des Genus Rheum. Planta medica **8**, 301—321 (1960). — SCHRATZ, E., u. Mitarb.: Die Verteilung der Anthrachinone im Sproß von Rheum palmatum. Planta medica **7**, 137—170 (1959). — ZEKERT, O., HÄFLIGER, J.: Zur Kenntnis der Geschichte des Folium Sennae. Scientia pharm. **7**, 97—103, 113—119 (1936).

6. Die glykosidischen Convolvulaceenharze (Glykoretine)

Die unterirdischen Teile einiger Convolvulaceen enthalten glykosidische Harze, die seit den ältesten Zeiten als drastische und sicher wirkende Abführmittel verwendet werden.

Die Familie der Convolvulaceen (Windengewächse) ist mit ihren 51 Gattungen und ihren etwa 1000 Arten kosmopolitisch über die ganze Erde verbreitet, wenn auch die meisten Arten in den Tropen vorkommen. Für die vorliegende Betrachtung ist wichtig, daß bei den krautigen Arten — und nur solche spielen als Stammpflanzen der Drogen eine Rolle — auffallend kräftige Rhizome oder knollig verdickte Wurzeln häufig sind. Diese unterirdischen Teile bestimmter Convolvulaceen bilden Handelsprodukte; sie sind dem pharmakognostischen Sprachgebrauch entsprechend unter die Tubera oder unter die Radix-Drogen einzureihen. Zu den Tubera-Drogen gehören die Tubera jalapae von *Exogonium purga* (WENDER.) BENTH. [syn.: Ipomoea purga] und die Tubera (auch als Radix bezeichneten) jalapae brasiliensis von *Ipomoea operculata* und verwandten Ipomoea-Arten Brasiliens stammend. Zu den Radix-Drogen zählen die Radix scammoniae, von *Convolvulus scammonia* L., die mexikanische R. scammoniae (= Radix orizabae) von *Ipomoea orizabensis* und die Radix turpethi von *Ipomoea turpethum*.

In anatomischer Hinsicht von Interesse sind die reichlich in den unterirdischen Organen, aber auch in den oberirdischen Teilen der Pflanzen, besonders in den

Samen, vorkommenden Idioblasten (Exkretzellen) und Schläuche, die mit einem milchsaftartigen (Convolvulus scammonia L.) oder harzartigen (Ipomoea-Arten) Inhalt gefüllt sind. Auf den Inhalt dieser Idioblasten kommt es bei der Verwendung der Convolvulaceen-Drogen an. Der milchsaft- bzw. harzartige Inhalt läßt sich nach zwei Verfahren anreichern: Einmal mechanisch durch Anzapfen der lebenden Wurzel, eine Methode, die z. B. zur Gewinnung des Scammoniums geübt wird — ein mühsames und teures Verfahren; dann durch Extraktion, was die übliche Methode darstellt. Dazu wird die Droge in einfacher Weise mit Äthanol extrahiert; der nach dem Abdestillieren verbleibende Rückstand bildet, gegebenenfalls nach Auswaschen mit Wasser (Resina jalapae), das als Resina bezeichnete Handelsprodukt. Je nach botanischer Herkunft der extrahierten Convolvulaceen-Droge besteht das Harz aus einem mehr oder weniger hohen Anteil, der sich in Äther löst. Dieses artabhängige Verhältnis von in Äther unlöslichem Anteil (dem Convolvulin) und dem in Äther löslichen Anteil (dem Jalapin) wurde früher viel zur chemischen Identitätsprüfung herangezogen. Diese Methode erwies sich als wenig zuverlässig, weshalb man heute besser „Indikatorstoffe" nachweist, d. h. Inhaltsbestandteile, die für bestimmte Herkünfte charakteristisch sind.

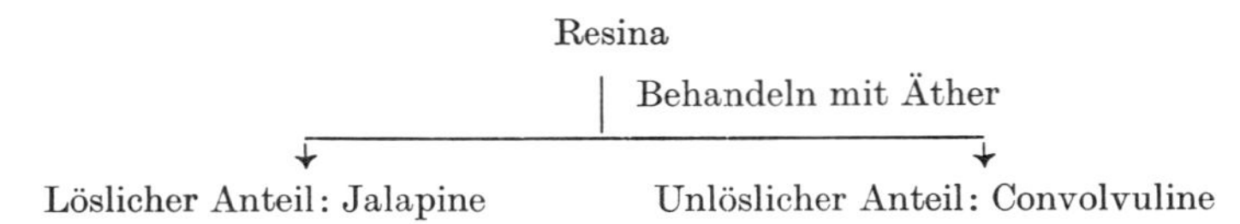

Man beachte: es gibt demnach so viele Convolvuline und Jalapine, wie es Harze gibt [Nomenklaturvorschlag von E. GRAF, 1965]).

Die Löslichkeitsunterschiede haben mit der Wirkung unmittelbar nichts zu tun; beispielsweise ist das Jalapenharz kaum ätherlöslich, während sich das Scammonium gut löst. Nicht sehr klar ist auch der Zusammenhang zwischen chemischer Zusammensetzung und Wirkung. Einerseits wird angegeben, daß nur die genuinen Harze wirksam sind und daß nach Verseifung jegliche Wirkung verschwindet, andererseits finden sich Literaturangaben, die gerade in den Spaltprodukten der Verseifung (den Hydroxyfettsäuren, siehe weiter unten) die eigentliche Wirkform sehen wollen. Auf jeden Fall sind alle Convolvuline im Prinzip gleichartig aufgebaut. Sie stellen Makromoleküle dar, die sich von Oxyfettsäuren ableiten. Die Hydroxylgruppen der Fettsäuren (I) sind glykosidisch mit Zuckern (II) verbunden, wobei ihrerseits die Hydroxylgruppen der Zucker mit flüchtigen organischen Säuren (III) verestert sind.

$$\underset{(I)}{\text{Hydroxyfettsäuren}} \;\overset{\text{glykosidisch}}{\overline{}}\; \underset{(II)}{\text{Zucker}} \;\overset{\text{esterartig}}{\overline{}}\; \underset{(III)}{\text{flüchtige Säuren}}$$

Als Fettsäuren wurden bisher Säuren mit 12—16 Kohlenstoffatomen gefunden, u. a. eine 11-Hydroxypalmitinsäure, die sog. Jalapinolsäure. Die Fettsäurekomponenten der Glykoretine unterscheiden sich demnach von den „normalen" Fettsäuren der Nahrungs-Glyzeride durch den Besitz von einer oder mehreren Hydroxylgruppen, eine Eigentümlichkeit, die auch der Ricinolsäure zukommt. Es dürfte demnach beiden Gruppen von dünndarmwirksamen Abführmitteln, dem Ricinusöl und den Convolvulaceenharzen, derselbe Wirkungsmechanismus zugrunde liegen.

An Zuckern wurden bisher nachgewiesen: Glucose, Rhamnose und Fucose. An flüchtigen organischen Säuren u. a. die Essigsäure, die Propionsäure, die Isobuttersäure und n- und Iso-valeriansäure.

Das Molekulargewicht der „genuinen" Glykoretinmoleküle ist bisher nicht bekannt; sicher ist, daß ein Molekül jeweils aus einer größeren Zahl Bausteine I bis III besteht. Für das aus brasilianischer Jalape gewonnene Convolvulin gilt folgende Ableitung (E. GRAF, 1965; H. WAGNER, 1971): Ein Hexasaccharid mit verzweigter Kette, bestehend aus 4 Mol Glucose und 2 Mol Rhamnose, ist glykosidisch an die 12-Hydroxylgruppe von 3,12-Dihydroxypalmitinsäure gebunden. Ein Teil der freien Zuckerhydroxylgruppen ist schließlich mit den einwertigen Säuren verestert (III). Die fortgesetzte esterartige Verknüpfung solcher Untereinheiten kann dann zu dem Makromolekül des Convolvulins führen.

Die Convolvulaceenharze weisen einen außerordentlich widrigen Geschmack auf. Sie reizen die Schleimhäute des Rachens aufs heftigste (Brechreiz) und es kommt ihnen eine drastische Abführwirkung zu. Die Abführwirkung bringt man mit der Reizwirkung in Zusammenhang: Schon in sehr geringer Dosis sollen die Schleimhäute des Darmes gereizt und dadurch zu einer regen Peristaltik veranlaßt werden. Größere Dosen führen zu starken Entzündungen der Schleimhäute des Dünn- und des Dickdarmes.

Wegen der starken Wirksamkeit und der Toxizität der Convolvulaceendrogen sollte eigentlich eine biologische oder chemische Wertbestimmung gefordert werden. Die Arzneibücher begnügen sich aber in der Regel damit, die Identität, d. h. die Herkunft von einer ganz bestimmten Stammpflanze prüfen zu lassen. Aber selbst das ist nicht immer sehr leicht. Am ehesten läßt sich das noch für die Ganzdroge durchführen, wobei die üblichen makro- und mikroskopischen Verfahren der analytischen Pharmakognosie eingesetzt werden. Um vorextrahierte Ware auszuschalten, lassen viele Arzneibücher den Extraktgehalt unter Standardbedingungen bestimmen. Für die Resina-Drogen die botanische Zuordnung nachzuweisen, ist hingegen nicht in allen Fällen einfach. Das DAB 6 und die Ph. Helv. V forderten für die Resina jalapae das Harz von *Exogonium purga* (WENDEROTH) BENTH. = *Ipomoea purga* (Heimat: Mexiko). Der größte Teil der Handelsdroge stammt aus wildwachsenden Pflanzen Mexikos und geht im Handel unter der Bezeichnung „Mexiko"- oder „Vera Cruz-Jalape". In den letzten Jahren zur Resina-Herstellung viel verwendet werden aber verschiedene aus Brasilien stammende Ipomoea-Arten, besonders I. operculata. Die brasilianischen Ipomoea-Arten liefern die etwas schwächer wirkende „Resina operculina". Zur Unterscheidung der brasilianischen und der mexikanischen Ware sind die folgenden Indikatorstoffe geeignet: Fucose, Exogonsäure und β-Methylaesculetin.

	Resina jalapae (Exogonium purga)	Resina operculina
Fucose	+	—
Exogonsäure[1]	—	+
β-Methylaesculetin (Scopoletin)	+	—

H H O O H_3C $CH_2 \cdot COOH$

Exogonsäure

[1] Exogonsäure ist chemisch eine 3.6; 6.9-Dioxidodecansäure (Formel nebenstehend).

Literatur

Graf, E., Dahlke, E., Voigtländer, H. W.: Über die Convolvuline. Arch. Pharmaz. **298**, 81—91 (1965). — Auterhoff, H., Demleitner, H.: Vergleichende Untersuchungen an Convolvulaceen-Harzen. Arzneimittelforsch. **5**, 402—407 (1955). — Wagner, H., Kazmaier, P.: Struktur der Operculinsäure (Rhamnoconvolvulinsäure) aus Ipomoea operculata Martin. Tetrahedron Letters 3233—3236 (1971).

7. Drogen mit herzwirksamen Glykosiden

Allgemeines

a) Begriffsbestimmung

Die im Kapitel Drogen mit herzwirksamen Glykosiden behandelten Arzneipflanzen bilden sowohl ihrer Wirkung und therapeutischen Anwendung wie auch der Konstitution ihrer spezifischen Wirkstoffe nach eine einheitliche, scharf umschriebene Gruppe. Wie der Name „Herzwirksame Glykoside" andeuten will, handelt es sich um glykosidische Inhaltsstoffe mit therapeutischen Wirkungen auf das insuffiziente Herz.

Die ersten kristallinen Herzglykoside wurden aus *Digitalis purpurea* isoliert. Bald entdeckte man ähnlich gebaute Stoffe auch in anderen Pflanzen. Im Gegensatz zu den eigentlichen Digitalisglykosiden, den sogenannten Digitalisglykosiden erster Ordnung, bezeichnete man die Herzglykoside anderer Pflanzen als „Digitaloide" (= Digitalisähnliche Wirkstoffe) oder Digitalisglykoside zweiter Ordnung. Heute wird die Bezeichnung „Digitaloide" gelegentlich auch auf sämtliche Herzglykoside ausgedehnt.

Das Herz ist das Organ, das als Pumpe den Blutkreislauf in seinen zwei Bahnen antreibt: den Lungenkreislauf (kleinen Kreislauf), der — von der rechten Kammer (Ventriculus dexter) ausgehend und zurückführend zum linken Vorhof (Atrium sinistrum) das Blut von Kohlensäure befreit und mit Sauerstoff belädt und den Körperkreislauf (großen Kreislauf) von der linken Kammer (Ventriculus sinister) zum rechten Vorhof (Atrium dextrum), der den Organen das mit Sauerstoff beladene Blut zuführt und die Stoffwechselprodukte wegschwemmt. Von den Vorhöfen in die Kammern gelangt das Blut durch „Klappen" (Valvulae cordis), die wie Ventile wirken, das Blut nur in einer Richtung durchtreten lassen. Die kontrahierenden Vorhöfe entleeren in der Füllungsphase (Diastole) ihr Blut in die Kammern. Durch die anschließende kräftige Kontraktion der Kammermuskulatur (Systole) wird das Blut in den Lungen- und Körperkreislauf gepreßt.

Das versagende Herz vermag wegen seiner unzureichenden Kontraktionskraft die aus den Venen zum Herzen zurückströmende Blutmenge nicht mehr zu bewältigen. Folge davon ist eine venöse Rückstauung. Beim Übersteigen des onkotischen Drucks der Bluteiweißkörper tritt die Blutflüssigkeit aus der Gefäßbahn aus, zuerst in die Interzellularräume (Oedem) und schließlich in die Körperhöhlen (Ascites; Pleuraerguß). Beim Versagen der linken Herzkammer erfolgt die Rückstauung in die Lungen, mit den Symptomen des nächtlichen anfallsweisen Lufthungers (Asthma cardiale) bis zur Blutflüssigkeitsansammlung in den Lungenbläschen (Lungenoedem). Folge der ungenügenden Herzkontraktion ist eine Abnahme der pro Kontraktion (Systole) ausgeworfenen Blutmenge (Schlagvolumen) und als Folge davon eine Abnahme des Herzminutenvolumens. Im Bereich der Niere führt die Organminderdurchblutung über komplexe hormonale Mechanismen (Volumenregulation) zu einer vermehrten Rückresorption von Kochsalz durch die Nieren und dadurch zu einem weiteren Anstieg der zirkulierenden Blutmenge. Tachykarde Formen von Herzinsuffizienz kommen einerseits als Folge von paroxysmalen Rhythmusstörungen vor. Eine Tachykardie kann aber auch bei Abnahme des Schlagvolumens als Kompensationsmechanismus zur Aufrechterhaltung eines genügenden Herzminutenvolumens beobachtet werden.

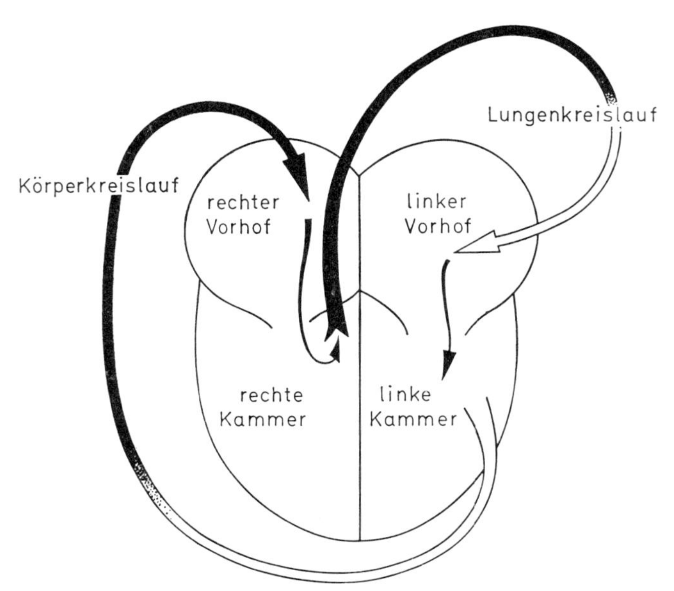

Abb. V.1. Herz- und Blutkreislauf.

Als Ursachen der schlechten Kontraktionen des insuffizienten Herzens sind in der großen Mehrzahl der Fälle degenerative, mit der Alterung des Organismus zusammenhängende Prozesse (Arteriosklerose der Herzkranzgefäße) am Herzmuskel erwähnenswert. Entzündliche Prozesse, Störungen der Blutverteilung zufolge Herzklappenfehler, angeborener Mißbildungen, abnormer Reizbildung und Reizleitung usw. kommen als weitere Faktoren bei der Auslösung einer Herzinsuffizienz in Frage.

Die weitaus wichtigste Eigenschaft der herzwirksamen Glykoside beruht auf ihrer Fähigkeit, die Kontraktionskraft des insuffizienten Herzmuskels zu verbessern (positiv inotrope Wirkung). Als weitere Grundeigenschaften dieser Stoffe gesellen sich die frequenzverlangsamende (negativ chronotrope) Wirkung und die Wirkung auf die Reizleitung (negativ dromotroper Effekt) hinzu. Ein gesteigerter Energieumsatz des Herzens, d. h. eine meßbare Erhöhung des Sauerstoffverbrauchs oder eine Änderung des Gehalts an energiereichen Phosphaten (ATP) der Zellen kann als Ursache für die positiv inotrope Wirkung mit Sicherheit ausgeschlossen werden. Es kommt somit für die kontraktionsfördernde Wirkung der Glykoside nicht eine Änderung in der Energiebereitstellung, sondern eine bessere Energieausnützung in Frage.

Die hier skizzierten Digitaliswirkungen nach therapeutischen Dosen sind nur an insuffizienten Herzen reproduzierbar; beim gesunden Menschen äußern therapeutische Dosen keine sichtbaren Wirkungen. Diese Feststellung schließt nicht aus, daß unter bestimmten besonderen Bedingungen die Herzglykoside auch das gesunde Myokard positiv inotrop beeinflussen können. Toxische Dosen führen zunächst zu raschen und unregelmäßigen Kontraktionen; die diastolische Erweiterung wird immer unvollständiger, das Herz tendiert verstärkt zu systolischer Zusammenziehung. Schließlich kommt es zu einer völlig ungeordneten Tätigkeit der einzelnen Herzmuskelbezirke und zum systolischen Stillstand. Herztod in Systole bei Versuchstieren wird herangezogen zum qualitativen Nachweis von herzwirksamen Glykosiden und zu deren quantitativer, biologischer Bestimmung (Titrieren).

Der Wirkungsmechanismus der therapeutisch ausgenützten kontraktionsfördernden Eigenschaften der Kardiotonika (positiv inotrope Wirkung) ist unabgeklärt. Einzelne experi-

Vorkommen von Digitalis-Glykosiden und Digitaloiden im Pflanzenreich
(bis 1969)

Familien	Gattungen
Liliaceae	Bowiea, Convallaria, Dipcadi, Ornithogalum, Polygonatum (?), Rohdea (= Rhodea), Scilla, Urginea
Iridaceae	Ferraria (?), Homeria, Moraea
Moraceae	Antiaris, Antiaropsis, Cannabis, Castilla (= Castilloa), Ogcodeia, Streblus
Ranunculaceae	Adonis, Helleborus
Cruciferae	Acachmena, Cheiranthus, Conringia, Erysimum, Hesperis, Sisymbrium, Syrenia
Crassulaceae	Bryophyllum (?), Cotyledon, Crassula (?), Kalanchoe (?)
Leguminosae	Coronilla (inkl. Securigera DC. = Securidaca MILL.)
Euphorbiaceae	Mallotus
Meliaceae	Melia
Melianthaceae	Bersama, Melianthus
Celastraceae	Euonymus, Lophopetalum (?)
Tiliaceae	Corchorus
Sterculiaceae	Mansonia
Apocynaceae	Acokanthera, Adenium, Anodendron, Apocynum, Beaumontia-Carissa, Cerbera, Melodinus, Nerium, Roupellina, Strophanthus, Tanghinia, Thevetia, Urechites, Vallaris
Asclepiadaceae	Asclepias, Aspidoglossum, Calotropis, Cryptolepis, Cryptostegia, Glossostelma, Gomphocarpus, Gongronema, Kanahia, Margaretta, Marsdenia, Menabea, Pachycarpus, Parapodium, Parquetina, Pentopetia, Pergularia, Periploca, Schizoglossum, Stathmostelma, Trachycalymna, Xysmalobium
Labiatae	Ballota (?), Leonurus (?), Nepeta (?)
Scrophulariaceae	Digitalis (inkl. Isoplexis), Penstemon
Compositae	Vernonia (?)

mentelle Befunde in vitro sprechen dafür, daß unter der Herzglykosidwirkung die austauschbare Ca-Menge, welche für die elektromechanische Koppelung und damit für die Kontraktilität des Arbeitsmyokards entscheidend ist, zunimmt. Die toxischen Glykosideffekte am Herzen (Tachykardien, Kammerflimmern) lassen sich dagegen mit einer zellulären Kaliumverarmung des Herzens zufolge einer Hemmung der Kaliumaufnahme der Zelle in direkte Beziehung bringen (P. MÜLLER, 1963).

b) Verbreitung

Der Gebrauch herzaktiver Drogen als Arzneimittel ist schon im Altertum nachweisbar: *Urginea maritima* verwendeten bereits die alten Ägypter gegen Wassersucht; sie ist als Bestandteil einer ärztlichen Verordnung im Papyrus Ebers um 1500 a. C. erwähnt und dürfte eine der ältesten Drogen überhaupt sein. Getrocknetes Sekret der Haut- und Ohrspeicheldrüsen von Kröten — eine tierische Droge mit typischen Digitaliswirkstoffen allerdings nicht glykosidischer Natur — war ein wichtiges Herzmittel der chinesischen Medizin lange vor Christi

Geburt. Auffallend zahlreiche Pflanzen mit herzaktiven Glykosiden fanden in der Volksmedizin vieler Länder Verwendung, und aus einer ganzen Reihe von Pflanzen dieser Gruppe wurden und werden z. T. heute noch gefürchtete Pfeilgifte gewonnen, wie etwa das Upas Antiar der Borneostämme. In der mittelalterlichen europäischen Medizin spielte *Convallaria majalis* eine große Rolle. Der Fingerhut, *Digitalis purpurea*, die heute am gründlichsten erforschte Droge und geradezu der Prototyp der herzwirksamen Drogen, ist demgegenüber eine junge Arzneipflanze (s. S. 179).

Die systematische Durchforschung des Pflanzenreiches erweiterte die Zahl der Pflanzen mit Digitaloiden ganz außerordentlich, wie vorstehende Tabelle zeigt. In dieser Tabelle sind nur Gattungen aufgeführt, von denen bekannt ist, daß eine oder mehrere Arten (auf deren spezielle Nennung verzichtet wurde), Glykoside enthalten, die ihrer Konstitution nach zu den Digitaloiden gehören. Allerdings hat nur ein kleiner Teil dieser Pflanzen medizinische Bedeutung.

Außer den in der Tabelle genannten Vertretern gibt es noch mehrere Pflanzen mit Wirkung auf das Herz, deren herzaktive Glykoside in ihrem chemischen Aufbau nicht näher bekannt sind, beispielsweise das Nymphalin aus *Nymphaea* (Nymphaeaceae) und das digitalisartig wirkende Glykosid aus *Pachypodium* (Apocynaceae). Bei einer Reihe weiterer herzwirksamer Pflanzen, wie z. B. *Liriodendron* und *Magnolia* (Magnoliaceae), *Ilex* (Aquifoliaceae), *Cereus* und *Opuntia* (Cactaceae) ist die Struktur der Wirkstoffe noch gänzlich unbekannt; weitere Pflanzen verdanken ihre Herzwirkung dem Gehalt völlig andersartiger Stoffe, wie Alkaloiden (*Veratrum*, *Erythrophleum*), Flavonoiden (*Crataegus*) u. a. Das bekannteste Vorkommen von Cardenoliden im Tierreich sind die Kröten. Neuerdings sind solche Stoffe auch in bestimmten Heuschrecken und Schmetterlingen aufgefunden worden. Im Gegensatz zu den Kröten synthetisieren diese Tiere die Cardenolide nicht selber, sondern nehmen sie mit der Nahrung auf und speichern sie als Abwehrstoffe in ihrem Körper (REICHSTEIN et al., 1966).

c) Chemie

Die heute gebräuchlichen Mittel zur Behandlung der Herzinsuffizienz sind noch ausschließlich natürlicher Herkunft; vielfach werden nebeneinander Ganzdrogenpräparate und Reinglykoside angewandt. Daneben begegnen partialsynthetische Abwandlungen zunehmendem Interesse. Die zuckerfreien Anteile, die Genine der herzwirksamen Glykoside, sind selten mit einem, meist mit mehreren Zuckermolekülen verknüpft, die in ihrem Bau von den im Pflanzenreich ubiquitär vorkommenden Zuckern oft abweichen. Die spezifische Herzwirkung ist an das Aglykon gebunden; die Zucker modifizieren diese Wirkung in bezug auf Dauer und Intensität.

Aglykon. Die Aglykone der herzwirksamen Glykoside enthalten im Grundgerüst den Kern des Cyclopentanoperhydrophenanthrens; sie sind daher in ihrem Aufbau eng verwandt mit den Sterinen (Phyto- und Zoosterinen), mit den Gallensäuren, Steroidsaponinen, Geschlechts- und Nebennierenhormonen. Von diesen Naturstoffen unterscheiden sie sich z. T. in der Art der Ringverknüpfung, vor allem aber dadurch, daß sie als Seitenkette am C-17 einen einfach ungesättigten fünf- oder doppelt ungesättigten sechsgliedrigen Lactonring tragen. Nach diesem Lactonring teilt man sie in die Cardenolid-Gruppe (C_{23}-Gruppe, Digitalis-Strophanthus-Typ) und in die Bufadienolid-Gruppe (C_{24}-Gruppe, Scilla-Bufo-Typ). Neuerdings sind noch Vertreter einer weiteren Gruppe von Glykosiden entdeckt worden, deren Aglykone 21 C-Atome aufweisen und die keine Herzwirkung zeigen.

Card-20(22)-enolide
(z.B. Digitoxigenin: R=CH_3)

Bufa-20,22-dienolide
(z.B. Scillarenin: Δ^4, R=CH_3)

Die formal-biogenetischen Beziehungen dieser Stoffe zu den übrigen Steroiden sind im folgenden Formelschema näher erläutert.

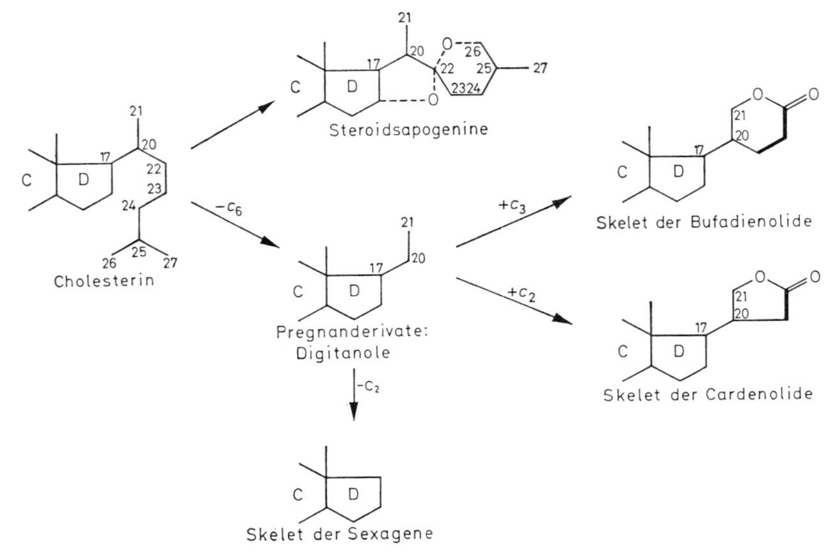

Formal-biogenetische Beziehungen der herzwirksamen Glykoside vom Typus der Bufadienolide und Cardenolide zu anderen Steroiden
(Sterische Verhältnisse sind nicht berücksichtigt)

Die aus Isopentenylpyrophosphat (s. S. 26) gebildeten Sterine liefern das Skelet der Steroidsapogenine und Steroidalkaloide (s. S. 198). Verlust einer C_6-Einheit liefert Pregnanderivate wie die C_{21}-Aglykone der Digitanolglykoside und die Steroidalkaloide der C_{21}-Gruppe (s. Holarrhena-Alkaloide S. 324). Das Pregnanskelet nimmt eine Mittelstellung zwischen den Sexagenen einerseits und den Cardenoliden und Bufadienoliden anderseits ein. Verlust einer C_2-Einheit führt zu den erstgenannten Vertretern; unter Anlagerung einer C_2-Einheit (Azetat) bilden die Pflanzen wahrscheinlich die Cardenolide mit 23 C-Atomen. Die Anlagerung einer C_3-Einheit führt zu den Bufadienoliden. Die Biogenese der Cardenolide aus Pregnanderivaten macht das gleichzeitige Vorkommen von C_{21}- und C_{23}-Steroiden (Digitanole und Cardenolide) in Digitalis sowie die reiche Führung von Pregnanderivaten vieler Asclepiadaceen verständlich (vgl. hierzu J. v. Euw u. T. Reichstein, 1964; R. Tschesche, 1971).

Der ungesättigte Lactonring ist entscheidend für die Wirkung. Schon die Hydrierung der Doppelbindung setzt die Herzwirkung stark herab. Aufspaltung des 5- und 6gliedrigen Lactonrings, ebenso die Umlagerung des 5gliedrigen Lactonrings zum isomeren 14,21-Epoxi-cardenolid, führt zu Wirkungsverlust.

Cardenolid 14,21-Epoxi-cardenolid

Digitaloide mit dem 6gliedrigen Lactonring an Stelle des 5gliedrigen zeigen eine um das Zwei- bis Zehnfache erhöhte Herzwirkung. Die Lactongruppe muß, bei sonst gleichem Bau, β-ständig sein. 17α-Verbindungen, wie sie u. U. leicht aus den Naturstoffen entstehen können, sind wirkungslos.

Alle natürlichen digitaloiden Aglykone enthalten am C-3 eine β-ständige alkoholische Hydroxylgruppe. 3α-Hydroxy-Verbindungen haben keine oder geringe Digitaliswirkung. Über diese OH-Gruppe sind in den Glykosiden die Zucker angeheftet. Ein weiteres gemeinsames Merkmal ist die β-ständige OH-Gruppe am C-14. Entgegen früheren Annahmen ist weder die OH-Gruppe am C-14, noch jene am C-3 für das Zustandekommen einer Herzwirkung unbedingt nötig. Generelle Voraussetzung hierfür ist einzig die cis-Verknüpfung der Ringe C und D und β-Orientierung des ungesättigten Lactonrings am C-17 (vgl. hierzu Kuno Meyer, 1971). Verschiedene Aglykone tragen zusätzliche OH-Gruppen. Diese Hydroxyle beeinflussen die Stärke der Herzwirkung. Wenn neben den OH-Gruppen an C-3 und C-14 ein drittes Hydroxyl am C-16 vorhanden ist, so sinkt die Toxizität auf ein Viertel; sitzt dieses dritte Hydroxyl aber am C-Atom 12, so wird die Toxizität verdoppelt.

Insgesamt sind bis jetzt ihrer Konstitution nach weit über 30 verschiedene Aglykone bekannt. Sie sind durch folgende variable Merkmale voneinander unterschieden: 1. Zahl und Stellung weiterer OH-Gruppen (in einigen Fällen auch einer Carbonylgruppe), 2. durch den variablen Rest R, der entweder eine Methyl-, eine Oxymethyl- oder eine Formylgruppe sein kann, 3. seltener durch stereochemische Unterschiede (z. B. Ring A/B trans-ständig) oder durch das Vorhandensein einer Doppelbindung im Grundgerüst des Moleküls.

Zuckeranteil. Wie bereits erwähnt, sind die Zucker an das sekundäre OH am C-3 der Aglykonkomponente gebunden. Als Zuckeranteil finden wir, wie bei anderen pflanzlichen Glykosiden häufig, die D-Glucose und die L-Rhamnose; daneben kommen aber in herzwirksamen Glykosiden noch Zucker vor, die erstmals hier entdeckt worden sind, darunter vor allem die 2-Desoxyzucker. Einige dieser Stoffe sind zudem 3-O-Methyläther. Die Zucker der wichtigeren Herzglykoside sind auf S. 176 formelmäßig dargestellt.

In der Regel sind die Zucker der D-Reihe, z. B. D-Glucose, β-glykosidisch, jene der L-Reihe α-glykosidisch gebunden. Die Anzahl der Zucker, die an ein Genin gebunden sind, schwankt zwischen 1 (z. B. Ouabain und Convallatoxin mit je 1 Mol Rhamnose) und 5 (Gitoxincellobiosid mit 3 Mol Digitoxose und 2 Mol Glucose).

In den Herzglykosiden mit mehr als einem Zucker sind die einzelnen Zuckerkomponenten stets linear verknüpft. Sind gleichzeitig Hexosen (Glucose) und

D-Glucose, D-Glucomethylose, D-Allomethylose, D-Fucose, L-Rhamnose, D-Digitalose

D-Digitoxose, D-Cymarose, D-Diginose, D-Sarmentose, L-Oleandrose

Desoxyzucker (z. B. Digitoxose) vorhanden, so sitzt die Hexose immer „außen", d. h. nicht direkt am Aglykon. Bei den übrigen Glykosiden befindet sie sich dagegen „innen" (vgl. z. B. Rutin) (Reichstein, 1962). Die Widerstandsfähigkeit der Bindung zwischen dem Aglykon und dem Zucker sowie zwischen den Zuckern unter sich hängt von der Konstitution des Zuckers ab. So werden glykosidische Bindungen mit Desoxyzuckern durch Säuren sehr viel rascher gespalten als Bindungen mit Glucose[1]. In Digitalis und anderen Pflanzen gibt es jedoch Fermente, die bevorzugt die endständige Glucose abspalten. Diesem Vorgang kommt bei der fermentativen Zersetzung der Primärglykoside eine besondere Bedeutung zu.

Über 100 herzwirksame Glykoside sind bisher aus Pflanzen isoliert und in ihrer Konstitution aufgeklärt worden. Aber nur etwa zehn von ihnen (aus *Digitalis purpurea*, *D. lanata*, *Strophanthus*-Arten, *Thevetia* und *Urginea*) werden als Reinsubstanzen therapeutisch verwendet; einige weitere Glykoside gelangen in komplexer Mischung in Form von Ganzdrogenpräparaten (oder von bestimmten Glykosidfraktionen) zur Anwendung. Alle diese Präparate lassen sich auf etwa zehn Ausgangsdrogen, die später besprochen werden, zurückführen; wiederum zweien von ihnen, Digitalis und Strophanthus, kommt in der Therapie ein ganz bevorzugter Platz zu. Wenn auch sämtlichen therapeutisch verwendeten herzwirksamen Glykosiden — qualitativ gesehen — im großen und ganzen dieselbe spezifische Herzmuskelwirkung zukommt, so bestehen doch je nach Konstitution jeweils beträchtliche quantitative Unterschiede. Je nach Krankheitsbild bevorzugt daher der Arzt in seiner Verordnung eines der ihm zur Verfügung stehenden Präparate. Näheres über den Zusammenhang von Konstitution und Wirksamkeit herzaktiver Glykoside s. bei Tamm, 1963 und Meyer, 1971.

In diesem Zusammenhang kann an einige dieser quantitativen Wirkungsunterschiede erinnert werden. Sie betreffen einmal die wirksamen Dosen (d. h. die Wirkungsintensität), dann

[1] Aus diesem Grunde wird bei der Hydrolyse des Zuckeranteils der Purpureaglykoside (Aglykon-Digitoxose-Digitoxose-Digitoxose-Glucose) die dritte Digitoxose zusammen mit der Glucose als Disaccharid Digilanidobiose abgespalten, was für die quantitative Bestimmung von Bedeutung ist.

vor allem die Zeitfaktoren, d. h. die Geschwindigkeit des Eintritts und die Nachhaltigkeit, bzw. Flüchtigkeit der Herzwirkungen. Hierzu einige Beispiele (nach KÜSSNER, 1961):

Glykosid	Wirkungseintritt bis zur Vollwirkung in h i. v.	oral	Täglicher Verlust von vorhandenem Wirkspiegel = Abklingquote
Strophanthin und Convallatoxin	0,25—0,75	—	40%
Lanatosid C	0,33—0,45	1—7	20%
Digoxin	0,33—0,45	1—7	18%
Digitoxin	0,50—6,0	2—8	7%

In dieser Beziehung haben neue Untersuchungsmethoden, wie die Markierung der Herzglykoside mit radioaktivem Kohlenstoff ^{14}C (FISCHER et al., 1952) und höchstempfindliche biologische Titrationsmethoden (embryonales Entenherz: Empfindlichkeit in Verdünnungen bis zu 1 : 20 Millionen) (FRIEDMAN und BINE, 1947) unsere Kenntnisse der pharmakologischen Eigenschaften der Kardiotonika erweitert. So geht der wechselnd rasche Wirkungseintritt der verschiedenen Glykoside (Latenz) im Tierexperiment und unter klinischen Verhältnissen parallel mit der Bindung der Glykoside an eine nicht hochgereinigte Serumalbuminfraktion, wahrscheinlich mit der Bindung an eine Lipoidkomponente dieser Fraktion (ROTHLIN und BIRCHER, 1950; SPRATT und OKITA, 1958). Mit Hilfe von ^{14}C markiertem Digitoxin konnte ferner gezeigt werden, daß kaum eine spezifische Affinität (Haftfestigkeit) der Glykoside zum Herzmuskel besteht, wie sie früher etwa für die Nachhaltigkeit oder Flüchtigkeit der verschiedenen Glykoside verantwortlich gemacht worden war. So ist der kumulative Effekt des Digitoxins einmal durch den Umstand bedingt, daß Digitoxin über aktive Zwischenstufen langsam in inaktive Verbindungen übergeführt wird. Zuerst bildet sich das kurz wirksame 12-Hydroxy-derivat Digoxin. Dann werden die Zucker der Reihe nach bis zum Aglykon Digoxigenin abgespalten und dieses geht schließlich in das nicht mehr herzwirksame 3α-Digoxigenin über. Im weiteren ist es die sehr wechselnde Fettlöslichkeit der verschiedenen Stoffe, welche die Größen von Resorption aus dem Darm, Umbau im Körper und Ausscheidung (vorwiegend durch Galle und Urin) bestimmt. Die Fettlöslichkeit des Digitoxins ist denn auch weitgehend für dessen kumulierende Wirkung verantwortlich. Im Gegensatz dazu sind Strophanthosid oder Lanatosid C weniger kumulativ, weil sie rascher in der Galle ausgeschieden und durch den Darm, da wasserlöslich, kaum mehr rückresorbiert werden können. Ferner werden die wasserlöslichen, rasch wirkenden Glykoside sofort in inaktive Formen übergeführt.

d) Wertbestimmung

Bei Überdosierung wirken herzwirksame Präparate toxisch. Eine möglichst exakte Wertbestimmung (Einstellung, Standardisierung) ist daher wichtig. Drogen enthalten in der Regel nicht einen einzelnen Wirkstoff allein, vielmehr ein komplexes Gemenge zahlreicher Einzelstoffe. Einige davon sind oft noch gar nicht näher in ihren chemischen und pharmakologischen Eigenschaften bekannt. Ein Teil dieser Drogenwirkstoffe erweist sich im pharmakologischen oder im klinischen Versuch (auf Gewichtseinheiten umgerechnet) als stark, andere erweisen sich als schwächer wirksam; einige sind in ihrer Wirkung flüchtig, andere wirken nachhaltig. Ähnlich unterschiedlich ist ihre Toxizität und ihre therapeutische Breite. Insgesamt ergibt sich also die Wirkung der Gesamtdroge — und dabei sind die Einflüsse der Begleitstoffe noch nicht berücksichtigt — als eine Summe von ziemlich unübersichtlichen Einzelwirkungen. Damit sind gleichzeitig die Schwierigkeiten der Wertbestimmung aufgezeigt.

Eine Standardisierung kann prinzipiell auf chemischem Wege oder mit biologischen Methoden ausgeführt werden. Eine chemische Wertbestimmung

— sofern sie über den zu erwartenden therapeutischen Effekt oder wenigstens über die zu erwartende Toxizität eine Aussage machen will — kann sich nicht damit begnügen, den *Gesamtgehalt* (die Summe) der Glykoside zu bestimmen, da weder Toxizität noch therapeutischer Effekt von der absoluten Gesamtkonzentration allein abhängen; sie sind vielmehr auch sehr stark abhängig vom relativen Mengenverhältnis der Einzelkomponenten. Die chemische Wertbestimmung basiert meist auf Farbreaktionen, die entweder das Aglykon oder die Zuckerkomponente erfassen. Bei der Aglykonbestimmung gibt es neben allgemeinen Steroidreaktionen solche, die speziell auf den fünfgliedrigen, einfach ungesättigten Lactonring ansprechen. So färben sich Cardenolide in alkalischem Milieu mit Nitroprussidnatrium tiefrot (LEGAL), mit Pikrinsäure orange (BALJET), mit m-Dinitrobenzol violett (RAYMOND) und mit 3,5-Dinitrobenzoesäure rotviolett (KEDDE). Diese Reaktionen sind negativ mit den Vertretern der C_{24}-Gruppe. Dagegen reagieren die C_{21}-Stoffe, aber auch Anthranole und Flavone mit aromatischen Nitrokörpern. Für die C_{24}-Gruppe ist die LIEBERMANNsche Farbreaktion mit Essigsäureanhydrid und konz. Schwefelsäure besonders charakteristisch. Durch Anhydrisierung mit Phosphorsäure (PESEZ) und Bildung von im UV-Licht fluoreszierenden Anhydroderivaten lassen sich bestimmte Genine nebeneinander erfassen. Aber selbst eine getrennte Bestimmung sämtlicher Aglykone sagt wenig über die Wirkung der Droge aus, da diese entscheidend durch die Zucker mitbestimmt wird.

Die bekannteste zur Drogenstandardisierung verwendete Zuckerfarbreaktion ist jene nach KELLER-KILIANI. Sie beruht auf einer Blaufärbung der 2-Desoxyzucker in $FeCl_3$-haltigem Eisessig mit konz. Schwefelsäure und existiert in mannigfachen Ausführungsarten. In bestimmter Form eignet sie sich auch zur Unterscheidung von Aglykonen. Eine Bestimmung der 2-Desoxyzucker erfaßt einerseits auch nichtwirksame Glykoside, wie z. B. das Digipurpurin, anderseits gibt es herzwirksame Glykoside, die keine 2-Desoxyzucker enthalten, und schließlich ist die Reaktionsfähigkeit der Desoxyzucker von der Bindungsart im Molekül abhängig. So werden im Digitoxin alle drei Digitoxosen erfaßt, im Purpureaglykosid mit ebenfalls drei Digitoxosen nur deren zwei, da das dritte Digitoxosemolekül zusammen mit Glucose als nicht reagierendes Disaccharid Digilanidobiose abgespalten wird.

Auch die biologische Wertbestimmung ist in ihrer Aussagefähigkeit begrenzt (vgl. S. 177). Die biologischen Methoden beruhen auf der Ermittlung von Grenzdosen, die einen bestimmten Effekt, gewöhnlich den Tod oder Herzstillstand bei Versuchstieren hervorrufen. Wir sehen, daß auch hier nur ein Summeneffekt von Einzelwirkungen erfaßt wird, wobei überdies noch andere Faktoren in die Ergebnisse mit eingehen, insbesondere die Art des Versuchstieres und die Versuchstechnik. Um wenigstens einige dieser Unsicherheitsfaktoren auszuschalten, ist man dazu übergegangen, das einzustellende Präparat mit einem internationalen Standardpräparat des gleichen Drogenmaterials (also Fol. digitalis-Standard für Fol. digitalis) zu vergleichen; indem man gleichzeitig und unter den nämlichen Versuchsbedingungen die Wirkung des Standardpräparates bestimmt, wird die biologische Einstellung wenigstens weitgehend unabhängig vom Tiermaterial und der gewählten Methode. Die durchgeführte biologische Standardisierung verbürgt, daß ein bestimmtes Präparat stets in konstanter Wirkungsstärke in den Handel kommt.

Die Angabe von biologischen Einheiten z. B. Froschdosen (für sich allein, ohne Verbindung mit einem ganz bestimmten Präparat) ist keine Maßzahl für die therapeutische Dosierung; so beträgt z. B. die *therapeutische* Dosis für Digitoxin 100—150 FD, für Strophanthin das 10fache, nämlich 1000 FD und für Scillaren 2000 FD. Das gleiche gilt auch für Werte, die mit anderen Versuchstieren erhalten wurden (z. B. Katzendosen).

Selbst bei Beachtung aller Regeln hat auch die biologische Methode ihre Mängel. Sie liegen einmal in der unterschiedlichen Reaktion der verschiedenen Arten von Versuchstieren sowie im unterschiedlichen Verhalten von krankem Mensch und Versuchstier begründet. Ferner werden bei der Toxizitätsbestimmung auch andere, nicht herzwirksame, aber toxische Stoffe erfaßt und dabei zu hohe Werte erhalten. Die größten Unterschiede dürften sich aber bei oraler Anwendung ergeben. Bei dieser Anwendungsform kann die Wirkung zweier im Tierversuch gleichwertiger Präparate je nach Zusammensetzung des Wirkstoffgemisches ganz verschieden sein.

Die folgende Tabelle gibt einige Erfahrungswerte der sog. enteralen Resorptionsquoten (nach KÜSSNER, 1961).

Enterale Resorptionsquoten (Klinische Erfahrungswerte)

Strophanthin, Convallatoxin	etwa 0—5%
Scillaglykoside	etwa 5—20%
Lanatosid C	etwa 40%
Digoxin	etwa 60—70%
Lanatosid A	etwa 80%
Digitoxin	etwa 100%

Fol. digitalis mit viel Digitoxin, das fast vollständig vom Magen-Darm-Traktus aus resorbiert wird, ist demnach oral wesentlich stärker wirksam als ein Drogenmuster, das bevorzugt Stoffe der Gitoxingruppe enthält. Eine Lösung dieses Problems würde sich durch die Verwendung von Digitalis-Rassen konstanter Zusammensetzung ergeben.

Digitalis

Kaum eine andere Pflanze — vielleicht mit Ausnahme von *Claviceps purpurea* — erforschten Ärzte, Pharmazeuten, Chemiker und Botaniker gründlicher als *Digitalis purpurea*. Unter dem englischen Namen foxglove läßt sich die Pflanze bis ins 11. Jahrhundert zurück verfolgen; sie wurde aber vorwiegend äußerlich benutzt. LEONHARD FUCHS, Frankfurter Stadtphysikus, gab dem Fingerhut seine lateinische Bezeichnung *Digitalis purpurea* (nach dem deutschen Namen und der Blütenfarbe) und bildete ihn zusammen mit *Digitalis ambigua* in seinem berühmten Werk Historia stirpium (1542), New-Kreuterbuch (1543) ab mit der Angabe über dessen Wirkung: „zerteylen die grobe feuchtigkeit, seubern und reynigen, nemen hinweg die verstopfung der Leber ...“. Eine gebräuchliche Arzneipflanze war sie auf jeden Fall nicht. Die moderne Digitalisforschung beginnt mit WILLIAM WITHERING, Arzt am allgemeinen Krankenhaus in Birmingham. Als er 1775 von der gegen Wassersucht wirksamen Kräuterabkochung einer Mrs. HUTTON aus Shropshire Kenntnis erhielt, scheute er sich nicht, das aus etwa 20 verschiedenen Pflanzenbestandteilen zusammengesetzte Rezept des Kräuterweibleins auf seine Wirksamkeit hin zu untersuchen und entdeckte dabei die vorzügliche Wirkung der *Digitalis purpurea*. Die Leistung von WITHERING beschränkt sich aber nicht auf diese medizinische Beobachtung; er befaßte sich auch schon mit pharmazeutischen Fragen des wirksamen Pflanzenteils, der günstigsten Erntezeit, Trocknungsmethode und Arzneizubereitung und legte seine Beobachtungen im klassischen Werk: „An Account of the Foxglove, and Some of its Medical Uses: with Practical Remarks on Dropsy, and Other Diseases“ vom Jahre 1785 nieder. Damit begann die Ära der Therapie mit Herzglykosiden.

a) Botanische Charakterisierung

Zur Gattung Digitalis zählt man etwa 26 Arten. Es handelt sich um eine relativ kleine Gattung aus der sehr artenreichen Familie der Scrophulariaceae.

Die Scrophulariaceen umfassen etwa 2600 Arten (205 Gattungen). Ein Drittel der Arten sind einjährige Kräuter, etwa zwei Drittel stellen ausdauernde Kräuter oder Sträucher dar. Die artenreichen Gattungen der Familie sind die Gattungen *Pedicularis* (etwa 600 Arten mit unseren einheimischen Läusekräutern), *Calceolaria* (etwa 500 Arten mit den als Zierpflanzen häufigen „Pantoffel"-Blumen), *Verbascum* (250 Arten) und *Scrophularia* (100 Arten), mit dem bei uns häufigen, typischen Vertreter *Scrophularia nodosa* (Braunwurz; mit einem knolligen, an „Scrofeln" erinnernden Rhizom). Während frühere Autoren die als Scrophulariaceen bezeichnete Familie in mehrere Familien aufteilten, gliedert man sie heute in drei Unterfamilien, und zwar nach MELCHIOR (1964) in Anlehnung an PENNELL (1935) in die Scrophularioideae (Antirrhinoideae incl. Pseudosolanoideae), Rhinanthoideae und Selaginoideae. Die Rhinanthoideae umfassen nach dieser Gliederung sowohl Tribus mit autotrophen Pflanzen (Digitaleae mit *Digitalis*, Veroniceae mit *Veronica*) als auch Tribus mit Halbparasiten und Parasiten (Buchnereae, Rhinantheae). WETTSTEIN dagegen teilt die Familie ein in die Unterfamilien der Pseudosolanoideae (*Verbascum*), Antirrhinoideae und Rhinanthoideae, wobei die Rhinanthoideae ausschließlich Halbparasiten und Parasiten umfassen. *Digitalis* und *Veronica* zählt WETTSTEIN demnach zu den Antirrhinoideae mit autotrophen Vertretern. Durch den Gehalt an Steroidglykosiden und -saponinen zeigt *Digitalis* enge biochemische Beziehungen zu den taxonomisch nächst verwandten Solanaceen mit ihrer glykosidische Steroidalkaloide führenden Gattung *Solanum*.

Beheimatet sind Digitalis-Arten in Europa, Asien und Nordafrika; im nördlichen Europa finden sich *Digitalis purpurea* L., *D. grandiflora* MILL. und *D. lutea* L. *D. purpurea* bevorzugt Böden mit Urgestein, auf Kalkböden wird diese Art abgelöst von *D. lutea*. Die Gattung besteht aus zweijährigen oder ausdauernden Kräutern; selten handelt es sich um Sträucher, wie beispielsweise bei den auf den Kanarischen Inseln vorkommenden *D. canariensis* L. und *D. canariensis* L. var. *isabelliana* (WEBB) LINDINGER [= *Isoplexis isabelliana* (WEBB) MASF.]. Charakterisiert sind die Digitalis-Arten durch ungeteilte, wechselständige Blätter und durch die in einseitswendigen Trauben stehenden Blüten mit einer glockenförmigen, bauchigen Korolle. Sämtliche D.-Arten enthalten herzwirksame Glykoside; praktische Bedeutung erlangten jedoch lediglich *D. purpurea* (der rote Fingerhut) und *D. lanata* (der wollige Fingerhut). Die vorherrschende Rolle der Purpurea-Droge scheint in erster Linie historisch bedingt; wurde doch der therapeutische Wert dieser Spezies zuerst erkannt. Mehrere andere Digitalis-Arten sind reicher an Wirkstoffen, doch fehlen über sie (mit Ausnahme von *D. lanata*) die umfassenden pharmakologischen, chemischen und klinischen Erfahrungen. Seit etwa 1928 gewinnt neben *D. purpurea* in zunehmendem Maße *D. lanata* an Bedeutung. Sie ist leichter anzubauen, und sie enthält etwa 3 bis 5mal mehr Wirkstoffe, die außerdem leichter in reiner Form zu gewinnen sind. Bereits früher hatte *Digitalis thapsi* in Spanien therapeutische Anwendung gefunden.

Der rote Fingerhut ist eine zweijährige oder — besonders in Kultur — auch ausdauernde Pflanze. Im ersten Jahre bildet sie eine grundständige Blattrosette, im zweiten Jahre den aufrechten, beblätterten Stengel mit der endständigen, losen Blütentraube. *Digitalis purpurea* kommt in zahlreichen Rassen vor, die sich durch Blütenfarbe und Blattform, aber auch durch andere, besonders chemische Merkmale voneinander unterscheiden. Neben der üblichen purpurroten, an der Basis weißen Form, kennen wir rosen- oder purpurrote Gartenformen mit grauen oder purpurnen Punktierungen; dann weiße Varietäten mit karminroten Flecken und schließlich auch ganz weiße Rassen. Betrachten wir die Laubblätter so treffen wir auf Varietäten, unterschiedlich nach Blattform, Ausgestaltung von Blattrand und Blattstiel, Färbung der Blätter und Oberflächenstruktur. Wichtig für das pharmakognostische Verständnis der Digitalis-Droge sind aber die Formen, die sich nach Art und Menge ihrer wirksamen Inhaltsstoffe unterscheiden. Beispielsweise kann je nach Herkunft der Droge das Verhältnis zwischen kumulierend wirkendem, vom Magen-Darmtraktus aus gut resorbierbarem Digitoxin und dem enteral schlecht resorbierten, eine wenig nachhaltige Wirkung zeigenden Gitoxin sehr unterschiedlich sein.

Der Wollige Fingerhut ist eine zweijährige Pflanze des pontischen Florengebietes, die 1772 vom Berner Apotheker und Botaniker FRIEDR. EHRHART als *Digitalis lanata* EHRH. beschrieben wurde. In ihrer Verbreitung reicht sie von Griechenland bis ins Wiener Becken. Die Blätter sind graugrün, lanzettlich, ganzrandig und kaum behaart. Die Korolle ist weiß oder blaß ockerfarben und von braunen Adern durchzogen; die Unterlippe ist fast so lang wie die Blumenkronröhre. Während die Entdeckung des therapeutischen Wertes von *Digitalis purpurea* durch WITHERING einem Zufall zuzuschreiben ist, verdanken wir die Einführung der *Digitalis lanata* systematischer wissenschaftlicher Forschung. Untersuchungen an andern D.-Arten zeigten 1917 (MORRIS) wesentlich stärkere biologische Wirkung dieser Pflanze, und später wurden Kulturen mit gutem Erfolg angelegt. Unter diesen Umständen ließ die chemische Erforschung nicht mehr lange auf sich warten, um so eher, als es sich rasch zeigte, daß sich die genuinen Lanata-Wirkstoffe im Gegensatz zu jenen von D. purpurea durch ihre gute Kristallisierbarkeit und wesentlich größere Ausbeute für die technische Gewinnung viel besser eigneten.

b) Inhaltsstoffe

Sämtliche bisher bekannten herzaktiven Digitalis-Glykoside lassen sich nach ihrem Aglykon, hier meistens Genin genannt, in fünf Gruppen einteilen, nämlich in die Glykoside des Digitoxigenins, des Gitoxigenins, des Gitaloxigenins, Digoxigenins und Diginatigenins. Die Konstitution dieser fünf zur Gruppe der Cardenolide gehörenden Aglykone ist in der folgenden Tabelle wiedergegeben.

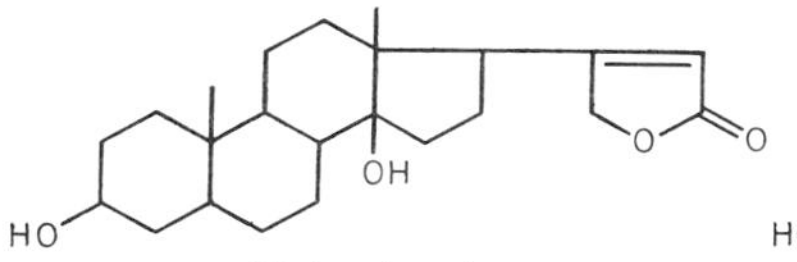

Digitoxigenin

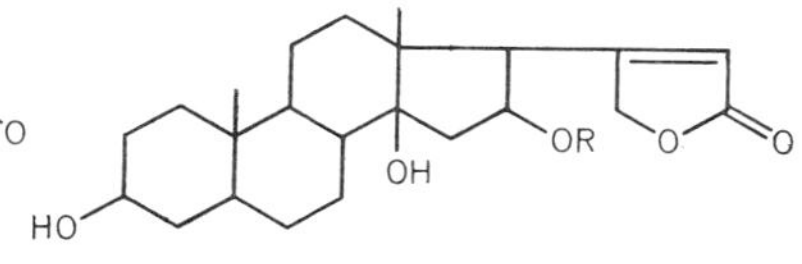

Gitoxigenin R = H
Gitaloxigenin R = COH
(16-Formyl-gitoxigenin)

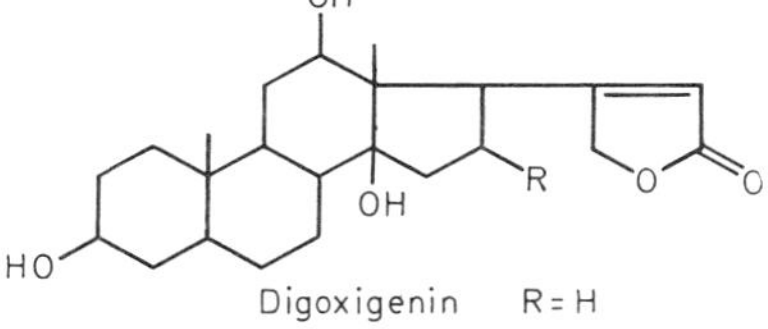

Digoxigenin R = H
Diginatigenin R = OH

Genine der herzwirksamen Digitalis-Glykoside

Am Hydroxyl des C-3 sind die Zucker als Mono-, Di-, Tri-, Tetra- oder Pentasaccharide angeheftet. Durch die Art der verschiedenen Zucker (s. S. 176) und ihre Zahl ergibt sich eine verwirrende Fülle verschiedenster Kombinationsmöglichkeiten. Bisher sind in den Blättern von Digitalis purpurea 29, von Digitalis lanata sogar 63 verschiedene Glykoside der Cardenolid-Gruppe nachgewiesen worden. Nimmt man die neuen Glykoside der Samen hinzu, so ist ihre Zahl noch größer. An dieser Stelle seien lediglich die Hauptglykoside und die mengenmäßig bedeutenderen Nebenglykoside von Digitalis purpurea und D. lanata aufgeführt. Für weitere Einzelheiten sei auf die ausführliche Arbeit von F. KAISER in Arch. Pharmaz. **299**, 263—274 (1966) verwiesen.

Digitalis-Hauptglykoside und bedeutendere Nebenglykoside der Cardenolid-Gruppe
(nach KAISER, 1966)

Name	Zucker	Spezies
	Digitoxigenin-Glykoside	
Lanatosid A	Dx-Dx-Dx(Ac)-Gl	D. lanata
Acetyldigitoxin	Dx-Dx-Dx(Ac)	D. lanata
Purpureaglykosid A	Dx-Dx-Dx-Gl	(D. lanata) D. purpurea
Digitoxin	Dx-Dx-Dx	D. lanata D. purpurea
Gluco-evatromonosid	Dx-Dl	D. lanata D. purpurea
Gluco-digitoxigenin-glucomethylosid	Gm-Gl	D. lanata (D. purpurea)
Glucodigifucosid	Fuc-Gl	D. lanata (D. purpurea)
Neoglucodigifucosid	Fuc-Gl	D. lanata
	Gitoxigenin-Glykoside	
Lanatosid B	Dx-Dx-Dx(Ac)-Gl	D. lanata
Purpureaglykosid B	Dx-Dx-Dx-Gl	(D. lanata) D. purpurea
Gitoxin	Dx-Dx-Dx	(D. lanata) D. purpurea
Glucogitorosid	Dx-Gl	D. lanata (D. purpurea)
Digitalinum verum	Dl-Gl	D. lanata D. purpurea
	Gitaloxigenin-Glykoside	
Lanatosid E	Dx-Dx-Dx(Ac)-Gl	D. lanata
Glucogitaloxin	Dx-Dx-Dx-Gl	(D. lanata) D. purpurea
Glucolanadoxin	Dx-Gl	D. lanata (D. purpurea)
Glucoverodoxin	Dl-Gl	D. lanata D. purpurea
	Digoxigenin-Glykoside	
Lanatosid C	Dx-Dx-Dx(Ac)-Gl	D. lanata
Acetyldigoxin	Dx-Dx-Dx(Ac)	D. lanata
Desacetyl-lanatosid C	Dx-Dx-Dx-Gl	D. lanata
Digoxin	Dx-Dx-Dx	D. lanata
Glucodigoxigenin-bis-digitoxosid	Dx-Dx-Gl	D. lanata
	Diginatigenin-Glykoside	
Lanatosid D	Dx-Dx-Dx(Ac)-Gl	D. lanata

Halbfett = Hauptglykoside
Übrige = Mengenmäßig bedeutende Nebenglykoside
In Klammern = Spezies mit geringem Vorkommen
Dx = Digitoxose, Dl = Digitalose, Fuc = Fucose, Gl = Glucose, Gm = Glucomethylose, Ac = Acetylrest

Herzaktive Glykoside finden sich bei Digitalis purpurea in einer Gesamtmenge von etwa 0,3%, bei D. lanata um 1%. Menge und Zusammensetzung des Glykosidgemisches sind je nach Pflanzenteil und Alter verschieden. Ebenso können sich

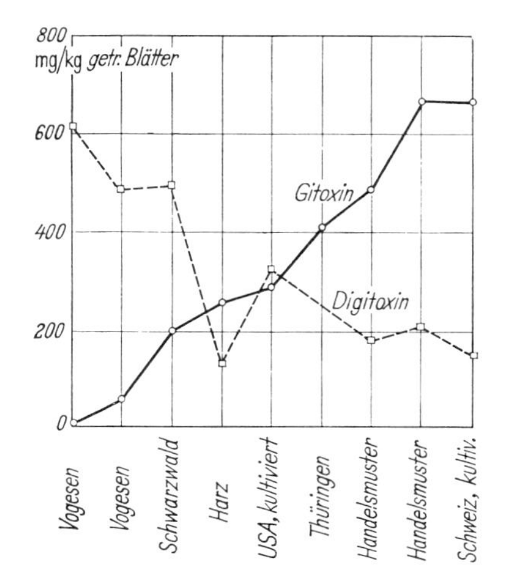

Abb. V.2. Unterschiede in der Wirkstoffzusammensetzung bei Digitalis purpurea (nach STOLL).

beträchtliche Unterschiede je nach Drogenherkunft zeigen. So enthalten *Digitalis purpurea*-Blätter aus den Vogesen und aus dem Schwarzwald viel Digitoxin- und wenig Gitoxinfraktion. Andere Herkünfte zeigen genau gegenteiliges Verhalten.

Für die wechselnde Zusammensetzung von Drogen verschiedener Herkunft hat man früher vor allem klimatische Unterschiede verantwortlich gemacht. Heute weiß man, daß das Klima zwar auch einen Einfluß hat, daß das Entscheidende aber die genetischen Verhältnisse sind. Bei den Pflanzen mit konstanten Unterschieden in der Zusammensetzung der Wirkstoffe handelt es sich also um sog. chemische Rassen, d. h. um genetisch fixierte, erbliche Unterschiede. Bei dieser Sachlage muß es möglich sein, durch weitschichtige Untersuchungen Pflanzen mit verschiedenster Zusammensetzung zu finden und damit dem Handel Drogen mit konstantem Gehalt und konstantem Mengenverhältnis der einzelnen Komponenten zur Verfügung zu stellen.

Mit der Schaffung solcher Rassen ist der praktischen Pharmakognosie ein großer Dienst erwiesen. Bei konstanter Zusammensetzung genügt es, daß der praktische Apotheker den Gesamtgehalt bestimmt, um gleiche Wirkungsstärke und gleiche Wirkungsart zu garantieren, somit dem Arzt jene Sicherheit geben zu können, die er bei Arzneimitteln mit Recht verlangt.

Gelangt eine Reinsubstanz A zur Anwendung, so läßt sich dieser Wirkstoff auf Grund einer einfachen Einwaage dosieren bzw. standardisieren, sofern man den Umrechnungsfaktor f zwischen Gewicht bzw. Konzentration von A und pharmakologischer bzw. therapeutischer Wirkung E kennt.

$$E = f \cdot [A].$$

Die therapeutische Gesamtwirkung einer Droge bzw. einer Drogenzubereitung hingegen ist eine Summe von Einzelwirkungen, da, wie erwähnt, mehr als nur ein Stoff: die Wirkstoffe $A_1, A_2, \ldots, A_n$, an der Gesamtwirkung beteiligt sind.

$$E = f_1[A_1] + f_2[A_2] + \cdots f_n[A_n].$$

Um eine Droge zu standardisieren, d. h. deren zu erwartende therapeutische Gesamtwirkung zu bestimmen, müssen die für jeden Wirkstoff charakteristischen Faktoren $f_1, f_2, \ldots, f_n$ bekannt sein, was wiederum voraussetzt, daß alle an der Drogenwirkung beteiligten Stoffe bekannt sind und ihre Wirkung geprüft und gemessen wurde. Schließt man weiterhin sog. synergistische und potenzierende Effekte aus, dann läuft die Bestimmung der Drogengesamtwirkung auf die Lösung von n Gleichungen mit n Unbekannten hinaus, d. h. es müssen die jeweiligen Konzentrationen der Stoffe $A_1, A_2, \ldots, A_n$ bekannt sein, was auf Grund einer chemischen, einer physikalischen oder einer biologischen Methode erfolgen kann. Die heute üblichen Wertbestimmungsmethoden liefern in der Regel nur die Summenkonzentrationen $\Sigma[A]$ der Wirkstoffe. Parallelität zwischen den so ermittelten experimentellen Wirkungsgrößen und der therapeutischen Wirkung ist nur dann zu erwarten, wenn $f_1 = f_2 = \cdots f_n$, oder wenn das Verhältnis der Konzentrationen $[A_1]$ zu $[A_2] \cdots$ zu $[A_n]$ konstant ist. Für genetisch gleichbleibendes Material trifft die zuletzt genannte Bedingung zu.

Außer den herzaktiven Glykosiden vom Cardenolid-Typ finden sich in D. purpurea und D. lanata noch Steroidglykoside, die unter der Bezeichnung C_{21}-Gruppe oder Digitanolglykoside zusammengefaßt werden. Sie zeigen keine Herzwirkung (Lactonring fehlt!), werden aber u. U. bei der chemischen Wertbestimmung miterfaßt.

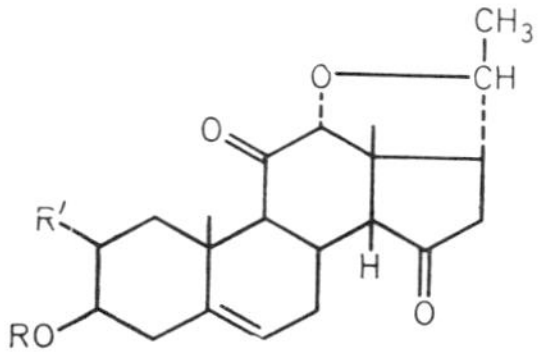

Diginin	R = Diginosid	R' = H
Digitalonin	R = Digitalosid	R' = H
Digifolein	R = Diginosid	R' = OH
Lanafolein	R = Oleandrosid	R' = OH

Beispiele von Digitanol-Glykosiden

An weiteren Inhaltsstoffen seien genannt: Flavone mit günstiger Wirkung auf das geschädigte Herz und mit diuretischen Eigenschaften (s. S. 144 u. f.); ferner Steroidsaponine (s. S. 200).

c) *Ernte und Konservierung*

Erntezeitpunkt sowie Art der Trocknung und Aufbewahrung sind entscheidend für eine gute Drogenqualität. Für Digitalis lanata sind im Verlaufe der Entwicklung folgende Verhältniszahlen des Blattglykosidgehaltes gefunden worden.

Blätter von Blattrosetten	60
Blätter bei Stengelbildung	57
Blätter kurz vor Blütezeit	28
Blätter bei voller Blüte	26
Blätter von verblühten Pflanzen	18

Nach diesen Zahlen sind die Blätter des ersten Jahres etwas gehaltreicher, was ebenfalls für D. purpurea gilt. Die Arzneibücher lassen jedoch auch die Blätter des zweiten Jahres zu. Ferner ändert sich im Verlaufe der Entwicklung die Zusammensetzung der Wirkstoffe. So wurde beobachtet, daß der Gitoxigeningehalt des nach Hydrolyse erhaltenen Aglykongemisches von 17% auf 35% zunahm. Bei sonnigem Wetter steigt der Glykosidgehalt. Nach der Ernte bewirkt der Fermentgehalt der Blätter nach und nach eine Abspaltung der endständigen Glucose unter Bildung der relativ beständigen Glykoside der Digitoxinstufe.

Die Wirkungscharakteristik der Digitalis purpurea ist bei oraler Anwendung im wesentlichen bestimmt durch die Glykoside der Digitoxigeningruppe, und zwar in erster Linie durch das Digitoxin. Schwankungen in der Wirkung kommen dadurch zustande, daß es Drogenherkünfte gibt mit einem bedeutenden Anteil an Glykosiden der Gitoxigeninreihe. Ferner kann das Digitoxin in seiner genuinen Vorstufe als sog. Purpureaglykosid A vorliegen. Man hat früher auf die Erhaltung der genuinen Tetraglykoside in der Droge größten Wert gelegt, da sie bei parenteraler Zufuhr eine größere Wirksamkeit aufweisen. In Wirklichkeit kommt es bei der Ganzdrogenanwendung z. B. im Infus auf die enterale Resorption an. Hier erweisen sich die genuinen Glykoside als wenig wirksam, da sie vom Magen-Darm-Traktus aus schlecht resorbiert werden, verglichen mit den Triglykosiden (vgl. S. 113).

Diesen Verhältnissen soll vor allem bei der Sortenauswahl und bei der Drogenaufbereitung Rechnung getragen werden. Ein beschleunigter fermentativer Abbau der Primärglykoside zur Digitoxinstufe läßt sich z. B. durch Erhöhung der Trocknungstemperatur erzielen. (L. Fuchs et al., 1960; W. Hauser et al., 1964 u. f.). Mit steigender Temperatur nimmt der Primärglykosidgehalt zuerst langsam, oberhalb 50° aber rasch ab. Die Fermente werden bei Temperaturen bis etwa 70° nicht inaktiviert. Die Droge ist daher zur Vermeidung weiterer Veränderungen vor Feuchtigkeit geschützt aufzubewahren.

d) Verwendung

Eine erfolgreiche Digitalistherapie erfordert Präparate mit gleichbleibender Wirkung. Die Arzneibücher verlangen daher standardisierte Droge. Während das DAB 7 auf die biologische Standardisierung abstellt, verlangt die Ph. Helv. VI eine Blattdroge mit einem chemisch bestimmten Mindestgehalt von 0,3% Cardenolid-Glykosiden, wovon mindestens die Hälfte als Digitoxin und Purpureaglykosid A vorliegen muß. Neben der Droge stehen dem Arzte noch Glykosidfraktionen, Reinstoffe oder deren Gemische zur Verfügung.

Das primäre Indikationsgebiet der Digitalis ist die Herzinsuffizienz. Die klinische Erfahrung läßt den Arzt von Fall zu Fall das geeignete Präparat wählen: Sei es das Blatt oder ein gereinigtes Vollpräparat mit rasch einsetzender und gleichzeitig nachhaltiger Wirkung; sei es das Digitoxin mit langer Wirkungsdauer der Einzeldosis oder das Lanatosid C mit seiner großen therapeutischen Breite und leichten Steuerbarkeit.

Eine weitere, schon lang bekannte Eigenschaft des Digitalisblattes ist seine gute wundheilende Wirkung. Die wundheilenden und granulationsfördernden Eigenschaften werden z. B. in Form des Infuses als Kompressen ausgenutzt. Früher enthielten die Arzneibücher zur äußerlichen Anwendung ein Ungt. digitalis.

Strophanthus

Auf einer seiner großen Forschungsreisen durch Afrika, die ihn um 1859 den Sambesi und den Schirefluß aufwärts zum Njassasee führte, beobachtete Livingstone Eingeborene bei der Bereitung des sog. Gombi-, Kombi- oder Kombe-Pfeilgiftes. Sein Reisebegleiter, Dr. Kirk, englischer Konsul in Sansibar, entdeckte rein zufällig an sich selber die Wirkung auf das Herz. Mit seiner Zahnbürste, die sich in der gleichen Tasche zusammen mit Proben des Pfeilgiftes befand, hatte er sich unwissentlich etwas von dem Gift einverleibt. Wie sich herausstellte, dienten den Eingeborenen Strophanthus-Samen zur Kombe-Herstellung. Den Botanikern waren diese Pflanzen z. T. schon vorher bekannt geworden; über deren Giftwirkung wußten sie freilich nichts. Der Gattungsname leitet sich ab von στρέφειν = drehen, στρόφος = Strick, Seil und ἄνθος = Blüte, weil die fünf Zipfel der Blumenkrone in der Knospe tauartig eingedreht sind. Samenproben und von den Eingeborenen bereitete Extrakte gelangten in den folgenden Jahren nach England; die Pflanzen ließen sich in Gewächshäusern kultivieren. FRASER widmete sich eingehend der Untersuchung dieser Droge und isolierte ein allerdings noch amorphes Produkt. Er erkannte dessen Wirkung auf den Organismus und empfahl die medizinische Anwendung der Droge und ihrer Wirkstoffe.

Die zur Familie der Apocynaceae gehörende Gattung *Strophanthus* umfaßt etwa 40 Arten, die zum größten Teil in Äquatorialafrika, zum kleineren in Ostasien beheimatet sind. Medizinische Bedeutung haben vor allem *Strophanthus kombé* OLIV. (von OLIVER an Hand des von Dr. KIRK überlassenen Materials beschrieben). *Str. gratus* (WALL. et HOOK). FRANCH. und in geringerem Grade auch *Str. hispidus* P. DC. und *Str. sarmentosus* P. DC. erlangt. Es handelt sich um Lianen, die bis zur Spitze der höchsten Bäume klettern, so daß die Früchte oft schwer zu ernten sind. Die Eingeborenen haben sich das Pflücken dadurch erleichtert, daß sie die Pflanzen freistehend kultivieren und sie derart zurückschneiden, daß sie die Form niedriger Bäume annehmen, wodurch zusätzlich der Fruchtansatz verbessert wird.

Die fünfzähligen Blüten sind durch ihre Unterschiede in Form und Farbe das sicherste Unterscheidungsmerkmal der verschiedenen Arten. So endigen bei *Str. kombé* die Kronblätter in 10—20 cm langen herabhängenden, bandförmigen Fortsätzen. Bei *Str. sarmentosus* sind diese Fortsätze kürzer und bei *Str. gratus* fehlen sie ganz. Auffallend ist die Fruchtform. Aus der Blüte entwickelt sich ein Paar weit auseinander gespreizter Balgkapseln, die nur an der Basis zusammenhängen und bei Vollreife an der Bauchnaht aufspringen, wobei die sehr zahlreichen Samen ausfliegen (Ausnahme: *Str. hispidus*). Die Samen tragen einen langgestielten, leicht abbrechenden Haarschopf, der in der Droge entfernt ist.

Strophanthus-Samen sind im ausgereiften Zustand am wirksamsten, unreif enthalten sie wenig Wirkstoffe. Gesamtmenge und Zusammensetzung des Glykosidgemisches zeigen von Spezies zu Spezies große Unterschiede. Selbst innerhalb einer Art können chemische Rassen existieren (*Str. sarmentosus*). Zur Unterscheidung der Samen dienen morphologische Merkmale sowie die Farbreaktion mit 80%iger Schwefelsäure [F. J. MATHIESEN, Pharm. Acta Helv. **3**, 34 (1928), Tab. S. 40].

a) Strophanthus kombé

Diese Art ist am Sambesi und Schirefluß und in der Nähe der ostafrikanischen Seen (Tanganjika-, Njassasee) beheimatet. Die Artbezeichnung stammt aus der Eingeborenensprache. Im Tschigantsche, der „Seensprache" soll „kombé" der generelle Name sein für *Str. kombé, Str. grandiflorus* und *Str. Gerrardi*, die am unteren Schire und Sambesi auf etwa 70 m Höhe gedeihen. Die Samen von *Strophanthus kombé* sind im Handel schwer rein zu erhalten. Sie waren früher als Semen strophanthi (Ph. Helv. V) offizinell.

Die Droge enthält 8—10% eines als k-Strophanthin bezeichneten Glykosidgemisches. Die Glykoside leiten sich von drei Aglykonen ab, die sich einzig im Oxidationsgrad von C-19 unterscheiden, nämlich Strophanthidin (—CHO), Strophanthidol (—CH_2OH) und Periplogenin (—CH_3). Vorherrschend sind die

Strophanthidinglykoside (s. unten), darunter als Hauptglykosid das k-Strophanthosid.

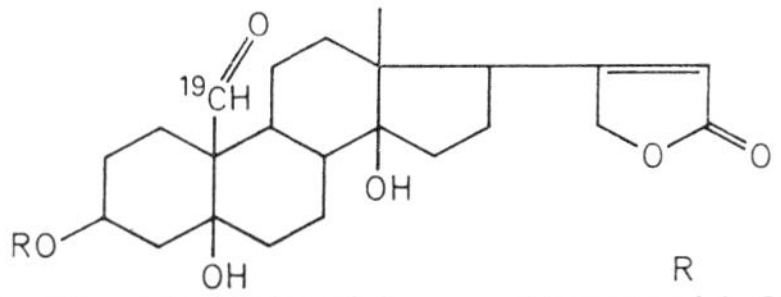

	R
k-Strophanthosid	Cymarosid-Glucosid-Glucosid
k-Strophanthin-β	Cymarosid-Glucosid
Cymarin (= h-Strophanthin)	Cymarosid
Glucohelveticosid	Digitoxosid-Glucosid
Helveticosid	Glucosid
Strophanthidin	H

Strophanthus-Samen enthalten ein Ferment, das die Glykoside am C-17 allomerisiert und in unwirksame 17 βH-Verbindungen überführt. Beim k-Strophanthosid läßt sich bei Zuckerverlust eine Abnahme der molaren Toxizität feststellen:

		Tox. mg/kg	mol. Tox.
k-Strophanthosid	3 Zucker	0,126	6,9
k-Strophanthin-β	2 Zucker	0,120	5,9
Cymarin	1 Zucker	0,111	4,9
Strophanthidin	0 Zucker	0,274	1,47

b) *Strophanthus gratus*

Die Samen von *Str. gratus* (Wall. et Hook) Franch. stellten die Droge des DAB 6 dar. Sie sind kahl und lassen sich deshalb leicht von anderen Strophanthus-Samen unterscheiden, die meistens behaart sind. Das Glykosidgemisch be-

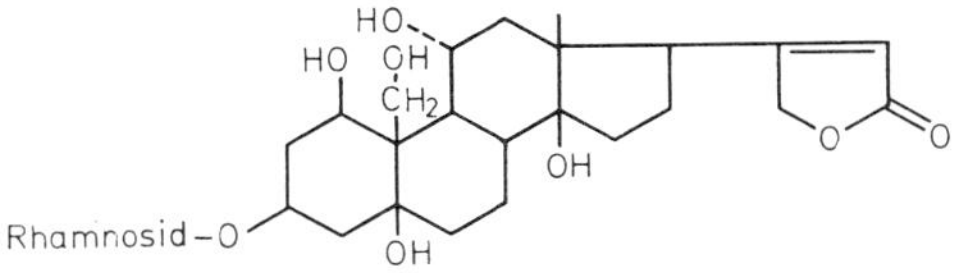

Ouabain = g-Strophanthin

steht zu etwa 90—95% aus g-Strophanthin (= Ouabain), das in den Samen zu 4—8% enthalten ist. Dieses Glykosid ist erstmals vom französischen Forscher Arnaud aus *Acokanthera ouabaio* Cath. isoliert und als Ouabain bezeichnet worden. Die Rinde des Ouabaiobaumes diente den ostafrikanischen Somalis zur Bereitung ihrer Pfeilgifte. Der gleiche Forscher fand denselben Stoff später in den Samen von *Strophanthus gratus*, einer in den feuchten Waldgebieten des westlichen Äquatorialafrikas heimischen Art. Aus den Samen gewannen die Pahuins, ein Volksstamm des westlichen Äquatorialafrikas, ihr Pfeilgift.

c) *Weitere Strophanthus-Arten*

In einigen Arzneibüchern sind die Samen von *Strophanthus hispidus* zugelassen. Die Art ist mit *Str. kombé* nahe verwandt und die Samen zeigen ähnliche Zusammensetzung.

Strophanthus sarmentosus hat eine gewisse Bedeutung erlangt als Lieferant von Sarmentogenin, einem Steroid mit hydroxylierter 11-Stellung (s. S. 202). Das Vorhandensein von chemischen Rassen hat die phytochemischen Arbeiten sehr erschwert. Die hauptsächlich Sarmentogeninglykoside bildende „Chemische Variante b“ wurde von Monachino besonders auf Grund dieser chemischen Unterschiede als Varietät: *Strophanthus sarmentosus* var. *senegambiae* (A. DC.) MONACHINO von den übrigen Vertretern der Art abgegrenzt. Das chemische Merkmal scheint mit der Ausbildung von sehr dünnschaligen Früchten parallel zu gehen und ist erblich fixiert. In den stark polaren Anteilen sind nicht weniger als 32 Glykoside nachgewiesen worden.

d) Verwendung

Obwohl die starke Wirksamkeit der Strophanthus-Samen den Einheimischen bekannt war, scheinen sie die Droge nicht als Arzneimittel gebraucht zu haben. Dies mag damit zusammenhängen, daß Strophanthusglykoside bei oraler Anwendung im allgemeinen wenig resorbiert werden und dabei nur $^1/_{50}$ bis $^1/_{100}$ der bei i. v. Injektion erzielbaren Wirkung zeigen. Die Droge eignet sich deshalb schlecht für oral anzuwendende Präparate. Aus diesem Grund sind Strophanthus-Samen und Tinktur aus den Arzneibüchern verschwunden. Zur parenteralen Anwendung dienen Reinglykoside, wie k-Strophanthosid und g-Strophanthosid (g-Strophanthin DAB 7, g-Strophanthosidum Ph. Helv. VI).

Adonis

Herba adonidis stellt das zur Blütezeit gesammelte Kraut von *Adonis vernalis* L. dar, einer im südöstlichen und mittleren Europa vorkommenden Ranunculacee mit mehrfach gefiederten, fein zerschlitzten Blättern und endständigen, auffallend leuchtend-goldgelben Blüten. Zur Erzielung einer guten Droge ist rasche Trocknung und Aufbewahrung, vor Feuchtigkeit geschützt, nötig.

Die herzaktiven Glykoside von Adonis sind mit jenen von Strophanthus identisch oder nahe verwandt. Im einzelnen handelt es sich um etwa ein Dutzend Glykoside des Strophanthidins, des Strophadogenins (16-Hydroxystrophanthidin) und des Adonitoxigenins (19-Oxo-gitoxigenin). Die chemische Verwandtschaft mit Strophanthus hat ihre Parallele in der kurzen, kaum kumulierenden Wirkung von Adonis. Die Droge wirkt ferner stark diuretisch, deutlich sedativ und euphorisch. Sie war in Rußland schon lange als Sedativum und Antiepileptikum in Gebrauch. Weitere Inhaltsstoffe wie Flavone (Luteolin-C-glykoside) und das stark bakteriostatisch wirkende 2,6-Dimethoxybenzochinon dürften für die Wirkung unwesentlich sein.

Andere einheimische *Adonis*-Arten zeigen geringere Wirkung. So ist *A. annua* L. (*A. autumnalis*) mit dunkelroten, am Grunde schwarzen Kronblättern etwa 30mal, *A. aestivalis* L. mit mennigroten, am Grunde oft einen schwarzen Fleck tragenden, selten strohgelben Kronblättern etwa 90mal weniger wirksam als *Adonis vernalis*.

Convallaria

Convallaria nannte LINNÉ eine Pflanzengattung aus der Familie der Liliaceae. Die Arten dieser Gattung sind krautartige Pflanzen, die in Europa, Nordasien und Nordamerika einheimisch sind; sie haben kriechende Wurzelstöcke, einen mit — meist wechselständigen — unzerteilten und ganzrandigen Blättern besetzten Stengel und traubig angeordnete Blüten mit regelmäßigem sechsteiligem Perigon, an dessen Grunde die 6 Staubgefäße angewachsen sind. Aus dem oberständigen Fruchtknoten entwickelt sich eine kugelige, 3—6samige Beere. Bei *C. majalis* ist diese scharlachrot gefärbt.

Von *Convallaria majalis* L. waren in Deutschland die oberirdischen Teile, Herba convallariae, in der Schweiz Flos convallariae offizinell. In anderen Ländern, anscheinend besonders in den USA, war der Wurzelstock, Rhizoma convallariae, gebräuchlich. Die Blüten stellen den wirksamsten Teil der Pflanze dar. Kraut und Wurzelstock sind weniger wirksam.

Convallaria majalis enthält über 20 Digitalis-Strophanthus-ähnliche Herzglykoside. Sie sind im getrockneten Blatt in einer Gesamtmenge von durchschnittlich 0,2—0,3% enthalten, während die Blüte etwa den doppelten Glykosidgehalt

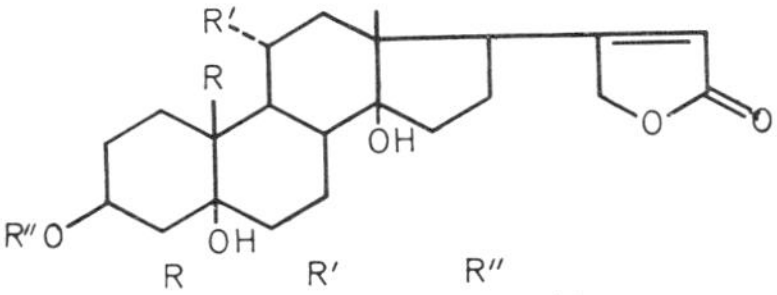

	R	R′	R″
Convallatoxin	CHO	H	Rhamnosid
Convallatoxol	CH_2OH	H	Rhamnosid
Convallosid	CHO	H	Rhamnosid-Glucosid
Lokundjosid	CH_3	OH	Rhamnosid

aufweist. Hauptglykoside sind Convallatoxin, Convallatoxol, Convallosid und Lokundjosid, doch ist ihr mengenmäßiger Anteil je nach Drogenherkunft sehr verschieden.

So sind nordeuropäische Pflanzen durch einen sehr hohen Convallatoxin- und Convallatoxolgehalt ausgezeichnet, während osteuropäische Pflanzen einen hohen Convallosidgehalt aufweisen. Daneben gibt es auch Standorte mit lokundjosidreichen Pflanzen sowie Pflanzen mit gleichmäßigen Anteilen an Convallatoxin, Convallatoxol, Convallosid und Lokundjosid. Die Glykosidzusammensetzung ist in Blatt und Blüte sehr ähnlich. Lediglich der Convallatoxingehalt ist in der Blüte auf Kosten des Convallatoxols leicht erhöht (Bleier, Kaiser, Kubelka u. Wichtl, 1967).

Die Hauptglykoside werden bei oraler Medikation sehr wenig resorbiert. Etwas besser soll das Gesamtglykosidgemisch vom Magen-Darm-Traktus aus aufgenommen werden. Convallatoxin ähnelt in seiner biologischen Wirkung weitgehend dem k-Strophanthin. Infolge der raschen Eliminierung ist die Kumulation sehr gering. Convallatoxin zeigt ferner einen guten diuretischen Effekt. Für die starke örtliche Reizwirkung und die abführende Wirkung der Droge wird der Saponingehalt verantwortlich gemacht.

Scilla

Stammpflanze der Meerzwiebel, Bulbus scillae (Ph. Helv. VI), ist *Urginea maritima* (L.) Baker. Früher wurde die Stammpflanze nicht zur Gattung *Urginea*, sondern zu *Scilla* gerechnet. Diese beiden Gattungen sind eng miteinander verwandt. Gut zu unterscheiden sind die *Urginea*-Arten durch die zusammengedrückten oder kantigen Samen. Dieses wichtige Gattungsmerkmal kommt bereits im Namen zum Ausdruck (urgere = zusammendrücken, pressen). Der Artname *maritima* bezieht sich auf das Vorkommen der Stammpflanze; sie wächst an den sandigen Küsten des Mittelmeeres (aber auch vielfach bis weit ins Innere des Landes) von Spanien, Frankreich, Italien, Griechenland, Algerien und Marokko. Die Pflanze treibt einen etwa 1 m hohen runden Blütenstiel mit einer reichlichen

Traube weißlicher Blüten, der sich im Herbst nach dem Vertrocknen der im Frühjahr hervorsprossenden Blätter entwickelt. Die Zwiebel ist schuppig, bis zur Größe eines Kinderkopfes anwachsend und bis zu 2 kg schwer. Die in Algerien vorkommenden roten Meerzwiebeln werden sogar meist 4—5 kg, manchmal sogar 7 kg schwer. Als Bulbus scillae dienen nur die mittleren Zwiebelschuppen der weißzwiebeligen Rasse, die zur schnelleren Trocknung in Streifen geschnitten werden. Die äußeren Schuppen sind häutig und wertlos, die inneren wegen des hohen Schleimgehaltes sehr schwer zu trocknen. Bei unsachgemäßer Ernte, Trocknung und Aufbewahrung verliert die Droge an Wirksamkeit. Ebenso zeigen sich große Schwankungen je nach Herkunft und Erntezeit. Neben der weißen Meerzwiebel gibt es noch eine „rote“ Rasse. Die rote Meerzwiebel wird vom homöopathischen Arzneibuch gefordert. Morphologisch sind beide Rassen so wenig voneinander verschieden, daß die Botaniker keinen Unterschied machen; sie unterscheiden sich aber beträchtlich in bezug auf ihre wirksamen Inhaltsstoffe.

Unter den Arzneipflanzen mit herzwirksamen Glykosiden läßt sich die Verwendung von *Urginea maritima* am weitesten zurück verfolgen. Nachweislich ist sie in Ägypten schon um 1500 v. Chr. als Mittel gegen Wassersucht verwendet worden, und auch Griechen und Römer machten von ihr Gebrauch. In neuerer Zeit wies VAN SWIETEN (1764) eindrücklich auf die guten Eigenschaften der (frischen!) Meerzwiebel hin. Doch machte ihr die kurz darauf von WITHERING (1785) propagierte Digitalis den Platz erfolgreich streitig. Noch später kamen dann Strophanthus und Convallaria dazu. Die Herztherapie mit Scilla vermochte sich in Europa wegen ihrer unzuverlässigen Wirkung lange Zeit nicht recht durchzusetzen.

Inhaltsstoffe. Die herzwirksamen Glykoside von Urginea sind, zusammen mit den herzaktiven Wirkstoffen von Helleborus und den Krötengiften Vertreter der C_{24}-Gruppe, tragen also einen sechsgliedrigen, zweifach ungesättigten Lactonring.

Aus der weißen Varietät von *Urginea maritima* hat man bisher etwa ein Dutzend herzwirksamer Glykoside isolieren können. Mengenmäßig vorherrschend, als Hauptglykosid in der frischen Zwiebel zu etwa 0,06% enthalten und für die Wirkung der Droge und von Präparaten mit Gesamtglykosiden wesentlich verantwortlich ist das Scillaren A. Für Bulbus scillae verlangt die Ph. Helv. einen Mindestgehalt von 0,025%. Die übrigen Glykoside, darunter das um 1 Mol Glucose reichere Glucoscillaren A sind dagegen nur in Mengen von 0,001—0,007% vorhanden.

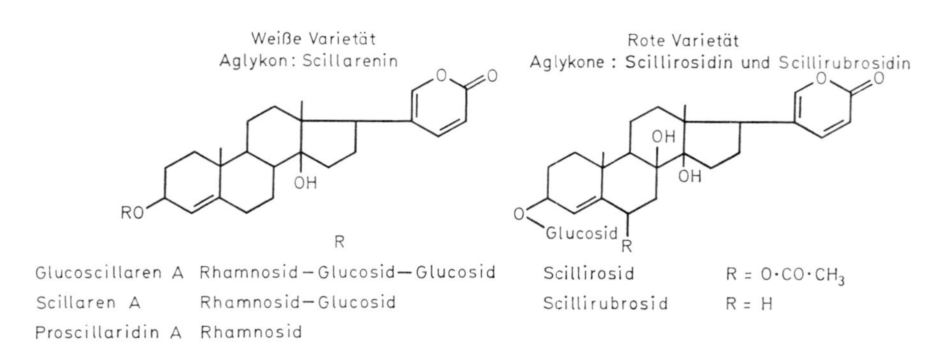

Urginea maritima-Glykoside

Von weiteren Glykosiden der weißen Varietät seien 12β-Hydroxy-proscillaridin A (Scilliphäosid) und 12β-Hydroxy-scillaren A (Glucoscilliphäosid) genannt. Mit Scillaren B wurde früher eine amorphe, uneinheitliche Fraktion bezeichnet.

Die rote Varietät zeigt ungefähr die gleiche Herzaktivität wie die weiße. Sie enthält als Hauptglykosid das Scillirosid, dessen Aglykon sich hauptsächlich durch seine Acetoxygruppe am C-6 von Scillarenin unterscheidet. Als Nebenglykoside finden sich außer Scillirubrosid auch Glykoside der weißen Varietät wie Scillaren A, Proscillaridin A und Scilliglaucosid. Scillirosid gehört zu jenen seltenen Herzglykosiden, die weniger stark wirksam sind als ihr Aglykon.

Die auffallendste Eigenschaft der roten Meerzwiebel ist jedoch nicht die Herzwirkung, sondern ihre Giftigkeit für Nagetiere, besonders Ratten. Bei dem toxischen Prinzip handelt es sich um das Scillirosid. Die rote Zwiebel ist denn auch schon von alters her als Rattengift verwendet worden. Die orale ratizide Wirkung des Scillirosids beruht nicht auf dessen Herzaktivität, sondern auf der Fähigkeit, bei Ratten zentralnervöse Vergiftungserscheinungen in Form tödlicher Krämpfe zu erzeugen. Während eine ausgewachsene Ratte 20—40 mg Scillaren A ohne Schaden verträgt, wird sie schon durch den 200. Teil von Scillirosid, also von 0,1—0,2 mg dieser Substanz bei oraler Einnahme getötet. Im Gegensatz zum Scillirosid hat das Scillirubrosid keine spezifisch konvulsive Wirkung auf Ratten. Da es sich vom ersteren lediglich durch das Fehlen der Acetoxygruppe am C-6 unterscheidet, muß diese Gruppe für die ratizide Wirkung des Scillirosids entscheidend sein.

Verwendung. Bulbus scillae wirkt schneller und flüchtiger als Digitalis und kumuliert sehr wenig. Für die orale Resorption der Glykoside werden Werte von 15—25% und für die tägliche Abklingquote solche von 30—50% angegeben. Die Droge zeigt ausgesprochene diuretische Wirkung. Medizinisch werden ferner Präparate mit Reinglykosidgemischen der weißen Meerzwiebel und mit Proscillaridin A verwendet.

Helleborus, Oleander, Thevetia, Uzara

a) Helleborus

Die schwarze Nieswurz *Helleborus niger* L. (Ranunculaceae) ist beheimatet in Südeuropa und im südlichen Mitteleuropa. Als Zierpflanze findet man sie in Gärten und auf Friedhöfen. Der lateinische Gattungsname stammt vom griechischen ἐλάω = drängen und βορά = Fraß und spielt auf die Verwendung als drastisches Purgiermittel für Hunde an. Der deutsche Name Nieswurz rührt von der Nieswirkung der pulverisierten Wurzel. „Christrose, Schneerose" bezieht sich auf die frühe Blütezeit der Pflanze vom Dezember bis März, die wohl auch dafür verantwortlich ist, daß Helleborus früher als heilige, mit besonderen Kräften versehene Pflanze galt und mit allerlei Sagen und Legenden umwoben wurde.

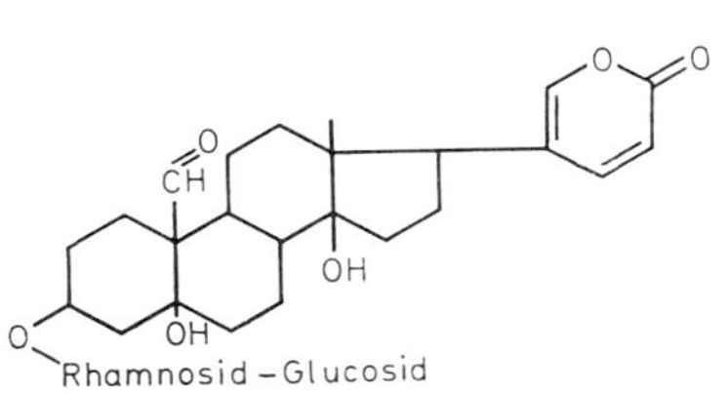

O=CH OH OH O Rhamnosid-Glucosid

Hellebrin

Die Droge Radix, Rhizoma hellebori nigri besteht aus den schwarzbraunen, von Blattnarben geringelten, 2—5 cm langen, 5—8 mm dicken Wurzelstöcken samt den Nebenwurzeln. In allen Organen, besonders aber im Rhizom finden sich Digitaloide, von denen bisher das Hellebrin in reiner Form dargestellt worden ist. Es gehört, wie die Scillaglykoside, zur C_{24}-Gruppe, besitzt an seinem Skelet mit Ausnahme des 6gliedrigen Lactonrings die gleichen Substituenten wie das Strophanthidin. Mit dem Scillirosid hat es die Eigenschaft gemeinsam, daß sein Aglykon wirksamer als das Glykosid ist.

Helleborus niger ist relativ arm an Hellebrin. Andere Arten wie z. B. *H. atropurpureus* und *H. odorus* sind wesentlich gehaltreicher (PETRIČIĆ et al., 1970); KATING et al., 1971).

Ein weiterer wichtiger Drogeninhaltsstoff ist das Saponin Helleborin. Es wirkt stark reizend auf die Schleimhäute, reizt zum Niesen, wirkt brechenerregend und erzeugt Durchfall, Eigenschaften, die, zusammen mit der schlechten Resorption des Hellebrins vom Verdauungstraktus aus, einer Verwendung der Droge entgegenstehen. Anders ist die Therapie mit der Reinsubstanz Hellebrin zu beurteilen. Sie stellt ein gut verträgliches Mittel der Digitalisgruppe dar mit einer dem Strophanthin nahestehenden Wirkung.

b) *Oleander*

Nerium oleander L. ist eine 7—8 m hohe Apocynacee des Mittelmeerraumes mit meist karminroten Blüten. In unseren Gebieten wird sie gerne als Zierpflanze mit einfachen oder gefüllten, verschiedenfarbigen Blüten gezogen, erreicht dann aber kaum 2 m. Als Arzneipflanze war der Oleander in der arabischen Medizin sehr geschätzt. Um seine Einführung in Europa Ende des 19. Jahrhunderts hat sich vor allem OEFELE bemüht.

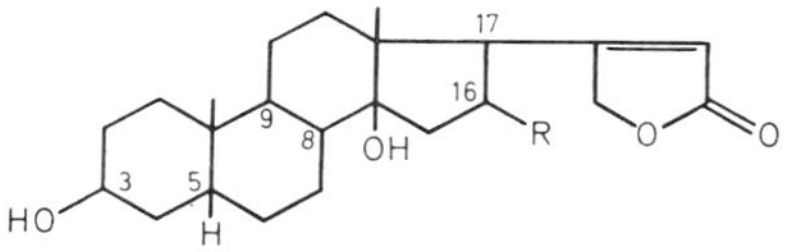

Digitoxigenin	R = H
Gitoxigenin	R = OH
Oleandrigenin	R = O·CO·CH_3

16-Anhydrogitoxigenin ($\Delta^{16(17)}$)
Uzarigenin = 5α-Digitoxigenin

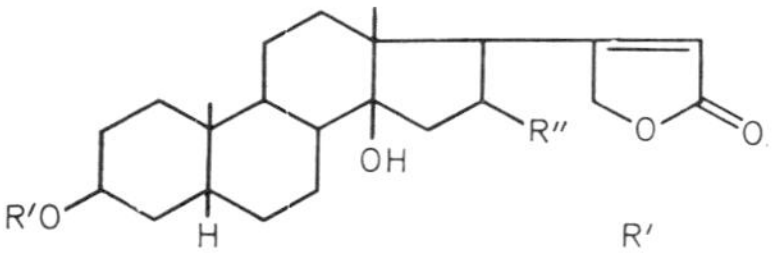

	R′	R″
Oleandrin	Oleandrosid	O·CO·CH_3
Digitalinum verum	Digitalosid-Glucosid	OH

Die Wirkstoffe des Oleanders sind herzwirksame Glykoside, die eng mit den Digitalis-Glykosiden verwandt sind. Sie leiten sich von 6 Aglykonen ab, deren 5 nebenstehend formuliert sind. Dem Adynerigenin als sechstem wird die Konstitution eines Digitoxigenins zugeschriebene, das an Stelle der OH-Gruppe am C-14 zwischen C-8 und C-14 eine O-Brücke aufweist. Diese Aglykone sind mit 1—3 Zuckern in Stellung C-3 verbunden als Glykoside in der Pflanze enthalten. Als Zucker finden sich Glucose, Diginose, Digitalose, Oleandrose und Sarmentose (Formeln S. 176).

Als Hauptglykoside dürfen unter den Monosiden das Oleandrin (= Folinerin = Foliandrin) und unter den Biosiden das Digitalinum verum angesprochen werden.

Die Uzarigeninglykoside des Oleanders sind trotz der trans-Verknüpfung der Ringe A und B deutlich, wenn auch schwach herzwirksam. Die Herzwirksamkeit der Uzarigeninglykoside scheint sehr stark zuckerabhängig zu sein; so sind Glykoside mit Desoxyzuckern offenbar stark herzwirksam (K. MEYER u. Mitarb., 1961). Den Adynerigeninglykosiden kommt, vermutlich infolge Veränderung des Ringsystems durch die O-Brücke, keine Herzwirksamkeit zu. Im Oleanderblatt sind ferner die Flavonolglykoside Rutin und Kämpferol-3-rhamnoglucosid enthalten. Sie dürften an der diuretischen Wirkung der Droge mitbeteiligt sein.

Oleander-Präparate zeigen die allgemeine Herzwirkung der Digitalisgruppe; sie kumulieren jedoch sehr wenig, und ihre Wirkung tritt rascher ein als bei Digitalis. Außerdem wird den Präparaten ein stärkerer diuretischer Effekt nachgesagt.

c) *Thevetia*

Unter den neun Arten der in Mittel- und Südamerika heimischen Apocynaceen-Gattung *Thevetia* ist *Th. peruviana* (PERS.) SCHUM., syn. *Th. neriifolia* JUSS., chemisch am besten untersucht. Die Samen sind reich an herzaktiven Glykosiden. Als Reinstoff ist das Peruvosid in die Therapie eingeführt worden. Es stellt das 3-α-L-Thevetosid des Cannogenins (Digitoxigenin mit Aldehyd- anstelle der Methylgruppe am C-10) dar. Peruvosid läßt sich aus fermentierten Samen oder durch fermentative Hydrolyse des Triglykosids Thevetin A erhalten. Es zeichnet sich durch gute orale Resorbierbarkeit (Resorptionsquote 50%), schnellen Wirkungseintritt und hohe Abklingquote von 40% aus.

d) *Uzara*

Uzara ist der Eingeborenenname einer von den Medizinmännern Südafrikas verwendeten Asclepiadacee. Die ausgezeichnete Wirkung der Droge bei Dysenterie lernte H. W. A. HOPF anfangs dieses Jahrhunderts an sich selber kennen. Der Medizinmann zeigte ihm später die geheimnisvolle Pflanze als Dank für seine Hilfe anläßlich eines Konfliktes mit den Behörden, und so gelangte die Wunderdroge nach Europa, wo sie sich als Antidiarrhoikum bewährte. Die ersten pharmakognostischen Untersuchungen deuteten auf *Gomphocarpus*-Arten hin. Aus der Droge ließen sich eine Reihe von Glykosiden isolieren, darunter die folgenden:

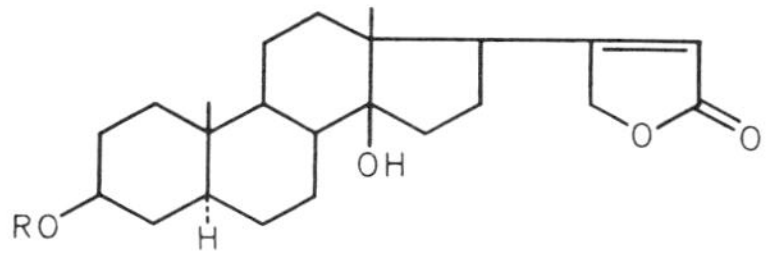

OH O O RO H

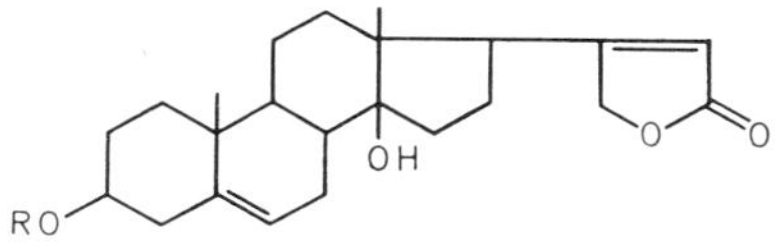

Uzarigenin R=H
Uzarin R=Glucosid—Glucosid
Uzarosid R=Glucosid—Glucosid—Glucosid

OH O O RO

Xysmalogenin R = H
Xysmalorin R = Glucosid-Glucosid

Diese und ähnliche Glykoside ließen sich auch aus Vertretern zweier anderer Gattungen der Asclepiadaceen gewinnen, nämlich aus *Xysmalobium* und *Pachycarpus*. Die Wurzeln von *Pachycarpus schinzianus* (SCHLTR.) N. E. BR. und von *Xysmalobium undulatum* R. BR., zweier südafrikanischer Pflanzen, werden in ihrer Heimat von den Medizinmännern zur Uzara-Medizin verarbeitet und gegen Dysenterie, als Antidiarrhoikum, „uterines Sedativum", früher auch gegen Wassersucht verwendet. Dagegen wächst in Südafrika an *Gomphocarpus*-Arten nur die kaum bittere, für Uzara-Bereitung also nicht verwendete *G. fruticosus* in größerer Menge. Es ist aber sehr wohl möglich, daß je nach Gegend verschiedene Pflanzen als Ausgangsmaterial dienen, was gleiche Wirkung des Präparates nicht ausschließt in Anbetracht der sehr nahen botanischen und chemischen Verwandtschaft von *Gomphocarpus*, *Pachycarpus* und *Xysmalobium*.

Die Glykoside zeigen eine, wenn auch relativ schwache digitalisartige Wirkung auf das Herz. Sie ist aber für die Verwendung nicht maßgeblich. Vielmehr hemmt die Droge die Darmmotilität und verengt die Blutgefäße des Darmes, wirkt daher antidiarrhoisch und antispasmodisch. Die spasmolytische Wirkung zeigt sich auch am Uterus.

Literatur

BLEIER, W., KAISER, S., KUBELKA, W., WICHTL, M.: Beziehungen zwischen Standort und Glykosid-Zusammensetzung bei Convallaria majalis L. Pharm. Acta Helv. **42**, 423—447 (1967). — FAUCONNET, L., KUTTER, D.: Evolution des teneurs en hétérosides cardénolides chez Digitalis lanata Ehrh. Pharm. Acta Helv. **33**, 369—377 (1958). — GERLACH, H.: Herzwirksame Glykoside. Pharmazie **19**, 741—747 (1964). — HUCH, J. H.: A survey of cardiac glycosides and genins. Univ. of South Carolina Press, 1961. — KAISER, F.: Chromatographische Analyse von Digitalis-Arten. Arch. Pharmaz. 299, 263—274 (1966). — KÜSSNER, W.: Chemisches und Medizinisches über Digitalisglykoside. Mitt. dtsch. pharmaz. Ges. 31, 137 bis 144 (1961). — MEYER, KUNO: Über neue natürlich vorkommende und partialsynthetische herzaktive Steroide. Planta med. Suppl. 4/1971, S. 2—33. — REICHSTEIN, T.: Cardenolid- und Pregnanglykoside. Naturwiss. 54, 53—67 (1967). — ROSENTHALER, L.: Farbreaktionen der Aglykone (und ihrer Glykoside) aus herzwirksamen Pflanzen. Pharmazie 15, 405—409 (1960). — SINGH, B., RASTOGI, R. P.: Cardenolides — Glycosides and Genins. Phytochem. 9, 315—331 (1970). — TAMM, CH.: The Stereochemistry of the Glycosides in Relation to biological activity. Proc. First Int. Pharmacol. Meeting, Oxford 1963 Bd. 3, S. 11—26. — TSCHESCHE, R.: C_{21}-Steroide des Pflanzenreiches. Angew. Chem. 73, 727—735 (1961). — Zur Biogenese der Cardenolid- und Bufadienolidglykoside. Planta med. Suppl. 4/1971, S. 34—39. — VON WARTBURG, A.: Die Herzglykoside der roten Meerzwiebel (Scilla maritima): Scillirubrosid. Helv. chim. Acta 49, 30—42 (1966).

8. Saponindrogen

Allgemeines

a) Begriffsbestimmung. Eigenschaften der Saponine

In Anlehnung an die lateinische Bezeichnung „principium saponaceum" wurden Naturstoffe, deren wässerige Lösungen schäumende Eigenschaften aufweisen, als Saponine bezeichnet. Das Wort Saponin ist vermutlich erstmals von L. GMELIN in der 1819 erschienenen 1. Auflage seines Handbuches der theoretischen Chemie gebraucht worden. Heute versteht man unter Saponinen pflanzliche Glykoside, die mit Wasser — ähnlich wie die Seifen — einen haltbaren Schaum ergeben, Öl in Wasser emulgieren, eine hämolytische Wirkung besitzen und mit Sterolen in Aethanol schwer lösliche Niederschläge bilden.

Die auffallendste Eigenschaft der Saponine ist ihre Fähigkeit, die Grenzflächenspannung heterogener Systeme herabzusetzen. Daraus ergeben sich je nach Aggregatzustand der begrenzenden Phasen eine Reihe von Erscheinungen.

Saponinwirkung an Grenzflächen

Phase	Wirkung	Techn. Verwendung
flüssig-gasförmig	Saponinhaltige, wässerige Lösungen schäumen	Schaummittel
flüssig-flüssig	Saponine fungieren als Emulgatoren	Emulgator
flüssig-fest	halten feste Körper feindispers in Lösung	Netz- oder Dispergiermittel

Diese Effekte können zur Standardisierung ausgenutzt werden. Sie sind alsdann weitgehend für die pharmakologische Wirkung der Saponine und der Saponindrogen verantwortlich. Man macht von ihnen Gebrauch in der pharmazeutischen Technik als Emulgatoren und Dispergiermittel (z. B. Liquor carbonis detergens), als Netz-, Schaum- und Dispergiermittel in der Kosmetik und Körperpflege (Zahnpulver, Mundwässer, Shampoos) und in der Lebensmittelindustrie (schäumende Getränke).

In der Antike nutzte man bereits die schmutzemulgierende Wirkung zum Waschen aus. In der letzten Zeit sind Waschmittel auf Saponinbasis wie Panamaholz, die sich infolge ihrer praktisch neutralen Reaktion auch für sehr empfindliche Gewebe vorzüglich eignen, durch neue, synthetische Stoffe etwas verdrängt worden.

Die bemerkenswerteste biologische Eigenschaft der Saponine ist ihre hämolytische Wirkung. Als Hämolyse bezeichnet man den Austritt des Blutfarbstoffs Hämoglobin aus den roten Blutkörperchen in die umgebende Flüssigkeit. Das undurchsichtige, deckfarbige Blut wird dabei durchsichtig und nimmt das Aussehen einer Farbstoff*lösung* an. Beim Stehen von Blut sedimentieren die Blutkörperchen nach einer bestimmten Zeit (Sekundengeschwindigkeit) aus dem überstehenden, nur schwach gefärbten Blutplasma. Nach Hämolyse bleibt das Blutplasma durch ausgetretenes Hämoglobin rot gefärbt. Infolge ihrer hämolysierenden Eigenschaften wirken Saponine, unmittelbar in die Blutbahn gebracht, toxisch. Pflanzliche Präparate, die zur parenteralen Applikation bestimmt sind, müssen daher von Saponinen befreit werden. Allerdings ist die hämolytische Wirkung von Saponin zu Saponin sehr verschieden ausgeprägt. Abgesehen von den bisdesmosidischen Steroidsaponinen, die praktisch nicht hämolysierend wirken (s. S. 199), zeigt das Saponin der Sojabohne die geringste hämolytische Wirkung; das Saponin mit der stärksten Wirksamkeit ist das Cyclamin aus Cyclamen europaeum. Sofern Saponine medizinisch wertvolle Eigenschaften bereits in Dosen entfalten, die noch keine nennenswerte Hämolyse oder sonstige schädliche Folgen zeitigen, steht auch einer intravenösen Anwendung nichts im Wege. Dies trifft für die ödemausschwemmende und antiphlogistische Wirkung des Aescins aus Roßkastanien zu. Wegen den allen Saponinen in mehr oder weniger großem Ausmaß eigenen gewebereizenden Eigenschaften verbieten sich jedoch die i. m. und die s. c. Injektion. Die starke örtliche Gewebereizung äußert sich auch darin, daß Saponine, ja sogar der Staub von Saponindrogen Tränenfluß und Augenentzündung hervorrufen sowie zum Niesen reizen (Verwendung z. B. der saponinreichen Roßkastaniensamen zu Niespulver).

Per os appliziert, werden Saponine im allgemeinen nicht unverändert resorbiert. Daher sind sie auch meistens ungiftig. Es gibt aber Saponine, die offensichtlich eine so starke lokale Reizwirkung im Magen-Darm-Traktus entfalten, daß sie in die Blutbahn gelangen und dann als Hämolysegifte toxisch wirken. Dies trifft beispielsweise für das Saponin der Kornrade zu. Beim Vorliegen innerer Verletzungen können aber auch andere Saponine, in entsprechenden Dosen appliziert, toxisch wirken. Im übrigen sind die enteralen Resorptionsquoten der einzelnen Saponine wenig studiert. Dies mindert die Bedeutung der Saponindrogen als oral angewandte Arzneimittel, soweit ihnen Fernwirkungen nachgesagt werden.

Bei der ungenügenden Reinigung konnten die Kornradesamen früher in Mengen von mehreren Prozent ins Brotgetreide und damit ins Brot gelangen, was nachgewiesenermaßen öfters zu Vergiftungen Anlaß gab. Die Saponine werden durch den Backprozeß nicht vollständig zerstört und können vor allem bei Enteritis oder anderweitiger Schädigung der Darmschleimhaut vom Körper aufgenommen werden. Auch durch andere Saponinpflanzen wie Cyclamen und Aesculus sind Vergiftungsfälle bekannt.

Für Fische, Kaulquappen und andere im Wasser lebende Tiere sind Saponine toxisch. Die außerordentlich hohe Toxizität von Saponinen in hoher Verdünnung auf die genannten Tiere hat nichts mit einer hämolytischen Wirkung zu tun. Fische sterben, weil es zu einer pathologischen Permeabilitätserhöhung der

Kiemenepithelien kommt. Infolgedessen setzt sich das Plasma durch die Kiemen mit dem umgebenden Wasser ins Gleichgewicht. Dadurch kommt es zum Verlust lebenswichtiger Elektrolyte und zu einer hochgradigen Hydrämie. Bei den Kaulquappen wird die Haut geschädigt mit prinzipiell gleichen Folgen.

Eine weitere typische Eigenschaft der Saponine ist ihre antimikrobielle, vor allem antimykotische Wirkung (TSCHESCHE u. WULFF, 1965; WOLTERS, 1966). Bei Parillin erreicht die Wirksamkeit gegenüber pathogenen Hautpilzen jene von Griseofulvin. Das Asiaticosid, ein Triterpensaponin der α-Amyrinreihe, zeigt antibiotische Eigenschaften gegenüber den Erregern der Lepra und der Tuberkulose. Es findet sich in Blättern und Stengeln von *Hydrocotyle asiatica* L. (Syn. *Centella asiatica* URBAN), einer Umbellifere der Tropen.

b) Verwendung der Saponindrogen

Saponindrogen wie Radix liquiritiae, Radix senegae, Rhizoma primulae und Hedera helix sind als Expectorantien gebräuchlich, obwohl die klinischen Erfahrungen nicht durchwegs positiv lauten. Zwei mögliche Wirkungsmechanismen werden diskutiert. 1. Es kommt infolge der Oberflächenaktivität der Saponine zu einer gewissen Verflüssigung des Sekretes besonders im hinteren Rachenraum. Dieses wird expektoriert und stellt für den nachlaufend produzierten Schleim kein Hindernis mehr dar. 2. Ähnlich wie bei Radix ipecacuanhae kommt es durch die örtliche Reizwirkung der Saponine auf die Magenschleimhaut reflektorisch zu einer Zunahme der Sekretion aller Drüsen, speziell auch der Bronchialdrüsen.

Einigen Saponindrogen, darunter Verbascum, Equisetum und Herniaria-Arten sowie besonders Asparagus officinalis L. (hier auch Kaliumsalze) wird eine diuretische Wirkung nachgesagt. Als Ursache wird unmittelbare Nierenwirkung der Saponine vermutet.

Die Frage der resorptionsfördernden Wirkung der Saponine stellt sich besonders häufig bei der Diskussion über die Vorzüge der Ganzdroge gegenüber dem Reinstoff. Wirkstoffe, die in reiner Form angeblich nicht resorbiert werden, sollen durch Vermittlung der Saponine vom Magen-Darm-Traktus aus resorbierbar sein. Bei dieser Wirkungssteigerung geht man von bestimmten Beobachtungen bei äußerlicher Anwendung aus. So soll Saponinzusatz die percutane Resorption anderer Arzneistoffe vergrößern und dadurch deren Wirkung erhöhen. Beispielsweise entspricht eine 5—6%ige Anästhesinsalbe mit Zusatz von 3% Saponin in ihrer lokalanästhesierenden Wirkung einer 10%igen Anästhesinsalbe ohne Saponinzusatz (zit. bei GESSNER).

Wegen der schlechten Resorption der Calciumsalze vom Magen-Darm-Traktus aus setzt man in der enteralen Calciumtherapie gerne Saponin als resorptionsförderndes Mittel zu. Die angebliche Überlegenheit eines Digitalisinfuses gegenüber dem Reinstoff Digitoxin wurde früher nicht zuletzt damit begründet, daß die Blattsaponine die Resorption der Digitaloide fördern. Im Tierversuch konnte zwar bei intraduodenaler Infusion die Aufnahme von Convallatoxin, einem enteral schlecht resorbierbaren Digitaloid, durch Zusatz des Saponins Aescin verbessert werden. Dies war aber nur dann der Fall, wenn unverhältnismäßig viel Aescin in der Infusionslösung enthalten war (G. VOGEL, 1963). Offenbar führt der hohe Saponinzusatz zu einer Reizung der Darmschleimhaut. Durch die gereizte, aufgelockerte Schleimhaut kann dann mehr Glykosid diffundieren und vom Blut abtransportiert werden. Ein solcher Weg der Resorptionsverbesserung ist therapeutisch wohl kaum gangbar. Er kann auch nicht als Erklärung für eine verbesserte Wirkstoffaufnahme aus saponinhaltigen Drogen gelten. Dagegen bietet sich ein anderer Mechanismus der Resorptionsverbesserung durch Saponine an: Ihre Oberflächenaktivität befähigt sie bekanntlich, feste, in Wasser unlösliche Körper zu dispergieren und sie feindispers in Lösung zu halten. Eine Resorptionsverbesserung durch Saponine ist also in erster Linie dort zu erwarten, wo die Resorptionsrate von der Teilchengröße (Dispersionsgrad) abhängt. Keinesfalls trifft dies für in Wasser bereits gelöste Stoffe zu.

Schließlich gibt es noch einige Wirkungen und Anwendungen von Saponinen, die aus den allgemeinen Saponineigenschaften heraus nicht verständlich sind, die vielmehr an die Struktur des Gesamtmoleküls, besonders an diejenige des Aglykons geknüpft sind. An erster Stelle wäre hier das Glycyrrhizin bzw. die Glycyrrhetinsäure mit ihren dem Desoxycorticosteron ähnlichen Wirkungen zu nennen, ferner das Aescin der Rosskastanie mit seinen ausgeprägt antiphlogistischen, antiexsudativen Eigenschaften. Sedative Eigenschaften sollen der Saponinkomponente von *Patrinia intermedia* ROEM. et SCHULT. und von *Herpestris monniera* L. zukommen. Am tonisierenden Effekt der Ginseng-Wurzel scheinen die Saponine wesentlich beteiligt zu sein. Bemerkenswert ist die Eigenschaft der Gymnemasäure aus den Blättern von *Gymnema sylvestre* R. BR., die Geschmacksempfindung für süße Substanzen zu unterdrücken. Es handelt sich um ein Gemisch nahe verwandter Stoffe, die alle das D-Glucuronid eines Triterpens des β-Amyrin-Typus darstellen, das mit mehreren aliphatischen Säuren verestert ist.

c) Wertbestimmung

Die Verminderung der Oberflächenspannung durch Saponine läßt sich bei Einhalten der entsprechenden Vorschriften quantitativ auswerten durch direkte Messung der Oberflächenspannung oder durch Bestimmung des Schaumbildungsvermögens. Schaumbildung wird von den Arzneibüchern zur Prüfung auf Vorhandensein von Saponinen in Drogen herangezogen.

Auch die Fischtoxizität läßt sich quantitativ auswerten, allerdings mit allen Vorbehalten einer biologischen Bestimmungsmethode am Tier.

Am häufigsten wird die Hämolysewirkung ausgenutzt, um eine Art „Wertbestimmung“ oder besser Standardisierung von Saponinen und Saponindrogen durchzuführen. Unter streng definierten äußeren Bedingungen wird diejenige Menge eines Saponins oder eines saponinhaltigen Drogenauszugs ermittelt, die gerade ausreicht, eine bestimmte Menge Blutkörperchen vollständig zu hämolysieren. Der Endpunkt der Totalhämolyse ist allerdings schwierig genau festzustellen. Exakte Werte werden erhalten, wenn eine hälftige, spektrometrisch leicht feststellbare Hämolyse zur Aktivitätsbestimmung herangezogen wird. Die Wirksamkeit kann durch den hämolytischen Index H.I. oder in Ph. Helv.-Einheiten pro g Droge ausgedrückt werden. Der Zahlenwert H.I. entspricht derjenigen Verdünnung, in der unter den gegebenen Versuchsbedingungen die Blutkörperchen gerade noch hämolysiert werden. Eine Ph. Helv.-Einheit der Schweizer Pharmakopöe entspricht der Wirkung von 10 mg eines aus dem Rhizom von *Gypsophila paniculata* gewonnenen, im Eidg. Pharmakopöelaboratorium in Bern aufbewahrten Saponin-Standards.

Nun ist die hämolytische Wirksamkeit nicht nur von Saponin zu Saponin sehr verschieden stark, sie kann auch bei einem einzelnen Stoff je nach Reinheitsgrad große Schwankungen zeigen. So fanden TSCHESCHE und WULFF (1964) für Solamargin verschiedener Herkunft Indices zwischen < 3000 und 21000. Reproduzierbare Werte sind deshalb nur dann zu erwarten, wenn stets genau derselbe Standard verwendet wird.

Die Gewinnung einheitlicher Saponine bereitete mit den früher angewandten Methoden der Reindarstellung, wie z. B. fraktionierte Fällung, Verteilung zwischen verschiedenen Lösungsmitteln, Kristallisation, Cholesterinfällung, erhebliche Schwierigkeiten, da an ihnen anorganische und organische Verunreinigungen hartnäckig anhaften. Daher sind viele Saponine bisher lediglich als amorphe, nicht selten hygroskopische Pulver von weißer, gelber bis brauner Farbe erhalten worden. Eine Ausnahme stellen die sauren Triterpensaponine dar, die sich durch Ionenaustausch relativ einfach gewinnen lassen. Es handelt sich aber auch hier noch um Gemische sehr ähnlicher Verbindungen, die sogar mit den modernen chromatographischen Methoden schwer in einheitliche Stoffe zu trennen sind. Weniger Schwierigkeiten bereitet die Darstellung der Sapogenine, von denen eine große Anzahl bekannt ist.

Ferner besteht zwischen Hämolysewirkung und anderen Eigenschaften von Saponinen wie beispielsweise die Toxizität, Schaumbildungsvermögen, Fällbarkeit mit Cholesterin u. a. m. keine Parallelität. So wirkt Glycyrrhizin aus Radix liquiritiae wohl schaumbildend, jedoch kaum hämolytisch. Aescin ist doppelt so stark hämolytisch wirksam als Primulasaponin, jedoch mehr als 10mal weniger toxisch. Das Blattsaponin aus Digitalis lanata ist kaum hämolytisch, zeigt jedoch gute Komplexbildung mit Cholesterin. Die Bestimmung der hämolytischen Wirksamkeit vermag also nichts über einen eventuellen therapeutischen Effekt eines Präparates auszusagen: Sie verbürgt lediglich, daß das betreffende Präparat oder die betreffende Droge in stets derselben „Wirkungsstärke" abgegeben wird.

d) Chemischer Aufbau und Einteilung der Saponine

Alle Saponine stellen Glykoside dar.

$$\text{Saponin} \xrightarrow{\textit{Hydrolyse}} \text{Aglykon (hier Sapogenin genannt)} + \text{Zucker}$$

Nach der Struktur des Sapogenins lassen sie sich in zwei Gruppen einteilen, nämlich in Steroidsaponine und Triterpensaponine. Die Steroidsaponine kann

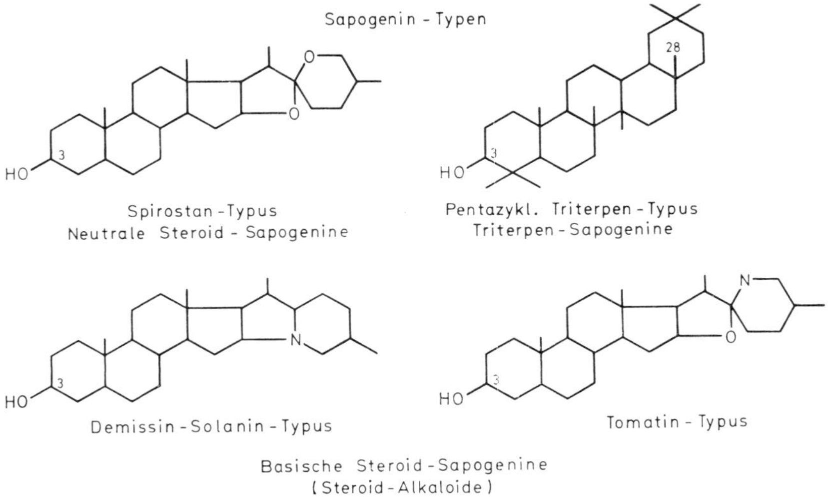

Sapogenin-Typen

Spirostan-Typus
Neutrale Steroid-Sapogenine

Pentazykl. Triterpen-Typus
Triterpen-Sapogenine

Demissin-Solanin-Typus

Tomatin-Typus

Basische Steroid-Sapogenine
(Steroid-Alkaloide)

man weiter in neutrale, N-freie, und basische, N-haltige Saponine einteilen, wobei die letzteren nach dem Typus des Demissin- oder des Tomatinaglykons gebaut sein können.

Die Spirostan-Sapogenine stellen chemisch Spiroketale dar, deren Entstehungsweise sich folgendermaßen denken läßt:

Sterin (Keton) $\xrightarrow{+H_2O}$ [ ] $\xrightarrow{-H_2O}$ Spirostan (Spiroketal)

Am Sapogenin sind bis zu 12 Monosaccharide oder Uronsäuren glykosidisch oder esterartig gebunden. Sie sind entweder in einer einzigen oder in zwei unabhängigen, meist verzweigten Ketten angeordnet. Je nachdem spricht man von monodesmosidischen (einkettigen) oder bisdesmosidischen (zweikettigen) Saponinen. Dabei kann die Art der Verknüpfung mit dem Genin verschieden sein. So ist bei einigen bisdesmosidischen Triterpensaponinen mit saurem Aglykon eine der Ketten über das Halbacetalhydroxyl esterartig (acylglykosidisch) mit der Carboxylgruppe verbunden. Nach einem Vorschlag von TSCHESCHE sollen monodesmosidische Saponine durch die Endung „in", bisdesmosidische mit „id" gekennzeichnet werden. Mono- und Bisdesmoside unterscheiden sich in ihrem Verhalten grundlegend. Die für Saponine typischen Eigenschaften finden sich ausgeprägt nur bei den Monodesmosiden. Demgegenüber wirken die Bisdesmoside sehr viel weniger hämolysierend und antibiotisch und bilden kaum Cholesterinkomplexe. Einzig die starke Oberflächenaktivität ist bei beiden Gruppen gleichermaßen vorhanden. Wegen ihrer leichten Überführbarkeit in die wirksamen Monodesmoside rechnet man die Bisdesmoside ebenfalls zu den Saponinen.

Von den ebenfalls zu den Steroidglykosiden gehörenden herzaktiven Glykosiden unterscheiden sich die Steroid-Saponine in ihrem Zuckeranteil dadurch, daß er fast ausschließlich aus ubiquitären Zuckern besteht sowie meist verzweigt ist und daß die Pentosen endständig gebunden sind. Einige Saponine enthalten noch zusätzlich Säuren (Essigsäure, Tiglinsäure usw.) esterartig gebunden. Wegen ihrer zu geringen Wasserlöslichkeit zeigen Glykoside mit einem einzigen Zucker wenig ausgeprägte Saponineigenschaften. Man bezeichnet sie daher als Prosapogenine.

Nach ihrer Reaktion unterscheidet man ferner zwischen neutralen, sauren und basischen Saponinen. Der saure Charakter beruht auf einer Carboxylgruppe, die am Aglykon oder in Form einer Uronsäure im Zuckeranteil sitzt. Die bisher aufgefundenen sauren Saponine gehören sämtlich dem Triterpentypus an. N-haltige Saponine sind stets Vertreter des Steroidtypus.

Von pharmazeutischem Interesse sind bisher lediglich Saponindrogen und Saponine vom Steroidtypus des Spirostans und vom pentazyklischen Triterpentypus. Die basischen Saponine vom Steroid-Alkaloidtypus werden bei den Solanum-Alkaloiden besprochen.

e) Bedeutung der Saponine für die Pflanze

Die Saponine können in der Pflanze eine Schutzfunktion gegenüber Mikroorganismen, vor allem pflanzenpathogenen Pilzen, ausüben. So ist das Avenacin aus den Wurzelspitzen von Avena sativa mindestens zum Teil für die Resistenz des Hafers gegen den Erreger der Schwarzbeinigkeit, *Ophiobolus graminis*, verantwortlich. Für diese Schutzfunktion spricht auch die Tatsache, daß die wirksamen monodesmosidischen Saponine bevorzugt in Wurzeln, Rinden und Samen abgelagert werden. Die sehr gut wasserlöslichen, wenig aktiven Bisdesmoside sind vor allem in den Blättern zu finden und spielen vermutlich als Transportform der aktiveren Monodesmoside häufig eine Rolle. Übrigens können sie bei Verletzung der Pflanze enzymatisch sehr rasch in die Aktivform übergehen (WULFF, 1968).

Steroid-Saponine

a) Verbreitung im Pflanzenreich

Bei den Dicotyledonen kommen Steroidsaponine in der Regel nicht vor; vielmehr finden sich in dicotyledonen Pflanzen fast ausschließlich Triterpensaponine. Eine Ausnahme machen z. B. die Saponine der Gattung *Digitalis* und *Trigonella*. Gehäuft finden wir Steroidsaponine bei Familien, die zu den Monocotyledonen zählen, und zwar hauptsächlich in der Ordnung der Liliiflorae (Liliales). Die wichtigsten Vorkommen sind

die Liliaceae (Gattung *Smilax*)
die Dioscoreaceae (*Dioscorea*-Arten) und
die Agavaceae (*Agave*- und *Yucca*-Arten).

Die wichtigsten Vertreter mit Ausnahme von *Smilax*, die bei Radix sarsaparillae zur Sprache kommt, sollen im folgenden kurz charakterisiert werden.

Yucca. Die Gattung *Yucca* (Palmlilien) besitzt einen baumartigen einfachen Stamm und auf dessen Spitze eine palmartige Krone aus dichtgedrängten lineal-lanzettlichen Blättern; die Blätter können auch grasartig schmal sein. Zwischen den Blättern erheben sich mächtige Rispen weißlicher oder grünlich oder purpurn gefärbter Blüten. Alle Arten dieser Gattung sind im tropischen Amerika oder in den südlichen Staaten der USA beheimatet. Die halbstrauchartige Virginische Palmlilie *Y. filamentosa* liefert die Yuccafaser und wird als Zierpflanze auch etwa in europäischen Gärten gezogen.

Dioscorea ist eine zu Ehren des griechischen Arztes und Schriftstellers DIOSKURIDES benannte tropische Pflanzengattung. Sie ist charakterisiert durch einen knolligen oft sehr großen Wurzelstock — die Knollen von *Dioscorea alata* wiegen bis 10 kg und mehr — und einjährige, windende Stengel mit meist herzförmigen Blättern, getrenntgeschlechtigen Blüten und einer trockenen dreifächerigen Kapselfrucht. Einige Arten sind besonders in den Gewächshäusern wegen ihrer schönen Blüten beliebte Zierpflanzen; andere sind in ihrer Heimat wegen ihrer stärke- und kleberreichen Knolle wichtig als Nahrungsmittel (Yams) und haben die Bedeutung, wie sie bei uns der Kartoffel zukommt: *D. alata*, *D. sativa*, vor allem aber *D. batatas* (chinesische Kartoffel), welche in Ostasien zu Hause und praktisch saponinfrei ist. Als Droge spielt die Knolle von *D. villosa* eine gewisse Rolle. Das getrocknete Rhizom dieser Art, die in Nordamerika beheimatet ist, gilt als wirksam bei Rheumatismus. Wegen ihres Saponingehaltes (Diosgeninglykoside) werden *D. floribunda*, *D. composita* und *D. spiculiflora* in Mexiko, *D. floribunda* zusätzlich in Guatemala gesammelt. Die drei genannten Arten haben sich in Anbauversuchen als besonders wertvoll erwiesen. Daneben gibt es in Mexiko und Zentral-Amerika noch mindestens 30 andere Arten, von denen jedoch nur ein kleiner Teil Diosgenin enthält.

Agave. Der Name dieser Gattung leitet sich vom griechischen ἀγαυός (edel, erhaben) ab. Ihre Vertreter sind mehrjährige, dem tropischen und subtropischen Amerika angehörende Pflanzen mit dickfleischigen, am Rande meist stachlig-gezähnten Blättern; diese bilden eine dichte grundständige oder einen kurzen Stamm krönende Rosette. Aus der Rosette erhebt sich der bis 8 m hoch werdende Blütenschaft, an dessen Ende kandelaberartig die Blütenrispe sitzt. Am bekanntesten ist die im 16. Jahrhundert nach Europa gebrachte *Agave americana* L. Sie liefert die technisch wichtige Pitafaser, die allerdings bei weitem nicht die Bedeutung des Sisalhanfs von *Agave sisalana* PERR. erreicht. Die Wurzel gilt in der indianischen Volksmedizin als Heilmittel gegen Syphilis, eine auffallende Parallele zu Sarsaparille. Außerdem bereiten die Eingeborenen daraus ein alkoholisches Getränk, die Pulque. Sobald sich der Blütenschaft zu entwickeln beginnt, schneiden sie die Stammknospe ab und bringen so den um diese Zeit reichlich fließenden Zuckersaft (5 Liter täglich) zum Ausfließen, der nun zwei bis drei Monate täglich aus der gebildeten Höhlung abgeschöpft und der Gärung (ohne Hefe) unterworfen wird. Trotz ihres relativ niedrigen Hecogeningehaltes sind *Agave sisalana* und einige sehr nahe verwandte Arten als Saponindrogen für die Industrie wichtig, weil sich das Saponin aus den Rückständen der Sisalfasergewinnung extrahieren läßt.

b) Chemischer Aufbau

Steroidsaponine enthalten als Grundgerüst das Cyclopentanoperhydrophenanthren. Sie sind deshalb mit einer Reihe von Naturstoffen wie den herzwirksamen Glykosiden, den Gallensäuren, Phyto- und Zoo-Sterinen, Sexual- und Nebennierenrindenhormonen u. a. verwandt. Nach der Ausgestaltung der Seitenkette

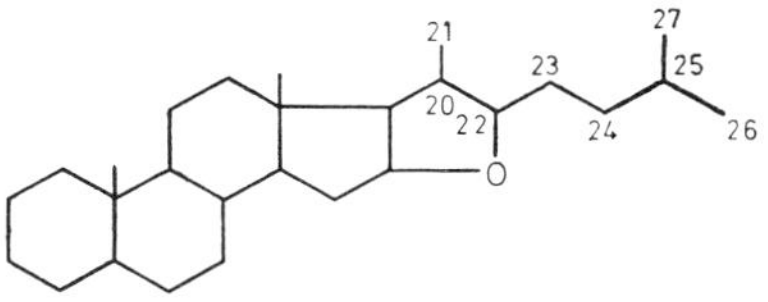

Furostan

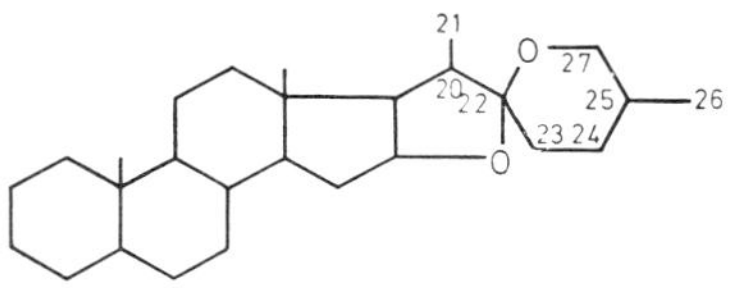

Spirostan

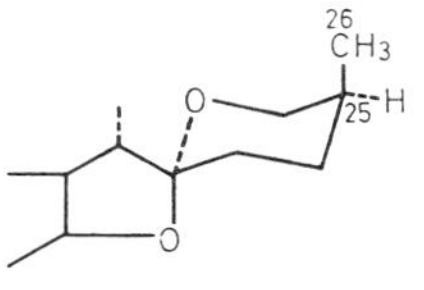

Neo ($25\beta_F$-Methyl)

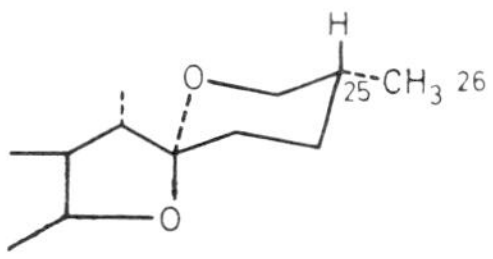

Iso ($25\alpha_F$-Methyl)

(Nomenklatur nach FIESER, 1961)

unterscheidet man den Furostan- und den Spirostan-Typ. Vertreter des Furostantyps sind die Pseudosapogenine. Beim Spirostantyp ergibt sich eine Isomeriemöglichkeit am C-25. Bei axialer Stellung der Methylgruppe rechnet man die Stoffe zu den Neosapogeninen (auch Normale Sapogenine genannt), bei äquatorialer Stellung zu den Isosapogeninen.

In der Natur scheinen vielfach oder immer beide Isomere zugleich, wenn auch je nach Pflanze in unterschiedlichem gegenseitigem Mengenverhältnis, gebildet zu werden. So beträgt das Verhältnis von $25\alpha_F$- zu $25\beta_F$-Digalogenin in den Samen von Digitalis purpurea 5 : 1, in den Samen von D. lanata dagegen 1 : 3 (R. TSCHESCHE et al., 1962).

Außer den auf S. 202 aufgeführten Beispielen gibt es noch eine große Reihe von z. T. technisch wichtigen Steroidsapogeninen. Das Vorkommen dieser Stoffe scheint auf eine gewisse Spezifität der Gattungen und Arten hinzudeuten. So enthält *Yucca filamentosa* die auch in Digitalis vorhandenen Stoffe Gito- und Tigogenin mit trans-Verknüpfung der Ringe A und B, während die mexikanischen Yucca-Arten besonders Smila- und Sarsasapogenin enthalten, deren Ringe A und B cis-Verknüpfung aufweisen. *Dioscorea*-Arten dagegen bilden als einziges meist vorherrschendes Sapogenin Diosgenin. Seit MARKER gezeigt hat, daß sich die Steroid-

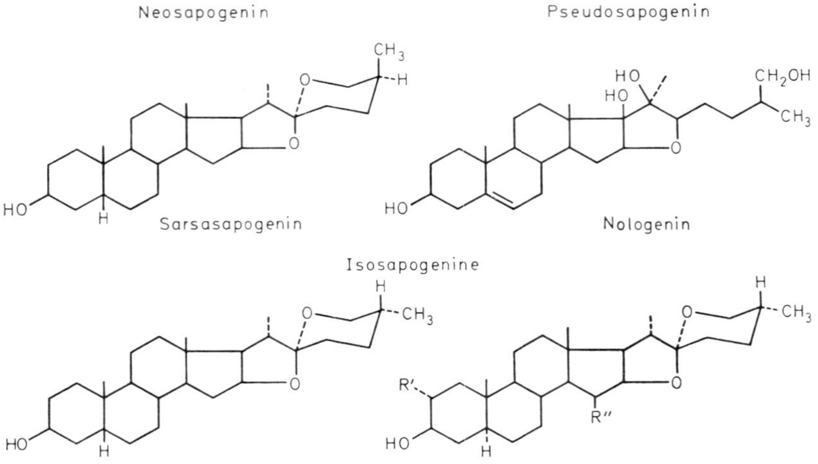

Neosapogenin — Pseudosapogenin

Sarsasapogenin — Nologenin

Isosapogenine

Smilagenin

$25\alpha_F$-Tigogenin	R′ = H	R″ = H
$25\alpha_F$-Digalogenin	R′ = H	R″ = OH
$25\alpha_F$-Digitogenin	R′ = OH	R″ = OH
$25\alpha_F$-Gitogenin	R′ = OH	R″ = H

Beispiele von Stereoidsapogeninen

sapogenine relativ einfach zu Pregnanderivaten abbauen lassen, haben sie vor allem in Form des Diosgenins als hervorragendes und billiges Ausgangsmaterial für die Steroidhormonsynthese große Bedeutung erlangt. Beim stetig steigenden Bedarf dieser Hormone reichen die aus tierischen Organen verfügbaren Mengen längst nicht mehr aus. Heute wird der größte Teil der medizinisch verwendeten

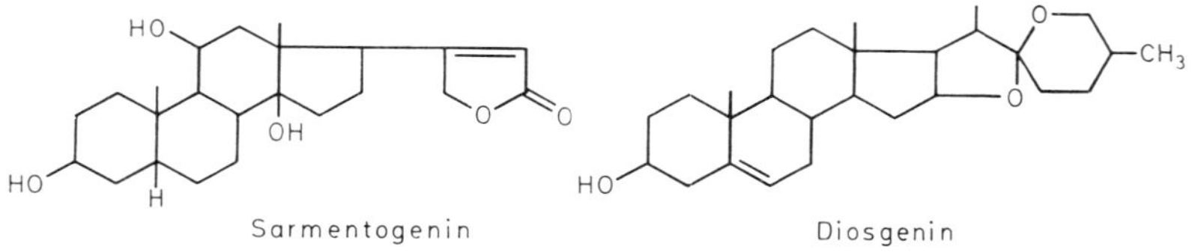

Sarmentogenin — Diosgenin

Ausgangsstoffe zur Steroidhormongewinnung

Steroidhormone aus Spirostanolen gewonnen, und zwar auch die in 11-Stellung hydroxylierten Derivate (Cortisone). Denn seit einiger Zeit ist es möglich, diese OH-Gruppe biologisch (z. B. mit *Rhizopus nigricans*) selektiv einzubauen.

Bei den Steroidsaponinen waren bis vor kurzem ausschließlich Monodesmoside mit Sitz der Zuckerkette an C-3 bekannt. Das erste als bisdesmosidisch erkannte Steroidsaponin war das Sarsaparillosid, ein Hauptglykosid von Radix sarsaparil-

Steroidsaponine des Spirostan-Typus einiger Arzneipflanzen

Saponin	Zucker	Vorkommen
	Sarsasapogenin-Glykoside	
Sarsasaponin	3 Gl 1 Rh	Smilax regelii
Parillin	3 Gl 1 Rh	Smilax aristolochiaefolia
	Smilagenin-Glykoside	
Smilonin	5 nicht id. Zucker	Smilax ornata
	Digitogenin-Glykoside	
Digitonin	2 Gl 2 Ga 1 Xy	Digitalis purpurea Samen
Desglucodigitonin	1 Gl 2 Ga 1 Xy	Digitalis purpurea Samen
	Gitogenin-Glykoside	
F-Gitonin	2 Gl 1 Ga 1 Xy	Digitalis purpurea Blatt
Gitonin	1 Gl 2 Ga 1 Xy	Digitalis purpurea Samen
	Tigogenin-Glykoside	
Tigonin	2 Gl 2 Ga 1 Xy	Digitalis lanata Blatt
Lanatigonin I	2 Gl 2 Ga 1 Xy	Digitalis lanata Samen
	Digalogenin-Glykoside	
Digalonin	2 Gl 2 Ga 1 Xy	Digitalis purpurea Samen
Lanadigalonin I	2 Gl 2 Ga 1 Xy	Digitalis lanata Samen

Gl = Glucose Ga = Galaktose Rh = Rhamnose Xy = Xylose

lae (TSCHESCHE, LÜDKE u. WULFF, 1967). Durch Säuren oder Enzyme geht es unter Verlust von 1 Glucose sehr leicht in das monodesmosidische Parillin über. Diese leicht abspaltbare Glucose sitzt am OH des C-27, also an der geöffneten Spiroketal-Seitenkette des Parillins. Es handelt sich demnach beim Sarsaparillosid

Sarsaparillosid (bisdesmosidisches Furostanol-Saponin) — H^+ oder Enzym → spontan → Parillin (monodesmosidisches Spirostanol-Saponin); Rest wie bei Sarsaparillosid

Zusammenhang zwischen bis- und monodesmosidischen Steroidsaponinen um ein Furostanolsaponin. Bei der Glukoseabspaltung stabilisiert sich die entstehende Verbindung zum Spiroketal Parillin.

Die bisdesmosidischen Steroidsaponine sind häufige Begleiter der entsprechenden monodesmosidischen Verbindungen (Sarsaparille, Convallaria, Digitalis-Blatt). Dies ist insofern pharmazeutisch bedeutsam, als die Bisdesmoside praktisch unwirksam sind und erst bei der Enzymspaltung die stark hämolytisch wirksamen monodesmosidischen Spirostanol-Saponine entstehen. In diesem Zusammenhang darf darauf hingewiesen werden, daß die Blattsaponine von Digitalis schon lange für ihre schwache hämolysierende Wirkung bekannt waren. Wieweit die monodesmosidischen Steroidsaponine genuin in der Pflanze vorhanden sind und nicht erst bei der Trocknung aus den Bisdesmosiden entstehen, ist noch nicht geklärt.

Sarsaparilla

Die im Handel befindlichen offizinellen Sarsaparillewurzeln stammen von Arten der Gattung *Smilax* (Liliaceae) ab. Man kennt zur Zeit gegen 200 verschiedene *Smilax*-Arten, von denen jedoch mehrere noch nicht gut beschrieben sind. Smilax-Arten finden sich vorzugsweise in den Tropen und in den wärmeren Gegenden der nördlichen gemäßigten Zone. Es sind Kletterpflanzen mit einem ausdauernden holzigen Wurzelstock, stacheligen Stengeln und herz-eiförmigen oder pfeilförmigen Blättern.

Der Gattungsname Smilax wird vom griechischen *σμίλη* = Meißel abgeleitet. Sarsaparilla kommt von der spanischen Bezeichnung zarzaparilla, was soviel wie kleine, stachlige Weinrebe bedeutet und sowohl für die südeuropäische *Smilax aspera*, wie für die Stammpflanzen von Radix sarsaparillae gilt.

Die Handelssorten werden meist nach ihrer Herkunft bezeichnet. Die Honduras-Sorte von *Smilax regelii* KILLIP et MORTON (syn. *Smilax utilis* HEMSLEY) wird in Honduras, Guatemala, Nicaragua und San Salvador gewonnen. Die Veracruz- oder mexikanische Sorte stammt von *Smilax aristolochiaefolia* MILLER. Sie wird über die mexikanische Stadt Veracruz ausgeführt. Außer diesen beiden Herkünften gibt es noch andere Sorten, die in einigen Ländern ebenfalls offizinell sind, so die zentralamerikanische Costa Rica- oder „Jamaica"-Sarsaparille. Im Handel gibt es sogar als Sarsaparille bezeichnete Drogen, die überhaupt nicht von Smilax-Arten stammen.

Radix sarsaparillae enthält 2—4% eines Saponingemisches. Hauptsaponine der Veracruz-Sorte sind Parillin und Sarsaparillosid. Die Droge galt früher als ausgezeichnetes Mittel gegen Syphilis. Heute wird sie medizinisch sehr viel weniger mehr verwendet. Man sagt ihr eine umstimmende Wirkung auf den Stoffwechsel und deshalb günstige Wirkung bei gewissen Hauterkrankungen und gegen Rheumatismus nach. Ihr Wert ist aber ziemlich umstritten. Als Saponindroge läßt sie sich verwenden, um schwer lösliche Arzneistoffe in Lösung zu bringen oder sie vom Magen-Darm-Kanal aus besser resorbierbar zu machen. Einen großen Teil der Droge dürfte heute wahrscheinlich die Lebensmittelindustrie aufnehmen, z. B. als Zusatz zu alkoholfreien Getränken, um deren Schaumvermögen zu steigern.

Triterpen-Saponine

a) Vorkommen im Pflanzenreich

Während Steroidsaponine vor allem unter den Monocotyledonen verbreitet sind und bei den Dicotyledonen lediglich das Vorkommen in Digitalis (Scrophulariaceae) erwähnenswert ist, finden wir Triterpensaponine unter den Dicotyledonen weit verbreitet; doch sind saponinhaltige Arten bei einigen Familien besonders häufig: so bei den Caryophyllaceae, den Hippocastanaceae, Polygalaceae, Sapindaceae, Sapotaceae, den Primulaceae und den Araliaceae. Die meisten Saponinwirkstoffe von Arzneipflanzen gehören denn auch zum Triterpentypus.

Bei saponinhaltigen Arten sind Saponine entweder in allen Organen der Pflanze anzutreffen, manchmal aber in einem einzelnen Organ wie Blatt oder Wurzel gehäuft. Hauptsitz der Saponine ist in der Regel das parenchymatische Grundgewebe der verschiedenen Organe. Wir finden demnach keine besonderen Behälter (Idioblasten, Sekretgänge u. a.) wie bei anderen Pflanzeninhaltsstoffen.

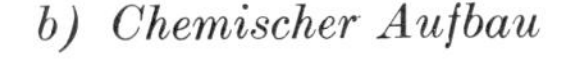

b) Chemischer Aufbau

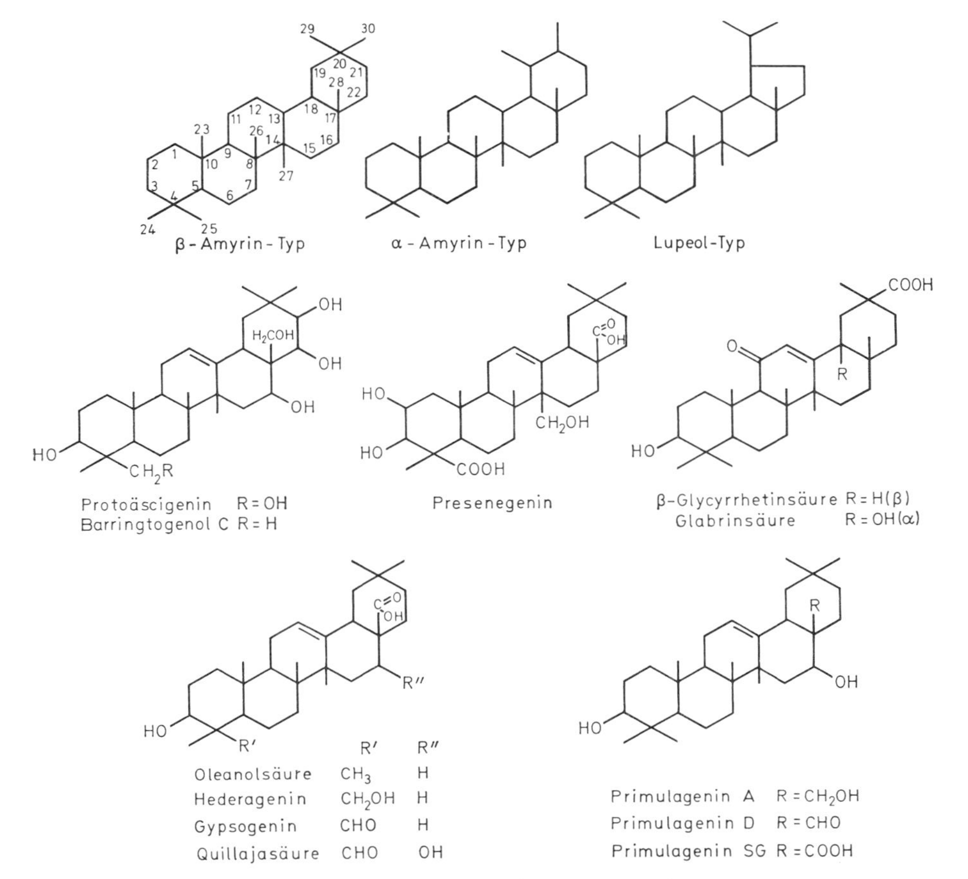

Einige Triterpensapogenine des β-Amyrin-Typus

Die Aglykone dieser Saponingruppe weisen meistens 21—22 C-Atome in fünf Ringen angeordnet und 8—9 C-Atome als Seitenketten auf und gehören ihrem Aufbauprinzip nach zu den pentazyklischen Triterpenen. Sie lassen sich nach ihrem Grundskelet in die drei Gruppen des α- und β-Amyrins und des Lupeols einteilen. Eine Ausnahme bilden die Ginseng-Saponine vom Dammaran-Typ (s. Ginseng). Beinahe alle wichtigen Sapogenine gehören zur β-Amyrin-Gruppe, wie die Zusammenstellung auf S. 205 zeigt. Die Konstellation ist in den Formeln nicht berücksichtigt.

In den Saponinen sind die Aglykone mit Zuckern, gelegentlich auch mit Säuren verbunden (s. untenstehende Tabelle). Monodesmosidische Triterpensaponine tragen die Zucker mit wenigen Ausnahmen am OH des C-3. Bei den Bisdesmosiden, wie z. B. den Hederasaponinen B und C und dem Gypsosid A, ist die zweite Zuckerkette esterartig (acylglykosidisch) mit der COOH-Gruppe (C-28) des Genins verknüpft.

Pharmazeutisch wichtige Triterpensaponine

Saponin	Genin	Zucker und Säuren	Vorkommen
Aescin (Gemisch)	Protoäscigenin oder Barringtogenol C	1 Gls 2 Gl (z. T. Xy oder Ga) 1 ES (z. T. MBS oder IBS) 1 TS oder AS	Roßkastanie
Guajaksaponin	Oleanolsäure	?	Lignum guajaci
Calendula-Saponin A	Oleanolsäure	2 Gl 1 Ga 1 Gls	Flos calendulae
Thymus-Saponin	Oleanolsäure	?	Thymus vulgaris
Hederasaponin B	Oleanolsäure	2 Gl 2 Rh 1 Ar	Hedera helix
β-Hederin	Oleanolsäure	1 Rh 1 Ar	Hedera helix
Hederasaponin C	Hederagenin	2 Gl 2 Rh 1 Ar	Hedera helix
α-Hederin	Hederagenin	1 Rh 1 Ar	Hedera helix
Gypsosid A	Gypsogenin	1 Gl 1 Ga 1 Ar 1 Fu 1 Rh 1 Gls 3 Xy	Gypsophila paniculata (Weiße Seifenwurzel)
Saporubin	Gypsogenin	?	Saponaria officinalis (Rote Seifenwurzel)
Quillajasaponin	Quillajasäure	?	Cortex quillajae
Primulasäure A	Primulagenin A	1 Gl 1 Ga 1 Rh 1 Gls	Rhizoma primulae (beide Spezies)
Glycyrrhizin	Glycyrrhetin	2 Gls	Radix liquiritiae
Senegin A	Presenegenin	3 Gl 2 Xy 1 Ga 1 Fu 1 Rh	Radix senegae

Ar Arabinose, Fu Fucose, Ga Galaktose, Gl Glucose, Gls Glucuronsäure, Rh Rhamnose, Xy Xylose, AS Angelicasäure, ES Essigsäure, IBS Isobuttersäure, MBS α-Methyl-buttersäure, TS Tiglinsäure

Liquiritia

Radix liquiritiae (Ph. Helv. VI), Süßholzwurzel (DAB 7), ist eine der ältesten Drogen. Sie war schon den alten Ägyptern bekannt und wurde von Griechen und Römern häufig gebraucht, und zwar nicht nur gegen Husten und Erkältungen, sondern — wie Theophrast berichtet — auch bei Geschwüren, Asthma und gegen den Durst.

Die Skythen sollen mit Stutenmilchkäse und Süßholz 11—12 Tage ohne jede Flüssigkeitszufuhr ausgekommen sein. Die Griechen nannten übrigens das Süßholz „Skythische Wurzel“ wegen seiner Herkunft aus Rußland, dem damaligen Lande der Skythen. Die arabischen Ärzte verwendeten den Succus ferner bei Dysmenorrhöe, und in China war das Auftreten von Oedemen bei intensivem Gebrauch bekannt. Auch später sind diese Kenntnisse z. T. noch vorhanden gewesen. So weiß man, daß Napoleon, der lange an Magenverstimmung litt, ständig eine Schildpattdose mit kleinen Süßholzstückchen bei sich trug und durch deren öfteres Kauen dunkle Zähne hatte. In den arabischen Ländern wird auch heute noch ein mit Süßholz bereiteter Trank als besonders gut durststillend verkauft. In Europa dagegen gingen diese Kenntnisse verloren bis auf die Verwendungsmöglichkeit als Expektorans, Hustenmittel und Geschmackskorrigens. Liquiritia ist eine spätlateinische Form der altgriechischen Drogenbezeichnung *γλυκυρρίζα* (*γλυκύς* = süß, *ῥίζα* = Wurzel). Auf Liquiritia gehen die volksetymologischen Umbildungen wie Lackritze, réglisse oder liquorice zurück.

Stammpflanze. Drogengewinnung. Der von Linné geschaffene Name der Gattung *Glycyrrhiza* greift auf die altgriechische Bezeichnung zurück. Glycyrrhiza ist eine typische Gattung aus der Familie der Leguminosae (Fabaceae).

Innerhalb dieser Familie variieren die nähere Ausgestaltung der Staubgefäße und der Laubblätter, die unpaarig oder paarig gefiedert, dreizählig oder nur einfach, mit oder ohne Ranken versehen sein können. Glycyrrhiza gehört zu der Tribus der Astragaleae: Holzpflanzen oder Kräuter, mit unpaarig gefiederten, rankenlosen Blättern. Die Vertreter der Gattung Glycyrrhiza wiederum stellen aufrechte Stauden dar mit tiefgehender Pfahlwurzel und weithin verzweigtem System von Seitenwurzeln, die innen gelb gefärbt sind und einen süß-kratzenden Geschmack aufweisen.

Unter den 11 Arten der Gattung ist *Glycyrrhiza glabra* L. als Drogenlieferant die wichtigste: Von ihr stammen die Drogensorten des Mittelmeergebietes (Spanien, Südfrankreich, Italien, bes. Kalabrien und Sizilien, Griechenland) und Kleinasiens, sowie Rußlands, Persiens und Syriens. Man unterscheidet verschiedene Varietäten, über die bezüglich der Drogenzugehörigkeit jedoch keine völlige Übereinstimmung unter den Autoren besteht. Neben *Glycyrrhiza glabra* spielen *G. uralensis* Fisch und *G. pallidiflora* Maxim., die Stammpflanzen der mongolischen bzw. der mandschurischen Liquiritia, eine untergeordnete Rolle.

Glycyrrhiza glabra liebt sandige Böden und findet sich auf Oedland, in ausgetrockneten Flußtälern und Überschwemmungsgebieten (Wolga). Sie vermehrt sich so reichlich, daß Kulturen, wie es sie früher zahlreich gab — berühmt waren etwa die Kulturen bei Bamberg —, wegen der großen natürlichen Bestände unrentabel sind. Zur Ernte werden die Wurzeln und Ausläufer meist im Spätherbst, gelegentlich auch im Sommer entweder mit der Hacke geerntet oder man pflügt den Boden um und sammelt die Wurzeln mit der Egge.

Glycyrrhizingehalt in Süßholzwurzeln verschiedener Herkunft (nach Fuyita et al.)

Herkunft	Glycyrrhizingehalt in % ungeschält	geschält
Spanien	7,8—8,9	2,4—3,9
Rußland	7,2	5,0
China	5,0—6,0	4,8—5,5

Bezüglich der verschiedenen Varietäten machen die Arzneibücher keine Vorschriften. Ebenso wird auch ungeschälte Droge zugelassen. Denn die Schälung bietet keine Gewähr für angenehmeren Geschmack. Es soll nämlich auch Sorten geben, bei denen das Holz einen bitteren Geschmack aufweist. Zudem wird der Glycyrrhizingehalt einer Droge durch das Schälen vermindert.

Süßholzextrakt. Aus Süßholzwurzel werden verschiedene Extraktformen hergestellt. Einmal das durch Perkolation mit sehr verdünntem Ammoniak und Konzentrieren im Vakuum gewonnene Extractum liquiritiae fluidum (Ph. Helv. VI), dann der früher offizinelle Succus liquiritiae. Zur Herstellung des Succus wird die zerkleinerte Droge mit Wasser heiß extrahiert. Den filtrierten Auszug konzentriert man (heute meist im Vakuum) und gießt ihn warm in Formen, wo er erstarrt. Zur Herstellung der Stangenform (Lakritzen) wird die halbfeste Masse maschinell durch Düsen verschiedener Größe gepreßt und in Stücke gewünschter Länge geschnitten. Über Feuer eingedickter Succus hat gegenüber den im Vakuum gewonnenen Präparaten einen geringeren Glycyrrhizingehalt (10 bis 15% gegenüber 20—25%) und der Anteil der glykosidisch gebundenen Flavonoide ist vermindert. Vakuumpräparate haben zudem eine hellere Farbe. Da die Verbraucher an die beinahe schwarze Farbe gewohnt sind, wird sie gelegentlich künstlich, z. B. durch Kohlezusatz, nachgeahmt. Vor allem in den USA ist der weitaus größte Verbraucher von Süßholz die Tabakindustrie. Sie verwendet Süßholzauszüge zur Präparation des Tabaks.

Inhaltsstoffe. An erster Stelle zu erwähnen sind saponinartige Verbindungen, vor allem das Glycyrrhizin, und Flavonoide (s. Liquiritin und Isoliquiritin S. **139**). Süßholzwurzel enthält ferner die östrogen wirksamen Steroide β-Sitosterin und Stigmasterin und Cumarine wie Herniarin und Umbelliferon (s. S. 130).

Das Glycyrrhizin stellt das süß schmeckende Prinzip des Süßholzes und des Lakritzensaftes dar. Es ist etwa 50mal süßer als Rohrzucker. Im Wasser zeigt es beträchtliches Schaumvermögen; die hämolytische Wirkung ist dagegen sehr gering. Der Glycyrrhizingehalt ist sehr stark jahreszeitlichen Schwankungen unterworfen. Auch ist je nach Drogenherkunft mit wechselndem Gehalt zu rechnen. Glycyrrhizin wurde erstmals von ROBIQUET im Jahre 1809 isoliert. Es handelt sich um einen Körper von saurem Charakter, der in der Pflanze als K-Salz und als Ca-Salz vorliegt. Glycyrrhizin ist eine glykosidische Verbindung von Glycyrrhetinsäure als Aglykon mit einem Disaccharid, bestehend aus 2 Mol β-D-Glucuronsäure, die untereinander in β-$1' \rightarrow 2$-Bindung verknüpft sind. Bei der Abspaltung der Zuckerkomponente geht die Süßkraft des Glycyrrhizins verloren: Die Glycyrrhetinsäure, auch Glycyrrhetin genannt, schmeckt nicht süß. Das im Handel erhältliche Ammoniumsalz des Glycyrrhizins wird infolge seiner starken Süßkraft auch in der Konfiserie verwendet. Alsdann dient es zur Geschmacksverbesserung von Arzneien, für Likörbereitung und als Schaummittel in Limonaden.

Das Vorkommen von Glycyrrhizin im Pflanzenreich ist nicht auf die Gattung Glycyrrhiza beschränkt. Es wird vielmehr für eine ganze Reihe weiterer Leguminosen erwähnt, so für *Abrus precatorius* (liefert indisches oder Jamaica-Süßholz) und *Periandra dulcis*, die sog. brasilianische Süßholzpflanze. Vermutungen, der süße Geschmack einiger Farnwurzeln beruhe auf einem Glycyrrhizingehalt, treffen nicht zu. Bei *Polypodium vulgare*, dem Engelsüss, ist hierfür das Steroidsaponin Osladin verantwortlich.

Verwendung. Radix liquiritiae wirkt schleimverflüssigend und expektorierend vor allem dank des Gehaltes an Glycyrrhizin. Weiter wirkt die Droge leicht laxierend und diuretisch. Sie dient ferner als unterstützendes Mittel für andere Medikationen. Gegen Ende des 2. Weltkrieges wurde man in Holland auf eine weitere, früher bekannte Wirkung der Droge aufmerksam: ihre günstigen Eigenschaften bei Magengeschwüren. Bald wurden auch aus anderen Ländern gute Ergebnisse bei der Behandlung von Ulcuskranken mit Süßholzextrakten berichtet. Allerdings mußte sehr hoch dosiert werden.

Als Wirkstoffe sind einmal Liquiritia-Flavone mit ihren spasmolytischen Eigenschaften anzusprechen. Als besonders wirksam erwies sich am isolierten Kaninchendarm die Chalkonform des Aglykons (Isoliquiritigenin), während die Flavanonform (Liquiritigenin) weniger aktiv war und das Glykosid Liquiritin überhaupt keine spasmolytische Wirksamkeit zeigte (Paris und Guillot, 1955; Berger und Hoeller, 1957; Grasshof, 1960). Die Flavonfraktion ist demnach spasmolytisch umso aktiver, je größer der bei der Eindickung hydrolysierte Glykosidanteil, d. h. je weniger schonend der Extrakt gewonnen worden ist.

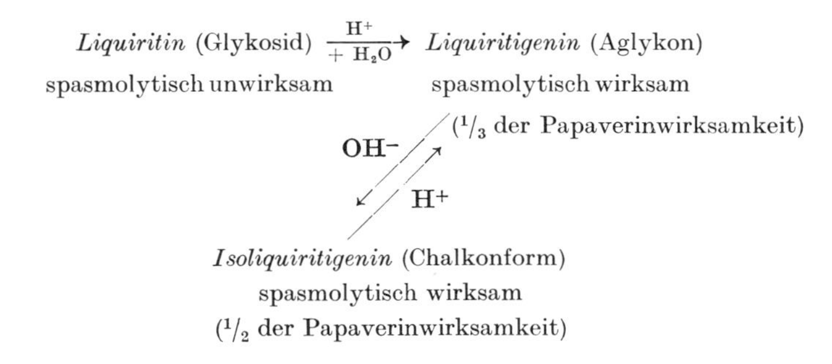

In bezug auf den Anteil des Glycyrrhizins und seines Aglykons an der Ulcuswirkung waren die Ansichten eine Zeitlang geteilt. Einerseits stellten verschiedene Autoren in Tierversuchen entzündungswidrige Eigenschaften fest, wie sie z. B. Hydrocortison aufweist. Anderseits waren auch glycyrrhizinfreie Präparate aktiv.

Die oft widersprechenden Ansichten mögen zum Teil daher rühren, daß mehr oder weniger reine Präparate zur Anwendung kamen. Ferner stellt das Glycyrrhetin, wie es aus dem Glycyrrhizin nach Hydrolyse zu erhalten ist, ein Gemisch verschiedener Isomerer dar, die sich in ihrer Wirksamkeit stark unterscheiden. Eine entzündungswidrige sowie auch eine bakteriostatische Wirkung soll nur dem 18β-Glycyrrhetin zukommen, während das α-Isomere biologisch wenig aktiv ist (Rovesti, 1963; Benigni und Franco, 1957).

Heute gilt die Wirksamkeit des Glycyrrhetins als erwiesen, und Derivate, insbesondere das Natriumsalz des Bernsteinsäureesters, sind mit Erfolg in die Ulcustherapie eingeführt worden. Als Nebenerscheinungen zeigen sich die gleichen, wie sie schon nach Verabreichung der für die Ulcustherapie notwendigen hohen Dosen von täglich 20—45 g Succus liquiritiae auftraten, und die mit jenen einer Überdosierung von parenteral verabreichtem Desoxycorticosteron übereinstimmen: Oedeme als Folge einer Wasserretention in den Geweben (vgl. Verwendung bei den Skythen!), verminderte Ausscheidung von Natriumchlorid, vermehrte Ausscheidung von Kaliumionen. Dieser ähnlichen Wirkung entsprechen gewisse gemeinsame chemische Merkmale: Die für Glycyrrhetin typische α, β-ungesättigte Ketogruppe in einem hydrierten Phenanthren findet sich auch bei den aktiven Corticoiden wieder.

Steviosid. Im Pflanzenreich gibt es neben dem Glycyrrhizin noch ein weiteres Glykosid mit sehr süßem Geschmack, nämlich das ebenfalls zu den Terpenen gehörende Steviosid. Seine Süßkraft ist etwa 300mal stärker als jene des Rohrzuckers. Isoliert wurde Steviosid erstmals im Jahre 1904 von Rasenack aus der in Paraguay heimischen Composite (Asteracee) *Stevia rebaudiana*. Es handelt sich um einen kleinen Strauch, der stark an unsere einheimischen

Eupatorium-Arten erinnert. Die Pflanze ist relativ selten. Ihre Samen sind meist steril. Die Blätter enthalten etwa 7% Steviosid. Sie schmecken intensiv süß, weshalb sie von der einheimischen Bevölkerung zum Süßen des Maté (s. dort) verwendet werden.

Die Aglykonkomponente des Steviosids, das nicht süß schmeckende Steviol, stellt ein Diterpen dar, das aber nicht streng die Isoprenregel befolgt. Verknüpft ist das Aglykon mit drei Mol. D-Glucose: dabei sind 2 Mol. als ein Disaccharid (Steviobiosid) glykosidisch an die OH-Gruppe gebunden, das dritte Mol Glucose ist esterartig mit der Carboxylgruppe verknüpft.

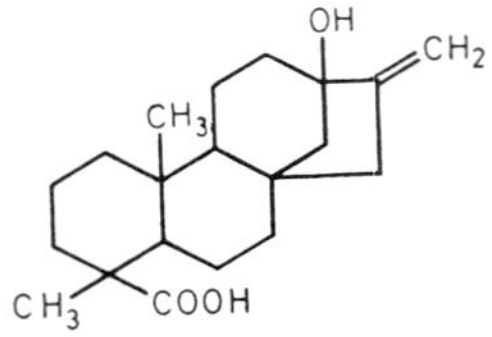

Steviol

Steviosid ist unter allen bisher bekannten Naturstoffen derjenige mit der größten Süßkraft, durchaus vergleichbar mit jener des Saccharins. Im Gegensatz zu den synthetischen Süßstoffen sind bei Steviosid auch in höheren Dosen keine toxischen Nebenwirkungen bekannt.

Primula

Rhizom und Wurzeln von *Primula veris* L. em. HUDSON [*P. officinalis* (L.) HILL] und *Primula elatior* (L.) HILL em. SCHREBER (Primulaceae) sind als Primelwurzel (DAB 7) offizinell. *Primula elatior*, die Waldschlüsselblume oder hohe Schlüsselblume ist von England bis Südrußland und nach Norden bis Schonen verbreitet. Sie hat schwefelgelbe, meistens geruchlose Blüten, die sich schon im März entfalten. *Primula veris*, die Frühlingsschlüsselblume oder Arzneiprimel ist vom östlichen Asien durch ganz Zentral- und Vorderasien und Europa mit Ausnahme des hohen Nordens verbreitet. Sie hat goldgelbe, wohlriechende Blüten, liebt im Gegensatz zu P. elatior eher trockenen Boden und blüht im April bis Mai. Die unterirdischen Organe weisen große jahreszeitliche Schwankungen des Saponingehaltes auf. Am gehaltreichsten sind sie vor oder während der Blüte und im Spätherbst.

Der Saponingehalt der Droge schwankt zwischen 5 und 10%, wobei P. veris reicher an Saponinen ist als P. elatior. Die Saponine von P. elatior sind größtenteils vom Primulagenin A abgeleitet, während jene von P. veris bei Hydrolyse neben Primulagenin A und D ansehnliche Anteile anderer Sapogenine, darunter Priverogenin A- und Priverogenin B-monoacetat, liefern. P. veris enthält zudem Geruchsstoffe, die am frischen Rhizom nicht wahrnehmbar sind, sondern sich erst durch Hydrolyse aus den Glykosiden Primverin und Primulaverin bilden. Das Rhizom — wie auch die Blüten — von P. elatior sind demgegenüber praktisch geruchlos. Die Droge wird infolge ihres Saponingehaltes in Form des Dekoktes oder von Präparaten als gutes Expektorans verwendet. Die etwa im Volke zur Teebereitung dienenden Blüten von P. veris enthalten im Kelch, nicht aber in der Krone, etwas Saponin.

Quillaja

Cortex quillaiae (Ph. Helv. VI) ist die durch Schälen von der borkigen Außenrinde befreite Rinde der Stämme und Äste von *Quillaja saponaria* MOLINA (Rosaceae), einem mächtigen in Chile, Peru, Bolivien (nicht aber Panama) heimischen Baum. Der Gattungsname leitet sich vom chilenischen quillai = waschen ab. Die Rinde wurde früher über Panama ausgeführt und trägt daher die deutsche Bezeichnung Panamarinde. Heute stammt die Hauptmenge der Droge aus Chile. In ihrer Heimat wurde Quillaja als Waschmittel gebraucht und im 19. Jahrhundert auch in Europa hierfür benutzt, später medizinisch verwendet. Cortex quillaiae enthält bis zu 10% Quillajasaponin. Verlangt wird eine hämolytische Wirksamkeit von mindestens 9 Ph. Helv.-Einheiten pro g. Die Droge hat heute nur mehr beschränkte Bedeutung und zwar besonders für äußerliche Anwendung, als Lösungsvermittler z. B. für Tinctura carbonis detergens, Zusatz zu Kopfwässern, Zahnpulvern, Pasten usw.

Senega

Radix senegae (Ph. Helv. VI) stammt von *Polygala senega* L. aus der Familie der Polygalaceae. Die Familie ist mit 10 Gattungen und etwa 700 Arten (450 hiervon entfallen allein auf die Gattung *Polygala*) über die ganze Erde verbreitet. Die Polygalaceen sind meistens Kräuter mit Ausnahme der tropischen Formen, welche Bäume oder Sträucher darstellen. Chemisch ist die Familie relativ wenig erforscht, doch kommen sehr häufig Saponine und auch bittere Stoffe von Glykosidnatur vor. Die reiche Saponinführung haben die Polygalaceen mit den systematisch nahestehenden Familien der Sapindaceen und Hippocastanaceen (s. unten) gemeinsam.

Polygala leitet sich aus dem Griechischen ab und bedeutet „viel Milch". Einige Polygala-Arten stehen beim Volke in hohem Ansehen wegen ihrer anregenden Wirkung auf die Milchsekretion bei stillenden Frauen. *Senega* bezieht sich auf den nordamerikanischen Stamm der Senega-Indianer.

Polygala senega ist ein ausdauerndes Kraut, das aus einem ganz kurzen Wurzelschopf (Krone) mehrere Stengel treibt und seinem Aussehen nach der in Europa vorkommenden *Polygala vulgaris* gleicht. Wir kennen zwei Handelssorten, die „nördliche" (Manitoba bis Minnesota) und die „südliche" (von Virginia bis Texas).

Die Droge enthält etwa 10% Saponine. Sie stellen ein Gemisch von mindestens acht verschiedenen Einzelsaponinen dar, die alle dasselbe Sapogenin Presenegenin enthalten und sich im Zuckeranteil unterscheiden (Brieskorn u. Renke, 1968). Die Ph. Helv. verlangt eine hämolytische Wirksamkeit von mindestens neun Einheiten pro g Droge. Erwähnenswert ist ferner die Salicylsäure und deren Methylester (wahrscheinlich als Glykosid vorliegend). Bei den nordamerikanischen Indianern galt Radix senegae als Mittel gegen Schlangenbisse. Seit der Mitte des 18. Jahrhunderts erfreut sich diese Wurzel auch in Europa eines guten Rufes als Expektorans und Hustenmittel in Form von Abkochungen (evtl. unter Zusatz von etwas Na_2CO_3).

Verwandte Drogen und Verfälschungen. Andere saponinhaltige *Polygala*-Arten finden sich in großer Zahl; gegen vierzig Spezies haben schon irgendwie medizinische Anwendung gefunden. Zu ihnen gehört als altes Volksheilmittel Herba polygalae amarae. Die Pflanze enthält ganz ähnliche Saponine wie Polygala senega, ebenso auch Salicylsäuremethylester, allerdings in geringerer Konzentration. Ferner führt sie einen Bitterstoff, so daß sie auch als Amarum verwendbar ist.

Indische Senega. Sie stammt von *Glinus oppositifolius* (Molluginaceae). Das Aussehen ähnelt jener der offizinellen Senega, nicht aber ihr Querschnitt. Sie enthält keine Salicylsäurederivate, und ihre hämolytische Wirkung ist 4- bis 15mal kleiner als bei Radix senegae.

Pakistansenega. Von *Andrachne aspera* (Euphorbiaceae). Sie ähnelt ebenfalls der Senega und enthält kein Methylsalicylat, schäumt in Wasser nicht und gibt keine Hämolyse, ist also wohl saponinfrei.

Syrische Senega. Von *Spergularia marginata* (Caryophyllaceae). Die Droge enthält Saponin, aber weniger als Senega. Das Sapogenin ist wahrscheinlich identisch mit Gypsogenin.

Aesculus

Die Samen von *Aesculus hippocastanum* L., der gemeinen Roßkastanie, gehören zu den gebräuchlichsten pflanzlichen Drogen gegen Varizen und Hämorrhoiden. Ihre medizinische Verwendung geht auf Artault de Vevey zurück. Angeregt durch die Erfahrungen der französischen Volksmedizin, prüfte dieser Arzt die Droge klinisch in Form einer Tinktur und berichtete erstmals 1896 über bemerkenswerte Erfolge bei Hämorrhoiden. Seither, in steigendem Maße seit dem letzten Kriege, wurden Auszüge der Roßkastanie zum beliebtesten pflanzlichen „Venenmittel".

Aesculus ist eine Pflanzengattung aus der kleinen Familie der Hippocastanaceae. Außer den 13 Aesculus-Spezies umfaßt die Familie noch zwei immergrüne Arten der von Mexiko bis nach Kolumbien verbreiteten Gattung *Billia*. Die Hippocastanaceen sind Bäume der gemäßigten und warmen Zonen mit fingerförmig geteilten Blättern. Der Familie fehlen Alkaloide, ätherische Öle und Harze; doch zeichnet sie sich durch den Reichtum an anderen Stoffklassen aus. Auffallend ist der hohe Gehalt an Triterpensaponinen, ein Merkmal, das in der den Hippocastanaceen nahe stehenden Familie der Sapindaceen sowie in den Polygalaceen (s. oben) wiederkehrt. Reichlich sind ferner Flavone und Cumarine vertreten. Außerdem finden wir in der Familie, ähnlich wie in den ebenfalls zu den Sapindales zählenden Aceraceen, häufig einfach gebaute Purinderivate wie Allantoin, Adenin, Adenosin, Guanin, Harnsäure.

Aesculus hippocastanum, der einzige medizinisch verwendete Vertreter der Hippocastanaceae, ist in humosen, feuchten Waldschluchten der Balkangebirge, des Kaukasus, Nordpersiens und des Himalaya beheimatet. In Kultur findet er sich sehr viel weiter verbreitet. Verschiedene Teile des Baumes werden verwendet: In erster Linie die Samenkerne, dann Blüten und schließlich junge Triebe mit Blättern und Zweigrinde. Als Indikationen werden genannt: Varizen, Ulcus cruris, Hämorrhoiden, venöse und lymphatische Stauungserscheinungen. Die Wirkung beruht im wesentlichen auf zwei Effekten: einer Normalisierung der pathologisch erhöhten Permeabilität der Blut-Gewebeschranke, als Folge davon Ausschwemmung bestehender Oedeme und Verhinderung von Oedemneubildungen, ferner einer Normalisierung des pathologisch verminderten Venentonus. Die für die Venentonisierung verantwortlichen Stoffe sind noch nicht bekannt. Dagegen handelt es sich bei den oedemausschwemmenden Wirkstoffen um Saponine, insbesondere um das über die ganze Pflanze verteilte, in den Samen bis zu 13% angereicherte Aescin. Es stellt dies ein Mischkristallisat verwandter Saponine des Protoäscigenins und Barringtogenols C dar. Diese hochhydroxylierten Triterpen-Saponine tragen am C-3 O-glykosidisch gebunden eine D-Glucuronsäure, die ihrerseits mit zwei Monosacchariden, meistens 2 Mol Glucose, verbunden ist. Außerdem sind sie am C-21 mit Angelica- oder Tiglinsäure, am C-22 mit Essigsäure verestert. Wieweit an der Drogenwirkung Cumarine — die übrigens in den Samenkernen fehlen — und Flavonoide mitbeteiligt sind, ist nicht abgeklärt.

Guajacum

Im 16. und 17. Jahrhundert stand Lignum guajaci in höchstem Ansehen als Heilmittel gegen Syphilis (aber auch Rheumatismus und Tuberkulose). Als sich am Ende des 15. Jahrhunderts, ungefähr zur Zeit der Belagerung Neapels durch die Franzosen, die „Lustseuche" mit nie gekannter Heftigkeit über ganz Europa epidemisch ausbreitete, stand die ärztliche Kunst dieser furchtbaren Krankheit ratlos gegenüber. So wurde es freudig begrüßt, als kurz nach der Entdeckung Amerikas von San Domingo das Guajakholz nach Europa gebracht und gegen diese Krankheit empfohlen wurde. Bereits 1509 erschien von DELICADO ein Buch über diese Droge mit dem Titel: Legno di India. Auch ULRICH VON HUTTEN unterzog sich einer Guajakkur, und er beschrieb dieselbe in seiner Schrift: De Guajaci medicina et morbo gallico liber unus. Ein Jahrhundert lang beherrschte Guajak, zusammen mit der etwas später nach Europa gebrachten Sarsaparille, die Syphilistherapie, bis es endgültig vom Quecksilber und Arsen mit seinen Verbindungen verdrängt wurde.

Lignum guajaci stammt von *Guajacum officinale* L. und *G. sanctum* L. (Zygophyllaceae). Die Pflanzen sind immergrüne Bäume aus den Küstengebieten Venezuelas, Kolumbiens und Westindiens (*G. officinale*) oder Kubas, Haitis, der Bahamainseln und Floridas (*G. sanctum*).

Das Kernholz ist reich an Harzen (Resina guajaci) und arm an Saponinen; beim Splintholz liegen die Verhältnisse umgekehrt. Die Droge wird heute nur mehr wenig verwendet, und zwar — wie Sarsaparille — als sog. „Stoffwechselmittel", als Diuretikum, Diaphoretikum und mildes Laxans. Resina guajaci (s. S. 124) dient zum Nachweis von Oxidasen in der medizinisch-chemischen Analyse.

Gypsophila — Saponaria

Radix saponariae albae, die weiße oder levantinische Seifenwurzel, stammt von verschiedenen *Gypsophila*-Arten aus der Familie der Caryophyllaceae ab, besonders *G. paniculata* (Osteuropa) und *G. arrostii* (Unteritalien und Sizilien). Weiße Seifenwurzel enthält 6—20% Saponine, darunter das bisdesmosidische Gypsosid A. Aus ihr wird das Saponinum album (Saponin-Standard!) des Handels hergestellt.

Radix saponariae rubrae hat als Stammpflanze ebenfalls eine Caryophyllacee, nämlich *Saponaria officinalis*. Sie ist 30—80 cm hoch, der Stengel trägt längliche Blätter, und zwar gekreuzt gegenständig, und in büscheligen Rispen hellrosa bis weiße Blüten. Die Pflanze findet sich in Mittel- und Südeuropa sowie im gemäßigten Asien. Radix saponariae rubrae enthält etwa 5% Saponin und dient als Expektorans, im Volke ferner als Diuretikum und mildes Laxans.

Hedera helix

Die medizinisch verwendeten Efeublätter stammen von *Hedera helix* L., einer Araliacee, die häufig in steinigen Wäldern, an Felsen, alten Bäumen, in Gebüschen und an Mauern vorkommt. Die Laubblätter der Pflanze sind verschieden gestaltet: die unteren sind gelappt, die oberen lang zugespitzt und mehr rundlich. Als Handelsware werden nur die gelappten Blätter verwendet. Die Droge enthält etwa 4% Saponine. Hauptsaponin ist das bisdesmosidische Hederasaponin C. Bei fermentativer Spaltung entsteht daraus das Monodesmosid α-Hederin. Efeublätter haben antispasmodische Wirkung, und ihre Auszüge werden bei Keuchhusten verwendet. Die Droge soll mit Vorsicht angewendet werden. Nach Genuß der Beeren von Hedera helix sind bei Kindern schon Todesfälle beobachtet worden. Außerdem sind Vergiftungen von Haustieren (Katzen) durch Efeublätter bekannt.

Drogen mit Saponinen unbekannter Konstitution: Equisetum, Orthosiphon, Verbascum

Unsere Kenntnisse über Verbreitung und Konstitution von Saponinen sind noch sehr unvollständig. So gibt es eine ganze Reihe von Drogen, die Saponine enthalten, ohne daß man über deren Konstitution näheres weiß. Im folgenden sollen einige Drogen besprochen werden, an deren Wirkung Saponine unbekannten Aufbaus wesentlich beteiligt sind.

a) Equisetum

Equisetum arvense L. ist ein Unkraut mit circumpolarer Verbreitung. Aus dem reichverzweigten Wurzelstock treibt die Pflanze im Frühjahr zuerst die fertilen, rötlich-bräunlichen Sprosse; erst später folgen dann die grünen, wirtelig verzweigten, sterilen Triebe, die, getrocknet, die Droge Herba equiseti (Ph. Helv. VI) darstellen. An Wirkstoffen sind drei Gruppen von Verbindungen zu unterscheiden: Saponin, Flavone, Kieselsäure. Das Saponin Equisetonin gibt bei Hydrolyse das in seiner Konstitution noch nicht näher bekannte Equisetogenin, Fructose und Arabinose. Von der in Mengen bis zu 10% enthaltenen Kieselsäure läßt sich bei längerer Extraktion beinahe die Hälfte gewinnen; die ins Dekokt übergehende Menge ist aber bedeutend kleiner. An der bekannten diuretischen Wirkung der Droge dürften die Flavone (Glykoside des Quercetins, Luteolins und Kämpferols) und das Saponin beteiligt sein. Der Kieselsäure schreibt man die Fähigkeit zu, bei gewissen Fällen von Lungentuberkulose die Vernarbungsprozesse günstig zu beeinflussen.

b) Orthosiphon

Die getrockneten Laubblätter von *Orthosiphon opicatus* (Thunberg) Baker (Labiatae; Lamiaceae) stellen die Droge Folium orthosiphonis (Ph. Helv. VI) dar. Die mit unserer Pfefferminze eine gewisse Ähnlichkeit aufweisende Labiate ist ein perennierender Halbstrauch, der sich in Südostasien bis Australien und auch im tropischen Amerika findet. Die langen, aus der Blüte herausragenden Staubfäden haben der Pflanze den Namen Katzenbart (Koemis Koetjing) eingetragen. In Java sollen die Blätter auf gleiche Weise wie der indische Schwarztee verarbeitet werden. Dadurch erhält man eine noch aromatischere Droge. Die im damaligen Batavia (heute Djakarta) ansässigen Europäer verwendeten die Blätter schon im letzten Jahrhundert als Infus zur Behandlung von Nieren- und Blasenaffektionen. Sie wurden dann auch in Holland von den Ärzten zum gleichen Zweck angewandt. In Deutschland ist die Droge erst um 1927 durch die Arbeiten von Gürber u. Mitarb. als unschädliches Diuretikum bei Nieren- und Blasenleiden bekannt geworden. An Inhaltsbestandteilen, die möglicherweise an der Wirkung beteiligt sind, werden das Saponin Sapophonin, ätherisches Öl und reichlich Kalisalze genannt.

c) Verbascum

Sowohl die Große Königskerze, *Verbascum densiflorum* Bertoloni, wie die Filz-Königskerze, *Verbascum phlomoides* L., aus der Familie der Scrophulariaceae liefern die Wollblumen (DAB 7), Flos verbasci (Ph. Helv. VI). Beide Arten sind zweijährige Kräuter. Im ersten Jahr bildet sich nur die Blattrosette, erst im darauffolgenden Jahre entwickelt sich dann der bis 3 m hohe blütentragende Stengel mit sitzenden Stengelblättern. Bei *V. densiflorum*, nicht aber bei *V. phlomoides*, laufen die mittleren und oberen bis zum nächstunteren Blatt herab. Die Blüten sind in einer endständigen, langen Ähre angeordnet. Die Pflanzen finden sich in Ödland und an sonnigen Hängen in Europa weit verbreitet, z. T. auch in Nordafrika und in Kleinasien. Zur Drogengewinnung wird die Pflanze auch kultiviert (Belgien, Nordfrankreich, Deutschland, Österreich u. a.). Da die Blüten sich sehr leicht verfärben, müssen sie besonders sorgfältig, ohne Druck, geerntet, nach dem Pflücken rasch bei 40° getrocknet und vor Feuchtigkeit geschützt aufbewahrt werden. Offizinell ist nur die Blütenkrone mit den daran angewachsenen fünf Staubgefäßen. Die Droge ist saponin- und schleimhaltig und wirkt expektorierend. Sie soll eine hämolytische Wirksamkeit von mindestens einer Ph. Helv.-Einheit pro g aufweisen.

Literatur

Fieser, L. F., Fieser, M.: Steroide. Weinheim 1961. — Heftmann, E.: Biochemistry of Steroidal Saponins and Glycoalkaloids. Lloydia **30**, 209—230 (1967). — Hiller, K., Keipert, M., Linzer, B.: Triterpensaponine. Pharmazie **21**, 713—751 (1966). — Nieman, C.: Licorice. Advances in Food Research **7**, 339—381 (1957). — Rimpler, H.: Die Roßkastanie (Aesculus hippocastanum). Dtsch. Apoth.-Ztg. **110**, 1657—1658 (1970). — Sandberg, F.: Die Ginsengwurzel. Dtsch. Apoth.-Ztg. **110**, 1991—1994 (1970). — Sander, H.: Pflanzensteroide — Steroidhormone. Pharm. Ztg. **105**, 450—453, 568—571 (1960). — Steiner, M., Holtzem, H.: Triterpene und Triterpen-Saponine, Paech-Tracey, Moderne Methoden der Pflanzenanalyse, Berlin/Göttingen/Heidelberg: Springer 1955, Bd. 3, S. 58—140. — Stoll, A., Jucker, E.: Steroidsaponine, Peach-Tracey, Moderne Methoden der Pflanzenanalyse, Berlin/Göttingen/Heidelberg: Springer 1955, Bd. 3, S. 176—205. — Tschesche, R., Wulff, G. Konstitution und Eigenschaften der Saponine. Planta med. **12**, 272—292 (1964). — Woitke, H.-D., Kayser, J.-P., Hiller, K.: Fortschritte in der Erforschung der Triterpensaponine. Pharmazie **25**, 133—143, 213—241 (1970). — Wulff, G.: Neuere Entwicklungen auf dem Saponingebiet. Dtsch. Apoth.-Ztg. **108**, 797—808 (1968).

9. Blausäureglykosid-Drogen

Das Merkmal der Cyanogenese ist im Pflanzenreich außerordentlich weit verbreitet. So sind bei den Kormophyten über 60 Familien bekannt, die das Blausäuremerkmal zeigen. Im Gegensatz dazu wissen wir über den chemischen Aufbau der cyanogenen Verbindungen im Pflanzenreich nur in relativ wenig Fällen Bescheid und in diesen handelt es sich fast ausschließlich um Glykoside von Cyanhydrinen (Nitrile von Hydroxysäuren), die die Zuckerkomponente am Cyanhydrinhydroxyl tragen.

Die blausäureglykosidhaltigen Pflanzen führen meistens spezifische Enzyme (Emulsin, Linamarase, Lotase u. a.), die zur Spaltung der β-glucosidischen Bindung befähigt sind. Diese Fermente sind z. B. bei Fol. laurocerasi in gesonderten Zellen gelagert und können ihre Aktivität erst dann entfalten, wenn sie mit den Glykosiden in Berührung kommen, also etwa nach Zerkleinerung frischer Blätter. Dabei entstehen aus den geruchlosen Glykosiden neben Zucker die Cyanhydrine;

diese sind in Lösung im Gleichgewicht mit der Carbonylkomponente und freier Blausäure, so daß jetzt der typische Geruch der Blausäure und evtl. der Carbonylverbindung auftritt.

Durch Alkali läßt sich das Nitril zur COOH-Gruppe spalten, wobei das Glykosid der dem Nitril zugrunde liegenden Hydroxysäure entsteht.

Am häufigsten findet sich das Nitril der Mandelsäure (z. B. im Amygdalin der Mandel, daher der Name), gefolgt vom Hydroxy-α-methyl-propionsäurenitril (z. B. im Linamarin).

$$\begin{array}{ccccc} >C<^{O\text{-}Zucker}_{CN} & \xrightarrow[H^+]{\text{Emulsin}} & >C<^{OH}_{CN} & \rightleftharpoons & >C=O + HCN \\ \text{Cyanhydringlykosid} & & \text{Cyanhydrin} & & \text{Carbonylkomponente} \\ \downarrow OH^- & & & & \\ NH_3 + >C<^{O\text{-}Zucker}_{COOH} & \xrightarrow[H^+]{\text{Emulsin}} & >C<^{OH}_{COOH} + \text{Zucker} & & \\ \text{Glykosid der Hydroxysäure} & & \text{Hydroxysäure} & & \end{array}$$

Andere Nitrile, wie jenes der p- und der m-Hydroxy-mandelsäure oder α-Hydroxy-α-methylbuttersäure, finden sich sehr viel seltener.

Die Blausäureglykoside werden in der Pflanze aus Aminosäuren gebildet. So ist z. B. Phenylalanin die Ausgangssubstanz sämtlicher Benzaldehydcyanhydringlykoside.

Im folgenden sind einige Beispiele von Cyanhydringlykosiden mit ihren Vorkommen zusammengestellt.

Glykosid	Vorkommen	Carbonylkomp.	Zucker
Amygdalin	Rosaceae	Benzaldehyd	2 Glucose (= Gentiobiose)
Prunasin	Myoporaceae, Myrtaceae Rosaceae, Scrophulariaceae	Benzaldehyd	1 Glucose
Prulaurasin	Rosaceae (?)	Benzaldehyd	1 Glucose
Sambunigrin	Caprifoliaceae, Mimosaceae, Oleaceae	Benzaldehyd	1 Glucose
Vicianin	Leguminosae	Benzaldehyd	Glucose + Arabinose (= Vicianose)
Linamarin	Compositae, Euphorbiaceae, Linaceae, Leguminosae	Aceton	1 Glucose
Lotaustralin	Linaceae, Leguminosae	Methyläthylketon	1 Glucose

Prunasin, Prulaurasin und Sambunigrin geben die gleichen Spaltprodukte. Sie unterscheiden sich darin, daß dem Prunasin das Nitril der D-(—)-Mandelsäure, dem Sambunigrin jenes der L-(+)-Mandelsäure zugrunde liegt, während das Prulaurasin, dessen natives Vorkommen im Pflanzenreich fraglich ist, das Racemat der beiden übrigen darstellt.

Außer den Cyanhydringlykosiden gibt es im Pflanzenreich noch andere Arten cyanogener Verbindungen. Bekannt sind Cyanhydrin-Fettsäureester aus Sapindaceen (*Schleichera, Ungnadia*) und Boraginaceen (*Cordia*).

Nur sehr wenige Drogen finden ausschließlich wegen ihres Gehaltes an Blausäureglykosiden pharmazeutische Verwendung. Es sind dies vor allem Semen amygdali amar. und Fol. laurocerasi recens, bzw. die daraus hergestellten Präparate. In einigen weiteren Drogen sind cyanogene Verbindungen Begleitstoffe (Sambucus), und in verschiedenen Pflanzenprodukten ist das HCN-Vorkommen wegen der damit verbundenen Giftigkeit eher unerwünscht (*Linum usitatissimum, Manihot esculenta, Trifolium-, Phaseolus-* und *Vicia*-Arten usw.).

Blausäure lähmt das Atmungsferment und, nach kurzer Erregung, das Zentralnervensystem. Sie ist in hohen Dosen ein außerordentlich rasch wirkendes Gift. Bei Einnahme der Cyanhydringlykoside tritt die Wirkung langsamer ein, da die glykosidische Bindung zuerst gespalten werden muß. Nichtletale Blausäuremengen werden im Organismus durch Rhodanidbildung mittels Cystein oder Glutathion rasch entgiftet.

Gelegentlich wird die anästhetische Wirkung der Blausäure therapeutisch ausgenutzt. In den meisten Fällen dienen die Präparate aber als Aromatika, vor allem auch wegen des gleichzeitig vorhandenen Benzaldehyds mit Bittermandelgeruch. Dieser Stoff ist im Gegensatz zum äußerst gefährlichen, sehr ähnlich riechenden Nitrobenzol nur wenig toxisch.

Amygdalae amarae

Die Heimat des Mandelbaumes ist wahrscheinlich Mittelasien, doch läßt sich dies nicht mit Sicherheit ermitteln, da der Baum seit urdenklichen Zeiten in verschiedenen Gebieten, so im Mittelmeerraum, kultiviert wird.

Prunus amygdalus STOKES ist gewöhnlich ein 3—8 m hoher Baum oder Strauch, der bereits im Frühjahr mit zarten, rosaroten bis weißen Blüten vor der Blattentfaltung blüht. Er wird in zahlreichen Kulturformen im Mittelmeergebiet, in Italien, China und Amerika gezogen. Die Kulturformen sind unbewehrt; bei den Wildformen verdornen die Zweige.

Die Frucht ist eine Steinfrucht mit ledrigem Mesokarp. Das Endokarp ist verschieden dickschalig und verschieden hart. Die var. *fragilis* (Krachmandel) besitzt eine sehr dünne, zerbrechliche Steinschale. Legt man den eigentlichen Samen in heißes Wasser, so kann die häutige Testa mit dem ihr anhaftenden Endospermhäutchen leicht abgelöst werden. Die Hauptmasse des Samens besteht aus den beiden fleischigen Keimblättern.

Von Prunus amygdalus gibt es zwei Varietäten, die sich bei gleicher Morphologie und Anatomie in der chemischen Zusammensetzung ihrer Früchte unterscheiden, nämlich die ursprüngliche amygdalinhaltige var. *amara* DC. (liefert bittere Mandeln) und die daraus wohl durch Mutation entstandene mehr oder weniger vollständig amygdalinfreie var. *dulcis* DC. (liefert süße Mandeln mit höchstens 0,1% Amygdalin). Bittere Mandeln schmecken zunächst rein bitter wegen des Gehaltes von etwa 3—5% Amygdalin, nach einiger Zeit infolge der Hydrolyse bittermandelartig, d.h. sie schmecken weiterhin bitter und riechen nunmehr nach Benzaldehyd und Blausäure. Da Amygdalin gewichtsmäßig 6% HCN liefert, entsteht pro Mandel etwa 1 mg Blausäure. Bei einer D.l. min. von 60 mg HCN kann die Einnahme von 60 bitteren Mandeln bei einem Erwachsenen zum Tode führen. Bei Kindern genügen u. U. schon 6—10 Stück. Die süßen Mandeln sind praktisch amygdalinfrei, und zwar während der ganzen Fruchtentwicklung.

Die Mandeln enthalten ferner um 50% fettes Öl, Oleum amygdalae (Ph. Helv. VI), das durch kaltes Pressen aus süßen und bitteren Mandeln gewonnen werden kann, weil das Amygdalin im fetten Öl unlöslich ist und im Preßrückstand zurückbleibt. Die Preßkuchen der süßen Mandeln liefern Farina amygdalarum, die Mandelkleie, für kosmetische Zwecke. Aus dem Preßrückstand der Bittermandel läßt sich durch Weichen in Wasser und anschließende Wasserdampfdestillation Aqua amygdalarum amararum gewinnen, das heute nur mehr sehr selten bei Hustenreiz, Gastralgie und Hyperemesis, gelegentlich etwa als Aromatikum und Geschmackskorrigens verwendet wird.

Laurocerasus

Prunus laurocerasus L. ist ein in Kleinasien bis Persien beheimateter bis 6 m hoher Strauch mit immergrünen, bis 3 Jahre alten Blättern, der gerne als Zierpflanze gezogen wird, aber nur in Südeuropa und besonders milden Gebieten Mitteleuropas winterhart ist. Die Pflanze enthält in verschiedenen Teilen Blausäureglykoside, und zwar im Samen Amygdalin, im Blatt dagegen Prunasin. Die glykosidreichen, frischen Blätter, Fol. laurocerasi recens (Ph. Helv. VI) dienen zur Herstellung von Aqua laurocerasi (Ph. Helv. VI). Sie werden zerkleinert und in Wasser geweicht, wobei das Prunasin fermentativ gespalten wird. Durch Wasserdampfdestillation gewinnt man dann das Kirschlorbeerwasser, das auf einen Gehalt von 0,1% HCN eingestellt und gleicherweise wie Aqua amygdal. amar. verwendet wird.

Literatur

Dillemann, G., in Handbuch d. Pflanzenphysiologie, Berlin 1958, Bd. 8, S. 1050—1075 — Eyjólfsson, R.: Recent Advances in the Chemistry of Cyanogenic Glycosides. Fortschr. Chem. org. Naturstoffe [Wien] **28**, 74—108 (1970). — Hegnauer, R.: Chemotaxonomische Betrachtungen. Die systematische Bedeutung des Blausäuremerkmals. Pharm. Zentrh. **99**, 322—329 (1960). — Die Verbreitung der Blausäure bei den Cormophyten. Pharm. Wbl. **96**, 577—596 (1961). — Rosenthaler, L.: Beiträge zur Blausäure-Frage. Schweiz. Apoth. Ztg. **57**, 267—270, 279—283, 295—297, 307—313, 324—329, 341—346 (1919); Pharm. Acta Helv. **4**, 62—63, 196—199 (1929).

VI. Gerbstoffdrogen

Von E. Steinegger

1. Allgemeines

Die Bezeichnung Gerbstoff ist ein technischer Begriff. Er umfaßt Stoffe, die befähigt sind, tierische Haut in Leder überzuführen, zu gerben. Dieser Vorgang beruht darauf, daß sich die Gerbstoffe chemisch mit Aminosäuren von Proteinen, wie sie in der tierischen Haut vorkommen, binden, unter Bildung biegsamer, widerstandsfähiger, unlöslicher Stoffe. Diese Fähigkeit zeigen sowohl anorganische Salze (Alaun, Chromsalze), wie auch natürliche und synthetische organische Verbindungen. Unter den Begriff Gerbstoff im pharmazeutischen Sinn fallen jedoch nur organische Verbindungen pflanzlicher Herkunft.

Gerbstoffe weisen eine Reihe gemeinsamer Eigenschaften auf: Sie sind in Alkohol und Wasser (meist kolloidal) löslich, sie fällen Eiweiß und Alkaloide, zeichnen sich durch eine größere Zahl phenolischer OH-Gruppen aus, geben mit Eisen(III)-Salzen dunkelblaue und grüne Färbungen und sind N-frei. Bei den Gerbstoffen handelt es sich im allgemeinen um nicht sehr beständige Verbindungen. Durch Selbstkondensation, fermentative Polymerisation und Luftoxidation gehen die meist wenig gefärbten oder farblosen Stoffe in dunkelgefärbte, wasserunlösliche, physiologisch unwirksame Oxidations- und Kondensationsprodukte, die sog. Phlobaphene, über. Bei der Lagerung verlieren daher die Gerbstoffdrogen nach und nach ihre Wirksamkeit. Einige Gerbstoffe werden schon durch längeres Erhitzen mit Wasser hydrolytisch gespalten, andere bilden beim Erhitzen mit Säuren unlösliche rotbraun gefärbte Substanzen; diese sog. Gerbstoffrote entstehen auch durch Fermentwirkung beim Trocknen nicht stabilisierter, catechingerbstoffhaltiger Drogen (Cola u. a.).

Gerbstoffe sind im Pflanzenreich weit verbreitet. In den Kryptogamen (Sporenpflanzen) finden sie sich allerdings nur ganz vereinzelt. Bei den Phanerogamen (Samenpflanzen) weisen die Gymnospermen sehr reichliche Vorkommen auf. Die Angiospermen verhalten sich unterschiedlich: arm an Gerbstoff sind die Monocotyledonen, während es bei den Dicotyledonen gerbstoffreiche und gerbstoffarme Familien gibt. Durch großen Reichtum zeichnen sich die Reihen der Salicales, Fagales, Polygonales, Rosales, Geraniales, Sapindales, Myrtales, Ericales und Ebenales aus; bei den Rosaceae, Leguminosae und Geraniaceae sind fast alle Arten gerbstoffhaltig. Die Caryophyllales, Papaverales und Primulales sind dagegen gerbstoffarm oder -frei; die Cruciferae (Brassicaceae) und Papaveraceae enthalten keinen Gerbstoff. Am meisten Gerbstoff ist in den Stammrinden vorhanden, dann folgen Wurzelrinden, Wurzelstöcke, Blätter und Perikarpien.

In einer Reihe von Drogen stellen die Gerbstoffe die Hauptwirkstoffe dar (Quercus, Ratanhia, Tormentilla, Myrtillus). In einigen weiteren Drogen sind sie wertvolle und deswegen erwünschte Nebenwirkstoffe (Salvia, Mentha u. a.); bei anderen Arzneipflanzen wiederum sind sie für deren Wirkung nachteilig und daher unerwünscht (z. B. Arctostaphylos).

Die medizinische Anwendung der Gerbstoffe beruht auf ihrer adstringierenden, eiweißfällenden Wirkung. Auf Schleimhaut und Wunden bildet sich eine zusammenhängende Koagulationsmembran. Folge davon ist adstringierender Geschmack, Trockenheit des Gewebes und Sistieren von Drüsensekretion und von kleineren Blutungen; Schwellung, Rötung und vermehrte Sekretion entzündeter Schleimhäute gehen zurück. Durch Abstoßen der zusammenhängenden Koagulationsschicht im Mund und Rachenraum werden gleichzeitig auch die darauf angesiedelten Infektionserreger entfernt, und es wird ein Anreiz zur Bildung von neuem, gesundem Epithelgewebe ausgeübt. Sehr verdünnte Gerbstofflösungen haben eine abdichtende Wirkung auf das Protoplasma und die Interzellularsubstanzen, was sich bei Entzündungen günstig auswirken dürfte (Møller). Äußerlich werden daher Gerbstoffpräparate etwa verwendet bei Stomatitis, Angina, Bronchitis und Hämorrhoiden sowie bei kleineren Verbrennungen und bei Frostschäden. Innerlich dienen sie zur Behandlung von Magen- und Darmkatarrhen und als Antidiarrhoikum. Nicht alle Gerbstoffe eignen sich gleicherweise gut. So wird Tannin im Magen-Darm-Traktus in unwirksame Verbindungen gespalten. Bei Behandlung großflächiger Brandwunden stellte man ferner fest, daß Tannin resorbiert wird und dann zu gefährlichen Leberschädigungen Anlaß gibt. Aus diesem Grund hat man heute die Tanninbehandlung von Brandwunden verlassen. Tatsächlich haben sich hydrolysierbare Gerbstoffe wie Tannin auch bei parenteraler Anwendung im pharmakologischen Versuch gegenüber den nicht hydrolysierbaren Gerbstoffen als wesentlich toxischer erwiesen.

Zur Bestimmung des Gerbstoffgehaltes von Drogen gibt es eine Reihe von Methoden, die bald die eine oder andere Eigenschaft dieser Stoffe erfassen (Näheres s. einschlägige Handbücher):

Fällung mit Schwermetallsalzen,
Kolorimetrische Bestimmung (z. B. Blaufärbung mit Phosphorwolframsäure),
Biologische Methode mit Würmern (*Enchytraeus albidus*),
Agglutinationsmethode mit Erythrozyten, Fällung mit Milcheiweiß,
Maßanalytische Verfahren,
Hautpulvermethode.

Da Gerbstoffe in ihrem chemischen Aufbau stark differieren und da je nach Bestimmungsmethode verschiedene Eigenschaften wie Phenolcharakter, Fällungsvermögen für Eiweiß usw. berücksichtigt werden, können bei derselben Droge je nach Methode sehr unterschiedliche Werte erhalten werden. Durch Kombination verschiedener Verfahren, etwa der Fällungsmethode mit der Agglutinations- oder mit der kolorimetrischen Methode hat man versucht, den Aussagewert zu erhöhen.

Zur Wertbestimmung von Gerbstoffdrogen (Ratanhiawurzel) bedient sich das DAB 7 der Fällbarkeit mit Schwermetallsalzen in Form einer Grenzwertbestimmung. Hierzu wird ein wässeriger Drogenauszug mit einer bestimmten Menge von Natriumacetat-Lösung und Blei(II)-acetat-Lösung erhitzt. Im Filtrat muß nach erneutem Erhitzen mit Bleiacetat wenigstens noch eine deutliche Trübung erkennbar sein.

In die Ph. Helv. VI wurde die Hautpulvermethode aufgenommen, die auch in der Lebensmittelchemie und Lederindustrie gut eingeführt ist. Sie beruht auf einer adsorptiven und chemischen Bindung der Gerbstoffe an vorbehandeltes Hautpulver. Das Pflanzenmaterial wird heiß mit Wasser ausgezogen. Mit einem

Teil des Auszuges werden nach Eindampfen die Gesamtextraktivstoffe bestimmt. Einem weiteren Teil wird mit Hautpulver der Gerbstoff entzogen und im Rückstand der Anteil der gerbstofffreien Extraktivstoffe bestimmt. Die Differenz zum Gesamtextrakt ergibt den Gerbstoffgehalt.

Nach FREUDENBERG werden die Gerbstoffe in zwei Hauptgruppen aufgeteilt: a) In die hydrolysierbaren Gerbstoffe (Gallotannine, Ellagengerbstoffe) und b) in die kondensierten Gerbstoffe (Catechingerbstoffe). Doch ist eine Zuteilung oft mit Schwierigkeiten verbunden, da die Konstitution einer großen Zahl von Gerbstoffen noch unbekannt ist und weil es ferner Gerbstoffe gibt, die eine Zwischenstellung einnehmen, wie z. B. Ester von Catechinen mit Gallussäure.

2. Hydrolysierbare Gerbstoffe

Grundbausteine der hydrolysierbaren Gerbstoffe sind Glucose oder ein anderer Zucker und Gallussäure sowie deren Derivate. Beide Stoffe sind in verschiedenartigsten molaren Verhältnissen miteinander verknüpft. Der einfachste Fall liegt

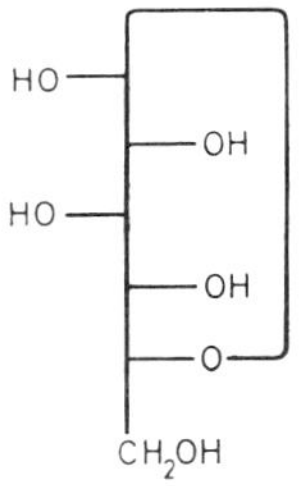

β-D-Glucose 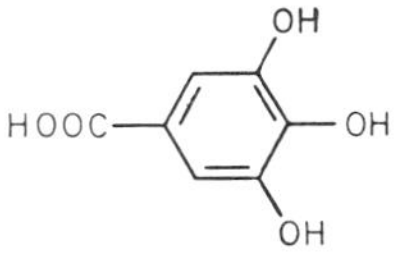 Gallussäure

in der Galloylglucose vor, einem Bestandteil der Rhabarberwurzel. Hamamelitannin aus Hamamelis enthält das Monosaccharid Hamamelose (Hydroxymethylribose) im Verhältnis von 1 : 2 mit Gallussäure verknüpft. Bei den meisten Gerbstoffen dieses Typus (Estergerbstoffe, Gallotannine) sitzt aber an einer Hydroxylgruppe des Zuckers nicht nur ein einzelner Galloylrest, sondern es sind mehrere untereinander verknüpfte Gallussäureeinheiten angeheftet. In der Art der gegenseitigen Verknüpfung der Gallussäureeinheiten sind zwei verschiedene Möglichkeiten in der Natur verwirklicht:

a) Die Gallussäure-Einheiten sind depsidisch miteinander verbunden.

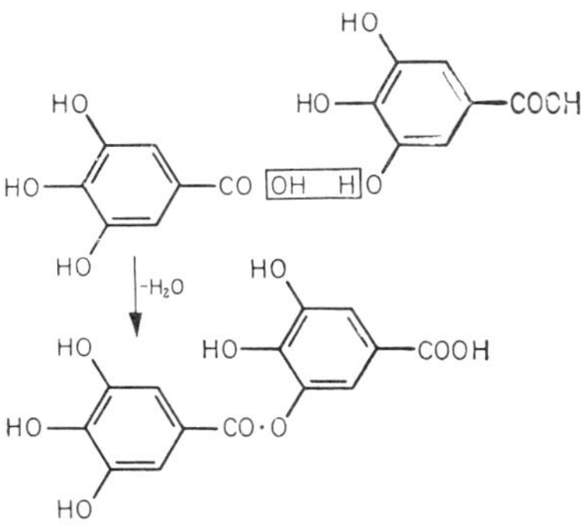

3-Galloyl-gallussäure (m-Digallussäure) 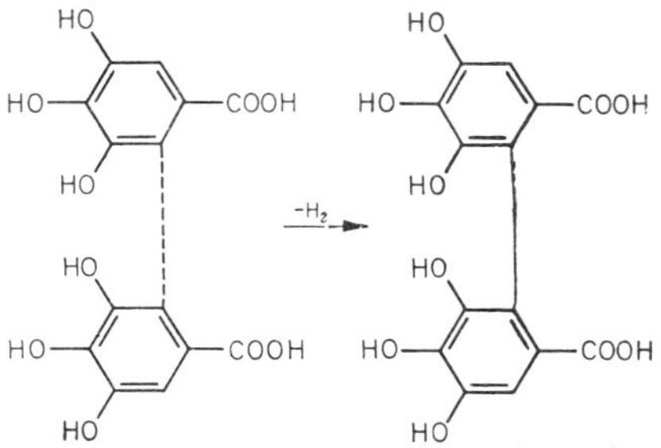 Hexa-hydroxy-diphensäure

b) Die Gallussäure-Einheiten sind unter Ausbildung einer neuen C—C-Bindung miteinander verknüpft, wobei eine Hexa-hydroxy-diphensäure entsteht.

Gerbstoffe, deren Gallussäure-Einheiten nach dem eben genannten Bauplan b) miteinander verbunden sind, werden auch als Ellagen-Gerbstoffe bezeichnet; denn bei ihrer Spaltung (u. a. auch beim Gerbprozeß oder beim Stehenlassen der Gerbstoffe in Wasser) bildet sich Ellagsäure. Die Ellagsäure ist nicht genuin im Gerbstoff enthalten; sie entsteht vielmehr erst sekundär, besonders in Gegenwart von Säuren, aus der Hexa-Hydroxy-diphensäure unter Austritt von 2 Mol Wasser.

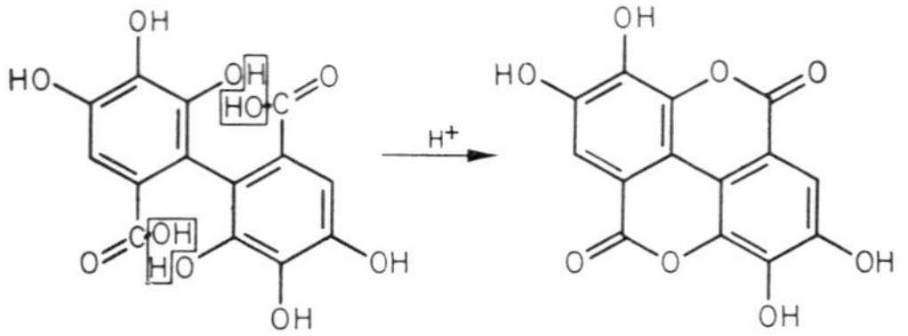

Hexa-hydroxy-diphensäure $\xrightarrow{H^+}$ Ellagsäure

Gallae, Acidum tannicum, Tannin

Gallae

Gallen sind pflanzliche Wachstumsabnormitäten, deren Bildung durch einen tierischen Organismus veranlaßt wird. Sie stellen eine Wachstumsreaktion auf die vom fremden Organismus ausgehenden Reize dar.

Bildungsabnormitäten können sowohl durch pflanzliche wie durch tierische Organismen veranlaßt werden; man unterscheidet daher zwischen Phyto- und Zoomorphosen. Phytomorphosen werden hauptsächlich durch parasitische Pilze ausgelöst. Bekannt ist besonders der Hexenbesen von Weißtannen. Die Zoomorphosen werden meist als Gallen (Cecidien) bezeichnet. Milben und Insekten (Gallwespen, Gallmücken, Blattläuse) sind für deren Bildung in erster Linie verantwortlich.

Im Handel unterscheidet man zwischen den türkischen und den chinesischen oder japanischen Gallen. Die Bildung der früher offizinellen türkischen Gallen wird durch die Eiablage von Gallwespen auf den Vegetationspunkt der austreibenden Knospen kleinasiatischer *Quercus*-Arten hervorgerufen. An Stelle normaler Triebe bilden sich kugelige 1,5—2,5 cm große Wucherungen, deren sich die Larven als Behausung und Nahrung bedienen.

Chinesische oder japanische Gallen (Zackengallen) stammen von *Rhus semialata* und einigen weiteren ostasiatischen *Rhus*-Arten (Anacardiaceae). Sie werden durch den Stich von Blattläusen hervorgerufen und erreichen eine Länge von bis zu 8 cm. Neben den Zackengallen gibt es im Handel auch chinesische Rundgallen.

Gallen und deren galenische Zubereitungen werden medizinisch kaum mehr gebraucht. An deren Stelle verwendet man das in den Gallen zu 40—75% enthaltene Tannin.

Acidum tannicum (Ph. Helv. VI), Tannin (DAB 7)

Handelstannin wird zum größten Teil aus chinesischen Gallen gewonnen. Technische Tannine erhält man durch Extraktion der Gallen mit Wasser oder Alkohol und Eindampfen der Auszüge. Diese Tannine sind nicht offizinell, da sie weder in Wasser noch in Alkohol klar löslich sind. Klar lösliche Produkte werden erzielt, wenn geklärte Wasserextrakte mit organischen Lösungsmitteln extrahiert werden. Hierzu verwendet man meist Alkohol-Äthergemische (etwa 1 + 4 Vol. T.). Die in diese Lösungsmittel übergehenden Anteile ergeben ein offizinelles Produkt. Die im Handel gebräuchlichen Namen Alkohol- und Äthertannin beziehen sich nicht auf das Extraktionsmittel. Als Alkoholtannin wird ein in Alkohol klar lösliches Tannin bezeichnet. Äthertannin ist ein durch ein spezielles Verfahren gewonnenes besonders leichtes Produkt. Beide Sorten können Arzneibuchware darstellen.

Tannin ist keine einheitliche Verbindung. Es stellt zur Hauptsache ein Gemisch von Estern der Gallussäure mit Glucose dar, dessen Zusammensetzung je nach Herkunft variiert. Das chinesische Zackengallentannin besteht zur Hauptsache aus 1,3,4,6-Tetra-O-galloyl-D-glucose, die in Stellung 2 durchschnittlich einen m-Tri- oder Tetragalloylrest trägt (G. Britton et al., 1966). Das türkische Gallotannin soll sich vom chinesischen Tannin im wesentlichen durch den Sitz des m-Trigalloylrestes am C-6 und durch eine freie Hydroxylgruppe am C-2 der Glucose unterscheiden (E. Haslam, 1967).

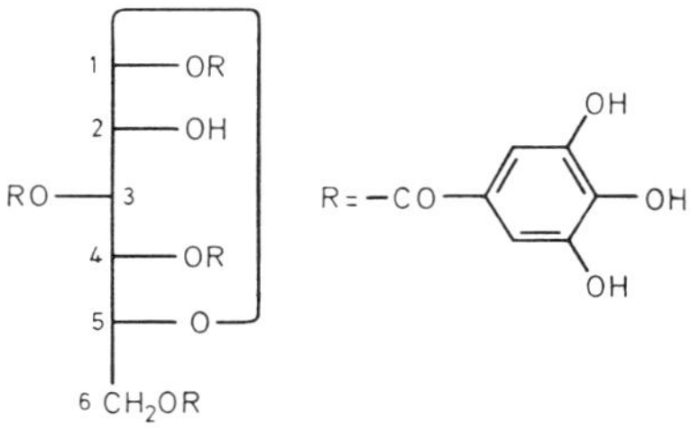

Tetra-O-galloylglucose

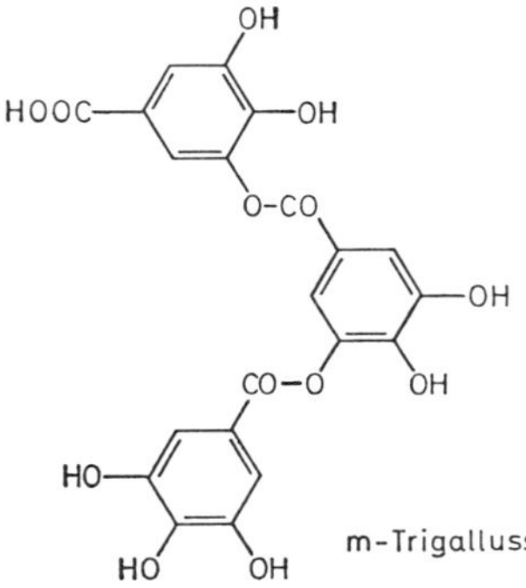

m-Trigallussäure

Tannin wird äußerlich zur Festigung empfindlicher Haut und Schleimhäute, bei Schleimhautkatarrhen und Infektionen, zur Stillung kleiner lokaler Blutungen und als Schutzmittel gegen Sonnenbrand gebraucht. Brandwunden werden heute wegen der Gefahr einer Resorption und nachfolgender Leberschädigung nicht mehr mit Tannin behandelt. Im Magen-Darm-Traktus wird Tannin rasch in unwirksame Verbindungen gespalten. Zudem übt es im Magen eine unerwünschte Reizwirkung aus. Zur innerlichen Verwendung etwa bei Diarrhöe gebraucht man daher schwerlösliche Verbindungen, wie das Tanninalbuminat, die den Magen nicht reizen und aus denen der Gerbstoff erst allmählich freigesetzt wird, so daß er auch noch in den unteren Darmabschnitten zur Wirkung kommt. Im Gegensatz zu den hydrolysierbaren Gerbstoffen sind die kondensierten Gerbstoffe im Magendarmtrakt beständiger und daher zu innerlicher Anwendung geeigneter als Tannin.

Hamamelis

Die Gattung *Hamamelis* umfaßt lediglich drei Arten, von denen zwei in Ostasien beheimatet sind. Pharmazeutisch von Bedeutung ist einzig die im östlichen Nordamerika reichlich wild vorkommende *Hamamelis virginiana*. Es handelt sich um einen Strauch, doch stellen manche Exemplare auch Bäume von 5, ja sogar 7 m Höhe dar. Seine gelben Blüten erscheinen im Spätherbst, oft erst nach dem Blattfall; sie sind dann besonders auffallend. Außer *Hamamelis* umfaßt die Familie der Hamamelidaceae noch 17 weitere Gattungen mit gegen 50 Arten, Bäume und Sräucher, die hauptsächlich in Asien oder in Nordamerika beheimatet sind.

Als Droge werden vor allem die Blätter (Fol. hamamelidis Ph. Helv. VI, mit einem Gerbstoffgehalt von mindestens 8%), seltener die Rinde verwendet. Aus der Rinde sind drei Gerbstoffe isoliert worden, die bei Hydrolyse in Zucker und Gallussäure zerfallen. Man hat sie als α-, β- und γ-Hamamelitannin bezeichnet. Dem β-Hamamelitannin (meist Hamamelitannin genannt) und dem γ-Hamamelitannin werden untenstehende Formeln zugeschrieben. Als weiterer Gerbstoff wurde ein Ellagtannin isoliert. Blatt und Rinde enthalten neben Gerbstoff sehr geringe Mengen wasserdampfflüchtiger Stoffe. Das in der Blattdroge zu 0,01 bis 0,02% enthaltene ätherische Öl besteht zu etwa 40% aus Alkoholen und zu je etwa 25% aus Estern und Carbonylverbindungen, darunter n-Hexen-2-al-(1), Acetaldehyd, α- und β-Jonon. Fol. hamamelidis wird in erster Linie als Adstringens

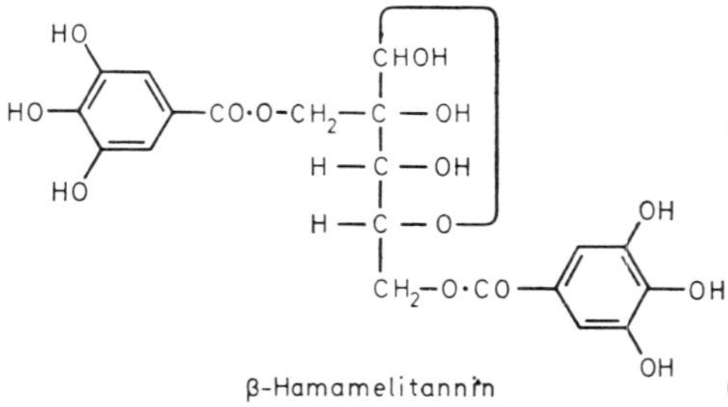

β-Hamamelitannin

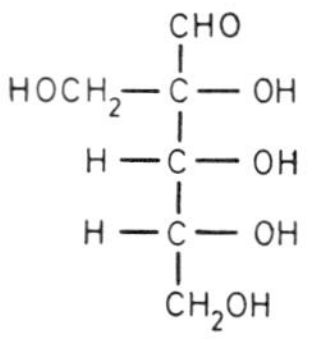

Hamamelose (Hydroxy-methylribose)

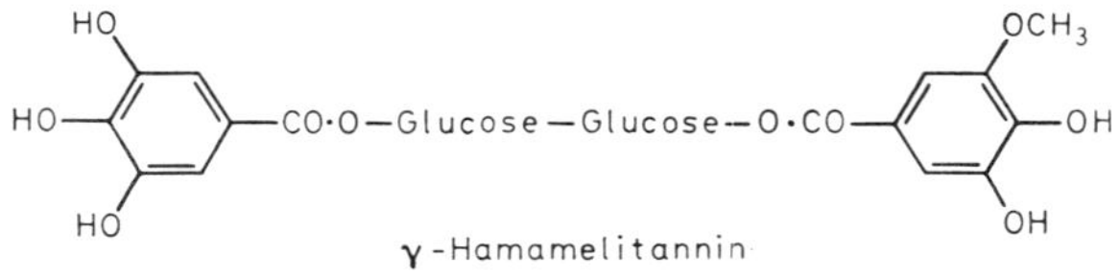

γ-Hamamelitannin

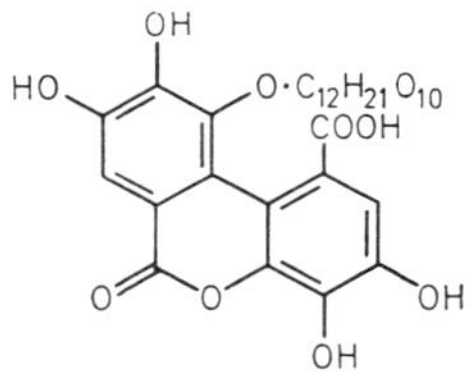

Ellagtannin

in Form von Infusen, Extrakten, Salben oder Suppositorien gegen Hämorrhoiden, Krampfaderbeschwerden, lokale Entzündungen der Haut und der Schleimhäute, ferner als leichtes Hämostyptikum verwendet. Auf der milden adstringierenden Wirkung beruht wohl auch eine Art tonisierende (straffende) Wirkung auf die Haut; daher finden wir Drogenauszüge ebenfalls in kosmetischen Präparaten. Durch Wasserdampfdestillation frischer Blätter, Rinde oder Zweige wird Aqua hamamelidis gewonnen. Es dient zur Behandlung von Schürfungen, Quetschungen, Hämorrhoiden sowie zur Herstellung kosmetischer Präparate.

Juglans

Der Walnußbaum, *Juglans regia* L. (Juglandaceae), genoß in der Antike hohes Ansehen. Medizinisch verwendet wurde das Perikarp unreifer Nüsse. Diese „Nußschalen" zeichnen sich durch einen sehr hohen Gehalt an Ascorbinsäure aus. In der Droge läßt sich die Ascorbinsäure nicht mit 2,6-Dichlorphenol-indophenol bestimmen, weil damit auch das gleichzeitig vorhandene stark reduzierend wirkende Hydrojuglon (s. S. 117) erfaßt wird.

Juglans regia ist ein einheimischer monözischer Baum mit sehr großem Verbreitungsgebiet bis nach Nordindien und China. Er besitzt unpaarig gefiederte Blätter mit meist drei Fiederpaaren. Diese getrockneten Fiederblätter (Fol. juglandis) werden gelegentlich in Form des Tees dank ihres Gerbstoffgehaltes innerlich als Antidiarrhoikum, äußerlich zum Baden schlecht heilender Wunden verwendet. Der Gerbstoff gehört vermutlich zur Gruppe der Ellagen-Gerbstoffe. Geringe Mengen ätherischen Öls verleihen vor allem dem frischen Blatt seinen eigentümlichen Geruch.

3. Kondensierte Gerbstoffe

Catechingerbstoffe

Die kondensierten Gerbstoffe spielen in der Natur eine weit größere Rolle als die hydrolysierbaren Gerbstoffe. Wie aus der häufig gebrauchten Bezeichnung „Catechingerbstoffe" hervorgeht, betrachtete man als Muttersubstanzen dieser Gerbstoffreihe lange Zeit fast ausschließlich das Catechin und seine Isomeren. Neuerdings hat sich gezeigt, daß verwandte Substanzen wie Flavonoide, vor allem die Hydroxyflavandiole (Leukoanthocyanidine), daneben aber auch Hydroxyzimtsäuren wie Kaffee- und Ferulasäure eine mindestens ebenso wichtige Rolle spielen.

Catechine und Leukoanthocyanidine sind farblose, meist kristalline Stoffe. Sie sind nicht oder kaum imstande, Gelatine aus verdünnter Lösung zu fällen; es handelt sich demnach nicht um eigentliche Gerbstoffe. Erst durch Verknüpfung

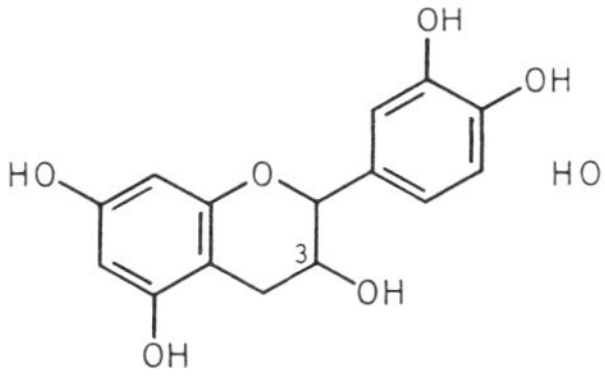

Catechin (Hydroxy-flavanol-3)

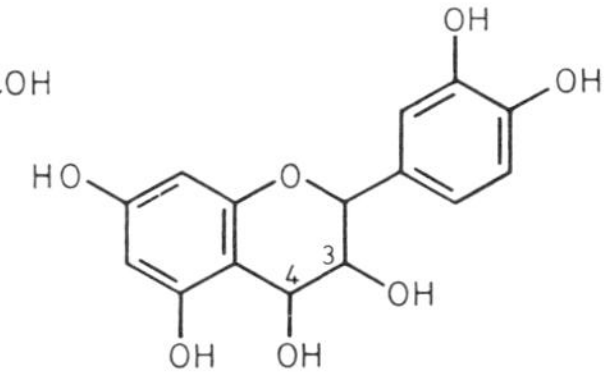

Leukocyanidin (Hydroxy-flavandiol-3,4)

mehrerer Hydroxyflavanmoleküle entstehen daraus Verbindungen mit typischen Gerbstoffeigenschaften. Dies ist sowohl auf nichtenzymatischem Wege durch Säurekondensation wie auch enzymatisch durch Oxidaseeinwirkung möglich.

Nach dem ersten Prinzip sollen sich die Catechine im schwach sauren Milieu des Zellsaftes langsam in echte, wasserlösliche, amorphe Gerbstoffe umwandeln. In verdünnter Mineralsäure erhitzt, führt dieser Kondensationsvorgang jedoch sehr rasch zu höherpolymeren, unlöslichen Kondensaten. Gleichartig verhalten sich die Hydroxyflavandiole. Auch sie kondensieren sich erst zu wasserlöslichen, echten Gerbstoffen, dann zu wasserunlöslichen, höhermolekularen Kondensaten. Dieser Vorgang vollzieht sich jedoch bei den Hydroxyflavandiolen mit viel größerer Geschwindigkeit. Schließlich können Catechine und Hydroxyflavandiole gemeinsam in Reaktion treten. Da es sich um einen nichtenzymatischen Vorgang handelt, ist aus dieser Gruppe von Flavanen eine Bildung von echten Gerbstoffen bereits beim einfachen Lagern, z. B. von Holz, möglich.

Der Vorgang der Gerbstoffbildung in der Natur ist nach FREUDENBERG etwa folgendermaßen zu denken. Die möglicherweise im Blatt gebildeten monomeren Hydroxyflavan-Derivate wandern in dieser Form an den Ort der Ablagerung, wo sie, sei es nun im Kernholz, in der Rinde oder anderswo in einem postmortalen Vorgang langsam in echte Gerbstoffe und schließlich z. T. in wasserunlösliche Produkte, die Phlobaphene, übergehen.

Der zweite Weg, nämlich die enzymatische Polymerisation von Flavanderivaten, ist in der Natur ebenfalls verwirklicht. Eine Beteiligung von Fermenten an der Bildung von Catechingerbstoffen bzw. Gerbstoffroten — etwa die Rotbildung in der Colanuß unter dem Einfluß von Luftsauerstoff — war schon lange bekannt. Nach neuesten Ergebnissen kommt der enzymatischen Gerbstoffbildung wahrscheinlich eine sehr viel größere Bedeutung zu, als bisher angenommen worden war. Es handelt sich dabei um eine Dehydrierungspolymerisation, wie sie unter dem Einfluß von Oxidasen aus Coniferylalkohol zu Lignin führt (s. S. 122). Die enzymatische Verknüpfung der Catechinmoleküle kann auf verschiedene Weise erfolgen. Bei Verknüpfung der C-Atome 4 und 8 entstehen Produkte, die durch Säurehydrolyse in je ein Molekül Catechin und Anthocyanidin zerfallen. Man bezeichnet sie deshalb als dimere Proanthocyanidine.

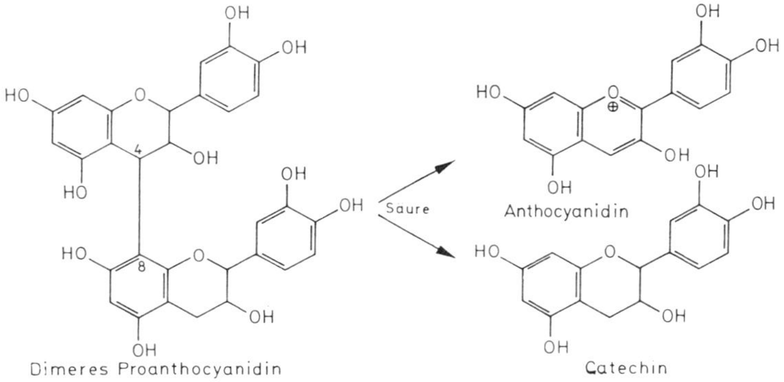

Dimeres Proanthocyanidin — Säure → Anthocyanidin + Catechin

Solche Dimere sind z. B. in Früchten von Crataegus oxyacantha und Cola acuminata (frisch) sowie im Blatt von Ginkgo biloba nachgewiesen worden (WEINGES, KLOSS et al., 1969 u. f.). Eine Bindung zwischen den C-Atomen 6′ und 8 ist bei Dimeren aus Eichenrinde bekannt (s. S. 227). Die enzymatische Dehydrierung kann über die genannten Dimeren ebenfalls zur Ausbildung von polymeren Produkten führen.

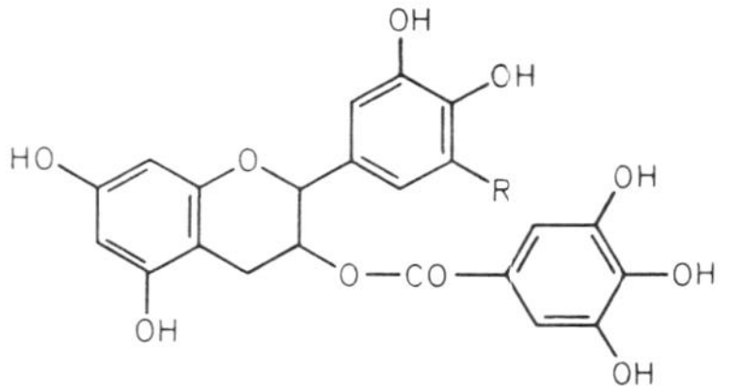

(—)-Epicatechin-3-gallat R = H
(—)-Epigallocatechin-3-gallat R = OH

Die Catechingerbstoffe finden sich im Pflanzenreich nicht nur in Form der Kondensations-, bzw. Polymerisationsprodukte, wie sie eben besprochen wurden, sondern auch in einer Form, die sie mit den hydrolysierbaren Gallotanninen in Beziehung bringt, nämlich als Gallussäureester. Zwei solche Ester sind aus Folium theae isoliert worden: (—)-Epicatechin-3-gallat und (—)-Epigallocatechin-3-gallat.

Quercus

Die zahlreichen Arten der Gattung *Quercus* (Fagaceae), teils Bäume, teils Sträucher, sind namentlich in der gemäßigten Zone der nördlichen Hemisphäre, insbesondere in den USA verbreitet. Auch in den Mittelmeerländern sind zahlreiche *Quercus*-Arten beheimatet. In unseren Gegenden sind nur zwei Arten verbreitet, nämlich *Quercus robur* L. (syn. *Q. pedunculata*) und *Quercus petraea* (MATTUSCHKA) LIEBLEIN (syn. *Q. sessiliflora*). Die beiden Eichen sind sich sehr ähnlich; bei *Q. robur*, der Stiel- oder Sommereiche, stehen jedoch die weiblichen Blüten und Früchte an einem mehr oder weniger langen Stiel und die Blätter sind kurz

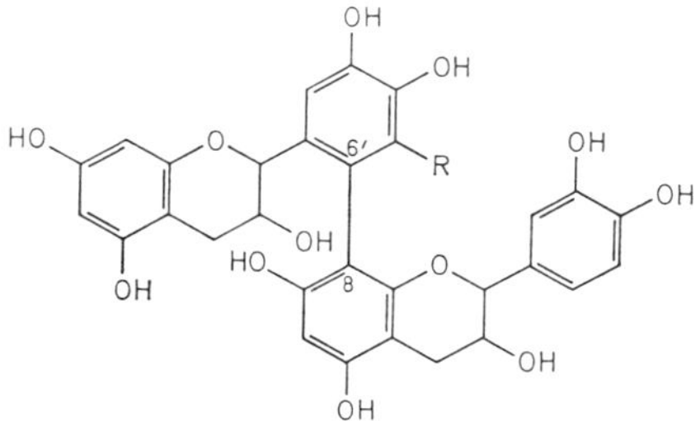

Catechin-Catechin-6′,8-Dimer R=H
Gallocatechin-Catechin-6′,8-Dimer R=OH

gestielt, während bei *Q. petraea*, der Stein- oder Wintereiche, die weiblichen Blüten und Früchte einzeln oder traubig gehäuft in den Blattachseln sitzen, die Blätter aber einen ziemlich langen Stiel haben. Diese beiden Arten sowie auch die in Südeuropa verbreitete Flaum-Eiche, *Quercus pubescens* WILLD., liefern die Droge C o r t e x q u e r c u s (Ph. Helv. VI); es ist dies die „Spiegel- oder Glanzrinde" der jüngeren Äste, Zweige und Stockausschläge. Rinde von Stämmen und älteren Ästen ist nur für tierarzneiliche Zwecke zugelassen. Die Droge soll mindestens 9% Gerbstoff enthalten.

Die Konstitution des Eichenrindengerbstoffes ist nicht völlig bekannt. In frischer Eichenrinde haben AHN und GSTIRNER (1971) Catechindimere obenstehender Formel aufgefunden.

Cortex quercus wird meistens äußerlich verwendet als Dekokt in Form von Umschlägen, Bädern oder Spülungen gegen Frostbeulen, Fußschweiß und Fluor albus.

Unter den übrigen europäischen Eichenarten nehmen die Korkeichen den ersten Platz ein. Es gibt zwei verschiedene Arten, die eigentliche (südliche) Korkeiche *Quercus suber* (namentlich in Südspanien, Portugal und Nordafrika vorkommend) und die westeuropäische Korkeiche *Quercus occidentalis* (aus Südwestfrankreich, Nordspanien und Portugal). Beide Arten liefern den in den Handel kommenden Kork. Die in Kleinasien und Persien heimische *Quercus infectoria* liefert die türkischen Galläpfel (s. S. 222). Von den nordamerikanischen Eichen ist *Quercus velutina*, die Färbereiche, erwähnenswert; ihre Rinde wurde als Quercitron-Rinde früher viel zum Färben verwendet. Das färbende Prinzip ist das Flavonglykosid Quercitrin bzw. dessen Aglykon Quercetin; beide Stoffe haben von diesem Vorkommen her ihren Namen erhalten.

Ratanhia

Der Name Ratanhia stammt aus dem Altperuanischen. Er bezeichnet eine Pflanze, deren Wurzel von peruanischen Frauen schon seit vielen Jahrhunderten zur Erhaltung der Zähne benutzt worden ist. Stammpflanze ist die nach dem österreichischen Militärarzt und Botaniker J. G. H. KRAMER benannte *Krameria triandra* RUIZ et PAVON (Krameriaceae). Der etwa 1 m hohe Halbstrauch findet sich in Höhen von 1000—2500 m wild in den Kordilleren von Chile, Bolivien und Peru. Ratanhiawurzel (DAB 7), Radix ratanhiae (Ph. Helv. VI), stammt von Wildpflanzen aus Chile und Peru. Die Wurzel wird gegraben, vom Rhizom befreit, gewaschen, getrocknet und gelangt hauptsächlich über den Nordhafen von Peru, Paita, zur Ausfuhr. Man nennt sie daher auch Paita- oder peruanische Ratanhia.

Daneben gibt es noch andere Ratanhia-Handelssorten. Die kolumbische Droge, Savanilla-Ratanhia, stammt von *Krameria ixina*; die brasilianische Sorte, Para- oder Ceara-Ratanhia, wird von *Krameria argentea* gewonnen.

Radix ratanhiae soll mindestens 15% Gerbstoffe enthalten, besonders gerbstoffreich (18—30%) ist die Rinde. Die Gerbstoffe gehören zum größten Teil den Catechingerbstoffen an. Innerlich wird die Droge als Pulver oder Dekokt gegen Diarrhöe verwendet. Meist gelangt die Droge jedoch in Form der Tinktur zu äußerlicher Anwendung bei Entzündungen der Mundhöhle (unverdünnt zu Pinselungen, verdünnt zu Mundspülungen und als Gurgelwasser), als Zusatz zu Hämorrhoidalmitteln und zu Präparaten gegen Frostbeulen.

Tormentilla

Rhizoma tormentillae ist das getrocknete Rhizom von *Potentilla tormentilla* SCHRNK. (syn. *Potentilla erecta* (L). RAEUSCH.; *Tormentilla erecta* L. u. a.). Die Stammpflanze ist eine krautige Rosacee Mittel- und Nordeuropas sowie Nordasiens.

Die Droge enthält bis zu 20% Catechingerbstoffe, die nach und nach in dunkelrotbraun gefärbte Phlobaphene übergehen, sowie Gallotannine. Sie wird als Antidiarrhoikum und Adstringens mit gleichen Indikationen wie Radix ratanhiae verwendet.

Katechu, Kino

Die Gerbstoffdrogen Katechu und Kino werden heute nur mehr selten verwendet. Katechu wird von der einheimischen Bevölkerung Burmas (besonders im Distrikt Pegu) und Ceylons durch Auskochen des zerkleinerten Kernholzes von *Acacia catechu*, z. T. auch von *Acacia suma* (Leguminosae; Mimosaceae), Eindampfen des Auszuges und Ausgießen auf breite Laubblätter als tiefdunkelbraune Masse gewonnen. Die Droge enthält neben Catechingerbstoffen reichlich Catechin und Epicatechin, die ihren Namen von der Isolierung aus Katechu erhalten haben.

Das nicht offizinelle Gambir-Katechu, auch kurz Gambir genannt, ist der eingedickte Extrakt junger Blätter und Zweige von *Uncaria gambir*, einer Rubiacee Hinterindiens, Ceylons und Sumatras. Gambir-Katechu ist ähnlich wie Pegu-Katechu zusammengesetzt, jedoch wesentlich heller gefärbt.

Kino ist der eingetrocknete Saft aus dem Stamm von *Pterocarpus marsupium*, einem großen Baum des mittleren und östlichen Indiens und Ceylons. Die Gattung *Pterocarpus* ist über die ganze Erde verbreitet, und ein ansehnlicher Teil des gehandelten Kinos stammt von verwandten, z. T. unbekannten *Pterocarpus*-Arten. In der Rinde des Baumes kommen Sekretionszellen (Gerbstoffschläuche) vor, die eine stark adstringierende Flüssigkeit enthalten, welche nach Verletzen des Baumes nach außen tritt. Den Saft läßt man in flachen Pfannen in der Sonne trocknen. Kino ist sehr reich an Catechingerbstoffen. Katechu und Kino dienen innerlich als Antidiarrhoikum, äußerlich als Adstringens in Mund- und Zahnwässern.

4. Drogen mit Gerbstoffen unbekannter Konstitution

(Myrtillus, Rosa, Rubus)

Fructus myrtilli (Ph. Helv. VI). Die fast über ganz Mittel- und Nordeuropa verbreitete Ericacee *Vaccinium myrtillus* trägt vielsamige Beeren, die durch Anthocyan in der Epidermis und im Fruchtfleisch blauschwarz gefärbt sind. Die reife, getrocknete Heidelbeere enthält 5—10% Gerbstoff, reichlich Zucker und Pektin, außerdem freie Pflanzensäuren. Sie wird gerne als Antidiarrhoikum verwendet. Gefordert wird ein Mindestgehalt an Gerbstoffen von 9%.

Flos rosae. Die Sorten des Formenkreises um *Rosa centifolia* L. und *R. gallica* L. liefern nicht nur Rosenöl (s. dort); ihre vor dem völligen Aufblühen aus den Blüten herausgezupften Kronblätter ergeben nach dem Trocknen die Droge Flos rosae. Außer Flavonen und Anthocyan enthalten sie als therapeutisch wichtigsten Bestandteil 10—25% Gerbstoff. Die Droge wird nur mehr selten verwendet: als Infus oder Dekokt innerlich bei Diarrhöe, äußerlich als Gurgelwasser und zum Baden schlecht heilender Wunden.

Folium rubi fruticosi. *Rubus fruticosus* (Rosaceae) ist eine Sammelart, die hunderte von eigentlichen Arten einschließt. Sie findet sich in Eurasien, Nordafrika sowie auch in Nord- und Südamerika. Zur Drogengewinnung sollen nur die schwachbehaarten Formen herangezogen werden. Die Droge wird dank ihres Gehaltes an etwa 10% Gerbstoff in Form des Tees als Antidiarrhoikum verwendet. Fermentierte Blätter dienen gelegentlich als Schwarztee-Ersatz.

Außer den genannten Drogen werden in der Volksmedizin noch eine Reihe weiterer Vertreter der gerbstoffreichen Rosaceenfamilie, wie etwa *Agrimonia eupatoria*, *Fragaria vesca*, *Potentilla anserina* und *Sanguisorba officinalis* als Gerbstoffdrogen arzneilich verwendet.

Literatur

Ahn, B. Z., Gstirner, F.: Über Catechin-Dimere der Eichenrinde. Arch. Pharmaz. **304**, 666—673 (1971). — Freudenberg, K.: Catechine und Hydroxy-flavandiole als Gerbstoffbildner. Experientia **16**, 101—105 (1960). — Haslam, E.: Structure of the Gallotannins. J. Chem. Soc. (C) **1967**, 1734—1738. — Haworth, R. D.: Some Problems in the Chemistry of the Gallotannins. Proc. Chem. Soc. **1961**, 401—410. — Roux, D. G.: Recent Advances in the Chemistry and Chemical Utilization of the natural condensed Tannins. Phytochemistry **11**, 1219—1230 (1972). — Weinges, K., Kloss, P. et al.: Über kreislaufwirksame dimere und oligomere Dehydro-Catechine. Planta med. Suppl. 4/1971, S. 61—65.

VII. Eiweiße und Enzyme

Von R. Hänsel

An die Zellbestandteile mit Eiweißstruktur sind alle Lebensvorgänge in besonderem Maße geknüpft: überall, wo Zellen wachsen und sich teilen, sind Eiweißkörper als Träger dieser Phänomene im Spiele. Im Tierreich bilden sie außerdem wichtige Gerüstsubstanzen. Im Gegensatz zu der zentralen Bedeutung der Eiweiße in der Biologie, im Gegensatz auch zu ihrer Bedeutung in der Organotherapie (s. Insulin und andere Hormone) und in der Immunotherapie, steht ihre bescheidene Rolle in der Phytotherapie. In dem vorliegenden Rahmen werden daher einige allgemeine Eigenschaften der Eiweiße beschrieben, während auf eine besondere Gruppe von Proteinen, auf die medizinisch-pharmazeutisch benutzten Enzyme, näher eingegangen wird.

1. Eiweiße

Die Eiweiße sind polymere Stoffe, an deren Aufbau α-Aminosäuren als die Grundbausteine beteiligt sind. Die natürlichen Aminosäuren sind dadurch charakterisiert, daß ihr α-ständiges Kohlenstoffatom eine Aminogruppe und eine Carboxylgruppe trägt (s. Formel 1). Der Zahl nach sind 21 Aminosäuren bekannt,

$$R-\underset{\underset{NH_2}{|}}{\overset{\overset{H}{|}}{C}}-COOH$$

(1)

sofern man von einigen selten vorkommenden absieht. Die Reihe beginnt mit dem Glycin (R=H); die Mehrzahl enthält einen aliphatischen Rest R, es gibt auch ein paar aromatische und heterocyclische Vertreter. Zwei Säuren, die Asparagin- und die Glutaminsäure, enthalten eine zweite Carboxylgruppe, zwei andere, Arginin und Lysin, eine zusätzliche Aminogruppe im Molekül. Mit Ausnahme des Glycins enthalten sämtliche Aminosäuren ein asymmetrisches Kohlenstoffatom im Molekül, wobei auffällt, daß sie alle der L-Reihe angehören. Hinsichtlich der Konfiguration gibt es gerade im Pflanzenreich einige Ausnahmen: als Bausteine einiger Antibiotika und Alkaloide (Secale-Alkaloide) fand man Aminosäuren auch der „unbiologischen" D-Reihe.

Tabelle VII.1. *Die natürlich vorkommenden Aminosäuren*

I. Aliphatische Aminosäuren

α) Mono-Aminocarbonsäuren

1. Glycin (α-Aminoessigsäure)
2. Alanin (α-Aminopropionsäure)
3. Valin (α-Amino-isovaleriansäure)

4. Leucin (α-Amino-isocapronsäure)
5. Isoleucin (α-Amino-β-methylvaleriansäure)
6. Serin (α-Amino-β-hydroxypropionsäure)
7. Threonin (α-Amino-β-hydroxybuttersäure)

β) S-enthaltende Aminosäuren

8. Cystein (α-Amino-β-mercaptopropionsäure)
9. Cystin (Di-Cystein)
10. Methionin (α-Amino-γ-methylthiobuttersäure)

γ) Monoamino-Dicarbonsäuren

11. Asparaginsäure (α-Aminobernsteinsäure)
12. Glutaminsäure (α-Aminoglutarsäure)

δ) Basische Aminosäuren

13. Lysin (α, ε-Diaminocapronsäure)
14. Hydroxylysin (α, ε-Diamino-δ-hydroxycapronsäure)
15. Arginin (α-Amino-δ-guanidinvaleriansäure)

II. Aromatische Aminosäuren

16. Phenylalanin (α-Amino-β-phenylpropionsäure)
17. Tyrosin (α-Amino-β-[p-hydroxyphenyl]propionsäure)

III. Heterozyklische Aminosäuren

18. Tryptophan (α-Amino-β-indolylpropionsäure)
19. Prolin (Pyrrolidin-2-carbonsäure)
20. Hydroxyprolin (4-Hydroxy-pyrrolidin-2-carbonsäure)
21. Histidin (α-Amino-β-imidazolylpropionsäure)

Die Verknüpfung der einzelnen Aminosäuren in den Proteiden erfolgt säureamidartig (über Peptidbindungen), formal: indem ein α-Carboxyl der einen Säure mit der α-Aminogruppe einer zweiten Säure unter Wasseraustritt reagiert. Die Zahl der Aminosäuren, die zu einer Eiweißkette zusammentreten, und damit deren Molekulargewicht, schwankt außerordentlich: die Molekulargewichte liegen

```
                                     H
                                     |
                         H     R2 —— C —— CO OH...usw.
                         |           |
           H      R1 —— C —— CO [OH H] NH
           |             |
    R3 —— C —— CO [OH H] NH
           |
          NH2
           :
          usw.
```

zwischen etwa 12000 (Ribonuclease) und mehreren Millionen (~100000000 bei einigen Protoplasmaproteinen). Je nach der Zahl und Art der Aminosäuren sowie der Reihenfolge ihrer Anordnung in einem Protein gibt es die Möglichkeit zu zahllosen Variationen (s. S. 52). So ist es durchaus möglich, daß Eiweiße verschiedener Herkunft mit gleicher Zahl und Art von Aminosäuren und gleicher Reihenfolge in der Anordnung (Sequenz) sich schließlich in ihren Eigenschaften stark unterscheiden. Ein Eiweiß ist also durch die Aminosäuresequenz nicht vollständig definiert, wesentlich sind die räumliche Anordnung: Faltung, Spiralisierung und die Art der wechselseitigen Verknüpfung von Peptidketten (etwa durch Disulfidbrücken). Mit dem räumlichen Bau der Eiweiße hängt eine ihrer charakteristischen Eigenschaften eng zusammen: die Koagulation, wie sie beispielsweise beim Erhitzen auftritt. Verknüpft mit dem Vorgang des Denaturierens sind Abnahme des Löslichkeit in Wasser und in wässerigen Neutralsalzlösungen und Verlust der physiologischen Aktivität (z. B. Inaktivierung von Enzymen und Proteinhormonen). Bei der Denaturierung wird die gefaltete oder geknäuelte Proteinkette gestreckt, also entfaltet.

Der räumlichen Gestalt nach unterscheidet man zwei Haupttypen von Eiweißkörpern: die Sphäroproteine und die Linearproteine. Die Sphäroproteine sind annähernd kugelförmig, die Peptidketten können gefaltet oder geknäuelt sein. Linearproteine, die aus gefalteten Peptidketten bestehen, kommen im Pflanzenreich nicht vor; sie sind typische Gerüsteiweißstoffe des Tierreiches (Haare, Haut, Hufe u. a. m.).

Die vegetabilischen Proteinsubstanzen unterteilt man in die beiden Gruppen der Plasmaeiweiße und der Sameneiweiße. Die Plasmaeiweißstoffe sind die im Stoffwechsel stehenden Proteine der aktiven Gewebe, die in den Samen lokalisierten Eiweißstoffe stellen Reservesubstanzen für den Keimling dar. Die zuletzt erwähnte Gruppe ist es, an die man vor allem denkt, wenn von pflanzlichem Eiweiß die Rede ist. Samen enthalten die Proteine oft in hohen Konzentrationen, teilweise sogar in kristallisierter Form. Sameneiweiß ist daher vergleichsweise besser untersucht worden als das Protoplasmaeiweiß, das schwer abzutrennen, zu reinigen und zu kristallisieren ist. Hinzu kommt: auch die angewandten Wissenschaften wandten sich bevorzugt den Samenproteinen zu, die für die Ernährung von Mensch und Tier von weit größerer Bedeutung sind.

Wichtige pflanzliche Eiweißquellen sind die Leguminosensamen und die Zerealien neben den Samen verschiedener Cruciferae, Palmae und Compositae.

In den Getreidefrüchten ist das Verhältnis von Eiweiß zu Stärke 1 : 6, d. h. N-haltige und N-freie Nahrungsbestandteile liegen in einem so günstigen Verhältnis vor, daß der menschliche Organismus notfalls von Brot allein seine Existenz fristen kann. Für eine ähnliche einseitige Ernährung ist der Eiweißgehalt der Kartoffel (1 : 10) zu niedrig, derjenige der Hülsenfrüchte (bei der Erbse beispielsweise 1 : 2) zu hoch.

Hülsenfrüchte sind als Eiweißquellen von großer wirtschaftlicher Bedeutung. Neben der Gartenerbse (*Pisum sativum*) gehören hierher die Gartenbohne (*Phaseolus vulgaris*), die Linse (*Lens culinaris*), die Sojabohne (*Glycine max*), die Lupinen (*Lupinus luteus*, L. *angustifolius*, L. *polyphyllus*) und die Feld- oder Saubohne (*Vicia faba*). Der Eiweißgehalt der Hülsenfrüchte beträgt 20—45%. Bei der pharmazeutischen Verwendung einer anderen Leguminose, der Semen Foenugraeci (s. S. 101), als Roborans in der Humanmedizin und als „Freßpulver“ in der Veterinärmedizin, spielt der Eiweißgehalt ebenfalls eine Rolle.

Wichtig vom Standpunkt der Ernährung aus gesehen sind neben den Samenproteinen höherer Pflanzen die Eiweißstoffe der Hefe (*Saccharomyces*- und *Torula*-Arten), die ihrer Zusammensetzung nach dem Milcheiweiß (Casein) ähnlich sind.

Ein historisches Einteilungssystem der Proteine beruht auf ihren verschiedenen Lösungseigenschaften. In diesem Einteilungssystem gehören die pflanzlichen Reserveeiweißstoffe fast in ihrer Gesamtheit zu den Globulinen oder zu den Prolaminen. Die Globuline sind in reinem Wasser unlöslich, löslich dagegen in Säuren, in Alkalien und in Neutralsalzlösungen. Sie zeichnen sich durch gute Kristallisationsneigung aus und finden sich daher oft schon in den Samen in kristallisierter Form abgelagert. Es gehören zu den Globulinen die Eiweißkörper der Erdnuß (das Arachin), der Walnuß (das Juglansin), der Bohne (das Phaseolin), der Mandel (das Amandin), der Sojabohne (das Glycinin) und viele weitere. Die zweite wichtige Gruppe der Sameneiweiße gehört zu den Prolaminen. Kennzeichnend für Prolamine ist ihre gute Löslichkeit in hochprozentigem Äthanol und ihre Schwerlöslichkeit in Wasser oder in Neutralsalzlösungen. An chemischen Merkmalen fällt ihr hoher Gehalt an Glutaminsäure und Prolin und ihr vergleichsweise niedriger Gehalt an basischen Aminosäuren auf. Prolamine sind die Hauptbestandteile des Eiweißes der Getreidearten, besonders des sog. „Klebereiweißes".

Man unterscheidet ferner zwischen den einfachen Eiweißkörpern oder Proteinen, von denen vorhergehend immer die Rede war, und den zusammengesetzten Eiweißkörpern oder Proteiden. Die Proteide enthalten eine nicht-aminosäureartige Gruppe im Molekül, z. B. ein Kohlenhydrat bei den Glucoproteiden, einen Lipoidrest bei den Lipoproteiden, eine Farbstoffkomponente (Carotinoid) bei den Chromoproteiden oder Nucleinsäuren in den Nucleoproteiden.

Die wichtigsten Eiweißkörper mit auffallender Wirkung auf den Menschen sind die Toxalbumine, die Bakterientoxine, die Allergene und die Fermente.

Pflanzeneiweiß ruft beim Menschen und bei höheren Wirbeltieren im allgemeinen keine auffallende Erscheinungen hervor, wenn es peroral appliziert wird. Allerdings ruft das Gliadin mancher Getreide-Klebereiweiße bei Säuglingen toxische Reaktionen hervor. Zu den Ausnahmen zählen ferner einige Sameneiweiße, die ihrer toxischen Wirkung wegen auch als Toxalbumine bezeichnet werden. Die bekanntesten Vertreter sind das Ricin der Rizinussamen (s. S. 359), das Crotin und das Curcin (Samen von *Jatropha curcas*). Eine besondere Gruppe toxischer Eiweiße pflanzlicher Herkunft sind die Bakterientoxine.

Unter Allergenen versteht man Extrakte aus eiweißhaltigem Material, die verwendet werden, allergische Krankheitszustände zu verhüten oder zu lindern, die aber auch diagnostisch verwendet werden können, um die Empfindlichkeit des Patienten gegenüber dem Eiweiß zu testen. Allergie ist ein Zustand außergewöhnlicher Empfindlichkeit gegenüber den verschiedenartigsten Umwelteinflüssen, ganz besonders gegenüber Proteinen z. B. in Lebensmitteln, in Pollenkörnern oder in Bakterien. Zu den Krankheiten, bei denen allergische Reaktionen eine Rolle spielen, gehören Heufieber, Asthma und Urticaria.

2. Enzyme (Fermente)

Allgemeines

Wieviele Enzyme es in der Natur gibt, ist der Zahl nach nicht bekannt; etwa hundert wurden bisher eingehender untersucht. Alle erwiesen sich als Eiweißkörper oder genauer: sie teilen mit den nativen, undenaturierten Proteinen die Empfindlichkeit gegen Hitze, gegen extreme pH-Werte und die Eigenschaft hohen Molekulargewichts.

Das Wirkungsoptimum der Enzyme liegt zwischen 35—55 °C, bei etwa 80 °C werden sie inaktiviert, bei 100 °C endgültig zerstört. Die Leichtigkeit, mit der Enzyme inaktiviert werden, gekennzeichnet durch Temperatur und Einwirkungsdauer, hängt allerdings in hohem Maße von dem Wassergehalt ab; wasserarme Fermentpräparate sind gegen Hitzeeinwirkung widerstandsfähiger.

Das Wirkungsoptimum der Enzyme in Abhängigkeit vom pH-Wert der Reaktionslösung hängt bis zu einem gewissen Grade von der Art des Fermentes ab; die Optima liegen jedoch in dem durchschnittlichen pH-Bereich pH = 2 bis pH = 9. Stärker saures bzw. stärker alkalisches Milieu senkt nicht bloß die Reaktionsrate, sehr bald wird das Ferment selbst geschädigt.

Enzyme sind Katalysatoren der lebenden Natur; sie beschleunigen biochemische Reaktionen, und zwar synthetische Vorgänge ebenso wie abbauende. Zwar werden Enzyme nur von lebenden Zellen gebildet, desgleichen dienen sie funktionell der Aufrechterhaltung der Lebensvorgänge von Zellen, und doch sind die katalytischen Fähigkeiten der Fermente völlig unabhängig von dem eigentlichen Lebensvorgang: Enzyme können angereichert, isoliert, selbst in kristallisierter Form gewonnen werden. Die technologische Verwendung der Enzyme (z. B. bei der Zubereitung bzw. Herstellung von Käse, Sauerteigbrot, Met, Bier, Wein, Leder) und die therapeutische Anwendbarkeit von Enzympräparaten (s. S. 237) beruhen gerade darauf, daß enzymatische Vorgänge in einem beinahe beliebigen Reaktionsmedium ablaufen können.

Eine weitere Wesenseigentümlichkeit der Fermente ist ihre Spezifität. Eines der am längsten bekannten Beispiele dafür ist das Emulsin der bitteren Mandeln (E. FISCHER, 1894): β-glykosidische Bindungen vermag dieses Enzym so rasch aufzuspalten, daß demgegenüber die α-glykosidische Spaltungsgeschwindigkeit zu vernachlässigen ist. Zahlreiche weitere analoge Fälle wurden seither gefunden, so etwa die der Peptidasen und Proteasen, die nur Peptidbindungen zwischen Aminosäuren der natürlichen L-Konfiguration spalten. Neben dieser stereochemischen Spezifität gibt es weitere Formen von Spezifitäten, so wenn nur ein ganz bestimmter Typus von Reaktionen (z. B. Transaminierungen) katalysiert wird oder wenn lediglich eine einzige Verbindung für ein Enzym das geeignete Substrat ist. Die Urease ist ein Beispiel für den zuletzt erwähnten Fall der absoluten Substratspezifität; nur der Harnstoff wird in CO_2 und Ammoniak zerlegt, während eine ganze Reihe verwandter Harnstoffderivate unangegriffen liegen bleibt.

Einteilen kann man die Enzyme nach verschiedenen Gesichtspunkten. Legt man vier Haupttypen von Reaktionen zugrunde, die durch die Fermente katalysiert werden können, so erhält man die folgende Ordnung: 1. Enzyme, welche Bindungen zwischen Kohlenstoff einerseits und Stickstoff oder Sauerstoff andererseits lösen bzw. knüpfen nach dem allgemeinen Schema $R - R' + HOH \leftrightharpoons RH + R'OH$ (Hydrolasen und Hydrasen); 2. Enzyme, welche imstande sind, C—C-Bindungen zu lösen oder zu knüpfen (Desmolasen); 3. Enzyme, welche Elektronen übertragen (Oxydasen und Dehydrogenasen); 4. Enzyme, welche ein Radikal von einem Molekül auf das andere übertragen (Transferasen). Zu der zuerst genannten Gruppe der hydrolysierenden Fermente gehören die wichtigen Verdauungsfermente, welche Kohlenhydrate, Fette und Eiweiße in niedermolekulare Bruchstücke spalten; es gehören ferner dazu die im Pflanzenreich so weit verbreiteten Glykosidasen.

Die Enzymchemie ist ein zentrales Forschungs- und Arbeitsgebiet der Biochemie, der physiologischen Chemie und mehrerer angewandter Wissenschaften. Die Pharmakognosie berühren lediglich einige Teilaspekte aus der Technologie der Enzyme, z. B. Veränderung der Zusammensetzung beim Ernten, Trocknen, Lagern und Fermentieren pflanzlichen Materials oder die Gewinnung der Enzympräparate für die medizinische Anwendung.

Postmortale Veränderungen in der Zusammensetzung pflanzlichen Materials unter dem Einfluß von Fermenten

In einer lebenden Zelle laufen vielfältige Stoffwechselreaktionen gesetzmäßig und gleichzeitig nebeneinander ab. Es ist undenkbar, daß alle diese Reaktionen wie in einem homogenen Medium stattfinden, es muß vielmehr schon auf der Stufe der Einzelzelle räumliche Trennung, Scheidung, Sonderung von Strukturelementen geben, so daß Reaktionen zwar gleichzeitig aber räumlich getrennt vor sich gehen können. Auch gesetzmäßige Reaktionsfolgen, wie sie für biochemische Reaktionen so kennzeichnend sind, postulieren getrennte Reaktionsräume, weil sich die Reaktionen sonst gegenseitig beeinflussen oder stören müßten. Über die Verteilung von Enzymen und damit von Stoffwechselfähigkeiten auf Chondriosomen, Sphärosomen, Chloroplasten und Zellkerne liegen bereits experimentelle Untersuchungen vor.

Die in der Zelle synthetisierten Verbindungen können abtransportiert, sekundär verändert und gespeichert werden. Die gespeicherten Stoffe sind in der Pflanze von den Enzymen räumlich getrennt, wofür die getrennte Lokalisierung von Myrosin und Myrosinase in den Senfkörnern ein triviales Beispiel ist. In dem Augenblick nun, in dem ein Pflanzenorgan — etwa bei der Drogenernte — von der lebenden Pflanze entfernt wird, setzen nekrobiotische Vorgänge ein; das ganze wohlgeordnete Zusammenspiel der lebenden Gewebe verändert sich, die räumliche Trennung von Enzymen und Substraten fällt weg, eine unbestimmte Zahl von Zellinhaltsstoffen reagieren miteinander allein nach chemischen Gesetzen.

Die Aktivität der Fermente erschöpft sich dabei relativ rasch. In Blattdrogen z. B. sinkt die Aktivität der Peroxydase innerhalb von 12 Monaten durchschnittlich auf etwa 5% der Anfangsaktivität (schonendes Trocknen und Lagern bei Zimmertemperatur vorausgesetzt). Gut untersucht ist der Vorgang des Aktivitätsverlustes während der Tee-Fermentation. Beim „Welken" des Teeblattes nimmt der Gehalt an Peroxydase gegenüber dem grünen Blatt um etwa 20% zu, er geht während des „Rollens" auf den ursprünglichen Wert zurück und nimmt dann während der „Fermentation" allmählich ab; im getrockneten Blatt verbleiben schließlich 0,5—1% der ursprünglichen Wirksamkeit (zit. bei A. Hesse, 1943). Zum Unterschied davon bleiben in lebenden Pflanzenorganen, z. B. im Samen, die Fermentaktivitäten über bedeutend längere Zeiträume, mindestens 20 Jahre, erhalten; in Roggenkörnern, die sogar 112 Jahre alt waren, wurden noch aktive Fermente nachgewiesen.

Postmortale Veränderungen geben sich oft sinnfällig durch Veränderung von Geruch, Farbe und Geschmack zu erkennen. In anderen Fällen sind zum Nachweis sekundärer Veränderungen an genuinen Inhaltsstoffen diffizilere chemische Untersuchungen notwendig. Die bekanntesten Beispiele dafür, wie Geruchsstoffe durch Enzymwirkungen freigelegt werden, bieten die beiden Gewürze Vanille (s. S. 119) und der Senf (s. S. 404). Analoge Fälle liegen vor bei der Gewinnung von Bittermandelöl, Kirschlorbeeröl (s. S. 218) und Wintergrünöl (s. S. 118). Zu den auffallendsten Enzymvorgängen gehören weiterhin das Dunkeln von Pflanzengewebe nach mechanischer Verletzung (z. B. beim Zerschneiden von Äpfeln, Birnen, Pfirsichen), das Nachdunkeln vieler Pflanzenpreßsäfte und das Schwarzwerden von Pflanzenorganen (besonders der Blätter) beim Trocknen. Bewußt herbeigeführt und planvoll geleitet werden derartige Verfärbungsprozesse bei einigen Fermentationsverfahren (bei der Teefermentation, bei der Gewinnung des natürlichen Indigo u. a. m.).

Enzyme beim Gewinnen von Drogen

Verfärbungsphänomene, wie sie allgemein an pflanzlichen Geweben nach mechanischer oder physiologischer Verletzung aufzutreten pflegen, sind natürlich auch bei der Gewinnung von Drogen häufig zu beobachten. Folia Menthae piperitae, Flores Verbasci, Flores Lamii albi, Cortex Chinae, Radix Tormentillae und Semen Colae sind nur einige wenige Beispiele dafür, wie Drogen ihre Farbe und ihr Aussehen nach der Ernte, beim Trocknen und Lagern verändern. Daß es sich dabei um enzymatische Veränderungen handelt, ergibt sich daraus, daß durch Inaktivieren der drogeneigenen Fermente — indem man das frisch geerntete Drogengut brüht oder dämpft — die Drogen gegen Verfärbungen geschützt werden können. Allgemein nennt man Verfahren, die darauf abzielen, Änderungen in der stofflichen Zusammensetzung von Arzneimitteln zu verhindern oder zu hemmen, Stabilisierungsverfahren. Solange sich allerdings chemische Änderungen an Drogeninhaltsbestandteilen auf pharmakologisch indifferente Stoffe beschränken, wird auf deren Verhütung — eben durch Ausschaltung von Fermentwirkungen — kein Wert gelegt. Anders verhält es sich, wenn die therapeutisch wertvollen Prinzipien in den enzymatisch bedingten Abbau mit einbezogen werden.

Zu den wenig beständigen, der enzymatischen Oxidation zugänglichen Pflanzenstoffen gehört das Vitamin C (Ascorbinsäure, s. S. 540). Frisch geerntetes Drogengut enthält die Verbindung in jeweils höheren Konzentrationen als alte Droge, wobei der Wirkstoffschwund aber keine bloße Funktion der Zeit ist, sondern stark von den Drogenbegleitstoffen abhängt. Läßt man beispielsweise frisch gepreßten Apfel- oder Tomatensaft wenige Stunden an der Luft stehen, so ist keine Ascorbinsäure mehr nachweisbar; Säfte aus Agrumenfrüchten (Citronen, Orangen, Grapefruits) dagegen behalten ihre antiskorbutische Aktivität. Eingeleitet wird der oxydative Abbau der Ascorbinsäure durch ein spezifisch auf diese Säure als Substrat eingestelltes Ferment: die Ascorbinsäureoxydase. Das Ferment überführt die Ascorbinsäure zunächst in Dehydroascorbinsäure, ein reversibler Redoxvorgang, im unübersichtlichen Milieu nekrobiotischen Gewebes aber der erste Schritt zu weitergehendem Abbau. Auch die wenig substratspezifischen Phenolasen zerstören Ascorbinsäure, wenn phenolische Körper (z. B. Catechin) mit in Reaktion treten können. Die zuvor erwähnte größere Beständigkeit der Ascorbinsäure in Citrusfrüchten erklärt man sich mit dem Mangel der Früchte an Ascorbinsäureoxydase.

Die Reindarstellung von Vitamin C muß leichter gelingen, wenn das Pflanzenmaterial wenig Fermente enthält, weil sich andernfalls der Wirkstoff während der Aufarbeitung fermentativ zersetzt. Das bedeutendste und eindrucksvollste Beispiel für die enzymatische Zersetzung eines Wirkstoffes bei der Aufarbeitung des Ausgangsmaterials bietet allerdings nicht eine pflanzliche Arzneidroge, sondern ein Organpräparat: das Insulin. Erst als Banting und Best (1923) erkannten, daß der wirksame blutzuckersenkende Stoff der Pankreasdrüsen bei früheren Isolierungsversuchen durch die tryptischen Fermente zerstört worden war, fanden sie die erfolgreiche Gewinnungsmethode für dieses therapeutisch so wertvolle Proteinhormon; die Methode beruht auf dem Unwirksammachen der störenden Fermente.

Neben Oxydasen sind es Hydrolasen, die im Pflanzenreich ubiquitär sind; Wirkstoffe, die dem Angriff derartiger Enzyme (wie den Glykosidasen, den Esterasen) zugänglich sind, werden sich daher beim Gewinnen von Drogen leicht verändern können. Als ein charakteristisches Beispiel kann die Spaltung der *Digitalis*-glykoside (s. S. 179) gelten, über deren Verlauf eingehende Untersuchungen vorliegen. Die genuinen Heteroside der Pflanze sind Tetroside, deren Zuckerkomponenten stufenweise durch die pflanzeneigenen Fermente (Digipuridase u. a.) abgebaut werden können. Die Glykoside der Digitoxinstufe (Trioside) sind relativ beständig, sie sind es, die regelmäßig erhalten werden, wenn die Enzyme bei der

Drogenaufbereitung nicht ausgeschaltet werden. In anderen Fällen (*Strophanthus*, s. S. 185) sind die Kunstprodukte partieller Spaltung Bioside und Monoside.

Die Hemmung oder auch die völlige Ausschaltung von Enzymen kann daher erwünscht sein. Bis zu einem gewissen Maße trägt bereits die übliche Form der Drogentrocknung zur Stabilisierung bei, da mit sinkendem Wassergehalt des Pflanzenmaterials die Fermentaktivität gehemmt und schließlich ganz unterdrückt wird. Der Wassergehalt ist somit der bestimmende Faktor. Von der Radix Primulae (s. S. 118) beispielsweise ist bekannt, daß sie geruchlos bleibt, wenn man sie rasch trocknet; dagegen riecht das langsam getrocknete Rhizom anisartig: der Wasserentzug erfolgt in diesem Falle offensichtlich so langsam, daß die Geruchsträger aus den geruchlosen Vorstufen durch die β-Glykosidasen freigesetzt werden können. Fernhalten von Feuchtigkeit, später dann, beim Lagern und Aufbewahren von Drogen, ist eine weitere Stabilisierungsmaßnahme; das kann geschehen durch Aufbewahrung über CaO, über Silicagel oder in dicht verschlossenen Gläsern. bzw. Ampullen. Wasserentzug hemmt natürlich nicht bloß enzymatisch gesteuerte Reaktionen, sondern auch die nichtenzymatischen z. B. autoxydativen Vorgänge. Stabilisierungsmaßnahmen, die ausschließlich auf die Fermente zielen, zum Beispiel deren Inaktivierung durch Hitze zum Ziele haben, spielen nur in wenigen Fällen eine größere Rolle.

Zu nennen sind hier die Verfahren zur Gewinnung von grünem Tee und von Mate. Zur Gewinnung von grünem Tee werden die frisch gepflückten Teeblätter sofort über siedendem Wasser oder in einer eisernen Pfanne gedämpft. Matetee gewinnt man, indem man dünne Zweige von den Bäumen herunterschlägt und sie rasch einige Male durchs Feuer zieht; erst dann trocknet man die Zweige auf Gerüsten zu Ende. Das Dämpfen von Blattdrogen in eisernen Pfannen ahmte WITHERING (s. S. 179) — ob bewußt oder unbewußt sei dahingestellt — bei seinen berühmten Untersuchungen über *Digitalis* nach, als es ihm darauf ankam, *Digitalis*blätter mit konstantem Wirkungswert zu erhalten.

Nicht immer kommt es bei der Drogenaufbereitung darauf an, Fermentwirkungen auszuschalten, im Gegenteil: beim sog. „Fermentieren" von Drogen werden Enzymwirkungen gefördert. Fermentiert werden allerdings nur wenige Drogen wie Tee (schwarzer Tee), Kaffee, Kakao und Tabak, Genußmittel also, die nur untergeordnete therapeutische Bedeutung haben (s. S. 338).

Enzympräparate für die medizinische Anwendung

Die Synthese von Fermenten ist bisher ebensowenig durchführbar wie die von anderen physiologisch aktiven Eiweißkörpern. Bei der Gewinnung von Enzympräparaten, sei es für die medizinische oder für die technische Verwendung, ist man völlig auf die lebende Materie angewiesen. Die industriell hergestellten Fermentpräparate können folgenden Bereichen entstammen: a) dem Tierreich (wie Pepsin, Trysin und Lab), b) höheren Pflanzen (wie Amylase, Papain, Bromelin und Ficin), und c) Mikroorganismen. Das Ausgangsmaterial soll natürlich möglichst reich an Fermenten sein, weshalb trotz ubiquitären Vorkommens von Fermenten in der lebenden Natur nur einige wenige Fermentquellen für die industrielle Gewinnung im Großmaßstab brauchbar sind. In Frage kommen in erster Linie tierische Drüsen, bei höheren Pflanzen einige lebende Samen und einige Milchsäfte; geeignet sind ferner ein paar Stämme von Bakterien, Hefen und Pilzen der *Aspergillus-Penicillin*-Gruppe.

Gerade die Mikroorganismen sind es, die in zunehmendem Maße als Enzymbildner Bedeutung erlangen. Der Fermentbildung nach unterscheidet man zwei verschiedene Gruppen von Mikroorganismen: die eine Gruppe umfaßt Mikroorganismen, die „Ektoenzyme" bilden, d. h. ein wesentlicher Anteil ihrer Fermente wird nach außen, in den Fermentationsansatz abgegeben. Die zweite Gruppe bildet nur „Endoenzyme"; Endoenzyme werden nicht nach außen abgegeben, erst nach Zerstören der Zellen können sie aus den Zellen herausdiffundieren. Ob es Ektoenzyme sind oder Endoenzyme, die bevorzugt gebildet werden, hängt eng mit der Lebensweise des jeweiligen Mikroorganismus zusammen. Hefe, Bierhefe (*Saccharomyces cerevisiae*) zum Beispiel, ist auf einige wenige Hexosen (vergärfähige Zucker) spezialisiert, die in die Hefezelle hineindiffundieren können. Die Kulturflüssigkeiten der Bierhefe enthalten keine nachweisbaren Mengen an irgendwelchen Fermenten; die Fermente werden aber sofort durch Plasmolyse der Hefezellen freigelegt. Im Gegensatz dazu stehen die erwähnten Schlauchpilze der *Aspergillus-Penicillium*-Gruppe, Schimmelpilze, die auf hochmolekularen Substraten schmarotzen. Hier muß umgekehrt der Pilz zunächst Fermente nach außen abgeben, das hochmolekulare Substrat abbauen, ehe niedermolekulare Körper in die Zelle aufgenommen werden können. Läßt man daher Schimmelpilze in einem flüssigen Nährmedium wachsen, so verbleibt die gesamte Fermentaktivität in der Flüssigkeit, wenn sämtliche Zellen abzentrifugiert wurden.

Fermentpräparate sind als wasserfreie Pulver oder als kristalline Substanzen einigermaßen beständig, sofern man sie kühl und trocken aufbewahrt. In der Praxis sind die Lagerungsbedingungen nicht immer günstig, so daß Aktivitätsabnehmen eintreten können.

a) Substitutionstherapeutisch verwendete Enzympräparate (Digestiva)

Der gesamte Verdauungsvorgang läßt sich in zwei Hauptmechanismen zerlegt denken: in einen sekretorischen und einen motorischen. Der Abbau der aufgenommenen Nahrungsbestandteile, der Kohlenhydrate, Fette und Eiweiße zu einfacheren, leicht resorbierbaren Körpern erfolgt durch die Fermente der verschiedenen Verdauungssäfte; das ist der sekretorische Teil. Die Nahrung muß aber auch innerhalb des Gastro-Intestinal-Traktes rein mechanisch durch Muskelkontraktionen (Peristaltik usw.) bewegt werden, was für den Gesamtvorgang gleichermaßen wichtig ist. Aufs erste besehen erscheint es durchaus sinnvoll, in Fällen verminderter Saftsekretion der Verdauungsdrüsen die fehlenden Fermente zuzuführen (Substitutionstherapie): Der Mangel an körpereigenen der Verdauung dienenden Fermente wird ausgeglichen durch Zufuhr von Fermenten fremder Herkunft, aber gleicher Wirksamkeit. Die Frage ist nur: Werden erstens die in so großen Mengen verordneten Fermentpräparate indiziert angewendet, und zweitens, erfüllen alle Präparate die Voraussetzung die Magen- und evtl. Dünndarmpassage ohne Inaktivierung durch körpereigene Fermente zu überdauern. Substitutionsfermente gewinnt man aus den Verdauungsdrüsen von Haustieren oder aus Pflanzen. Die therapeutisch nutzbaren Enzyme pflanzlicher Herkunft wiederum entstammen entweder Mikroorganismen (Bakterien und Schimmelpilzen) oder höheren Pflanzen, wo sie sich angereichert in Milchsäften finden.

Zu den therapeutisch verwendeten Fermentpräparaten tierischer Herkunft gehören Pepsin und Pankreatin.

Pepsin gewinnt man aus der Schleimhaut von Schweinemägen, seltener aus dem Labmagen der Rinder. Es handelt sich um eine Protease: Angegriffen wird hochmolekulares

Eiweiß, das unter Aufspaltung von —NH—CO-Bindungen zu sog. Peptonen abgebaut wird. Die Aktivitäten der im Handel befindlichen Präparate sind sehr verschieden; am aktivsten ist, bezogen auf die Gewichtseinheit, das kristallisierte Pepsin, das aber aus wirtschaftlichen Gründen therapeutisch nicht verwendet wird. Das Optimum der proteolytischen Wirksamkeit des Pepsins liegt im stark sauren Bereich, und zwar abhängig vom Substrat, im Bereich pH = 1,4 bis pH = 2,5. Um die günstigen Wirkungsbedingungen zu schaffen, ist daher die Pepsinmedikation regelmäßig mit einer Applikation von Säure verbunden (HCl: frei oder an Betain gebunden oder Citronensäure). Nach W. A. BASTEDO (1940) sind Fälle, in denen die therapeutische Verwendung von Pepsinpräparaten begründet ist, außerordentlich selten.

Pankreasfermente: Die Pankreasdrüsen von Schlachttieren, bekannt als Ausgangsmaterial zur Insulingewinnung, zeichnen sich durch einen hohen Gehalt an Verdauungsfermenten aus. Unter den verschiedenartigsten Bezeichnungen kommen sie in Form angereicherter Fermentgemische, die in erster Linie Trypsin, Amylasen und Lipasen enthalten, in den Handel. Verwendet werden sie bei mangelhafter Funktion der Bauchspeicheldrüse oder bei anderen Verdauungsstörungen. Da sie als Substitutionstherapeutika peroral gegeben werden, sind sie dem Angriff des sauren Magensaftes ausgesetzt; die pharmazeutische Industrie hat viele Verfahren entwickelt — etwa durch Dragieren, Binden an Tannin oder an Eiweiß — die Wirksamkeit der Fermente auch nach Durchgang durch den Magen möglichst vollständig zu erhalten. Eine Reihe von Pankreasfermenten (Trypsin, Chymotrypsin, Desoxyribonuclease) und deren noch inaktive Vorstufen (Trypsinogen, Chymotrypsinogen) konnte in kristalliner Form erhalten werden. Kristallines Trypsin und kristalline Desoxyribonuclease aus Rinderpankreas werden therapeutisch zur Wundreinigung verwendet (s. S. 243).

α) Papain. Der Name Papain wird verschieden gebraucht. Einmal versteht man darunter den eingetrockneten Milchsaft von *Carica papaya* mit der Gesamtheit seiner proteolytisch wirksamen Inhaltsstoffe; dann wählte man die gleiche Bezeichnung für eine einzelne, kristallisierte Protease, die aus dem frischen Milchsaft isoliert worden war.

Entdeckt wurde die proteolytische Fähigkeit des *Papaya*saftes rein empirisch; im tropischen Amerika, wo die Pflanze beheimatet ist, war es Sitte, Fleischwaren vor dem Kochen in *Papaya*blätter einzuhüllen, ein künstliches Ablagern, um das Fleisch mürber zu machen. Nähere Untersuchungen ergaben bald, daß die Fähigkeit des enzymatischen „Reifens" dem Milchsaft der unreifen Früchte in weit höherem Maße eigen ist. Papain wird heute praktisch nur noch aus den unreifen Früchten der Pflanze gewonnen.

Die Stammpflanze, *Carica papaya*, ist ein Vertreter der Caricaceae, einer Familie milchsaftführender Bäume des tropischen Amerikas, die aus nur zwei Gattungen besteht. Der *Papaya*baum, der bis 7 m hoch werden kann, wächst sehr schnell heran, stirbt aber schon im vierten Jahr wieder ab. Nicht nur diese Kurzlebigkeit erinnert an eine Staude: der Stamm ist weich, wenig verholzt und mit großen Blattnarben versehen. Im Habitus erinnert der *Papaya*baum teilweise an Palmen mit einem Schopf langgestielter, handförmig-gelappter Blätter. Die Früchte sind fleischige Beeren, 5—30 cm groß, länglich oder rundlich und an Melonen erinnernd. Das organgegelbe, wohlschmeckende Pericarp umschließt eine Höhlung mit einer großen Zahl schwarzer Samen. Milchsaftführend sind Stamm, Blätter und unreife Früchte. Als Obstbaum wird *Papaya* in allen tropischen Gegenden der Erde angebaut. Die wichtigsten Länder für die *Papaya*produktion sind Tanganyika, Kenia und Ceylon.

Die Papaingewinnung ist ziemlich mühsam. Nur die äußerste Schicht der grünen, unreifen Früchte darf angekratzt werden, zudem in einem genau festliegenden Zeitpunkt ihres Entwicklungszustandes. Der herabtropfende Saft wird in darunter aufgespannten Tüchern aufgefangen, der noch halbtrockene Latex später künstlich zu Ende getrocknet. Oft schließt sich eine Reinigung an, die in einem Umfällen der Fermente aus wässeriger Lösung mittels Alkohol besteht. Die durchschnittliche Papainausbeute beträgt 100 g pro Baum und Jahr.

Papainpräparate sind nur proteolytisch wirksam, man kann sie als Ersatz für Pepsin oder Trypsin ansehen. Papain gehört ferner zu jener Gruppe von Fermenten, die ihre volle Aktivität nur dann entfalten können, wenn im Reaktionsmedium gleichzeitig reduzierende Agenzien vorhanden sind. Eine ganze Reihe von derartigen Aktivatoren ist bekannt, unter anderem die Aminosäuren Cystein und Glutathion.

Proteinasen, die dem Papain hinsichtlich Spezifität und Eigenschaften (z. B. der Aktivierbarkeit) ähnlich sind, werden in höheren Pflanzen häufig nachgewiesen. Am bekanntesten sind das Bromelin aus Stengeln der Ananaspflanze, die in großen Mengen als Abfallprodukte anfallen, und das Ficin aus dem Milchsaft von *Ficus*-Arten (s. S. 242). Häufig sind ferner Proteinasen als Stoffwechselprodukte von Mikroorganismen, besonders der *Aspergillus*-Arten.

β) Pilzfermente. Das erste in der Therapie verwendete Fermentpräparat mikrobiologischer Herkunft war die sog. Taka-Diastase, benannt nach dem Erfinder TAKA, einem Japaner. Das Enzym wurde durch Extraktion der auf Kleie gezogenen Kulturen von *Aspergillus oryzae* gewonnen. Als besonders vorteilhaft wurden angesehen, daß diese pflanzliche Amylase — im Gegensatz zu den Amylasen tierischer Herkunft — auch im sauren Magensaft noch auf Stärke einwirken kann. Fermentpräparate mikrobiologischer Herkunft sind heute in großer Anzahl im Handel. Die Mehrzahl davon stellen Fermentgemische komplizierter Zusammensetzung dar; teilweise enthalten sie sogar Fermente, die auf Substrate wirken, die von den körpereigenen Verdauungsfermenten sonst nicht angegriffen werden (z. B. die auf Cellulose und auf Hemicellulose einwirkenden Cellulasen und Hemicellulasen).

Die als Substitutionstherapeutika verwendeten Fermentpräparate werden von Pilzen der *Aspergillus*-Gruppe produziert, so von *Aspergillus niger*, *A. oryzae*, *A. flavus oryzae* und *A. foetidus*. Welche Fermente alle von den Pilzen in das Kultursubstrat abgeschieden werden, ist nicht genau bekannt, doch wurden nachgewiesen: Amylasen, Proteasen, Lipasen, Hemicellulasen, Cellulasen und Pektinasen. Bis zu einem gewissen Maße hat man es in der Hand, durch Züchtung eines bestimmten Pilzstammes oder durch geeignete Wahl des Nährmediums, wie überhaupt der näheren Kulturbedingungen, Art und Menge der Fermentbildung zu regulieren. Zwar ist es auch möglich, mit den in der Enzymchemie üblichen Methoden des fraktionierten Aussalzens und der Adsorptionschromatographie bestimmte Einzelfermente abzutrennen, doch ist im allgemeinen dieses Verfahren der Fermentisolierung unnötig, stellen doch auch die körpereigenen Verdauungssäfte Ferment*gemische* dar. Als Substitutionstherapeutika sollten die aus Pilzen dargestellten Fermentpräparate lediglich Enzyme enthalten, die Kohlenhydrate, Fette oder Eiweiße spalten. Vielfach werden die schon früher erwähnten Cellulasen und Hemicellulasen nicht eigens abgetrennt, im Gegenteil, es wird angegeben, es werde auf diese Weise ein zusätzlicher erwünschter, über das reine Substituieren hinausgehender Effekt erzielt: durch Abbau von Zellwandbestandteilen werde einer übermäßigen Gasentwicklung nach reichlicher Aufnahme stark cellulosehaltiger Nahrung entgegengewirkt, d. h. Verdauungsstörungen mit einhergehender übermäßiger Gasentwicklung beseitigt.

b) *Enzyme zur Gewinnung von Diätetika*

Bei einer Reihe von Krankheiten wird die Einhaltung einer Diät vorgeschrieben, d. h. die Nahrung wird nach bestimmten, je nach Krankheit wechselnden Gesichtspunkten zusammengestellt. Auch vorbeugend werden bestimmte Diäten eingehalten, in der Annahme, daß zwischen Ernährungsweise und der Entstehung von Krankheiten, zwischen Lebensweise und Lebensdauer Zusammenhänge bestehen. Die Menge der aufgenommenen Nahrung wird reguliert, und die prozentuale Zusammensetzung der Nahrungsbestandteile wird, dem jeweiligen Zwecke angepaßt, modifiziert. Ferner gibt es Fälle, bei denen die Nahrung besonders leicht verdaulich und leicht resorbierbar sein soll. Bei der Herstellung leicht verdaulicher Nährpräparate und Diätetika spielen Enzyme eine besondere Rolle: der Abbau hochmolekularer Nahrungsbestandteile zu deren niedermolekularen, resorbierbaren Bruchstücken, der sonst im Körper erfolgt, wird ganz oder teilweise bereits in vitro durchgeführt. Beispiele dafür sind enzymatisch hergestellte Kohlenhydratpräparate vom Typus der dextrinierten Mehle (Malzextrakte, Kindermehle), durch proteolytischen Abbau gewonnene Eiweißhydrolysate und einige der modifizierten Milchpräparate.

α) Malzextrakte und Kindermehle. Malzextrakte erhält man durch Eindampfen von Malzwürzen im Vakuum. Der Extraktherstellung voran gingen die technologischen Prozesse der Malzbereitung und des Maischens mit dem Ziele der Diastasebildung und der Verzuckerung der Gerstenstärke.

Die Malzbereitung besteht darin, Gerstenkörner künstlich zum Keimen zu bringen und den Keimungsprozeß zu einem geeigneten Zeitpunkt zu unterbrechen. Wird das Malz mit Wasser von etwa 50° angerührt — ein Vorgang, der als Einmaischen bezeichnet wird — so setzt in zunehmendem Maße der enzymatische Abbau der Stärke zu Zucker ein. Sobald die Umwandlung der Stärke zu Maltose genügend weit fortgeschritten ist, filtriert man ab und engt die so erhaltene Würze zu einem dickflüssigen Extrakt ein.

Man unterscheidet zwei Typen von Malzextrakten: die Nährmalzextrakte und die diastasereichen Extrakte. Nährmalzextrakt besteht aus den wasserlöslichen Abbauprodukten der Gerstenstärke, wie sie sich unter der Einwirkung der pflanzeneigenen Gerstendiastase bilden. Die Extraktherstellung kann aber auch so geleitet werden, daß im Extrakt die Diastase angereichert enthalten ist; diese diastasereichen Malzextrakte können nun dazu verwendet werden, um Stärke anderer Herkunft als die der Gerste hydrolytisch zu spalten. Kindermehle z. B. stellen Gemische dar aus eigedickter Milch mit „aufgeschlossenem", d. h. dextriniertem bzw. verzuckertem Mehl. Auch Nährzwieback und Nährzucker enthalten mehr oder weniger weit diastatisch abgebaute Stärke.

β) Proteinhydrolysate. Eiweiße können in dreifacher Weise zu Gemischen von kurzkettigen Peptiden und Aminosäuren abgebaut werden: durch alkalische Verseifung, Säurehydrolyse und durch enzymatischen Abbau mittels Proteinasen. Die Kenntnis, Nahrungsmittel durch enzymatischen Abbau von Eiweiß herzustellen, ist uralt: Durch Einwirkung von shoju, d. i. Reis mit dem Mycel von *Aspergillus oryzae*, auf pflanzliches Eiweißmaterial (z. B. Sojabohnen) stellt man bis heute in Ostasien eine Würze her, die etwa mit unseren Suppenwürzen vergleichbar ist. Als Ausgangsmaterial zur Darstellung der pharmazeutisch verwendeten Eiweißhydrolysate verwendet man Milch-, Blut- oder Hefeeiweiß. Die enzymatische Hydrolyse hat den Vorteil schonend zu sein, die sich bildenden Aminosäuren werden weder racemisiert noch zerstört. Die Hydrolysate sind entweder zur intravenösen oder zur peroralen Applikation bestimmt. Die parenterale Anwendung ist für Fälle reserviert, in denen die Aufnahme, Verdauung und Resorption von Nahrung gestört ist, wie bei schwerer Krankheit oder nach Operationen im Bereiche des Magen-Darmtaktes. Zur Aufrechterhaltung einer positiven Stickstoffbilanz ist die tägliche Zufuhr von etwa 1 g Eiweiß pro kg Körpergewicht erforderlich. Oral werden Eiweißhydrolysate gelegentlich in der Säuglingsdiät verordnet, wenn Allergien gegenüber nativen Eiweißen vorliegen; ferner gelten sie als Adjuvans bei Erkrankungen im Magen-Darmtrakt.

γ) Sauermilcharten. Von den vielen verschiedenen Milchpräparaten sind die Sauermilcharten am wichtigsten. Sauermilch läßt sich schon leicht durch Zugabe von Zitronensäure herstellen. Weitaus häufiger überläßt man das Säuern der Enzymtätigkeit von Mikroorganismen, die gebildete Säure ist dabei die Milchsäure. Die Sauermilcharten und die aus ihnen hergestellten Industrieprodukte sind gleichermaßen wichtig in der Kinderheilkunde wie als Diätetikum für die Erwachsenen. Kuhmilch mit ihrer höheren Pufferwirkung als Muttermilch wird für den Säugling durch das Säuern allein schon dadurch verträglicher, daß weniger Salzsäure des Magens verbraucht wird. Hinzu kommt, daß das Casein durch das Säuern feiner verteilt wird, als wenn es schlagartig im Magen gerinnt, wodurch wiederum die Verdauung erleichtert und die Resorption des Calciums gefördert wird. Abgesehen von der Kinderheilkunde haben verschiedene Diätformen mit Sauermilcharten eine allgemeine Bedeutung, wozu wohl ursprünglich die METCHNIKOFFsche Lehre von den „Autintoxikationen" den Anstoß gab. METCHNIKOFF, ein bedeutender Bakteriologe, stellte eine Theorie auf (i. J. 1905), welche einen Zusammenhang herstellen sollte zwischen der angeblich ausnehmend hohen Lebenserwartung der Landbevölkerung in den Balkanstaaten und deren Ernährungsweise, die seit vielen Jahrhunderten durch eine Vorliebe für Sauermilcharten gekennzeichnet ist. Nach METCHNIKOFFS Lehre ist die chronische bakterielle Zersetzung von Nahrungsstoffen, verursacht durch Fäulnisbakterien im Darm, die Hauptursache für frühzeitiges Altern und für Gefäßerkrankungen; durch Anreicherung von Milchsäurebakterien im Darm oder durch die Begünstigung ihrer Wachstumsbedingungen sollen die Fäulnisbakterien bekämpft werden.

Es gibt drei Hauptsorten von Sauermilch: die gewöhnliche „saure" Milch, Joghurt und Kefir. Das Sauerwerden beruht darauf, daß durch die Fermente der Mikroorganismen der Milchzucker ganz oder teilweise in Milchsäure umgewandelt wird; bei Kefir erfolgt außerdem eine partielle Vergärung zu Äthanol und Kohlensäure. Die Säuerung von gewöhnlicher Milch wird hauptsächlich durch *Streptococcus lactis* verursacht, die des Joghurt durch *Thermobacterium bulgaricus* = *Lactobacillus bulgaricus* = *Thermobacterium joghurt* und *Streptococcus thermophilus* und *Str. cremoris*. Bei Kefir ist die Flora komplizierter zusammengesetzt; es sind Mischkulturen von Bakterien (Langstäbchen und Kokken), die in Symbiose mit Hefen (*Torula*- und *Saccharomyces*-Arten) leben.

c) Papain und Ficin als Anthelmintika

Die einheimische Bevölkerung Panamas und Mittelamerikas kennt ein eigenartiges Wurmmittel, das insbesondere gegen *Trichocephalus dispar* wirken soll, einen Wurmbefall, bei dem angeblich die üblichen Wurmmittel versagen. Es handelt sich bei dem Mittel um den frischen Milchsaft einiger *Ficus*-Arten wie *Ficus laurifolia* und *Ficus glabrata* (Leche de higueron). Der Milchsaft ist sehr eiweißreich; das anthelmintische Prinzip erwies sich als identisch mit einer Eiweißfraktion, die gleichzeitig „trypsinartige" Wirkung auf Albumin aufwies, und die Ficin genannt wurde. Ficin wurde inzwischen auch in kristallisierter Form erhalten; es verhält sich hinsichtlich seiner enzymatischen Eigenschaften (Aktivierbarkeit, pH-Optimum) dem Papain (s. S. 239) außerordentlich ähnlich. In vitro-Untersuchungen mit aktivierten Fermentaufschwemmungen schienen die empirische Therapie mit dem Feigensaft (leche de higueron) wissenschaftlich zu unterbauen: Spulwürmer beispielsweise wurden in einer 1—2%igen Fermentaufschwemmung angedaut, getötet und schließlich ganz verdaut. Die aus Gerüsteiweißen bestehenden Kutikula der Eingeweidewürmer und deren Eier erwiesen sich gegenüber Papain und Ficin offenbar als nicht widerstandsfähig, während den körpereigenen Fermenten des Menschen bekanntlich keine keratinspaltenden Fähigkeiten zukommen. Auf Grund dieser Ergebnisse gelangten ab 1950 mehrere Papainpräparate als Anthelmintika gegen Spulwürmer, Madenwürmer und Peitschenwürmer in den Handel. Allerdings scheinen in vivo Ergebnisse nicht so überzeugend zu sein, wie die Reagenzglasversuche; man glaubt, möglicherweise werde das Ferment im Magen-Darmkanal zu einem guten Teil inaktiviert oder den Parasiten gelinge es, sich der Enzymwirkung durch die Flucht in andere Darmabschnitte zu entziehen (H. A. Oelkers, 1959; J. Bally, 1959).

d) Weitere therapeutische Anwendungen von Fermenten

Proteolytisch wirksame Enzympräparate in Form von Salben und Streupulvern wurden als erste zur Wundbehandlung in die Therapie eingeführt. Es folgten in neuester Zeit Desoxyribonucleasen aus Pankreas (Pankreas-Dornase) und aus Bakterien (Streptodornase). Eiter, Blutgerinnsel und nekrotisches Gewebe sollen durch die Fermente verdaut, in Lösung gebracht werden, ohne aber gesundes Gewebe anzugreifen. Den pathogenen Keimen soll auf diese Weise der Nährboden entzogen und die Wundheilung beschleunigt werden.

α) Pankreasdornase. Gewonnen wird sie aus Rinderpankreas, und zwar wird sie von den übrigen Fermenten der Drüse mit den üblichen Methoden der fraktionierten Fällung aus wässerigem Medium, Dialyse usw. abgetrennt. Ihre Wirkung ist dadurch gekennzeichnet, daß sie Desoxyribonucleoproteine, welche einen Hauptanteil des Eiters ausmachen, partiell abzubauen vermag. Äußerliches Kennzeichen des chemischen Abbaues, der relativ rasch — innerhalb der ersten Minuten nach Kontakt mit dem Substrat — erfolgt, ist die Abnahme der Viskosität. Auch in Form der Aerosol-Inhalationstherapie wird Pankreasdornase zur Lösung eitriger Sekrete in Lungen und Bronchien angewendet. Für die gleichen oder ähnliche Zwecke verwendet man ferner kristallisiertes Trypsin (s. S. 239), das ebenfalls aus Säugetier-Pankreasgewebe gewonnen wird. Trypsin wird in wässeriger Suspension intramuskulär angewendet, wenn eine Herabsetzung der Viskosität und damit eine erleichterte Expektoration dicken, eitrigen Lungensekrets versucht wird. In der Wundbehandlung zur Entfernung nekrotischen Gewebes und zur Verflüssigung koagulierten Blutes wird es lokal appliziert.

β) Streptodornase ist eine Desoxyribonuclease, die von bestimmten Stämmen hämolytischer Streptokokken (*Streptococcus haemolyticus*) gebildet wird. Die Mikroorganismen werden ähnlich wie Antibiotikabildner gezüchtet. Das Ferment Streptodornase wird zusammen mit einem Begleitferment, der Streptokinase, aus dem Kulturmedium isoliert. Die Handelspräparate bestehen demnach aus Mischungen dieser beiden Enzyme, die in Phosphatpuffer suspendiert sind. Die Streptodornase baut Desoxyribonukleoproteine und Desoxyribonukleinsäuren ab, aus denen 30—70% von eitrigen Exsudaten zu bestehen pflegen. Die Streptokinase ist ein proteolytisches Enzym, welches auf Fibrin (Bluteiweiß) einwirkt.

3. Anhang: Andere stickstoffhaltige Pflanzenstoffe außer Alkaloiden

Biogene Amine

In der Natur vorkommende Amine mit engen strukturellen Beziehungen zu den Aminosäuren bezeichnet man als biogene Amine; insbesondere versteht man darunter Amine, die sich als decarboxylierte Aminosäuren auffassen lassen nach nebenstehendem Schema. $R{-}CH(COOH){-}NH_2 \rightarrow R{-}CH_2{-}NH_2 + CO_2$ Manchmal reiht man auch einfache Abkömmlinge dieser Amine — N-Methylderivate oder Hydroxyabkömmlinge — in die Stoffgruppe mit ein. Damit wird der Übergang zwischen biogenen Aminen auf der einen Seite und den Alkaloiden auf der anderen sehr fließend.

Beispielsweise wird man Tryptamin zu den biogenen Aminen rechnen, da es das Decarboxyderivat der natürlich vorkommenden Aminosäure Tryptophan darstellt. Auf die Verbindung treffen aber bereits Merkmale zu, die zur Charakterisierung der Alkaloide dienen: Sie enthält heterozyklisch gebundenes, basisches Stickstoffatom im Molekül und sie ruft, in

Tryptamin Bufotenin

den tierischen oder den menschlichen Organismus gebracht, auffallende Wirkungen hervor. Das dem Tryptamin der chemischen Konstitution nach nahestehende Bufotenin (5-Hydroxy-N,N-Dimethyltryptamin) wird in der Regel schon bei den „echten" Alkaloiden eingeordnet. Der vorliegende Abschnitt berücksichtigt ausschließlich die den genuinen Aminosäuren unmittelbar verwandten Decarboxy-Derivate.

Die biogenen Amine lassen sich in zwei Gruppen einteilen: in die aliphatischen und in die zyklischen Vertreter. Die aliphatischen Amine sind bei normaler Zimmertemperatur gasförmig oder sie sind Flüssigkeiten mit hohem Dampfdruck; an ihrem unangenehmen Geruch sind sie noch in höchster Verdünnung nachweisbar. Daß sie in Blütenorganen besonders häufig anzutreffen sind, bringt man in Zusammenhang mit möglichen ökologischen Aufgaben: Der charakteristische Amingeruch nach faulendem Fleisch oder Fisch lockt entsprechende Insekten, Kot- und Aaskäfer und Fliegen an, die beim Besuch der Blüten die Bestäubung ausführen (zit. bei K. Paech, 1950). Im Falle der zyklischen Amine ist es bisher nicht gelungen, Zusammenhänge zwischen Funktion und Vorkommen aufzudecken. Bei den höheren Pflanzen fand man sie etwas gehäufter in den Samen als in anderen Organen, sie scheinen ferner bei den Pilzen mehr verbreitet zu sein als bei den Gefäßpflanzen. In der nächsten Tabelle sind nicht alle bekannten Vorkommen für die biogenen Amine aufgeführt, bevorzugt genannt werden Arzneipflanzen, in denen sie möglicherweise als Nebenwirkstoffe eine Rolle spielen [z. B. in *Viscum album* (s. S. 521) oder in *Capsella bursa-pastoris*.

Die biogenen Amine der aliphatischen Reihe, ausgeprägter das Phenyläthylamin und das Tyrosin, wirken erregend auf das sympathische Nervensystem. Je nach Konstitution tritt der eine oder andere Effekt in den Vordergrund: die Erweiterung der Pupille, die Beschleunigung der Herztätigkeit, die Verengung der Blutgefäße, die Erhöhung des Blutdrucks oder die Erweiterung der Bronchien. Tryptamin wirkt auf das Zentralnervensystem ähnlich wie seine Abkömmlinge Serotonin (5-Hydroxy-tryptamin) und Bufotenin (5-Hydroxy-N,N-Dimethyl-tryptamin). Die zuletzt genannte Verbindung ist das wirksame Prinzip von *Piptadenia peregrina* (= *Anadenanthera p.*) und von *P. macrocarpa* (= *Anadenanthera m.*), Leguminosensträuchern Südamerikas, deren Samenpulver geschnupft oder geraucht zu Halluzinationen

Tabelle VII.2. *Einige biogene Amine und ihr Vorkommen*

Biogenes Amin	korrespondierende Aminosäuren	Beispiele für Vorkommen
Methylamin	Glykokoll	*Mercurialis perennis* und *M. annua*
Dimethylamin	Cholin (?)	Fruchtkörper der Stinkmorchel (*Phallus impudicus*)
Isobutylamin	Valin	Blüten von *Sambucus nigra*, von *Filipendula ulmaria* und von *Viburnum*-Arten
Isoamylamin	Leucin	Secale cornutum; Blüten verschiedener *Crataegus*-, *Spiraea*- und *Sambucus*-Arten
Colamin	Serin	in gebundener Form (Lecithine) ubiquitär; frei in *Crataegus oxyacantha*
Phenyläthylamin	Phenylalanin	Blüten und Blattknospen verschiedener *Acacia*-Arten; in *Viscum album*
Tyramin	Tyrosin	Secale cornutum, *Capsella bursa-pastoris*, *Silybum marianum*, *Sarothamnus scoparius*
Tryptamin	Tryptophan	Blüten verschiedener *Acacia*-Arten
Histamin	Histidin	Secale cornutum, *Urtica*-Arten (hier besonders in den Brennhaaren), reichlich in Spinatblättern
Putrescin	Ornithin	Geringe Mengen in den Blättern von *Datura stramonium* und von *Atropa belladonna*
Cadaverin	Lysin	Mutterkorn, Kartoffel

und temporären Wahnvorstellungen führt. Histamin findet sich überall im tierischen Gewebe und ist eine physiologisch und pharmakologisch hochwirksame Substanz (Näheres s. Lehrbücher der Pharmakologie und der Physiologie).

Nucleinsäuren

Die Nucleinsäuren sind hochmolekulare Stoffe, deren monomere Grundeinheit bereits zusammengesetzten Aufbau zeigt, und zwar aus drei verschiedenen Verbindungen: einer Base, einem Zucker und einem Phosphorsäurerest. Der basische Anteil ist entweder ein Purin (wie das Adenin und das Guanin), oder ein Pyrimidin (wie das Cytosin, das 5-Methylcytosin, das Uracil und das Thymin). Basen, die eine Hydroxygruppe in Stellung 2 oder in Stellung 6 tragen, stehen im tautomeren Gleichgewicht mit der Ketoform (Lactam-Lactim-Tautomerie) gemäß nebenstehendem Schema. Auf die Tautomerieverhältnisse hinzuweisen ist wichtig, weil die glykosidische Bindung der Basen an den Zuckerrest abweichend nicht über ein

Sauerstoffatom, sondern über ein N-Atom erfolgt. Die Zuckeranteile der Ribonucleinsäuren gehören zu den Pentosen, es handelt sich um die Ribose und um die Desoxyribose.

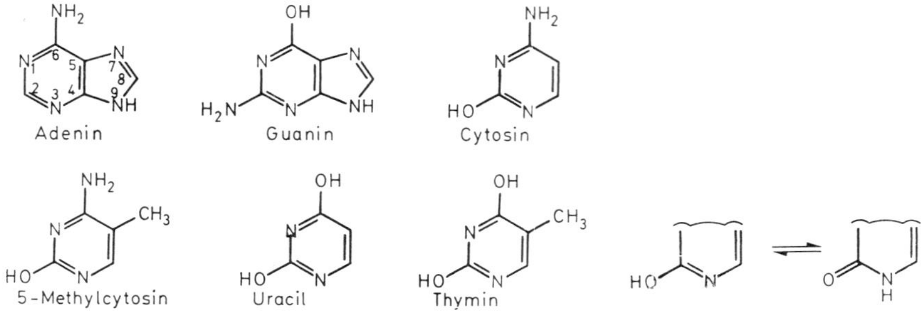

Adenin Guanin Cytosin

5-Methylcytosin Uracil Thymin

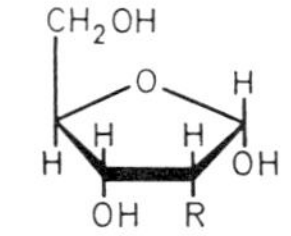

R=OH; Ribose
R=H ; Desoxyribose

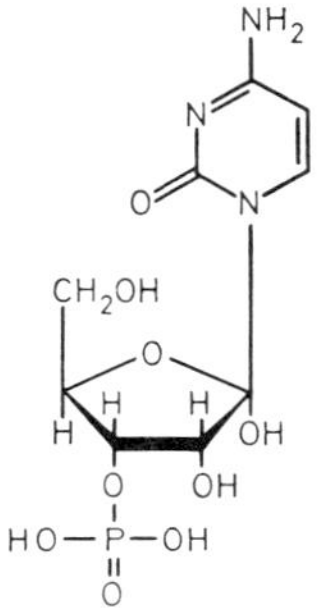

Beispiel für eine Grundeinheit (Nucleotid) der Ribonucleinsäuren

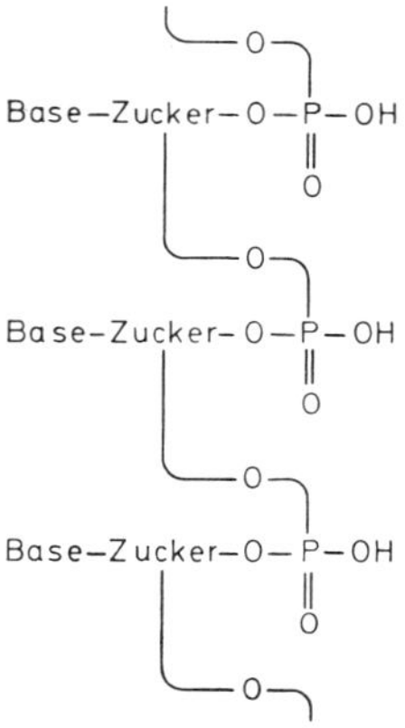

Verknüpfung der Nucleotide zu Nucleinsäuren

In den polymeren Nucleinsäuren sind die Grundeinheiten der Nucleotide miteinander über die Phosphorsäurereste verknüpft, und zwar so, daß der Phosphatrest des einen Nucleotids mit dem Zucker des nächsten esterartig verbunden ist. Zwei verschiedene Nucleinsäuren wurden bisher eingehend untersucht: die Ribonucleinsäure und die Desoxyribonucleinsäure. Die beiden Säuretypen unterscheiden sich in folgendem: Ribonucleinsäure enthält im Molekül Adenin, Guanin, Cytosin, Uracil und Ribose: Desoxyribonucleinsäure ist aufgebaut aus Adenin, Guanin, Cytosin, 5-Methylcytosin, Thymin und aus Desoxyribose.

Säuren und Basen zerlegen die Nucleinsäuren in Base, Pentose und Phosphat. Enzyme, die man früher mit der Sammelbezeichnung Nucleosidasen belegte, können die polymeren Nucleinsäuren ebenfalls depolymerisieren; das Molekulargewicht der enzymatischen Abbauprodukte und die Art der Bruchstücke hängt von der Spezifität der jeweiligen Fermente ab. Zwei schon früher erwähnte Enzyme (s. S. 243), die Pankreasdornase und die Streptodornase, wirken auf Desyoxyribonucleinsäuren ein, gleichgültig ob die Säuren frei oder als Nucleoproteide an Eiweiß gebunden vorliegen; der Abbau durch Pankreasdornase führt zu relativ großen Bruchstücken, d. h. die Entpolymerisierung kommt auf einer frühen Stufe zum Stillstand; der Abbau durch Streptodornase geht bis zum Auftreten freier

Purine und Pyrimidine. Aus ihrer Bindung an Eiweiß lassen sich die Nucleinsäuren bereits durch tryptische Fermente freilegen, wovon man technisch bei ihrer Darstellung und Gewinnung Gebrauch macht.

Das wichtigste Ausgangsmaterial zur technischen Gewinnung von Nucleinsäuren ist die Hefe. Die Einführung von Nucleinsäure-Präparaten in die Therapie geht auf die Beobachtung zurück, daß die Zufuhr von Nucleinsäuren beim Menschen — gleichgültig ob sie peroral mit der Nahrung oder parenteral zugeführt werden — eine ausgesprochene Zunahme der weißen Blutkörperchen im Blute hervorruft. Die vermehrte Zahl an weißen Blutkörperchen, so lautete die These, müßte den Körper gegen Infektionskrankheiten widerstandsfähiger machen. Eine Zeitlang verwendete man entsprechende Präparate sehr ausgiebig als Adjuvans bei infektiösen Erkrankungen wie Furunkulose, Septikaemie, Diphtherie und Tuberkulose. Durchschlagende Erfolge wurden nicht erzielt, so daß die Anwendung stark zurückgegangen ist. Ob die viel geübte Hefebehandlung der Furunkulose mit dem Gehalt der Hefe an Nucleinsäuren in irgendeinem Zusammenhange steht, wurde nicht näher untersucht. Nucleinsäurepräparate wurden ferner empfohlen bei Rheumatismus und Gicht, was man theoretisch damit begründet hat, daß die Harnsäure im Blut in einer leicht löslichen Verbindung mit Nucleinsäuren existiert.

Allantoin

Als essentielle Zellbestandteile unterliegen die Nucleinsäuren, und damit die Purine und die Pyrimidine, einem ständigen Aufbau und Abbau. Im tierischen Organismus erscheinen die Basen als Harnsäure oder als Harnstoff. Der pflanzliche Organismus, so glaubt man, speichert die Zersetzungs- und Abbauprodukte des Nucleinsäurestoffwechsels als Oxypurine, die sekundär verändert, beispielsweise am Stickstoff methyliert werden können; diese Methylderivate des Purins werden in anderem Zusammenhange besprochen (s. S. 338). Bei einem Teil der höheren Pflanzen wird aber offensichtlich der dem tierischen Abbauweg analoge Weg über die Harnsäure beschritten. Daß Harnsäure in höheren Pflanzen relativ selten gefunden wird — nachgewiesen wurde sie in einigen Leguminosensamen — führt man auf das ubiquitäre Vorkommen der Uricase zurück, eines Ferments, welches die intermediär entstehende Harnsäure in Allantoin überführt. Allantoin scheint für viele Pflanzen Endprodukt des Purinstoffwechsels zu sein. In nennenswerten Konzentrationen wurde es gefunden im Rhizom von *Symphytum officinale*

Die vermutliche Stellung des Allantoins im Purinstoffwechsel höherer Pflanzen

(= Radix Consolidae), in Blättern von *Platanus orientalis*, in der Rinde von *Aesculus hippocastanum* sowie in der Zuckerrübe, in Reisschalen, Weizenkeimlingen, Kartoffeln, Blumenkohl und vielen anderen Pflanzen.

Daß bei niederen, wirbellosen Tieren Allantoin an Stelle von Harnstoff oder Harnsäure ausgeschieden wird, ist der indirekte Anlaß dafür, daß man eine therapeutisch wertvolle Eigenschaft des Allantoins entdeckt hat. Im 1. Weltkriege sah man, daß Wunden, die ganz mit Maden durchsetzt waren, oft auffallend rasch heilten. Später (Robinson, 1935) wurde bewiesen, daß das wirksame Prinzip der „Madentherapie" in dem Allantoin zu sehen ist, welches einen Bestandteil des von den Maden ausgeschiedenen Exkretes ist. In reiner Form verwendete man in der Folgezeit Allantoin ausgiebig lokal zur Behandlung von schweren Verletzungen (auch bei Osteomyelitis), meist in Kombination mit Chemotherapeutika.

Diese Untersuchungen geben eine nachträgliche Begründung für eine Reihe empirisch angewendeter Drogen der Volksmedizin. In Europa ist es der Beinwell, *Symphytum officinale*, der als Wundheilmittel verwendet wurde. *Symphytum officinale*, aus der Familie der *Boraginaceae*, ist ein ausdauerndes Kraut mit einem fleischigen, saftigen Wurzelstock, welcher getrocknet die Droge darstellt. Neben Schleimstoffen und neben den zentral lähmend wirkenden Alkaloiden Consolidin und Symphytocynoglossin wurde Allantoin, der für die äußerliche, lokale Verwendung der Droge maßgebliche Inhaltsstoff, in einer Konzentration von etwa 0,8% aufgefunden.

Literatur

Bally, J.: Neue Aspekte der chemischen Anthelmintikaforschung in Fortschritte der Arzneimittelforschung, Bd. **1**, S. 243; Stuttgart 1959. — Bastedo, W. A.: Materia Medica, Pharmacology, Therapeutics, Philadelphia/London 1940. — Becker, S.: The Production of Papain in Economic Botany, **12**, 62 (1958). — Blumgarten: Textbook of Materia Medica, Pharmacology and Therapeutics, 7. Aufl., New York 1937. — McCay, Clive, M.: Chemical Aspects of Ageing and the Effect of Diet upon Ageing; in A. L. Lansing, Cowdry's Problems of Ageing, Baltimore 1952. — Chargaff, E., Davidson, J. N.: The Nucleic Acids. Chemistry and Biology. 2 Bände, New York 1955. — Harvey, St. C.: Gastric Antacids and Digestants in „The Pharmacological Basis of Therapeutics" (Herausgeber Goodman und Gilman), 4. Aufl., London-Toronto 1970, S. 1002—1019. — Haurowitz, F.: Chemistry and Biology of Proteins, New York 1950. — Hesse, A.: Technologie der Enzyme in „Nord-Weidenhagen", Handbuch der Enzymologie, 2 Bände, Leipzig 1940. — Karrer, W.: Konstitution und Vorkommen der organischen Pflanzenstoffe, Basel 1958. — Lerner, A. B.: Metabolism of Phenylalanin and Tyrosin, in Advances of Enzymology, Bd. 13 (1953). — Nelson, J. M., Dawson, C. R.: Tyrosinase in Advances of Enzymology, Bd. 4 (1944). — Nelson, W. E.: Textbook of Pediatrics, Philadelphia u. London 1950. — Oelkers, H. A.: Die Chemotherapie der Wurmkrankheiten in: Fortschritte der Arzneimittelforschung, Bd. **1**, S. 159, Stuttgart 1959. — Oppenheimer, C.: Technologie der Fermente, Leipzig 1929. — Osoll: The Dispensatory of the United States of America, Philadelphia-Montreal 1960. — Roberts, E., Hougton, A.: The Chemistry of Tea-Fermentation; in Advances of Enzymology, Bd. 2 (1942). — Smythe, C. V.: Microbiological Production of Enzymes and their Industrial Application: in Economic Botany **5**, 126 (1951). — Steward, F. C.: Plant Physiology, 7 Bände, New York/London Academic Press 1960. — Tressler, D. K., Joslyn, M. A.: The Chemistry and Technology of Fruit and Vegetable Juice Production; New York 1954.

VIII. Alkaloiddrogen

Von E. Steinegger

1. Einleitung

Begriffserklärung, Einteilung und Nomenklatur

Der Begriff „Alkaloid" ist von Apotheker Meissner (1792—1853) gelegentlich der Entdeckung des Veratrins geschaffen worden. Ursprünglich stellte man sich unter Alkaloiden Pflanzenstoffe vor, die dem von Sertürner (1783—1841) isolierten Morphin in wesentlichen Eigenschaften glichen, insbesondere in ihrer Basizität, bedingt durch das Vorkommen von Stickstoff im Molekül und dann durch die auffallende Wirkung auf Mensch und Tier. Die moderne Definition schließt sich dem eng an und versteht unter Alkaloiden organische Basen mit vorwiegend heterozyklisch eingebautem Stickstoff, deren Vorkommen größtenteils auf das Pflanzenreich beschränkt ist und die häufig eine ausgeprägte, meist sehr spezifische Wirkung auf verschiedene Bezirke des Nervensystems besitzen. Doch gibt es verschiedene Alkaloide, die hinsichtlich des einen oder andern Merkmals Ausnahmen darstellen. Oft ist es eine Ermessensfrage, ob ein bestimmter Stoff als Alkaloid betrachtet wird oder nicht, und die Abgrenzung gegenüber anderen N-haltigen Pflanzenstoffen ist mehr oder weniger willkürlich.

In neuerer Zeit wurden verschiedene Versuche unternommen, biogenetische Gesichtspunkte zu einer besseren Umgrenzung und Einteilung der Alkaloide im weitesten Sinne heranzuziehen. Hegnauer (1963) beispielsweise hat vorgeschlagen, die alkaloidartigen Verbindungen in drei Gruppen einzuteilen: In die Protoalkaloide oder biogenen Amine, die Pseudoalkaloide und in die Alkaloide im eigentlichen Sinne. Unter den Alkaloiden im engeren Sinne sind jene Basen zu verstehen, die in ihrem stickstoffhaltigen Teil offenkundige Beziehungen zu bestimmten Aminosäuren, vorzugsweise den zyklischen Aminosäuren Prolin, Histidin, Phenylalanin und Tryptophan aufweisen. Sie unterscheiden sich von den Protoalkaloiden oder biogenen Aminen durch die Tatsache, daß zur Bildung ihres Kohlenstoffgerüstes mehr Schritte nötig sind als bloße Decarboxylierung von Aminosäuren und daß ihr Grundgerüst außer dem Aminosäureanteil noch einen weiteren, stickstofffreien Baustein enthält. Die Pseudoalkaloide weisen deutliche Beziehungen zu nichtalkaloidischen Gruppen sekundärer Pflanzenstoffe wie z. B. zu den Terpenen auf, enthalten aber zusätzlich Stickstoff eingebaut. Ihr Stickstoffgehalt erscheint daher eher als ein zufälliges Merkmal.

Durch die Beziehung der Verwandtschaft zu Aminosäuren als Alkaloidmerkmal und durch die Abgrenzung gegenüber den biogenen Aminen wird der Alkaloidbegriff schärfer umrissen, als es bisher geschehen ist. Auch bietet sich die Einteilung der eigentlichen Alkaloide nach den ihnen zugrundeliegenden Aminosäuren an. Wenn für die Besprechung der Alkaloiddrogen trotzdem das bisherige Einteilungsprinzip nach botanisch-systematischen Gesichtspunkten beibehalten wird, so deshalb, weil bei einigen Alkaloiden ihre Vorstufen noch nicht mit Sicherheit bekannt sind und eine Zuteilung zu einer bestimmten Gruppe unmöglich ist. Dafür werden die biogenetischen Fragestellungen der Alkaloide im Kapitel „Einführung in die phytochemischen Grundlagen der Pharmakognosie" eingehender behandelt (S. 11).

Die Namengebung der Alkaloide erfolgt meist nicht systematisch-rationell nach ihrer Konstitution, dies, weil ihr Aufbau in den meisten Fällen noch lange nach der erstmaligen Isolierung unbekannt blieb. In der Regel bezeichnet man ein Alkaloid nach dem Gattungs- oder Artnamen der Pflanze, aus der es erstmalig isoliert wurde (Papaverin, Nicotin, Hydrastin, Berberin u. a.), oder nach seiner pharmakologischen Wirkung (Emetin, Morphin u. a.); auch andere Gesichtspunkte können zur Geltung kommen, so die physikalischen Eigenschaften (Hygrin); nur eine einzige Gruppe von Alkaloiden wurde nach einem Forscher benannt, und zwar die von TANRET entdeckten Pelletierine nach dem berühmten französischen Apotheker und Alkaloidchemiker des 19. Jahrhunderts PELLETIER.

Weil in ein und derselben Pflanze fast stets neben einem Hauptalkaloid eine größere Anzahl Nebenalkaloide vorkommt, müssen auch letztere irgendwelche Trivialnamen erhalten. Man kann die Nebenalkaloide durch Anhängen eines Prä- oder Suffixes an den Namen des Hauptalkaloids bezeichnen (Chinin — Chinidin, Ephedrin — Pseudoephedrin u. a.) oder auch durch Umstellung aus dem Namen des Hauptalkaloids ableiten (Narcotin — Cotarnin — Tarconin). Isomere Basen bezeichnet man gerne mit Präfixen wie Pseudo-, Iso-, Neo-, Epi-, Allo-, evtl. mit vorgestellten griechischen Buchstaben. Das Präfix Nor- wird eingeschränkt gern gebraucht für den Grundkörper einer Alkaloidfamilie, der noch nicht methyliert ist; so werden meist N-Demethylverbindungen als Nor-Verbindungen bezeichnet.

Das Vorkommen der Alkaloide

a) Verbreitung innerhalb des Pflanzenreiches

Der Grundstoffwechsel verläuft bei allen grünen Pflanzen einheitlich. Demgegenüber zeigt der Sekundärstoffwechsel ein Bild größter Variabilität. Dies äußert sich in der unterschiedlichen chemischen Zusammensetzung der Pflanzen, z. B. in ihrer Alkaloidführung.

Bei den Bakterien, Algen, Pilzen, Flechten und Moosen sind eigentliche Alkaloidvorkommen eher selten oder ganz unbekannt. Eine bemerkenswerte Ausnahme bildet *Claviceps purpurea* mit seinen therapeutisch wertvollen Secale-Alkaloiden. Auch bei den Pteridophyten und bei Gymnospermen tauchen Alkaloide nur vereinzelt auf. Häufiger sind alkaloidführende Spezies bei den Monocotyledonen, insbesondere bei Liliaceae und Amaryllidaceae. Doch ist zu beachten, daß bei den Monocotyledonen die Pseudoalkaloide, wie z. B. die Steroidalkaloide bei *Veratrum* und *Sabadilla* (s. S. 267) überwiegen. Eigentliche Alkaloidfamilien treten erst bei den Dicotyledonen gehäuft auf, wie folgende Zusammenstellung zeigt.

Pflanzenfamilien mit gehäuften Alkaloidvorkommen

Pteridophyta: Equisetaceae, Lycopodiaceae
Gymnospermae (Coniferophytina und Cycadophytina): Taxaceae, Ephedraceae
Monocotyledoneae (Liliatae): Liliaceae, Amaryllidaceae

Dicotyledoneae (Magnoliatae): Magnoliaceae, Annonaceae, Lauraceae, Monimiaceae, Ranunculaceae, Berberidaceae, Menispermaceae, Papaveraceae, Chenopodiaceae, Punicaceae, Caricaceae, Cactaceae, Erythroxylaceae, Leguminosae, Buxaceae, Rhamnaceae, Rutaceae, Umbelliferae (Apiaceae), Loganiaceae, Rubiaceae, Compositae (Asteraceae), Lobeliaceae, Boraginaceae, Solanaceae, Convolvulaceae

Die Verbreitung der einzelnen Alkaloide im Pflanzenreich ist unterschiedlich groß. Einmal gibt es Stoffe mit einer sehr weiten Verbreitung, wie z. B. das Nikotin (S. 311/312). Mit einem eng begrenzten Vorkommen ist bei Stoffen zu rechnen, die einen komplizierten Bau aufweisen. Offensichtlich wird die Verbreitung um so mehr eingeschränkt, je komplizierter der Syntheseweg eines Alkaloids für die Pflanze ist. So finden sich Basen mit dem Skelet des Morphinans lediglich in einigen Vertretern der Ranunculales und Papaverales, Morphin selber ist sogar ausschließlich auf Papaver somniferum und P. setigerum beschränkt, während Benzylisochinolinalkaloide zusätzlich in fünf weiteren Ordnungen aufgefunden worden sind.

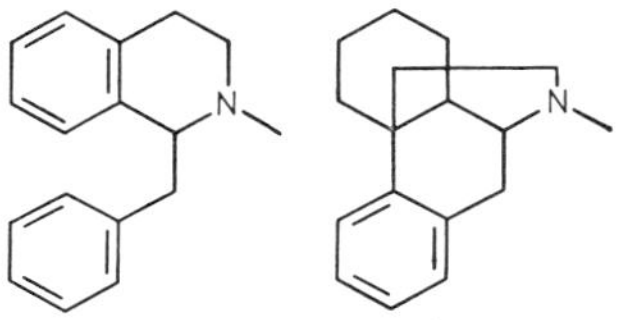

Benzylisochinolin Morphinan

Sucht man nach einem möglichen Zusammenhang zwischen Alkaloidvorkommen und botanischer Systematik, so zeigt sich, daß Pflanzen, die einander taxonomisch nahe stehen, sich manchmal durch das Vorkommen gleicher oder ähnlicher Inhaltsstoffe auszeichnen. Umgekehrt ist aber das Vorkommen gleicher oder ähnlicher Stoffe allein noch kein Beweis für taxonomische Verwandtschaft der Gewächse. Mit einem Zusammenhang dürfte am ehesten bei den kompliziert gebauten Alkaloiden zu rechnen sein. Bei der Beurteilung der Frage, ob die Synthese eines bestimmten Stoffes für die Pflanze kompliziert ist oder nicht, sind die Erfahrungen der synthetischen Chemie jedoch nur beschränkt anwendbar.

b) Die Einzelpflanze

Die Vergesellschaftung von Haupt- und Nebenalkaloiden. Es ist eine allgemeine Erscheinung, daß ein bestimmter Pflanzeninhaltsstoff nicht als einziger Vertreter seiner Reihe in einer Pflanze vorkommt, daß er vielmehr begleitet ist von mehreren Stoffen mit ähnlichem Bauprinzip. Für das Vorkommen von Alkaloiden trifft das in besonderem Maße zu (s. S. 48). Eine der Basen pflegt mengemäßig zu überwiegen, man bezeichnet sie als Hauptalkaloid; die anderen als Nebenalkaloide. Oft stimmen Haupt- und Nebenalkaloide im Aufbau ihres Grundgerüstes überein: Die Nebenalkaloide erscheinen mehr oder weniger als Variationen eines Grundkörpers des Hauptalkaloids, unterschieden durch periphere Substituenten wie Zahl oder Stellung von Hydroxyl- und Methylgruppen oder Zahl und Stellung der Doppelbindungen (s. Tabelle der Tabakalkaloide S. 252 oder der Areca-Alkaloide S. 265). In diesen Fällen ist es offensichtlich, daß der ganzen Schar von Alkaloiden eine gemeinsame biogenetische Vorstufe zugrunde liegt.

Nicht in allen Fällen ist die Übereinstimmung im Aufbau der in der gleichen Pflanze vorkommenden Alkaloide so offensichtlich, wie in den angegebenen Beispielen. So finden wir in der Chinarinde zwei anscheinend ganz verschiedene Typen von Alkaloiden: a) solche mit einem Chinolinkern und daneben b) mit einem Indolkern. Offenbar stehen beide Typen miteinander in Beziehung (s. folgendes Formelschema).

Cinchonamin (Tryptophantypus)

Chinin (Chinolintypus)

Die hypothetischen Beziehungen zwischen Chinin und Cinchonamin (sterische Verhältnisse nicht berücksichtigt)

Variabilität in der Alkaloidführung. Daß man bei der Beherrschung der Methode in stets reproduzierbarer Weise aus Opium Morphin isolieren kann, wird man ebenso erwarten wie etwa Vergiftungserscheinungen nach Genuß von Tollkirschen oder Coniumfrüchten, d. h. man wird zu der Annahme geneigt sein, daß alle Einzelpflanzen, soweit sie zu ein und derselben Pflanzenspezies gehören, in der Alkaloidführung weitgehend übereinstimmen. Das trifft nur in beschränktem Umfange zu, insbesondere aber dann nicht, wenn man sich nicht mit der bloßen Feststellung des qualitativen Vorkommens begnügt, sondern auch die absolute Menge und das gegenseitige Mengenverhältnis der gebildeten Alkaloide ins Auge faßt. Für das Merkmal Alkaloidführung treffen die Erscheinungen der biologischen Variabilität ebenso zu wie für die leichter zu beobachtenden morphologischen Merkmale. Schwankungen im Alkaloidgehalt oder in der Zusammensetzung des Alkaloidgemisches können modifikativ oder genetisch bedingt sein.

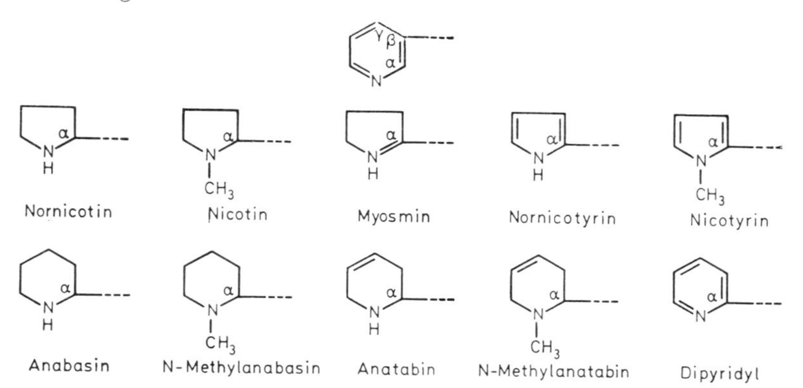

Die Alkaloide des Tabaks. Ein Pyridinring ist jeweils in β-Stellung mit einem weiteren 5- oder 6gliedrigen N-haltigen Ring verknüpft und zwar hier ausschließlich über das α-C-Atom.

Modifikative Einflüsse, Umwelt, Klima, Boden u. a. scheinen im wesentlichen keine sehr ausgesprochenen quantitativen Unterschiede zu bedingen. Auffallende quantitative Unterschiede beruhen meist auf Änderungen in den Erbanlagen (chemische Rassen). Beispiele für einen auffallenden quantitativen Unterschied bieten zunächst einmal die nicotinarmen und nicotinreichen *Nicotiana*-Rassen.

Ein weiteres Beispiel ist *Duboisia myoporoides*: Die Blätter dieser australischen, baumartigen Solanacee sind Ausgangsmaterial für die industrielle Scopolamin-Darstellung. Nicht alle Herkünfte sind nun auch tatsächlich scopolaminhaltig: Von der Spezies existieren zwei Hauptrassen, eine scopolaminarme und eine scopolaminreiche. Die beiden chemischen Rassen sind geographisch getrennt: Die hyoscyaminreiche Rasse findet sich im Süden des australischen Kontinents, die scopolaminreiche im Norden.

Schließlich kann die Alkaloidführung ein und derselben Pflanze im Laufe der Vegetationsperiode stark variieren. So enthalten sehr junge Pflanzen von *Datura stramonium* überwiegend Scopolamin, ältere Exemplare überwiegend Hyoscyamin. In Wurzeln von *Papaver orientale* findet sich nach dem Absterben der oberirdischen Teile Isothebain, zur Vegetationszeit (Mai, Juni) jedoch größtenteils Thebain.

Bildungsort und Verteilung innerhalb der Pflanze. Lange Zeit galt das Blatt als Assimilationsorgan mit seinen speziellen synthetischen Fähigkeiten auch als der Ort der Alkaloidbildung, obwohl MOTHES schon 1928 gezeigt hatte, daß das isolierte Tabakblatt keine größeren Alkaloidmengen bildet. Zur Entscheidung dieser Frage eignen sich einmal isolierte Gewebekulturen, dann aber auch reziproke Pfropfungen von alkaloidfreien und alkaloidführenden Arten, z. B. von Tomate und Stechapfel. Da Solanaceen sich besonders leicht pfropfen lassen, wurden die Versuche meist mit Vertretern dieser Familie ausgeführt. Man fand überraschend, daß die Alkaloide bevorzugt in der Wurzel ausgebildet werden. Die an Solanaceen gewonnenen Ergebnisse lassen sich aber, wie sich bald zeigte, durchaus nicht verallgemeinern: So werden die Solanidine hauptsächlich im Sproß gebildet; isolierte Lupinenwurzeln sind zur Alkaloidsynthese unfähig. Wahrscheinlich ist die Zahl der Alkaloide, die im Sproß gebildet werden, viel größer als jene mit Synthese in der Wurzel wie z. B. *Conium*, *Ephedra*, *Catha*. Man kennt ferner Fälle, in denen ganz bestimmte Zellen zur Alkaloidbildung befähigt sind, wie Milchröhren bei *Papaver somniferum*.

Der Ort der Alkaloidbildung braucht nicht unbedingt auch den höchsten Alkaloidgehalt aufzuweisen. Vielmehr werden diese Stoffe vom Syntheseort abtransportiert und bevorzugt in ganz bestimmten Organen oder in ganz bestimmten Geweben dieser Organe abgelagert und gespeichert. Diese Ablagerung erfolgt meistens nicht etwa passiv, z. B. im Blatt als eine Anreicherung infolge Wasserverlustes, sondern es gibt offenbar bestimmte Gewebe, die spezielle Alkaloide irgendwie aktiv zu binden vermögen wie etwa das Gewebe von Blattstiel und Mittelrippe in Datura die Tropanalkaloide. Bevorzugte Stellen der Anreicherung sind weiterhin Zellen in der Nähe von Leitbündeln, Epidermiszellen oder unmittelbar darunterliegende Zellagen, das Endokarp (Coniinschicht) bei *Conium maculatum*, die Rinde bei *Cinchona* usw. So kommt es, daß von alkaloidführenden Arzneipflanzen bald die Wurzel oder das Blatt, bald die Frucht, der Same oder auch die Rinde als Droge verwendet wird.

Bedeutung für die Pflanze

Die meist starke physiologische Wirkung der Alkaloide auf den Menschen verleitet leicht zur Annahme, daß diese Stoffe auch für die Pflanze direkt oder indirekt eine wichtige Rolle spielen. So wurde schon früh die Ansicht geäußert, es handle sich bei den Alkaloiden um Schutzstoffe für die Pflanze. Zwar meidet das Vieh auf den Alpen die Giftpflanzen Akonit und Germer, und bei Solanum-Arten scheint der Alkaloidgehalt einen gewissen Schutz gegen den Koloradokäfer zu bieten. Zweifelsohne ist aber eine Verallgemeinerung nicht gestattet, schon allein deshalb nicht, weil ein giftiges Prinzip einer Pflanze nicht in gleicher Weise für alle Schädlinge dieser Pflanze giftig ist. Beispielsweise ist das Chinin für den Menschen relativ ungiftig, hingegen wirkt es selektiv und in geringsten Dosen toxisch auf Protozoen. Umgekehrt bei Belladonna: Während ein paar Gramm Blätter beim Menschen schwere Vergiftungserscheinungen auslösen, sind Kaninchen gegen Hyoscyamin praktisch unempfindlich. Ihr Blut enthält eine Esterase (L-Hyoscyamin-Esterase) die L-Hyoscyamin, nicht aber D-Hyoscyamin, in Tropasäure und Tropin, zwei praktisch untoxische Substanzen, spaltet.

Es gibt geradezu Alkaloidspezialisten unter den Schädlingen alkaloidführender Pflanzen. Die Raupen von *Pieris rapae*, Erdflöhe und Blattläuse verursachen großen Schaden an Belladonnapflanzungen; eine andere Raupenart, welche die Rinden von Cinchonabäumen befällt, soll Alkaloide in solchen Mengen aufnehmen, daß sie in ihrem Körper auskristallisieren (zit. bei W. O. James, 1953). Stıychnos-, Conium- oder Aconitum-Alkaloide sind für die Menschen starke Gifte, doch wirken sie so gut wie nicht toxisch auf die meisten Insekten.

Die Frage, ob und in welcher Weise die Alkaloide zellphysiologische oder stoffwechselchemische Aufgaben erfüllen, läßt sich noch nicht beantworten. Vieles spricht auch heute noch dafür, daß es sich um Exkrete handelt, die keine lebenswichtige, physiologische Funktion zu erfüllen haben (Mothes, 1969).

Medizinisch-pharmazeutische Bedeutung

Bei der Vielfältigkeit der chemischen Strukturen, die wir innerhalb der großen Gruppe von Naturstoffen, den Alkaloiden, antreffen, dürfte es verständlich sein, daß keine allgemeine Aussage über ihre pharmakologische Wirkung gemacht werden kann: Die Wirkungen der meisten Alkaloide weichen weitgehend voneinander ab. Es bestehen zwar innerhalb engerer Gruppen manchmal Beziehungen zwischen Konstitution und pharmakologischer Wirkung (z. B. curareartige Wirkung der quaternären Ammoniumbasen); doch können oft chemisch nahe verwandte Alkaloide recht verschiedenartig wirken (z. B. Atropin-Cocain), und es können anderseits chemisch einander fernstehende Alkaloide eine weitgehende Übereinstimmung der pharmakologischen Wirkungsqualitäten aufweisen (z. B. Pilocarpin-Muscarin oder Nicotin-Cytisin). Daher müssen die Wirkungen und Anwendungen jeweils bei den Einzeldrogen besprochen werden. Trotzdem seien einige der wichtigsten, d. h. in der modernen Therapie noch gebräuchliche Anwendungsgebiete für Alkaloide kurz aufgezählt.

Anwendung als Analgetika und als Narkotika. Analgetika sind schmerzstillende Mittel; Narkotika (nicht zu verwechseln mit den Anästhetika) sind ebenfalls schmerzstillend, doch wirken sie außerdem schlaferzeugend und betäubend. Der Begriff ναρκωτικός wurde erstmals von Galenus angewendet, und zwar für eine Gruppe von Drogen, unter denen sich auch unser Opium befand. Opium und Morphin sind bis heute die Prototypen für Analgetika und Narkotika.

Herzwirksame Alkaloide. Es gibt eine sehr große Anzahl von Alkaloiden, denen die pharmakologische Eigenschaft zukommt, die eine oder die andere

Herzfunktion zu verändern. Viele dieser Alkaloide sind allerdings zu toxisch, um therapeutisch verwendet werden zu können: z. B. die Alkaloide von *Erythrophleum guineense.*

Therapeutische Verwendung als Kardiaka gegen ganz bestimmte Herzkrankheiten finden heute noch Chinidin, Ajmalin und — allerdings seltener — Spartein.

Den Kreislauf und die Atmung beeinflussende Alkaloide. Hierher gehört eine ganze Reihe von Alkaloidgruppen: Veratrumgruppe (Bradykardie, Gefäßerweiterung, Blutdruckabfall); Rauwolfiagruppe (blutdrucksenkend); Lobeliagruppe (gegen Asthma, reines Lobelin als Stimulans für das Atemzentrum); Gruppe der Sympathikomimetika mit Ephedrin; Purinbasen.

Als Chemotherapeutika und gegen Parasiten angewandte Alkaloide sind u. a. Cinchona-Alkaloide als Antimalariamittel, Areca-, Granatum-Alkaloide als Wurmmittel, Ipecacuanha bzw. Emetin und Cephaelin sowie Conessin gegen Amöbiasis.

Uterine Stimulantia stellen Secale-Alkaloide sowie Benzylisochinolinalkaloide von Hydrastis und Berberis dar.

Alkaloide als Lokalanästhetika. Prototyp aller Lokalanästhetika ist das Cocain. Die eingehende wissenschaftliche Beschäftigung mit diesem Alkaloid und seine systematische chemisch-synthetische Abwandlung führte zur großen Gruppe unserer modernen Lokalanästhetika.

Mydriatika finden sich unter den Belladonna- und Coca-Alkaloiden.

Als Bittermittel dienen die Alkaloiddrogen Cinchona und Angostura.

Literatur

HEGNAUER, R.: The Taxonomic Significance of Alkaloids. In Chemical Plant Taxonomy von T. SWAIN, London, New York 1963, S. 389—427. — Chemotaxonomie der Pflanzen. Basel, Stuttgart 1964. Bd. 3, S. 18—28. — LUCKNER, M.: Der Sekundärstoffwechsel in Pflanze und Tier. Jena 1969. — MOTHES, K.: Physiology of Alkaloids. J. Pharm. Pharmacol. **11**, 193—210 (1959). — Biogenesis of Alkaloids and the Problem of Chemotaxonomy. Lloydia **29**, 156—171 (1966). — MOTHES, K., ROMEIKE, A.: Die Alkaloide. In Hdb. der Pflanzenphysiologie von W. RUHLAND, Berlin/Göttingen/Heidelberg: Springer 1958. Bd. 8, S. 989—1049. — MOTHES, K., SCHÜTTE, H. R.: Biosynthese der Alkaloide. Berlin 1969.

2. Secale cornutum

Secale cornutum ist eine der in historischer, biologischer und chemischer Hinsicht interessantesten Drogen unseres Arzneischatzes: Sie gehört zu denjenigen Drogen, bei denen es bisher nicht gelungen ist, ihre Wirkstoffe durch synthetische Substanzen zu ersetzen. Isolierung und Konstitutionsaufklärung der spezifischen Wirkstoffe und der vielen weiteren Bestandteile stellten den organischen Chemiker viele Jahrzehnte hindurch vor schwierige Aufgaben. Partialsynthetische Abwandlungen führten zu den wichtigen Sympathikolytika; in einem anderen Abwandlungsprodukt, dem Lysergsäurediäthylamid, wurde der erste partialsynthetisch gewonnene Vertreter der Psychotomimetika entdeckt. Die biologischen Wissenschaften, einschließlich der Pharmakognosie, erhielten durch die Secale-Forschung mächtige Impulse: Durch die Erforschung des Lebenszyklus und der

Züchtungsbedingungen des Pilzes, durch Untersuchung des Bildungsweges der Alkaloide und dessen Abhängigkeit von inneren und äußeren Faktoren. Trotz intensiver Forschung ist eine ganze Reihe von Fragen bis heute nicht befriedigend gelöst, so die der technischen Peptidalkaloidgewinnung unter den Bedingungen der saprophytischen Kultur, etwa in Gärtanks.

Der Name „Mutterkorn" hat nichts zu tun mit der Verwendung des Pilzes bei Gebärmutterleiden. Die Herkunft des Wortes ist unsicher; vielleicht leitet es sich vom lateinischen „mutare" d. i. verändern ab (verändertes Korn). Möglicherweise ist das Wort mythologischen Ursprungs. Das rasche Wachstum dieser merkwürdigen Gebilde hätte den Volksglauben annehmen lassen, sie seien durch eine über die wogenden Kornfelder schwebende Gottheit des Feldes, die „Kornmutter", oder „Rockenmutter" hervorgezaubert (Grimm). Folgerichtig nannte man dann diese Körner Kornmutterkorn, kurz Mutterkorn. Engländer und Franzosen nennen das Mutterkorn „ergot" (vom franz. ergot = Sporn), offenbar, weil die Droge im Aussehen an einen Hahnensporn erinnert. Die Bezeichnung ergot liegt der Benennung zahlreicher Inhaltsstoffe der Droge zugrunde.

Das Mutterkorn ist in großen Dosen für Mensch und Tier sehr giftig. Es erzeugt Erscheinungen, die als Ergotismus bezeichnet werden. Besonders nach feuchten Sommern gelangte oft massenhaft Mutterkorn ins Brotgetreide und führte zu geradezu epidemieartig auftretenden Massenerkrankungen. Wohl die erste schriftliche Nachricht über eine derartige „Epidemie" stammt von einem unbekannten Chronisten aus dem Jahre 875 n. Chr., verzeichnet in den Annalen des Klosters Xanthen (Annales Xanthenses): „Eine große Heimsuchung durch anschwellende Pusteln zehrte die Menschen auf, und zwar unter ekelerregender Fäulnis, so daß ihnen, noch ehe der Tod eintrat, die Glieder abfielen." Auch andere Chroniken des Mittelalters wissen über seuchenartig um sich greifende Erkrankungswellen zu berichten, die unzählige Menschen dahinrafften. So sollen im Jahre 994 in Aquitanien und Limoges etwa 40000, 1129 bei Cambrai über 12000 Menschen an Ergotismus zugrunde gegangen sein. Auch in neuerer Zeit riß die Kette von Massenerkrankungen nicht ab. Im letzten Jahrhundert sind noch zwanzig ausgedehnte Fälle bekannt geworden, und auch unser Jahrhundert blieb von größeren „Epidemien" (Ungarn, Rußland) nicht ganz verschont. Der Ergotismus tritt in zwei verschiedenen Erscheinungsformen auf: als Brandseuche, ignis sacer, Antoniusfeuer (E. gangraenosus) mit brennenden Schmerzen, Gangrän und Ablösen ganzer Extremitäten, ferner als Krampfseuche (E. convulsivus) mit schmerzhaften Muskelkontraktionen.

Man würde glauben, der Zusammenhang zwischen dem reichlichen Auftreten so merkwürdiger Gebilde wie des Mutterkorns und den massenhaften Vergiftungen hätte nicht lange verborgen bleiben können, dies um so eher, als die Droge im Volke schon seit langem verwendet wurde, bevor sie in der zweiten Hälfte des 16. Jahrhunderts zum ersten Male in einem ärztlich-botanischen Werke erscheint, im Kräuterbuch des Adamus Lonicerus.

Lonitzer (1528—1586) war Stadtarzt in Frankfurt/M. Sein Kräuterbuch hatte einen ganz ungewöhnlichen Erfolg; bereits zu seinen Lebzeiten erschien es in acht Auflagen, nach seinem Tode wurde es noch ungefähr zwölfmal gedruckt. Es ist die Ausgabe vom Jahre 1582, die erstmals eine Notiz über das Mutterkorn bringt:

„Man findet offtmals an den Aehren dess Rockens oder Korns lange schwartze harte schmale Zapffen / so beneben unnd zwischen dem Korn / so in den Aehren ist / herauss wachsen / und sich lang herauss thun / wie lange Neglin anzusehen / seind innwendig weiss / wie das Korn / und seind dem Korn gar unschädlich. Solche Kornzapffen werden von den Weibern für eine sonderliche Hülffe und bewerte Artzney für das auffsteigen und wehethumb der Mutter gehalten / so man derselbigen drey etlich mal einnimpt und isset."

Die Wirkung von Secale cornutum auf den Uterus ist dem Verfasser gut bekannt, selbst die rechte Dosierung wird einigermaßen getroffen. Sonderbarerweise wird aber die Giftigkeit des Mutterkorns, bzw. der Zusammenhang zwischen der Verunreinigung des Roggens mit Mutterkorn und den damals nicht selten auftretenden Massenvergiftungen, nicht erkannt.

Das Kräuterbuch von Lonitzer bringt den ersten Hinweis auf die mögliche ärztliche Verwendung des Mutterkorns als Wehenmittel; die Droge blieb aber bei den Ärzten verpönt. Noch lange wurde sie ausschließlich als Volksheilmittel von den Hebammen angewandt. Wir lesen, daß Hannover noch im Jahre 1778 den Hebammen ausdrücklich den Gebrauch von Mutterkorn verbot. Die Scheu der Ärzte vor der Droge ist erklärlich, weil sie bei starker Wirksamkeit wechselnde Zusammensetzung und geringe Haltbarkeit aufweist.

Entwicklung des Pilzes

Lange Zeit war man sich über die wahre Natur des Mutterkorns nicht im klaren. Bis in die Mitte des 19. Jahrhunderts hinein sahen die meisten Autoren in den Mutterkörnern einfachhin degenerierte Getreidekörner. Auch als im letzten Jahrhundert die sich immer rascher entwickelnde biologische Wissenschaft das Mikroskop als Forschungsmittel einsetzte, blieb es äußerst schwierig, die gesamten Zusammenhänge über Bildung, Vermehrung und Fortpflanzung des Mutterkorns zu durchschauen.

Dem Beobachter boten sich zunächst drei auffallende Phänomene dar:

1. Das eigentliche Mutterkorn (Sklerotium), schwarzviolette, hornartige Gebilde, welche das Roggenkorn in der Ähre verdrängen, mikroskopisch ein kompaktes Geflecht von Pilzhyphen.

2. Die gestielten Fruchtkörper des im Frühjahr auskeimenden Sklerotiums, die Bildung der Asci mit den Askosporen.

3. Der mit gelblichweißem Pilzmyzel überzogene Fruchtknoten (Sphacelia-Stadium). Gegen Ende der Blütezeit des Roggens dringt eine klebrige, übelriechende, widerlich süße, zähe Flüssigkeit zwischen den Spelzen hervor; die mikroskopische Betrachtung zeigt, daß die Masse von zahllosen, ovalen Sporen (Konidien) durchsetzt ist. Die Untersuchung des befallenen infizierten Fruchtknotens ergibt, daß er von einem Pilzmyzel überzogen und durchwuchert ist.

Es bedurfte jahrzehntelanger Forschung, um zu erkennen, daß es sich hier um drei charakteristische Entwicklungsstadien ein und desselben Pilzes, *Claviceps purpurea* (FRIES) TULASNE aus der Familie der Clavicipitaceae (Euascomycetidae bzw. Pyrenomycetidae) handelt.

Das unter 1. erwähnte Stadium stellt die sog. Dauerform, die Überwinterungsform des Pilzes dar. Im Frühling treibt das Sklerotium (σκληρός = trocken, spröde, hart) langgestielte Fruchtkörper (Stadium 2). Die Askosporenbildung schafft die Voraussetzung für den parasitischen Befall des Roggens oder anderer Gräser im Frühjahr (Primärinfektion).

Die Askosporen gelangen durch den Wind oder durch Insekten auf die Roggen- bzw. Grasähren. Dort keimen sie aus, durchwuchern den Fruchtknoten und überziehen ihn mit einem konidienbildenden Myzel, das man anfänglich als einen selbständigen Pilz, *Sphacelia segetum*, betrachtete, heute etwa als *Sphacelia* (Stadium 3) bezeichnet (σφάκελος = Entzündung). Der Fruchtknoten mit dem Pilzgewebe stellt jetzt eine runzelige, schleimige Masse dar. Gleichzeitig sondert er den Honigtau in Form von Tröpfchen ab. Der mit Konidien durchsetzte Honigtau ermöglicht es dem Pilz, sich auch im Sommer von einer Pflanze auf die andere auszubreiten (Sekundärinfektion). Er lockt Fliegen und andere Insekten an, die damit Konidien auf andere Blüten verschleppen.

Von der Basis des Fruchtknotens entwickelt sich ein kompaktes Hyphengeflecht, das nach und nach das konidienbildende lockere Myzel verdrängt und schließlich das fertig entwickelte Sklerotium (Mutterkorn) darstellt.

Für einen starken Befall mit Mutterkorn ist also einmal das Vorhandensein genügender Mengen von Sklerotien Vorbedingung. Die zweite Vorbedingung ist anhaltende Roggenblüte und längere Zeit offen stehende Ährchen, wie dies etwa bei feuchtkaltem Klima, bzw. ausbleibender Bestäubung infolge von Mangel an Roggenpollen der Fall ist. Aus diesem Grunde geben wenig fruchtbare Sorten, z. B. Autotetraploide (s. S. 272) gute Ausbeuten an Mutterkorn.

Claviceps purpurea ist auf der ganzen Erde verbreitet. Er lebt nicht bloß auf Roggen parasitisch, sondern auch auf 200 verschiedenen weiteren Arten und Varietäten von Gräsern. Von dem Pilze existieren zahlreiche biologische Rassen, denn nicht jede Rasse befällt jede Wirtspflanze; so kommt der auf Roggen parasitierende *Claviceps purpurea* nicht auf *Lolium perenne* zur Entwicklung und umgekehrt. Hand in Hand damit gehen Veränderlichkeiten anderer Merkmale: So lassen sich Größen- und Formunterschiede der von verschiedenen Gräsern stammenden Sklerotien feststellen, ebenso Differenzen in der Alkaloidführung.

Gewinnung des Mutterkorns, Handelssorten

Das Mutterkorn des Handels besteht aus den auf Roggen gebildeten Sklerotien. Es wird mit der Hand von den Ähren gelesen. Ein anderer Teil fällt beim Dreschen des Roggens als Nebenprodukt an. Wichtige Herkunftsländer für die Handelsdroge sind neben Spanien und Portugal die osteuropäischen Länder. Aus Wildvorkommen allein läßt sich der heutige Bedarf an Mutterkorn aber keineswegs decken; der Pilz wird immer seltener, hauptsächlich bedingt durch die modernen Methoden der Landwirtschaft: dem Reutern des Getreides, der Verwendung von Herbiziden und Insektiziden. Daher infiziert man heute Roggen vielfach künstlich.

Auf Freilandkulturen impft man die Ähren künstlich mit Konidienaufschwemmungen von *Claviceps purpurea* mit Hilfe von Impfpistolen, Impfbrettern oder großen, mobilen Impfmaschinen, die Serien von Hohlnadeln oder Nadeln mit Längsrillen tragen. Die Konidien lassen sich im Gegensatz zu den Sklerotien leicht künstlich züchten. Eine Infektion ist auch durch Zerstäuben der sporenhaltigen Flüssigkeit über den blühenden Roggenfeldern möglich; doch scheint dieses Verfahren weniger zuverlässig zu sein. Besonders reicher Befall und große Sklerotien werden auf tetraploidem Roggen erhalten (s. o.). Eine Erhöhung der Alkaloidausbeute ist ferner durch Verwendung von Rassen mit hohem Gehalt möglich. Während die meisten Wildvorkommen Sklerotien mit $< 0{,}05\%$ Alkaloidgehalt liefern und die Grenze von 0,1% nur von wenigen Wildrassen überschritten wird, kennt man heute dank ausgedehntesten Reihenuntersuchungen Stämme, die sogar mehr als 1% Totalalkaloide aufweisen. Offenbar ist aber auch hier extrem hoher Alkaloidgehalt mit einer Vitalitätsverminderung verbunden (Mothes). Schließlich stehen dem Züchter Rassen mit konstantem Gehalt und verschiedenster Zusammensetzung des Wirkstoffgemisches zur Verfügung. Von Klima und Wirt ist lediglich das Verhältnis der sog. wasserlöslichen zu den wasserunlöslichen Alkaloiden abhängig, nicht aber das Mischungsverhältnis der wasserunlöslichen Alkaloide untereinander.

Man hat sich schon lange gefragt, ob eine Züchtung des Pilzes unabhängig vom Gramineenfruchtknoten möglich ist, etwa auf künstlichen Nährböden oder Nährflüssigkeiten, nach Methoden also, wie sie sich bei der Züchtung anderer Ascomyceten, bei Penicilliumarten, Aspergillusarten und Hefen bewährt haben. Diese saprophytische Kultur des Pilzes ist zwar durchaus möglich, das Pilzmyzel entwickelt sich sehr gut, doch sind erst vor wenigen Jahren befriedigende Ausbeuten an Peptidalkaloiden erzielt worden (Kobel, Brunner und Brack, 1962; Amici, Minghetti, Scotti et al., 1966).

Die Schwierigkeiten der saprophytischen Kultur beruhen darauf, daß der Pilz offenbar nur unter bestimmten Bedingungen zur Alkaloidsynthese schreitet, wie sich dies ja auch in der freien Natur zeigt, wo die Bildung der Alkaloide vom Peptidtypus an das Sklerotienstadium gebunden ist, also bestimmte Ernährungsbedingungen voraussetzt, während das Sphacelia-Stadium ohne Alkaloidsynthese verläuft. Eine weitere Erschwerung gegenüber andern Pilzkulturen ist die lange Zeitspanne von etwa 25—45 Tagen, die bisher für die Alkaloidproduktion benötigt wird, sofern man das Myzel nicht frühzeitig am weiteren Wachstum und an der Sporulation hindert (Mothes und Gröger). Im übrigen stellt *Claviceps purpurea* an die Nährlösung für gute Alkaloidbildung ziemlich große Anforderungen (Stoll, Brack, Hofmann und Kobel, 1960).

Inhaltsstoffe

Nur wenige Drogen sind so intensiv chemisch untersucht worden wie das Mutterkorn. Als Folge davon wurde aus Secale cornutum eine ungewöhnlich große Zahl verschiedenartigster Substanzen isoliert. Für die Verwendung der Droge als Arzneimittel haben nicht alle diese Stoffe gleichermaßen Bedeutung und man unterscheidet daher:

1. Spezifische Wirkstoffe,
2. Nebenwirkstoffe,
3. Begleitsubstanzen oder „Ballaststoffe" der Droge.

Seinen natürlichen Funktionen entsprechend setzt sich das Sklerotium der Hauptmasse nach vorwiegend aus Reservestoffen und Gerüstsubstanzen zusammen, also aus Begleitsubstanzen. Namentlich zu erwähnen sind der hohe Gehalt (30—35%) an einem rizinolsäurereichen fetten Öl, das sehr leicht ranzig wird, ferner Ergosterin, ein Phytosterin, das nach dem Vorkommen im Mutterkorn seinen Namen erhielt. Beim Bestrahlen mit UV-Licht geht Ergosterin in Vitamin D_2 über, eine Reaktion, die auch technisch-pharmazeutisch durchgeführt wird (s. S. 371). Die bekannte Pigmentierung des Mutterkorns beruht auf einer Einlagerung von Melanin in der äußersten, von Anthrachinonen (Endocrocin, Clavorubin) und einer großen Reihe weiterer Farbstoffe in der darunter liegenden Schicht.

Unter den Nebenwirkstoffen sind Tyramin und Histamin zu nennen, die eine Zeitlang sogar als die Hauptwirkstoffe der Droge angesehen wurden. Wenn ihnen auch eine gewisse Wirksamkeit — allerdings nur bei parenteraler Applikation — nicht abgesprochen werden kann, tritt sie doch stark hinter jener der Alkaloide zurück.

Die spezifischen Wirkstoffe der Droge sind unter den Alkaloiden zu finden, und zwar unter den säureamidartigen Derivaten der D-Lysergsäure. Grundkörper dieser Basen ist das Ergolin. Der D-Lysergsäure selbst kommt folgende Struktur zu:

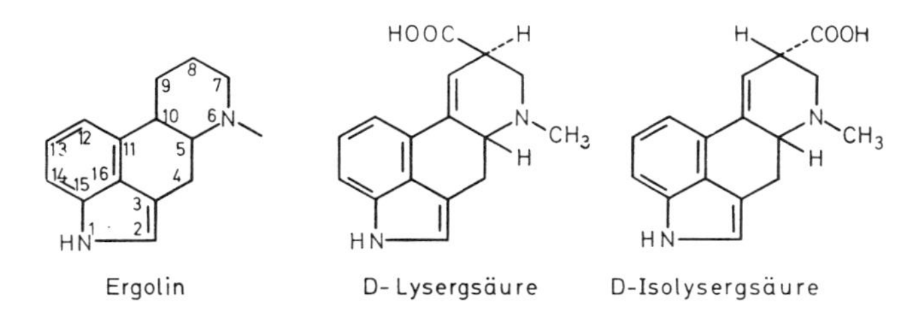

Ergolin D-Lysergsäure D-Isolysergsäure

D-Lysergsäure lagert sich leicht in die isomere D-Isolysergsäure um. Dieser Umlagerungsvorgang ist nicht nur auf die Säure beschränkt: Er zeigt sich ebenso bei jenen Alkaloiden, die D-Lysergsäure im Molekül enthalten. Er ist deshalb bedeutungsvoll, weil er mit einer Inaktivierung der Alkaloide einhergeht, d. h. zu einem weitgehenden Verlust der pharmakologischen Wirkung führt. Die inaktiven Isomeren bezeichnet man mit der Endung -inin. L-Lysergsäure und L-Isolysergsäure, die beide α-ständigen Wasserstoff am C-5 tragen, finden sich in den natürlichen Mutterkornalkaloiden nicht.

Die wirksamen Mutterkornalkaloide stellen säureamidartige Derivate der Lysergsäure dar. Es handelt sich entweder um einfache Säureamide, darunter als medizinisch bedeutsamster Stoff das Ergobasin, oder um Alkaloide vom Peptidtyp. Die Peptidalkaloide lassen sich in die Gruppen des Ergotamins, Ergoxins und Ergotoxins einteilen. Charakteristisch für diese Alkaloide ist es, daß der Lysergsäure-Anteil peptidartig mit mehreren Aminosäuren verknüpft ist, die untereinander zu zyklischen Strukturen vereinigt sind.

Chemischer Aufbau der Mutterkornalkaloide vom Säureamid-Typ

Einfache Säureamide

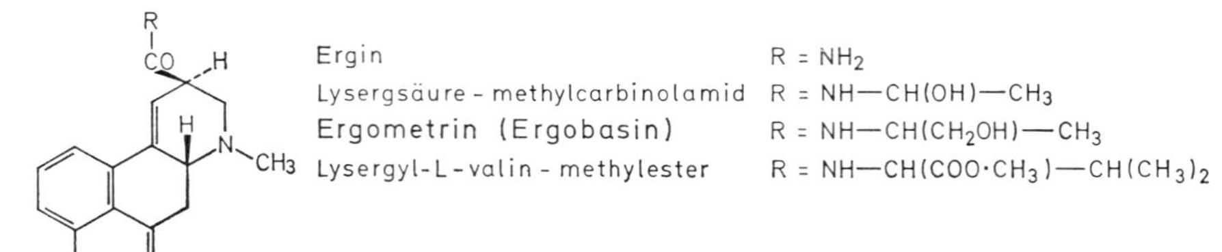

Alkaloide vom Peptidtyp

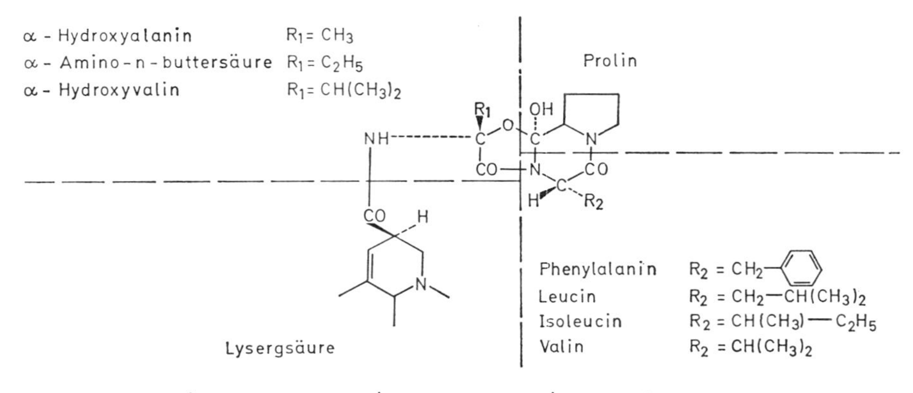

R_2	Ergotamingruppe $R_1 = CH_3$	Ergoxingruppe $R_1 = C_2H_5$	Ergotoxingruppe $R_1 = CH(CH_3)_2$
$CH_2-C_6H_5$	Ergotamin	Ergostin	Ergocristin
$CH_2-CH(CH_3)_2$	Ergosin	Ergoptin*	α-Ergokryptin
$CH(CH_3)-C_2H_5$	———	———	β-Ergokryptin
$CH(CH_3)_2$	Ergovalin*	Ergonin*	Ergocornin

*In der Natur bisher nicht aufgefunden. Nomenklatur nach P. STÜTZ, P. A. STADLER und A. HOFMANN, Helv. Chim. Acta *53*, 1278 (1970).

Ergometrin (Syn. Ergobasin, Ergonovin). Dieses Alkaloid stellt ein einfaches Amid der Lysergsäure mit Alaninol dar. Es ist das eigentliche oxytozische (wehenerregende) Mutterkornalkaloid; seine Wirkung ist praktisch nur auf den Uterus gerichtet. Es ist weniger giftig als die anderen Secale-Alkaloide. Ergometrin stellt das für die Frauenheilkunde wertvolle Secale-Alkaloid dar. Es findet Anwendung in der Geburtshilfe zur Beherrschung von Blutungen, seltener als Wehenmittel. Unglücklicherweise kommt das wertvolle Ergometrin, verglichen mit den anderen Secale-Alkaloiden (Ergotoxin, Ergotamin), in der Droge nur in untergeordneten

Konzentrationen vor; einige Herkünfte von Mutterkorn sind nahezu frei von diesem Alkaloid (z. B. das Schweizer Mutterkorn). Die im Handel befindlichen Ergometrinpräparate wurden partialsynthetisch aus anderen Secalealkaloiden hergestellt:

Ergotamin, Ergotoxin —Hydrolyse→ Lysergsäure —+ Aminopropanol→ Ergometrin

Heute ist man nicht mehr auf diesen unökonomischen Umweg angewiesen, da in *Claviceps paspali* ein Pilz gefunden worden ist, der auf künstlichen Nährböden in guter Ausbeute Lysergsäure oder die leicht in Lysergsäure überführbare Paspalsäure mit Doppelbindung in Stellung 8 statt 9 liefert.

Ergotamin. Die gynäkologische Verwendung tritt gegenüber dem Ergometrin zurück. Ergotamin, besonders aber sein 9,10-Dihydro-Derivat, sind kräftige Sympathikolytika. Man verwendet sie in der Neurologie, bei Basedow (bei Schilddrüsenüberfunktion als Antagonisten des Schilddrüsenhormons), bei klimakterischen Beschwerden und zahlreichen anderen Störungen des vegetativen Nervensystems. Wichtig wurde Dihydro-Ergotamin zur symptomatischen Behandlung der Migräne.

Neben den säureamidartigen Derivaten der Lysergsäure führt das Mutterkorn als zweite Hauptgruppe die Clavinalkaloide. Sie enthalten ebenfalls das Ergolingrundgerüst, unterscheiden sich jedoch von der Gruppe der säureamidartigen Derivate dadurch, daß die Carboxylgruppe der Lysergsäure zu einer Hydroxymethyl- oder Methylgruppe reduziert ist. Säureamidderivate sind demnach ausgeschlossen. In der Gruppe der Clavine sind bisher gegen 20 Alkaloide bekannt geworden. Sie finden sich in Sklerotien verschiedener Grasmutterkörner, aber wie erwähnt z. T. in beträchtlicher Menge auch in Secale cornutum. Die Clavine sind zwar physiologisch nicht unwirksam, doch ist ihre Wirkung von jener der Lysergsäureamid-Alkaloide verschieden. Sie sind entweder zentral erregend (Clavine mit zusätzlicher Doppelbindung wie Elymo- und Agroclavin) oder eher schwach dämpfend. Größeres Interesse dürfte ihnen allerdings erst dann zukommen, wenn ihre Überführung in Lysergsäure gelingen sollte

Beispiel eines Clavins

Penniclavin aus Sklerotien auf *Pennisetum typhoideum* RICH., der tropischen Kolbenhirse

Lysergsäure. Die Lysergsäure selbst ist praktisch unwirksam. Ein sehr auffälliges Phänomen fand HOFMANN 1943 beim Hantieren mit einem einfachen Abkömmling der Lysergsäure, dem Lysergsäure-Diäthylamid. Winzige Mengen dieser Substanz entfalten nach Resorption eine starke Wirkung auf die Psyche. Schon 30 μg der Substanz rufen Halluzinationen hervor, ähnlich wie nach Mescalinzufuhr, Effekte, wie sie für bestimmte Formen der Schizophrenie typisch sind. Lysergsäure-Diäthylamid ist der erste künstlich hergestellte Stoff mit psychotroper Wirkung. Es ist eines der wirksamsten Pharmaka: Um ähnliche Symptome hervorzurufen müßte man von Mescalin eine 6000fach höhere Dosis verwenden.

Lysergsäurederivate sind außer in verschiedenen Claviceps-Arten auch in Aspergillus-, Penicillium- und Rhizopus-Arten, ja sogar in höheren Pflanzen aufgefunden worden. 1960 entdeckte man sie in zwei Convolvulaceen, deren Samen die alten Azteken zur Erzielung von Rauschzuständen und Visionen verwendeten, nämlich die Samen von *Rivea corymbosa* (L.)

HALL. f. (Ololiuqui) und *Ipomoea violacea* L. (Badoh negro). Unter den Wirkstoffen sind Lysergsäureamid, Isolysergsäureamid und Lysergol neben weiteren Ergolinderivaten zu erwähnen. Samen von Ipomoea violacea sind in letzter Zeit auch in der Schweiz als Berauschungsmittel beobachtet worden.

Anhang: Amanita muscaria, Amanita phalloides, mexikanische Rauschpilze

Die Basidiomyzeten-Gattung *Amanita* mit ihren etwa 50 Arten ist in zweifacher Hinsicht erwähnenswert: Einmal umfaßt sie eine Reihe von Giftpilzen, darunter *A. phalloides* als gefährlichsten Giftpilz unserer Flora, sowie muscarinhaltige Vertreter, deren bekanntester der Fliegenpilz, *A. muscaria* ist. Bei A. muscaria handelt es sich weiter um einen Pilz mit psychotropen Eigenschaften, der möglicherweise im nordeuropäisch-asiatischen Raum eine ähnliche Rolle als Berauschungsmittel gespielt haben mag wie die mexikanischen Zauberpilze in den präkolumbianischen Kulturen Mittelamerikas. Der erste Bericht über eine solche Verwendung beim ostsibirischen Stamm der Koriaken stammt aus dem Jahre 1730 von PHILIP JOHANN VON STRAHLENBERG.

Amanita muscaria (L.) PERS. Der Fliegenpilz ist durch die rote Farbe des Hutes und durch seine Tupfen, d. s. Reste der Hüllhaut, besonders auffällig. Die Vergiftungserscheinungen treten nach dem Genuß sehr rasch (15—60 Minuten) ein. Nach anfänglicher Müdigkeit zeigen sich Unruhe, Bewußtseinstrübung, Erregungs- und Verwirrungszustände mit gehobener Stimmungslage und Sinnestäuschungen, Ausdrucksbewegungen, die sich bis zu Delirien steigern können. Dann folgt ein narkoseähnliches Lähmungsstadium, das in relativ seltenen Fällen bei tiefem Koma im Kreislaufkollaps zum Tode führt (nach GESSNER). Auffallend ist demnach das Vorherrschen psychischer Symptome.

Bei den Giftstoffen sind zwei Gruppen zu unterscheiden: einmal Muscarin und Verwandte, dann psychotrope 3-Hydroxy-isoxazolderivate, vor allem Ibotensäure und Muscimol. Muscarin wurde früher als der Hauptwirkstoff des Fliegenpilzes angesehen. Es handelt sich um ein sehr wirksames Parasympathomimetikum. Doch findet es sich in frischen Pilzen nur in äußerst

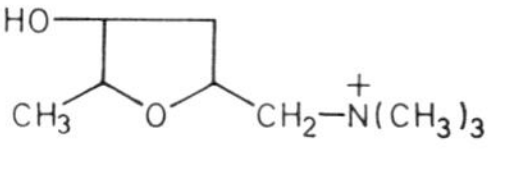

HO, CH_3, O, $CH_2-\overset{+}{N}(CH_3)_3$ — Muscarin

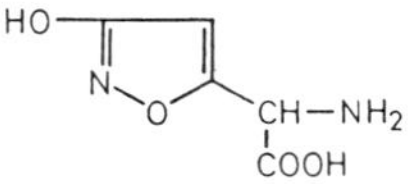

HO, N, O, $CH-NH_2$, COOH — Ibotensäure

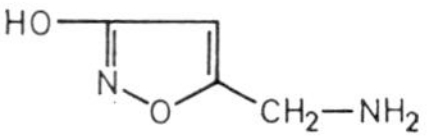

HO, N, O, CH_2-NH_2 — Muscimol

kleinen Mengen von 0,0002—0,0003% und sein Anteil an der Gesamtwirkung ist meistens unbedeutend. Andere muscarinhaltige Pilze, vor allem gewisse *Inocybe*-Arten, weisen den zwanzig- bis vierhundertfachen Gehalt des Fliegenpilzes auf. Ibotensäure ist in frischem Fliegenpilz zu etwa 0,05% enthalten. Es ist eine sehr labile Verbindung, die durch Decarboxylierung leicht in das 5—10mal stärker wirksame Muscimol übergeht. Beide Stoffe zeigen psychotrope Wirkungen, die jenen von Amanita muscaria ähnlich sind (Näheres siehe bei C. H. EUGSTER, 1968).

Dem Fliegenpilz wird seit langem fliegentötende Wirkung zugeschrieben. Tatsächlich zeigen Muscimol und Ibotensäure schwache insektizide Eigenschaften (Fraßgifte).

Amanita phalloides FRIES. Der grüne Knollenblätterpilz mit knollig verdickter Stielbasis und mit meist olivgrüner Hutoberhaut ist für weitaus die meisten tödlichen Pilzvergiftungen verantwortlich, einmal infolge seines nicht unangenehmen Geschmacks, dann besonders wegen der auffallend großen Latenzzeit von $^1/_2$ bis 2 Tagen und der hohen Letalität. Die Giftstoffe sind hitzestabile, bicyclische Polypeptide. Man unterscheidet zwei Gruppen: Die Amatoxine mit α-, β-, γ-, δ-Amanitin und Amanin und die Phallotoxine mit Phalloidin, Phalloin, Phallacidin, Phallisin und Phallin B. Die Phallotoxine sind Heptapeptide. Sie wirken rascher, sind jedoch etwa zehnmal weniger toxisch als die viel gefährlicheren Amatoxine. Diese letzteren Stoffe stellen Octapeptide dar. Es handelt sich in erster Linie um Lebergifte. Die Phallotoxine zerstören das endoplasmatische Reticulum, während sich die Wirkung der Amatoxine gegen die Kerne der Leberzellen richtet. Als Cyclopeptide sind diese Stoffe mit Antibiotika wie den Gramicidinen und Tyrocidinen verwandt.

Mexikanische Rauschpilze. In abgelegenen Gebieten Mexikos wird auch heute noch eine halluzinogene Pilzdroge verwendet, die bereits den Azteken unter dem Namen Nanacatl bekannt war. Es handelt sich um Arten der Gattung *Psilocybe*, *Stropharia* und *Conocybe*, die mit *Amanita* in die gleiche Unterreihe der Agaricinales gehören. Die Wirkstoffe Psilocybin und Psilocin zeigen in ihrer Konstitution verwandte Züge mit Lysergsäure (s. S. 259). Mit Psilocybin lassen sich bei gewissen Geisteskrankheiten, vor allem hartnäckigen Neurosen, Erfolge erzielen, weil es die Psyche Geistesgestörter aufhellt, verdrängte Bewußtseinsinhalte aktiviert, die Kontaktfreudigkeit mit dem behandelnden Arzt fördert und auf diese Weise psychotherapeutische Maßnahmen erleichtert (Näheres bei H. LEUNER, 1966).

$^-HO_3P$ CH_3 O $\overset{+}{N}H$ CH_3 HN

Psilocybin

CH_3 OH N CH_3 HN

Psilocin

Literatur

EUGSTER, C. H.: Wirkstoffe aus dem Fliegenpilz. Naturwiss. **55**, 305—313 (1968). — GRÖGER, D.: Fortschritte der Chemie und Biochemie der Mutterkornalkaloide. Fortschr. Chem. Forsch. Naturstoffe. Bd. 6, Heft 1, S. 159—194 (1966). — HEIM, R., WASSON, R. G.: Les champignons hallucinogènes du Mexique, Paris 1958. — HOFMANN, A.: Mexikanische Zauberdrogen und ihre Wirkstoffe. Planta med. **12**, 341—352 (1964). — Die Mutterkornalkaloide, Stuttgart 1964. — KYBAL, J., STARY, F.: Beitrag zur biologischen Problematik der saprophytischen Kultur von Claviceps purpurea (Fries) Tul. Planta med. **6**, 404—409 (1958). — LEUNER, H.: Psychotherapie mit Hilfe von Halluzinogenen. Arzneim.-Forsch. **16**, 253 bis 255 (1966). — STOLL, A., BRACK, A., HOFMANN, A., KOBEL, H.: Patentschrift. Chem. Zbl. **131**, 13453 (1960). — TYLER, V. E., STUNTZ, D. E.: Examination of Higher Fungi for Alkaloids. Lloydia **25**, 255—230 (1962); **26**, 158—160 (1963). — VOIGT, R.: Biogenese der Mutterkornalkaloide. Pharmazie **23**, 285—296, 353—359, 419—436 (1968). — WIELAND, TH.: The Toxic Peptides of *Amanita phalloides*. Fortschr. Chem. org. Naturstoffe [Wien] **25**, 214—250 (1967).

3. Ephedra

Mit dem Namen Ephedra bezeichnete man in der Antike eine blattlose, binsenähnliche Pflanze, die auf Bäumen wächst. Er bedeutet soviel wie „darauf sitzen" (ἔπι = auf; ἕδρα = Sitz).

Verschiedene in der Mongolei wild wachsende Ephedra-Arten werden schon seit mehr als 4000 Jahren in der chinesischen Medizin geschätzt (Ma-Huang). Angeblich soll der Kaiser CHEN-NUNG 2760 v. Chr. die Droge in die Medizin eingeführt haben, und zwar mit der Indikationsstellung bei Kreislaufschwäche, zur Fieberbehandlung und Hustenbekämpfung, wie sie auch heute noch gilt. Außerdem soll die Droge seit jeher als Stimulans gedient haben, um bei Sklaven die Arbeitsleistung zu steigern.

Im europäischen Bereich weist erstmals das Kräuterbuch des ADAMUS LONICERUS aus dem Jahre 1557 auf die Anwendung des europäischen Meerträubleins hin.

Botanisches

Die *Ephedra*-Arten sind kleine, meist völlig blattlose Sträucher mit rutenartigen Zweigen. Die wirtelständigen, gegliederten Äste tragen an den Knoten häufig Scheiden. Die Pflanzen sind zweihäusig, die Blüten unscheinbar. Die

Ephedra-Arten sind Xerophyten, also den trockenen Standorten in Steppen und Wüstengebieten angepaßt. Sie bilden die monotypische Familie der Ephedraceae, die von einigen Autoren sogar als Unterklasse (Ephedridae) der Gnetatae aufgefaßt wird. *Ephedra*-Arten finden sich von Innerasien bis ins Mittelmeergebiet (*E. helvetica* im Wallis und Piemont), im westlichen Nordamerika bis Mexiko und in den südlichen Anden. Nur einige der etwa 40 Arten, darunter das Walliser Meerträubchen *E. helvetica*, enthalten Ephedrin. Ursprünglich verstand man unter Herba ephedrae ephedrinhaltige Arten, die in China beheimatet sind, vor allem *E. sinica* STAPF; heutzutage werden auch Ephedra-Arten spanischen und indischen Ursprungs (*E. maior* in Pakistan) gehandelt, so daß Herba ephedrae als Sammelbezeichnung für ephedrinhaltige Ephedra-Arten verschiedener Herkunft aufgefaßt werden kann.

Inhaltsstoffe, Verwendung

Vom Hauptwirkstoff der Herba ephedrae, dem Ephedrin mit seinen zwei asymmetrischen C-Atomen sind alle vier möglichen optisch aktiven und zwei racemischen Formen synthetisch verwirklicht worden; in der Pflanze kommen aber nur zwei davon vor, und zwar die Diastereomeren (—)-Ephedrin und (+)-ψ-Ephedrin. Alle Formen wirken qualitativ gleichartig, doch bestehen quantitative Unterschiede.

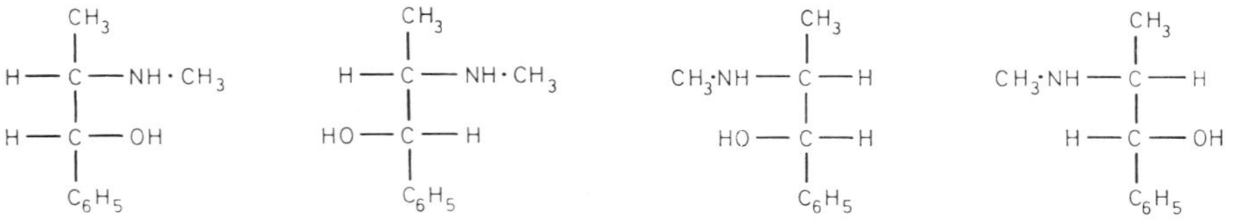

(—)-Ephedrin	(+)-ψ-Ephedrin	(+)-Ephedrin	(—)-ψ-Ephedrin
CH_3	CH_3	CH_3	CH_3
H—C—$NH \cdot CH_3$	H—C—$NH \cdot CH_3$	$CH_3 \cdot NH$—C—H	$CH_3 \cdot NH$—C—H
H—C—OH	HO—C—H	HO—C—H	H—C—OH
C_6H_5	C_6H_5	C_6H_5	C_6H_5

Ephedrin gehört in die Gruppe der sog. Sympathomimetika, wirkt also prinzipiell ähnlich wie Adrenalin, nur viel schwächer. Seine gefäßverengende und leicht anästhetische Wirkung wird bei Rhinitis und Heufieber (auch als Antiallergikum bei Urticaria) ausgenutzt; als bronchienerweiterndes Mittel dient es zur Asthmabehandlung. Ephedrin wirkt zentralerregend, jedoch weniger stark als etwa das chemisch verwandte Amphetamin (s. Lehrbücher der Chemie); es dient ferner als Kreislaufmittel.

Kat

Der Katstrauch, *Catha edulis*, dürfte eines der ältesten Gewächse sein, die von den Menschen ihrer stimulierenden Wirkung wegen als Anregungs- und Genußmittel verwendet werden. Noch ehe in Abessinien, Arabien und im Somaliland der Kaffee bekannt war und verwendet wurde, kultivierte man dort den Katstrauch.

Seinem Habitus nach erinnert der Strauch an den Tee, *Thea sinensis*, durch seine schwach gesägten Blätter und die als Büschel in den Blattachseln stehenden weißen Blüten. Er gehört jedoch taxonomisch zur entfernt stehenden Familie der Celastraceae. Damit ist der Kat botanisch verwandt mit *Euonymus europaeus*, einer bei uns einheimischen giftigen Pflanze. Die Blätter werden gekaut oder man bereitet aus ihnen einen Tee. In den spärlichen Berichten die aus dem Jemen zu uns gelangten, wird über die Wirkung folgendes hervorgehoben: Schlaf- und Müdigkeitsgefühl verschwindet, anstrengende Muskelarbeit wird leichter bewältigt, eine leichte Exzitation führt zu vermehrtem Rededrang, das Gespräch plätschert leicht und munter dahin, man fühlt sich in Gesellschaft wohl. Bei übertriebenem Genuß stellt sich Eßunlust und Appetitlosigkeit ein, wodurch es bei den Kattrinkern zu allgemeiner Abmagerung kommt. Katgenuß ist auch in einigen Teilen Afrikas verbreitet. Da die frische Droge — verwendet wird hier auch die Rinde — geschätzter ist als die getrocknete, wird die Pflanze vielfach kultiviert. Kulturen gibt es z. B. in der Nähe von Nairobi. Die Droge heißt in Kenya Marungi.

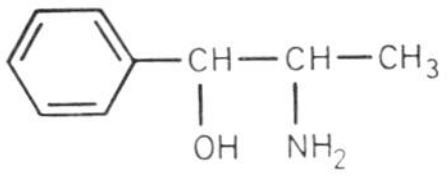

$$C_6H_5-\underset{OH}{\underset{|}{CH}}-\underset{NH_2}{\underset{|}{CH}}-CH_3$$

Hauptalkaloid der Katblätter ist das (+)-Nor-ψ-ephedrin (Katin; Formel oben); die Konstitution des Katins erklärt zwanglos die weckaminartige, zentralerregende und appetitzügelnde Eigenschaft der Droge. Ferner sind geringe Mengen von Begleitalkaloiden, darunter das (—)-Ephedrin, vorhanden.

4. Areca

(Betel)

Die Areca- oder Betelpalme, *Areca catechu* L., die Stammpflanze der Betelnuß, gilt als die schönste aller Palmenarten. Der Name Areca catechu geht auf Carl von Linné zurück, der annahm, daß die Nuß auch das sog. Katechu liefert, das aber tatsächlich vorwiegend aus dem Holz der *Acacia catechu* gewonnen wird. Die Arecapalme gedeiht in Indonesien und in der Südsee ohne weiteres Zutun des Menschen; in Indien wird sie jedoch kultiviert.

Man zieht sie dort zunächst in Beeten, ehe man sie in sorgfältig umgegrabenes, bewässertes und gedüngtes Land bringt. Nach fünf bis zehn Jahren beginnen die Bäume Früchte zu tragen; die volle Fruchtbarkeit besteht 25 bis 30 Jahre, worauf ein langsames Absterben von der Wurzel aus einsetzt. Die Früchte (Beerenfrüchte) sitzen auf einem verzweigten Fruchtstande; sie werden etwa 6 cm lang; in ihnen eingeschlossen ist je ein Same, die „Betel- oder Arecanuß". Der Form nach existieren verschiedene Varietäten.

Semen arecae

Obzwar die Arecanuß bei den malaiischen Völkerschaften von alters her als Genußmittel gebraucht wurde, gelangte die Droge erst spät nach Europa. Ihre Verwendung als Anthelmintikum lernte man hier erst im 19. Jahrhundert kennen. Semen arecae trägt hier und da außen noch Reste eines silberweißen Häutchens, des Endokarps. Im Querschnitt — teilweise auch an der Oberfläche, wenn die Außenschicht abgescheuert ist — zeigen die Samen eine hübsche Zeichnung. Sie wird durch die sog. Ruminationsleisten bedingt, braune Leisten, die von der Samenschale ausgehen und das harte, helle Innere der Arecanuß, das Endosperm, durchsetzen.

Die Droge enthält mehrere chemisch nahe verwandte Alkaloide; das wichtigste ist das als Base flüssige Arecolin. Es handelt sich in allen Fällen um partiell hydrierte Pyridinderivate.

Arecolin erregt spezifisch die Endfasern des Parasympathikus. Die hauptsächlichsten pharmakologischen Wirkungen sind: Steigerung der Drüsentätigkeit (z. B. vermehrte Speichel- und Schweißsekretion), Steigerung der Darmperistaltik.

Es wird daher zur Behandlung von Tierkrankheiten viel benutzt, und zwar wegen seiner Wirkung, die sich sowohl auf die Drüsen wie auf die glatte Muskulatur erstreckt, überall da, wo eine Entleerung und gleichzeitige Verflüssigung des Darminhaltes beabsichtigt wird; besonders bei der gefürchteten Kolik der Pferde. Als Wurmmittel wird Semen arecae und Arecolin vor allem bei Hunden verwendet: Arecolin bewirkt eine krankhafte Schädigung der Muskulatur der Eingeweidewürmer, außerdem zwingt es den Darm durch Erregung des Parasympathikus zu peristaltischer Bewegung und beschleunigter Entleerung.

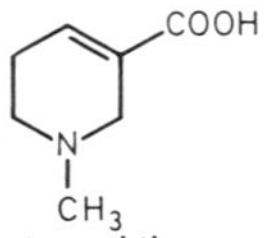

COOH, N, CH_3 — Arecaidin; $CO \cdot OCH_3$, N, CH_3 — Arecolin

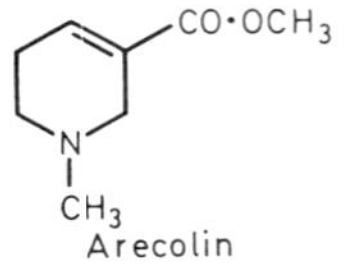

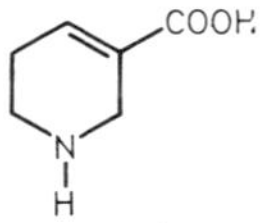

COOH, N, H — Guvacin; $CO \cdot OCH_3$, N, H — Guvacolin

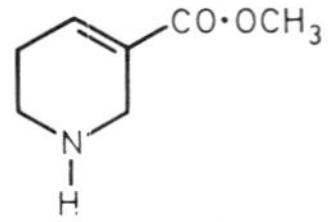

Betel

Gegenüber den meisten anderen Genußmitteln nimmt der Betel insofern eine Sonderstellung ein, als er nicht aus einer einheitlichen Droge besteht. Vielmehr ist der Betel aus mehreren Bestandteilen zusammengesetzt: aus dem eigentlichen Betel, bestehend aus dem Blatt des Betelpfeffers (*Piper betle* L.), der Arecanuß und gebranntem Kalk; aus Gerbstoffdrogen wie Gambir und Katechu; schließlich aus aromatischen Zusätzen wie etwa Gewürznelken und Sandelholz.

Nach den Angaben der Encyclopedia Britannica (1936) wurde Betel noch vor 30 Jahren von etwa einem Zehntel der Menschheit, d. h. von mehr als 200 Millionen Menschen gebraucht. Geographisch läßt sich die Verbreitung des Betelkauens ziemlich genau umreißen. Da sich nur frische Blätter zum Kauen im Betelbissen eignen, konnte sich das Betelkauen nur in Gegenden einbürgern, in denen der Betelpfeffer gedeiht, oder in solchen, die in unmittelbarer Nähe seiner Anbaugebiete liegen: Indien, südliches China, malaiische Inselwelt, ostafrikanisches Küstengebiet um Sansibar.

Das Betelkauen wirkt entspannend und anregend. Wirkstoff ist hierfür das Arecaidin. Es bildet sich infolge des Kalkzusatzes zum Betelbissen durch alkalische Verseifung des Hauptalkaloids Arecolin. Im Gegensatz zum Arecolin wirkt Arecaidin kaum parasympathomimetisch, dafür besitzt es eine stimulierende Wirkung. Neben den Alkaloiden enthält die Arecanuß noch etwa 15% adstringierend wirkende Gerbstoffe. Außerdem liefert sie einen roten Farbstoff, der die charakteristische Rotfärbung des Speichels verursacht. Durch den Kalk wird in der Arecanuß ein wohlriechendes ätherisches Öl frei gemacht, wodurch der angenehme Mundgeruch beim Betelkauen entsteht. Im Betelblatt kommt zu 0,1—0,9% ätherisches Öl vor; ihm ist der charakteristische, aromatische, prickelnde Geschmack des Betels und die häufig auftretende Anästhesierung der Schleimhäute beim Betelkauen zuzuschreiben.

5. Veratrum

(Sabadilla)

Die Geschichte des Germers als Arzneimittel ist so alt wie die Geschichte der Medizin selbst. Im Altertum war *Veratrum album* eines der berühmtesten Arzneimittel. Die antiken Ärzte benutzten ihn als Brechmittel. Der Germer gehört zu den gefährlichsten Giftpflanzen: Sein schwankender Wirkstoffgehalt, die Unkenntnis der letalen Dosen, ließen ihn in der Therapie daher zeitweilig meiden. In Europa diente der Germer als Läusemittel, als Hautreizmittel und gegen Neuralgien. Mit dem bedeutenden Anstieg der Hochdruckerkrankungen und der Suche nach wirksamen Arzneimitteln ist die moderne Medizin auf die Droge aufmerksam geworden. Die Untersuchungen von KRAYER (1943) gaben den Anstoß zu einer intensiven Erforschung der Veratrum-Alkaloide. Sie führten zur klinischen Verwendung von Droge und Reinalkaloiden als Antihypertonika. Wegen der unsicheren Erfolge und der häufigen Nebenwirkungen hat die Droge in letzter Zeit wieder an Interesse eingebüßt.

Zur Botanik

Veratrum ist eine Pflanzengattung aus der Familie der Liliaceae. Die Familie umfaßt gegen 2800 vorwiegend krautige Arten aller Zonen, darunter viele Pflanzen mit stark wirkenden Inhaltsstoffen. Insbesondere ist sie ausgezeichnet durch das Vorkommen einer ganzen Reihe meist toxischer Alkaloide; diese Stoffe finden sich vorwiegend in Rhizomen, Zwiebeln, Knollen und Samen. Ebenfalls ziemlich häufig enthalten die Liliaceen Herzglykoside und Steroidsaponine, ferner schwefelhaltige ätherische Öle (Zwiebelöle) und Harze mit besonderen Bestandteilen, wie Aloe, Drachenblut, Acaroidharz.

Etwa neun *Veratrum*-Arten sind bekannt, die alle in den nördlichen gemäßigten Zonen beheimatet sind; alle Arten fallen durch starke Giftigkeit auf. Sie stellen krautige Gewächse dar mit dicken Rhizomen und einem hohen, reichblütigen Stengel. Als Alkaloiddrogen dienen die unterirdischen Teile (Rhizome und Wurzeln) der folgenden beiden Arten:

1. *Veratrum album* L., heimisch in den Gebirgen Europas und Nordasiens (liefert Rhizoma veratri ad us. vet. Ph. Helv. VI).

2. *Veratrum viride* AITON, der grüne Germer, dessen Heimat die östlichen und mittleren Teile des nordamerikanischen Kontinents sind, von Kanada bis Karolina (liefert Rhizoma veratri viridis, gelegentlich irreführend als Radix hellebori bezeichnet).

In Europa kommt weiterhin *Veratrum nigrum* vor, dessen auffallendste Unterscheidungsmerkmale die dunkelrotbraunen Blüten und die gleichgefärbten Früchte sind. Diese Veratrum-Art ist viel seltener als V. album und ihre Inhaltsstoffe sind weniger eingehend untersucht.

Mit *Veratrum* botanisch und chemisch nahe verwandt und ebenfalls zu den Liliaceae-Melanthioideae gehörig ist *Schoenocaulon officinale* (SCHLECHTENDAL et CHAMISSO) ASA GRAY. Die alkaloidreichen Samen dieses Zwiebelgewächses der Bergwiesen Mexikos, Guatemalas und Venezuelas waren früher als Semen sabadillae offizinell.

Inhaltsstoffe und Anwendung

Veratrum album und *Veratrum viride* enthalten ein komplexes Gemisch zahlreicher Basen. Der Zusammensetzung ihrer Alkaloide nach unterscheiden sich die beiden Arten nur wenig, weshalb sie im folgenden gemeinsam besprochen werden.

Alkaloidführend sind sämtliche Organe, doch bestehen sowohl qualitative als auch quantitative Unterschiede. Als Droge und zur Alkaloiddarstellung verwendet werden nur die unterirdischen Teile, also Wurzeln und Rhizom. Besonders alkaloidreich sind die Gewebepartien in der Nähe der Endodermis.

Den Veratrum- wie auch den Sabadilla-Alkaloiden liegt ein C_{27}-Steroidgerüst zugrunde. In den meisten Fällen ist dieses Gerüst modifiziert (C-nor-D-homo-Steroid). Einige wenige Alkaloide wie z. B. das Rubijervin und das Isorubijervin sind jedoch echte Steroide mit dem Skelet des Cyclopentanoperhydrophenanthrens.

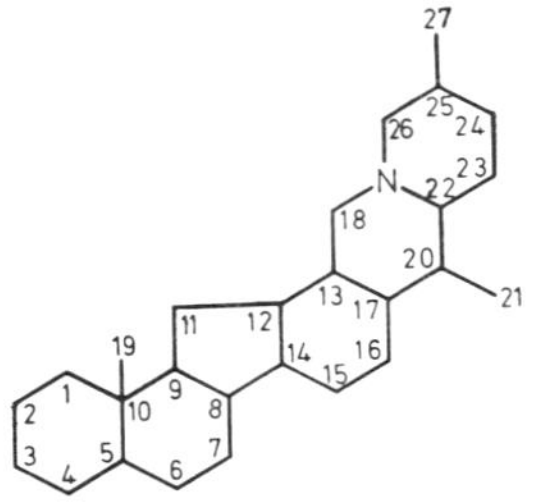

Cevan

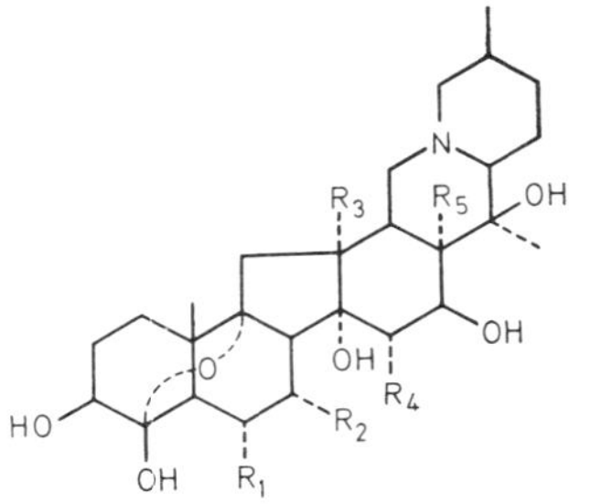

Protoverin $R_1 = R_2 = R_4 = OH$ $R_3 = R_5 = H$
Veracevin $R_1 = R_2 = R_4 = H$ $R_3 = R_5 = OH$

Als Steroide zeigen die Alkaloide eine gewisse Verwandtschaft mit den herzaktiven Glykosiden. Allerdings fehlt ihnen der charakteristische Lactonring am C-17. Vielmehr enthalten sie Stickstoff in das Molekül eingebaut. Die Veratrum-Sabadilla-Alkaloide sind demnach Pseudoalkaloide des Steroidtypus. Zur gleichen Gruppe der Pseudoalkaloide gehören auch die Solanum-Alkaloide (Solanidin, Tomatidin, s. S. 313), von denen das Solanidin in Veratrum album aufgefunden worden ist.

Das Grundskelet trägt eine bis acht Hydroxylgruppen, die frei, verestert oder glykosidiert sein können. In der Pflanze finden sich Vertreter aller drei Gruppen: Freie Alkamine, Alkaminester und Alkaminglucoside.

Für die blutdrucksenkende Wirkung sind in erster Linie die Alkaminester verantwortlich, und zwar — geordnet nach fallender Wirkungsstärke — die Tri-, die Tetra- und die Di-Ester. Freie Alkamine und Alkaminglykoside sind sehr viel weniger wirksam. Die therapeutisch wichtigsten Vertreter sind Protoveratrin A und B. Sie stellen stark blutdrucksenkende Substanzen dar, die am insuffizienten Herzen zugleich einen gewissen Digitalis-ähnlichen Effekt ausüben. Behandlung mit Veratrum-Präparaten darf nur unter strenger ärztlicher Kontrolle erfolgen. Die Droge Rhiz. veratri wird nur mehr in der Veterinärmedizin verwendet. Hier dient sie hauptsächlich als Stomachikum bei Wiederkäuern, seltener als Emetikum bei Schweinen.

Veratrinum

Das Veratrinum der Arzneibücher ist keine einheitliche Substanz. Sie besteht zu etwa Dreiviertel aus Cevadin und zu einem Viertel aus Veratridin, neben wenig Sabadin, stellt also ein Gemisch verschiedener Sabadilla-Alkaloide dar, die in Veratrum nicht enthalten sind (s. hierzu die Tabelle). Veratrin ist amorph, denn das nicht kristallisierende Veratridin verhindert das kristalline Cevadin am Kristallisieren. Das veratridinfreie Cevadin läßt sich in kristalliner Form gewinnen und wird dann gelegentlich auch als „kristallines Veratrin" bezeichnet. Veratridin ist ein starkes Insektizid.

Einige Ester und Glykoalkaloide aus Veratrum und Sabadilla

Esteralkaloide	Acyl-Gruppen				Vorkommen
	C–3	C–6	C–7	C–15	
Protoverin-Ester					
Protoveratrin A	HMB	Ac	Ac	MB	Veratrum
Protoveratrin B	t-DMB	Ac	Ac	MB	Veratrum
Desacetylprotoveratrin A	HMB	Ac		MB	Veratrum
Desacetylprotoveratrin B	t-DMB	Ac		MB	Veratrum
Veracevin-Ester					
Cevacin	Ac				Sabadilla
Cevadin	An				Sabadilla
Veratridin	Ve				Sabadilla
Vanilloylveracevin	Va				Sabadilla
Neosabadin-Ester					
Sabadin	Ac				Sabadilla
Glykoalkaloide					
Pseudojervin:	Jervin-3-β-D-glucosid				Veratrum
Veratrosin:	Veratramin-3-β-D-glucosid				Veratrum

Ac = $—CO·CH_3$

An = $—CO—C(—CH_3)=C(—H)—CH_3$

Va = $—CO—C_6H_3(OCH_3)(OH)$ (Benzolring mit OCH_3 und OH)

Ve = $—CO—C_6H_3(OCH_3)(OCH_3)$ (Benzolring mit OCH_3 und OCH_3)

MB = $—CO—CH(CH_3)—CH_2—CH_3$

HMB = $—CO—C(OH)(CH_3)—CH_2—CH_3$

DMB = $—CO—C(OH)(CH_3)—CH(OH)—CH_3$

Literatur

Kupchan, S. M.: Hypotensive Veratrum Ester Alkaloids. J. Pharmac. Sci. **50**, 273—287 (1961). — The Alkaloids and Taxonomy of Veratrum and Related Genera. Lloydia **24**, 1—26 (1961). — Kupchan, S. M., By, A. W., in Manske, R. H. F., The Alkaloids. New York—London, Bd. 10, 1968. — Nieschulz, O., Schmersahl, P.: Über die Wirkstoffe des Betels. Naturwiss. **54**, 21 (1967 u. f.).

6. Colchicum

Colchicum-Arten wurden in der Antike arzneilich kaum verwendet; wohl aber war Griechen und Römern die große Giftigkeit einheimischer Arten (z. B. *Colchicum variegatum* L.) nicht unbekannt. „Ich beschreibe die Pflanze", sagt Dioskurides, „damit ihre giftigen Eigenschaften nicht verborgen bleiben; wegen ihres angenehmen Geschmacks lockt sie Unerfahrene an, sie wie Zwiebeln zu essen." Zu einem Arzneimittel wurde die Herbstzeitlose im Mittelalter durch die Empfehlungen arabischer Ärzte; die Araber empfahlen die Zwiebel als Heilmittel gegen Gicht.

Seit der Mitte des 17. Jahrhunderts wird *Colchicum autumnale* L. in der europäischen Medizin als Gichtmittel verwendet. Allerdings konnte sich die Pflanze zunächst nicht recht durchsetzen, da bei Verwendung der Zwiebel toxische Nebenwirkungen offenbar recht häufig waren. Der Alkaloidgehalt der Zwiebel variiert sehr beträchtlich, so daß für die damaligen Ärzte eine einigermaßen exakte Dosierung dieses hochwirksamen Arzneimittels unmöglich war. Es war der englische Arzt WILLIAMS, der 1820 auf den Gedanken kam, anstelle der Zwiebel die Samen (Semen colchici) zu verwenden. Die Samen ließen sich besser dosieren, da ihr Alkaloidgehalt weniger großen Schwankungen unterworfen ist.

Bis heute hat sich die Verwendung von *Colchicum autumnale* bzw. von Colchicin zur Behandlung der Gicht in der Therapie gehalten. Seit einigen Jahren wendet sich die Wissenschaft mit erneutem Interesse der Droge und ihren Inhaltsstoffen zu; Colchicin weist einige sehr auffallende biologische Eigenschaften auf: Es vermag die Zellteilung in einem ganz bestimmten Stadium abrupt zum Stillstand zu bringen, hat also zytostatische Wirkung.

Zur Botanik

Colchicum autumnale ist ein Zwiebelgewächs aus der Familie der Liliaceae und zwar der Unterfamilie der Wurmbaeoideae. Die ebenfalls zu den Liliaceen gehörenden alkaloidführenden Gattungen Veratrum, Sabadilla und Zygadenus werden demgegenüber zu den Melianthioideae gerechnet. Das Genus Colchicum zählt — je nachdem, ob es enger oder weiter gefaßt wird — 30—65 Arten, deren Hauptverbreitungsgebiete die Mittelmeerländer sind. In Deutschland findet sich ausschließlich *Colchicum autumnale* L., in der Schweiz ausnahmsweise auch *C. alpinum* LAM. et DC. Die Herbstzeitlose blüht im Herbst, während die Frucht sich erst im darauffolgenden Frühjahr entwickelt. Die Frucht ist eine dreifächerige, vielsamige Kapsel, die im Juni zur Reife kommt. Das Vorkommen von Colchicum-Alkaloiden ist nicht auf *Colchicum* oder die Colchiceae beschränkt. So enthalten beispielsweise auch *Gloriosa* (Uvularieae) und *Androcymbium* (Anguillarieae) Colchicin.

Inhaltsstoffe

An Inhaltsstoffen sind ausschließlich die alkaloidartigen Bestandteile von Bedeutung. Bereits 1820 erkannten PELLETIER und CAVENTOU den Alkaloidgehalt der Pflanzen. Das isolierte Rohalkaloid hielt man aber noch bis zum Jahre

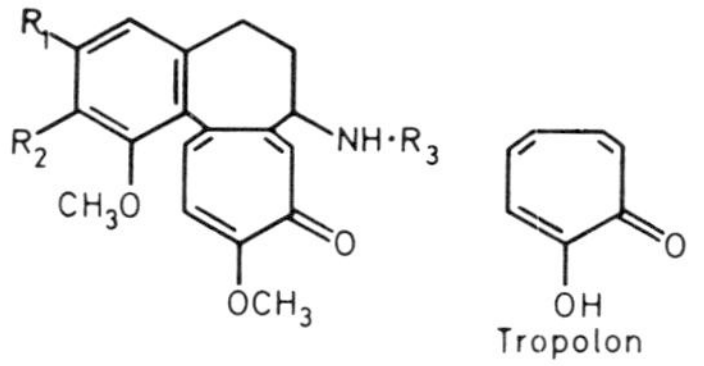

	R_1	R_2	R_3
Colchicin	OCH_3	OCH_3	$CO \cdot CH_3$
Demecolcin	OCH_3	OCH_3	CH_3
Substanz U	OH	OCH_3	H
Substanz C	OH	OCH_3	$CO \cdot CH_3$
Colchicosid	O-Glucosid	OCH_3	$CO \cdot CH_3$
Substanz E	OCH_3	OH	$CO \cdot CH_3$
Substanz B	OCH_3	OCH_3	$CO \cdot H$

Konstitution einiger Colchicum-Alkaloide

1833 für Veratrin. Die Reindarstellung des Colchicins gelang erst ZEISEL 1886. Die Droge galt lange Zeit dadurch als bemerkenswert, daß sie im Gegensatz zu allen anderen Alkaloiddrogen nur ein einziges Alkaloid enthalten sollte, bis dann 1950 ŠANTAVÝ und REICHSTEIN über eine Reihe von Nebenalkaloiden berichteten.

Colchicin hat keinen basischen Charakter. Der Stickstoff ist in Form einer acetylierten, primären Aminogruppe vorhanden, also nicht zyklisch gebunden. Demecolcin und Substanz U, deren Aminogruppe nicht acyliert ist, sind ausgeprägte Basen. Das Eigenartige der Colchicum-Alkaloide ist ihre Tropolonstruktur mit dem Cycloheptatrien-ol-on-Ring. Colchicin ist in kleinen Mengen in allen Teilen von Colchicum autumnale enthalten. Größere Mengen finden sich aber nur in Samen und Knollen.

Biologische Eigenschaften, Verwendung

Colchicin gilt auch heute noch als ein vorzügliches Gichtmittel. Für eine gute Wirkung ist eine möglichst frühzeitige Verabreichung in genügend großen Mengen ausschlaggebend. Der Arzt gibt beim Anfall bis zu dreimal täglich 1 mg, aber höchstens zwei Tage lang. Am zweiten Tag tritt in der Regel Diarrhöe auf, die durch Opium bekämpft werden kann. Der genaue Wirkungsmechanismus des Colchicins ist nicht bekannt.

Gicht („urathische Diathese") beruht auf einer Störung des Purinstoffwechsels; sie tritt teils in Schüben auf, teils verläuft sie von vornherein chronisch. Sie ist charakterisiert durch die Abscheidung von harnsauren Salzen an den verschiedensten Körperstellen, besonders in den Gelenken und ihrer Umgebung.

Colchicin gehört zu den am stärksten wirkenden Giften; seine Gefährlichkeit wird noch dadurch erhöht, daß die Vergiftungserscheinungen erst einige Stunden nach Einnahme auftreten. Es handelt sich um ein allgemeines Zellgift und um ein Kapillargift. Als Kapillargift ähnelt es dem Arsen (= vegetabilisches Arsen).

Von hohem Interesse ist die Wirkung des Colchicins auf die Zellteilung. An der Pflanze unterbindet es die Spindelbildung und somit die Zellteilung, nicht jedoch die Chromosomenteilung, und führt dadurch zu Zellen mit verdoppeltem Chromosomensatz. Da Colchicin für die pflanzliche Zelle vollständig ungiftig ist, kann sich der Vorgang der Chromosomenverdoppelung mehrmals wiederholen. Dieser Wirkung des Colchicins bedient sich die Pflanzenzüchtung in großem Ausmaß zur Erzeugung polyploider Pflanzen.

Normale vegetative Zellen der Samenpflanzen besitzen zwei Chromosomensätze, im Gegensatz zu Pollen und Eizelle, die infolge der Reduktionsteilung nur je einen einzigen Satz führen. Durch Verschmelzen der Kerne von Pollen und Eizelle erhält die neuentstehende vegetative Zelle wieder ihre zwei Chromosomensätze. Je nach der Anzahl vorhandener Sätze spricht man von einer haploiden, di-, tri-, tetra-, oktoploiden (1 n, 2 n, 3 n, 4 n, 8 n-) Zelle oder Pflanze. Die normale Chromosomenzahl ist für eine bestimmte Pflanze konstant. Jede Abweichung davon wird als Heteroploidie bezeichnet. Ein Spezialfall der Heteroploidie ist die Polyploidie. Man bezeichnet damit eine Vermehrung der Chromosomenzahl über das Normale hinaus, wobei ein Mehrfaches der haploiden Grundzahl entsteht. Da jede normale vegetative Zelle bereits diploid ist, fällt Diploidie noch nicht unter den Begriff der Polyploidie.

Bei der Beurteilung des praktischen Wertes der künstlichen Polyploiden muß scharf zwischen dem prozentualen Wirkstoffgehalt und der Wirkstoff- und Drogenproduktion pro Pflanze unterschieden werden. In sehr vielen Fällen wird der Prozentgehalt der Droge erhöht. Vor allem gilt dies für Alkaloidpflanzen. Leider vermindert sich gleichzeitig fast immer die Drogenproduktion. Ist die Drogenausbeute nur wenig vermindert, der %-Gehalt aber stark erhöht, so resultiert eine Tetraploide, bei der auch die Wirkstoffausbeute pro Pflanze gegenüber der Ausgangsrasse erhöht ist, die demnach praktischen Wert besitzt. Die Reaktion auf Chromosomenverdoppelung ist von Pflanze zu Pflanze verschieden. Offenbar sprechen nur ganz bestimmte Genkombinationen auf Polyploidie günstig an. Als Ausgangsmaterial dieser Züchtungsmethode sollen deshalb nicht reine Linien, sondern ein möglichst uneinheitliches Pflanzenmaterial mit verschiedensten Genkombinationen verwendet werden. Am aussichtsreichsten für die Polyploidiezüchtung haben sich ganz allgemein jene Pflanzen erwiesen, die eine niedrige Chromosomenzahl besitzen, und die fremdbestäubbar sind; ferner — wegen der geringen Fruchtbarkeit der Polyploiden — meist nur diejenigen Pflanzen, bei denen es auf die Verwertung vegetativer Teile ankommt.

Die künstlichen Polyploiden zeigen im Gegensatz zu den Pflanzen mit natürlicherweise verdoppeltem Chromosomensatz meist eine Reihe nachteiliger Eigenschaften, wie besonders stark verringerte Fruchtbarkeit und Anfälligkeit gegen Krankheiten und Parasiten. Diese Eigenschaften erweisen sich aber unter bestimmten Umständen als nützlich. So eignet sich tetraploider Roggen viel besser zur künstlichen Infizierung mit *Claviceps purpurea*. Bei verminderter Fruchtbarkeit entwickeln sich die weniger zahlreichen Früchte besser und werden größer, was z. B. bei Äpfeln und Birnen erwünscht sein kann. Sogar die vollständige Samensterilität, wie sie sich etwa bei Triploiden zeigt, kann Auslesewert besitzen (Banane, samenlose Agrumenfrüchte). Wo diese Eigenschaften aber unerwünscht sind, müssen sie zuerst durch mühsame züchterische Arbeit beseitigt werden. Die Polyploidiezüchtung liefert deshalb vielfach nur das Ausgangsmaterial zu weiterer Züchtung. Einer ihrer großen Vorteile besteht darin, die Möglichkeiten der Kombinationszüchtung wesentlich zu erweitern.

Auch bei der tierischen Zelle unterdrückt Colchicin die Zellteilung. Im Gegensatz zur pflanzlichen Zelle wirkt es hier aber stark toxisch, ist also ein Zellgift. Die Anwendung der zytostatischen Wirkung des Colchicins bei malignen Tumoren hat ihre Grenzen an der hohen Toxizität des Alkaloids. Ein günstigeres Verhältnis von therapeutischer und toxischer Dosis zeigt das Demecolcin (**De**sacetyl**me**thyl**col**chi**cin**). Seine zellteilungshemmende Wirkung äußert sich vor allem an der Granulozytopoiese. Es wird deshalb bei chronisch myeloischer Leukämie und malignen Lymphomen, gelegentlich auch etwa äußerlich zur Behandlung bestimmter Fälle von Hautkarzinomen verwendet.

7. Amaryllidaceen-Alkaloide

In der Ordnung der Liliiflorae (Liliales) sind außer den Liliaceen mit *Colchicum, Sabadilla* und *Veratrum* nur mehr die damit nahe verwandten Amaryllidaceae als Alkaloidfamilie erwähnenswert, morphologisch unterschieden durch den unterständigen Fruchtknoten.

Man teilt die Amaryllidaceae in vier Unterfamilien ein, von denen die Amaryllidoideae mit über 50 Gattungen die umfangreichste ist. Beinahe alle bisher untersuchten Vertreter dieser Unterfamilie haben sich als alkaloidhaltig erwiesen, während bei den anderen Unterfamilien anscheinend keine Alkaloide auftreten.

Die Amaryllidoideae, meist Zwiebelpflanzen, kommen hauptsächlich in den Steppen der Tropen und Subtropen der südlichen Hemisphäre vor. In unseren Breiten finden sich nur wenige Gattungen, wie *Narcissus, Galanthus* und *Leucojum*, andere werden als Zierpflanzen gezogen (*Amaryllis, Clivia, Haemanthus* u. a.).

Der Typus von Alkaloiden, der in Amaryllidaceen gefunden wurde, weicht bedeutend ab von Alkaloiden, wie wir sie von den Liliaceen (*Colchicum, Sabadilla, Veratrum*) her kennen. Soweit Untersuchungen vorliegen, gehören sie dem Phenanthridin-Typus an oder sind auf damit verwandten Strukturen aufgebaut. Das oft gemeinsame Vorkommen in der gleichen Pflanze weist auf biogenetische Zusammenhänge der verschiedenen Typen hin.

Interesse im Hinblick auf mögliche therapeutische Verwendung fanden die Amaryllidaceen-Alkaloide bisher kaum, mit Ausnahme des Galanthamins aus dem Schneeglöckchen (Galanthus von γάλα = Milch und ἄνθος = Blüte, nach der milchweißen Farbe des Perigons) und anderen Amaryllidaceen. Das Alkaloid wird hauptsächlich aus dem kaukasischen Schneeglöckchen *Galanthus woronowii* Losinsk. mit einem Gehalt von 0,05% gewonnen. In unserem einheimischen *Galanthus nivalis* L. ist der Galanthamin-Gehalt sehr wechselnd. In den Handel kommt das Alkaloid als HBr-Salz Galanthamin. hydrobromic., in Bulgarien als Nivalin bezeichnet (nicht zu verwechseln mit dem Alkaloid Nivalin aus *Galanthus nivalis*).

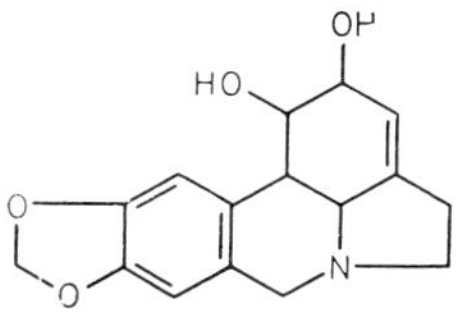

Lycorin 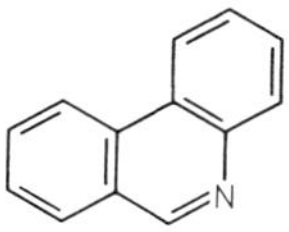 Phenanthridin (Grundkörper) 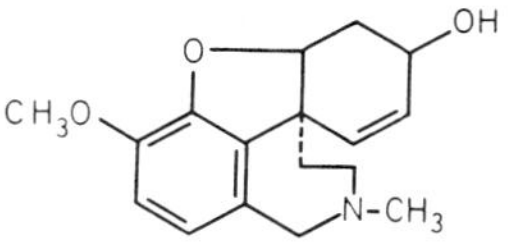 Galanthamin

Galanthamin gleicht in seiner Wirkung dem Physostigmin, dem Hauptwirkstoff der Kalabarbohnen: Es verengt die Pupille, vermehrt die Drüsensekretion, wirkt antagonistisch gegenüber Lähmungen durch Curare, erhöht den Tonus der Skeletmuskulatur. Galanthamin ist gleich dem Physostigmin ein Inhibitor der Cholinesterase, wirkt jedoch schwächer. Es wurde vor allem zur Behandlung von Residualerscheinungen der Poliomyelitis empfohlen, scheint aber heute wegen seiner ungenügenden Wirkung weitgehend verlassen.

Literatur

Boissier, J.-R., Combes, G., Pragny, J.: La galanthamine, puissant cholinergique naturel. Ann. Pharm. franç. **18**, 888—900 (1960). — Boit, H.-G.: Alkaloide der Amaryllidaceen. Abhandl. Deutsch. Akad. Wiss. Berlin, Kl. für Chem., Geol. und Biol. 1956, Nr. 7, S. 136—142; Ergeb. d. Alk.-Chemie bis 1960. Berlin 1961. — Eigsti, O. J., Dustin, P. jr.: Colchicine in Agriculture, Medicine, Biology and Chemistry. Ames, Iowa, USA 1955. — Fell, K. R., Ramsden, D.: Colchicum: A Review of Colchicums and the Sources, Chemistry, Biogenesis and Assay of Colchicine and its Congeners. Lloydia **30**, 123—140 (1967). — Šantavý, F., Reichstein, T.: Isolierung neuer Stoffe aus den Samen der Herbstzeitlose Colchicum autumnale L. Helv. Chim. Acta **33**, 1606—1627 (1950). — Šantavý, F.: Alkaloide der Colchicum-Pflanzen. Pharm. Zentrh. **96**, 307—333 (1957). — Steinegger, E.: Grundlagen und Ergebnisse der Heteroploidie-Züchtung bei Arzneipflanzen. Scientia pharm. **21**, 168 bis 186 (1953).

8. Aconitum

Unter den *Aconitum*-Arten besitzt bei uns fast ausschließlich nur *Aconitum napellus* L. pharmazeutisches Interesse. Es handelt sich um eine Pflanze, die wegen ihrer außerordentlich starken Giftigkeit seit den ältesten Zeiten Aufmerksamkeit erregt hat. In der modernen Toxikologie wird das Vergiftungsbild wie folgt beschrieben: Nach Zufuhr treten Brennen und Kribbeln im Munde auf, das sich bald über die ganze Haut ausbreitet und sich bis zur Unerträglichkeit steigert. Dem Kribbeln folgt ein Pelzigsein (Anaesthesie) und endlich völlige Anaesthesie, verbunden mit dem Gefühl der Eiseskälte („Eiswasser statt Blut in den Adern"). Nach letalen Akonitdosen erfolgt der Tod durch Atemlähmung.

Stammpflanze und botanische Systematik

Der Gattungsname *Aconitum* leitet sich von der antiken, griechischen Bezeichnung für die Pflanze her (*ἀκονιτί* = ohne Staub, im übertragenen Sinn: mühelos, d. h. ohne den Staub der Arena, kampflos, mühelos siegreich; im Hinblick auf die starke Giftwirkung). Die Speziesbezeichnung napellus ist lateinischen Ursprungs (napus = Rübe), also kleine Rübe, weil die Pflanze Wurzeln wie kleine Rüben hat. *Aconitum napellus* ist ein Vertreter der Ranunculaceen.

Die Ranunculaceae stellen eine Familie dar, in der 30 Gattungen mit etwa 1200 Arten zusammengefaßt sind. Ranunculaceen sind überall verbreitet, mit Ausnahme der Tropen. Die meisten sind ein- oder mehrjährige Kräuter, nur wenige Arten sind verholzt wie z. B. *Clematis*. Die Blätter sind geteilt, die Blüten tragen zahlreiche Staubblätter und mehrere bis viele apokarpe Fruchtknoten, die sich zu mehrsamigen Bälgen oder zu einsamigen Schließfrüchten, meist Nüßchen, entwickeln.

In phytochemischer Hinsicht ist die Familie sehr uneinheitlich. Es gibt hier Gattungen mit durchweg alkaloidführenden Arten wie z. B. *Aconitum* und *Delphinium*. Doch sind diese beiden genannten alkaloidführenden Gattungen innerhalb der Familie ziemlich isoliert; denn das Merkmal Alkaloidführung treffen wir in anderen Ranunculaceen sonst nicht mehr an (auch in dem dorsiventralen Blütenbau ragen die beiden Gattungen morphologisch aus der Regel heraus). Andere typische Inhaltsstoffe, die bei Ranunculaceen gefunden werden, sind z. B. herzwirksame Glykoside und Saponine, einige Gattungen (*Pulsatilla*, *Anemone*) enthalten Reizstoffe vom Anemonintypus. Im allgemeinen läßt sich aber sagen, daß ätherische Öle, Gerbstoffe und Saponine in der Familie sehr zurücktreten.

Die Abgrenzung gegenüber der Familie der Berberidaceae bereitet ziemliche Schwierigkeiten. So wird etwa *Hydrastis* von einigen Taxonomen zu den Berberidaceen gestellt, von anderen wiederum mit zu den Ranunculaceen gerechnet. Schließlich gibt es Vorschläge, die einige Genera der beiden Familien in einer neuen Familie der Podophyllaceae vereinigen.

Aconitum napellus ist in den Gebirgsgegenden der gemäßigten Teile von Europa und Asien heimisch: so in den Karpathen, in den Alpen und in den höheren deutschen Mittelgebirgen. Der Blütenstand ist eine Traube. Von den fünf Perigonblättern, die auffallend tiefblau gefärbt sind, ist das oberste „helmartig" ausgebildet („Eisenhut"). Drei Balgfrüchtchen enthalten zahlreiche Samen. Zur Blütezeit bilden sich alljährlich aus der stengeltragenden Knolle eine, selten mehrere Tochterknollen. Beide Knollen sind wirksam. Zusammen mit den Wurzeln von A. napellus sind sie als Tuber aconiti (Ph. Helv. VI) offizinell.

Wirkstoffe, Verwendung

Die Gattung *Aconitum* steht hinsichtlich der chemischen Natur ihrer Alkaloide innerhalb der Familie der Ranunculaceae recht isoliert da; lediglich die Gattung *Delphinium* (Rittersporn) enthält noch chemisch ähnlich gebaute Alkaloide. Vereinzelt sind Alkaloide des Aconitum-Typs auch außerhalb der Ranunculaceae, in taxonomisch entfernten Familien aufgefunden worden: einmal in den Garryaceae (mit einziger Gattung *Garrya*), die zusammen mit den Araliaceae, Cornaceae und Umbelliferae (Apiaceae) zur Hauptsache die Umbelliflorae (Aralianae) bilden; dann in der Composite (Asteracee) *Inula royleana* und neuerdings in *Spiraea japonica*, einer Rosacee.

Die Aconitum-Alkaloide stellen Aminoalkohole dar, die — ähnlich wie bei Sabadilla und Veratrum — frei und verestert vorliegen können, wie folgende Tabelle zeigt.

Esteralkaloide und Aminoalkohole von Aconitum napellus

Esteralkaloid	Aminoalkohol	Säuren
	Aconin	
Benzoylaconin	Aconin	Benzoesäure
Aconitin	Aconin	Benzoesäure, Essigsäure
	Neolin	
Neopellin	Neolin	Benzoesäure, Essigsäure
Hypaconitin	Hypaconin	Benzoesäure, Essigsäure
Mesaconitin	Mesaconin	Benzoesäure, Essigsäure
	Songorin	
	Napellin	

Die Aminoalkohole sind Diterpenderivate vom Typus des Phyllocladens: Werden in dessen Gerüst die C-Atome 16 und 17 mit dem Stickstoffatom eines Methylamin- oder Aethylaminmoleküls verknüpft sowie die C-Atome 17 und 9 miteinander verbunden, erhält man das Skelet des Napellins und Songorins. Vom Songoringerüst unterscheidet sich das Aconinskelet dadurch, daß C-13 nicht mit C-14, sondern mit C-8 verknüpft, die exozyklische Methylengruppe abgespalten und C-18 mit C-6 verbunden ist.

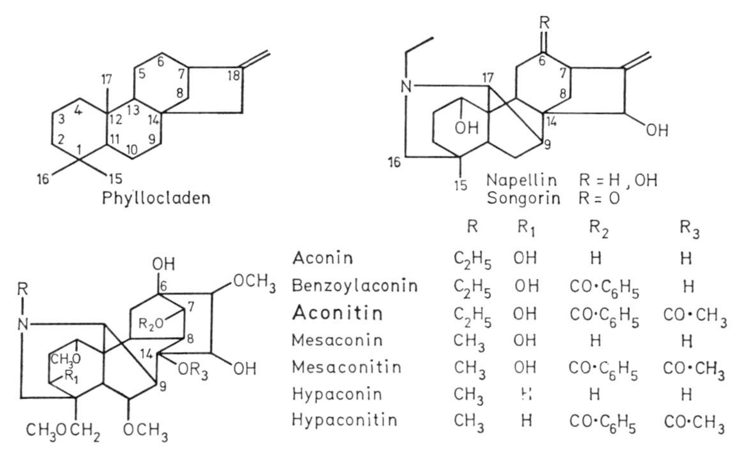

	R	R_1	R_2	R_3
Aconin	C_2H_5	OH	H	H
Benzoylaconin	C_2H_5	OH	$CO \cdot C_6H_5$	H
Aconitin	C_2H_5	OH	$CO \cdot C_6H_5$	$CO \cdot CH_3$
Mesaconin	CH_3	OH	H	H
Mesaconitin	CH_3	OH	$CO \cdot C_6H_5$	$CO \cdot CH_3$
Hypaconin	CH_3	H	H	H
Hypaconitin	CH_3	H	$CO \cdot C_6H_5$	$CO \cdot CH_3$

Chemischer Aufbau der Diterpenalkaloide von Aconitum napellus

Die Esteralkaloide sind verhältnismäßig leicht hydrolytisch spaltbar. So zerfällt Aconitin zuerst in Benzoylaconin und schließlich in Aconin. Hand in Hand mit der Hydrolyse geht ein Verlust an Wirksamkeit: Aconitin ist außerordentlich toxisch, Benzoylaconin sehr viel weniger und Aconin ist nur wenig wirksam. Schon bei Lagerung der Droge tritt Wirkungsverlust ein, auch Lösungen von reinen Aconitinsalzen zersetzen sich verhältnismäßig rasch. Zur Bewertung von Tuber aconiti genügt daher eine Gesamtalkaloidbestimmung nicht. Die Ph. Helv. verlangt aus diesem Grunde zusätzlich, daß mindestens ein Viertel des Gesamtgehaltes aus Aconitin bestehen muß. Außer den Diterpenalkaloiden enthält Tuber aconiti noch das Aporphinalkaloid (s. S. 278) Magnoflorin. Aus Aconitinmutterlaugen sind ferner (—)-Spartein und (—)-Ephedrin isoliert worden. Esteralkaloide finden sich in vielen Aconitum-Arten: Pseudaconitin in *Aconitum ferox*, Jesaconitin in *Aconitum fischeri*, Lycaconitin in *Aconitum vulparia* (syn. *A. lycoctonum*) u. a.

Die großen Unterschiede in der Wirkung verschiedener Drogenmuster von Tuber aconiti können außer dem Wirkungsverlust beim Lagern durch eine Reihe weiterer Ursachen bedingt sein. So beschreibt HEGI nicht weniger als elf morphologische Unterarten für Mitteleuropa; die einzelnen Subspezies neigen sehr zu Hybridisierung. Möglicherweise unterscheiden sich die verschiedenen Unterarten nicht nur in den morphologischen, sondern auch in physiologischen Merkmalen (d. i. hier nach Art und Menge der einzelnen Alkaloide).

Die Alkaloidzusammensetzung ist in den einzelnen Organen der Pflanze sehr verschieden. In den unterirdischen Organen ist in weitaus größter Menge das Aconitin vorhanden, gefolgt von Hypaconitin und Mesaconitin, während Neopellin und vor allem die übrigen Basen nur in Spuren vorhanden sind. Im Blatt ist Aconitin Nebenalkaloid, und im Samen fehlt es ganz. Der Aconitingehalt der Tubera schwankt je nach Jahreszeit: Er ist zur Blütezeit am niedrigsten, steigt im Herbst an und erreicht im Winter das Maximum.

Schließlich kommt die Gefahr der Verwechslung mit anderen Akonit-Arten hinzu; auf dem Markt trifft man mehrfach Arten ausländischer Herkunft an. Im pulverisierten Zustand ist eine mikroskopische Unterscheidung der einzelnen Arten unmöglich. Die ausländischen, als Verwechslung in Frage kommenden Arten enthalten Alkaloide, die dem Aconitin nahestehen und ebenfalls Alkaminester sind, sich aber in ihrer Wirkungsintensität sehr stark unterscheiden. Die Folge ist, daß manche Akonitknollen fast ungiftig, andere wiederum außerordentlich giftig sind.

Die Anwendung des Aconitins bei neuralgischen und rheumatischen Affektionen beruht darauf, daß das Alkaloid sowohl auf das zentrale, als auch auf das periphere Nervensystem zuerst erregend, dann lähmend wirkt. Auch nach örtlicher Applikation werden die sensorischen Nervenenden zunächst erregt (Brennen, Wärmegefühl), um später gelähmt zu werden (Pelzigsein, Anästhesie). Einreiben in Form einer Salbe (2%ig) oder Iontophorese schwacher Aconitinlösungen wird gelegentlich bei Trigeminus-Neuralgie versucht. Die Homöopathie verwendet Aconitum bei fieberhaften Erkrankungen vor allem katarrhalischen und rheumatischen Charakters (z. B. Erkältungskrankheiten mit Katarrhen der oberen Luftwege, akuter Bronchitis, Pneumonie), ferner bei Neuralgien verschiedener Genese.

9. Hydrastis — Berberis

Zur Botanik

Die Gattung *Hydrastis* wird botanisch verschieden eingeordnet. So zählt sie ENGLER zu den Ranunculaceen; WETTSTEIN dagegen reiht sie in die Familie der Berberidaceen ein, ,,weil sie den vorher erwähnten Gattungen (*Podophyllum* u. a.) so nahesteht, daß sie von diesen nicht getrennt werden kann, wenn auch die ‚Merkmale' für die Zuzählung zu den Ranunculaceae sprechen''. Anhand der Alkaloidführung ist eine Zuordnung ebenfalls nicht möglich, da das in *Hydrastis canadensis* enthaltene Berberin sowohl in Ranunculaceen (*Coptis*, *Thalictrum*, *Xanthorrhiza*) wie in Berberidaceen (*Berberis*, *Mahonia*, *Nandina*) vorkommt. Da die beiden Familien taxonomisch einander offenbar sehr nahe stehen, ist die Einordnung einiger Gattungen, wie z. B. *Hydrastis* problematisch.

Hydrastis

Rhizoma hydrastidis gehört zu den Drogen, die heute nur noch sehr selten verwendet werden. In Form der Präparate gilt sie als ein peroral wirksames, ungefährliches Mutterkorn-Ersatzmittel, doch steht ihre Wirkung bei zu starken menstruellen Blutungen im Vordergrund der Verwendung. Uteruswirksam ist Hydrastin, das nahe mit dem Opiumalkaloid Narcotin verwandt ist. Das ebenfalls wirksame Hydrastinin kommt in Hydrastis nicht vor, läßt sich aber leicht aus Hydrastin (billiger aus Narcotin, s. S. 285) gewinnen.

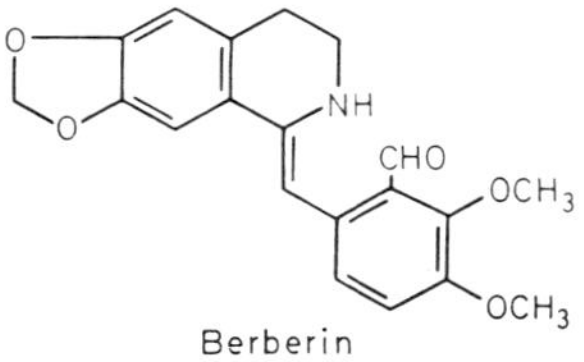

Berberin 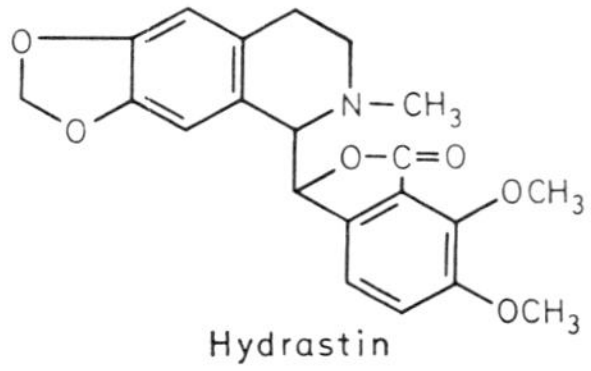 Hydrastin

Die Stammpflanze, *Hydrastis canadensis* L., ist in den Waldgebieten des östlichen Kanadas und des östlichen Teiles der USA beheimatet. Das Rhizom wird im Herbst gegraben und sorgfältig getrocknet. Die Droge schmeckt bitter und färbt beim Kauen den Speichel gelb. Ursache des bitteren Geschmackes und der Gelbfärbung ist der hohe Gehalt (etwa 3%) der Droge an Berberin.

Berberis

Unsere einheimische Berberitze, *Berberis vulgaris* L. (Sauerdorn), enthält wie Hydrastis Berberin. Daneben führt sie Alkaloide, die sich auch in der Kolombowurzel von *Iatrorrhiza palmata* MIERS (Menispermaceae) vorfinden und nach diesem Vorkommen benannt wurden, nämlich: Iatrorrhizin, Columbamin und Palmatin.

Die Alkaloide sind nicht in der ganzen Pflanze gleichmäßig verteilt. So sind die reifen Beeren, die wegen ihres Gehaltes an Fruchtsäuren und Vitamin C ähnlich wie Hagebutten verwendet werden, alkaloidfrei. Das alkaloidreichste Organ der Berberitze ist die Wurzelrinde Cortex Radicis berberidis. In der Volksmedizin gilt die Droge als ein Mittel gegen Dysmenorrhöe. Gelegentlich werden auch Indikationen erwähnt, wie sie für Rad. colombo gelten sollen.

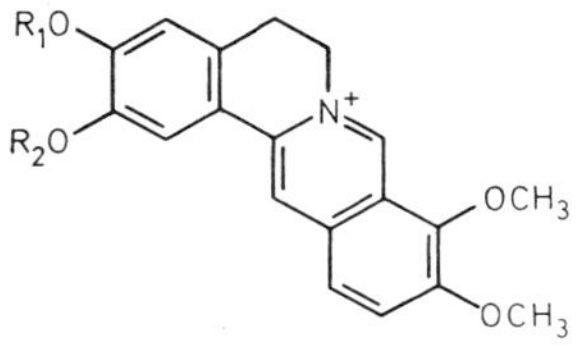

	R_1	R_2
Iatrorrhizin	H	CH_3
Columbamin	CH_3	H
Palmatin	CH_3	CH_3

Radix calumbae oder Radix colombo ist eine Droge, die früher als bitteres Tonikum, Adstringens, Antidysenterikum und Styptikum verwendet wurde, heute aber bei uns nur mehr selten gebraucht wird. Die Stammpflanze ist eine Liane der afrikanischen Ostküste etwa zwischen dem 12. und 19. südlichen Breitengrad, die aber auch in Ostasien und Südamerika kultiviert wird. Ihr Gattungsname, Iatrorrhiza, leitet sich ab von ἰατρεύειν = heilen und ῥίζα = Wurzel, er bedeutet also heilende Wurzel. Die Speziesbezeichnung palmata nimmt Bezug auf die gelappte Form der Blätter (handförmig gelappt, palma = Handfläche). Die Familie der Menispermaceen, zu der Iatrorrhiza gehört, umfaßt 70 Gattungen und etwa 300 Arten. Die hierhergehörenden Arten sind tropische Lianen mit handförmig gelappten Blättern; die Blüten sind diözisch. Die botanisch-systematische Verwandtschaft der Menispermaceen mit den Berberidaceen drückt sich auch im gemeinsamen Vorkommen von Alkaloiden des Benzylisochinolin-Typus aus. Daneben enthalten einige Menispermaceen-Gattungen noch Basen des Biscoclaurin-Typus (vgl. hierzu Menispermaceen-Curare S. 319).

10. Boldo

Die Stammpflanze von Fol. boldo (Ph. Helv. VI) ist ein etwa 6 m hoher immer grüner Baum oder Strauch mit lederigen Blättern, der in trockenen Gebieten von Chile beheimatet ist. *Peumus boldus* BAILLON gehört zu den Monimiaceen, die eng mit den Lauraceen verwandt sind. Erwähnenswerte Inhaltsstoffe sind ätherisches Öl (etwa 2%, mit Ascaridol, Eucalyptol und p-Cymol), das der Droge den starken aromatischen Geruch und Geschmack verleiht, sowie Alkaloide.

Demnach haben wir bei dieser Droge, wie überhaupt bei den Familien der Lauraceen und der Monimiaceen, den eher seltenen Fall des gleichzeitigen Vorkommens von ätherischen Ölen und Alkaloiden. Unter den gegen 20 Alkaloiden von Folium boldo ist als wichtigstes das zu etwa 1—3‰ vorhandene Boldin zu erwähnen.

Das Boldin ist ein Vertreter der Aporphinbasen, Alkaloiden, die das nämliche Grundskelet wie Apomorphin — ein aus Morphin gewonnenes Kunstprodukt — aufweisen. Aporphinalkaloide sind weit verbreitet bei den Papaveraceae, besonders aber bei einigen Familien der Magnoliales, und zwar bei den Annonaceae, Lauraceae und Monimiaceae.

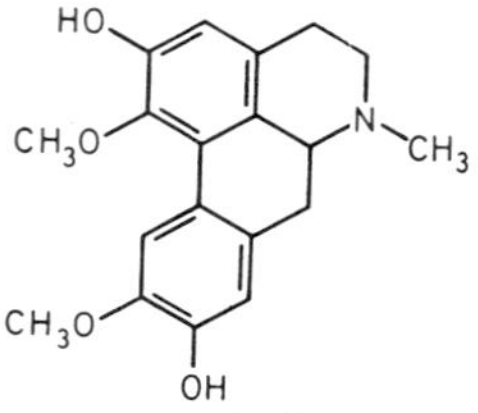

Boldin

Die wichtigste Eigenschaft des Boldins ist seine stimulierende Wirkung auf verschiedene Verdauungsfunktionen, insbesondere auf die Gallen- und Magensaftsekretion; auch bewirkt die Base Steigerung der Harnsekretion, besonders der Harnsäureausscheidung. Daneben wirkt sie leicht hypnotisch. Die Droge wird bei uns vor allem als Bestandteil von Teespezialitäten als Choleretikum, Diuretikum, Stomachikum und Sedativum verwendet. In ihrer Heimat dient sie ferner als Anthelmintikum (Ascaridol!).

Literatur

PARIS, R., DILLEMANN, G., FAUGERAS, G.: Les Aconits: étude de leurs alcaloïdes par électrophorèse sur papier. Distribution des alcaloïdes chez des plantes d'origines différentes; études qualitative et quantitative; toxicité. Ann. pharm. franç. **17**, 188—199 (1959); **18**, 465—480 (1960). — PELLETIER, S. W.: The Chemistry of Certain Imines Related to the Diterpene Alkaloids. Experientia **20**, 1—10 (1964). — PIETRAMAGGIORI, F.: Recenti studi sugli alcaloidi diterpenici. Fitoterapia **36**, 2—7 (1965). — RÜEGGER, A.: Neue Alkaloide aus Peumus boldus Molina. Helv. Chim. Acta **42**, 754—762 (1959). — SCHINDLER, H.: Inhaltsstoffe und Prüfungsmethoden homöopathisch verwendeter Heilpflanzen. Aulendorf i. Württ. 1955. — Peumus boldus Mol. Arzneim.-Forsch. **7**, 747—753 (1957).

11. Opium

Mohnpräparate gehören wohl zu den ältesten von Menschen benutzten Arzneimitteln überhaupt. Nach Mohnkapselfunden in den Pfahlbauten scheinen in Mitteleuropa Mohnkulturen schon vor mehr als 2000 Jahren bestanden zu haben. Wir wissen freilich nicht, ob der Mohn hier zu medizinischer Verwendung, oder ob er ausschließlich zur Ölgewinnung angebaut wurde. Nach eindeutigen schriftlichen Überlieferungen spielte Opium als Mittel zur Schmerzlinderung aber sicher schon im 7. Jahrhundert v. Chr. eine wichtige Rolle: Wir entnehmen dies den Tontafeln der größten Bibliothek der Alten Welt, die von ASSURBANIPAL, König der Assyrer (669—626 v. Chr.) zur Blütezeit des assyrischen Weltreiches, in Ninive errichtet worden ist. Man darf jedoch nicht vergessen, daß in dieser Bibliothek auch die Kenntnisse viel früherer Epochen zusammengetragen waren. Dies gilt für die Angaben über den Mohn. Die Kenntnis des Opiums reicht somit Tausende von Jahren weiter in die Vorzeit zurück. Sie fand vom Zwischenstromland aus den Weg nach Kleinasien, Ägypten und Persien.

Ein Präparat „Gram und Kummer zu verscheuchen" wird bei HOMER in der Odyssee besungen. Man kann zwar dem Texte nicht mit Sicherheit entnehmen, daß es sich um ein Mohnpräparat handelte. Doch ist in der Schilderung deutlich die charakteristische psychische Wirkung des Morphins zu erkennen. Den Alten war die schlafmachende Wirkung des Mohns zweifellos bekannt. Schwieriger ist die Entscheidung, wenn es sich um die Frage des Opiums mit seiner eigentümlichen Herstellungsweise durch Ritzen der unreifen Mohnkapseln handelt. Die Griechen verwendeten nämlich unter dem Namen *μηκώνειον* auch den ausgepreßten Saft oder einen Extrakt der Frucht oder der ganzen Pflanze. Sie wußten allerdings zu unterscheiden zwischen dem *μηκώνεον* und dem *ὀπός* (= Saft, daraus „Opium" abgeleitet), dem Milchsaft der Kapseln. Nach TSCHIRCH dürfte das Opium im 3. oder 4. Jahrhundert v. Chr. aufgekommen sein. Damit stimmt die Ansicht einiger Forscher überein, die glauben, daß die Griechen die Kenntnis der Opiumgewinnung beim Feldzug ALEXANDERS (356—323 v. Chr.) nach Indien erlangt hätten. Aus dieser Zeit stammt nämlich die „Pflanzengeschichte" des THEOPHRAST von Eresos (etwa 370—287 v. Chr.), eines Schülers von ARISTOTELES, worin er die Gewinnung des Mohnsaftes durch Anschneiden der Kapseln beschreibt. In diesem Zusammenhang ist die Deutung bemerkenswert, wie sie KRITIKOS von der in Gazi auf Kreta gefundenen, aus dem Spätminoikum III (also etwa 15. bis 16. Jahrhundert v. Chr.) stammenden „Göttin des Mohns" gibt. In den als Kopfschmuck dienenden senkrecht geritzten Mohnkapseldarstellungen sieht er den Beweis, daß damals die Opiumgewinnung auf Kreta schon bekannt gewesen sei. Von den Griechen ging die Kenntnis des Opiums auf die Römer über, und von da an ist dieses Schmerzmittel mit seiner einzigartigen Wirkung aus der Medizin nicht mehr wegzudenken.

Botanisches

Die Stammpflanze unserer heutigen Kulturrassen vermutet man im borstenhaarigen, in Südeuropa heimischen *Papaver setigerum* D. C. Schlafmohn, *Papaver somniferum* L., stellt eine $1-1^1/_2$ m große Pflanze dar, deren kahler Stengel länglich-eiförmige Blätter trägt und die auf langen Stengeln sitzende — zunächst geneigte, später aufrechte — Blüten mit zwei abfallenden Kelchblättern besitzt. Die Kapselfrüchte sind recht verschieden gestaltet. Alle Teile der Pflanze milchen. *Papaver somniferum* gedeiht von den Tropen bis nach Nordnorwegen. Wie bei allen anderen Kulturpflanzen, sind auch von der Wildform des Mohns im Laufe der Zeit zahllose Kulturrassen herausgezüchtet worden. Fassen wir deren äußere Merkmale ins Auge, so unterscheiden sie sich insbesondere nach a) der Farbe und Form von Samen und Blüten, und b) durch morphologische Verschiedenheiten der Früchte. Die Farbe der Blüten variiert von weiß über rosa bis purpurrot, die der Samen von weiß über hell- nach dunkelgrau; bei der typischen Form sind die Blütenblätter ganzrandig, bei den Abarten können sie geschlitzt, gefranst, auch geteilt sein. Die Kapseln sind entweder offen oder geschlossen. Die große Variabilität des Mohns beschränkt sich wohl nicht nur auf diese äußeren Merkmale; die einzelnen Rassen dürften sich auch nach Konzentration, Art und nach Mengenverhältnis der einzelnen Alkaloide unterscheiden. Zur Opiumgewinnung dienen gewöhnlich in der Türkei *Papaver somniferum* var. *glabrum* (BOISS.) und var. *album* D. C., in Indien var. *album* D. C. In Europa baut man zur Ölgewinnung var. *nigrum* (Samen blaugrau, schieferfarben) an.

Die Familie der Papaveraceae umfaßt 28 Gattungen mit etwa 600 Arten, krautige Pflanzen der gemäßigten Zone. Die Früchte sind in der Regel Kapseln mit zahlreichen Samen, deren jeder einen kleinen Embryo und ein ölhaltiges Endosperm enthält. In anatomischer Hinsicht ist die Familie besonders gut durch die Milchsaftröhren mit vielfach gelblichem Milchsaft charakterisiert. Ihrer Natur nach sind die milchigen Organe der Papaveraceen entweder echte gegliederte Milchröhren (auch Milchgefäße genannt), oder aber Milchzellen (Schlauchzellen); letztere finden sich als einzelne Sekretbehälter bei der Unterfamilie der Fumarioideae. Der Inhalt ist ein Gemenge verschiedenartiger Stoffe (mit einem oft sehr hohen Prozentgehalt an Alkaloiden): stets aber ist auch fettes Öl mit enthalten. Die für die Fumarioideae charakteristischen Schlauchzellen sind mehr oder weniger länglich gestreckte Zellen, zwischen 2—10 mm lang; sie finden sich sowohl in der Achse als auch in den Blättern. Die Milchröhren sind bei *Papaver somniferum* der Ort der Opiumalkaloid-Bildung.

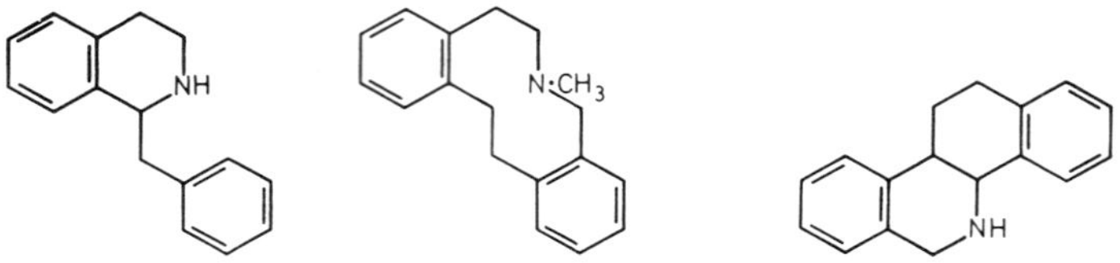

Benzylisochinolin - Typ (z.B. Papaverin und 12 weitere Opiumalkaloide; auch bei Ranales vorkommend)

Protopin - Typ (in sämtlichen Papaveraceae vorkommend; Leitalkaloid)

Benzophenanthridin - Typ (z.B. Chelidonin, verbreitet bei den Chelidoneae, Tribus der Papaveraceae)

Die Alkaloid-Typen der Papaveraceae

In chemischer Hinsicht sticht die Familie durch das Vorkommen einer großen Reihe von Alkaloiden hervor; alle Papaveraceen-Alkaloide gehören zum Benzyl-isochinolin-Typ oder lassen sich zu ihm zumindest in biogenetische Beziehung bringen. Diesem Alkaloidtyp begegnet man auch bei den systematisch nahe verwandten Ranales. Charakteristisch für die Papaveraceen ist aber, daß sämtliche Arten als Begleitalkaloid Protopin enthalten. Man könnte das Protopin direkt als Leitalkaloid der Papaveraceen bezeichnen.

Opiumgewinnung

Unter Opium versteht man den eingetrockneten, durch Verwundung der unreifen Kapsel von *Papaver somniferum* gewonnenen Milchsaft. Die Gewinnung des Opiums erfolgt in der Weise, daß gewöhnlich 1—3 Wochen nach dem Abfallen der Blütenblätter die Kapselwand in den Nachmittags- oder Abendstunden mit einem oder mehreren miteinander verbundenen Messerchen angeritzt wird, indem ein oder mehrere Schnitte in horizontaler, schräger oder senkrechter Richtung so geführt werden, daß die innere Kapselwand nicht verletzt wird. Eine Verletzung würde zu einem Verlust an Milchsaft und zu einer Beeinträchtigung der Samenernte führen. Von den zur Opiumernte verwendeten Pflanzen werden nachher auch noch die reifen Samen gewonnen. Der aus den Einschnitten austretende weiße Milchsaft erhärtet unter Gelb- und Braunfärbung in kurzer Zeit zu einer weichen Masse, die schon früh am nächsten Morgen in geeigneter Weise von der Kapsel abgeschabt und in einem Gefäß gesammelt wird. Beim Abschaben gelangen auch Fragmente der Kapselwand in die Masse. Die Ausbeute beträgt pro Kapsel durchschnittlich 0,02 g, entsprechend 2—3 mg Morphin. In Kleinasien werden die gesammelten Opiummassen zu kuchen- oder kugelförmigen Stücken von 0,3—3 kg Gewicht geformt, in Mohnblätter gewickelt an einer der vielen im Lande verstreuten Filialen des Opiummonopols abgeliefert, wo sie einer vorläufigen Untersuchung unterzogen werden. Von dort gelangen sie in die Zentrale nach Istanbul, wo sie von Kontrollbeamten eingehend geprüft werden. In Maschinen knetet man hochwertige und geringere Sorten so zusammen, daß ein Produkt mit einem Mindestgehalt von 12% Morphin resultiert. Die in Wurstform aus der Maschine austretende Masse wird in Stücke von je 2 kg abgeteilt, die dann maschinell in rechteckige Stücke gepreßt werden. Um ein Zusammenkleben zu verhindern, bestreut man sie in der Regel mit Häcksel und Mohnblättern oder ausnahmsweise auch mit Reisschalen. Rumexfrüchte werden dagegen für diesen Zweck nicht mehr verwendet. Je 40 Kuchen zu 2 kg Gewicht werden in Weißblechbehälter verpackt und gelangen in Holzkisten zum Versand. Als wichtigste Opiumanbauländer kommen für uns in erster Linie Kleinasien und Indien in Betracht.

Im Protokoll von New York (1953) hat die UNO die Opiumgewinnung auf Persien, Indien, die Türkei, Bulgarien, Griechenland, Jugoslawien und Rußland beschränkt. Auch in Mitteleuropa ließe sich aus den Mohnkulturen gutes Opium gewinnen. Praktisch scheitert aber die Opiumgewinnung an den durch die ungleichen Klimabedingungen hervorgerufenen großen Schwankungen des Alkaloidgehaltes, vor allem aber an der Unwirtschaftlichkeit der Kulturen. Zur Gewinnung eines einzigen Kilogramms Opium benötigt man etwa 15—20 a Anbaufläche und gegen 300 Arbeitsstunden (= 6 Arbeitswochen) allein zur Opiumernte.

Dagegen stellt sich bei uns das Problem der Verwertung des in Form von Mohnstroh aus den Mohnkulturen anfallenden Morphins. Diese Mohnkulturen wurden besonders in der Kriegszeit zur Gewinnung des für Speisezwecke ausgezeichnet geeigneten Mohnöls, wie es durch kaltes Auspressen der Samen gewonnen wird, angelegt. Die Stengel und reifen entsamten Kapseln wurden früher als sog. Mohnstroh verbrannt. Besonders die Kapseln enthalten aber noch beträchtliche Mengen von Opiumalkaloiden, so 0,3—1,2% Morphin. Zwar hatte bereits 1823 der französische Apotheker TILLOY in Dijon über acht Pfund Morphin aus Mohnkapseln isoliert, und auch WINKLER und MERCK beschäftigten sich mit Extraktionsmethoden. Doch waren diese Verfahren zu wenig rationell, und das Morphin war einfacher aus Opium zu gewinnen. Erst hundert Jahre später wurde das Problem durch KABAY in Ungarn wieder aufgegriffen und von ROCHE durch ein besonders rationelles, kontinuierlich arbeitendes Verfahren gelöst. Nach diesem Verfahren wurden 1944 nicht weniger als 800 Tonnen Mohnkapseln aus den Schweizer Mohnkulturen aufgearbeitet und daraus schätzungsweise mindestens eine Tonne des in Kriegszeiten besonders wertvollen Morphins gewonnen, das sonst mit dem Mohnstroh nutzlos verbrannt worden wäre. Neuerdings beschäftigt man sich auch mit der Gewinnung bestimmter Nebenalkaloide des Mohnstrohs (POETHKE). Im Jahre 1968 stammten bereits 30% (35 t) des Weltbedarfs an Morphin aus Mohnstroh (22000 t).

Rauchopium

Ein Teil des Opiums dient als Rauchopium, Tschandu, zu Rauchzwecken. Damit es geraucht werden kann, muß es besonders präpariert werden.

1. Handelsopium wird in flachen Pfannen etwa mit der doppelten Menge Wasser versetzt und auf Holzkohlenfeuer unter Umrühren eingedampft, wobei der Verunreinigungen enthaltende Schaum abgeschöpft wird.

2. Den in Schichten von 15—20 mm Dicke in Pfannen gestrichenen Extrakt röstet man über Holzkohlenfeuer bei einer gegen 200° gehenden Temperatur.

3. Die gerösteten Kuchen werden in Wasser gelöst, die Lösung filtriert, das Filtrat unter starkem Sieden bis zur Sirupkonsistenz eingedampft. Der sich bildende Schaum wird abgeschöpft.

4. Das Konzentrat wird bis zum Erkalten schaumig gerührt und dann mehrere Monate gären gelassen (Mucor- und Aspergillus-Arten), wobei sich ein feines, eigentümliches Aroma bildet.

Bei der Herstellung des Rauchopiums wird ein ansehnlicher Anteil der Alkaloide zerstört, störende Harze und Schleimstoffe entfernt und Aromastoffe gebildet. Beim Rauchen wird ein weiterer Teil der Alkaloide verbrannt. Das Opiumrauchen ist demnach sehr unökonomisch. „Meist richtet sich der Opiumraucher schneller finanziell als somatisch zugrunde, wie ein Alkoholiker, der seinen Bedarf ausschließlich aus Sekt statt aus Kornschnaps decken wollte.“ (OETTEL).

Inhaltsstoffe

Unter den Inhaltsstoffen des Opiums sind an erster Stelle die Alkaloide zu nennen, die bis ein Viertel des Opiumgewichts ausmachen können. Sie liegen nicht in freier Form vor, sondern gebunden an verschiedene Säuren, wie z. B. an Mekonsäure, an Fumarsäure und an Milchsäure. Für Opium typisch ist dabei die Mekonsäure, die bis zu 5% im Opium enthalten sein kann; chemisch handelt

Mekonsäure
(bis zu 5% im Opium)

es sich um eine Hydroxypyron-dicarbonsäure. Weitere Inhaltsstoffe des Opiums sind Eiweiß, Kautschuk, Harze, Zucker, Fett, Schleimstoffe und Wachse. Wegen des Vorkommens dieser zuletzt genannten Stoffe im Opium können einfache Opiumauszüge nicht parenteral appliziert werden. Außerdem werden Fermente als Bestandteile des Opiums erwähnt. Oxidationsfermente bedingen die Braunfärbung des ursprünglich weißen Mohnsaftes; sie sollen ferner die Ursache für die Abnahme des Morphingehaltes im Opium während dessen Lagerung sein. Der Wassergehalt schwankt je nach dem Grade der Austrocknung zwischen 5 und 20%.

Außer dem von SERTÜRNER entdeckten Morphin sind im Opium noch etwa 40 weitere Alkaloide aufgefunden worden. Man kann die Vielzahl dieser Alkaloide größtenteils in sechs Gruppen einteilen, worunter die Morphinan- und die Benzylisochinolingruppe die wichtigsten sind. Daneben gibt es noch das Isoboldin, das Magnoflorin und Corytuberin, Aporphinalkaloide (s. S. 278), ferner Sanguinarin (S. 287) und eine Reihe von Alkaloiden, deren Konstitution nicht bekannt ist (Aporein, Mekonidin, Papaveramin und Lanthopin).

Von diesen Gruppen ist jene der Morphinanalkaloide die therapeutisch bedeutendste; den hier zusammengefaßten Alkaloiden, besonders dem Morphin, kommen die Wirkungen zu, deretwegen Opium seit den ältesten Zeiten ein unentbehrliches Arzneimittel darstellt: Diese Gruppe wirkt schmerzstillend, wobei die Analgesie von Schlaf und Betäubung begleitet ist. Die Alkaloide der Benzylisochinolingruppe wirken nicht narkotisch; die Bezeichnung Narcotin für eines der hier aufgezählten Alkaloide ist daher geradezu irreführend. Man verwendet deshalb für diesen Stoff die Bezeichnung Noscapin. Die Alkaloide dieses Typus wirken vielmehr hauptsächlich spasmolytisch.

Die einzelnen Opiumalkaloide finden sich in sehr wechselnder Menge in der Droge, wie folgende Tabelle zeigt.

Mengenmäßiges Vorkommen einiger Alkaloide im Opium

Morphin	3 —23 %	durchschnittlich	12 %
Noscapin (+ Gnoscopin)	2 —10 %	,,	5 %
Papaverin	0,5— 1,3%	,,	1 %
Codein	0,2— 3 %	,,	1 %
Thebain	0,2— 1 %	,,	0,5%
Narcein	0,1— 0,7%	,,	0,5%

Opium - Alkaloide

1. Tetrahydroisochinolin - Typ

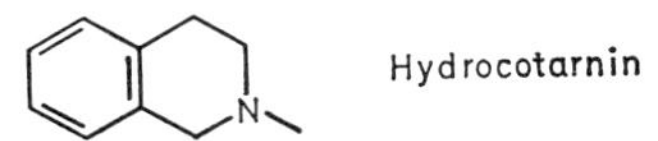

Hydrocotarnin

2. Benzylisochinolin - und Benzyltetrahydroisochinolin - Typ

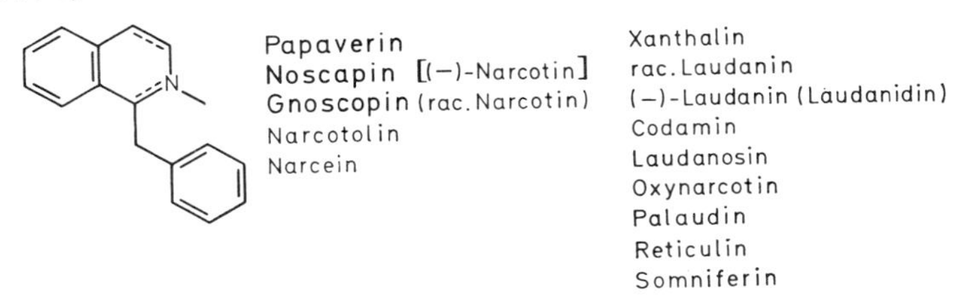

Papaverin
Noscapin [(−)-Narcotin]
Gnoscopin (rac. Narcotin)
Narcotolin
Narcein

Xanthalin
rac. Laudanin
(−)-Laudanin (Laudanidin)
Codamin
Laudanosin
Oxynarcotin
Palaudin
Reticulin
Somniferin

3. Protoberberin - und Tetrahydroprotoberberin - Typ

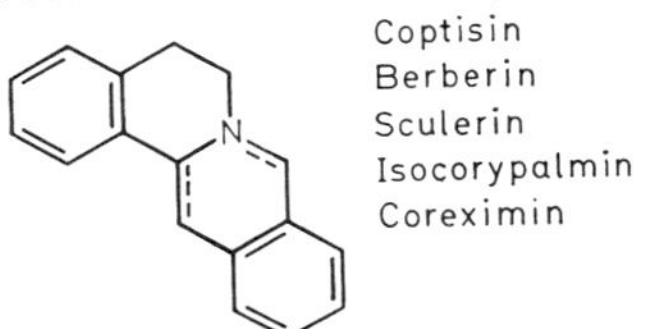

Coptisin
Berberin
Sculerin
Isocorypalmin
Coreximin

4. Protopin - Typ

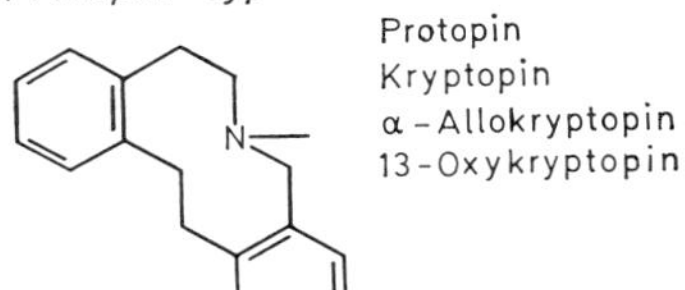

Protopin
Kryptopin
α-Allokryptopin
13-Oxykryptopin

5. Rhoeadin - Typ

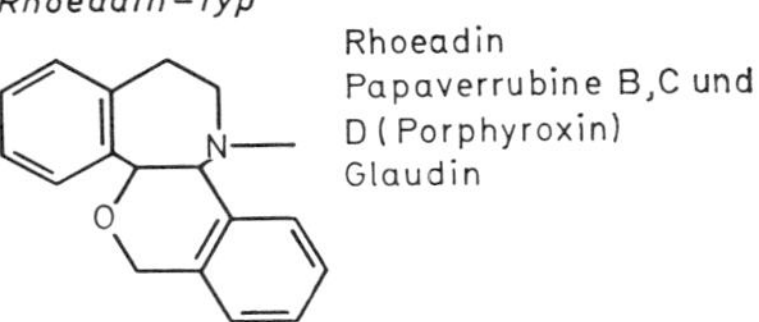

Rhoeadin
Papaverrubine B, C und D (Porphyroxin)
Glaudin

6. Morphinan - Typ

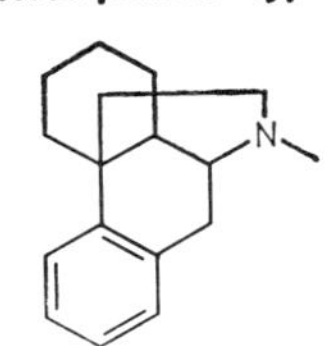

Morphin
Codein
10-Hydroxy-codein
6-Methylcodein

Thebain
Neopin
Pseudomorphin
Salutaridin (Morphinandienon - Typ)

Während die chemische Verwandtschaft der ersten vier Gruppen offensichtlich ist, trifft dies für die Morphinangruppe nicht zu. Der biogenetische Zusammenhang zur Benzylisochinolingruppe und damit zu den andern Vertretern ergibt sich aber ohne weiteres aus folgender Betrachtung. Denken wir uns den Ring A im Benzylisochinolinmolekül (I) um 180° gedreht, so können wir die Verbindung auch durch das Formelbild II darstellen; Ausbildung einer C—C-Bindung führt zum Kohlenstoffskelet der Alkaloide vom Morphinantypus (III). Die Alkaloide dieser beiden Typen unterscheiden sich demnach nur durch die Ausbildung einer Kohlenstoffbindung.

I II III

Biogenetischer Zusammenhang von Benzylisochinolin- und Morphinantyp

Einzelbesprechung der wichtigsten Alkaloide

Morphin hat phenolischen Charakter; auf diesen sauren phenolischen Eigenschaften der Verbindung beruhen Methoden, um es von anderen Begleitalkaloiden abzutrennen. Der Weltbedarf an Morphin liegt bei etwa 122000 kg. Davon werden 112000 kg zu Codein (s. unten) und 7000 kg zu Aethylmorphin verarbeitet. Morphin ist unser wichtigstes Arzneimittel zur Beseitigung aller Arten physischen Schmerzes. Der Arzt verordnet es, wenn es gilt, stärkste Schmerzzustände zu beseitigen; aber nur in den Fällen, wo es nicht durch andere Analgetika zu ersetzen ist, da es bei mehr oder weniger langer Anwendung zu Sucht führt. Morphin wirkt in vielen Fällen emetisch; nicht selten wird es dann mit Atropin kombiniert verordnet. Morphin dämpft und beseitigt weiterhin auch den Hustenreiz, und zwar durch Beruhigung des mit dem Atemzentrum gekoppelten Hustenzentrums.

Codein, der Methyläther des Morphins, ist im Opium lediglich in geringen Mengen enthalten; den Hauptteil des therapeutisch verwendeten Codeins gewinnt man partialsynthetisch durch Methylierung des Morphins. Im Durchschnitt ist die Nachfrage nach Codein wesentlich höher als die nach Morphin, das wesentlich strenger indiziert angewendet wird. Codein hat eine bedeutend geringere schmerzstillende Wirkung als das Morphin. Für sich allein reicht Codein überhaupt nicht aus, um als schmerzstillendes Mittel verwendet werden zu können; es potenziert aber die Wirkung anderer Analgetika, weshalb man es z. B. mit Vertretern der Antipyrin-Phenacetin- oder Chiningruppe kombiniert anwendet. Die hustenstillende Wirkung des Codeins ist aber ausreichend, um es mit Vorteil zur Hustenbekämpfung heranzuziehen. Die euphorische Komponente und damit die Suchtgefahr ist beim Codein bedeutend geringer als beim Morphin.

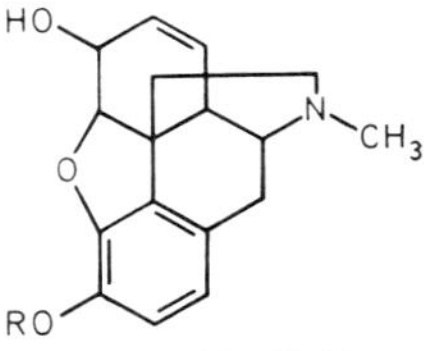

Morphin R = H
Codein R = CH_3

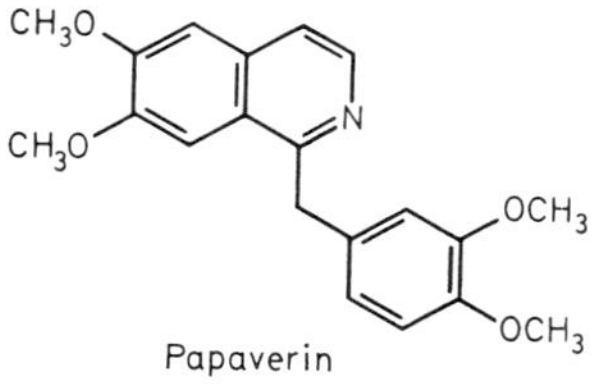

Papaverin

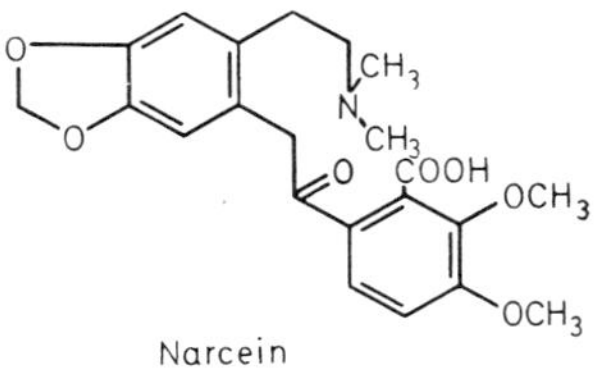

Narcein

Papaverin kommt im Opium in Mengen von etwa 1% vor. Die Nachfrage nach diesem Alkaloid ist größer als die Menge des natürlich vorkommenden Alkaloids; die Hauptmenge gewinnt man daher heute auf synthetischem Wege. Papaverin ist ein sehr kräftiges Spasmolytikum, das auf alle glattmuskeligen Organe erschlaffend, krampflösend wirkt. Besonders häufig angewendet wird es als wertvolles Spasmolytikum bei Spasmen im Gebiete des Magen-Darmkanals sowie der Gallen- und Harnwege.

Noscapin ist, zusammen mit Gnoscopin, das neben dem Morphin in größter Menge im Opium vorkommende Alkaloid. Es fällt deshalb in ziemlichen Mengen bei der Aufbereitung des Opiums auf Morphin an. Früher diente es lediglich zur Herstellung des Cotarnins und des Hydrastinins, zwei hämostyptisch wirkenden Stoffen, die bei Uterusblutungen, besonders Menorrhagie Verwendung fanden.

1954 wurde die hustenreflexvermindernde Wirkung des Noscapins entdeckt, womit sich eine direkte medizinische Verwendungsmöglichkeit ergab. Gegenüber dem Morphin und dem Codein besitzt Noscapin [Narcotin] keine atmungsdepressive Wirkung und es soll nicht suchterzeugend sein.

Hydrol.

Narcotin

Hydrocotarnin (auch natürlich im Opium vorkommend)

Hydrohydrastinin

Ox.

Cotarnin

Hydrastinin

Narcotolin unterscheidet sich vom Narcotin einzig darin, daß es an Stelle der Methoxylgruppe im Tetrahydroisochinolinring eine freie phenolische Hydroxylgruppe besitzt. Es wurde erstmals 1937 aus Mohnstroh isoliert, wo es zu 0,1—0,2% enthalten ist und daher zu einer Verunreinigung des aus Mohnstroh gewonnenen Morphins führen kann. Narcotolin ist zwar auch im Opium enthalten, jedoch nur in der geringen Menge von etwa 0,03%.

Narcein ist vor allem durch seine chemische Konstitution bemerkenswert, da der Stickstoff nicht zyklisch gebunden ist. Ferner ist Narcein durch seine Carboxylgruppe gleichzeitig eine Säure, die mit Basen Salze bildet; es besitzt also amphoteren Charakter.

Gesamt-Opium-Wirkung

Morphin und die anderen Opium-Alkaloide stehen heute in reiner, kristallisierter Form dem Arzt als Therapeutika zur Verfügung. Dennoch wird die Gesamtdroge — meist in Form der offizinellen Tinctura opii oder des Extractum opii — auch heute noch recht häufig angewendet. Das hat seine besonderen Gründe: denn die Morphinwirkung ist durchaus nicht gleichzusetzen mit der Opium-Gesamtwirkung. Die große Zahl von Begleitalkaloiden, die synergistisch, d. h. sich gegenseitig verstärkend wirken, oder die antagonistisch sind, d. h. sich gegenseitig in ihrer Wirkung auf das eine oder andere Erfolgsorgan aufheben, führen zu einer sehr komplexen Wirkung der Gesamtdroge. Insbesondere gelingt es nicht durch ein einzelnes Reinalkaloid die therapeutische Wirkung bei Diarrhöe zu erzielen, wie sie das Opium zeigt. Das wichtigste Anwendungsgebiet des Opiums ist daher auch heute noch die Beeinflussung von Koliken und Darmspasmen, welche regelmäßige Begleiterscheinungen akuter Diarrhöe sind. Auch die analgetische Wirkung der Gesamtdroge ist stärker als ihrem Gehalt an Morphin eigentlich entspräche; auch hier ist der Grund wieder in synergistischen Effekten zu suchen. Zum Beispiel wirkt das Papaverin für sich nicht schmerzstillend, es verstärkt aber die schmerzstillende Wirkung des Opiums. Es gäbe demnach genügend Grund dafür, das Opium den Reinalkaloiden in den meisten Fällen vorzuziehen. Dem steht aber der große Nachteil gegenüber, daß Opium und seine Zubereitungen nicht parenteral applizierbar sind; isoliert man aber die Gesamtalkaloidfraktion, so entstehen Präparate, denen die Gesamtopiumwirkung zukommt und die gleichzeitig injizierbar sind, da die störenden Ballaststoffe wie Eiweiße usw. entfernt sind.

12. Chelidonium

Als Vertreter der Papaveroideae, einer Unterfamilie der Papaveraceae, besitzt *Chelidonium maius* L. wie *Papaver somniferum* Milchsaftschläuche, deren Milchsaft alkaloidhaltig ist. Die Pflanze ist weit verbreitet, von den subarktischen bis in die gemäßigten Teile ganz Europas und Asiens. Nach Amerika, wo die Pflanze ursprünglich nicht beheimatet war, wurde sie eingeschleppt. *Chelidonium maius* ist stets in der Nähe menschlicher Siedlungen zu finden: in Gebüschen, an Wegen, an Mauern, Hecken und Zäunen. Ein Anbau kommt nicht in Frage, da der gesamte Bedarf durch Sammeln von Wildpflanzen gedeckt werden kann.

Inhaltsstoffe

Die Pflanze enthält geringe Mengen ätherischen Öls. Im gelbgefärbten Milchsaft lokalisiert sind neben Fermenten (z. B. proteolytischen Enzymen) die Hauptwirkstoffe der Pflanze: die Alkaloide. Wie in den meisten Fällen, so sind auch hier die Alkaloide an Säuren gebunden: Anstelle der für Opium typischen Mekonsäure tritt hier die sehr nahe verwandte Chelidonsäure auf. Außerdem wurden Äpfel- und Citronensäure gefunden.

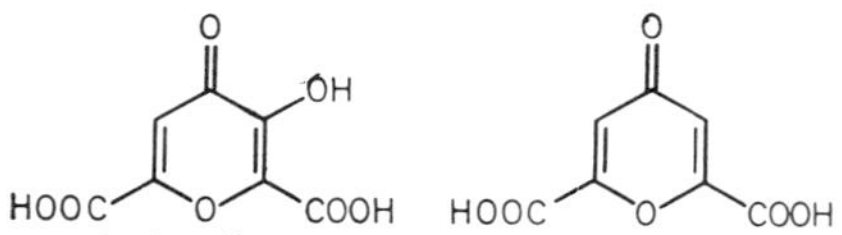

O OH HOOC O COOH
Mekonsäure

O HOOC O COOH
Chelidonsäure

Für die therapeutische Anwendung der Droge ist es wichtig zu wissen, daß der Alkaloidgehalt außerordentlich schwankt (Kraut 0,012—0,6%; Wurzel 0,2—3%). Auch das gegenseitige Mengenverhältnis der einzelnen Alkaloide ist nicht konstant.

Im wesentlichen gehören die Chelidonium-Alkaloide drei Typen an, und zwar dem Protopin-Typus mit α- und β-Allokryptopin und Protopin, dem Leitalkaloid der Papaveraceen, dem Protoberberin-Typus mit Berberin, das dem Milchsaft seine intensiv gelbe Farbe verleiht, und dem Benzophenanthridin-Typus. Die als Wirkstoffe des Schöllkrautes hervorzuhebenden Vertreter dieses Typus sind das Chelidonin, das Chelerythrin und das Sanguinarin.

Das Gerüst der Benzophenanthridin-Alkaloide weist ein tetrazyklisches Ringsystem auf, das formal aus einem Naphthalinkern besteht, dem ein Isochinolinkern ankondensiert ist. Die beiden zentralen Ringe sind bei einigen Vertretern aromatisch, bei anderen hydriert. Das N-Atom ist stets methyliert. Alkaloide dieses Bauplanes sind in ihrer Verbreitung auf die Tribus der Chelidoneae innerhalb der Papaveraceae beschränkt; sie kommen hier aber nie allein vor, sondern stets begleitet von Protopin und Alkaloiden des Protoberberin-Typus. Den Zusammenhang zwischen Protoberberin- und Benzophenanthridin-Skelet zeigt das folgende Formelschema.

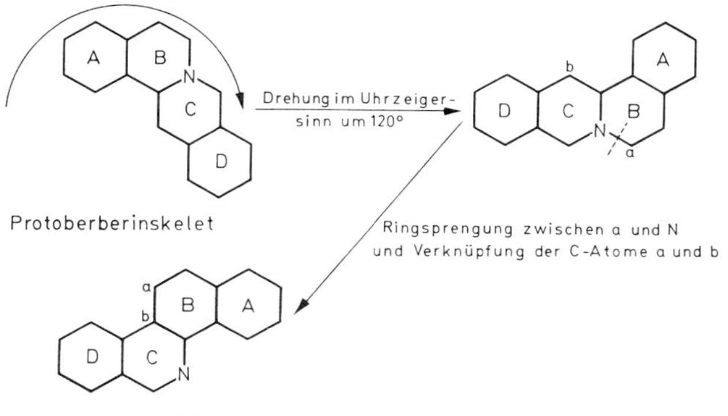

Drehung im Uhrzeigersinn um 120°

Protoberberinskelet

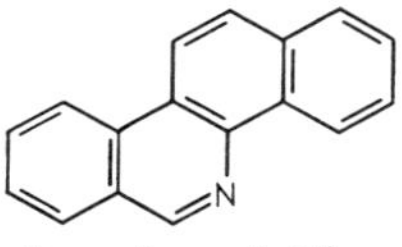

Ringsprengung zwischen a und N und Verknüpfung der C-Atome a und b

Benzophenanthridin

Benzophenanthridinskelet

Besprechung einiger wichtiger Chelidonium-Alkaloide

Chelidonin wirkt morphinähnlich, zentral-beruhigend und analgetisch. Auf die glatte Muskulatur wirkt es spasmolytisch wie Papaverin. In der Wirkungsstärke reicht es aber keineswegs an Morphin oder Papaverin heran. Chelerythrin ist ein stark wirkender Stoff. Bei starker örtlicher Reizwirkung führt er in größeren Dosen zur zentralen Lähmung (Tod durch Atemlähmung) und Muskelstarre.

Sanguinarin wirkt zuerst narkotisch, erzeugt dann aber heftige strychninartige Krämpfe. Örtlich angewendet bewirkt es Lähmung der sensiblen Nervenendigungen.

Berberin erregt die glatte Muskulatur. Dem Berberin wird die cholekinetische Wirkung der Droge zugeschrieben (Entleerung der Gallenblase). Echte choleretische, d. h. die Gallensekretion in der Leber erregende Wirkung kommt dem Stoff wie auch der Ganzdroge nicht zu.

Alle ebengenannten Alkaloide wirken stark bakterizid, besonders gegen grampositive Bakterien.

Die Gesamtwirkung des Schöllkrautes läßt sich ungefähr folgendermaßen charakterisieren (GESSNER): Extrakte aus der Droge wirken zentral schwach beruhigend. Sie wirken auf Bronchien und Darm spasmolytisch, auf den Uterus erregend. Der Blutdruck wird erhöht, die Coronargefäße erweitert. Eine cholekinetische Wirkung ist vorhanden.

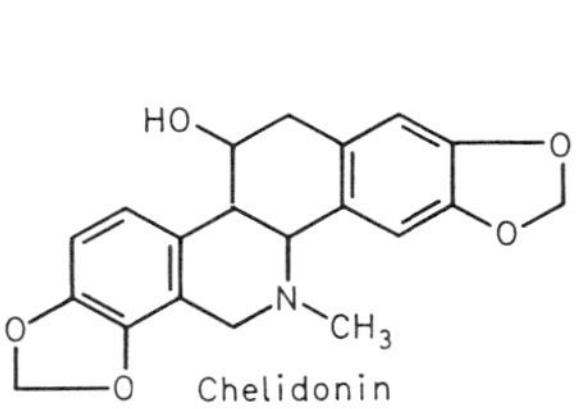

Chelidonin

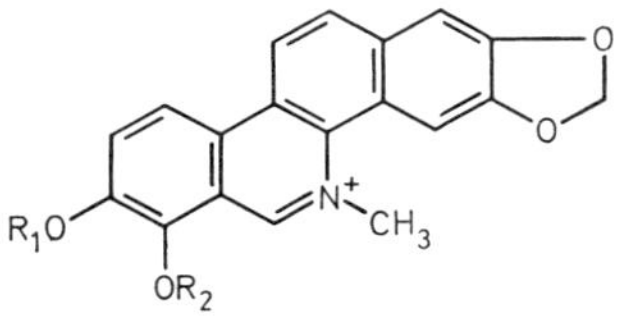

Chelerythrin $R_1 = R_2 = CH_3$
Sanguinarin $R_1 + R_2 = CH_2$

Anwendung

Herba und Rhizoma chelidonii werden vor allem als Spasmolytikum bei mit Spasmen einhergehenden Erkrankungen des Magen-Darm-Kanals einschließlich Gallensteinleiden und Gallenblasenentzündung (Cholezystopathie und Cholelithiasis) angewendet. Der Reinstoff Chelidonin wurde gegen Spasmen glattmuskeliger Organe empfohlen.

Auch in der Volksheilkunde gilt das Schöllkraut als ein häufig verwendetes Leber- und Gallenmittel. Hinzu kommen aber noch andere Anwendungen: so z. B. der öfter erwähnte Gebrauch des Milchsaftes als Mittel gegen Hautwucherungen und gegen Warzen. Selbst gegen Magenkrebs wurde die Pflanze im Volke versucht, was aber schon mehrmals zu tödlich verlaufenden Vergiftungen geführt hat. Von großem akademischem Interesse ist in diesem Zusammenhange, daß die Benzophenanthridinbasen des Schöllkrautes eine gewisse zytostatische Wirkung haben. Sie gehören demnach in die gleiche Klasse von Wirkstoffen wie Colchicin und Podophyllotoxin. Nach LETTRÉ sind alle Stoffe Mitosegifte, welche im Molekül

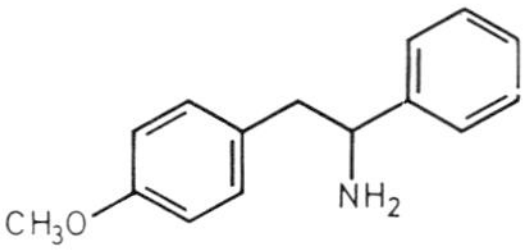

CH_3O NH_2

Stilbylamingruppe
(Mitosegifte)

die Anordnung einer „Stilbylamingruppe" mit bestimmten Substituenten tragen. Diese chemisch strukturelle Voraussetzung ist bei den Alkaloiden Chelidonin, Homochelidonin und Methoxychelidonin erfüllt. Im Tierversuch erwiesen sie sich jedoch als viel zu toxisch, um gegen Krebs eingesetzt werden zu können. Immerhin ist die erwähnte Verwendung des Schöllkrautes in der Volksmedizin gegen Hautwucherungen und Warzen in diesem Zusammenhange von Interesse: Zu der zytostatischen und bakteriziden Wirkung der Alkaloide tritt als Wirkungskomponente vermutlich die proteolytische Aktivität des frischen Milchsaftes.

Literatur

HAAS, H.: Spiegel der Arznei. Berlin/Göttingen/Heidelberg: Springer 1956. — KRUEGER, H.: Action of morphine on digestive tract. Physiol. Rev. **17**, 618—645 (1937). — KÜHN, L., PFEIFER, S.: Die Gattung Papaver und ihre Alkaloide. Die Pharmazie **18**, 819—843 (1963). — MANSKE, R. H. F.: The Alkaloids, New York-London, Bd. 10, 1968. — PFEIFER, S.: Mohn-Arzneipflanze seit mehr als zweitausend Jahren. Die Pharmazie **17**, 467—478, 536—554 (1962). — PFEIFER, S. et al.: Neue Papaveralkaloide. Die Pharmazie **26**, 328—341 (1971). — WETTER, O.: Über Chelidonium majus — das Schöllkraut. Planta med. **3**, 33—37 (1955).

13. Physostigma

Physostigma venenosum BALFOUR ist der Name einer etwa 15 m langen Liane des westlichen Afrikas, wo sie in den Küstenländern des Golfes von Guinea wächst. Die holzigen Hülsenfrüchte enthalten 1—3 nierenförmige, mattglänzende, dunkelbraune und durch eine tiefe, die Raphe führende Rinne gefurchte Samen. Diese Samen sind unter dem Namen Calabarbohnen (nach dem Flusse Calabar), Semen calabar oder Semen physostigmatis bekannt. Sie enthalten ein heftig wirkendes Gift und wurden deshalb von den Eingeborenen zu einer Art Gottesurteil verwendet.

Die Geschichte dieser Arzneipflanze könnte als der Weg vom Ordalgift zum modernen Parasympathomimetikum bezeichnet werden. Semen calabar und Physostigmin gehören zu den Drogen, die erst durch die moderne wissenschaftliche Analyse zu einem Arzneimittel wurden: Den Eingeborenen Westafrikas war sehr wohl die Giftigkeit der Calabarbohnen bekannt, nicht aber kannten sie irgendwelche therapeutische Anwendungsgebiete für die Droge. Die Giftmenge eines einzelnen Samens kann ausreichen, um einen Menschen zu töten. Bei den Eingeborenen waren die Calabarbohnen ein sog. Ordalgift, sie dienten zu einer Art Gottesgericht: Ist man sich über die Schuld oder über die Unschuld des eines Verbrechens Angeklagten nicht einig, kann er nicht überführt werden, so zwingt man ihn einen Gifttrank einzunehmen. In diesem Falle reichte man ihm fein zerstoßene Calabarbohnen mit etwas Wasser, oft auch erhielt er das Gift in Form eines Mazerates. Personen, die an der Folge dieses Trankes starben, wurden als schuldig betrachtet. Die Samen verursachen toxische Symptome, die zunächst zu Übelkeit und Erbrechen, schließlich zu Atemlähmung führen können. Das Erbrechen wird durch eine Substanz verursacht, die bevorzugt in den Samenschalen enthalten ist; manchmal kann das Erbrechen so heftig sein, daß die gesamte Menge des aufgenommenen Giftes wieder aus dem Körper ausgeschieden wird und der betroffene Mensch vor allen weiteren üblen Folgen bewahrt ist. Es ist nicht ausgeschlossen, daß rasche Einnahme des Trankes — der Unschuldige fühlt sich sicher und nimmt das Gift rasch ein — eher zum Erbrechen führt.

Auch heute noch werden solche „Wahrheitsbeweise“ durchgeführt. So meldete 1959 die Presse, daß beim Bushongo-Stamm im Nweka-Territorium nordöstlich von Luluaburg (Provinz Kasai, ehem. Belg. Kongo) bei „Tschipapa“ (Gottesgerichtsurteil) 226 Personen tödlich vergiftet worden sind. Die Untersuchungen gestalten sich jeweils doppelt schwierig, weil die Leichen der Personen, die bei der Probe ums Leben gekommen sind, traditionsgemäß verbrannt werden.

Wie andere als Ordalgifte verwendete Pflanzen wurde auch Physostigma als heilig angesehen. Es gab Leute, denen eigens das Sammeln der Samen anvertraut war. Die Standorte der Pflanze wurden bewacht; an nicht bewachten Stellen ließ man sie nicht wachsen, sie wurden dort ausgerissen. Die Samen selbst wurden im Hause des Stammeshäuptlings aufbewahrt. Nach jeder neuen Ernte warf man die unverbrauchten Samen der alten Ernte in den Fluß. So gelang es, das Geheimnis lange Zeit zu hüten. Erst um 1840 brachte ein in Calabar stationierter englischer Sanitätsoffizier derartige heilige Samen nach England. Der Hauptwirkstoff der Droge, das Physostigmin — nach der Eingeborenenbezeichnung Eséré für die Calabarbohnen auch etwa Eserin genannt — wurde im Jahre 1864 isoliert. Damit war der Weg frei für die pharmakologische Prüfung und für die therapeutische Verwendung als ein die Cholinesterase hemmendes Mittel. Semen calabar dient heute zur Darstellung des Physostigmins. Das Physostigmin wiederum ist das natürliche Vorbild für eine ganze Reihe synthetischer Arzneimittel, die sich durch parasympathomimetische Wirkung auszeichnen.

Bei *Physostigma venenosum* handelt es sich um einen Vertreter der Leguminosae (Fabales) mit schönen, violetten Schmetterlingsblüten. Diese große Pflanzenfamilie (bzw. Ordnung) umfaßt eine Reihe von pharmazeutisch bedeutsamen Gattungen und Arten. So liefert sie Schleim- und Gummidrogen wie *Foenugraecum*, *Ceratonia*, Gummi arabicum, Tragant sowie Gerbstoffdrogen (Catechu, Ratanhia). Auch Glykosiddrogen (Senna mit Anthraglykosiden, Sophora mit Flavonoiden) und Balsam liefernde Arten (Copaiva-, Peru- und Tolubalsam) gehören hierher. Doch interessieren uns hier außer *Physostigma* lediglich noch *Sarothamnus* (*Spartium*), *Genista*, *Laburnum* (S. 290 u. f.), *Erythrophleum* (S. 293) und *Erythrina* (S. 320). Die letzte Gattung wird wegen der curareartigen Wirkung ihrer Alkaloide im Anschluß an Curare besprochen. Erwähnung verdienen noch die Alkaloide von Lupinus-Arten, sind sie doch die Ursache des bitteren Geschmacks der Bitterlupinen. Mit Ausnahme von *Erythrophleum* (Caesalpinioideae = Caesalpiniaceae) gehören alle die erwähnten Alkaloidvorkommen zur Unterfamilie der Papilionatae (Fabaceae).

Physostigmin

Calabarbohnen bestehen etwa zur Hälfte aus Stärke, zu etwa einem Viertel aus Eiweiß; sie enthalten weiterhin etwas fettes Öl mit Sterinen. Die toxischen Prinzipien der Droge, gleichzeitig auch deren Wirkstoffe, sind Alkaloide (durchschnittlich 0,5%) mit Physostigmin (Eserin) als Hauptalkaloid. Physostigmin und seine Nebenalkaloide gehören in die Gruppe der Indolbasen. Sie besitzen die Struktur eines Methylcarbaminsäureesters. Dies ist ein Strukturtypus, der bei den Naturstoffen der Alkaloidreihe nirgendwo sonst gefunden wurde.

Physostigmin wird in der Ophthalmologie als starkes Miotikum verwendet. Gleichzeitig senkt es den Innendruck des Auges. Es dient deshalb auch zur Behandlung des Grünen Stars (Glaukom), des Folgezustandes erhöhten intraokularen Druckes, dem u. U. sogar der Sehnerv zum Opfer fallen kann. Als Parasympathomimetikum verlangsamt Physostigmin den Herzschlag, stimuliert

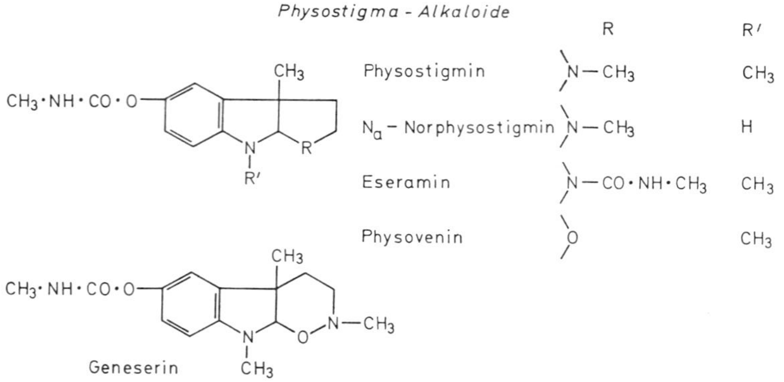

Physostigma-Alkaloide

	R	R′
Physostigmin	$>N-CH_3$	CH_3
N_a-Norphysostigmin	$>N-CH_3$	H
Eseramin	$>N-CO\cdot NH\cdot CH_3$	CH_3
Physovenin	$>O$	CH_3

Geneserin

die Peristaltik des Darms (daher bei postoperativer Darmatonie verwendet), bewirkt Zusammenziehen der Bronchien, verengt die Pupille und vermehrt die Sekretion zahlreicher Drüsen. Besonders wichtig aber ist seine Wirkung auf die Muskulatur: Physostigmin wirkt durch Hemmung der Cholinesterase wie ein Gegenspieler des Curare (näheres s. S. 320). Auf dieser Eigenschaft beruht die Verwendung zur Unterbrechung der Curarewirkung und zur Behandlung der Myasthenia gravis.

Die Wirkung des Physostigmins ist wesentlich an die Carbaminsäureester-Gruppe gebunden. Durch die synthetische Darstellung anderer Ester dieser Gruppe gelang es bald, die für Physostigmin typische Wirkung nachzuahmen, in manchen Fällen sogar zu übertreffen.

14. Spartium — Genista — Laburnum

Innerhalb der Papilionatae (Fabaceae), einer Unterfamilie (bzw. Familie) der Leguminosae (Fabales), finden sich vier Tribus mit alkaloidführenden Arten: Einmal die Sophoreae, Podalyrieae und Genisteae, die sich durch das Vorkommen eines speziellen Alkaloidtypus mit dem Ringsystem des Chinolizidins auszeichnen; dann die Phaseoleae mit *Erythrina* und *Physostigma*, beides Gattungen, die Alkaloide mit ganz besonderen, eigenartigen Ringsystemen aufweisen (s. S. 321 u. oben). Besonders reich an Chinolizidinalkaloiden sind die Genisteae. Hierher gehören die pharmazeutisch erwähnenswerten Gattungen *Sarothamnus* (*Cytisus*), *Genista* und *Laburnum*. Auch in einer Reihe von *Lupinus*-Arten sind sie reichlich vertreten, hier aber wegen ihres bitteren Geschmackes unerwünscht. Süßlupinen sind praktisch alkaloidfrei. Einige Chinolizidinalkaloide finden sich auch weit außerhalb der Leguminosae. Spartein z. B. wurde in den Mutterlaugen der Aconitingewinnung, in Fol. boldo und in *Chelidonium maius* gefunden. Umgekehrt gibt es sogar innerhalb der Genisteae (sensu ENGLER) Vertreter vollständig abweichender Alkaloidtypen (Pyrrolizidinalkaloide in *Crotalaria* und *Laburnum*, Tetrahydroisochinolinalkaloide in *Calycotome* und *Cytisus*).

Rein formal betrachtet kann man sich die Chinolizidinalkaloide mit zwei Ringen, z. B. Lupinin, zerlegt denken, in einen Piperideinkern und eine C_5-Einheit (z. B. Glutardialdehyd), die Alkaloide mit vier Ringen, z. B. Spartein, in zwei Piperideinkerne, die über einen offenkettigen C_5-Baustein verknüpft sind.

Es besteht heute Grund zur Annahme, daß sich sowohl das Piperidein, als auch der C_5-Anteil des Moleküls auf die Aminosäure Lysin zurückführen lassen.

Lupinin
Epilupinin

Cytisin R = H
N-Methylcytisin R = CH_3

	R_1	R_2
Spartein	H_2	H
Retamin	H_2	OH
Lupanin	O	H

Anagyrin

Einige Chinolizidin-Alkaloide

Piperidein C_5-Einheit
2-Ring-Skelet

C_5-Einheit
Piperidein Piperidein
4-Ring-Skelet

Δ^1-Piperidein ← Lysin → Glutardialdehyd

Spartium

Cytisus scoparius (L.) LINK., *Sarothamnus scoparius* (L.) WIMMER (σάρωμα = Besen; θάμνος = Strauch; lat. scopae = Besen) = *Spartium scoparium* L., der Besenginster, ist ein 1—2 m hoher Strauch mit rutenförmigen Zweigen, der durch seine dunkelgefärbten Triebe, seine kleinen, dunkelgrünen, dreizähligen Laubblätter und die großen, einzelstehenden, goldgelb gefärbten Schmetterlingsblüten mit einwärts gerolltem Griffel auffällt. Der Besenginster ist praktisch über ganz Europa verbreitet.

Die verschiedenen botanischen Bezeichnungen des Besenginsters rühren von der widersprüchlichen taxonomischen Einordnung der Stammpflanze her. Während z. B. ENGLERS Syllabus (1964) noch an der eigenen Stellung der Gattung *Sarothamnus* nach WIMMER (1832) festhält, reiht sie HUTCHINSON (1964) nach LINK (1831) wieder in das Genus *Cytisus* ein.

Die von LINNÉ vertretene Auffassung als *Spartium*-Art wird nirgends mehr beibehalten. Sie lebt aber heute noch in der Drogenbezeichnung Herba spartii scoparii und im Namen des daraus gewonnenen Alkaloids Spartein fort.

Ginsterarten wurden im Altertum und im Mittelalter als Purgativa und als Diuretika verwendet. Die Bedeutung der Droge Herba spartii scoparii blieb gering. 1850 wurde daraus erstmalig das Reinalkaloid Spartein isoliert, und 1885 wies G. SEE auf die günstige Herzwirkung des Sparteins hin. Man hielt die Sparteinwirkung zunächst für digitalisartig und ließ daher die therapeutische Anwendung rasch wieder fallen, als sich die echten Digitaloide in der Regel dem Spartein als überlegen zeigten. Seit 1914 setzten sich nun Alkaloide wie Chinin und Chinidin zur Behandlung bestimmter Herzkrankheiten, besonders von Herzrhythmusstörungen durch, bei denen Digitalis nicht ansprach. Man fand, daß die Wirkung des Sparteins auf das Herz an die des Chinidins erinnert; Spartein sowie die Gesamtdroge behielten seitdem einen, wenn auch bescheidenen Platz in der modernen Therapie von Herzerkrankungen.

Spartein und weitere Spartium-Inhaltsstoffe

Als Hauptwirkstoff enthält die Droge, insbesondere in den Blättern und Zweigspitzen, das Alkaloid (—)-Spartein, neben chemisch ähnlich gebauten Alkaloiden. Spartein gehört zu den herzwirksamen Alkaloiden (Kardiaka), doch wirkt es nicht digitalisartig, sondern chinidinartig. Spartein ist demnach kein Ersatz für Digitalis und Strophanthus; der Arzt verordnet es bei Rhythmusanomalien und Überleitungsstörungen des Herzens. Spartein gilt weiterhin als wirksames Uterotonikum (z. B. zur Auslösung von Wehen, auch bei Menstruationsstörungen).

Spartein wirkt in therapeutischen Dosen nicht diuretisch, während der Gesamtdroge eine harntreibende Wirkung nachgerühmt wird. Bei dem diuretischen Prinzip der Droge handelt es sich u. a. um das Flavonglykosid Scoparosid. Dieser Stoff ist vor allem in den Blüten enthalten, so daß bevorzugt die Blüten als Diuretikum angewendet werden.

Als weitere Inhaltsstoffe sind Tyramin und Hydroxytyramin zu erwähnen, Substanzen, die chemisch eng mit dem Adrenalin verwandt sind.

OH, OH, $CH \cdot OH$, $CH_2 \cdot NH \cdot CH_3$ — Adrenalin

OH, CH_2, $CH_2 \cdot NH_2$ — Tyramin

OH, OH, CH_2, $CH_2 \cdot NH_2$ — Hydroxytyramin

Ähnlich dem Adrenalin wirken auch Tyramin und Hydroxytyramin auf Kreislauf usw. Zur Drogenwirkung tragen diese beiden Inhaltsstoffe jedoch nicht bei, da sie bei peroraler Applikation unwirksam sind.

Durch die Einwirkung der Phenoloxydasen werden phenolische Substanzen vom Typus des Tyramins in dunkle Farbstoffe überführt:

$$\begin{matrix}\text{Tyramin}\\ \text{Hydroxytyramin}\end{matrix} \xrightarrow{\text{Phenoloxidase}} \text{Melanine}$$

Auf dieser Pigmentbildung beruht die Dunkelfärbung von Sproß und Früchten des Besenginsters.

Genista

Die Gattung *Genista* umfaßt etwa 90 Arten, die zum größten Teil im Mittelmeergebiet beheimatet sind. Das weiteste Verbreitungsareal besitzt *Genista tinctoria* L.: Es erstreckt sich über ganz Europa bis nach Asien hinein. Der Färberginster hat in Trauben angeordnete, gelbe Blüten, deren Griffel nicht eingerollt ist, und einfache Blätter. Das blühende Kraut — Herba genistae tinctoriae cum floribus — wurde früher als Diuretikum und als Laxans verwendet. Es enthält etwa 0,1% Alkaloide mit Methylcytisin, Cytisin, Spartein und Anagyrin als Hauptbestandteile. Die Blüten dienten früher dank ihres Gehaltes an Flavonoiden zum Färben.

Laburnum

Der Goldregen, *Laburnum anagyroides* MED. (syn. *Cytisus laburnum* L.), stellt einen baumartigen Strauch oder mittelhohen Baum dar, mit bis 30 cm langen, hängenden Trauben gelber Schmetterlingsblüten. Er wird gern als Zierpflanze verwendet. In allen Teilen, besonders reichlich in den Samen (bis 3%), enthält die Pflanze Alkaloide, und zwar hauptsächlich

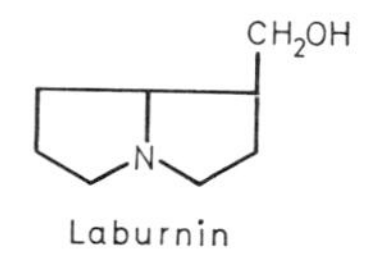

Laburnin

Cytisin und Methylcytisin, neben geringen Mengen von Pyrrolizidinalkaloiden (Laburnin, Laburnamin). Cytisin und Methylcytisin bedingen die Toxizität des Goldregens. Bereits zwei Samen der Pflanze können bei Kleinkindern tödliche Vergiftungen verursachen. Vergiftungen durch Cytisin ähneln einer Nicotinvergiftung.

15. Erythrophleum

Erythrophleum guineense ist ein in Afrika weit verbreiteter Baum, dessen Rinde den Eingeborenen unter verschiedenen Namen, in Westafrika z. B. als „Sassy-Rinde" bekannt ist. Dort wurde sie wie Physostigma (s. S. 288) als Ordalgift zu sog. Gottesgerichten verwendet. Zu diesem Zwecke gab man Rindenauszüge zum Trinken. Starb der Angeklagte daran, so galt er als schuldig. Die wechselnde Toxizität solcher Präparate läßt sich zwanglos durch die Tatsache erklären, daß es stark wirkende Rinden, z. B. von *Erythrophleum guineense* und *E. couminga* und praktisch alkaloidfreie Arten, wie *E. africanum* gibt. In Ost- und Zentralafrika soll die Rinde zur Bereitung von Pfeilgiften dienen.

Die Gattung *Erythrophleum*, deren Name sich auf die rote Rinde einiger Arten bezieht (ἐρυθρός = rot, φλοιός = Rinde), gehört zu den Leguminosae, und zwar zur Unterfamilie der Caesalpinioideae (Caesalpiniaceae). Während es Arten gibt, die fast alkaloidfrei sind, enthalten andere Vertreter — bekannt sind vor allem *Erythrophleum guineense* und *E. couminga* — Alkaloide, die durch Hydrolyse in eine oder mehrere, stickstofffreie Säuren und einen aliphatischen Aminoalkohol zerfallen. Der Stickstoff ist hier also nicht zyklisch gebunden.

$$\text{Cassain} \xrightarrow{\text{Hydrolyse}} \text{Cassainsäure} + \text{Dimethylamino-aethanol}$$

$$\text{Coumingin} \xrightarrow{\text{Hydrolyse}} \text{Cassainsäure} + \beta\text{-Hydroxyisobaldriansäure} + \text{Dimethylamino-aethanol}$$

Die Cassainsäure enthält das Gerüst der Harzsäuren und gehört in die Klasse der Diterpene.

Die Erythrophleum-Alkaloide wirken typisch digitalis-artig, obwohl sie ihrer chemischen Konstitution nach keine Beziehungen zu den Digitaloiden haben. Der Tod erfolgt nach Erythrophleum-Vergiftung durch Herzstillstand in Systole.

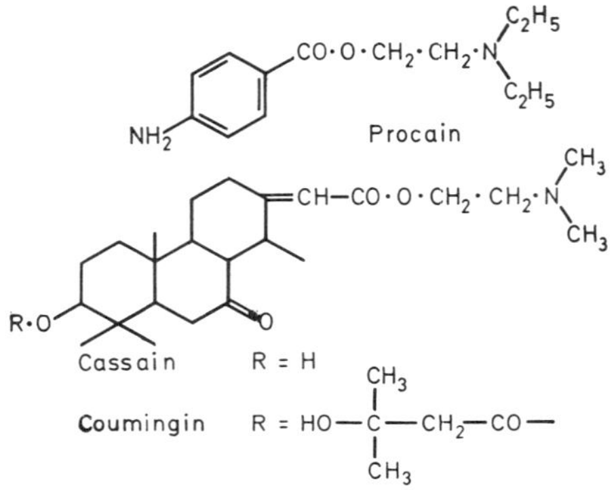

Procain

Cassain R = H

Coumingin R = $HO—C(CH_3)_2—CH_2—CO—$

Die Herzwirksamkeit des Coumingins erreicht sogar jene des Scillarens A. Neben der Wirkung auf das Herz besitzen die Alkaloide noch lokalanästhetische Eigenschaften. Tatsächlich zeigen sich formelmäßig gewisse Analogien zu synthetischen Lokalanästhetika, wie etwa dem Procain.

Literatur

Bernasconi, R., Gill, St., Steinegger, E.: Versuch einer chemotaxonomisch-phylogenetischen Gliederung des Genus Genista s. l., anhand der Alkaloidführung. Pharm. Acta Helv. **40**, 246—256, 275—291 (1965). — Bohlmann, F., Schumann, D.: Lupine Alkaloids, in Manske, R. H. F., The Alkaloids. New York—London, Bd. 9, 1967. — Boit, H.-G.: Ergebnisse der Alkaloid-Chemie bis 1960. Berlin 1961. — Dalma, G.: Cassain, ein krystallisiertes Alkaloid aus der Rinde von Erythrophleum guineense (G. Don). Helv. Chim. Acta **22**, 1497 bis 1512 (1939). — Gessner, O.: Die Gift- und Arzneipflanzen von Mitteleuropa. Heidelberg 1953. — Morin, R. B.: Erythrophleum Alkaloids, in Manske, R. H. F., The Alkaloids. New York—London, Bd. 10, 1968. — Robinson, B.: Alkaloids of the Calabar Bean, in Manske, R. H. F., The Alkaloids. New York—London, Bd. 10, 1968. — Ruzicka, L., Dalma, G.: Cassaidin, ein zweites krystallisiertes Alkaloid aus der Rinde von Erythrophleum guineense (G. Don) und seine Beziehung zum Cassain. Helv. Chim. Acta **23**, 753—764 (1940). — Winterfeld, K.: Die Alkaloide der Lupinen. Arzneim.-Forsch. **1**, 205—211 (1951).

16. Coca

Die erste Kunde von der Cocapflanze gelangte bereits im Jahre 1499 durch den Priester ORTIZ nach Europa. ORTIZ berichtet, die Einwohner des neuentdeckten Kontinentes hätten ein Genußmittel, ein Kraut, das „die Hungrigen sättigt, den Müden und Erschöpften neue Kräfte verleiht und die Unglücklichen ihren Kummer vergessen macht". In den Jahren 1857—1859 nimmt C. v. SCHERZER an der Weltumsegelung der Novara, einer österreichischen Fregatte, teil; er bringt erstmals eine größere Menge der geheimnisvollen Droge nach Europa. Proben davon überläßt SCHERZER dem Chemiker WÖHLER in Göttingen, dessen Schüler NIEMANN das Reinalkaloid Cocain daraus isoliert. Therapeutisch verwendete man Cocain zunächst als lokal schmerzstillendes Mittel bei Entzündungen der Augen; seine eigentliche Bedeutung erhielt es durch KOLLER (1884), der die wichtige Rolle des Cocains für die operative Augenheilkunde erkannte. Die Aufklärung der chemischen Konstitution des Cocains durch R. WILLSTÄTTER (1898) war die Voraussetzung für die Synthese von Stoffen, die wie das Cocain lokalanästhetisch wirken, aber bessere Allgemeinverträglichkeit besitzen, und die nicht suchterregend sind. Die Entwicklung fand einen vorläufigen Abschluß mit Arzneimitteln wie Novocain, Procain und Anästhesin. Cocain selbst wird heute nur mehr selten therapeutisch verwendet, und die Droge, die allerdings zu Genußzwecken weiterhin in einigen Teilen der Erde angebaut wird, findet überhaupt keine medizinische Verwendung mehr. Verbreitet ist das sog. Coca-Kauen heute noch bei den Einwohnern der gebirgigen Gegenden Perus, Boliviens und Nordargentiniens. Im Jahre 1940 schätzte man die Zahl der Cocakauer auf etwa 11 Millionen, fast ausschließlich Angehörige der indianischen Rasse.

Botanik, Verbreitung der Cocapflanze, Handelssorten

Als Fol. cocae bezeichnet man die Blätter verschiedener *Erythroxylum*-Arten, die als Wirkstoffe Alkaloide, vor allem das Cocain enthalten. Die Systematik der Gattung ist noch ungenügend bearbeitet. Das Genus wurde von PATRICK BROWNE nach der fleischroten Rinde des sog. Redwood (*E. areolatum*) 1756 *Erythroxylum* (*ἐρυθρός* = rot, *ξύλον* = Holz) und 1759 von LINNÉ Erythroxylon benannt. Es umfaßt nach O. E. SCHULZ (1907) etwa 200 oft schwer zu unterscheidende Arten, die über die Tropen verbreitet sind. Ein deutliches Massenzentrum mit über 130 Arten liegt im tropischen Südamerika und in Westindien. Andere Arten finden sich auf Madagaskar und Mauritius. Höhere Konzentrationen an Cocain sind wohl nur in den zur Drogengewinnung herangezogenen Arten bzw. Varietäten vorhanden. Geringe Mengen Cocain sind in *E. pulchrum* nachgewiesen worden, und Cinnamylcocain ist in *E. monogynum* enthalten.

Erythroxylum ist neben *Aneulophus* die einzige Gattung der Erythroxylaceae, einer Familie, die mit den Linaceae sehr nahe verwandt ist.

Die Cocapflanzen sind Sträucher, die eine Höhe von 5 m erreichen können, in den Kulturen aber kleiner gehalten werden. Sie erinnern in ihrem Aussehen an unseren Schwarzdorn. An den Blättern fallen je zwei Streifen auf, die sich auf der Ober- und Unterseite bogenförmig von der Basis zur Spitze ziehen, so daß man den Eindruck erhält, es sei hier ein kleines Blatt abgedruckt. Diese Linien rühren von der Einfaltung der Blätter in der Knospe her. Die Stammpflanze des Cocablattes wurde von LAMARCK an Hand von Material aus Peru *Erythroxylum coca* benannt. Es handelt sich dabei um eine Kulturpflanze, deren Wildform nicht mehr bekannt ist. Ihre Verbreitung wird in erster Linie durch ihre Empfindlichkeit gegen extreme Temperaturen begrenzt. Die Sträucher verlangen nämlich eine gleichmäßige Wärme zwischen 15 und 20°, sollen sie gehaltreiche Blätter liefern. Jahrhundertelang in weiten Gebieten Südamerikas kultiviert, und zwar besonders in den feuchten Urwaldgebieten am Osthang der Anden von Peru und Bolivien, erscheint die Pflanze in verschiedenen Formen. So wurden aus Südamerika zwei Blatt-Typen exportiert: das große, dunkelgrüne Bolivianische oder Huanuco-Blatt und das kleinere, schmalere, dünnere, hellgrüne sogenannte Peru- oder Truxillo-Blatt (Truxillo = Stadt in Peru). Engländer, Franzosen, Holländer und Deutsche versuchten die Pflanze in ihren überseeischen Gebieten zu kultivieren. Aus diesen Kulturen hat das Java-Blatt mit seinem auffallend hohen Gehalt an Ecgoninbasen die größte Bedeutung erlangt (Bezüglich botanischer Systematik dieser kultigenen Formen s. Hegnauer u. Fikenscher, 1959, 1960).

Inhaltsstoffe

Die wichtigsten Inhaltsstoffe des Cocablattes sind die Alkaloide. Die pharmazeutisch bedeutsamen Cocaalkaloide stellen Derivate des Tropans dar. Sie weisen somit dasselbe Grundskelet auf wie die mydriatisch wirksamen Solanaceen-

7 1 2 N−CH3 3 Tropan 6 5 4

Alkaloide. Die Solanaceen-Alkaloide der Tropanreihe sind jedoch fast ausschließlich Derivate des Tropins (Tropan-3α-ol; s. S. 304), während es sich bei den Coca-Alkaloiden mit Ausnahme des Valerins um Abkömmlinge des ψ-Tropins (Tropan-3β-ol) handelt. Die wichtigsten Coca-Alkaloide sind zudem auch am C-2 substi-

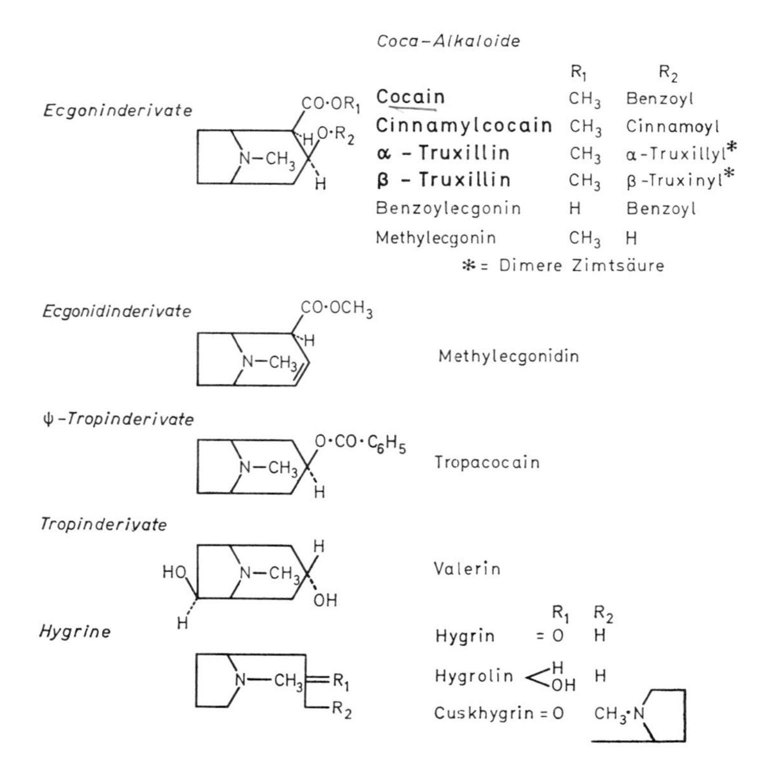

tuiert, und zwar mit einer Carboxylgruppe, die in der Regel mit Methanol verestert ist. Charakteristikum der typischen Coca-Alkaloide ist demnach der ψ-Tropin-Grundkörper und die Carbomethoxygruppe $-COOCH_3$ am C-2.

In jungen Pflanzen sowie in Wurzeln und Stengeln ausgewachsener Exemplare finden sich geringe Mengen von Nicotin. Cocain kommt nicht nur im Blatt, sondern auch in anderen Teilen der Cocasträucher vor, beispielsweise in der Rinde. Für die Verwendung der Blätter als Genußmittel dürften außer dem Cocain noch weitere Inhaltsstoffe von Bedeutung sein; als solche sind Gerbstoffe zu erwähnen sowie besonders das ätherische Öl, das den Blättern einen eigenartigen Geruch und Geschmack verleiht.

Ein Cocabissen besteht aus den Blättern der Pflanze, deren Blattrippen herausgelöst werden; die Blattmasse wird zusammen mit etwas Kalk oder Asche im Munde gekaut, der sich reichlich entwickelnde Speichel wird zusammen mit dem Saft der Blätter verschluckt.

Verwendung

Cocain wird heute nur noch selten verwendet, da die synthetischen Lokalanästhetika fast immer Gleiches leisten, ohne die gefährliche Suchterregung des Cocains zu besitzen. Vor allem dient es zur Anästhesie im Nasen-Rachen-Raum, gelegentlich auch in der Urologie und Gynäkologie. Es eignet sich hier besonders gut, weil es geschwollene Schleimhäute zum Abschwellen bringt, die Drüsensekretion einschränkt und die Blutungstendenz herabsetzt.

Während die synthetischen Lokalanästhetika dem Naturstoff in vieler Hinsicht — insbesondere durch ihre geringere Wirkung auf Kreislauf und die fehlende Suchtgefahr — überlegen sind, kommt dem Naturstoff doch eine erwünschte Wirkung zu, die bisher mit den Synthetika nicht erzielt werden konnte: die Kombination von Lokalanästhesie mit Gefäßverengung. Die Synthetika wirken im Gegenteil gefäßerweiternd, wodurch die Anästhetika allzurasch vom Applikationsort fortgeschwemmt werden. Vielen Anästhetika setzt man daher Adrenalin zu.

Die suchtbedingte Cocainaufnahme, der Cocainismus, erfolgt meist durch Schnupfen oder durch parenterale Zufuhr von Cocainsalzen. Davon zu unterscheiden ist der Cocaismus, das ist die gewohnheitsmäßige orale Einnahme von Cocain durch Kauen von Coca-Blättern, wie sie besonders in den Hochländern Südamerikas weit verbreitet ist. Das Coca-Kauen soll vor allem das Gefühl für Hunger und Müdigkeit vermindern und körperliche Strapazen leichter ertragen lassen. Dem Coca-Bissen werden alkalische Stoffe wie Kalk zugesetzt. Dies hat zur Folge, daß die Alkaloide als freie Basen vorliegen; vor allem aber wird dadurch das Cocain schon im Mund weitgehend zu Ecgonin hydrolysiert. Der Rest wird im Magen-Darm-Kanal gespalten. Dem Ecgonin kommt nach Versuchen von Nieschulz und Schmersahl (1969; 1971) an Mäusen ein weckaminartiger Effekt zu. Dies könnte die besondere Wirkung des Cocaismus erklären und außerdem die Feststellung verständlich machen, daß beim Coca-Kauen eine Suchtentstehung relativ selten zu beobachten ist.

Literatur

Fikenscher, L. H.: Bijdrage tot de kennis van de biologie der alkaloiden bij Erythroxylum coca. Diss. Leiden 1959. — Hegnauer, R., Fikenscher, L. H.: Untersuchungen mit Erythroxylum coca Lam. Pharm. Acta Helv. **35**, 43—64 (1960). — Nieschulz, O.: Psychopharmakologische Untersuchungen über Cocain und Ecgonin. Arzneim.-Forsch. **21**, 275—284 (1971).

17. Pilocarpus

Die Jaborandi-Blätter stammen von einer ganzen Anzahl verschiedener *Pilocarpus*-Arten. Diese Gattung umfaßt Bäume oder hohe Sträucher; Hauptverbreitungsgebiet ist Südamerika.

Die Gattung *Pilocarpus* gehört zu den Rutaceae. Diese Familie zeichnet sich vor allem aus durch den Gehalt an Bitterstoffen und ätherischem Öl, das fast durchwegs in schizolysigenen Ölräumen lokalisiert ist. Obwohl bei den Rutaceen viele Alkaloidvorkommen bekannt sind, vor allem von Furochinolinderivaten (z. B. die Gattungen *Aegle*, *Dictamus*, *Flindersia*, *Glycosmis*, *Orixa*, *Ruta* und *Skimmia*), liefert nur *Pilocarpus* eine offizinelle Alkaloiddroge. Ein weiteres Vorkommen in der Gattung *Fagara* wird wegen der chinidinähnlichen Wirkung im Anschluß an *Cinchona* besprochen.

Als Stammpflanzen von Handelssorten seien genannt:

Pilocarpus jaborandi (Pernambuco-J.)
Pilocarpus microphyllus (Maranham-J.)
Pilocarpus pennatifolius (Paraguay-J.)
Pilocarpus racemosus (Guadeloupe-J.)
Pilocarpus spicatus (Aracati-J.)
Pilocarpus trachylophus (Ceara-J.)

Die einzelnen Arten erscheinen im Handel ungleichmäßig, indem zeitweilig einzelne ganz ausbleiben und die Handelsware nicht selten ein Gemenge mehrerer Arten darstellt. In der Regel enthalten die genannten Arten 0,6—0,7% Gesamtalkaloide mit Pilocarpin als Hauptalkaloid. Soweit Pilocarpin mengenmäßig vorherrscht, bestehen gegen die unterschiedliche botanische Herkunft der Handelsware keine Bedenken. Andere Arten müssen als minderwertig gelten: so z. B. *P. heterophyllus*, der bei einem niederen Gesamtalkaloidgehalt von 0,25% nur zu einem Drittel der Gesamtalkaloide Pilocarpin enthält. Die Nebenalkaloide besitzen nicht die gleich starke Wirkung wie das Hauptalkaloid. Als Fol. iaborandi (Ph. Helv. VI) sind nur die Fiederblättchen von *P. jaborandi* HOLMES, *P. microphyllus* STAPFF, *P. pennatifolius* LEMAIRE und/oder *P. racemosus* VAHL zugelassen.

Die Jaborandi-Alkaloide gehören einem eigenartigen chemischen Typ an, der einen Imidazolring und einen gesättigten, fünfgliedrigen Lactonring enthält: Die beiden Ringe sind über eine Methylenbrücke miteinander verknüpft.

R_1—CH—CH—CH_2—C—N—R_2 (CO–O–CH_2; CH=N–CH)

	R_1	R_2
Pilocarpin	—C_2H_5	—CH_3
Pilocarpidin	—C_2H_5	—H
Pilosin	—CH(OH)—C_6H_5	—CH_3

Pilocarpus-Alkaloide

Von Pilocarpin und Pilosin sind aus der Droge noch Iso-Verbindungen (Iso-Pilocarpin und Iso-Pilosin) isoliert worden. Das Vorkommen von Iso-Pilocarpidin ist sehr wahrscheinlich, aber noch nicht bewiesen. Der Unterschied zwischen diesen beiden Reihen von Verbindungen ist in allen Fällen der gleiche. Er beruht auf einer cis-trans-Isomerie am Butyrolactonring: Die normale Reihe stellt die cis-, die Isoreihe die trans-Verbindungen dar. Die cis-Form ist die instabilere und geht unter Alkalieinwirkung in die stabilere trans-Form über.

Normal-Reihe Iso-Reihe

Die Jaborandiblätter dienen heute hauptsächlich zur Herstellung des Reinalkaloids Pilocarpin. Das Pilocarpin ist, gleich wie Physostigmin, ein Parasympathomimetikum; es wirkt erregend auf die parasympathischen Nervenendigungen. Pilocarpin regt die Tätigkeit der Drüsen, besonders der Schweiß- und Speicheldrüsen an und wird daher gegen Wasserretention beim Versagen der Nierentätigkeit und zur Entwässerung bei Ödemen verwendet. Sein hauptsächlichstes Verwendungsgebiet ist aber die Ophthalmologie, wo es als Miotikum und zur Herabsetzung des intraokularen Druckes bei Glaukom gebraucht wird. Gelegentlich setzt man Pilocarpin Haarwässern zu; man behauptet eine Zunahme des Haarwuchses als Folge der besseren Durchblutung.

Iso-Pilocarpin, Pilocarpidin, Pilosin und Isopilosin sind gleicherweise, aber viel schwächer wirksam. Dagegen geht die Wirkung bei Öffnung des Lactonrings vollständig verloren.

18. Peyotl

Dem spanischen Ordensgeistlichen Bernhardino de Sahagun verdanken wir die erste mit historischer Treue aufgezeichnete Schilderung der Sitten und Gebräuche der Azteken. In seinem Werke „Historia general de las cosas de Nueva España" vom Jahre 1569 wird auch Peyotl (die Endung -tl ist der nachgestellte aztekische Artikel, wie er in vielen Worten aztekischen Ursprungs wiederkehrt) erwähnt. Es heißt dort: „Die Azteken fanden eine Wurzel (?) und nannten sie Peyotl. Sie enthält einen Saft, der berauscht und verrückt macht." Bis zum Jahre 1886 war über Art und Wesen dieses Genußmittels nichts bekannt. Damals unternahm der Berliner Pharmakologe Ludwig Lewin eine Reise in amerikanische Länder. Er erhielt Stammpflanzen der Droge Peyotl, brachte sie mit nach Berlin und ließ sie im Berliner Botanischen Museum von Hennings untersuchen; Hennings identifizierte sie als eine neue Kaktus-Spezies und gab ihr dem Entdecker zu Ehren den Namen *Anhalonium lewinii*. Der heute gültige Name ist *Lophophora lewinii* (Henn.) Thomps.

Die Cactaceae mit etwa 2000 meist blattlosen Sukkulentenarten haben ihre Hauptverbreitung in den Trockengebieten von Mexiko mit den Südstaaten der USA sowie von Bolivien und angrenzenden Gebieten. Die Früchte einiger Arten sind eßbar und stellen z. T. wichtige Nahrungsmittel dar (*Opuntia ficus-indica*). *Nopalea*- und *Opuntia*-Arten dienen als Wirtspflanzen zur Züchtung der Cochenille-Schildlaus. Eine ganze Reihe von Kaktus-Arten ist alkaloidhaltig. Innerhalb der einzelnen Arten bestehen oft zahlreiche morphologische und chemische Unterschiede, die gelegentlich Ursache abweichender taxonomischer Interpretationen und Benennungen sind. So existieren für den Peyotl-Kaktus und davon kaum abweichende Varietäten über ein Dutzend verschiedene botanische Namen.

Lophophora lewinii ist ein kleiner Kaktus, dessen Heimat die Gegend des Rio Grande (USA) und Mexiko ist. Die Pflanze variiert sehr stark morphologisch, und mit den wechselnden Formen (die als Varietäten, manchmal sogar als verschiedene Arten angesehen werden) gehen chemische Differenzen Hand in Hand. Der oberste Teil der Pflanze wird abgeschnitten und in Scheiben zerlegt. Diese getrockneten Scheiben der Pflanze bezeichnet der Drogenhandel als „Mescal-Buttons". Sie enthalten eine ganze Reihe verschiedener Alkaloide, deren wichtigstes das Mescalin ist. Dieses Alkaloid findet sich auch in anderen Cactaceen, wie *Trichocereus terscheckii* und *T. pachanoi*. Es stellt das Trimethoxyderivat des Phenyläthylamins dar, eines Amins, das durch Decarboxylierung der Aminosäure Phenylalanin: $C_6H_5CH_2 \cdot CH(NH_2) \cdot COOH$ entsteht.

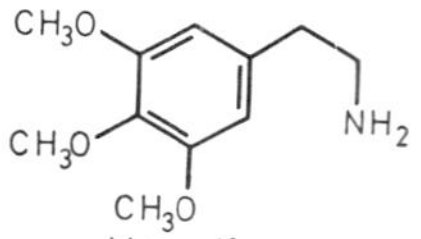

Mescalin

Nach oraler oder i. m. Verabreichung von 100—200—400 mg Mescalin zeigen sich bei ungetrübtem Bewußtsein und Denkvermögen psychische Veränderungen: Euphorie, Halluzinationen, u. U. Depersonalisation, die über 7—20 Stunden anhalten. Man hat das Mescalin in der Psychiatrie gelegentlich zur Erzeugung von Modellpsychosen herangezogen, weil man davon einen Einblick in die Psyche Geisteskranker zu erhalten hoffte. Heute ist das Mescalin weitgehend durch Psilocybin (s. S. 263) dank dessen wesentlich kürzerer Wirkungsdauer verdrängt.

19. Granatum

Die Urheimat des Granatbaumes liegt wahrscheinlich zwischen dem Kaspischen Meer, dem Persischen Meerbusen und dem Mittelmeer. Der Granatapfel wird gegenwärtig als „Obstbaum" (punischer Apfel des Altertums) in den subtropischen Gebieten aller Erdteile kultiviert. Er kommt sowohl als Strauch wie als Baum vor. Die Blätter sind länglich-lanzettlich oder länglich bis verkehrt-eiförmig und mehr oder weniger zugespitzt. Die Blüten stehen in den obersten Blattachseln einzeln oder bis zu dreien. Unterkelch, Kelch- und Kronblätter sind scharlachrot gefärbt, ebenso die Fäden der zahlreichen Staubgefäße. Die fast kugelige apfelförmige Frucht hat etwa 12 cm Durchmesser und wird grünlich, gelb oder blutrot. Die Pflanze blüht in Europa in den Monaten Juni und Juli.

Die Gattung *Punica* umfaßt lediglich zwei Arten, außer *P. granatum* L. noch *P. protopunica* BALF. f. Sie wird gelegentlich zu den Myrtaceae gerechnet, meist aber als eigene Familie, Punicaceae, aufgefaßt. Der Gattungsname leitet sich vom lateinischen puniceus ab, welches sowohl purpurrot als punisch bedeutet, unter Bezug auf die rote Farbe der Blüten und Früchte oder auf das häufige Vorkommen des Baumes in der Nähe von Karthago, woher die Römer hauptsächlich die Granatäpfel bezogen; granatum = mit Körnern versehen, bezieht sich auf die sehr zahlreichen Samen der Frucht und kommt vom lat. granum = Korn, Kern, Same.

Als eines der ältesten und beliebtesten Kulturgewächse spielte der Granatapfelbaum im Kulte der alten Völker eine große Rolle. Die Granatäpfel galten infolge ihres Kernreichtums als ein Symbol der Fruchtbarkeit.

Die Kultur des Granatapfelbaumes wurde im 8. Jahrhundert durch die Araber in Spanien eingeführt. Die 756 von den Arabern gegründete Stadt Granada erhielt vom Granatapfel, welchen auch das Stadtwappen zeigt, ihren Namen.

Der Gebrauch der Stamm- und Wurzelrinde als starkwirkendes Taenifugum war schon im Altertum bekannt; er geriet jedoch im Mittelalter wieder in Vergessenheit und kam erst 1807 durch BUCHANAN, der ihre Wirkung bei den Hindus in Indien beobachtete, in Gebrauch.

Cortex granati stellt die Rinde von Wurzeln, Stamm und dicken Zweigen dar. Aus der Droge wurden 1878 von TANRET die ersten Alkaloide isoliert und zu Ehren von PELLETIER (1788—1842), dem berühmten französischen Apotheker und Alkaloidchemiker des 19. Jahrhunderts, als Pelletierine bezeichnet. Der sehr ähnliche Aufbau der Alkaloide hat deren Untersuchung außerordentlich erschwert. Vor einigen Jahren zeigte es sich, daß die bisher als Pelletierin und Methylpelletierin bezeichneten Stoffe mit den als Iso-Verbindungen bekannten Alkaloiden identisch sind und daß Pelletierin und Methylpelletierin in der Pflanze, wenn überhaupt, dann höchstens in Spuren vorkommen. Das wirksame Prinzip soll vor allem das Isopelletierin sein.

Granatrinden-Alkaloide

Die Droge und deren galenische Zubereitungen enthalten einen hohen Prozentsatz an Gerbstoffen, so daß der Magen stark gereizt wird. Aus diesem Grunde wird das Alkaloidpräparat Pelletierinum tannicum bevorzugt. Dieses Präparat enthält Iso-Pelletierin neben Methyliso- und Pseudo-Pelletierin, nicht aber „Pelletierin". Als Tannat passiert das Alkaloidgemisch den Magen ungelöst und gibt selten Anlaß zu toxischen Erscheinungen; im Gegensatz dazu führt die Verwendung des Sulfates — das leicht resorbiert wird — eher zu Vergiftungssymptomen.

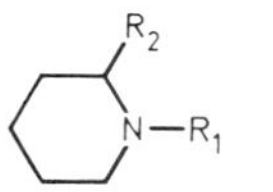

	R_1		R_2
Iso-pelletierin	H	—	$CH_2-CO-CH_3$
(Pelletierin	H	—	CH_2-CH_2-CHO)
Methyl-iso-pelletierin	CH_3	—	$CH_2-CO-CH_3$
(Methyl-pelletierin	CH_3	—	CH_2-CH_2-CHO)

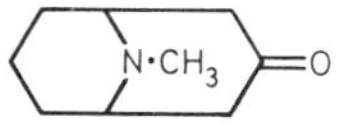

R_2, $N-R_1$

$N \cdot CH_3$, $=O$ Pseudo-pelletierin

Isopelletierin wirkt auf *Taenia* spezifisch und nahezu ebenso sicher wie *Filix*. Auf Spulwürmer sowie auf den Zwergbandwurm *Hymenolepsis nana* (J. Büchi et al., 1962) hat es fast keine Wirkung. Seine Anwendung ist indiziert in allen Fällen, in denen die Behandlung mit Filixpräparaten versagt.

20. Conium

Der gefleckte Schierling, *Conium maculatum* L., wurde im 18. Jahrhundert medizinisch verwendet, und zwar hauptsächlich als Sedativum und Antispasmodikum bei gewissen Geisteskrankheiten, bei Keuchhusten und bei Asthma. Herba und Extractum conii waren eine Zeitlang offizinell. Wegen der giftigen Nebenwirkungen ist Conium jedoch heute obsolet; es wird nur noch gelegentlich in der Homöopathie gebraucht. Von pharmakognostischem Interesse sind die Früchte als seltene — aber dann gefährliche — Verunreinigungen anderer Umbelliferenfrüchte. Die Pflanze ist von besonderer kulturhistorischer Bedeutung: Im alten Athen diente sie als staatliches Hinrichtungsmittel (Hinrichtung von Sokrates 399 v. Chr.).

Taxonomische Einordnung

Conium maculatum L. ist eine in ganz Europa und Asien beheimatete Umbellifere, die nunmehr auch in Nordamerika und in einigen Teilen Südamerikas eingebürgert ist. *κώνειον* nannten schon die alten Griechen die Pflanze; die

LINNÉsche Speziesbezeichnung „maculatum" (= gefleckt) weist auf die violettroten Flecke, besonders am unteren Teil der Pflanze, hin. *Conium maculatum* findet sich gerne an Wegen, Hecken und auf Schuttplätzen als anthropophiles Element. Es tritt selten in größeren Beständen auf, so daß Vergiftungen relativ selten sind. Alle Teile der Pflanze — besonders Blüte und Frucht — riechen nach dem Zerreiben widerlich („nach Mäuseharn"), wodurch sich die Pflanze von verwandten Umbelliferen (Apiaceen) unterscheidet. Ansonsten weist die Pflanze alle für die Familie typischen Merkmale auf. *Conium maculatum* ist zweijährig.

Die Umbelliferen (Apiaceen) bilden mit etwa 1500 Arten, die in 270 Gattungen zusammengefaßt werden, eine der artenreichsten Pflanzenfamilien. Es sind meistens Kräuter und Sträucher der gemäßigten Zonen mit kleinen, in Dolden oder zusammengesetzten Dolden stehenden Blüten. Als Blütenfarbe herrscht weiß vor, Gelb- oder Rosatönungen finden sich ebenfalls. Charakteristisch ist weiterhin die Frucht, eine sog. Doppelachäne. Wegen der Übereinstimmung der zahlreichen Umbelliferen im grundsätzlichen Aufbau ist eine botanische Bestimmung oft nicht einfach. Alkaloide finden wir sehr selten; Conium ist geradezu die große Ausnahme. An Pflanzenstoffen herrschen vor: ätherische Öle, höhere Terpene, Glykoside der Cumarin-, Flavon- und Chromonreihe. Sehr charakteristische Inhaltsstoffe sind Acetylenverbindungen und als Fettkomponente die Petroselinsäure.

Inhaltsstoffe, Wirkung

Wichtigste Inhaltsstoffe von Conium sind Alkaloide. Den höchsten Alkaloidgehalt weisen die nicht voll ausgereiften Früchte auf, den geringsten Stengel und Wurzeln, eine Tatsache, die im alten Griechenland gut bekannt war.

Unreife Frucht	etwa	2%
Reife Frucht	etwa	0,7%
Blatt und Blüte	etwa	0,2%
Stengel und Wurzel	etwa	0,05%

Der Gehalt erstjähriger Pflanzen ist im Durchschnitt höher. Die Früchte enthalten das Coniin hauptsächlich in der sog. Coniinschicht. Es ist dies anatomisch die innere Epidermis der Fruchtwand (Endokarp). Beim Lagern der Droge nimmt der Alkaloidgehalt sehr rasch ab; alte Ware kann völlig alkaloidfrei sein.

Bisher konnten fünf Alkaloide isoliert werden, die alle Pyridinderivate darstellen. Mengenmäßig herrscht das Coniin vor (etwa 90% des Gesamtalkaloid-

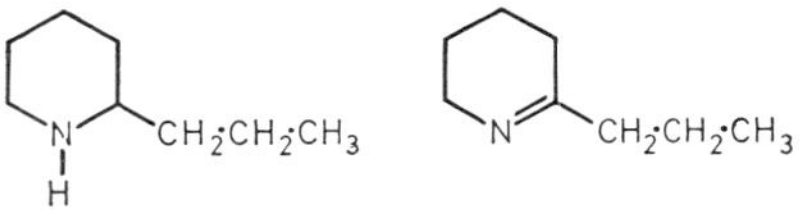

Coniin γ-Conicein

gehaltes), gefolgt vom mehrfach giftigeren γ-Conicein (etwa 9%). In ihrem chemischen Aufbau zeigen die Coniumalkaloide nahe Verwandtschaft zu den Alkaloiden von *Punica granatum*.

In der Pflanze liegen die Alkaloide als Salze vor. Setzt man sie mittels Soda oder K_2CO_3 in Freiheit, so entstehen die freien Basen, die flüchtige Verbindungen darstellen. Darauf beruht einmal die Methode der Isolierung mittels Wasserdampfdestillation und anschließendem

Ausäthern; ferner beruht darauf die bekannte Geruchsprobe auf Fructus conii: Kochen der Probe mit KOH, Auftreten des Geruchs nach „Mäuseharn". Freies Coniin ist frisch zwar geruchlos, färbt sich aber bald braun und nimmt einen widerlichen Geruch nach Mäuseharn an.

Coniin wirkt curareähnlich durch Lähmung der motorischen Nervenendigungen; der Tod erfolgt nach toxischen Dosen durch zentrale Atemlähmung.

Anhang: Cicuta virosa, Aethusa cynapium

Eine ebenfalls hochtoxische Umbellifere (Apiacee) ist der Wasserschierling, *Cicuta virosa*. *Conium maculatum* und *Cicuta virosa* wurden in der älteren Literatur häufig miteinander verwechselt. Das Gift des Wasserschierlings wirkt jedoch ganz anders als das Coniin. *C. virosa* ist eine 1 m hoch werdende Sumpfpflanze. Der untere Teil des Stengels, der zusammen mit dem Rhizom im Wasser steckt, ist hohl und durch Querwände gekammert. In diesen übereinander liegenden Hohlräumen befindet sich ein gelblicher, an der Luft bald orange und dann braun werdender Saft. In allen Teilen der Pflanze, besonders reichlich aber im Saft der Stengelkammern, befinden sich die Giftstoffe Cicutoxin und Cicutol. Es handelt sich um stark ungesättigte, leicht zersetzliche Körper folgender Formel:

$$HO\cdot CH_2-CH_2-CH_2-C\equiv C-C\equiv C-(CH=CH)_3-\underset{|}{\overset{R}{C}}H-CH_2-CH_2-CH_3$$

Cicutoxin R = OH
Cicutol R = H

Ähnliche Polyine enthält auch die Hundspetersilie *Aethusa cynapium* L.:

$$R'CH_2-CH=CH-(C\equiv C)_2\cdot CH=CH-R''$$

Aethusin	R' = H	$R'' = -CH=CH-CH_2-CH_3$
Aethusanol A	R' = H	$R'' = -CHOH-CH_2-CH_2-CH_3$
Aethusanol B	R' = OH	$R'' = -CH=CH-CH_2-CH_3$

Ferner soll die Pflanze auch Spuren von Coniin oder eines coniinähnlichen Alkaloids enthalten. Verwechslungen beim Sammeln von wildwachsenden Suppenkräutern führten schon zu tödlichen Vergiftungen.

Literatur

ANET, E. F. L. J., LYTHGOE, B., SILK, M. H., TRIPPETT, S.: Oenanthotoxin and Cicutoxin. J. Chem. Soc. [London] **1953**, 309—322. — BERINGER, K.: Der Meskalinrausch. Berlin: Springer 1927. — BOHLMANN, F., ARNDT, CH., BORNOWSKI, H., HERBST, P.: Die Polyine aus Aethusa cynapium L. Chem. Ber. **93**, 981—987 (1960). — BÜCHI, J., KRACHER, F., SCHMIDT, G.: Synthese und pharmakologische Wirkung einiger Homologen der Isopelletierine. Helv. Chim. Acta **45**, 729—737 (1962). — FAIRBAIRN, J. W., CHALLEN, S. B.: The Alkaloids of Hemlock (Conium maculatum L.). Biochem. J. **72**, 556—561 (1959). — HUXLEY, A.: The Doors of Perception. London 1954. — LEWIN, L.: Phantastica. Berlin 1914. — NOORDWIJK, J. VAN, et al.: Synthesis and anthelmintic Activity of Isopelletierine and a Series of Side-Chain Homologues. Rec. Trav. chim. Pays-Bas **82**, 763—772 (1963). — REKO, V. A.: Magische Gifte, Rausch- und Betäubungsmittel der Neuen Welt. 3. Aufl. Stuttgart 1949. — VOIGTLÄNDER, H. W., ROSENBERG, W.: Über Isopilosin und Pilosin. Arch. Pharm. **292**, 579—585 (1959).

21. Stramonium — Hyoscyamus — Belladonna (Alkaloiddrogen der Tropangruppe)

Die Familie der Solanaceae ist eine der artenreichsten Familien des Pflanzenreiches. Man kennt etwa 2200 Arten, die in 85 Gattungen zusammengefaßt werden. Die Mehrzahl der Solanaceen sind Kräuter, doch gibt es auch Ausnahmen, wie z. B. die baumartigen *Duboisia*-Arten Australiens. Mit besonders vielen Arten ist die Familie im tropischen Amerika vertreten und viele der gerade wirtschaftlich bedeutsamen Solanaceen sind ursprünglich in der Neuen Welt beheimatet: die Kartoffel, die Tomate, die Eierfrucht (Aubergine), der Tabak. Heimisch in der Alten Welt sind die als Drogen wichtigen *Atropa bella-donna* und *Hyoscyamus niger*. Einige Nachtschattengewächse werden als Zierpflanzen gezogen: die Petunien, ferner einige *Datura*-, *Lycium*-, *Nicotiana*-, *Physalis*- und *Solanum*-Arten.

Alkaloide kommen in der Familie weit verbreitet vor. Die bei Solanaceen anzutreffenden Alkaloide gehören ihrer Struktur nach in verschiedene Gruppen. Dementsprechend lassen sich die Alkaloiddrogen dieser Familie in folgende Gruppen einteilen:

Alkaloiddrogen der Tropangruppe	Steroidalkaloid-Drogen
Tabak und Nicotin	Capsicum

Durch das Vorkommen von Alkaloiden mit dem Tropangerüst zeichnen sich aus: *Atropa*, *Datura*, *Duboisia*, *Hyoscyamus*, *Scopolia*, *Solandra* und *Withania*. Wenn von Solanaceenalkaloiden die Rede ist, denkt man in erster Linie an die Inhaltsstoffe der genannten Arten.

Solanaceen mit Tropanalkaloiden entfalten auffallende „psychotrope" Wirkungen, vor allem Sinnesstörungen, in höherer Dosierung führen sie den Tod herbei. Es ist daher kein Wunder, daß sich sich jeher an Pflanzen wie das Bilsenkraut, die Tollkirsche und die Alraune (*Mandragora*) magische Vorstellungen knüpften. Bereits Alt-Kanaanäer und Phönizier schrieben der fleischigen Alraunwurzel die Fähigkeit zu, Liebe zu erregen und Unfruchtbarkeit zu heilen. Die Wirkung der erwähnten Nachtschattengewächse war früher übrigens so allgemein bekannt und gefürchtet, daß sich nützliche Vertreter wie Kartoffel und Tomate bei uns nur sehr schwer durchzusetzen vermochten. Auch die arzneiliche Verwendung dieser Drogen als Mittel zur Schmerzbekämpfung reicht weit ins Altertum zurück: sie war bereits den Babyloniern und den alten Ägyptern bekannt. DIOSKURIDES verabreichte vor schmerzenden Eingriffen mit Wein hergestellte Auszüge der Mandragorawurzel zusammen mit Opium. Bis auf unsere Tage hat sich diese Verwendung in Form der Kombinationspräparate von Scopolamin mit Opiumalkaloiden erhalten.

Tropan-Alkaloide der Solanaceen

Die Tropanalkaloide der Nachtschattengewächse leiten sich vom Tropan-3-ol ab. Durch den Eintritt einer Hydroxylgruppe in den Tropanring entsteht ein Pseudoasymmetriezentrum; vom Tropan-3-ol sind deswegen zwei geometrische Isomere möglich: das Tropin und das Pseudo-Tropin. In den Solanaceen sind,

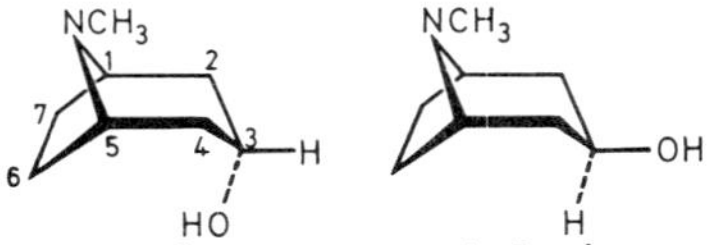

Tropin (Tropan-3α-ol) ψ-Tropin (Tropan-3β-ol)

mit Ausnahme des Tigloidins, ausschließlich Ester des Tropins enthalten. Dagegen leiten sich die Cocaalkaloide (s. S. 296) mit Ausnahme des Valerins vom ψ-Tropin ab. Man bezeichnet Tropinester allgemein als Tropeine. Freies, unverestertes Tropin findet sich in geringer Menge in Wurzeldrogen wie Radix belladonnae.

Tropan-Alkaloide der Solanaceer

Tropinester (Tropeine)

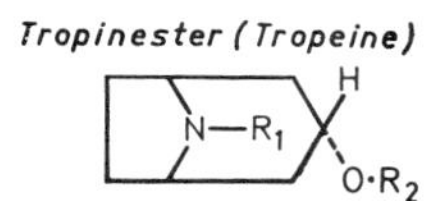

	R_1	R_2
Hyoscyamin (Atropin)	CH_3	Tropasäure-Rest
Nor-Hyoscyamin (Nor-Atropin)	H	Tropasäure-Rest
Apoatropin	CH_3	Atropasäure-Rest
Belladonnin	ist Dimeres des Apoatropins	
Littorin	CH_3	(+)-β-Phenylmilchsäure-Rest
Isobutyryltropein	CH_3	Isobuttersäure-Rest
Tigloyltropein	CH_3	Tiglinsäure-Rest
(+)-α-Methyl-butyryltropein	CH_3	(+)-α-Methyl-buttersäure-Rest
Poroidin	H	β-Methylbuttersäure-Rest
Iso-Poroidin	H	(+)-α-Methylbuttersäure-Rest

Hydroxytropinester

R4 7 H N—R1 3 R3 6 O·R2

	R_1	R_2	R_3	R_4
3α-Tigloyloxy-6β-acetoxytropan	CH_3	Tiglinsäure-Rest	Acetoxy-	H
Valeroidin	CH_3	Isobuttersäure-Rest	OH	H
3,6-Ditigloyl-6β-hydroxytropin	CH_3	Tiglinsäure-Rest	Tigloyloxy-	H
3,6-Ditigloyl-6β, 7β-dihydroxytropin	CH_3	Tiglinsäure-Rest	Tigloyloxy-	OH
Meteloidin	CH_3	Tiglinsäure-Rest	OH (β)	OH (β)
Scopolamin	CH_3	Tropasäure-Rest	–O– (cis, β)	
Nor-Scopolamin	H	Tropasäure-Rest	–O– (cis, β)	
Apo-Scopolamin	CH_3	Atropasäure-Rest	–O– (cis, β)	
Daturamin	CH_3	α-Phenylglycerin-säure-Rest	–O– (cis, β)	

Pseudotropinester

$O\cdot CO\cdot C(CH_3){=}CH{-}CH_3$, N—$CH_3$, H — Tigloidin (= ψ-Tropin-tigloylsäureester)

Hygrine

N-CH_3 C=O N—CH_3 — Cuskhygrin

Tropan-Alkaloide sind in ihrem Vorkommen nicht auf die Solanaceen beschränkt. Sie finden sich u. a. auch in Convolvulaceae, Erythroxylaceae, Proteaceae (*Bellendena*) und Rhizophoraceae (*Bruguiera*). Nach ROCHELMEYER et al. (1960) scheint das Vorliegen von Atropin bzw. Hyoscyamin sogar in Pilzen wie *Sclerotinia* und *Corticium* höchst wahrscheinlich.

Nur eine beschränkte Anzahl von Tropan-Alkaloiden sind als Drogenbestandteile oder als isolierte Reinstoffe von Bedeutung: L-Hyoscyamin, Atropin (= DL-

Hyoscyamin), L-Scopolamin, Apoatropin und Belladonnin. Alle diese Stoffe stehen untereinander biogenetisch in sehr naher Beziehung.

L-Hyoscyamin und Atropin. Beide Stoffe sind Ester des Alkamins Tropin mit der Tropasäure, d. i. der α-Phenyl-β-hydroxypropionsäure. Das α-C-Atom der Säure ist asymmetrisch. Im Hyoscyamin ist der optisch inaktive Tropanteil mit der optisch aktiven L-Tropasäure verestert; im Atropin liegen beide spiegelbildisomeren Formen vor.

L-Hyoscyamin $\xrightarrow{-H_2O}$ Apoatropin

L-Hyoscyamin → Epoxidierung → L-Scopolamin

Apoatropin → Dimerisierung → Belladonnin

CH_2OH–$^*CH(C_6H_5)$–$COOH$

Tropasäure

Zur technischen Gewinnung von L-Hyoscyamin dienen *Atropa bella-donna* und verschiedene *Datura*- und *Hyoscyamus*-Arten; sehr gut geeignet ist das ägyptische Bilsenkraut *Hyoscyamus muticus*, das bei einem hohen Gesamtalkaloidgehalt von durchschnittlich 1,5% nur geringe Anteile von Nebenalkaloiden aufweist. *H. muticus* ist verbreitet in Ägypten, Arabien, Algerien und Persien. L-Hyoscyamin racemisiert sich leicht unter dem Einfluß von Alkalien zu Atropin. Soll vorwiegend Hyoscyamin dargestellt werden, so muß man die Droge sehr schonend extrahieren. Atropin scheint genuin in gesunden, kräftigen Pflanzen nicht vorzukommen. Technisch wird es durch Racemisierung des L-Hyoscyamins gewonnen. Bei diesem Vorgang läßt es sich nicht vermeiden, daß einige Prozent des Hyoscyamins unter Wasserverlust in Apoatropin übergehen. Das Apoatropin seinerseits dimerisiert rasch zu Belladonnin. Diesen Sekundärreaktionen ist Rechnung zu tragen, wenn Pflanzenmaterial auf das Vorliegen von Apoatropin und Belladonnin untersucht werden soll. Heute wird Atropin zu einem großen Teil totalsynthetisch hergestellt (LINDENMANN, 1961).

Atropin ist ein typisches Parasympatholytikum. Es gehört auch heute noch zu den stärksten Anticholinergika. Wir begegnen dem Atropin oder den atropinhaltigen Galenika in sehr vielen Arzneimitteln. Am häufigsten ausgenutzt wird seine Fähigkeit, Spasmen von Organen mit glatter Muskulatur zu lösen: Bei Koliken (Urether- und Gallensteinkoliken) und spastischen Zuständen (Bronchialspasmen, spastische Obstipation). Ferner kombiniert man es mit typischen Laxantien: Durch Ruhigstellung und Entspannung der glatten Muskulatur des Darms sollen die durch Darmspasmen bedingten Obstipationen gelöst werden. Die spasmolytische Komponente wird auch ausgenützt in Präparaten gegen das Bettnässen der Kinder, soweit es durch Spasmen der Harnblase bedingt ist. Auch bei Asthma bronchiale können die Bronchialspasmen durch Atropin gelöst werden: Früher verwendete man viel Räucherpulver und atropinhaltige Inhalations-Sprays. Durch Atropin wird die Drüsentätigkeit gehemmt. Man setzt es daher häufig säurebindenden Magenmitteln zu, die gegen Übersekretion bei dyspeptischen Beschwerden (nicht aber bei Ulcus ventriculi!) verordnet werden; als Antihydrotikum gebraucht man es gegen übermäßige Schweißabsonderung Tuberkulöser. Die Hemmung der Speichelsekretion ist dagegen meist unerwünscht. Ebenso störend wirken sich Akkomodationshemmung im Auge und Beschleunigung der Herzfrequenz aus. Auch die Pupillenerweiterung ist unerwünscht, sofern Atropin nicht als Mydriatikum dienen soll.

Reibt man Atropin oder atropinhaltige Präparate (Salben, Linimente, Olea) in die Haut ein, so bewirken sie teilweise Lähmung der sensiblen Nervenendigungen: Das Oleum hyoscyami stellt ein äußerlich anwendbares schmerzstillendes Mittel dar. Die lokal schmerzstillende Wirkung ist besonders deutlich, wenn die Haut oberflächlich verletzt ist: Belladonnaextrakte sind daher häufig Bestandteile von Suppositorien und Salben gegen schmerzhafte Hämorrhoiden.

Atropin ist neben Scopolamin eines der wirksamsten Prophylaktika gegen Seekrankheit.

Für die peripheren Wirkungen des Atropins ist fast ausschließlich die L-Komponente des Atropins, das L-Hyoscyamin verantwortlich: Bei der Racemisierung von Hyoscyamin geht also die Hälfte der Wirkung verloren.

Im Serum der Kaninchen ist ein Ferment, die sog. „Atropinesterase" enthalten, die L-Hyoscyamin und L-Scopolamin hydrolysiert und dabei inaktiviert. Aus diesem Grunde ertragen Kaninchen große Mengen von Belladonna- und Datura-Blättern schadlos.

Für die pharmazeutische Chemie wurde Atropin eine wichtige Modellsubstanz für die Synthese zahlloser Abwandlungsprodukte. Sobald man erkannt hatte, daß der Naturstoff aus zwei Komponenten besteht, ging man dazu über, die beiden Komponenten systematisch zu variieren, und zwar in der Absicht, zu atropinähnlichen Arzneimitteln zu gelangen, denen ganz bestimmte unerwünschte Nebenwirkungen des Atropins fehlen. Es zeigte sich, daß man tatsächlich die beiden Komponenten des Atropins innerhalb weiter Grenzen modifizieren kann, ohne daß atropinähnliche Wirkungen verlorengehen. Man gelangte auf diesem Wege beispielsweise zu Antispasmodika ohne mydriatische Nebenwirkung, zu Mydriatika ohne spasmolytische Wirkung oder ohne antihydrotische Wirkung (Näheres s. Lehrbücher der pharmazeutischen Chemie).

Apoatropin. Dieses Alkaloid ist der Ester des Tropins mit Atropasäure. Es bildet sich unter Wasserabspaltung aus Hyoscyamin bei dessen alkalischer Racemisierung zu Atropin. Apoatropin ist daher im Rohatropin in Mengen von 5—7% vorhanden. Da es wesentlich giftiger als Atropin ist, lassen die Arzneibücher auf diese Verunreinigung prüfen. Apoatropin hat keine mydriatische Wirkung und wird therapeutisch nicht verwendet.

$CH_2{=}C(C_6H_5){-}COOR$

Atropasäure	R = H
Apoatropin	R = Tropyl-Rest

Belladonnin. Apoatropin dimerisiert leicht, z. B. beim Stehen in weingeistiger Lösung, zu Belladonnin. Es handelt sich bei dieser Dimerisierung um eine Art DIELS-ALDER-Reaktion, bei welcher Apoatropin gleichzeitig das Dien

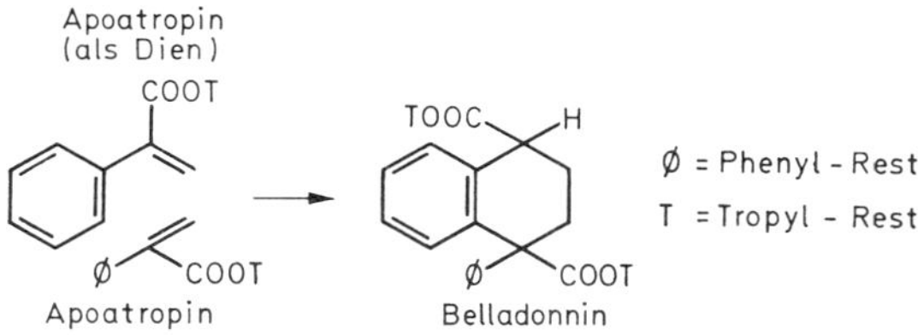

Apoatropin (als Dien) + Apoatropin (als Dienophil) → Belladonnin

Ø = Phenyl-Rest
T = Tropyl-Rest

und den dienophilen Reaktionspartner darstellt. Belladonnin zeigt die für Atropin typischen Wirkungen nicht mehr; lediglich die krampflösende Komponente ist neben der analgetischen Wirkung erhalten geblieben. Belladonnin kommt in der Wurzel von Atropa bella-donna vor, nicht aber in den Blättern. Diesem Umstande schreibt man zu, daß Auszüge aus Belladonna-Wurzeln gegen Parkinsonismus besser wirken sollen als Auszüge aus Belladonna-Blättern (s. auch S. 309).

Scopolamin. Das Scopolamin (auch Hyoscin genannt) unterscheidet sich vom Hyoscyamin lediglich durch einen zusätzlichen ätherartigen Sauerstoff, eine Epoxidbrücke zwischen den C-Atomen 6 und 7 des Tropanrings. Diese geringfügig erscheinende Abwandlung des Tropinanteils verändert die pharmakologische Wirkung nicht unerheblich. Hinsichtlich der Wirkung auf das Zentralnervensystem ist Scopolamin geradezu ein Antagonist des Atropins: Größere Dosen von Atropin wirken erregend, Scopolamin wirkt dämpfend. Unter anderem verwendet man Scopolamin zur Vorbereitung und zur Unterstützung der Narkose, auch bei Geburten („Dämmerschlaf"). Wegen der unsicheren oralen Wirkung wird Scopolamin meist parenteral verabreicht. Man gewinnt das Alkaloid heute hauptsächlich aus den Blättern von *Duboisia*-Arten, baumartigen Solanaceen, die in Australien beheimatet sind. Es ist neuerdings auch synthetisch zugänglich.

Stramonium

Die Droge Fol. stramonii (Ph. Helv. VI) besteht aus den getrockneten Blättern von *Datura stramonium*. Die Gattung *Datura* umfaßt 25 Arten, die über die wärmeren Teile der ganzen Erde verbreitet sind. Das Hauptverbreitungsgebiet ist jedoch Zentralamerika. Bei den *Datura*-Arten handelt es sich um Kräuter, Sträucher oder Bäume. Ihre Blüten weisen einen langen, röhrenförmigen Kelch und eine trichterförmige Krone auf, die bei den Baumdaturen Süd- und Mittelamerikas eine Länge von 40 cm erreichen kann. *Datura stramonium* stellt eine typische Ruderalpflanze dar, deren Heimat vermutlich Mittelamerika ist. Heute findet sie sich jedoch über die gemäßigten und warmen Zonen fast der ganzen Welt verbreitet. Die Blätter enthalten 0,1—0,6% Alkaloide, zur Hauptsache Hyoscyamin und Scopolamin im Verhältnis von etwa 2 : 1. Somit ist mit einer leichten sedativen Drogenwirkung zu rechnen. Blätter und Samen (Semen stramonii) dienen als Ausgangsmaterial zur Atropingewinnung. Früher waren die Blätter häufiger Bestandteil der Asthma-Zigaretten und der Asthma-Räucherpulver.

Asthma-Räucherpulver und Asthma-Zigaretten bestehen aus einem Gemisch pulverisierter *Datura*-Blätter (*Datura stramonium* und verwandte Arten), Fol. belladonnae und Herba lobeliae, mit Kaliumnitrat imprägniert. Das Pulver wird auf einem Teller abgebrannt und der Rauch inhaliert. Im Rauch von 1—1,25 g Stramoniumblättern sind 0,3—0,5 mg Atropin enthalten.

Bei chronischem Verlauf des Bronchialasthmas erstreckt sich die Inhalation über viele Jahre und es erscheint — wegen der Teerprodukte usw. — sehr fraglich, ob das Räuchern die zweckmäßigste Form der Atropinapplikation darstellt. Heute haben die Asthma-Inhalationsmittel (Sprays) die früher so häufigen Räuchermittel stark zurückgedrängt.

Von *Datura stramonium* existieren vier Varietäten, die sämtlich als Drogenlieferanten in Frage kommen und die in bezug auf den Alkaloidgehalt ungefähr gleichwertig sind:

Varietät	Blüte	Frucht
D. stramonium var. *stramonium*	weiß	stachlig
D. stramonium var. *inermis* (Jacq.) Timm.	weiß	glatt
D. stramonium var. *tatula* (L.) Torr.	violett	stachlig
D. stramonium var. *godronii* Danert	violett	glatt

Hyoscyamus

Hyoscyamus niger, die Stammpflanze von Fol. hyoscyami (Ph. Helv. VI) existiert in einer ein- und zweijährigen Form: Die Handelsware besteht aus den Blättern beider Formen. Typische Standorte der Pflanze sind Schutthaufen; verbreitet ist sie heute über die ganze Welt (Europa, West- und Zentralasien, nach Amerika eingeschleppt). Der Totalalkaloidgehalt ist mit 0,02—0,08% gering. Doch handelt es sich bei einem Verhältnis der beiden Hauptalkaloide Hyoscyamin und Scopolamin von etwa 1,2 : 1 um die relativ scopolaminreichste Droge unserer Flora. Sie weist dementsprechend deutliche sedative Eigenschaften auf.

Im Mittelalter bis weit in die Neuzeit hinein war *Hyoscyamus* ein viel verwendetes Heil- und Zaubermittel. Die Droge diente als Beruhigungs- und Schlafmittel und war ein regelmäßiger Bestandteil der Hexensalben. Auch als Liebesmittel war die Pflanze berühmt. Heute ist die Droge praktisch obsolet: Einen Rest früherer Verwendungsart bildet das Oleum hyoscyami, das sich auch heute noch in manchen Gegenden eines gewissen Rufes erfreut, wirksam zu sein als Einreibung (gewöhnlich mit Chloroform gemischt) gegen rheumatische Schmerzen.

Belladonna

Die Stammpflanze der Belladonnablätter (DAB 7), von Fol. belladonnae (Ph. Helv. VI) und Radix belladonnae ist *Atropa bella-donna*, ein mehrjähriges, strauchartiges Kraut von 0,5—1,5 m Höhe. Die Tollkirsche ist beheimatet in Mittel- und Südeuropa: Man trifft sie besonders häufig in lichten Wäldern und auf Kahlschlägen der Gebirgsgegenden.

Der Gattungsname *Atropa* leitet sich her von *Atropos* („Die Unabwendbare"), der ältesten der drei Parzen, die den Lebensfaden durchschneidet; LINNÉ benannte die Pflanze so, wohl in Anspielung auf ihre große Giftigkeit. Der Name *Bella-donna* (italienisch: Schöne Frau) rührt von der Anwendung her, welche man früher in Italien von den Beeren machte: Die durch Atropin erweiterten Pupillen sollten den Frauen ein schöneres, interessanteres Aussehen verleihen.

Die Blätter enthalten 0,2—0,6%, die Wurzeln 0,3—0,7% Alkaloide. Sie bestehen größtenteils aus Hyoscyamin neben sehr wenig Scopolamin. In den Wurzeln sind noch weitere Nebenalkaloide nachgewiesen worden, darunter insbesondere das Belladonnin.

Die Bulgarische Kur

Kurz vor dem Zweiten Weltkrieg hat die sog. Bulgarische Kur ziemliches Aufsehen erregt wegen ihrer guten Wirkung bei postenzephalitischem Parkinsonismus (charakterisiert durch Tremor, qualvolle Krämpfe, gebückte Haltung, Maskengesicht: Folgen einer Viruserkrankung des Zentralnervensystems). Diese Kur geht auf den bulgarischen Hirten IWAN RAEFF aus Schipka (Bulgarien) zurück, der damit sehr gute Resultate bei bestimmten Nervenkrankheiten erzielt haben soll. Die Königin Helena von Italien, deren Tochter bulgarische Königin war, regte eine wissenschaftlich-klinische Untersuchung durch Professor PANEGROSSI an und kaufte darauf das Rezept dem Hirten um angeblich vier Millionen Lire ab. Nun zeigte sich, daß die Bulgarische Kur zur Hauptsache ein mit Weißwein angesetzter Extrakt von Belladonnawurzeln war. Zunächst nahm man an, daß nur bulgarische Wurzeln wirksam sind. Nachdem 1940 KING und WARE daraus ein neues Alkaloid, das sog. Bellaradin isoliert hatten, schien es so, als ob die bulgarische Wurzel tatsächlich besondere Wirkstoffe enthielte. 1956 wiesen jedoch STEINEGGER und PHOKAS nach, daß dieses Bellaradin identisch ist mit dem längst bekannten, pharmakologisch ziemlich indifferenten Cuskhygrin, das auch in zahlreichen anderen Pflanzen vorkommt. Im übrigen glichen die Inhaltsstoffe bulgarischer Wurzeln völlig Wurzeln anderer Herkunft. Auch pharmakologische und klinische Arbeiten ergaben keine auffallenden Unterschiede. Ein Ergebnis hatte die Bulgarische Kur doch: Man hielt früher die Zusammensetzung von Fol. und Radix belladonnae für gleich, da die Stoffe ja ohnehin im Blatt synthetisiert und in der Wurzel höchstens gespeichert würden. Nun sah man, daß die dem Blatt fehlenden Nebenalkaloide die Wirkung der Wurzelpräparate modifizieren. Pflanzenphysiologisch ist der Unterschied in der Alkaloidzusammensetzung heute klar, seit man weiß, daß die Alkaloidsynthese bei Belladonna zur Hauptsache in der Wurzel erfolgt.

Literatur

FODOR, G., in MANSKE, R. H. F., The Alkaloids. New York—London, Bd. 9, 1967. — LINDENMANN, A.: Chemie der Tropan-Verbindungen. Planta med. **9**, 317—339 (1961). — VOIGTLÄNDER, H.-W., ROSENBERG, W.: Die Konstitution der Isatropasäureester Belladonnin und Scopadonnin. Arch. Pharm. **292**, 632—642 (1959).

22. Tabak — Nicotin

Die zu den Nachtschattengewächsen gehörende Gattung *Nicotiana* umfaßt zwischen 60 und 100 Arten. Es sind meist einjährige Kräuter, die in Amerika beheimatet sind.

Gekennzeichnet sind die Nicotiana-Arten durch wechselständige, nebenblattlose, ungeteilte und ganzrandige Blätter; durch verschieden gefärbte Blüten mit einer meist langröhrigen Korolle. Die Fruchtform ist eine zwei- bis vierklappige Kapsel, die vom Kelch umschlossen bleibt und viele kleine Samen enthält.

Die wichtigsten tabakliefernden Arten sind die hochwüchsigen Arten *N. tabacum* und *N. latissima* und die im Bau gedrungenere *N. rustica* (Bauerntabak). In der Kultur sind viele Varietäten und Bastarde entstanden, deren taxonomische Systematisierung schwierig ist. Im Handel unterscheidet man die einzelnen Sorten nicht nach den botanischen Namen, sondern nach den Herkunftsländern bzw. Anbaugebieten (wie z. B. Virginia-Tabak, mazedonischer Tabak).

Zur Zeit der Entdeckung Amerikas verwendeten die Eingeborenen Tabak als Genußmittel: hauptsächlich zum Kauen und Schnupfen; auch das Rauchen war bekannt. In Südamerika rauchte man eine Art Zigarre mit Deckblatt, von Westindien an nach Norden jedoch die Pfeife, deren Name „Taboga" oder „Tobago" auf Kraut und Pflanze übergegangen ist (nach HUMMEL). Die europäische Geschichte des Tabaks begann jedoch nicht mit der Verwendung des Tabaks als eines Genußmittels; sie beginnt vielmehr mit seiner Anpreisung als Universalheilmittel. Aus der modernen Medizin ist der Tabak als Heilmittel verschwunden. Mehr noch: Es überwiegen die Ansichten, daß seine Verwendung als Genußmittel nichts als schädliche Wirkungen auf den menschlichen Organismus ausübt.

Wenn auch der Tabak und seine Inhaltsstoffe heute kein unmittelbares Interesse als Therapeutika mehr beanspruchen können, so haben die Alkaloide des Tabaks als Ausgangsmaterialien für therapeutisch verwendete Substanzen wie Nicotinsäure und Nicotinsäureamid (Partialsynthese) sowie als Schädlingsbekämpfungsmittel eine gewisse Bedeutung.

Vorkommen, Anbau, Fermentation (Zubereitung)

Tabak wird in den Tropen und Subtropen und den gemäßigten Zonen angebaut. Die feinsten Tabake stammen aus tropischen Gebieten. An der Spitze der tabakbauenden Länder stehen die Vereinigten Staaten; andere wichtige Anbaugebiete sind Südrußland, die mittel- und südamerikanischen Staaten, dann Java, Sumatra und Ceylon; ferner Ägypten, die Türkei und Griechenland.

Tabak wird aus Samen gezogen. Der Einfluß des Bodens, des Klimas, der Behandlung bei der Kultur und nicht zuletzt der Einfluß der genetischen Konstitution auf die Güte des Blattes ist außerordentlich groß. Zur Ernte werden die Blätter entweder einzeln gepflückt oder es wird die ganze Pflanze geschnitten. Die Trocknung, die nicht in einer einfachen Abgabe von Wasser besteht, bei der vielmehr chemische Umsetzungen mannigfachster Art vor sich gehen, erfordert höchste Aufmerksamkeit und größte Erfahrung; ebenso die sog. Fermentation, bei der die Blätter zu Haufen geschichtet und einer Art Gärung unterworfen werden. Bei den sich über Monate hinstreckenden Manipulationen des Trocknens und Fermentierens entwickeln sich die bekannten Aromastoffe, während der Gehalt der Blätter an Eiweißkörpern abnimmt. Nicht unwesentlich trägt aber zur Geschmacksveredelung das sog. Saucieren bei, eine Behandlung mit wässerigen Auszügen von Zuckerstoffen, Gewürzen, Salzen, wohlriechenden Stoffen und Färbemitteln. Sein hellgelbes Aussehen erhält mancher Tabak durch Färben oder Schwefeln. Alle diese Verfahren sind rein empirisch ausgebaut worden, und nur sehr langsam und unter Schwierigkeiten beginnt die Wissenschaft in die verwickelten Vorgänge einzudringen.

Inhaltsstoffe, chemische Variabilität des Tabaks

Im Jahre 1828 wurde der Hauptwirkstoff des Tabaks, das Nicotin, von den beiden Heidelberger Studenten Posselt und Reimann entdeckt. Inzwischen lernte man auch zahlreiche Nebenalkaloide des Tabaks kennen, deren wichtigste das Nor-Nicotin und das Anabasin sind. Das Vorkommen dieser Alkaloide beschränkt sich nicht nur auf die zu Tabak verarbeiteten *Nicotiana*-Arten und -Varietäten; sie wurden in allen bisher untersuchten *Nicotiana*-Arten gefunden

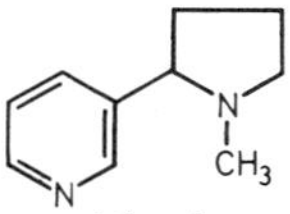

Nicotin 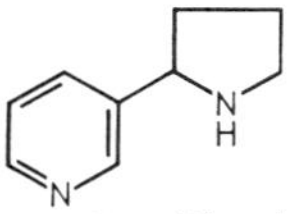 Nor-Nicotin 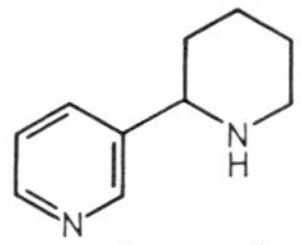 Anabasin

Im gegenseitigen Mengenverhältnis der Alkaloide bestehen allerdings von Art zu Art Unterschiede. Aufgrund ihrer Alkaloidführung lassen sich die Nicotianaarten geradezu in drei Gruppen einteilen, und zwar in a) mit Nicotin, b) mit Nor-Nicotin und c) mit Anabasin als Hauptalkaloid. Lange Zeit glaubte man, daß das Vorkommen von Alkaloiden dieses Typus auf die Gattung *Nicotiana* beschränkt und für dieses Genus charakteristisch sei; inzwischen wurden aber zahlreiche Vorkommen von „Tabakalkaloiden" auch außerhalb der Gattung entdeckt, und zwar in Familien, die botanisch-taxonomisch weit auseinander liegen, so bei einigen Arten aus den Familien der

Araceae
Asclepiadaceae
Chenopodiaceae
Compositae (Asteraceae)
Crassulaceae
Equisetaceae
Erythroxylaceae
Hippocastanaceae
Juglandaceae
Lycopodiaceae
Leguminosae (Mimosaceae, Fabaceae)
und Rosaceae

Der Nicotingehalt des Tabaks schwankt je nach Sorte innerhalb sehr weiter Grenzen, etwa zwischen 0,05% und 10%. Im Interesse des Rauchers bevorzugt man den Anbau nicotinarmer Tabaksorten; die Technik (Schädlingsbekämpfung) ist dagegen an möglichst nicotinreichen Sorten interessiert. Neben der Schaffung von Sorten mit hohem und mit niedrigem Totalalkaloidgehalt gelang auch die Züchtung von sog. nicotinarmen Rassen, die an Stelle des sehr toxischen Nicotins das chemisch nahe verwandte, aber pharmakologisch weniger aktive Nornicotin führen. Diese Unterschiede in der Alkaloidführung beschränken sich jedoch im wesentlichen auf den Alkaloidgehalt der Blätter. Die Biosynthese des Nicotins in der Wurzel bleibt dagegen unverändert. Der Sachverhalt würde sich hier im einzelnen folgendermaßen darstellen: In der Wurzel beider Varietäten, der nicotinarmen und der nicotinreichen, würde gleichermaßen Nicotin gebildet, mit dem Transpirationsstrom in die oberirdischen Teile transportiert und in den Blättern abgelagert. Der wesentliche Unterschied besteht nun in folgendem: In der nicotinreichen Sorte bleibt das Nicotin liegen, die nicotinarme Sorte verfügt dagegen über Fermente, die das Nicotin zu Nornicotin entmethylieren. Der Grund für die chemische Variabilität im Nicotingehalt von nicotinreichen und nicotinarmen Varietäten besteht in diesem Falle also darin, daß letztere ein entmethylierendes Fermentsystem besitzen.

Verwendung

Tabak ist in erster Linie ein Genußmittel. Technisch wird Nicotiana in Form von Tabakauszügen, Tabaklaugen und von Nicotinpräparaten zum Töten von Blattläusen und anderen Pflanzenschädlingen verwendet. Ein geringer Anteil dient schließlich zur technischen Darstellung von Nicotinsäure und Nicotinsäureamid.

Nicotinsäure und Nicotinsäureamid

Nicotin und verwandte Alkaloide kommen in größeren Konzentrationen hauptsächlich in den zur Gattung *Nicotiana* gehörenden Arten vor. Sie finden sich aber auch in mehreren Arten verschiedener Pflanzenfamilien, die wahllos über das ganze Pflanzensystem verstreut sind. Chemisches Charakteristikum für diese Alkaloide ist der Pyridinring. Die Fähigkeit zum Aufbau von Pyridinderivaten ist nicht auf die erwähnten Pflanzenarten beschränkt. Nahezu sämtliche pflanzlichen und tierischen Zellen sind zum Aufbau von Pyridinabkömm-

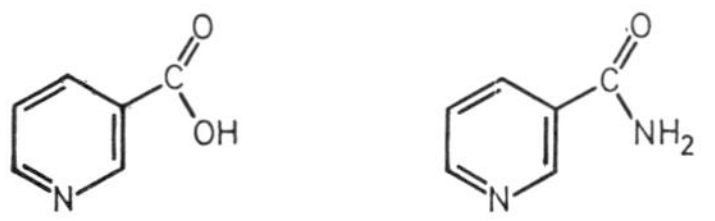

O C OH N — Nicotinsäure

O C NH_2 N — Nicotinsäureamid

lingen befähigt; dies trifft speziell zu für die Synthese von Nicotinsäure oder Nicotinsäureamid. Die beiden Stoffe haben wichtige Funktionen im Stoffwechselgeschehen zu erfüllen: Sie sind Teile eines für den Abbau der Kohlenhydrate wichtigen Fermentsystems. Der Mensch muß die Verbindungen von außen aufnehmen, d. h. für den Menschen stellen sie Vitamine dar, im speziellen den sog. Antipellagrafaktor.

Nicotinsäureamid. Der tägliche Bedarf des Menschen wird auf 30—50 mg geschätzt. Mangelnde Zufuhr führt zu Ausfallserscheinungen, die als Pellagrasymptome bekannt sind.

Nicotinsäure ist in allen vegetabilischen und tierischen Nahrungsmitteln enthalten (z. B. in ziemlicher Konzentration im Weizenmehl). Besonders hoch ist der Gehalt an Nicotinsäure im fermentierten Tabakblatt (bis zu 0,4%), wohl großenteils sekundär aus den Pyridinalkaloiden entstanden. Im großen und ganzen ist das Vorkommen freier Nicotinsäure seltener als ihr Vorkommen in Form des obenbeschriebenen Nicotinsäureamides.

Die freie Nicotinsäure (nicht aber das Nicotinsäureamid) bewirkt in größeren Dosen ausgesprochene Gefäßerweiterungen, besonders an den Gefäßen der oberen Körperhälfte. Man verwendet sie therapeutisch bei peripheren Zirkulationsstörungen, bei Angina pectoris und bei Asthma.

23. Solanum

Die weitaus größte Gattung innerhalb der Solanaceen ist die Gattung *Solanum*. Sie umfaßt etwa 1500 Arten, darunter als wichtigste *Solanum tuberosum*, die Kartoffel. In der Volksmedizin finden außerdem *S. carolinense* und *S. dulcamara* Verwendung.

Inhaltsstoffe

Charakteristische Inhaltsstoffe der Gattung Solanum sind Alkaloide mit auffallenden saponinähnlichen Eigenschaften. Sie besitzen hämolytische Wirksamkeit und weisen ein starkes Schaumbildungsvermögen auf. Außerdem bilden sie mit Cholesterin Komplexe. Da sie zudem auch in chemischer Beziehung nahe mit den Saponinen verwandt sind, werden sie von einigen Autoren direkt als N-haltige Saponine angesprochen.

Das Schaumbildungsvermögen der Solanum-Alkaloide beruht auf ihrer Fähigkeit zur Herabsetzung der Grenzflächenspannung heterogener Systeme, z. B. zwischen einer flüssigen und einer gasförmigen Phase (vgl. Saponine S. 194). Diese Fähigkeit ist durch eine besondere chemische Konstitution bedingt, die gleichzeitig einen lipophilen und einen hydrophilen Anteil aufweist. Die Solanum-Alkaloide stellen nämlich lipophile N-haltige Steroide dar mit einem Tri- oder Tetrasaccharid als hydrophiler Komponente. Als Zucker finden sich Glucose, Galaktose, Rhamnose und Xylose. Vom Aglykon gibt es zwei Strukturtypen, je nachdem der Stickstoff sekundär oder tertiär gebunden ist.

Der Tomatin-Typus ist analog gebaut wie die Steroid-Saponine vom Spirostan-Typ, mit denen sie immer vergesellschaftet sind. Man nennt sie auch Spirosolanole (Spiroaminoketale, s. S. 199). Zum zweiten Typus gehört das Solanin.

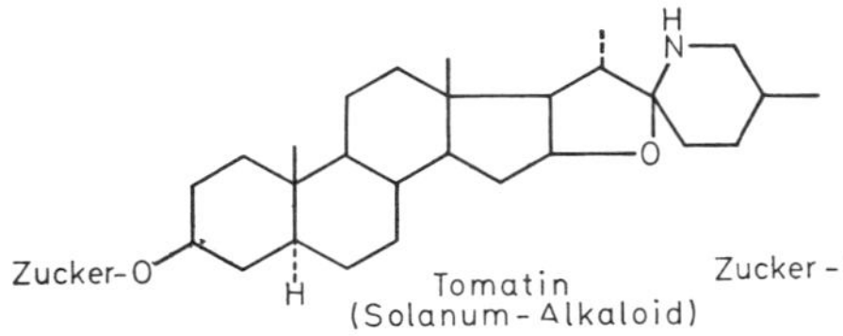

Zucker-O H N O H
Tomatin
(Solanum-Alkaloid)

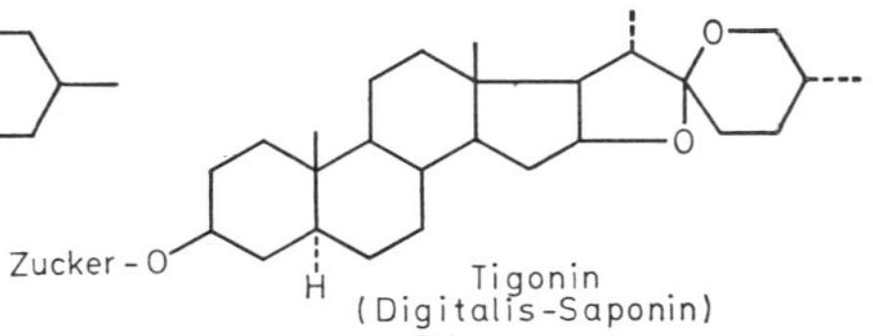

Zucker-O O O H
Tigonin
(Digitalis-Saponin)

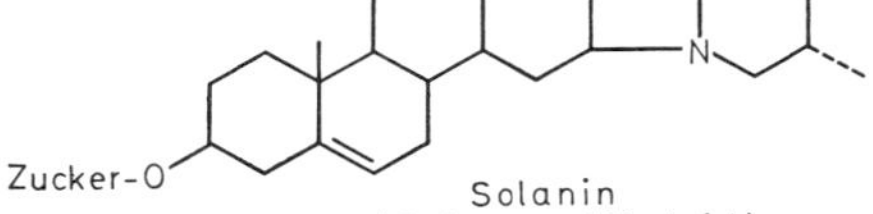

Zucker-O N
Solanin
(Solanum-Alkaloid)

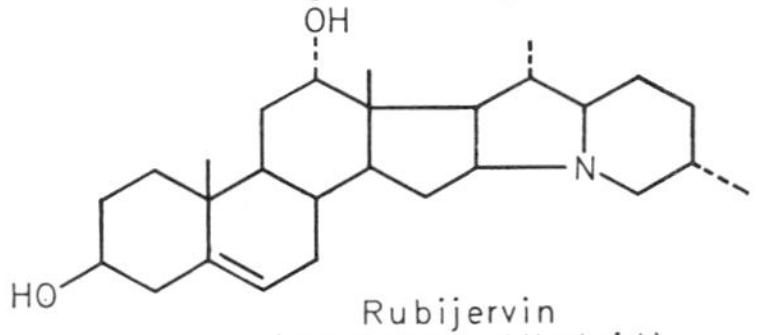

HO OH N
Rubijervin
(Veratrum-Alkaloid)

Es bedingt die Toxizität der Kartoffelfrüchte und Kartoffelkeimlinge (aber auch der Früchte von als Zierpflanzen verwendeten Solanum-Arten wie z. B. *S. pseudocapsicum*) und ist Hauptalkaloid der pharmazeutisch verwendeten Drogen. Sein Grundskelet findet sich auch bei gewissen Veratrum-Alkaloiden, z. B. beim Rubijervin. Im übrigen sind die Solanum-Alkaloide gleich wie die Veratrum-Wirkstoffe Vertreter der Pseudoalkaloide (vgl. S. 249).

Verwendung

Verwendet wird einmal der Kartoffelpreßsaft — und zwar der Saft von frischen, möglichst rotschaligen Kartoffelknollen — bei Magenleiden, die mit starker Superazidität einhergehen; der Saft soll spasmolytisch und antazid wirken. Für den therapeutischen Erfolg werden das Solanin, die Ascorbinsäure und der Schleim des Preßsaftes verantwortlich gemacht. Entsprechende Präparate enthalten das nicht ganz ungefährliche Solanin in standardisierter Menge.

In der amerikanischen Volksmedizin werden die solaninhaltigen Früchte von *Solanum carolinense* in Form eines Fluidextraktes als Sedativum bei Epilepsie verwendet, und Stipites dulcamarae von *Solanum dulcamara* waren früher als sog. „Blutreinigungsmittel" sehr geschätzt. Beachtenswert ist die Parallele zur ähnlich verwendeten Saponindroge Radix sarsaparillae (s. S. 204).

Biologisches Interesse beansprucht das Demissin der Wildkartoffel *Solanum demissum*, das, wie das Tomatin, ein Tetrasaccharid als Zuckerkomponente enthält: Die Blätter von S. demissum werden von Kartoffelkäferlarven nicht befallen, weil das Demissin als Schutzstoff fungiert.

Wie die Saponine ganz allgemein, so zeigen auch die Solanum-Alkaloide eine antimikrobielle Wirkung vor allem gegen Pilze. Wahrscheinlich spielen sie im pflanzlichen Organismus eine wichtige Rolle als Resistenzfaktoren.

Literatur

Boit, H.-G.: Ergebnisse der Alkaloid-Chemie bis 1960. Berlin 1961. — Schreiber, K.: Steroid Alkaloids: The Solanum Group, in Manske, R. H. F., The Alkaloids. New York—London, Bd. 10, 1968. — Wolters, B.: Die Verbreitung antibiotischer Eigenschaften bei Saponindrogen. Deutsch. Apoth.-Ztg.. **106**, 1729—1733 (1966).

24. Strychnos

Die zu den Loganiaceen gehörende Gattung *Strychnos* ist die umfangreichste der ganzen Familie. Die Loganiaceen sind Holzpflanzen der Tropen. Es sind etwa 800 Arten beschrieben, allein 150 Arten gehören davon zur Gattung *Strychnos*. Außer der genannten Gattung besitzt lediglich noch *Gelsemium* pharmakognostisches Interesse.

Strychnos-Arten sind über die Tropen der ganzen Welt verbreitet. Phytochemisch ist die Gattung u. a. durch das Vorkommen von Indolalkaloiden charakterisiert. Eine Gruppe dieser Alkaloide zeigt dabei enge chemische Verwandtschaft zu den Alkaloiden der Apocynaceen und der Rubiaceen (Yohimbin-Typ); andere wie das Strychnin zeigen einen davon abweichenden Aufbau (Strychnin-Typ) (vgl. hierzu S. 49).

Die pharmakologisch interessierenden Strychnos-Alkaloide gehören durchweg zum Strychnin-Typ, und zwar lassen sie sich in zwei Gruppen aufteilen: in die Gruppe des Strychnins und in die Gruppe der Strychnos-Alkaloide mit Curare-Wirkung (s. S. 317). Während sich die Strychnin führenden Strychnos-Arten in Ostasien und in Afrika finden, gehören die Curare-Alkaloide enthaltenden Strychnos-Arten der tropischen Flora Amerikas an. Beide Gruppen dienten in ihrem Verbreitungsgebiet zur Pfeilgiftherstellung.

Unter den strychninführenden Strychnos-Arten sind lediglich zwei Arten zu erwähnen: *Strychnos nux-vomica* L. liefert Semen strychni (Ph. Helv. VI). Die Samen der auf den Philippinen beheimateten *Strychnos ignatii* Berg. finden in der Homöopathie analoge Verwendung.

Strychnos nux-vomica ist ein Strauch oder Baum, der in den Wäldern Vorder- und Hinterindiens, Ceylons und des Malaiischen Archipels bis nach N-Australien beheimatet ist. Die Frucht ist eine apfelähnliche Beere mit harter Schale; im weichen Fruchtmus sind vier bis fünf flache Samen eingebettet.

Die Droge kam im 15. Jahrhundert nach Europa. Sie wurde hier vor allem zur Vergiftung von Nagetieren und Raubwild verwendet. Die lateinische Bezeichnung nux vomica, ebenso der deutsche Name Brechnuß sind irreführend, da weder die Droge noch ihr Hauptwirkstoff, das Strychnin, Brechen erregen. Vielmehr ist die echte Brechnuß nach Tschirch der stark brechenerregende Same von *Strychnos potatorum*. Da beide Drogen früher im Handel geführt wurden, *Strychnos potatorum* aber bald aus den Apotheken verschwand, ist die Bezeichnung Brechnuß irrtümlich an den Semina strychni haften geblieben.

Inhaltsstoffe

Alle Teile der Pflanze sind alkaloidhaltig. Die Samen enthalten etwa 2—3% Alkaloide, die Hälfte davon Strychnin; der Rest besteht zur Hauptsache aus Brucin neben geringen Mengen weiterer Alkaloide.

Die Alkaloide von Semen strychni stellen Indolalkaloide dar, deren Molekül die chemische Verwandtschaft mit der Aminosäure Tryptophan deutlich erkennen läßt. Daneben sind sie durch eine ganz eigene Art der Ringverknüpfung charakterisiert, die der Erforschung der Konstitution ungewöhnliche Schwierigkeiten bereitete; in dieser spezifischen Struktur ist ferner der Grund dafür zu sehen, daß Alkaloide des Strychnin-Typs bisher nur in der Gattung Strychnos aufgefunden worden sind.

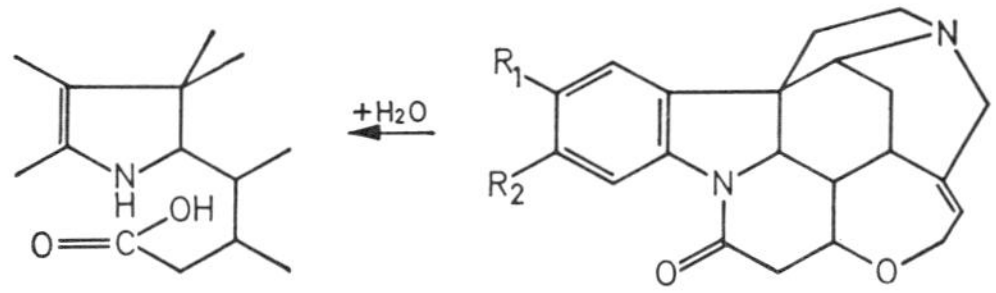

Strychninsäure ← $+H_2O$

	R_1	R_2
Strychnin	H	H
Brucin	OCH_3	OCH_3
α-Colubrin	H	OCH_3
β-Colubrin	OCH_3	H

Verwendung

Strychnin führt in Dosen von 30—100 mg (bei Erwachsenen) zu tödlichen Muskelkrämpfen, es ist ein typisches Krampfgift. In wesentlich schwächeren Dosen führt es lediglich zu einer Erhöhung des Tonus der Skeletmuskulatur. Unter Tonus versteht man die Ruhespannung der Gewebe, speziell der Muskeln. Bei müden, asthenischen Patienten entsteht dadurch ein subjektives Gefühl größerer Kraft: Strychninhaltige Präparate werden daher als „Tonika" verwendet. In diesen Zubereitungen kommt allerdings die zusätzliche Bitterwirkung des Strychnins zur Geltung. Die Einnahme in flüssigen Zubereitungen kurz vor den Mahlzeiten führt durch den bitteren Geschmack zu einer Appetitanregung (s. S. 501). Strychnin erhöht nicht bloß die Intensität der Reflexe, die auf die Skeletmuskulatur einwirken: es erhöht auch die Intensität der Reflexe, welche die Kreislauf- und Atemfunktionen regulieren. Strychnin wird deshalb neuerdings für die Beseitigung von Kreislaufschäden eingesetzt. Man bedient sich dazu aber nicht bloß des reinen Strychnins, vielmehr auch der Strychninsäure und des Strychninoxids. Die Strychninsäure entsteht aus dem Strychnin durch hydrolytische Öffnung der Lactamgruppe des Strychnins. Ihre Wirkung soll nachhaltiger und milder als jene des Strychnins sein.

Brucin ist etwa 50mal weniger toxisch als Strychnin. Infolge seines außerordentlich stark bitteren Geschmacks kann es bei der Bestimmung der Bitterwirkung von Drogen als Standardsubstanz verwendet werden.

25. Curare

Curare wird ein Pfeilgift der Indianer Südamerikas genannt: Kommt eine kleine Menge des Giftes in die Blutbahn, so führt die kleinste Verwundung bei Menschen und Tieren zum Tode. Das Opfer wird bei vollständig erhaltenem Bewußtsein unfähig sich zu bewegen und zu sprechen und geht schließlich — sofern nicht künstlich beatmet wird — an Atemlähmung zugrunde. Die pharmakologische und chemische Erforschung des indianischen Pfeilgiftes führte zur Isolierung von Reinstoffen und zur Synthese abgewandelter Derivate, die dank ihrer muskelerschlaffenden Wirkung, in der Hand des erfahrenen Anästhesisten wertvolle Helfer der Chirurgen geworden sind.

Curare ist eine Sammelbezeichnung für mehrere südamerikanische Pfeilgifte. Gleich nach den Fahrten des Columbus gelangten die ersten schriftlichen Nachrichten über das Gift nach Europa. Bereits 1499 finden wir es bei Ogedo erwähnt. Pietro Martire d'Anghiera schreibt 1516 in seinen Briefen „De orbe nuovo": „Die Eingeborenen vergiften ihre Pfeile mit dem Saft einer todbringenden Pflanze". Dem Namen des geheimnisvollen Präparates begegnen wir 1596 bei Raleigh, der es als „Urari" bezeichnet. Der erste wissenschaftliche Bericht über die Herstellung des Pfeilgiftes, der nach eigener Anschauung verfaßt wurde, stammt von Alexander v. Humboldt aus dem Jahre 1800. Mitte des 18. Jahrhunderts brachte Charles-Marie de la Condamine Curarepräparate nach Europa. 1970 berichten Denöel und Angenot erstmals über das Vorhandensein eines curarisierenden Pfeilgiftes in Afrika und zwar bei den Banyambo an der Grenze zwischen Rwanda und Tansania.

Die Bereitung und Verwendung von Curare ist weitgehend auf Südamerika beschränkt, und zwar vor allem auf die Einzugsgebiete des Amazonas vom großen tropischen Urwald Brasiliens im Süden bis zu den Anden im Westen und Guayana im Norden. Die Eingeborenen verwenden das Gift vor allem in Form der Blasrohrpfeile; im allgemeinen dient es zur Jagd, kaum jedoch für kriegerische Zwecke. Da Curare vom Magen-Darm-Traktus aus nur schwer resorbiert wird, bleibt die Jagdbeute genießbar.

Das Pfeilgift stellt einen Extrakt verschiedener Pflanzen dar, von denen jedoch nur wenige an der Wirkung beteiligt sind; die wirksamen Arten gehören hauptsächlich zwei Gattungen verschiedener Familien an: der Gattung *Chon-*

drodendron (Menispermaceae) und der Gattung *Strychnos* (Loganiaceae). Weitaus am häufigsten wird das Strychnos-Curare verwendet. Lediglich in den westlichen Gebieten bedient man sich der Präparate aus Menispermaceen.

Man hat früher, einem Vorschlag von P. BÖHM folgend, drei verschiedene Curare-Arten unterschieden; sie wurden nach der Art ihrer Verpackung als Tubocurare (in Bambusröhren), Topfcurare (in Tontöpfen) und Calebassencurare (in ausgehöhlten Flaschenkürbissen) benannt. Zur Herstellung des Topf- und Tubocurare dienen Menispermaceen, hauptsächlich *Chondrodendron*-Arten; Calebassencurare wird aus *Strychnos*-Arten gewonnen. Heute gehen Verpackungsweise und Curare-Sorten nicht mehr durchwegs parallel; so wird Calebassencurare neuerdings auch in Tontöpfen abgefüllt (KARRER, 1955). Man teilt daher die Curare-Sorten jetzt besser nach der botanischen Herkunft ihrer Hauptwirkstoffe in Loganiaceen-Curare und in Menispermaceen-Curare ein. Das erste wirksame Alkaloid, das in seiner Konstitution aufgeklärt werden konnte und in die Therapie Eingang fand, ist das Tubocurarin aus Menispermaceen-Curare. An diesem Alkaloid wurden die grundlegenden Untersuchungen über den Zusammenhang zwischen Konstitution und Curarewirksamkeit ausgeführt, die zur Schaffung einer Reihe synthetischer Präparate (z. B. Decamethonium) mit gleicher Wirkung führten. Trotzdem ist das Tubocurarin in neuerer Zeit weitgehend durch Abwandlungsprodukte von Alkaloiden des Loganiaceen-Curare verdrängt worden.

Loganiaceen-Curare

Die chemische und die botanische Untersuchung des Loganiaceen-Curare (Calebassen-Curare) gestaltete sich besonders schwierig. Die ersten hochwirksamen Alkaloide wurden 1937—1941 durch H. WIELAND und seine Schule in reiner Form isoliert. Er nannte sie Calebassen-Curarine, kurz C-Curarine. Über den chemischen Aufbau dieser Stoffe hatte man noch 1955 keine genauen Vorstellungen, und erst die Arbeiten von KARRER u. Mitarb. haben seither über die Konstitution Klarheit geschaffen. Bezüglich der botanischen Herkunft berichtete zwar schon HUMBOLDT, daß *Strychnos*-Rinden zur Curareherstellung dienten. Doch gelang es erst mit Hilfe der Verteilungschromatographie, bestimmte Curare-Alkaloide in botanisch identifizierten Strychnos-Rinden nachzuweisen und umgekehrt anhand der Alkaloidanalyse der Curarepräparate die zur Curarebereitung verwendeten Strychnos-Arten zu bestimmen. Besonders erschwert wurden diese Untersuchungen durch die Uneinheitlichkeit der Curare-Präparate, die große Zahl südamerikanischer Strychnos-Arten und die außergewöhnlich zahlreichen Curare- und Strychnos-Alkaloide. Heute weiß man, daß vor allem drei Arten häufig verwendet werden: *Strychnos guianensis*, *St. toxifera* und *St. castelnaei*. Außerdem gibt es aber in Südamerika noch über 50 weitere Arten. Von 25 untersuchten brasilianischen Spezies enthielten Zweidrittel curarewirksame Alkaloide. Man kennt bisher etwa 80 chromotagraphisch identifizierte Alkaloide. Eine einzige Strychnos-Art kann davon bis zu 30 verschiedene Basen enthalten (MARINI-BETTOLO).

Die Curare-Alkaloide der Strychnos-Gruppe gehören zu den Indolalkaloiden, die zudem eine chemische Verwandtschaft zur Aminosäure Tryptophan erkennen lassen. Nach ihrem Molekulargewicht kann man sie in zwei Gruppen aufteilen: in die Gruppe der C_{20}-Alkaloide und der C_{40}-Alkaloide. Die C_{20}-Alkaloide enthalten entweder ein yohimbinähnliches Gerüst oder sie gehören dem Strychnintypus an. Sie besitzen höchstens ein einziges quartäres N-Atom und sind nicht oder nur schwach curarewirksam. Die curareaktiven Calebassen-Alkaloide sind C_{40}-Verbindungen mit zwei quartären N-Atomen. Diese beiden Stickstoffatome sind vor allem für die Curarewirkung verantwortlich. Die C_{40}-Alkaloide lassen sich auffassen als dimere Verbindungen der C_{20}-Gruppe, und sie gehören sämtlich dem Strychnin-Typus an. Auch unter den C_{40}-Alkaloiden gibt es Basen, die keinen quartären Stickstoff enthalten; sie zeigen dann keine Curarewirksamkeit.

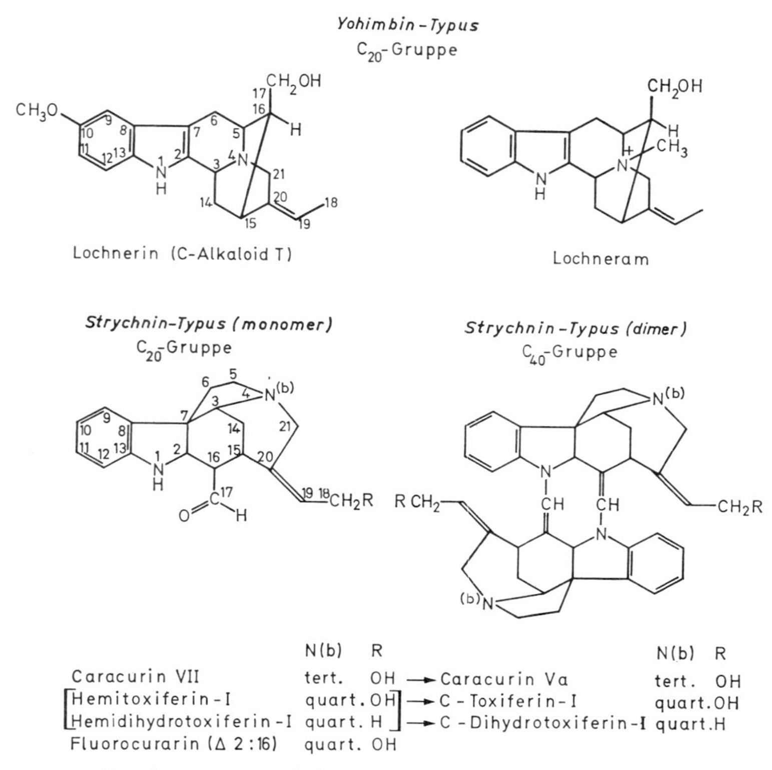

	N(b)	R			N(b)	R
Caracurin VII	tert.	OH	→	Caracurin Va	tert.	OH
[Hemitoxiferin-I	quart.	OH]	→	C-Toxiferin-I	quart.	OH
[Hemidihydrotoxiferin-I	quart.	H]	→	C-Dihydrotoxiferin-I	quart.	H
Fluorocurarin (Δ 2:16)	quart.	OH				

Chemischer Aufbau einiger Alkaloide aus Loganiaceen-Curare

Die Alkaloide der C_{40}-Gruppe sind leicht aus den entsprechenden Basen der C_{20}-Gruppe künstlich zu gewinnen. Die dem C-Toxiferin-I und dem C-Dihydrotoxiferin-I entsprechenden C_{20}-Körper sind zwar bisher in der Natur nicht aufgefunden worden; sie lassen sich aber totalsynthetisch, oder — viel einfacher noch — halbsynthetisch aus dem billigen Strychnin herstellen. Damit sind auch die beiden hochaktiven Toxiferine leicht zugänglich geworden.

In klinischen Versuchen haben sich C-Toxiferin-I und einige seiner Derivate, vor allem das N,N'-Diallyl-nortoxiferin, bewährt. Damit hat auch die Gruppe der Strychnos-Alkaloide mit Curare-Wirkung Eingang in die Therapie gefunden. In diesem Zusammenhang verdient die Tatsache Beachtung, daß die gleiche Gattung, Strychnos, Alkaloide mit gegensätzlicher pharmakologischer Wirkung bildet: Im Strychnin liegt ein krampferregendes Gift vor, bei den Calebassen-curare-Alkaloiden aber handelt es sich um paralytisch wirksame, krampflösende Stoffe. Die folgende Tabelle zeigt die Wirksamkeit einiger Curarealkaloide.

Toxizität einiger Curare-Alkaloide

	Dos. let. min/kg Maus (i. v.)
C-Toxiferin-I	23 μg
C-Dihydrotoxiferin-I	60 μg
(+)-Tubocurarin	130 μg
Fluorocurarin	4000 μg

Menispermaceen-Curare

Außer der Gattung *Chondrodendron* sollen auch Vertreter anderer Menispermaceen-Gattungen, wie *Elissarrhena*, *Anomospermum*, *Telitoxicum* und viele andere zur Curarebereitung dienen (Lazzarini-Pekolt, 1950; nach Karrer u. Schmid, 1955). Doch dürften *Chondrodendron*-Arten die wichtigsten Ausgangspflanzen sein, denn die Hauptalkaloide dieser Curaresorte ließen sich auch aus Chondrodendronarten isolieren, vor allem aus *Ch. tomentosum*, *Ch. platyphyllum* und *Ch. candicans*. Wichtigstes Alkaloid des Menispermaceen-Curare (im speziellen des Tubo-Curare) ist das (+)-Tubocurarin. Sein Molekül weist zweifach die Struktur des Benzylisochinolins in ätherartiger Verknüpfung auf. Es ist weiterhin dadurch charakterisiert, daß es ein quartäres Stickstoffatom enthält, das vor allem für die typische Curarewirkung verantwortlich ist.

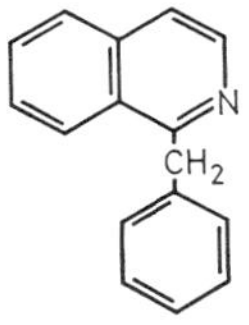

Benzyl-isochinolin

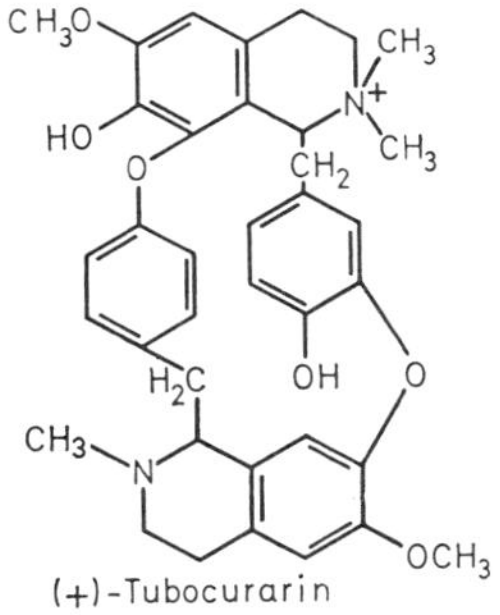

(+)-Tubocurarin

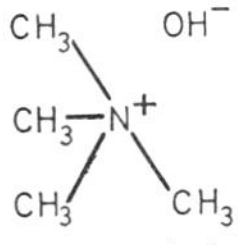

Tetramethyl-ammoniumhydroxid

Durch Quartärisierung des Stickstoffs lassen sich auch Basen in curarewirksame Stoffe überführen, denen diese typische Wirkung sonst abgeht, so z. B. Strychnin und Cocain. Bereits die einfachste quartäre Base, das Tetramethyl-ammoniumhydroxid zeigt bis zu einem gewissen Grade Curarewirkung. Bemerkenswerterweise ist diese einfache Base in den Nesselfäden bestimmter Quallen (bes. *Actinia equina*) enthalten: Quallen lähmen ihre Beutetiere durch dieses Gift.

Anwendung

Eine medizinische Verwendung des Curare bei Chorea, Lyssa und Hydrophobie wurde schon im letzten Jahrhundert vorgeschlagen und bei Tetanus sogar erfolgreich versucht; sie war jedoch vor allem wegen der inkonstanten Wirkung der verschiedenen Sorten mit großen Risiken verbunden. Erst nachdem standardisierte Präparate aufgrund des reinen Tubocurarins zur Verfügung standen und nachdem deren Anwendung dank einer verbesserten Narkosetechnik (insbesondere der Möglichkeit sofortiger künstlicher Beatmung) gefahrlos geworden war, setzte sich der Gebrauch von Curarepräparaten allgemein durch.

Curare hemmt spezifisch die neuromuskuläre Erregungsübertragung. Bei Reizung der motorischen Nerven entsteht Acetylcholin, das über die Endplatte zur Muskelkontraktion führt. Durch Curare wird die Reizschwelle der Endplatte für Acetylcholin erhöht. Der vom Zentralnervensystem ausgehende Impuls wird nicht mehr auf den quergestreiften Muskel übertragen. Willkürliche Muskelbewegungen sind daher unter Curarewirkung nicht möglich. Es kommt zu einer Lähmung bei völlig erhaltenem Bewußtsein.

Das bei nervösen Impulsen an der Endplatte gebildete Acetylcholin wird durch das Ferment Cholinesterase in das etwa 1000mal weniger wirksame Cholin und in Essigsäure gespalten. Bei Ausschaltung der Cholinesterase addieren sich die bei mehrfachen Impulsen gebildeten Acetylcholinmengen, die Konzentration wird erhöht. Mittel, welche die Cholinesterase hemmen, sind Physostigmin und seine chemischen Verwandten. Diese Stoffe heben tatsächlich eine nicht allzu starke Curarelähmung prompt auf.

Die muskelerschlaffende Wirkung des Curare wird vor allem in der Chirurgie ausgenutzt. Sie erlaubt es, beträchtliche Mengen an Narkosemitteln einzusparen und dadurch das Narkoserisiko zu verringern. Da die Muskelerschlaffung und Ruhigstellung des Operationsfeldes durch Curare erreicht wird, hat die Narkose lediglich Schmerzempfindung und Bewußtsein auszuschalten; sie kann deshalb oberflächlich gehalten werden. Curare verhindert in der Psychiatrie bei der sog. Elektroschockbehandlung die schweren Muskelkrämpfe und damit Frakturen und Luxationen. Ferner hat man Curarepräparate zur Behandlung schwerer Tetanusfälle eingesetzt.

Erythrina

Außer den Menispermaceen und Loganiaceen gibt es im Pflanzenreich noch andere Familien mit curarewirksamen Alkaloiden; bekannt ist vor allem die Gattung *Erythrina* aus der Leguminosen-Unterfamilie der Papilionatae (Fabaceae). Zu dieser Unterfamilie gehört eine Reihe von Tribus, die reich an Arten mit Chinolizidinalkaloiden sind, darunter besonders die Genisteae. *Erythrina* jedoch wird zu den Phaseoleae gerechnet, die nur wenige alkaloidführende Arten enthalten, in erster Linie *Physostigma venenosum* (s. S. 288).

Die Gattung *Erythrina* umfaßt über 100 Arten, die in Mexiko, Zentralamerika und im tropischen Asien und Afrika verbreitet sind. Hierher gehört *E. edulis*, die wegen ihrer eßbaren Samen kultiviert wird und *E. berteroana*, deren Blütenknospen, junge Blätter und Zweige als Gemüse gegessen werden (nach SCHULZE-MENZ). Andere Arten wie *E. crista-galli* dienen wegen ihrer leuchtend roten Blüten und Samen als Zierpflanzen.

1935 wurde erstmals über die curareartige Wirkung von Samenextrakten einiger Erythrina-Arten berichtet, und 1937 gelang die Isolierung von Erythroidin, dem ersten wirksamen Alkaloid. Von 50 untersuchten Arten erwiesen sich alle als mehr oder weniger stark alkaloidhaltig. Besonders alkaloidreich sind die Samen. Doch gibt es auch Arten, wie E. edulis, deren Samen offenbar alkaloidfrei oder wenigstens alkaloidarm sind.

Heute kennt man über ein Dutzend Erythrina-Alkaloide. Mit Ausnahme des β-Erythroidins weisen alle wirksamen Alkaloide das gleiche Grundgerüst auf; sie unterscheiden sich lediglich in der Zahl und Art der Substituenten. Einige Alkaloide sind zusätzlich noch mit Sulfoessigsäure $HOOC-CH_2-SO_3H$ verestert.

Die Wirkung der Erythrina-Alkaloide gleicht jener des Curare. Während aber Curare vom Magen-Darm-Traktus aus kaum resorbiert wird und daher nur bei parenteraler Zufuhr wirksam ist, entfalten die Erythrina-Alkaloide auch bei oraler Aufnahme ihre volle Wirksamkeit.

Ein weiterer wesentlicher Unterschied ist folgender: Während unter den Curare-Basen nur jene Stoffe wirksam sind, die quartäre N-Atome enthalten, weisen die Erythrina-Wirkstoffe lediglich tertiär gebundenen Stickstoff auf. Einer medizinischen Anwendung steht vor allem ihre Toxizität für das Herz im Wege.

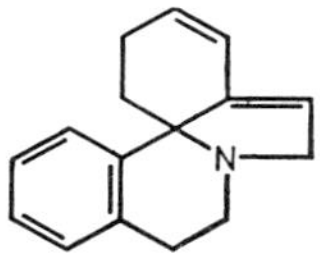

Grundgerüst der Erythrina-Wirkstoffe

26. Gelsemium

Die Loganiaceen-Gattung *Gelsemium* umfaßt zwei Arten: *G. elegans* in China und Sumatra sowie *G. sempervirens* im atlantischen Nordamerika. Beide Arten stellen stark giftige Schlingpflanzen dar. Die unterirdischen Organe von *G. sempervirens*, dem Giftjasmin oder gelben Jasmin (Gelsemino ist der italienische Name von Jasmin), gelangten in Form des Fluidextrakts

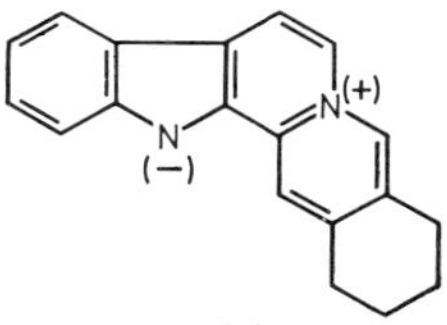

Sempervirin 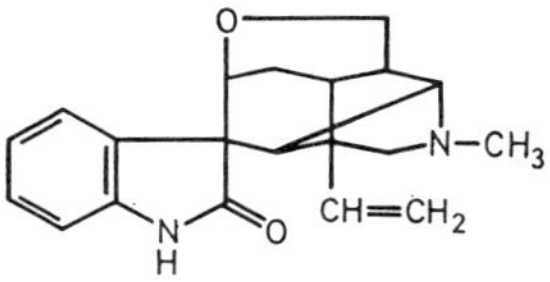 Gelsemin

oder der Tinktur in Amerika, seltener in Europa vor allem gegen Neuralgien zur Anwendung. Die Droge enthält 0,15—0,5% Alkaloide, darunter Sempervirin und Gelsemin. Während Sempervirin ein Indolalkaloid darstellt, gehört Gelsemin zur Gruppe der Oxindolabkömmlinge, die man sich aus den Indolalkaloiden durch Oxydation und Umlagerung entstanden denken kann.

Literatur

Battersby, A. R., Hodson, H. F.: Alkaloids of Calabash Curare and Strychnos Species, in Manske, R. H. F., The Alkaloids. New York—London, Bd. 8, 1965. — Bernauer, K.: Alkaloide aus Calebassencurare und Strychnosarten. Planta med. **9**, 340—353 (1961). — Bovet, D.: Etat actuel du problème du curare de Claude Bernard à l'anesthésiologie moderne. Bern, Stuttgart 1959. — Hill, R. K.: The Erythrina Alkaloids, in Manske, R. H. F., The Alkaloids. New York—London, Bd. 9, 1967. — Karrer, P., Schmid, H.: Neuere Arbeiten über Curare, insbes. Calebassen-Curare und Alkaloide aus Strychnos-Rinden. Angew. Chem. **67**, 361—373 (1955). — Prelog, V.: Die aromatischen Erythrina-Alkaloide. Angew. Chem. **69**, 33—39 (1957).

27. Rauwolfia

Die Gattung *Rauwolfia* umfaßt 130 Arten, ausnahmslos Holzgewächse der tropischen und subtropischen Gegenden. Am weitesten verbreitet, nahezu als Unkraut anzusehen, sind die folgenden drei Arten: *Rauwolfia serpentina* (L.) Benth. ex Kurz des tropischen Asiens, *Rauwolfia vomitoria* Afz. des tropischen

Afrikas (Kongogebiet), *Rauwolfia tetraphylla* L. (Syn. *Rauwolfia canescens* L., *Rauwolfia heterophylla* ROEM. u. SCHULT., *Rauwolfia hirsuta* JACQ. u. a.) der Karibischen See, verschleppt nach Indien und Australien.

Benannt wurde die Gattung zu Ehren des deutschen Arztes und Botanikers LEONHART RAUWOLF. Er wurde in der ersten Hälfte des 16. Jahrhunderts in Augsburg geboren, studierte Medizin und Botanik in Frankreich und ließ sich als Arzt in Augsburg, später in Aichach und endlich in Kempten nieder. Um gewisse Arzneipflanzen näher zu studieren, unternahm er im Jahre 1573 eine Reise nach dem mittleren Osten, deren Ergebnisse in einem 1582 gedruckten Buch niedergelegt wurden. Indien hat RAUWOLF nicht bereist und deshalb auch die ihm zu Ehren benannte Gattung nicht kennengelernt. Um das Andenken an den auf einem Türkenfeldzug an Dysenterie Verstorbenen zu ehren, gab der französische Botaniker PLUMIER 1703 einer neu entdeckten Apocynaceengattung den Namen Rauvolfia. Die von LINNÉ in seinen Species Plantarum übernommene Schreibweise Rauvolfia ist sowohl in den späteren Ausgaben des Werkes von PLUMIER wie auch von LINNÉ in die heute allgemein gebräuchliche Form Rauwolfia abgeändert worden. Nach den botanischen Nomenklaturregeln müßte allerdings die ursprüngliche Schreibweise beibehalten werden.

Das Genus *Rauwolfia* gehört zur Familie der Apocynaceen, die 155 Gattungen mit etwa 1000 Arten umfaßt, darunter zahlreiche Lianen der Tropen und Subtropen. K. SCHUMANN (1895) unterteilte die Apocynaceen in die Unterfamilien der Plumerioideae und Echitoideae. Dieser Unterteilung nach morphologischen Gesichtspunkten entspricht ein phytochemisches Charakteristikum: Bei den Plumerioideae finden sich bevorzugt alkaloidreiche Gattungen (außer Rauwolfia auch *Alstonia*, *Aspidosperma*, *Holarrhena*, *Tabernanthe*, *Vinca* u. a.), während die Echitoideae reich an herzwirksamen Glykosiden sind (*Strophanthus*, *Apocynum*, *Nerium*). Die dritte, kleine Unterfamilie der Cerberoideae (PICHON, 1948) enthält lediglich cardenolidführende Arten (*Cerbera*, *Thevetia* u. a.). Die Alkaloide von *Holarrhena* nehmen eine Zwischenstellung ein: Sie gehören zur Gruppe der Steroidalkaloide, enthalten also das gleiche Grundgerüst wie die Digitaloide (s. S. 174 u. 325).

Als Droge und zur Herstellung galenischer Präparate wird ausschließlich die Spezies *Rauwolfia serpentina* verwendet. Es handelt sich um einen niedrigen, perennierenden Strauch von 0,5 bis höchstens 1 m Höhe. Er wächst in Indien, Pakistan, Ceylon, Burma, Thailand, Java, der malaiischen Halbinsel und in den angrenzenden Gebieten.

Die unterirdischen Organe und die Blätter von *Rauwolfia serpentina* wurden in der indischen Medizin schon seit Jahrhunderten als geschätztes Heilmittel gegen Schlangenbisse und Insektenstiche, bei Fieber und Dysenterie verwendet. Den indischen Ärzten galt die Droge als wirksames Mittel zur Behandlung von hohem Blutdruck und von nervösen Erkrankungen, selbst von Geisteskrankheiten. In Europa wurde die Droge erstmals 1690 von RUMPHIUS erwähnt. In seinem 1741 erschienenen Herbarium Amboinense findet sich bereits ein Hinweis auf die psychotrope Wirkung der Droge: valet contra anxietatem.

Den ersten chemischen Untersuchungen durch indische und holländische Forschergruppen war noch wenig Erfolg beschieden. Erst die Isolierung des Reserpins durch MÜLLER, SCHLITTLER und BEIN im Jahre 1952[1], vor allem aber die Entdeckung seiner blutdrucksenkenden und psychotropen Wirkung führte zu einer verbreiteten Anwendung des Alkaloids und der Droge sowie zu einer intensiven chemischen Bearbeitung von Rauwolfia-Arten. Der Drogenbedarf stieg bald so weit an, daß sich die indische Regierung zeitweise zu einem Ausfuhrverbot gezwungen sah, um die Pflanze vor Ausrottung zu schützen. Zur Deckung ihres Bedarfs schritt die Industrie zur Anlage von Kulturen und zur Verarbeitung anderer reserpinhaltiger Rau-

---

[1] Reserpin ist erstmals durch L. VAN ITALLIE und A. J. STEENHAUER bereits im Jahre 1932 unter der Bezeichnung „Alkaloid B“ isoliert worden.

wolfia-Arten. Reserpin und verwandte Alkaloide sind auch in den weit verbreiteten Arten *R. vomitoria* und *R. tetraphylla* sowie in vielen anderen *Rauwolfia*-Arten enthalten; sogar in den Gattungen *Alstonia, Tonduzia* und *Vinca* sind sie nachgewiesen worden. Der Totalgehalt und das gegenseitige Mengenverhältnis der Alkaloide ist jedoch auch bei den einzelnen Rauwolfia-Arten sehr verschieden.

Rauwolfia-Alkaloide

Man kennt heute über ein halbes Hundert Alkaloide aus Rauwolfia-Arten. Alle diese Alkaloide sind Derivate des Yohimbans oder stehen damit in naher biogenetischer Beziehung. Das Yohimban hat drei asymmetrische C-Atome (3, 15 und 20), wozu im Yohimbin noch die mit Substituenten besetzten C-Atome 16 und 17 kommen, so daß vom Yohimbin allein 32 verschiedene optisch aktive Formen möglich sind. Dies ist einer der Gründe für die große Zahl von Rauwolfia-Alkaloiden, finden sich doch darunter mindestens sechs Yohimbinisomere. Die übrigen Rauwolfia-Alkaloide sind Derivate von verschiedenen Isomeren, sie unterscheiden sich also in einem oder in mehreren Asymmetriezentren des Grundskelets. Unter den etwa 50 Alkaloiden kommt den Vertretern des Reserpin-Typs, vor allem dem Reserpin, dem Deserpidin und dem Rescinnamin der Hauptanteil an der Drogenwirkung zu.

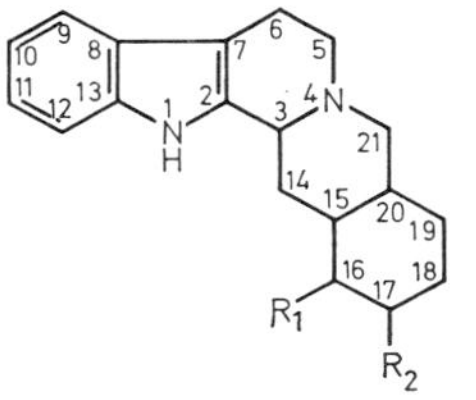

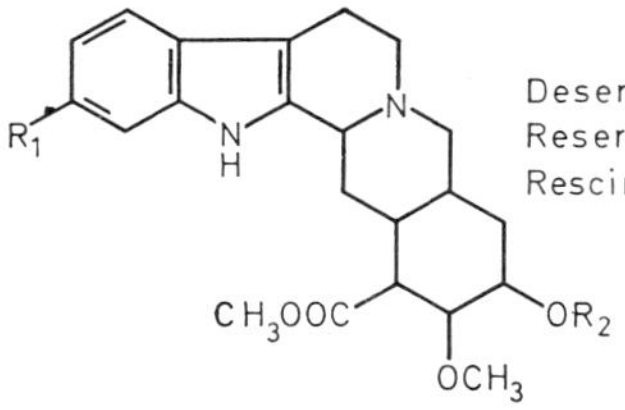

	R_1	R_2
Yohimban	H	H
Yohimbin	$COOCH_3$	OH

	R_1	R_2
Deserpidin	H	3,4,5-Trimethoxybenzoyl
Reserpin	OCH_3	3,4,5 Trimethoxybenzoyl
Rescinnamin	OCH_3	3,4,5-Trimethoxycinnamoyl

Eine Gruppe von gelb gefärbten, stark basischen Verbindungen stellen die quaternären Anhydronium-Basen dar; hierzu gehört das Serpentin. Über ein Dutzend Vertreter bilden die Tetrahydroserpentin-Gruppe (Ring C hydriert), darunter δ-Yohimbin (= Ajmalicin = Raubasin), Tetraphyllin und Reserpinin. Sie unterscheiden sich voneinander lediglich in den sterischen Verhältnissen und in den Substituenten an C-10 und C-11. Die Ajmalin-Gruppe ist schließlich besonders in biogenetischer Hinsicht von Interesse (s. S. 49). Ajmalin, Ajmalicin und Serpentin gehören zu den ersten aus Rauwolfia isolierten Alkaloiden.

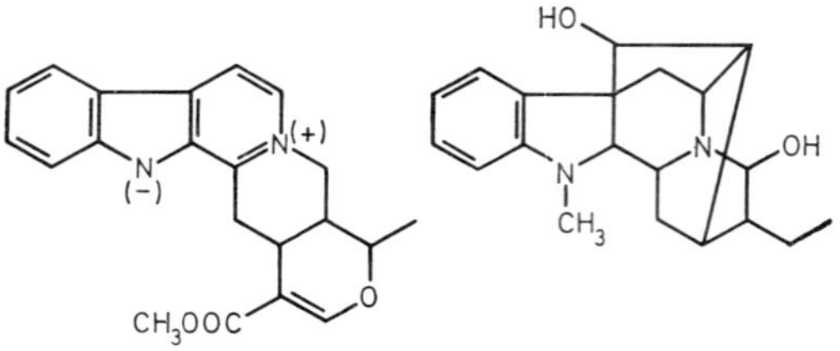

Serpentin Ajmalin

Anwendung

Rauwolfia und deren Zubereitungen dienen zur Behandlung der Hypertonie und als Beruhigungsmittel („Tranquillizer"). Die blutdrucksenkende Wirkung beruht auf dem Gehalt der Droge an Alkaloiden der Reserpingruppe, deren Wirkung jedoch durch Begleitalkaloide wie Serpentin, Yohimbin und Ajmalin erheblich unterstützt wird. Träger der typischen sedativen, psychotropen Rauwolfia-Wirkung ist das Reserpin, daneben das Deserpidin und das Rescinnamin. Von der sedativen und in höheren Dosen stark dämpfenden Wirkung wird in der Psychiatrie Gebrauch gemacht. Wegen seiner normalisierenden Wirkung auf den Herzrhythmus wird das Ajmalin als Mittel gegen Herzrhythmusstörungen verwendet. Ajmalicin (Raubasin) dient zur Verbesserung der Organdurchblutung.

Literatur

DIETMANN, K.: Die Förderung der Organdurchblutung durch Raubasin. Arzneim.-Forsch. **17**, 969—975 (1967). — JUCKER, E.: Chemie der psychotropen Pharmaka. Chimia **15**, 267—283 (1961). — SAHLI, M.: Zur Analytik der Rauwolfia-Alkaloide. Arzneim.-Forsch. **12**, 55—61, 155—161 (1962). — WOODSON, R. E., YOUNGKEN, H. W., SCHLITTLER, E., SCHNEIDER, J. A.: Rauwolfia: Botany, Pharmacognosy, Chemistry & Pharmacology. Boston, Toronto 1957.

Weitere Alkaloiddrogen der Apocynaceae: Holarrhena, Quebracho und Vinca (Catharanthus)

a) Holarrhena

Die zu den Apocynaceae-Plumerioideae gehörende Gattung *Holarrhena* umfaßt etwa 30 Arten, meist kleine Bäume oder Sträucher. Hauptverbreitungsgebiete sind Asien und Afrika. Lediglich zwei Arten sind vom pharmazeutischen Gesichtspunkt aus erwähnenswert: *H. antidysenterica* WALL. und *H. floribunda* G. DON (DURAND et SCHINZ) (Syn. *H. africana* A. DC.).

H. antidysenterica ist ein kleiner Baum der tropischen Himalayagebiete, der sich über die gebirgigen Gegenden ganz Indiens verbreitet hat. Die Rinde des Baumes wurde schon in der alten indischen Medizin wegen ihrer guten Wirkung bei Dysenterie verwendet. Den Samen schrieb man eine adstringierende und anthelmintische Wirkung zu. Im Sanskrit wird die Pflanze Kutaja, im Bengalischen Kurchi genannt. Nach einer weiteren in Indien gebräuchlichen Bezeichnung, Conessee, hat das erste aus der Rinde isolierte Alkaloid Conessin (HAINES, 1858) seinen Namen erhalten. Das Conessin macht etwa ein Drittel der zu 2—4% in der Rinde enthaltenen Totalalkaloide aus.

Die verbreitetste *Holarrhena*-Art Afrikas ist *H. floribunda*. Der stattliche Baum findet sich vom Senegal bis in den Kongo. Die Rinde enthält 2—3% Alkaloide, davon über die Hälfte Conessin.

Die Holarrhena-Alkaloide sind basische Steroidderivate der C_{21}-Gruppe vom Pregnantypus mit ein oder zwei N-Atomen.

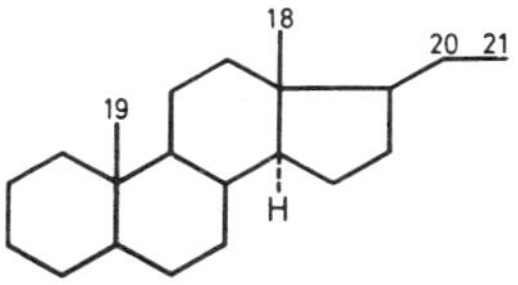

Pregnan-Grundskelet 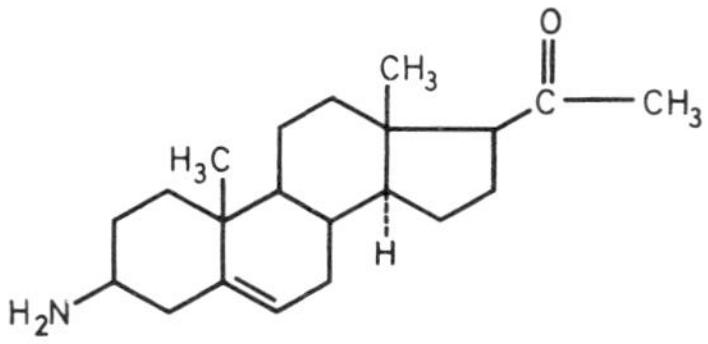 Holamin

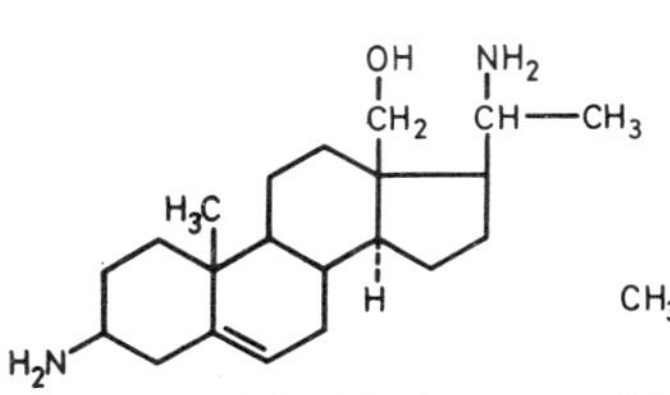

Holarrhimin 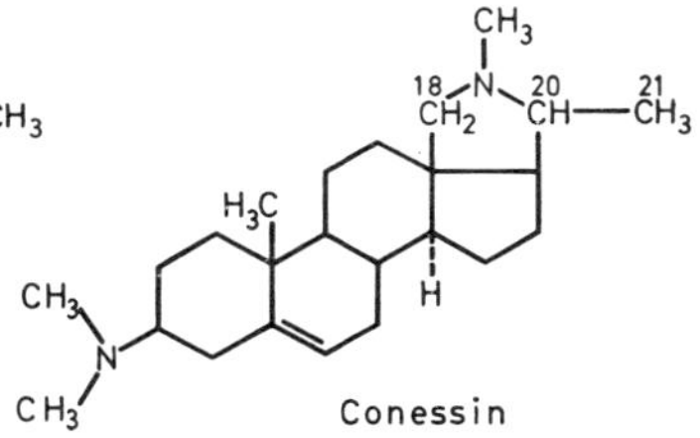 Conessin

Die übrigen Alkaloide unterscheiden sich in der Lage der Hydroxylgruppe, in der Zahl der N-Methylgruppen (0—4) und in der Lage und Zahl der Doppelbindungen sowie in den sterischen Verhältnissen.

Alkaloide der C_{21}-Steroidgruppe sind bei den Apocynaceae recht verbreitet. So hat man sie auch etwa in *Funtumia-*, *Chonemorpha-*, *Conopharyngia-*, *Malouetia-* und *Paravallaris*-Arten aufgefunden.

Von den zahlreichen Holarrhena-Alkaloiden wird bisher lediglich das Conessin medizinisch verwendet. Seine wichtigste Eigenschaft ist die toxische Wirkung auf Amöben, und zwar auf die vegetativen Formen wie auch auf die Zysten. Es wird daher bei Amöbenerkrankungen verwendet. Conessin wirkt ferner auch auf Flagellaten toxisch, speziell auf *Trichomonas intestinalis*, der gelegentlich die Dysenterieamöben begleitet. Die Giftwirkung des Conessins auf Trichomonasarten wird ferner zur Behandlung der Trichomonas-Vaginitis ausgenutzt.

Es besteht durchaus die Möglichkeit, daß sich auch andere Holarrhena-Alkaloide als medizinisch verwendbar erweisen. Die C_{21}-Alkaloide stellen ferner ein besonders geeignetes Ausgangsmaterial zur Synthese von Steroidhormonen dar. Leider kennt man bisher noch nicht genügend ergiebige Vorkommen.

b) Quebracho

Unter den über 50 verschiedenen Arten des Genus *Aspidosperma* (Apocynaceae-Plumerioideae) ist einzig *Aspidosperma quebracho-blanco* medizinisch von Bedeutung. Die Rinde dieses stattlichen Baumes, der in Argentinien und Bolivien beheimatet ist, dient in der Volksmedizin als Mittel bei Atembeschwerden, als Fiebermittel (auch bei Malaria), Tonikum und bei Leberstörungen. In der Quebracho-Rinde sind etwa 1% Alkaloide enthalten, darunter Yohimbin (= Quebrachin), Aspidospermin, Quebrachamin und eine Reihe weiterer Indolalkaloide. Cortex quebracho ist Bestandteil einiger Asthmamittel.

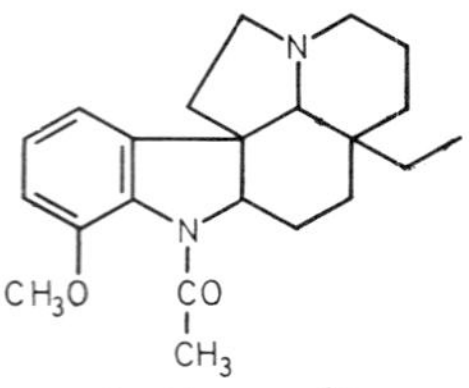

CH_3O CO CH_3

Aspidospermin

c) *Vinca — Catharanthus*

Vinca und *Catharanthus* sind zwei sehr nahe verwandte Gattungen der Apocynaceae-Plumerioideae. Zwei Gründe haben dazu geführt, daß man sich in den letzten Jahren intensiv mit deren Alkaloiden befaßte: Die Entdeckung des Reserpins mit seiner blutdrucksenkenden und psychotropen Wirkung regte zu weiterer, eingehender Untersuchung der Apocynaceen-Alkaloide an; vor allem aber hat die Entdeckung der onkolytischen Wirkung (ὄγκος = Geschwulst) des Vincaleukoblastins aus *Catharanthus roseus* Aufsehen erregt.

Die uneinheitlich gehandhabte botanische Namensgebung innerhalb der beiden Gattungen hat mehrfach Verwirrung angestiftet. Bei LINNÉ (1753) sind die Vertreter beider Genera in einer Gattung, *Vinca*, vereinigt. 1828 fügte REICHENBACH das Genus *Lochnera* mit *Lochnera rosea*, von LINNÉ noch *Vinca rosea* genannt, hinzu. Diese neue Gattung wurde im August 1838 in ihren Unterschieden zur Gattung *Vinca* von ENDLICHER beschrieben. Da aber ein halbes Jahr früher G. DON das Genus *Catharanthus*, mit seinen im wesentlichen der Gattung *Lochnera* entsprechenden Merkmalen aufgestellt hatte, gilt heute richtigerweise *Catharanthus* als Gattungsname (M. PICHON, 1951, nach R. FARNSWORTH, 1961; W. T. STEARN, 1966):

Genus: Catharanthus G. DON
Sectio l. Lochnera (REICHB. f.) PICH.
Catharanthus roseus (L.) G. DON

Nach Pichon umfaßt die Gattung *Catharanthus* sechs Arten. Es handelt sich um kleine Sträucher und Kräuter, die in Madagaskar beheimatet sind. *C. roseus* ist über die Tropen der ganzen Welt verbreitet und seit langem in der Volksmedizin u. a. als Antidiabetikum verwendet. Die Gattung *Vinca* besteht nach PICHON aus drei Arten, nämlich *V. herbacea*, *V. maior* und *V. minor*. Während die erstgenannte Art den mittleren Osten als Hauptverbreitungsgebiet besiedelt, findet sich die mediterrane *V. maior* nördlich hie und da aus Kulturen verwildert bis in die Schweiz. *V. minor*, das gemeine Immergrün, ist auch in Mitteleuropa sehr verbreitet. Die Vinca-Arten wurden in der Volksmedizin als Antigalaktagogum, Hypotensivum, Adstringens und Vomitivum verwendet.

Die Entdeckung der antimitotischen Wirkung von *Catharanthus roseus* ist einem Zufall zu verdanken. Die Pflanze diente den Eingeborenen Westindiens zur Bereitung eines Tees, dem blutzuckersenkende Wirkung zugeschrieben wurde. Bei der Untersuchung durch kanadische Forscher konnte eine solche Wirkung nach oraler Zufuhr nicht bestätigt werden. Wurden die Auszüge jedoch parenteral verabreicht, gingen die meisten Versuchstiere nach wenigen Tagen an akuter Septikämie als Folge einer stark verminderten natürlichen Resistenz ein. Die Ursache hierfür wurde in einer schweren Knochenmarksdepression, gefolgt von Leukopenie, gefunden. Somit lag der Gedanke an eine mitosehemmende Wirkung nahe.

Aus *Catharanthus roseus* sind bisher mehr als 60 verschiedene Alkaloide isoliert worden, darunter die Indol- bzw. Indolin-Alkaloide Ajmalicin, Lochnerin, Serpentin und Tetrahydroalstonin. Größeres Interesse beansprucht jedoch eine Gruppe von etwa 20 dimeren Alkaloiden, und zwar besonders Vinblastin und Vincristin mit ihrer starken onkolytischen Wirkung.

Vinblastin und Vincristin gehören biogenetisch zu den dimeren Indolbasen vom Monoterpenoidtypus; denn wir können sie uns in zwei Bruchstücke etwa gleichen Molekular-

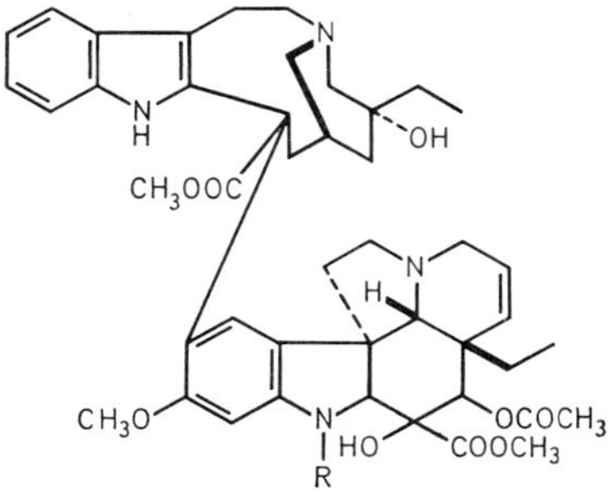

Vinblastin R = CH_3
Vincristin R = OCH

gewichtes zerlegt denken, die ihrerseits in der Natur vorkommen — in die Basen vom Typus des Catharanthins und des Vindolins. Nach Biosynthesestudien (E. LEETE u. S. UEDA, 1966) enthalten beide Basen neben dem Tryptaminbaustein den Monoterpenbaustein (s. S. 45), allerdings jeweils in einer seltenen Variante, die man sich aus der Grundvariante C (s. S. 46) durch Ablösen eines C_3-Bruchstückes und Neuverknüpfung (Typus $\alpha \rightarrow$ Catharanthin; Typus $\beta \rightarrow$ Vindolin) entstanden denken kann.

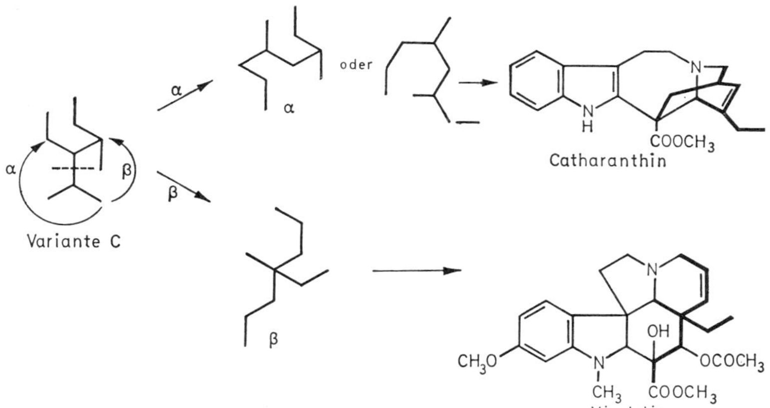

Variante C

Catharanthin

Vindolin

Vinblastin hat sich als besonders wirksam gegen die HODGKINsche Krankheit gezeigt; Vincristin findet darüber hinaus Anwendung bei Leukämie.

Bei einigen Alkaloiden (Leurosin, Lochnerin, Vindolin, Vindolinin) konnte eine deutliche hypoglykämische Wirkung festgestellt werden.

Yohimbe

Um 1890 herum stellte der Leiter einer deutschen Handelsniederlassung in Kamerun fest, daß die Eingeborenen gegen Impotenz oder zur Erhöhung der Potenz den Aufguß einer bestimmten Rinde zu sich nehmen. Er gab Proben dieser Rinde an den Inhaber einer chemischen Fabrik, der sie zur näheren chemischen Untersuchung an Dr. SPIEGEL, Berlin, weiterleitete. SPIEGEL isolierte 1896 aus der Rinde ein Alkaloid, das er Yohimbin nannte. 1914 wurde Yohimbin als identisch mit dem bereits 1882 aus Cortex quebracho isolierten Quebrachin erkannt. Trotzdem ist die Bezeichnung Yohimbin beibehalten worden.

Cortex yohimbehe stammt von der Rubiacee *Pausinystalia yohimbe* (K. SCHUM.) PIERRE (Syn. *Corynanthe yohimbe* K. SCHUM.). Es handelt sich um einen Baum, der bis zu 30 m hoch werden kann und in den Wäldern Kameruns und des ehemals französischen Kongos beheimatet ist. Die Yohimbeherinde enthält 0,3—1,5% Gesamtalkaloide. Hauptalkaloid ist das Yohimbin. Daneben sind mehr als zehn weitere Alkaloide, meist Isomere des Yohimbins, bekannt. Yohimbin ist u. a. auch aus *Rauwolfia*-Arten isoliert worden (Formel s. S. 323). Es erweitert peripher die Gefäße und senkt den Blutdruck. Die Wirkung als Aphrodisiakum wird mit einer Blutgefäßerweiterung der Genitalorgane und mit erhöhter Reflexerregbarkeit im Sakralmark erklärt. Auf der erhöhten Blutzufuhr in die Beckenorgane gründet sich auch die Verwendung des Yohimbins bei bestimmten Menstruationsstörungen. Seine lokalanästhetische Wirkung wurde gelegentlich in der Ophthalmologie ausgenutzt.

Literatur

Farnsworth, N. R.: The Pharmacognosy of the Periwinkles: Vinca and Catharanthus. Lloydia **24**, 105—138 (1961). — Leete, E., Ueda, S.: Biosynthesis of the Vinca-Alkaloids. Tetrahedron letters **1966**, 4915—4918. — Neuss, N., Gorman, M., Cone, N. J.: The Structure of the Oncolytic Alkaloids Vinblastine (VLB) and Vincristine (VCR) from Vinca rosea (Catharanthus roseus). Lloydia **27**, 389—392 (1964). — Schmit, A.: Recherches botaniques, chimiques et pharmacodynamiques sur l'Holarrhena floribunda G. Don (Durand et Schinz). Diss. Paris 1950. — Schmutz, J.: Phytochemische Betrachtungen zum Genus Aspidosperma. Pharm. Acta Helv. **36**, 103—118 (1961). — Stolle, K., Gröger, D.: Catharanthus roseus (L.) G. Don — eine neue Arzneipflanze. Pharm. Zentrh. **106**, 285—306 (1967). — Svoboda, G. H., et al.: Current Status of Research on the Alkaloids of Vinca rosea Linn. (Catharanthus roseus G. Don). J. Pharm. Sci. **51**, 707—720 (1962). — Tschesche, R.: C_{21}-Steroide des Pflanzenreiches. Angew. Chem. **73**, 727—735 (1961).

28. Cinchona

Das Genus *Cinchona* ist eine der 380 Gattungen der Rubiaceae. Die sehr zahlreichen Vertreter dieser Familie — es handelt sich um etwa 4600 verschiedene Arten — stellen in der Mehrzahl tropische Bäume und Kräuter dar. Man teilt die Rubiaceae in zwei Unterfamilien ein:

a) Cinchonoideae. An erster Stelle ist hier die Gattung *Cinchona* zu nennen; ferner gehören hierher auch *Uncaria gambir*, die Stammpflanze des Gambir-Catechu (s. S. 228), und *Pausinystalia yohimbe* (s. S. 327).

b) Coffeoideae. Neben *Coffea* ist in dieser Unterfamilie als Alkaloiddroge einzig Radix ipecacuanhae von *Cephaëlis*-(*Uragoga*)-Arten (s. S. 333) zu erwähnen.

Die Heimat der Cinchonen sind die Ostabhänge der Kordilleren von Bolivien, Peru, Equador und Venezuela, wo sie auch heute noch in Höhen von 1000—3500 m wild oder kultiviert vorkommen. Die Bäume wachsen verstreut, bilden also keine Wälder. Nur ein verschwindend kleiner Teil der Welternte stammt jedoch aus den natürlichen Verbreitungsgebieten der Cinchonen. Fast der gesamte Anteil stammt aus Kulturen auf Java und in den tropischen Teilen Afrikas. Auf Java wird Cinchona seit der Mitte des vorigen Jahrhunderts, in Afrika erst seit dem zweiten Weltkrieg kultiviert.

Etwa 36 Cinchona-Arten und deren Bastarde sind bekannt, die sich voneinander durch die Menge und durch die Zusammensetzung ihrer Alkaloide unterscheiden. In den Handel gelangen nur Rinden von kultivierten Arten bzw. Hybriden, die hohen Chiningehalt aufweisen. Es handelt sich um die folgenden Spezies bzw. deren Hybriden: *Cinchona succirubra*, *C. officinalis*, *C. calisaya* und *C. ledgeriana*. Dabei unterscheidet der Handel dem Aussehen nach zwischen

a) roten Rinden von C. succirubra und b) gelben Rinden von C. calisaya und C. ledgeriana. In den gelben Sorten ist Chinin Hauptalkaloid. Es macht hier ungefähr die Hälfte der Gesamtalkaloide aus. Deshalb werden die Rinden dieser beiden Arten für die Chiningewinnung bevorzugt. In den roten Sorten überwiegt das Chinin nicht; dagegen kann Cinchonidin Hauptalkaloid sein. *Cinchona succirubra* PAV. ist sowohl Stammpflanze der Chinarinde des DAB 7, wie auch von Cortex cinchonae Ph. Helv. VI.

Zur Geschichte der Chinarinde und der Cinchonakulturen

Die Chinarinde gehört nicht zu den Drogen, die durch die „Naturvölker" entdeckt wurden. Die Indianer Perus und Boliviens kannten die fiebersenkende, gegen die Malaria gerichtete Wirkung dieser Droge nicht; heute scheint festzustehen, daß ihnen auch die Krankheit selbst, die Malaria, unbekannt war: Die Heimat der Cinchonen soll frei von Malaria gewesen sein, und die Krankheit soll dorthin erst durch die Europäer verschleppt worden sein. Peru, das Heimatland der Cinchonarinde, wurde 1513 durch die Spanier entdeckt. Eben diese spanischen Conquistadores entdeckten auch die Chinarinde und ihre Wirkungen. Die Rinde schmeckt auffallend bitter, und dieser bittere Geschmack dürfte zur Entdeckung der Wirkung dieser Rinde wesentlich beigetragen haben; denn seit der Antike war im europäischen medizinischen Denken das Prinzip: bitter = fieberwidrig, eingewurzelt. Die Ableitung des Drogennamens von der Gräfin Chinchon, Gemahlin des spanischen Vizekönigs von Peru, die durch Chinarinde geheilt worden sein soll, ist nach neueren historischen Untersuchungen frei erfunden. Von ihr leitete jedoch LINNÉ den Gattungsnamen Cinchona ab. Die deutsche Bezeichnung Chinarinde stammt dagegen vom altperuanischen Wort Kina = Rinde, bzw. Kina-Kina = besonders geschätzte Rinde (daraus das franz. quinquina), und zwar bezeichnete man ursprünglich damit die Rinde des den Perubalsam liefernden Baumes *Myroxylon balsamum* Peru exportierte im 17. Jahrhundert große Mengen dieser Myroxylon-Rinde nach Europa; die Nachfrage war so groß, daß die Droge betrügerisch mit Rinden von Cinchona-Bäumen verfälscht wurde. Als man später die fiebersenkende Wirkung der Verfälschung kennenlernte, die Verfälschung demnach wichtiger als das Originalprodukt wurde, ging der Name Kina-Kina auf unsere heutige Chinarinde über.

Etwa hundert Jahre nach der Entdeckung Perus finden wir einen ersten medizinischen Bericht über die Verwendung der Droge in Europa (Belgien, 1643). Schon wenige Jahre später, um 1670 herum, wurden bereits große Mengen der Droge nach Europa exportiert. Die Bedeutung der Rinde stieg um so höher, als 1820 der reine Wirkstoff Chinin von den beiden französischen Apothekern PELLETIER und CAVENTOU aus der Droge isoliert wurde. Zur Gewinnung der Droge werden die Bäume gefällt. Da für Neuaufforstung nicht gesorgt wurde, standen die Cinchonabestände in Südamerika bald vor der Ausrottung. Im Laufe des 19. Jahrhunderts wurden deshalb mehrere Forschungsreisen unternommen, einmal zum Studium der Stammpflanzen, der Drogengewinnung, Verarbeitung usw., vor allem aber mit dem Gedanken, Samen oder lebende Pflanzen aus Südamerika herauszuholen. Der Handel mit der Droge war in den Herkunftsländern jedoch staatlich kontrolliert, der Versuch einer Ausfuhr lebender Samen oder Stecklinge wurde schwer bestraft. Schließlich gelang es jedoch HASSKARL auf seiner gefahrvollen Expedition (November 1852 bis Dezember 1854), Samen und Pflanzen aus Südamerika herauszubringen und mit ihnen auf Java die ersten Kulturen anzulegen. Daß HASSKARL nur Arten mit geringem Alkaloidgehalt mitgebracht hatte, zeigte sich erst später. Im Jahre 1865 gelangte LEDGER durch seinen landeskundigen und mit der Cinchona wohlvertrauten Diener MANUEL INCRA MAMANI in den Besitz von Samen der chininreichsten Cinchona Boliviens, der *Cinchona ledgeriana*. Mamani büßte seine Tat mit dem Tode. Kulturen dieser Spezies wurden durch die Engländer in Vorderindien, durch die Holländer auf Java angelegt. Durch mühselige Versuche lernte man die klimatischen Bedürfnisse der Pflanze und ihre Anforderungen an die Kultur kennen. Durch Kreuzung und Pfropfung suchte man zu widerstandsfähigen Sorten mit besonders hohem Alkaloidgehalt zu gelangen. Da sich das Klima Javas für die Cinchonenkultur als sehr günstig erwies, errang das ehemalige Niederländisch-Indien bald eine Monopolstellung für Chinarinde. Vor dem zweiten Weltkrieg lieferte es etwa 90% der Welternte, Vorderindien etwa 10%; Droge aus Südamerika spielte demgegenüber kaum eine Rolle mehr. Mit der Besetzung Indonesiens durch die Japaner im 2. Weltkrieg fiel plötzlich für weite Teile der Welt die gesamte Chininproduktion aus, und dies bei einem erhöhten Bedarf in Kriegszeiten. Man war deshalb gezwungen, neue Chininquellen zu erschließen; so ging man daran, Cinchonakulturen auch in anderen tropischen Gebieten anzulegen, vor allem in Afrika und in der ursprünglichen Heimat der Droge in Südamerika. Heute ist das Monopol Javas für Chinarinde gebrochen. Wurden im Jahre 1938 aus Niederländisch-Indien noch mehr als 10000 t Rinde exportiert, so brachte Indonesien im Jahre 1954 nur mehr etwa 1000—2000 t Droge auf den Weltmarkt (nach PARIS u. MOYSE-MIGNON, 1955). Die Plantagen der Hauptproduzenten von Cinchona succirubra befinden sich jetzt im Kivu, Republik Zaire (Kongo Kinshasa).

Inhaltsstoffe

Aus Chinarinde verschiedener Herkunft sowie aus Rinden von *Remijia*- („China cuprea") Arten wurden bisher etwa 25 chemisch eng verwandte Alkaloide isoliert. Am wichtigsten sind Chinin, Chinidin, Cinchonin und Cinchonidin. Die genannten Alkaloide zeigen folgendes Aufbauprinzip: Sie bestehen aus einem Chinuclidinkern, der über eine Hydroxymethylenbrücke mit einem Chinolinkern

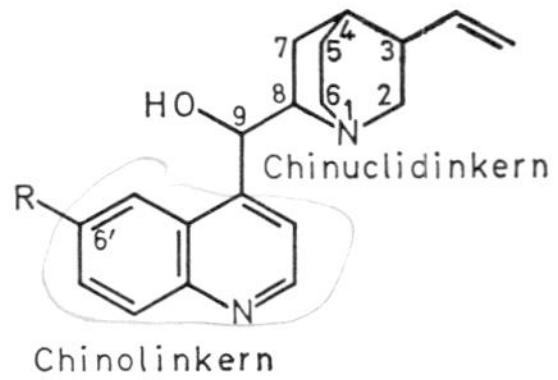

verbunden ist. Bemerkenswert ist ferner die Vinylgruppe am Chinuclidinkern. Im Chinin und Chinidin trägt der Chinolinkern am C-6′ eine Methoxylgruppe ($R = OCH_3$); Cinchonin und Cinchonidin sind unsubstituiert ($R = H$). Das Molekül enthält vier asymmetrische Kohlenstoffatome in den Stellungen 3, 4, 8 und 9. Theoretisch wären demnach von jeder Grundreihe 16 Isomere denkbar. In

	Substituent an C–6′	Sterische Reihe
Chinin	OCH_3	—
Chinidin	OCH_3	+
Cinchonin	H	+
Cinchonidin	H	—

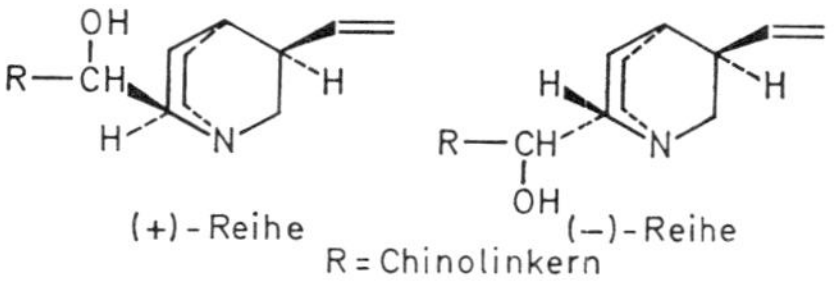

der Natur sind nur Isomere verwirklicht, bei denen die C-Atome 8 und 9 beteiligt sind, und zwar gehören Chinin und Cinchonidin sterisch zur (—)-Reihe, anderseits Cinchonin und Chinidin zur (+)-Reihe.

Die Alkaloide sind an und für sich im parenchymatischen Gewebe aller Pflanzenteile enthalten, doch lagern sie sich bevorzugt in der Rinde ab; und zwar sowohl in der Stamm- als auch in der Wurzelrinde, wobei die Wurzelrinde in der Regel den höheren Gesamtalkaloidgehalt aufweist. Die Droge enthält ferner Chinasäure und Chinagerbsäure, nebst einem weiteren Catechingerbstoff. Die Gerbstoffe der Catechingruppe zersetzen sich leicht und bilden dabei das fast unlösliche Chinarot, das in den roten Rinden zu etwa 10% enthalten ist. Die Alkaloide sind in der Droge zum Teil an Gerbstoffe gebunden. Diese Bindung ist

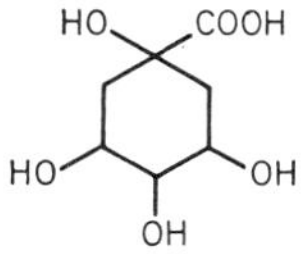

Chinasäure

so fest, daß die Droge zuerst mit Säure in der Wärme behandelt werden muß, bevor die Alkaloide nach Alkalizusatz quantitativ ausschüttelbar sind. Schließlich enthält die Droge noch das sehr bittere Chinovin, ein Glykosid der Triterpensäure Chinovasäure mit der Methylpentose Chinovose.

Chinaalkaloide sind außer in verschiedenen Rubiaceen-Gattungen (*Cinchona, Isertia, Remijia, Timonius*) auch in *Enantia* (Annonaceae) und *Strychnos* (Loganiaceae) aufgefunden worden. Das Dioscorin aus *Dioscorea*-Arten stellt ebenfalls ein Chinuclidinderivat dar.

Anwendung

Die vier Hauptalkaloide Chinin, Chinidin, Cinchonin und Cinchonidin wirken praktisch gleichartig; die Unterschiede zwischen einzelnen Stereoisomeren sind hier nicht so ausgeprägt wie bei anderen Naturstoffen. Angewendet werden die Reinalkaloide Chinin und Chinidin sowie die Gesamtdroge.

Die größte Menge des Chinins wird zur Malariabekämpfung gebraucht. Die Malaria, auch Wechselfieber genannt, ist die verbreitetste Infektionskrankheit überhaupt; die jährliche Zahl der Todesopfer wurde 1955 auf etwa 2,5 Millionen geschätzt. Bis zur Einführung wirksamer synthetischer Präparate (1926 Plasmochin, 1932 Atebrin) war die Chinarinde bzw. Chinin das einzige Mittel gegen Malaria. Trotz der Entdeckung verbesserter Mittel wird Chinin auch heute noch in der Malariabehandlung in großem Ausmaß verwendet.

Die Krankheit wird durch parasitische Protozoen aus der Gattung Plasmodium verursacht. Je nach Spezies des Erregers ist der Krankheitsverlauf unterschiedlich, ebenso die Empfindlichkeit gegenüber den Arzneimitteln. Übertragen wird der Erreger durch den Stich infizierter Anopheles-Mücken. Dabei gelangen Sporozoiten des Erregers (Sichelkeime) in das Blut des Menschen. Die Sporozoiten vermehren sich in den roten Blutkörperchen und bilden die Schizonten (Merozoiten); diese sind die ungeschlechtlichen Formen des Erregers. Beim Platzen der Erythrozyten gelangen die neu gebildeten Schizonten zusammen mit Giftstoffen in das Blut, wodurch ein Fieberanfall ausgelöst wird. Ein Teil der Schizonten befällt erneut Erythrozyten, ein anderer Teil entwickelt sich zu den Gameten, den geschlechtlichen Formen. Gelangen die Gameten durch den Stich wieder in den Körper von Anopheles-Mücken, so paaren sie sich dort und bilden schließlich wieder die Sporozoiten.

Chinin ist besonders wirksam gegen die ungeschlechtlichen Formen des Erregers, die Schizonten. Es tötet zwar die Infektionserreger nicht direkt, greift aber hemmend in deren Stoffwechsel ein, wodurch es zu einer Unterdrückung der ungeschlechtlichen Vermehrung und damit zu einem Aufhören der Fieberanfälle kommt. Gegen die Gameten ist Chinin wesentlich weniger wirksam. Neben seiner chemotherapeutischen Wirkung unterdrückt Chinin dank seiner antipyretischen Eigenschaft auch andere Fieberzustände. Mit zahlreichen synthetischen Antipyretika hat es die Eigenschaft gemeinsam, gleichzeitig auch analgetisch zu wirken. Synthetische Antipyretika und Analgetika werden daher gerne mit Chinin kombiniert, besonders bei bestimmten Erkältungskrankheiten wie Grippe, bei Kopfweh und Neuralgien.

Chinin sensibilisiert den Uterus für wehenfördernde Reize. Es kann daher als wehenverstärkendes Mittel dienen. Chininhydrochlorid wird dank seines stark bitteren Geschmackes von den Arzneibüchern (DAB 7, Ph. Helv. VI) als Standardsubstanz zur Bitterwertbestimmung von Drogen verwendet.

Auch das Chinidin ist wirksam gegen Malaria, wenn auch schwächer. Der Arzt verwendet es jedoch wegen seiner Wirkung auf das Herz (bei Arrhythmien).

Cortex cinchonae und daraus bereitete galenische Präparate werden heute nicht mehr als Malaria- und Fiebermittel verwendet. Die Galenika dienen vielmehr als Amara. Dabei kommt neben den Alkaloiden auch das sehr bittere Chinovin zur Wirkung. Wegen des hohen Gerbstoffgehaltes sind diese Zubereitungen aber möglicherweise anderen Bittermitteln unterlegen.

Dichroa (Hydrangea)

Der Mangel an Chinin im zweiten Weltkrieg ließ nicht nur nach weiteren Chininquellen im Pflanzenreich suchen; man hielt auch Ausschau nach anderen Pflanzen mit Antimalariawirkung. Bei Untersuchungen vieler hunderter von Pflanzenarten und Drogen stieß man auf eine chinesische Wurzeldroge. Die Geschichte dieser Droge als Malariamittel reicht bis in das Jahr 200 v. Chr. zurück, wo sie erstmalig in China unter dem Namen Ch'ang Shan erwähnt wird. Als Stammpflanze konnte *Dichroa febrifuga* ermittelt werden. Es handelt sich um eine aus dem tropischen und subtropischen Asien stammende Saxifragacee, die auch bei uns gelegentlich

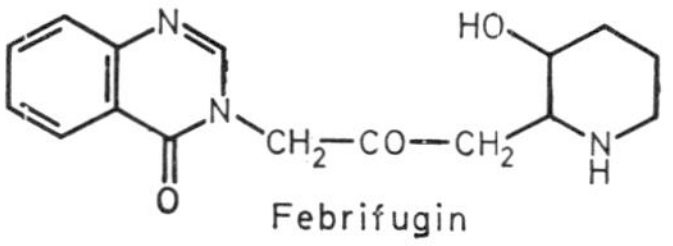

Febrifugin

als Zierpflanze gehalten wird. Die Angaben der alten chinesischen Medizin über die Antimalaria-Wirksamkeit von *Dichroa febrifuga* konnten eindeutig bestätigt werden. Aus der Droge wurden mehrere Alkaloide isoliert; darunter erwies sich das Febrifugin als gegen Vogelmalaria etwa 100mal wirksamer als die Chinaalkaloide. Es handelt sich um ein Chinazolinderivat. Leider geht diesem Wirkstoff die für eine medizinische Verwendung erforderliche therapeutische Breite ab. Das Febrifugin konnte auch aus *Hydrangea*-Arten isoliert werden. Die bekannteste Art der Gattung *Hydrangea* ist die Hortensie.

Fagara

Die Gattung *Fagara* (Rutaceae) ist mit etwa 190 Arten in allen tropischen Ländern verbreitet und liefert von den Eingeborenen verwendete Heilmittel sowie Gebrauchsmittel, z. B. verschiedene Eisenhölzer. Mehrere Arten dieser Gattung sind alkaloidhaltig. Medizinisches Interesse hat allerdings nur die südamerikanische Spezies *Fagara coco* gefunden. Diese Spezies enthält Alkaloide der Furochinolinreihe, wie sie in Rutaceen verbreitet sind. Für eine mögliche medizinische Verwendung schien jedoch lediglich das nicht zu den Furochinolinalkaloiden gehörende α-Fagarin geeignet. Diese Base hat sich später als mit α-Allokryptopin identisch erwiesen, einem Alkaloid, das auch in anderen Pflanzen, wie z. B. in Chelidonium, enthalten ist.

Die Wirkung des α-Allokryptopins auf die Herztätigkeit ließ es, ähnlich wie Chinidin, zur Behandlung von Herzarrhythmien geeignet erscheinen. Einer praktischen Verwendbarkeit stand jedoch die geringe therapeutische Breite entgegen.

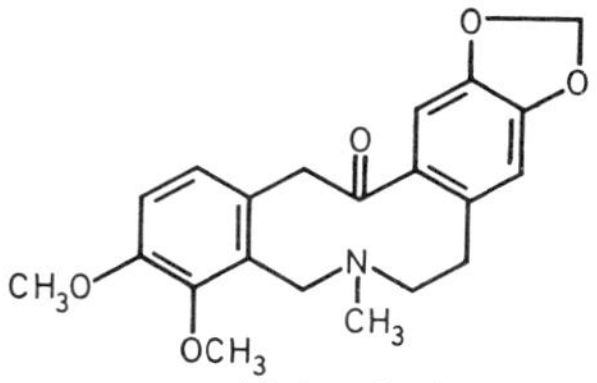

α-Allokryptopin (α-Fagarin)

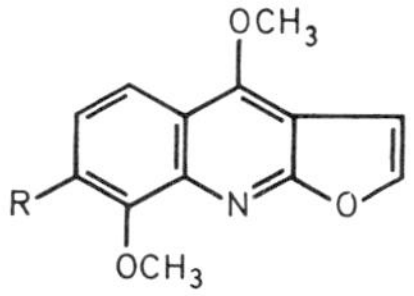

β-Fagarin (=Skimmianin) $R=CH_3O$
γ-Fagarin $R=H$

Literatur

Bessler, O.: Hundert Jahre Chinarindenbaum im Anbau. Planta med. **4**, 93—95 (1956). — Deulofeu, V., Comin, J.: Gli Alcaloidi del Fagara coco (Gill) Engl. Il Farmaco, Ed. sci. **9**, 340—349 (1954). — Diepgen, P.: Das Märchen von der Chinarinde. Dtsch. Apoth. Ztg. **92**, 740—741 (1952). — Köller, H.: J. K. Hasskarl und seine Arbeit für Java. Dtsch. Apoth. Ztg. **99**, 60—63 (1959). — Lyle, G. G., Keefer, L. K.: The Configuration at C-9 of the Cinchona Alkaloids. Tetrahedron **23**, 3253—3263 (1967). — Tang, W., Beyrich, Th.: Dichroa febrifuga Lour., ein Malariamittel im Drogenschatz Chinas. Pharmazie **16**, 482—485 (1961).

29. Ipecacuanha

Die Drogenbezeichnung Ipecacuanha stammt nach Martius aus dem Wort Pe-caà-goene der brasilianischen Tupisprache. Es soll etwa „brechenerregendes Kraut, das am Wege wächst“ bedeuten. Ursprünglich wurden damit andere brechenerregende Pflanzen der Menispermaceae bezeichnet. Mit der vorgestellten Verkleinerungssilbe i versehen, als I-pe-ca-goene, bezog es sich auf unsere Radix ipecacuanhae (nach Hummel, Herkunft und Geschichte der pflanzlichen Drogen). Die heutige brasilianische Bezeichnung der Pflanze ist Poaya. Erstmals um das Jahr 1570 von einem damals in Brasilien weilenden portugiesischen Mönch erwähnt, kam die Droge etwa ein Jahrhundert später nach Europa, wo sie sich nach und nach einen festen Platz im Drogenschatz eroberte. Die Droge stammt von Vertretern der Gattung *Cephaëlis,* die zu den Rubiaceae, Unterfamilie Coffeoideae gerechnet wird.

Im wesentlichen unterscheidet der Handel drei Sorten von Radix ipecacuanhae: a) die Rio-Ipecacuanha, b) die Cartagena-Ipecacuanha und c) die Johore-Ipecacuanha. Die Stammpflanze der Brasilianischen oder Rio-Ipecacuanha ist *Cephaëlis ipecacuanha* (Brotero) A. Richard (Syn. *Uragoga ipecacuanha*). Sie stellt einen immergrünen Zwergstrauch dar mit kleinen weißen Blüten und roten Beerenfrüchten. Man findet ihn in den feuchten Wäldern von Brasilien, besonders reichlich in der Provinz Matto Grosso. Die Wurzeln werden von den Sammlern (Poayeros) das ganze Jahr über, mit Ausnahme der Regenzeit, gegraben; drei- bis vierjährige Exemplare sollen die alkaloidreichste Droge liefern. Sie kommt über Rio de Janeiro in den Handel.

Die Cartagena-Ipecacuanha, auch Nicaragua- oder Panamabrechwurz genannt, ist etwas dicker und hat weniger stark hervortretende Wülste. Ihre Stammpflanze, *Cephaëlis acuminata* KARSTEN, ist beheimatet in den Wäldern von Nordkolumbien bis Panama und Nicaragua. Exportiert wird die Droge aus Kolumbien, Nicaragua und Costa-Rica. In ihrem Alkaloidgehalt erreicht oder übertrifft sie die Rio-Sorte; doch entfällt ein erheblich größerer Anteil ihrer Alkaloide auf das Cephaëlin.

Seit **1866** wird Cephaëlis ipecacuanha erfolgreich im Staate Selangor (Johore, bei Singapur) kultiviert. Die aus diesen Kulturen stammende Ware bezeichnet der Handel als Johore-Ipecacuanha; sie ist der Rio-Droge ebenbürtig.

Außer den genannten drei Ipecacuanha-Drogen tauchen im Handel gelegentlich noch weitere Sorten auf; in Südamerika bezeichnet man mit dem Namen Ipecacuanha eine ganze Anzahl verschiedener Wurzeln mit emetischen Eigenschaften.

Inhaltsstoffe

Wichtigste Inhaltsstoffe sind die Alkaloide, in erster Linie Emetin, Cephaëlin, Psychotrin und O-Methyl-psychotrin. Alle diese Alkaloide sind chemisch sehr nahe miteinander verwandt.

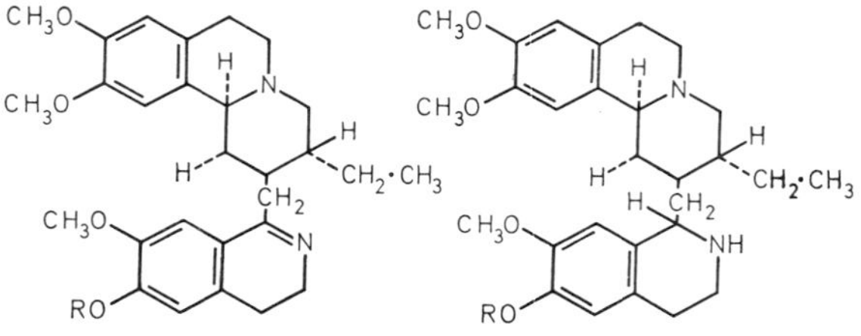

Psychotrin R = H
O-Methyl-psychotrin R = CH_3

Cephaëlin R = H
Emetin R = CH_3

Das Grundgerüst enthält mehrere optisch aktive Zentren, wodurch die Möglichkeit zur Bildung zahlreicher geometrischer Isomerer gegeben ist. Die genannten vier Alkaloide gehören jedoch alle der nämlichen stereochemischen Reihe an.

Biosynthetisches Aufbauprinzip: Die Ipecacuanha-Alkaloide enthalten zweimal den Baustein des Phenyläthylamins im Molekül. Es verbleibt sodann ein Kohlenstoffskelet aus neun Kohlenstoffatomen mit der Anordnung, wie sie für zahlreiche Indolbasen (beispielsweise für

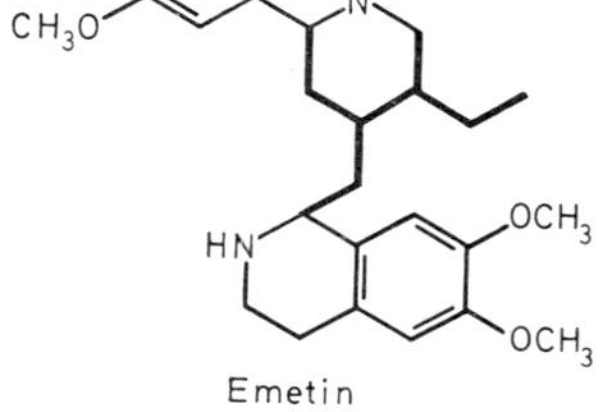

Emetin

Biosynthetisches Aufbauprinzip der Ipecacuanha-Alkaloide: 2 × Phenyläthylamin + monoterpenoider C_9-Körper (HMV-III, s. S. 46)

das Mavacurin, das Ajmalin, das Chinin oder Strychnin) so typisch ist. In vivo-Untersuchungen sprechen dafür, daß auch am Aufbau der Ipecacuanha-Basen ein monoterpenoider C_9-Baustein (HMV-III, s. S. 46) beteiligt ist.

Anwendung

Radix ipecacuanhae und deren Zubereitungen wurden früher als Brechmittel verwendet. Heute dient die Droge jedoch als Expektorans. Für diese Wirkung sind die Hauptalkaloide Emetin und Cephaëlin ganz oder zum weitaus größten Teil verantwortlich. Möglicherweise ist daneben noch ein in der Droge vorhandenes Saponin beteiligt.

Die Alkaloide von Radix ipecacuanhae wirken lokal reizend. Bei häufigem Umgang mit der Droge ist daher Vorsicht geboten, es kann zu Bronchitis, Konjunktivitis, bei besonders empfindlichen Personen zu Asthma führen. Dem Cephaëlin wird im Vergleich zu Emetin eine stärkere lokalreizende und emetische Wirkung nachgesagt. Aus diesem Grunde ließen früher einige Arzneibücher nur die Rio-Ipecacuanha zu, nicht jedoch die Cartagena-Droge wegen deren größerem Anteil von Cephaëlin am Totalalkaloidgehalt. Nach neuen Untersuchungen (Boyd u. Knight, 1964) zeigt jedoch Cephaëlin identische expektorierende Wirkung wie Emetin und ist nicht wesentlich toxischer. In DAB 7 und Ph. Helv. VI ist deshalb auch die Cartagena-Ipecacuanha offizinell.

Unter Expektorantien versteht man auswurffördernde Mittel, die Sekrete aus den Bronchien und aus der Luftröhre zu entfernen vermögen. Die wichtigste physiologische Abwehrreaktion des Körpers gegen eine Anhäufung von Schleim und Exsudat in den Bronchien ist der Husten; seine völlige Beseitigung ist daher nicht immer zweckmäßig, vielmehr soll seine Wirkung durch die Expektorantien unterstützt werden. Die Art des Hustens sowie Menge und Konsistenz des Auswurfs geben uns Anhaltspunkte dafür, welche Arten von Expektorantien angezeigt sind oder ob von deren Anwendung abzusehen ist.

Das akute Stadium einer Schleimhautentzündung der oberen Luftwege kann sich in ganz verschiedenen Symptomen äußern. Bei trockenem Reizhusten ohne Expektoration (charakteristisch meist für das Anfangsstadium der Bronchitis) wird der Arzt einmal mit Codein oder mit Schleimdrogen in Teeform durch Ruhigstellung ein Abklingen der Entzündung zu erreichen suchen. Anderseits wird er durch schleimtreibende Expektorantien, wie Radix ipecacuanhae, eine Verflüssigung des Bronchialsekretes anstreben. Ein Präparat, das gleichzeitig die hustenreizmildernde Wirkung des Opiums und die expektorierende Wirkung der Ipecacuanha besitzt, ist Pulvis ipecacuanhae opiatus (Ph. Helv. VI). Auch bei anhaltendem trockenem Husten mit mäßigem und zähem Auswurf wird der Arzt gleicherweise vorgehen, wobei zusätzlich auch saponinhaltige Expektorantien zweckmäßig sind. Liegt dagegen lockerer Husten mit reichlichem und dünnem Auswurf vor (Heilungsstadium der Bronchitis), dann sind die Expektorantien geradezu kontraindiziert.

Auch bei mehr chronischen Bronchitiden können schleimtreibende Expektorantien angebracht sein. Doch gelangen hier ferner die sog. entzündungserregenden Hustenmittel zur Anwendung: innerlich die Kreosotgruppe, äußerlich ätherische Öle in Form von Inhalationen, Linimenten oder Salben, speziell Oleum eucalypti und Oleum terebinthinae rectificatum. Entzündungserregende Expektorantien sind nicht indiziert im akuten Stadium der Schleimhautentzündung (nach Møller).

Von den Reinalkaloiden dient das Emetin als Chemotherapeutikum gegen Amöbendysenterie (Amöbenruhr). Die Amöbenruhr ist vor allem in den Tropen sehr verbreitet; sie wird hervorgerufen durch die zu den Protozoen gehörende *Entamoeba histolytica*. Die auch in Europa heimische Ruhr wird hingegen durch

Bakterien (*Shigella*-Arten) verursacht. Entamoeba histolytica durchläuft im Körper im wesentlichen zwei Entwicklungsstadien, ein vegetatives Stadium und eine Dauerform (Amöbenzysten). Emetin beeinflußt nur die vegetativen Formen, nicht jedoch die Dauerformen.

Literatur

Boyd, E. M., Knight, L. M.: The expectorant action of cephaeline, emetine and 2-dehydroemetine. J. Pharm. Pharmacol. **16**, 118–124 (1964). — Gordonoff, T.: Physiologie und Pharmakologie des Expectorationsvorganges. Erg. d. Physiolog. **40**, 53 (1938).

30. Lobelia

Von den etwa 250 Arten der Gattung *Lobelia* sind in Europa nur zwei Arten heimisch, nämlich die in Mooren und Sümpfen Nord- und Ostdeutschlands wachsende, weiß blühende *Lobelia dortmanna*, die aber in Österreich und in der Schweiz fehlt, und die westeuropäische *Lobelia urens*. Die übrigen Arten finden sich in den heißen und gemäßigten Gebieten aller Weltteile, ausgenommen Mittel- und Osteuropa und Westasien. Medizinisch verwendet wird einzig das Kraut von *Lobelia inflata*. Bei der Stammpflanze handelt es sich um ein meist einjähriges Kraut, dessen rauhhaariger Stengel mit mehreren Flügelleisten versehen und am Grunde oft violett angelaufen ist. Der „aufgeblasenen" Kapselfrucht verdankt die Pflanze ihre Artbezeichnung. *Lobelia* wurde die Gattung zu Ehren von Mathias de L'Obel (1538–1616), einem flämischen Arzt und Botaniker benannt. *Lobelia inflata* ist beheimatet einmal in östlichen und mittleren Teilen der USA und Kanadas, außerdem in Kamtschatka. Das Genus *Lobelia* gehört zur Familie der Lobeliaceae, die mit den Campanulaceen sehr nahe verwandt ist.

Die Pflanze soll von den Indianern Nordamerikas schon seit langem als Brechmittel verwendet worden sein. Wegen des tabakähnlichen, brennenden Geschmacks hat man ihr den Namen Indian tobacco gegeben. Auch die verwandte *L. syphilitica* wurde von den Indianern medizinisch verwendet. Eine Abkochung der Wurzel soll ihnen innerlich und äußerlich gegen Lues und andere Krankheiten gedient haben. Allgemeiner bekannt wurde die Droge erst durch den Wunderdoktor Samuel Thomson. In seinem medizinischen „System", niedergelegt im 1807 erschienenen Buch „A New Guide to Health", nimmt Lobelia eine zentrale Stellung ein. Die Droge wird vor allem als Asthmamittel angepriesen. Mit dieser Indikation verbreitete sich deren Verwendung später in England und auf dem Kontinent.

Inhaltsstoffe und Verwendung

Herba lobeliae zeichnet sich durch einen ungewöhnlichen Reichtum an chemisch nahe verwandten Alkaloiden aus, von denen bisher zwei Dutzend Vertreter isoliert worden sind. Nach den Arbeiten von H. Wieland u. Mitarb., denen wir die Isolierung der meisten Lobelia-Alkaloide, ihre Konstitutionsaufklärung und Synthese verdanken, handelt es sich um Derivate des Piperidins, bzw. des N-Methyl-piperidins, die in Stellung 2 oder in Stellung 2 und 6 substituiert sind. Je nach der Bindungsart des Sauerstoffes und der Zahl der Substituenten werden die Namen der Alkaloide von folgenden Grundkörpern abgeleitet:

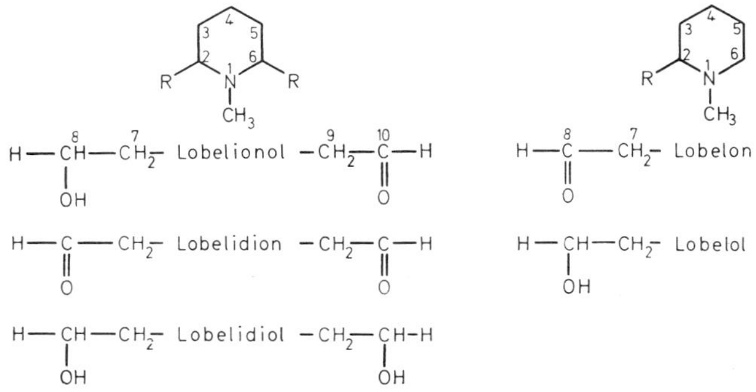

$H-\overset{8}{C}H(OH)-\overset{7}{C}H_2-$ Lobelionol $-\overset{9}{C}H_2-\overset{10}{C}(=O)-H$

$H-C(=O)-CH_2-$ Lobelidion $-CH_2-C(=O)-H$

$H-CH(OH)-CH_2-$ Lobelidiol $-CH_2-CH(OH)-H$

$H-\overset{8}{C}(=O)-\overset{7}{C}H_2-$ Lobelon

$H-CH(OH)-CH_2-$ Lobelol

Dem Lobelin kommt die Konstitution eines (—)-cis-8,10-Diphenyllobelionols zu. Es besitzt drei Isomeriezentren (C-2, C-6 und C-8). In der Natur sind von den möglichen acht optischen Isomeren nur zwei verwirklicht, nämlich (—)- und (+)-Lobelin. Diese Stoffe unterscheiden sich lediglich am Asymmetriezentrum C-8. Die beiden übrigen Zentren heben sich gegenseitig in ihrer Drehung intramolekular auf. Auch die entsprechenden Diphenylderivate des Lobelidions, das Lobelanin, und des Lobelidiols, das Lobelanidin, finden sich in der Droge. Lobelin, Lobelanin und Lobelanidin, zusammen mit ihren Norderivaten, sind die Hauptalkaloide (Lobelingruppe) von Herba lobeliae. Diese Alkaloide haben alle eine ähnliche Wirkung; das wirksamste unter ihnen stellt jedoch das Lobelin dar. Es ist durch eine starke stimulierende Wirkung auf die Atmung ausgezeichnet und wird aus diesem Grunde als Analeptikum für das Atemzentrum bei Asphyxie der Neugeborenen, in Fällen von Kollaps bei Gasvergiftungen und Narkotika-

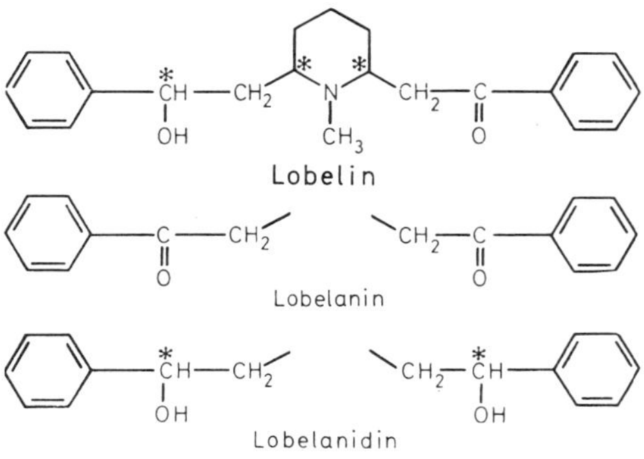

Lobelin

Lobelanin

Lobelanidin

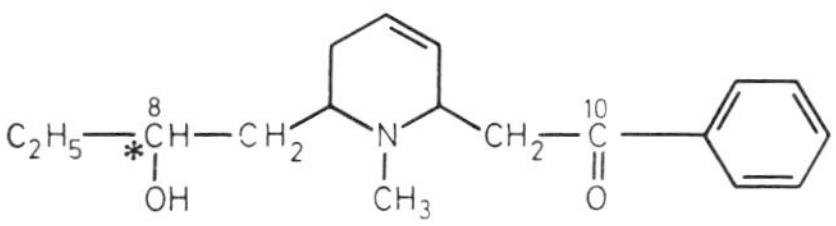

Isolobinin
(—)-cis-8-Äthyl-10-phenyldehydrolobelionol

vergiftungen sowie bei Unfällen mit Erstickungsgefahr wie Ertrinken, Starkstromunfällen usw. verwendet. Im Organismus wird Lobelin und seine Verwandten sehr rasch abgebaut. Bereits bei s. c.-Injektion sind zur Erzielung gleich starker Wirkung mehrfach höhere Dosen als bei i. v.-Zufuhr erforderlich. Bei oraler Einnahme bleibt Lobelin praktisch unwirksam. Nur ganz massive Dosen vermögen noch eine deutliche Wirkung hervorzubringen: Eine Lobelinwirkung ist bei oral verabreichten Drogenzubereitungen nicht zu erwarten. Zur Lobelinmedikation dienen daher Reinalkaloidpräparate für parenterale Anwendung. Auch Lobelanin und Lobelanidin sind oral kaum wirksam. Man schreibt ihnen bei parenteraler Applikation eine emetische Wirkung zu.

Lobelin wirkt in vieler Hinsicht ähnlich wie Nicotin. Von der Beobachtung ausgehend, daß sich die Wirkung beider Alkaloide addiert, hat man Tabakentwöhnungsmittel auf Lobelinbasis geschaffen; sie sollen bei Nicotingenuß Brechreiz und Ekelgefühl erzeugen.

Außer den Alkaloiden der Lobelingruppe mit ihren zwei Phenylresten enthält die Droge Alkaloide, in denen ein oder beide Phenylreste durch Äthyl- oder Methylgruppen ersetzt sind. An der Wirkung beteiligt sind darunter — soweit bekannt — aber auch jene Basen, die im Piperidinkern eine Doppelbindung enthalten, vor allem das Isolobinin. Auch dem Isolobinin kommt eine atemanregende Wirkung zu; doch tritt diese bei oraler Verabreichung wegen des raschen Abbaus des Alkaloids nicht in Erscheinung. Dagegen zeigt Isolobinin eine ausgesprochene schleimhautreizende Wirkung, die sich schon in sehr verdünnter Lösung in Mund und Rachen durch Kratzen und Brechreiz bemerkbar macht. Die lokale Schleimhautreizung soll auch für die antiasthmatische Wirkung oral verabreichter Lobelia-Präparate verantwortlich sein. Dieser antiasthmatische Effekt der Droge und ihrer Zubereitungen wird nämlich als eine reflektorische Folge einer Reizwirkung vom Magen aus aufgefaßt: Er zeigt sich denn auch — ganz im Gegensatz zur Lobelinwirkung — ausschließlich bei oraler Zufuhr. Somit würde die Wirksamkeit von oral anwendbaren Lobelia-Präparaten von einem möglichst hohen Gehalt an schleimhautreizenden Alkaloiden, nicht aber von Vertretern der Lobelingruppe abhängen.

Auch andere Lobelia-Arten sind lobelinhaltig. Sehr reich an Alkaloiden der Lobelingruppe sind Vertreter des Subgenus *Tupa* (Kaczmarek), darunter *L. tupa* und *L. excelsa* (= *L. salicifolia*) (Ochsner) der südamerikanischen Flora. Auch die in Westeuropa heimische *L. urens* ist reich an Lobelin (Grütter). Sie enthält ebenfalls schleimhautreizende Alkaloide. *L. syphilitica* ist dagegen lobelinfrei, enthält aber reichlich schleimhautreizende Alkaloide (Egger). Sofern die antiasthmatische Wirkung von Lobelia tatsächlich als eine reflektorische Folge einer Reizwirkung vom Magen aus aufgefaßt werden kann, sollte sich dieser Effekt auch mit Präparaten von *L. syphilitica* erzielen lassen.

Literatur

Graubner, W., Peters, G.: Lobelin und Lobeliaalkaloide, in Handb. d. exp. Pharmakologie, 11. Bd. Berlin/Göttingen/Heidelberg 1955. — Kaczmarek, F., Steinegger, E.: Botanische Klassifizierung und Alkaloidvorkommen in der Gattung Lobelia. Pharm. Acta Helv. **34**, 413—429 (1959). — Lendle, L., Richter, R.: Pharmakologische Analyse der Brechwirksamkeit und asthmalösenden Wirkung der Lobelia-Tinktur. Klin. Wschr. **28**, 665 (1950).

31. Coffeindrogen

Coffein und die ihm sehr nahestehenden Pflanzenstoffe Theobromin und Theophyllin gehören in die Reihe der Purine. Der Name Purin ist von purum uricum abgeleitet und wurde von E. Fischer als Gruppenbezeichnung für Stoffe mit dem Grundgerüst der Harnsäure eingeführt. Die Harnsäure ist der am längsten bekannte Vertreter dieser Stoffklasse; sie wurde 1776 von SCHEELE und gleichzeitig auch von BERGMAN in Blasensteinen aufgefunden.

Das Ringsystem des Purins kann formal als ein Pyrimidinring (A) aufgefaßt werden, der mit einem Imidazolring (B) kondensiert ist, wobei die Kohlenstoffatome 4 und 5 beiden Ringen gemeinsam sind.

Pyrimidin (1,3-Diazin) Purin Imidazol Lactam-Form Lactim-Form

Xanthin

Coffein, Theobromin und Theophyllin sind Derivate des Xanthins; sie sind durch zwei Sauerstoffatome in Stellung 2 und 6 ausgezeichnet. Trotz des Gehaltes an vier N-Atomen sind diese Stoffe nicht basisch. Nicht alle Autoren rechnen sie daher zu den Alkaloiden. Im Gegenteil kommt ihnen z. T. ein schwach saurer

	R_1	R_2	R_3
Xanthin	H	H	H
Theobromin	H	CH_3	CH_3
Theophyllin	CH_3	CH_3	H
Coffein	CH_3	CH_3	CH_3

Charakter zu. Lediglich beim Coffein sind alle H-Atome durch Methylgruppen ersetzt, weshalb dem Coffein auch keine sauren Eigenschaften zukommen.

Coffein kommt im Pflanzenreich verstreut vor, in Gattungen, die keine taxonomische Verwandtschaft miteinander aufweisen: so in einigen Genera bzw. Spezies aus den Familien der Rubiaceae (*Coffea*), der Theaceae (*Camellia* = *Thea*), der Sapindaceae (*Paullinia*), der Aquifoliaceae (*Ilex*) und der Sterculiaceae (*Theobroma*). Es ist eine bemerkenswerte Tatsache, daß die Naturvölker die in der Flora ihrer Gebiete vorhandenen coffeinreichen Pflanzen unabhängig voneinander entdeckten und sie als Genußmittel verwendeten. In geringen Mengen kommt Coffein allerdings noch in einer ganzen Anzahl weiterer Pflanzen vor, so etwa in *Annona cherimolia* (Annonaceae), in *Neea theifera* (Nyctaginaceae), in *Erodium cicutarium* (Geraniaceae), *Banisteriopsis inebrians* (Malpighiaceae) und in *Pleiocarpa tubicina* (Apocynaceae). Dieses im Pflanzenreich verstreute Vorkommen des Coffeins sowie auch des Theobromins und des Theophyllins, das keinen Zusammenhang der systematischen Stellung der betreffenden Pflanzen erkennen läßt, wird verständlich, wenn man bedenkt, daß diese drei pharmazeutisch verwendeten Stoffe nur einen Teil der natürlich vorkommenden Purine darstellen und daß Purinderivate, wie Guanin und Adenin als Bestandteile der Nucleinsäure im Pflanzenreich ubiquitär sind.

Coffein, Theobromin und Theophyllin scheinen in der frischen, lebenden Pflanze nicht in freier Form vorzukommen; erst durch Fermentation oder durch den Röstprozeß werden sie in Freiheit gesetzt. Über die genuine Bindungsart ist relativ wenig bekannt; eine Ausnahme macht das Coffein der frischen Kaffeebohnen, aus denen ein Coffein-Chlorogensäure-Kaliumkomplex isoliert werden konnte, sowie das Coffein der frischen Colanuß, das in Form eines Catechinkomplexes vorliegt. Man vermutet, daß ganz allgemein in frischen Drogen das Coffein locker an Zucker, an Phenole, bzw. an Gerbstoffe gebunden vorkommt; man entnimmt dies insbesondere der folgenden Beobachtung: Coffein zeigt in der lebenden Pflanze andere Löslichkeitseigenschaften als in der Droge; so läßt sich beispielsweise stets nur eine geringe Menge Coffein mittels Chloroform aus frischen Pflanzenteilen extrahieren; die Menge des mittels Chloroform extrahierbaren Coffeins nimmt mit zunehmender Dauer des Fermentations- oder Röstprozesses laufend zu.

Die Bedeutung der Coffeindrogen beruht auf ihrer ausgedehnten Verwendung als Genußmittel und als Arzneimittel. Als Genußmittel verwendet man fast ausschließlich durch Fermentation oder durch andere Verfahren (Rösten) veredelte Ganzdrogen. Ihre Wirkung wird einmal durch die pharmakologischen Eigenschaften der Purine, in erster Linie des Coffeins und des Theobromins, bestimmt; dann spielen aber auch die Aroma- und Röststoffe sowie die natürlichen Begleitstoffe (Gerbstoffe u. a.) eine wesentliche Rolle.

Das Coffein wirkt erregend auf das Zentralnervensystem, gleichzeitig regt es die Herztätigkeit und die Diurese an. Beim Theophyllin ist die zentralerregende Wirkung im Vergleich zum Coffein wesentlich schwächer und fehlt beim Theobromin praktisch ganz. Dagegen zeigt Theophyllin eine stärkere diuretische Wirkung als Coffein und Theobromin. Als Anregungsmittel werden deshalb coffeinhaltige Drogen wie Kaffee, Tee, Cola und Maté verwendet. Beim Kakao mit seinem vorwiegenden Gehalt an Theobromin tritt die anregende Wirkung stark zurück. Für therapeutische Zwecke werden in der Regel die Reinsubstanzen (Coffein, Theobromin, Theophyllin) bevorzugt.

Coffea

Die coffeinhaltigen *Coffea*-Arten sind Gewächse der Alten Welt, die in weiten Teilen Afrikas (bes. Abessiniens) beheimatet sind. Es soll nach mündlicher Überlieferung der Kaffee in Abessinien schon seit urdenklichen Zeiten getrunken worden sein. Um so mehr überrascht es, daß weder die Antike, die Griechen oder die Römer, von dieser Sitte des Kaffeetrinkens Kenntnis erhielten; ebensowenig erfuhren die europäischen Völker zur Zeit der Kreuzzüge, wo sie mit dem Orient in enge Berührung kamen, etwas über dieses Genußmittel. Spontan breitete sich dann im 16. Jahrhundert das Kaffeetrinken vom Orient her über die ganze übrige Welt aus.

Den ersten deutschsprachigen Bericht über den Kaffee und seine Verwendung finden wir in einer 1582 erschienenen Reisebeschreibung des Augsburger Arztes LEONHART RAUWOLF, der in den Jahren 1573—1578 Kleinasien, Syrien und Persien bereiste. In Konstantinopel war bereits im Jahre 1551 das erste öffentliche Kaffeehaus eingerichtet worden. Das erste Kaffeehaus auf europäischem Boden war das von Venedig 1645.

Botanisches

Der Kaffeestrauch gehört zur Familie der Rubiaceae. Wir kennen heute etwa 25 Arten, die zu der Gattung *Coffea* gehören; die ursprüngliche Heimat aller dieser Arten ist Afrika. Die wichtigste Spezies, *Coffea arabica*, liefert etwa 90%

der Kaffeewelternte. Man zieht diese Spezies heute in zahlreichen Spielarten. Die von LINNÉ erstmalig beschriebene Pflanze gehört zur Varietät *typica*; es ist dies gleichzeitig auch die Varietät, die als erste in Kultur genommen wurde. Unter natürlichen Verhältnissen wird der arabische Kaffeestrauch 5—6 m hoch; in den Plantagen werden die Pflanzen stärker beschnitten; sie werden dadurch mehr strauchig und erleichtern so das Ernten der Früchte.

Neben der Spezies *Coffea arabica* und ihren zahlreichen Varietäten spielen als Lieferant des Kaffees noch zwei andere Arten eine gewisse Rolle, nämlich *Coffea liberica* und *Coffea canephora*.

Coffea liberica ist in Sierra Leone und in Liberia an der Westküste Afrikas beheimatet. Sie wurde in Kultur genommen, da man sie gegenüber Rostkrankheit, einem Befall mit *Hemileia vastatrix*, für immun hielt. Die Spezies liefert einen qualitativ minderwertigen Kaffee, weshalb sie nur mehr in geringem Umfange kultiviert wird.

Coffea canephora ist größer und kräftiger als C. arabica; die Heimat dieser Art ist das Kongogebiet. *C. robusta* verträgt das Klima Ostasiens besser als C. arabica, ebenfalls ist sie weniger empfindlich gegenüber Pflanzenkrankheiten; sie wird daher heute in Ostasien, speziell in Indonesien in größerem Maße kultiviert. Aber auch die Qualität dieses von C. canephora stammenden indonesischen Kaffees bleibt hinter jener des von C. arabica stammenden südamerikanischen Kaffees zurück.

Der Kaffeestrauch besitzt gegenständig angeordnete Blätter von ledriger, lorbeerblattartiger Beschaffenheit. In den Blattachseln sitzen in büscheliger Anordnung 4—16 schneeweiße, jasminartig duftende Blüten. Die Frucht ist eine kugelige Steinfrucht („Kaffeekirsche"). In ein widerlich süßes, saftiges Fruchtfleisch (Mesokarp) sind in der Regel zwei Samen eingebettet. Einsamige Früchte liefern den sog. Perlkaffee. Die Samen sind von einer Pergamenthaut, auch Hornschale genannt (Endokarp), umgeben. Die Samenschale ist zart und dünn; man bezeichnet sie als Silberhaut. Die eigentliche Droge (Semen coffeae) besteht aus dem Endosperm und dem Keimling mit geringen Resten der Samenschale.

Bei der Ernteaufbereitung kommt es darauf an, die Samenkerne vom Fruchtfleisch sowie vom Endokarp und von der Samenschale zu befreien. Hierzu gibt es ein „nasses" und ein „trockenes" Aufbereitungsverfahren. Beim hauptsächlich verwendeten nassen Verfahren werden die frisch geernteten Kaffeekirschen in Quelltanks aufgequollen und hierauf in einem Walzensystem, dem sog. Pulper, durch Quetschen maschinell vom Fruchtfleisch befreit. Noch anhaftende Fruchtfleischreste entfernt man durch bakterielle Gärung. Dabei erleidet aber auch die eigentliche Bohnenmasse Veränderungen, was für die Geschmacksbildung von entscheidender Bedeutung ist. Im Anschluß daran wird gewaschen und getrocknet. In den Schälmaschinen wird anschließend durch Druckausübung die Pergamenthülle (Endokarp) und, soweit möglich, auch das Silberhäutchen (Samenschale) zum Platzen gebracht. Bohnen auf der einen Seite, Silberhäutchen und Pergamenthülle andererseits werden nunmehr durch Abblasen voneinander getrennt. Beim trockenen Verfahren werden die frischen Kaffeekirschen vor der weiteren Bearbeitung zuerst getrocknet.

Die Geschmacksrichtung eines Kaffees wird im wesentlichen von seiner Herkunft bestimmt (botanische Herkunft, Art der Aufbereitung). Gemindert in seiner Qualität kann Kaffee jeder Herkunft sein durch den Gehalt an sog. Fehlbohnen. Dieser Gehalt spielt bei der Beurteilung eines Kaffees eine sehr wichtige Rolle. Fehlbohnen weichen in Form und Farbe, vor allem auch in ihrem Geschmack von der Normalbeschaffenheit ab. Sie werden durch Verlesen ausgeschieden. Durch wenige Fehlbohnen können ganze Partien von Kaffee geschmacklich völlig verdorben werden.

Inhaltsstoffe

Der wichtigste Inhaltsstoff ist das Coffein, das in Mengen von 0,7 bis etwa 2% enthalten sein kann. In ungeröstetem Kaffee kommt es nicht in freier Form, sondern an Chlorogensäure gebunden, vor. Chlorogensäure ist ein Ester aus Kaffee- und Chinasäure. Sie hat ihren Namen von der Eigenschaft, daß wässerige Lösungen der Säure, die zunächst farblos sind, sich nach Ammoniakzusatz beim Stehen an der Luft grün verfärben (von *χλοϱός* = grün; *γενάω* = werden). Chloro-

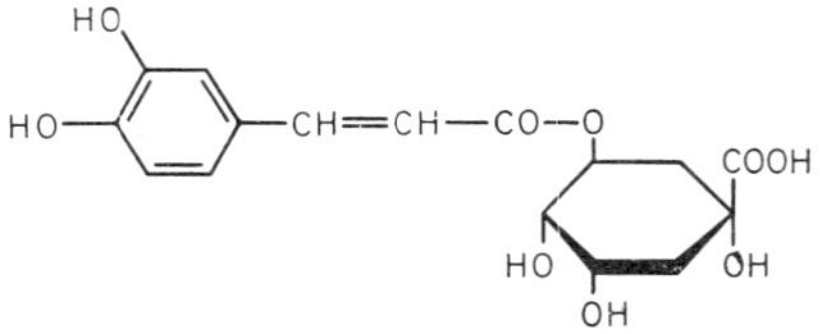

Chlorogensäure

gensäure regt die Salzsäurebildung des Magens an, beschleunigt die Darmperistaltik, erhöht die Gallenausscheidung und wirkt zentral erregend. Die Vermutung liegt daher nahe, daß die Chlorogensäure neben dem „ätherischen Röstöl", das lokal reizend wirkt, für einige unangenehme Nebenwirkungen des Kaffees verantwortlich zu machen ist (Czok und Lang, 1961). Das sog. „ätherische Röstöl" ist ein kompliziertes Gemisch flüchtiger Stoffe, das zum Teil schon beim Rösten übergeht. Es enthält als Hauptbestandteil Furfurol neben einer großen Reihe weiterer Stoffe, darunter geringe Mengen Valeriansäure, Phenol und Pyridin. Einige dieser Stoffe, wie z. B. das Furfurol, dürften sich aus den Hemizellulosen der Kaffeebohne gebildet haben. Im Gegensatz zum „ätherischen Röstöl" stellt das „Kaffeeöl" die Lipoidfraktion des Rohkaffees dar.

Coffeinfreier Kaffee

Eine normale Tasse Kaffee enthält etwa 0,1 g Coffein. Dies ist der 15. Teil der maximalen Tagesdosis von 1,5 g. Ein starker Kaffeetrinker kann an diese Maximaldose herankommen. Zeichen eines zu starken Kaffeegenusses sind hochroter Kopf, zitternde Hände, Geschwätzigkeit und Ideenflucht. Viele Menschen empfinden die durch Coffein hervorgerufene Stimulierung als unangenehm, besonders wenn sie sich in Übererregbarkeit, Herzklopfen und Schlaflosigkeit äußert; in sehr seltenen Fällen kann Kaffeetrinken auch eine depressive Phase einleiten. Für solche Menschen kann sog. „Coffeinfreier Kaffee" ein gewisses Bedürfnis sein. Coffeinfreier Kaffee enthält noch bis zu 0,08% Coffein. Er wird hergestellt, indem der Kaffee nach patentierten Verfahren mit leicht flüchtigen Lösungsmitteln (Benzol, Trichloräthylen) behandelt wird.

Die modernen Verfahren der Herstellung von coffeinfreiem Kaffee sind so ausgearbeitet, daß praktisch kein Lösungsmittel in der Kaffeebohne zurückbleibt. Es würde aber billiger sein, wenn es auf biologischem Wege gelänge, einen coffeinfreien Kaffee herzustellen; beispielsweise durch Züchtung coffeinfreier Kaffeesorten oder durch Auffinden verwertbarer coffeinfreier *Coffea*-Arten. Tatsächlich gibt es Spezies, die kein Coffein führen, wie z. B. *C. humboldtiana* und andere Arten Madagaskars (*C. gallienii* und *C. bonnierii*). Es erwies sich aber als unmöglich, die Samen dieser Coffea-Arten anstelle der auf chemischem Wege coffeinfrei gemachten *C. arabica*-Bohne zu verwenden; die genannten Samen enthalten einen bitteren Stoff, der beim Rösten nicht zerstört wird und der daher den Kaffee ungenießbar macht.

Kaffeekohle (Carbo coffeae tostae)

Wird der Kaffee überröstet, jedoch nicht vollständig verbrannt, so resultiert ein Produkt, das als Kaffeekohle bezeichnet wird. Man verwendet die Kaffeekohle ähnlich wie Carbo medicinalis zur Entgiftung, beispielsweise bei Gärungsdyspepsien. In der homöopathischen Arzneimittellehre hat sie außerdem noch zahlreiche andere Anwendungsgebiete gefunden: in der Behandlung von Ekzemen und offenen Wunden, bei Zahnfleischblutungen, Anginen usw.

Tee

Der Tee ist das beliebteste und das am weitesten verbreitete aller coffeinhaltigen Getränke: Er wird von mehr als der Hälfte der Weltbevölkerung getrunken. Der Teestrauch stammt aus Ostasien; er soll noch heute am Fuße des Himalaya, im nördlichen Indien und im nördlichen Burma wild vorkommen. Die heutigen Hauptanbaugebiete des Teestrauchs sind das tropische und das subtropische Asien: Indien, Ceylon, China, Japan und Java. In neuerer Zeit sind auch größere Pflanzungen in den südlichen Vorbergen des Kaukasus entstanden.

Der Teestrauch gehört taxonomisch in die Gattung *Camellia* aus der Familie der Theaceae; er ist somit ein naher Verwandter der bei uns als Zierpflanze gezogenen Kamelie von *Camellia japonica*. Es gibt heute vom Tee zahlreiche Spielarten, die durch Züchtung entstanden sind. Alle diese Sorten lassen sich aber auf zwei Hauptvarietäten zurückführen: auf *Camellia sinensis* var. *bohea* (Chinesischer Tee) und auf *Camellia sinensis* var. *assamica* (Assam-Tee). Die immergrünen Blätter des Teestrauches sind lederartig und glänzend, ohne jeden Geruch. Die jüngsten Blätter sind besonders auf der Unterseite flaumig behaart und erhalten dadurch einen silberigen Glanz.

Bei der Ernte werden für die feinsten Teesorten nur die jungen Schoßspitzen und die obersten Blätter gepflückt; die übrigen Blätter liefern die einfacheren Sorten. Die erste Ernte erfolgt an etwa dreijährigen Pflanzen. Ein Strauch gibt zu dieser Zeit etwa 250 g frische Teeblätter. Die weitere Verarbeitung der Blätter hängt davon ab, ob „grüner“ oder „schwarzer“ Tee erzielt werden soll. Beim grünen Tee werden die Fermente der frisch geernteten Blätter sofort nach dem Pflücken zerstört. Der grüne Tee wird fast ausschließlich in Asien selbst verbraucht: Die Chinesen und die Japaner schätzen ihn besonders hoch ein. Der schwarze Tee ist fermentiert. Die Fermentation stellt einen gelenkten Selbstzersetzungsprozeß dar, wobei sich im wesentlichen Oxidationsvorgänge abspielen. Im einzelnen geht man so vor, daß die geernteten Blätter angewelkt werden; dann rollt man sie und überläßt sie sich selbst, nachdem man sie mit nassen Tüchern bedeckt hat. Erst bei der Fermentation erhält der schwarze Tee sein charakteristisches Aroma.

Inhaltsstoffe

Coffein ist im Teestrauch in einer durchschnittlichen Menge von 1,2—4% enthalten. Beim Genuß einer normalen Tasse Tee, zu deren Herstellung 1—2 g Blätter verwendet werden, führt man dem Körper 0,03—0,06 g Coffein zu, demnach im allgemeinen weniger als mit einer Tasse Kaffee. Das Coffein ist auch beim Tee hauptsächlich an Gerbstoff gebunden. Begleitet wird es von einer ganzen Zahl verwandter Purinstoffe: von Xanthin, Theobromin, Theophyllin und Adenin (Aminopurin). Am Geschmackswert des Tees ist das Coffein nicht beteiligt. Der Geschmack ist u. a. mitverursacht durch die wasserdampfflüchtigen Stoffe (ätherisches Öl, das sich erst sekundär bei der Fermentation bildet) und durch die Gerbstoffe. Ein wesentlicher Bestandteil des ätherischen Öles ist Methylsalicylat. Die Gerbstoffe sind nur unvollkommen erforscht; isoliert wurden zwei Gallussäureester:

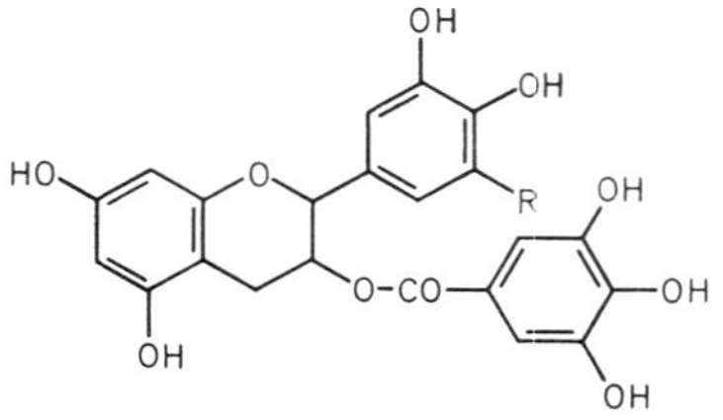

(−)-Epicatechin-3-gallat R = H
(−)-Epigallocatechin-3-gallat R = OH

Die Wirkung des Tees wie auch des Kaffees ist zum großen Teil eine Coffeinwirkung. Das Coffein wird aus diesen Getränken rasch resorbiert. Die Wirkung dieser beiden Genußmittel ist aber nicht ausschließlich durch das Coffein bedingt; sicher sind daran auch die Geruchsstoffe, die Gerbstoffe, die Pflanzensäuren sowie die Flüssigkeitsaufnahme beteiligt. So ist bekannt, daß der Kaffee die Darmperistaltik anregt (s. S. 342), während der Tee infolge seines Gerbstoffgehaltes bei Darmkatarrhen stopfend wirkt. Kaffee und Tee verscheuchen Schlaf und Müdigkeit, erleichtern geistige Tätigkeit und heben die Stimmung. In nicht übermäßigen Dosen genossen, kommt ihnen keine schädliche Wirkung auf das Herz zu. Personen mit empfindlichem Magen vertragen Tee leichter als Kaffee.

Kakao

Die Kakaopflanze, *Theobroma cacao* (Sterculiaceae), ist beheimatet in Mittelamerika und im tropischen Südamerika; doch wird sie heute fast in allen hierzu geeigneten Tropengebieten kultiviert. Die wichtigsten Anbaugebiete finden sich jedoch im tropischen Westafrika und in Brasilien. Die Bezeichnungen Kakao und Schokolade sind aztekischen Namen der Produkte nachgebildet. Der Gattungsname der Stammpflanze, Theobroma (vom griech. *ϑεός* und *βρῶμα* = Götterspeise) wurde von Linné geschaffen.

Die Stammpflanze ist ein 6—8 m hoher Baum mit Büscheln von Blüten, die aus dem Stamm und aus den größeren Zweigen entspringen (Kauliflorie). Aus den Fruchtknoten entwickeln sich etwa 25 cm lange, gurkenartige Beeren. Nach der Ernte überläßt man die Früchte einer kurzen Nachreife, öffnet sie dann und entnimmt die Samen. Die Samen werden fermentiert, d. h. 3—9 Tage enggepackt sich selbst überlassen: Durch die Fermentation erhalten sie erst das feine Aroma, der ursprünglich vorhandene bittere Geschmack wird gemildert, die Farbe verändert sich von weiß nach braunrot. Nach der Fermentation röstet man die

Samen, was das Aroma weiter verbessert, außerdem die Entfernung der Samenschalen (Kakaoschalen) erleichtert. Die eigentliche Droge besteht demnach praktisch nur aus dem Keimling, dessen dicke Cotyledonen mit dem Nährgewebe den Hauptanteil ausmachen. Zur Gewinnung von Kakaomasse, Massa cacaotina, wird das sandig schmeckende Würzelchen des Embryo entfernt und der Rest sehr fein gemahlen. Durch den reichlichen Fettgehalt und die Erwärmung beim Mahlen entsteht ein Brei, der anschließend in Blöcke gegossen wird und die Massa cacaotina darstellt. Diese Kakaomasse enthält 1—2% Theobromin und etwa 0,2—0,3% Coffein. Durch Zusatz von Zucker und Gewürzen wird aus der Kakaomasse die Schokolade hergestellt. Massa cacaotina besteht zur Hälfte aus Kakaobutter, Oleum cacao (s. S. 354). Die Kakaobutter wird durch Pressen mit hydraulischen Pressen aus den Samenkernen gewonnen. Die Preßrückstände werden zu Kakaopulver vermahlen. Beim Kakao treten die Purinwirkungen gänzlich zurück. Vielmehr handelt es sich hier um ein Getränk, dem wegen seines Gerbstoffgehaltes bei Durchfall eine stopfende Wirkung zukommt.

Cola

Reich an Coffein sind die Samen einer weiteren Sterculiacee, die Samen des Cola-Baumes von *Cola nitida* (Vent.) A. Chev. und *C. acuminata* (P. Beauv.) Schott et Endl. sowie einiger weiterer Arten. Es handelt sich um Bäume des tropischen Westafrikas, die, wie der Kakaobaum, Kauliflorie aufweisen. Sie werden nicht nur in ihrer Heimat, sondern in vielen weiteren Tropengebieten, auf den Westindischen Inseln, in Südamerika, Indien und Ostasien angebaut. Bei der Droge handelt es sich nicht um die ganzen Samen, sondern lediglich um die Samenkerne. Es sind dies die getrockneten Keimlinge, deren weitaus größten Anteil die mit Reservestoffen versehenen Keimblätter ausmachen. Als Semen colae Ph. Helv. VI offizinell ist vor allem der Samenkern von *Cola nitida* (syn. *Cola vera* K. Schum.), deren Samen nur zwei Keimblätter aufweisen, während die Samen von *C. acuminata* drei bis fünf Cotyledonen besitzen. Semen colae enthält 1—3% Coffein neben wenig Theobromin. In frischer Droge sind diese Purinstoffe an Colacatechin gebunden. In getrockneter, nicht stabilisierter Droge ist die Verbindung gespalten: Das Coffein liegt in freier Form vor, und das farblose Colacatechin ist weitgehend in rotbraunes Colarot umgewandelt.

Die Eingeborenen verwenden ausschließlich die frische Colanuß. Sie dient ihnen als Anregungsmittel; sie erzeugt Frische und leichte Euphorie und steigert die Leistungsfähigkeit. Die nicht stabilisierte Droge soll weniger wirksam sein und die euphorische Wirkungskomponente soll ihr abgehen. Eine Reihe von Präparaten wird daher mit stabilisierter Droge hergestellt. Semen colae dient als Stimulans und Tonikum und zur Herstellung von sog. Kräftigungsmitteln.

Guarana

Guarana stellt mit einem Gehalt von 4—8% die coffeinreichste Droge dar. Sie wird aus den Samen der Sapindacee *Paullinia cupana* gewonnen. Die Stammpflanze ist ein Kletterstrauch, der sich vor allem im Gebiete des Amazonas wild findet. Daneben wird die Pflanze, ähnlich wie der Hopfen, an Stützen kultiviert. Die haselnußgroßen Früchte stellen eine dreifächerige Kapsel dar, in der sich jedoch meist nur ein einziger Same entwickelt. Der Same besteht zur Hauptsache aus den konvexen Cotyledonen. Zur Guaranagewinnung werden diese Cotyledonen geröstet, zerkleinert und anschließend mit Wasser zu einem Brei angestoßen. Dann wird der Brei in die gewünschte Form gebracht und getrocknet. Die Droge kommt meistens in Form von Stangen, gelegentlich auch in Form von Kugeln oder Broten in den Handel. Daneben formen die Einheimischen aus dem Brei auch Tierfiguren.

An Inhaltsanteilen ist neben dem Coffein noch der Gehalt an etwa 8% Gerbstoff der Catechingruppe zu erwähnen. In der Droge ist der vermutlich nativ vorhandene Coffein-Gerbstoffkomplex gespalten. Das Coffein liegt frei vor, und der wohl zum großen Teil in Gerbstoffrot umgewandelte Catechingerbstoff dürfte an der dunkelbraunen Farbe der Droge wesentlich beteiligt sein. Die Droge wird gelegentlich als Anregungsmittel gebraucht; häufiger ist sie jedoch Bestandteil von Kopfwehmitteln. In diesen Mischpräparaten wird außer den analeptischen Eigenschaften des Coffeins auch dessen Fähigkeit ausgenutzt, die analgetische Wirkung der übrigen Komponenten zu verstärken. In Brasilien wird Guarana auch als Genußmittel verwendet, und die Samen dienen zur Herstellung von erfrischenden Getränken.

Maté

Maté, auch Paraguay-, Parana- oder Jesuitentee genannt, besteht aus den getrockneten Blättern von *Ilex paraguariensis* St. Hil. und anderen coffeinhaltigen *Ilex*-Arten.

Die Gattung *Ilex* gehört zur Familie der Aquifoliaceae. Die Aquifoliaceen, eine kleine Familie, die lediglich drei Gattungen mit 290 Arten umfaßt, ist in unseren Gegenden durch die Stechpalme, *Ilex aquifolium*, vertreten. Stechpalmenblätter sollen geringe Mengen von Theobromin enthalten. Mit Ausnahme von Maté ist die Familie chemisch noch wenig untersucht worden.

Die den Maté liefernden Ilex-Arten finden sich wild in den südlichen Staaten Brasiliens, in Paraguay und in Nordargentinien. Zur Matégewinnung wird *Ilex paraguariensis* auch angebaut. Matékulturen großen Stils wurden im 17. Jahrhundert durch die Jesuiten in ihren Indianersiedlungen namentlich im Gebiete des heutigen Paraguay angelegt; daher rührt die Bezeichnung Jesuiten- oder Missionstee für die Droge. Bei der Stammpflanze handelt es sich um einen immergrünen, 6—12 m hohen Baum, der in Kulturen zur leichteren Ernte niedrig gehalten wird. Indianer und Mischlinge durchziehen die Wälder und schlagen mit großen Schlagmessern die Spitzen der Zweige samt den Blättern ab. Das Material wird zunächst zur Halbtrocknung und um das Schwarzwerden zu verhüten durch Feuer gezogen (Fermentinaktivierung). Man nennt diesen Vorgang Zapekieren. Dann wird auf Hürden über offenem Holzfeuer während drei bis vier Tagen getrocknet. Es gibt heute aber auch andere Dörrvorrichtungen: So läßt man beim „Barbacua-Verfahren" warme Luft durch einen gemauerten Gang durchstreichen, unterhalb eines Gerüstes mit der Droge; durch Wenden der Zweige wird für rasche Trocknung Sorge getragen. Bei diesem Verfahren ist der Dörrprozeß in längstens sechs Stunden beendet. Die Ganzdroge besteht aus ledrigen, 6—12 cm langen, bis 5 cm breiten, verkehrt-eiförmigen Blättern, die am Rande etwas gekerbt sind. Bei vollständiger Fermentinaktivierung behält die Droge die hellgrüne Farbe des frischen Blattes bei. War die Fermentabtötung unvollständig, dann verfärbt sich das Blatt hell- bis dunkelbraun. Nach dem Trocknen wird die Droge zerkleinert.

Maté ist das Nationalgetränk in vielen Teilen Südamerikas. Zur Teebereitung wird die Droge in einem Gefäß mit heißem Wasser übergossen. Als Gefäß diente früher durchweg ein ausgehöhlter Flaschenkürbis, der Maté genannt wird. Diese aus der Inkasprache stammende Bezeichnung für Kürbis ist später auf den Tee übergegangen. Die Droge selber heißt Yerba Maté (span. Matékraut). Der Tee wird direkt aus dem Zubereitungsgefäß mit Hilfe der sog. Bombilla genossen. Es ist dies ein mit einer siebartig verschlossenen Erweiterung versehenes Röhrchen, durch das der Tee gesaugt wird, das aber die Blattstückchen nicht durchtreten läßt. Maté enthält etwa 1% Coffein, neben wenig Theobromin. In zapekierter Droge ist das Coffein zu etwa 50% an Gerbstoff gebunden, in fermentierter Droge ist es dagegen vollständig frei. Dem Maté wird eine erfrischende, anregende Wirkung nachgesagt, die jedoch nicht zu Schlaflosigkeit führen soll. Der ungewohnte, herbe, etwas rauchige Geschmack des Maté ist wohl dafür verantwortlich, daß er sich in Europa gegen den wesentlich teureren Schwarztee nicht durchzusetzen vermochte.

Literatur

Esdorn, I.: Die Nutzpflanzen der Tropen und Subtropen der Weltwirtschaft. Stuttgart 1961. — Kursanow, A. L.: Synthese und Umwandlung der Gerbstoffe in der Teepflanze. Berlin 1954. — Schleinkofer, O. F.: Der Tee. Hamburg 1956. — Söhn, G.: Kleine Kaffee-Kunde. Hamburg 1957.

IX. Fette, Öle und weitere Lipoide

Von R. Hänsel

1. Fette und Öle

Allgemeines

Die Bezeichnungen „Fette" und „Öle" sind der Alltagssprache entnommen. Öle sind bei gewöhnlicher Zimmertemperatur flüssig, Fette hingegen stellen halbfeste Massen dar. Es handelt sich um Produkte pflanzlicher (oder tierischer) Herkunft, die zur Hauptsache aus Glyceriden bestehen, denen geringe Mengen anderer „Lipoide" wie Sterine, Lecithin, fettlösliche Vitamine oder natürliche Antioxidantien beigemengt sein können.

Die Glyceride sind Ester des dreiwertigen Alkohols Glycerin (G = Glycerinrest) mit Fettsäuren (F = Fettsäure-Radikal). In der Regel sind dabei alle drei Hydroxygruppen des Glycerins verestert (Triglyceride); unvollständig veresterte Glyceride (Mono- und Diglyceride) kommen in natürlichen Fetten so gut wie nicht vor. Sind in einem Triglycerid die drei Fettsäurereste identisch ($F_1 = F_2 = F_3$), dann spricht man von einem einfachen Trigylcerid, sind sie verschieden, von Mischglyceriden. Nicht zuletzt ist es die große Zahl von Mischglyceriden, welche zu der großen Mannigfaltigkeit der pflanzlichen Fette beiträgt. Zwei verschiedene Fettsäuren (F_1, F_2) können bereits zum Aufbau von sechs isomeren Triglyceriden führen. Mit zunehmender Zahl an Fettsäuren steigt die Zahl der theoretisch möglichen Glyceride sehr rasch nach der Formel $\frac{n^3 + n^2}{2}$.

G(OH)(OH)(F) Monoglycerid — G(OH)(F)(F) Diglycerid — G(F)(F)(F) Triglycerid

$G(F_1)(F_1)(F_1)$ — $G(F_1)(F_1)(F_2)$ — $G(F_1)(F_2)(F_1)$

$G(F_1)(F_2)(F_2)$ — $G(F_2)(F_1)(F_2)$ — $G(F_2)(F_2)(F_2)$

Da etwa fünfzig Fettsäuren bekannt sind, so sind mehr als 60000 Triglyceride denkbar. Aber nur eine kleine Zahl der theoretisch möglichen Glyceride ist in der Natur verwirklicht. Zum ganz überwiegenden Teil sind es Rein- und Mischglyceride von drei Fettsäuren, die immer wieder als Hauptbestandteile pflanzlicher Fette angetroffen werden, nämlich Glyceride der Ölsäure, der Linolsäure und der

Palmitinsäure. Die Öl- und die Linolsäure gehören in die Gruppe der ungesättigten Fettsäuren. Beide besitzen sie dieselbe Kettenlänge von 18 Kohlenstoffatomen; die Ölsäure hat eine Doppelbindung im Molekül, die Linolsäure zwei Doppelbindungen. Man hat sich ausgerechnet, daß von der gesamten Welternte an Pflanzenfetten mehr als ein Drittel allein auf Glyceride der Ölsäure entfällt, und ein weiteres Drittel auf die Linolsäure. In der Reihe der gesättigten Fettsäuren stehen an der Spitze der Häufigkeitsliste die Palmitin- und die Stearinsäure. Einige weitere der häufiger vorkommenden Fettsäuren sind in der Tabelle IX.1. aufgeführt.

Daß die Eigenschaften der Fette zum wesentlichen Teil von den Eigenschaften der sie aufbauenden Fettsäuren abhängen werden, läßt sich bereits vermuten, wenn man die Molekulargewichte der Säuren und der Glyceride vergleicht. Die Molekulargewichte der Säuren schwanken zwischen 650 und 970, das Molekulargewicht des Glycerins beträgt 92; daher entfallen auf die Fettsäuren bis zu 90% des Gesamtgewichtes. Ungesättigte Fettsäuren haben einen niedrigeren Schmelzpunkt als entsprechende gesättigte Fettsäuren; daher neigen Fette mit einem hohen Anteil an Glyceriden der ungesättigten Fettsäuren dazu, bei Zimmertemperatur flüssig zu sein. Ferner sind die Glyceride der gesättigten Säuren an der Luft relativ beständig, diejenigen der ungesättigten verändern sich mehr oder weniger rasch, und zwar in Abhängigkeit von der Zahl der Doppelbindungen. Das „Trocknen“ bestimmter Öle (z. B. des Leinöls), die Grundlage der Firnisfabrikation, ist eine rasche Oxidation an der Luft, gefolgt von Polymerisation und Verharzung. Allerdings lassen sich die Eigenschaften der Fette keineswegs vollständig aus denen der sie aufbauenden Fettsäuren ablesen; beispielsweise ähneln sich Kakaobutter (Ol. Cacao) und Hammeltalg in ihrer Fettsäurenzusammensetzung, während sie die bloße Sinnesprüfung als sehr verschieden wertet.

Die Fette bestehen zu etwa 95—98% aus Fettsäureglyceriden: in den nicht eigens raffinierten Ölen des Handels findet man etwa 5%, in den hochgereinigten Ölen 2% oder weniger an Begleitstoffen, die sich aus wechselnden Mengen an Phosphatiden und dem „Unverseifbaren“, einem Gemisch aus Phytosterinen, Kohlenwasserstoffen, fettlöslichen Vitaminen, Farb- und Geruchsstoffen zusammensetzen.

Ungesättigte Fettsäuren wie Öl-, Linol-, Linolen- und Arachidonsäure findet man in allen lebenden Organismen, in Bakterien, Pilzen, höheren Pflanzen und bei Tieren. Besonders bemerkenswert ist folgendes: Trotz ihrer außerordentlich weiten Verbreitung sind die Äthylenbindungen der genuinen Fettsäuren übereinstimmend cis-ständig angeordnet, sehr im Gegensatz zu beispielsweise fast allen übrigen Naturstoffen mit Äthylenbindungen. Hinzu kommt als weitere Eigentümlichkeit bei den Fettsäuren mit mehr als einer Doppelbindung: zwei oder mehrere Doppelbindungen stehen nicht konjugiert, sondern jeweils durch eine Methylenbrücke voneinander getrennt (Divinylmethanrhythmus). Diese auffallenden Eigentümlichkeiten im chemischen Bau schließen aus die Biosynthese der ungesättigten Fettsäuren mechanisch als eine Umkehrung der β-Oxidation anzusehen; in diesem Falle würde man eher trans-ständige und konjugierte Doppelbindungen erwarten. Nur ungesättigte Fettsäuren mit den genannten Merkmalen (cis-Doppelbindungen im Divinylmethanrhythmus) können im menschlichen Organismus und in dem einer Reihe von Tieren in sog. Prostaglandine umgewandelt werden, d. h. als Vitamin F fungieren (s. S. 356).

Tabelle IX.1. *Die häufiger vorkommenden Fettsäuren*

Zahl der C-Atome	Name der Säure	Beispiele für Vorkommen
	a) Gesättigte Fettsäure $CH_3 \cdot (CH_2)_n \cdot COOH$	
10	Caprinsäure (Decansäure)	Kokosfett (*Cocos nucifera*)
12	Laurinsäure (Dodecansre.)	Lorbeeröl, Kokosfett, Palmkernöl (Samen von *Elaeis guineensis*)
14	Myristicinsäure (Tetradecansre.)	Samenfette der Myristicaceae (z. B. Semen Myristicae)
16	Palmitinsäure (Hexadecansre.)	Palmöl (Öl aus dem Fruchtfleisch von *Elaeis guineensis*)
18	Stearinsäure (Octadecansre.)	Kakaobutter
20	Arachidinsäure (Eicosansre.)	Erdnußöl
	b) Ungesättigte Fettsäuren mit einer Doppelbindung $C_nH_{2n-2}O_2$	
18	Petroselinsäure (6-Octadecenylsre.)	Samenfette der Petersilie und anderer Umbelliferen
18	Ölsäure (9-Octadecenylsre.)	in nahezu sämtlichen Fetten
22	Erucasäure (13-Docosenylsre.)	Samenöle der Cruciferae
	c) Säure mit mehr als einer Doppelbindung	
18	Linolsäure (9,12-Octodecadiensre.)	weit verbreitet, in besonders hohen Konzentrationen im Baumwollöl
18	Linolensäure (9,12,15-Octadecatriensre.)	in vielen trockenen Ölen, z. B. im Leinöl

CO_2H

Ölsäure

CO_2H

Linolsäure

CO_2H

Linolensäure

CO_2H

Arachidonsäure

a) Vorkommen

Die Fette sind (neben den Kohlenhydraten und den Eiweißen) eine der drei Hauptklassen organischer Verbindungen, an welche die Lebensvorgänge in besonderer Weise geknüpft sind. Daher wird Fett von allen Pflanzen gebildet. Allerdings: in welcher Konzentration das Fett gespeichert wird, wo es lokalisiert ist und welche nähere chemische Zusammensetzung es aufweist, das sind von Art zu Art wechselnde, artspezifische Eigenschaften.

Grundsätzlich können alle Pflanzenorgane einschließlich Stamm, Blatt, Wurzel und Blüte Fett enthalten. Es kann aber als Regel gelten, daß die Fette — es handelt sich um Reservesubstanzen der Pflanze — in höheren Konzentrationen nur in Früchten und Samen gespeichert werden. Während z. B. Blätter Fett in Konzentrationen von 0,5 bis höchstens 5% enthalten, bestehen Früchte oder Samen nicht selten zur Hälfte aus diesem Produkt. Der Ölgehalt der in Europa kultivierten Ölpflanzen schwankt zwischen 20% (Früchte der Sonnenblume) und 60% (Rizinussamen). Nach den bisherigen Untersuchungen enthalten mehr als drei Viertel aller höheren Pflanzen in ihren Samen Fett als Hauptreservestoff, nur in einem Viertel überwiegt Stärke und Eiweiß mengenmäßig. Bis zu einem gewissen Maße ist die Höhe des Fettgehaltes ein Familienmerkmal. Durch besonders ölreiche Samen zeichnen sich die Familien aus den Ordnungen der Fagales und der Urticales aus, während die der Centrospermae hingegen besonders fettarm sind. Zu den fettarmen Früchten gehören ferner Gramineenfrüchte wie Hafer, Roggen, Weizen, Reis und Gerste, ebenso die meisten Leguminosen (z. B. Erbsen und Bohnen).

Lokalisiert ist das Öl entweder im Fruchtfleisch (z. B. bei der Olive und der Ölpalme) oder im Samen. Samenöle sind die wirtschaftlich weitaus wichtigeren. Innerhalb des Samens wiederum ist es bevorzugt entweder das Endosperm oder

Tabelle IX.2.

Anteil der Fettsäuren in Ölen aus verschiedenen Organen (Pericarp und Samen) derselben Pflanze (Elaeis guineensis) (nach E. W. ECKEY)

Fettsäure (in Prozent) der Gesamtfettsäuren)	Palmöl (Fruchtfleisch)	Palmkernöl (Samen)
Caprylsäure	—	3—4
Caprinsäure	—	3—7
Laurinsäure	Spuren	46—52
Myristicinsäure	1—4	14—17
Palmitinsäure	32—46	6—9
Stearinsäure	2—6	1—3

der Embryo, welche Öl führen. Das Mandelöl z. B. stammt aus dem Keimling; der Samen ist bei den *Prunus*-Arten endospermlos. Zur Gewinnung des Mais- oder Weizenkeimöls jedoch wird der winzige Embryo mechanisch vom viel mächtigeren ölarmen Endosperm abgetrennt, ehe das Öl abgepreßt wird. In vielen weiteren Fällen schließlich enthalten Endosperm und Embryo gleichermaßen fettes Öl.

Die Öle aus den verschiedenen Organen bzw. Organteilen ein und derselben Pflanzenspezies müssen ihrer chemischen Zusammensetzung nach einander durchaus nicht ähnlich sein. Im Gegenteil, in einigen Fällen ähneln Öle aus nicht verwandten Pflanzen einander stärker als Öle derselben Pflanze, aber von verschiedenen Organen gewonnen. Ein bekanntes Beispiel dafür ist das Palmöl und das Palmkernöl (s. Tab. IX.2.). Beide Öle gewinnt man aus der Frucht der Ölpalme *Elaeis guineensis*: das Palmöl aus dem Fruchtfleisch (Mesokarp), das Palmkernöl aus den Palmkernen (Samen).

Wie schon erwähnt, gehören die Fette ihrer Verbreitung nach zu den ubiquitären Pflanzenstoffen. Zwar kommt daher potentiell eine sehr große Zahl von Pflanzen als technisch nutzbare Ölpflanzen in Betracht; tatsächlich sind es aber relativ wenige Pflanzen, welche die wirtschaftlich wichtigen Öle des Weltmarktes liefern. Zu diesen bedeutenden Ölpflanzen gehören sowohl kurzlebige Pflanzen (Lein, Erdnuß, Sojabohne, Baumwolle), als auch Bäume (Olive, Kokos- und Ölpalme).

b) Gewinnung

Das bekannteste und zugleich älteste Verfahren zur Gewinnung pflanzlicher Öle ist das Auspressen. Auspressen bei normaler Temperatur liefert ausgezeichnete Öle, die Ausbeute an Öl steigt jedoch, wenn Wärme angewendet wird; in diesem Falle wird die Saat durch heißen Wasserdampf stark erwärmt und erst hierauf in die Presse gebracht. Wenn in mehreren Stufen ausgepreßt wird oder wenn zunächst kalt und dann heiß gepreßt wird, so sind die ersten Öle jeweils die qualitativ besseren; es ist diejenige Qualität, welche die Arzneibücher von den offizinellen Ölen fordern. Das ausfließende Öl weist allerlei Verunreinigungen auf. Die einzige Möglichkeit, unerwünschte Begleitstoffe zu entfernen, bestand früher im Kolieren und Ablagern. Die moderne Technik kennt heute andere Verfahren des Raffinierens, wobei die Einzelheiten der Methode dem jeweiligen Öl angepaß- sind: Reinigen durch Behandeln mit Alkali, mit Säuren, mit Lösungsmitteln, mit Wasserdampf oder Aktiverden.

Weitere Verfahren zur Ölgewinnung sind das Auskochen mit Wasser und das Extrahieren mit Fettlösungsmitteln. Die zweite Methode ist weitaus wichtiger; als Lösungsmittel dienen die leichtsiedenden Kohlenwasserstoffe. Auch Verfahren, die Auspressen und Extraktion kombinieren, werden geübt. Bei Ölen, die als Ausgangsstoffe für Therapeutika verwendet werden (Weizenkeimöle, Maiskeimöle u. a.), beschränkt man sich jedoch nach wie vor auf das Auspressen allein.

c) Verwendung

Die pflanzlichen Öle sind in erster Linie wichtig als Nahrungsmittel. Pharmakologisch sind die meisten Öle indifferente Körper. Bei äußerlicher Anwendung wirken die Öle abdeckend und reizmildernd. Das trifft nicht für ranzige Öle zu, die im Gegenteil örtlich entzündungserregend wirken. Innerlich können die Öle, wenn sie in größeren Mengen genommen werden und soweit sie dann vom Körper nicht verarbeitet werden, schwache Abführwirkung entfalten. Ferner regen Öle, besonders trifft das für das Olivenöl zu, die Gallensekretion an: Oleum Olivarum ist eines der bekanntesten Cholagoga. Da die Öle konzentrierte Nahrungsmittel darstellen, wobei sie auf Gewichtseinheiten umgerechnet etwa zweimal soviel Kalorien liefern wie die Kohlenhydrate, verarbeitet man fettreiche Samen in die sog. Roborantia. Therapeutisches Interesse haben ferner einige Öle als Träger fettlöslicher Vitamine (Vitamin A, D, E, F). Schließlich gibt es dann noch eine Gruppe von Ölen, die in ihrer Zusammensetzung von den Speiseölen stärker abweicht und die durch auffallende Wirkungen gekennzeichnet ist. Hierher gehören Öle mit Glyceriden aus substituierten Säuren: hydroxy-substituierten Säuren wie im Oleum Ricini oder zyklischen Säuren wie im Chaulmoogra-Öl.

Chaulmoograöl (Oleum Hydnocarpi)

Das aus den Samen verschiedener *Flacourtiaceae* gepreßte Öl wird seit Jahrhunderten in Ostasien zur Behandlung von Hautkrankheiten, von Lepra und als Anthelmintikum verwendet; die chemotherapeutischen Eigenschaften des Öles, speziell gegenüber *Mycobacterium leprae* und *M. tuberculosis*, fanden auch in der modernen Arzneimittelforschung große Beachtung. Die Flacourtiazeen sind

Bäume und Sträucher des tropischen Asiens und Afrikas. Verwandt sind sie mit den Buxazeen.

Das medizinisch verwendete Chaulmoograöl ist das fette Öl reifer Samen von *Hydnocarpus* (= *Taraktogenos*) *kurzii* und anderer *Hydnocarpus*-Arten. Ursprünglich wurde zur Ölgewinnung nur die zuerst erwähnte Art herangezogen. *Hydnocarpus kurzii* ist ein Baum der dichten Wälder Birmas; das Sammeln der Samen in den Dschungeln und die Schwierigkeit des Transportes von dort haben dazu beigetragen, daß das Öl aus *H. kurzii* fast vollständig durch Öle anderer *Hydnocarpus*-Arten verdrängt wurde. Es gibt etwa 40 *Hydnocarpus*-Arten, deren Samen alle die therapeutisch wertvollen Fettsäuren enthalten. Die Öle von *H. wightiana* und von *H. anthelmintica* zieht man jedoch den Ölen der anderen Arten vor, da sie nach entsprechender Aufarbeitung (Veresterung und Fraktionierung) am raschesten zu chemisch reinen, einheitlichen Produkten (Äthyl-Hydroxycarpol)

(Cyclopentenyl)–$(CH_2)_n \cdot COOH$

n = 10: Hydnocarpussäure
n = 12: Chaulmoograsäure

führen. *H. wightiana* kommt weit verbreitet im südwestlichen Indien vor, *H. anthelmintica* in Thailand, Kambodscha und Südvietnam. Die Früchte dieser *Hydnocarpus*-Arten enthalten, in ein Fruchtmus eingebettet, mehrere elliptische, etwa 1 cm lange Samen. Das Öl wird aus den enthülsten Samen kalt ausgepreßt.

Das gelblich-weiße Öl hat butterartige Konsistenz, es riecht eigenartig und schmeckt brennend. Zu etwa 95% besteht es aus Glyceriden der Hydnocarpus- und Chaulmoograsäure.

Die *Hydnocarpus*säure ist eine Säure mit 16 Kohlenstoffatomen und einer Doppelbindung im Molekül; abweichend von den üblichen Fettsäuren, die geradekettig sind, ist sie endständig durch eine Cyclopentenylgruppe substituiert. Die Chaulmoograsäure ist das C_{18}-Homologe der *Hydnocarpus*säure. Neben den genannten Säuren kommen im Ol. Hydnocarpi noch geringe Mengen niederer Homologe der *Hydnocarpus*säure vor.

Chaulmoograöl ist als Speiseöl ungeeignet, da es den Magen-Darmkanal reizt und Brechen hervorruft. Das Öl wird ausschließlich medizinisch verwendet, wobei die erwähnten gastrointestinalen Reizwirkungen die therapeutische Verwendung erheblich erschweren. Eine geeignete Applikationsform fand man durch die Überführung der Säuren in die entsprechenden Äthylester, die parenteral verwendbar sind. Die Säuren besitzen eine spezifische Toxizität gegenüber *Mycobacterium leprae* und *M. tuberculosis.* In vitro sind sie im Vergleich mit Phenol etwa 10fach wirksamer. Doch scheinen bei der klinischen Behandlung der Lepra und der Hauttuberkulose die Erfolge nicht gleichermaßen überzeugend zu sein.

Erdnußöl (Oleum Arachidis)

Das Erdnußöl stammt von *Arachis hypogaea* (Leguminosae = Fabaceae). Der Artname „*hypogaea*" weist ebenso wie die deutsche Bezeichnung „Erdnuß" auf die morphologische Eigentümlichkeit hin, daß die Früchte in der Erde heranreifen (Geokarpie). Bei der Stammpflanze handelt es sich um ein einjähriges Kraut mit niederliegenden Sprossen und mit Blättern, die an unseren Klee erinnern. Die Frucht — morphologisch eine Hülsenfrucht, wie für die ganze Familie typisch — weicht in Bau und Entwicklung von den Hülsenfrüchten etwas ab. Sobald die unscheinbaren gelben Papilionazeenblüten befruchtet sind, wächst der Gynophor dem Boden zu, und es entwickelt sich die junge Frucht im Boden weiter. Bei der Reife bestehen die Erdnüsse aus einem derbfaserigen Perikarp, das meist zwei Samen umschließt, die von einer papierartigen Samenschale eingehüllt sind. Kultiviert wird die Erdnuß hauptsächlich in Indien, China, Westafrika und in den USA.

Das Erdnußöl ist eines der am meisten produzierten vegetabilischen Öle. Es ist ein ausgezeichnetes Speiseöl, das außerordentlich wenig Nicht-Glyceride (Unverseifbares) enthält. Die das Öl bildenden Glyceride enthalten — wie viele andere Öle auch — als Hauptbestandteile die Ölsäure, die Linolsäure und die Palmitinsäure. Eigentümlich, für das Erdnußöl typisch, ist ein relativ hoher Anteil (6—7%) an gesättigten Fettsäuren größerer Kettenlänge mit 20, 22 und 24 Kohlenstoffatomen. Officinell: Erdnußöl (Oleum Arachidis) DAB 7; Oleum arachidis Ph. Helv. VI.

Kakaobutter (Oleum Cacao)

Die Kakaobutter ist ein Nebenprodukt bei der Verarbeitung der Kakaobohnen zu Kakaopulver. Nach der Fermentation werden die Samen geröstet und von der brüchig gewordenen Samenschale befreit. Man preßt die Samenkerne (Embryonen) mit hydraulischen Pressen aus und sammelt das Fett, während der Preßkuchen zu Kakaopulver vermahlen wird. Unter den vegetabilischen Fetten nimmt die Kakaobutter eine Ausnahmestellung ein: Sie ist eine harte, spröde Masse, die dicht unterhalb der Körpertemperatur (32—35 °C) ziemlich scharf schmilzt. Das relativ kleine Schmelzintervall beruht darauf, daß die Kakaobutter keine so komplexe Mischung zahlreicher Glyceride darstellt wie andere Fette und Öle. Über die Hälfte (~57%) der Gesamtglyceride entfällt auf eine einzelne, definierte Verbindung: auf das Oleo-palmito-stearin. Ein weiteres Viertel entfällt auf analog gebaute Glyceride, in denen also pro Mol Glycerid 2 Radikale auf eine gesättigte und 1 Radikal auf eine ungesättigte Fettsäure entfallen (22% Oleodistearin, 4% Oleopalmitin). Kakaobutter wurde früher ausgiebig in der Galenik als Grundmasse für Suppositorien und Globuli verwendet, ist heute jedoch weitgehend durch andere Grundmassen (z. B. Hartfett = Adeps solidus DAB 7.) verdrängt. Officinell: Kakaobutter (Oleum Cacao) DAB 7.; Oleum cacao Ph. Helv. VI.

Kokosfett (Oleum Cocos)

Das Kokosfett teilt mit der Kakaobutter die Eigentümlichkeit, innerhalb eines engen Temperaturintervalls vom festen in den flüssigen Zustand überzugehen; der Schmelzpunkt (24 °C) ist hier sogar noch schärfer. Etwa 90% der Gesamtfettsäuren entfallen auf gesättigte Fettsäuren, überwiegend Laurinsäuren; die das Kokosfett aufbauenden Glyceride haben annähernd den gleichen Schmelzpunkt. Kokosfett hat als Rohstoff kaum pharmazeutische Bedeutung, es ist aber das wichtigste Fett vom weltwirtschaftlichen Standpunkt aus.

Gewonnen wird das Kokosfett aus der Kopra, dem „festen" Endosperm der Kokosnuß, durch Auspressen bei höherer Temperatur. Die Stammpflanze, die

Kokospalme, *Cocos nucifera* (Palmae) ist die einzige Art ihrer Gattung. Sie wächst entlang den Küstengebieten der tropischen Länder (Indien, Ceylon, Indonesien, Philippinen, Malaya, Südsee-Inseln u. a.). Es handelt sich um einen schlanken Baum, der bis 30 m hoch wird, und der gekrönt ist von einer Rosette aus 20 bis 30 Fiederblättern von mehreren (2—4) Metern Länge. Die als Kokosnüsse bekannten Früchte sind sehr große Steinfrüchte, deren Fruchthülle in einen äußeren faserigen und in einen inneren harten Teil differenziert ist; der Same selbst ist hohl und besteht hauptsächlich aus Endosperm; die Höhlung ist teilweise mit „Kokosmilch" ausgefüllt, die botanisch als ein Teil („flüssiger" Teil) des Endosperms aufgefaßt wird. Der „feste" Teil des Endosperms (die „eigentliche Kokosnuß" des täglichen Sprachgebrauches) ist der wertvollste Teil der Frucht. Getrocknet wird sie als Kopra bezeichnet und bildet ein wichtiges Handelsprodukt. Kopra enthält 63—68% Fett. Die größten Mengen an Kokosfett verbrauchen Seifen- und Kerzenindustrie. Es ist aber auch ein wichtiger Rohstoff für die Speisefettfabrikation.

Leinöl (Oleum Lini)

Der Lein, der zur Fasergewinnung gezogen wird und der Lein, der als Ölfrucht gebraucht wird, gehören zwar beide zu derselben Spezies *Linum usitatissimum*, jedoch zu verschiedenen Varietäten. Als Faserpflanze wählt man Rassen, die sich wenig verzweigen und einen möglichst langen Stengel besitzen; beim Saatlein zur Samen- bzw. Ölgewinnung zielt man auf reiche Blütenbildung und wählt daher sich stark verzweigende Rassen. *Linum usitatissimum* gehört zu den Linaceae, einer kleinen Pflanzenfamilie von Kräutern und Sträuchern mit verwandtschaftlichen Beziehungen zu den Erythroxylaceae (Ordnung: Geraniales). Die Familie umfaßt 25 Gattungen mit 500 Arten, von denen beinahe die Hälfte allein zur Gattung *Linum* gehört. Die Früchte sind aus fünf Fruchtblättern entstandene Kapseln, die durch Scheidewände zehnfächrig sind, jedes Fach enthält einen Samen (s. Semen Lini S. 104).

Leinsamen enthalten etwa 30—40% fettes Öl. Die Arzneibücher fordern wie üblich ein Öl, das bei normaler Zimmertemperatur ausgepreßt wurde. Leinöl ist dadurch charakterisiert, daß es bei Raumtemperatur leichter beweglich (weniger viskos) ist als viele andere Pflanzenöle, und daß es einen besonders hohen Anteil an ungesättigten Fettsäuren enthält. Wegen des stark ungesättigten Charakters reagiert das Öl an der Luft rasch mit Sauerstoff; Leinöl ist der Prototyp der sog. trocknenden Öle, die, in dünner Schicht aufgetragen, einen gleichmäßigen, festen Film ergeben. Die charakteristische Säure der Leinölglyceride ist die Linolensäure; weiterhin kommen vor Ölsäure und geringere Mengen (zwischen 5% und 17%) gesättigte Fettsäuren.

Officinell: Leinöl (Oleum Lini) DAB 7; Oleum lini Ph. Helv. VI.

Leinöl und andere chemisch ähnlich zusammengesetzte Öle verwendet man heute u. a. unter der Bezeichnung „Vitamin F"; verschiedenartige Indikationen, z. B. Ekzeme und Verbrennungen, Milchschorf der Kinder, Psoriasis, werden angegeben.

Sie sind ferner Bestandteil von „Präparaten gegen Leberschäden" und vor allem von Präparaten zur Senkung des Cholesterinspiegels im Serum (Therapie der Ateriosklerose und der Herzgefäßerkrankungen).

Ungesättigte Fettsäuren (Vitamin F) und Prostaglandine

Der chemischen Konstitution nach handelt es sich bei den Vitaminen F um ungesättigte Fettsäuren mit mehr als zwei Doppelbindungen im Molekül. Die wichtigsten sind die Linolsäure, die Linolensäure und die Archidonsäure (s. S. 350). In mehr oder weniger hohen Konzentrationen kommen sie in allen vegetabilischen Fetten vor, besonders reichlich im Weizenkeimöl, im Leinöl, im Erdnuß- und im Olivenöl.

Wie bei Stoffen mit dieser weiten Verbreitung zu erwarten ist, sind auffallende Mangelerkrankungen beim Menschen nicht bekannt. Die Entdeckung des Vitamin F geht auf die rein akademische Frage zurück, ob der menschliche und der tierische Organismus ohne jegliche Zufuhr von Fett auskommen können. Das körpereigene Fett wird bekanntlich aus Kohlenhydraten aufgebaut. An Versuchstieren wie Hunden und Ratten sah man jedoch, daß eine minimale Fettzufuhr notwendig ist. Werden die Tiere völlig fettfrei ernährt, dann zeigen sie nach Monaten Haut- und Haarkleidveränderungen, Nierenkrankheiten und einige andere Mangelsymptome. Nähere Untersuchungen ergaben dann, daß es nicht auf eine Fettzufuhr an und für sich ankommt, um diese experimentell erzeugten Ausfallserscheinungen zu beheben; wesentlich ist vielmehr: das Fett muß hochungesättigte Fettsäuren vom Typus der Linolensäure enthalten. Den täglichen Bedarf des Menschen an Vitamin F schätzt man auf 25 mg.

Ihre Funktion im menschlichen Organismus war lange unklar. Seitdem man jedoch weiß, daß sie die biologischen Vorstufen der Prostaglandine sind, einer Gruppe körpereigener Stoffe mit den mannigfachsten Eigenschaften, ist der „essentielle Charakter" der ungesättigten Fettsäuren verständlich. Es gibt eine größere Anzahl von Prostaglandinen, unterschieden durch Zahl und Stellung von Doppelbindungen, Hydroxy- u./o. Ketogruppen. In Abhängigkeit von diesen Feinheiten des chemischen Aufbaues haben die jeweiligen Prostaglandine die unterschiedlichsten Wirkungen: Der Uterus kann erregt oder gehemmt werden; einige wirken bronchiengefäßerweiternd, andere verengen sie. Auf das Zentralnervensystem wirken Prostaglandine im allgemeinen dämpfend. Wichtig sind die Wirkungen auf den Fettstoffwechsel. Schon kleinste Dosen bestimmter Prostaglandine (E_1) führen beim Menschen zur Freisetzung von Fett aus den Fettdepots (= lipolytische Wirkung). Weitere wichtige Wirkungen betreffen den Kreislauf. Schon von den gesättigten Fettsäuren war bekannt, daß sie die Anfallsrate für einen zweiten Herzinfarkt bei Herzinfarktpatienten auf die Hälfte

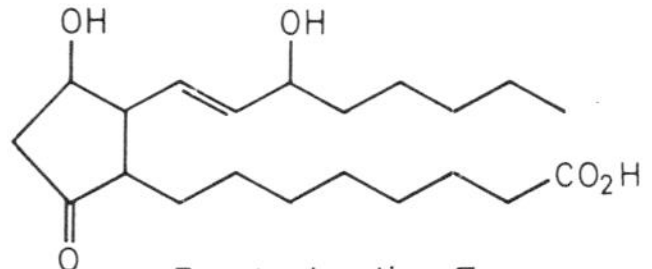

Prostaglandin E_1

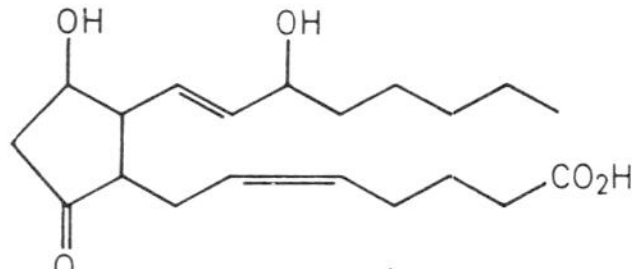

Prostaglandin E_2

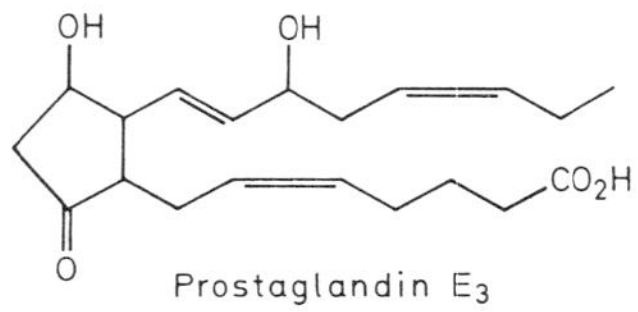

Prostaglandin E_3

senken. Bei den Prostaglandinen E_1 und E_2 wurde gefunden, daß sie das Durchströmungsvolumen erhöhen und durch Verhinderung von Thrombozytenaggregationen verhütend gegenüber postoperativen Thrombosen wirken.

Die Prostaglandine mit ihrem C_{20}-Skelett leiten sich biogenetisch von ungesättigten Fettsäuren vom Typus der Arachidonsäure (s. S. 350) ab. Sie werden in einer Folge enzymatischer Reaktionen aus allen essentiellen Fettsäuren mit ω-6, ω-5 und ω-7 Doppelbindungen gebildet; die Bildung des so charakteristischen Cyclopentanringes erfolgt über ein zyklisches Peroxid. Anders als die als biogenetische Vorstufen fungierenden essentiellen Fettsäuren weisen einige Prostaglandine auch transständige Doppelbindungen auf, die jedoch sekundär (möglicherweise über das Epoxid und den korrespondierenden Alkohol durch Abspaltung von H_2O) eingeführt werden.

Weizenkeimöl

Weizenkeimöl ist ein Nebenprodukt der Müllerei: Man gewinnt es durch Auspressen oder durch Extraktion aus den Embryonen der Weizenkörner. Der Weizen selbst ist sehr fettarm. Die Ölgewinnung wurde erst lohnend, als Verfahren gefunden wurden, den relativ fettreichen Teil der Weizenfrucht, eben den Keimling, mechanisch abzutrennen. Die modernen Mahlprozesse sind so angelegt, daß sich außer Mehl und Kleie zusätzlich die Embryonen als eine besondere Fraktion anreichern.

Die Weizenkörner stellen wie alle Getreidefrüchte sog. Karyopsen dar, Schließfrüchte, bei denen Frucht- und Samenschalen zu einem einheitlichen Gewebe verwachsen sind. Die Samen- bzw. Fruchtschalen umschließen ein mächtiges Endosperm und einen kleinen, unscheinbaren Embryo. Die äußerste Zellschicht des Endosperms bezeichnet man als Aleuronschicht; sie ist eiweißreich und enthält die Eiweißverbindungen in Form der sog. Aleuronkörner. Die darunter liegenden Zellreihen des Endosperms sind mit Stärkekörnern angefüllt. Gewichtsmäßig fallen 84% des Weizenkorns auf das Endosperm, 14% auf Frucht- und Samenschale und bloß 2% auf den Keimling.

Der Fettgehalt der Keimlingsfraktion schwankt zwischen 7—12%. Der Hauptanteil (~85%) der Gesamtfettsäuren des Weizenkeimöls sind ungesättigte Fettsäuren: Linolsäure (~53%), Ölsäure (~25%) und Linolensäure (~6%). Weizenkeimöl ist ferner reich an Vitamin E.

Maiskeimöl

Maiskeimöl ist billiger als Weizenkeimöl. Es fällt in größeren Mengen an, da beim Mais, *Zea mays* (Gramineae), der Fettgehalt des Kornes höher ist (~5%) und der Embryo einen gewichtsmäßig höheren Anteil des Gesamtkornes ausmacht. Auf die Linol- und die Ölsäure entfällt der Hauptanteil der Gesamtfettsäuren.

Öl von Carthamus tinctorius

Carthamus tinctorius (Compositae = Asteraceae) oder Saflor wird seit den ältesten Zeiten als Farbstoffpflanze und als Ölpflanze kultiviert. Früher zum Färben von Seide und Baumwolle viel verwendet, hat nur die Ölfrucht der

Pflanze (Achänen) lokale Bedeutung. Das Öl gehört zu den trocknenden Ölen; der stark ungesättigte Charakter des Öles beruht hauptsächlich auf dem Gehalt an Linolsäure (~75% der Gesamtfettsäuren). Das Öl trifft man als Bestandteil von Vitamin F-Präparaten.

Mandelöl (Oleum Amygdalarum)

Die Früchte des Mandelbaumes, *Prunus amygdalus* (Rosaceae), sind Steinfrüchte; abweichend von den anderen Prunoideae wie Aprikosen, Pflaumen, Pfirsischen und Kirschen ist das Mesokarp der Mandel trocken und ledrig und öffnet sich bei der Reife. Der Mandelbaum wird in zahlreichen Varietäten gezogen, die man in zwei Hauptgruppen gliedern kann: in süße und in bittere Mandeln. Der Unterschied beruht auf dem Fehlen oder Vorkommen von Amygdalin (s. S. 217). Zur Ölgewinnung können beide Mandelsorten herangezogen werden; in Wirklichkeit kommen nur die bitteren Mandeln in Frage, da süße Mandeln ein viel zu kostbares Handelsprodukt darstellen. Mandelöl ist ohnehin eines der teuersten Öle, das als Speiseöl, aber auch als Bestandteil von Kosmetika sehr geschätzt wird. Die wichtigsten Anbaugebiete für Mandeln sind Italien, Spanien, Portugal, Frankreich, Griechenland, Iran und Marokko.

Der Ölgehalt der bitteren Mandeln wechselt stark; im Mittel liegt er bei 40—55%. Die Glyceride des Mandelöls sind hauptsächlich aus Ölsäure und Linolsäure aufgebaut; geringere Anteile an Myristicin- und an Palmitinsäure treten demgegenüber zurück. Officinell: Oleum amygdalae Ph. Helv. VI.

Aprikosen- und Pfirsichkernöl (Oleum Persicarum)

Dem Mandelöl in allen seinen Eigenschaften sehr ähnlich ist das sog. Oleum Persicarum. Unter dieser pharmazeutischen Bezeichnung versteht man das fette Öl der Samen der Aprikose (*Prunus armeniaca*) und des Pfirsichs (*Prunus persica*). Der Pfirsich ist ein Baum oder Strauch mit den Blütenmerkmalen der Gattung *Prunus* (mittelständiger Fruchtknoten, Kelch und Krone fünfzählig, 20—30 Staubblätter); die kugeligen, seidig behaarten Früchte haben einen sehr dickschaligen, faltigrunzeligen Steinkern. Die Früchte der Aprikose haben teils Ähnlichkeit mit denen des Pfirsichs, teils mit denen der Pflaume.

Olivenöl (Oleum Olivarum)

Die Früchte des Ölbaumes, *Olea europaea* (Oleaceae), sind Steinfrüchte von der Größe einer Kirsche. Bei der Olive findet sich abweichend das meiste Öl im fleischigen Mesokarp, nicht im Steinkern wie bei den früher besprochenen Ölfrüchten. Zur Gewinnung feinster Olivenöle wird das Fruchtfleisch von den Steinkernen abgetrennt, bevor man auspreßt. Die Regel ist allerdings, Kern- und Fruchtfleisch nicht eigens zu trennen; die Charakteristik des Öles ändert sich dadurch nur wenig, da das fette Öl des Fruchtfleisches und das des Samens so ziemlich die gleiche chemische Zusammensetzung aufweisen.

Der Ölbaum wird in zahlreichen Kulturvarietäten im Mittelmeergebiet sowie in Ländern ähnlichen Klimas (Südafrika, Kalifornien, Australien) gezogen. Es handelt sich um einen kleinen, immergrünen Baum, der durch seinen knorrigen, vielfach gedrehten Stamm und durch die grausilberne Behaarung der Blätter an Weiden erinnert. Der Ölbaum wächst sehr langsam. Die ersten Früchte setzt er in einem Alter von etwa 10 Jahren an; weitere zwei Jahrzehnte sind notwendig, bis die Ernten voll ergiebig werden. Bäume, die 100 Jahre alt sind und darüber, sind in den Kulturen keine Seltenheit.

Olivenöl enthält hauptsächlich Glyceride der Ölsäuren, die über 75% der Gesamtfettsäuren ausmachen. Neben Glyceriden der Palmitin- und der Linolsäure kommen auch geringe Mengen freier Fettsäuren vor. Der Gehalt des Öles an diesen freien Fettsäuren ist eine Art Maßstab für die Güte des Öles, da die zweite und dritte Pressung mit ihren energischen Bedingungen (Temperatur, Druck) Öle höheren Säuregehaltes mit entsprechend strengerem Geschmack liefern.

In erster Linie ist Olivenöl ein sehr begehrtes Speiseöl. Die medizinisch-pharmazeutische Verwendung beschränkt sich auf die eines Arzneiträgers. Auf die cholekinetische Wirkung wurde schon im allgemeinen Teil (s. S. 352) hingewiesen. Officinell: Olivenöl (Oleum Olivarum) DAB 7.

Rapsöl (Oleum Rapae)

Zur Herstellung des Rapsöles verwendet man die Samen des Rapses, des Rübsens oder Mischungen der beiden Samen. Der Raps, *Brassica napus* var. *napăs*, ist eng mit der Kohlrübe verwandt und von ihr dadurch unterschieden, daß die Pfahlwurzel nur schwach verdickt ist. Der Rübsen, *Brassica rapa* subsp. *oleifera*, hingegen steht der weißen Rübe nahe. Die Öle der beiden Pflanzen gleichen einander so sehr, daß sie nicht als eigene Handelssorten unterschieden werden.

Die für die ganze Familie der Cruciferae typische Fruchtform findet sich auch hier innerhalb der Gattung *Brassica* wieder: Schoten, deren falsche Scheidewände mit zahlreichen endospermlosen Samen besetzt sind. Der durchschnittliche Ölgehalt der Samen liegt etwa bei 40%. Charakteristisch ist das Öl durch einen hohen Anteil an Erucasäure: durchschnittlich stellt sie die Hälfte der am Aufbau der Glyceride beteiligten Fettsäuren. Neben dieser aus 22 Kohlenstoffatomen bestehenden Fettsäuren sind dann noch die üblichen C_{18}-Säuren enthalten, und zwar die Linolensäure (7—9%), die Linolsäure (12—16%) und die Ölsäure (12—18%).

Rizinusöl (Oleum Ricini)

Ricinus communis wird seit den ältesten Zeiten kultiviert; im Altertum wurde das Öl der Rizinussamen als Brennöl verwendet. Die Verwendung des Rizinusöls als Abführmittel kam hingegen erst im 18. Jahrhundert auf.

Ricinus communis ist eine sehr variable Pflanze: in gemäßigten Gegenden mit Winterfrösten ist sie einjährig, im subtropischen Klima wächst sie baum- oder strauchartig und erreicht gelegentlich Höhen bis zu 10 m. Wie bei den meisten Euphorbiaceae wird der Fruchtknoten aus drei Fruchtblättern gebildet; bei der Reife umschließt die dreifächerige Kapsel drei Samen. Gewichtsmäßig entfällt die Hauptmasse des Samens auf das mächtige Endosperm, das einen kleinen Embryo umschließt. Etwa zwei Drittel des Endosperms bestehen aus fettem Öl.

Für pharmazeutische Zwecke ist ausschließlich das kalt gepreßte Öl zugelassen. Wird bei höheren Temperaturen ausgepreßt, dann gelangen nennenswerte Mengen eines giftigen Eiweißstoffes, des Ricins, in das Öl. Aus den für die medizinische Verwendung vorgesehenen Ölen entfernt man Spuren des Toxalbumins, indem man sie mit Wasser auskocht.

Toxische Eiweiße vom Typus des Ricins kommen außer in *Ricinus* auch noch in *Croton tiglium* vor, dann besonders in Leguminosen-Samen, wie in denen von

Abrus precatorius, *Robinia pseudoacacia* und *Phaseolus*. Das Eiweiß in *Phaseolus* ist allerdings von geringer Toxizität. Durch den Gehalt an Ricin wirken 6 Samen tödlich für Kinder, etwa 20 für Erwachsene; 3 Samen verursachen bereits schwere Gastroenteritis mit anhaltendem Erbrechen, Koliken und blutigen Diarrhöen. Die ersten Symptome pflegen erst nach einigen Tagen nach Aufnahme der Samen aufzutreten. Ricin ist der chemischen Natur nach ein echter Eiweißkörper; man konnte Präparationen gewinnen, von den 0,5 mg für 1 kg Ratten tödlich waren. Ähnlich wie gegen Bakterientoxine lassen sich die Tiere auch gegen die Phytalbumine immunisieren.

$$CH_3\cdot(CH_2)_5\cdot \overset{12}{C}H\cdot \overset{11}{C}H_2\cdot \overset{10}{C}H=\overset{9}{C}H\cdot(CH_2)_7\cdot COOH$$

Ölsäure

$$CH_3\cdot(CH_2)_5\cdot \underset{OH}{\underset{|}{C}H}\cdot CH_2\cdot CH=CH\cdot(CH_2)_7\cdot COOH$$

Ricinolsäure

Auffallend am Rizinusöl ist seine relativ gute Löslichkeit in Alkohol und seine hohe Viskosität. Man führt diese Eigenschaftem auf den Hydroxylgehalt der Ricinolsäure zurück, welche die Hauptsäure der das Rizinusöl bildenden Glyceride ist. Dem chemischen Aufbau nach läßt sich die Ricinolsäure als das 12-Hydroxyderivat der Ölsäure auffassen. Die Ricinolsäure stellt 91—95% der Gesamtfettsäuren des Rizinusöls; 4—5% entfallen auf die Linolsäure und ein auffallend geringer Anteil von etwa 1% auf gesättigte Fettsäuren.

Rizinusöl wird hauptsächlich in der Technik verwendet. Die hohe Viskosität in Verbindung mit der guten Löslichkeit in Äthanol macht das Öl zu einem geeigneten und erwünschten Zusatz für zahlreiche Kosmetika (Haarbrillantinen, Pflegemittel für Augenwimpern u. a.).

Oleum Ricini ist — innerlich genommen — ein sehr sicher wirkendes Abführmittel; nach Einnahme der therapeutischen Dosis von 15—30 g Öl tritt die Wirkung innerhalb von zwei bis vier Stunden ein, also sehr rasch im Vergleich zu den meisten anderen Abführmitteln. Es entfaltet seine Wirkung nicht erst in den unteren Darmabschnitten, sondern bereits im Dünndarm. Das Öl selbst (d. h. die intakten Glyceride) ist unwirksam; die Wirkstoffe bilden sich erst sekundär eben im Dünndarm, wodurch es auch verständlich wird, daß die Passage des Mittels durch den Magen ohne Reizerscheinungen ertragen wird. Der eigentliche Wirkstoff, der sich bildet, ist die freie Ricinolsäure, eine lokal reizende Substanz. Freigesetzt wird sie aus den Glyceriden durch die verseifende Wirkung der Lipasen des Dünndarmes.

Rizinusöl verteilt sich beim Schlucken im ganzen Mund, so daß es nicht gerne eingenommen wird. Die Applikationsform von Oleum Ricini in Gelatinekapseln ist kaum vorteilhafter: eine einzelne Kapsel kann wenig mehr als 1 ml Öl enthalten, so daß es schwierig ist, eine wirksame Dosis (15—30 g) einzunehmen. Als Geschmackskorrigentien für Oleum Ricini werden Pfefferminz- oder Zitronenöl genannt; auch Spülen des Mundes mit hochprozentigen Alkoholika (Änderung der Oberflächenspannung) vor dem Einnehmen oder Nachessen von etwas Brot erleichtern die Applikation. Officinell: Rizinusöl (Oleum Ricini) DAB 7; Oleum ricini Ph. Helv. VI.

Krotonöl (Oleum Crotonis)

Krotonöl ist das durch Auspressen aus den Samen von *Croton tiglium* gewonnene fette Öl. Die Stammpflanze, eine Euphorbiaceae, ist ein kleiner, immergrüner Baum des tropischen Asiens. Die Frucht ist eine Kapsel mit drei ellipsoidischen Samen, die an Rizinussamen erinnern, wenn man von der dunkelbraunen Färbung absieht. Die Samen enthalten 50—60% Öl, das in üblicher Weise durch Auspressung oder durch Extrahieren gewonnen wird. Die Glyceride des Krotonöles bestehen keineswegs aus auffallenden Fettsäuren: sie enthalten Ölsäure, Linolsäure und Myristicinsäure. Die auffallende und drastische Wirkung des Kroton-

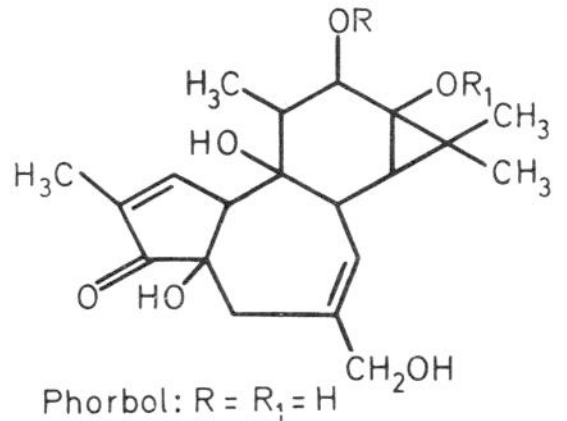

Phorbol: $R = R_1 = H$

I: $R = CH_3{-}CO{-}$; $R_1 = CH_3(CH_2)_{10}{\cdot}CO{-}$

öles hat mit dem eigentlichen Öl, d. h. mit den Glyceriden, nichts zu tun; die Wirkung ist an bestimmte Begleitstoffe des Öles geknüpft, die ihrer chemischen Zusammensetzung nach heute weitgehend bekannt sind; die harzartigen Giftstoffe belegt man mit der Bezeichnung Phorbole. Krotonöl ist das am heftigsten wirkende aller Abführmittel. Da selbst die vorsichtigste Applikation zu schweren Darmentzündungen führen kann, ist seine Anwendung in der Humanmedizin ganz fallengelassen worden. Unter Phantasienamen ist es Bestandteil einiger Patentmedizinen der Veterinärmedizin. Gelegentlich braucht man es als Reagenz in der Pharmakologie zur Testung entzündungswidriger Pharmaka. Wegen der drastischen Wirkung als Purgans und als Vesikans ist im Umgang mit Krotonöl größte Sorgfalt geboten.

Aus den Krotonsamen wurden das Tumorwachstum verstärkende Bestandteile isoliert, die Diester des Phorbols, eines Diterpenalkohols, darstellen (z. B. I).

Sesamöl (Oleum Sesami)

Vermutlich ist die Sesampflanze die älteste in Kultur genommene Ölpflanze. Historisches Zentrum der Kultur ist Indien. *Sesamum indicum* gehört in die Familie der Pedaliaceae, und zwar erinnert Sesam im Aussehen an unseren Fingerhut. Es handelt sich um eine krautige Pflanze mit vierfächerigen Kapselfrüchten und sehr kleinen Samen (Samengewicht 2—4 mg). Sesamöl gehört zu den besten Speiseölen. Die pharmazeutische Verwendung ist nicht nennenswert.

Sojabohnenöl

Die Sojabohne ist reich an Eiweiß, an Fett und an Lecithin. Sie wird daher seit den ältesten Zeiten kultiviert und zu den verschiedensten Lebensmitteln verarbeitet: Unreife Samen liefern ein Gemüse, gemahlene Bohnen eine Art Milch, gekocht und vergoren durch *Aspergillus oryzae* die in ganz Asien bekannte Shoju-Sauce. Die Verwendung der Sojabohnen als Ölfrucht ist relativ neueren Datums.

Die Stammpflanze, *Glycine max* (= *Soja hispida*), gehört zur Familie der Leguminosae = Fabaceae; solange die Pflanzen jung sind, erinnern sie an gewöhnliche Bohnen, später werden sie größer und aufrechter. Die Frucht ist eine etwa 10 cm große, behaarte Hülse, in der 2—4-kugelige Samen vorkommen. Neben ~40% Eiweiß enthalten die Samen 13—26% Öl. Als Nebenprodukt der technischen Ölgewinnung fallen große Mengen Pflanzenlecithin (Sojabohnenlecithin) an, das daher ein wohlfeiles Produkt darstellt.

2. Weitere Lipoide

Die Fette und fetten Öle gehören in die Naturstoffklasse der Lipoide. Man verstand unter Lipoiden ursprünglich alle Inhaltsstoffe pflanzlicher und tierischer Organismen, welche in Wasser unlöslich sind, sich dagegen gut in Fettlösungsmitteln wie Äther, Chloroform und Benzol lösen. Inzwischen hat man Naturstoffe entdeckt, welche in ihrer Konstitution den bisher bekannten Lipoiden sehr nahe stehen, im Molekül aber polare Gruppen enthalten, wodurch sich ihre Lösungseigenschaften ändern, einige sogar löslich in Wasser werden (z. B. viele Phospholipoide). Der chemischen Konstitution nach handelt es sich bei den Lipoiden um Verbindungen, die sich von einem *aliphatischen Kohlenwasserstoff* größerer Kettenlänge ableiten: es kann sich um funktionelle Derivate handeln wie Säuren, Alkohole, Amine, Aminoalkohole und Aldehyde; in anderen Fällen (z. B. den Steroiden) ist die Kohlenwasserstoffkette zyklisiert.

In der Biochemie werden die Lipoide nach verschiedenen Gesichtspunkten weiter unterteilt, z. B. in einfache und zusammengesetzte Lipoide usw. Im folgenden wird keines dieser Einteilungs-Schemata übernommen, weil nur ein kleiner Teil der Lipoide von medizinisch-therapeutischen oder von pharmazeutischem Interesse ist. Die Gruppe der Neutralfette (Fette und Öle) wurde im vorhergehenden Absatz bereits besprochen. Den Neutralfetten am nächsten stehen dann die Wachse. Von den Phospholipoiden ist das pflanzliche Lecithin von Interesse, aus der Gruppe der Phytosterine das Sitosterin. Aus der Reihe der übrigen Lipoide werden einige Substanzen mit Vitamincharakter (Carotinoide, Vitamin D, E, K) herausgegriffen und kurze Hinweise gebracht.

Wachse

Wachs nannte man alle Produkte, die ähnliche Eigenschaften haben wie das allgemein bekannte Bienenwachs. Derartige Produkte sind im Pflanzenreich weit verbreitet, in erster Linie als epidermale *Ausscheidungen* auf der Oberfläche von Blättern, Stengeln und Früchten; Wachse als *Zell-Inhaltsbestandteile* sind selten (z. B. das Wachs in einigen Kohlarten, wo es Bestandteil des Plasmas ist). Man deutet die Wachsablagerungen der Kutikula als Verdunstungsschutz; der zusammenhängende Wachsfilm auf der Blattoberfläche erlaubt es der Pflanze, auch während längerer Trockenperioden die Feuchtigkeit festzuhalten. Wie zu erwarten, sind es daher auch Pflanzen heißer, trockener Zonen, welche auf Gewichtseinheiten bezogen das meiste Wachs produzieren.

Der chemischen Zusammensetzung nach stellen die Wachse in den meisten Fällen derartig komplizierte Gemische dar, daß eine vollständige Analyse bisher nicht möglich war; auf der anderen Seite gibt es Beispiele, daß Wachse nahezu vollständig aus nur einem Bestandteil bestehen. Soweit die bisherigen chemischen Untersuchungen Verallgemeinerungen erlauben, läßt sich über die chemische Zusammensetzung der Wachse das Folgende sagen: sie sind Gemische von Estern höherer Alkaloide mit höheren Fettsäuren. Die Alkoholkomponente ist meist ein aliphatischer Alkohol mit einer geraden Zahl von Kohlenwasserstoffatomen und einer Kettenlänge C_{14} bis C_{36}; bisher am häufigsten gefunden wurde der n-Hexadecylalkohol (Cetylalkohol) $CH_3(CH_2)_{14} \cdot CH_2OH$ und der n-Octadecylalkohol $CH_3(CH_2)_{16} \cdot CH_2OH$. Die Säurekomponente der Wachsester ist von ähnlicher Kettenlänge; Palmitin-, Öl- und Stearinsäure sind häufig. Neben diesen Estern kommen als Bestandteile der Wachse Sterinester, freie Fettsäuren, Sterine und Kohlenwasserstoffe vor.

Das technisch wichtigste Pflanzenwachs ist das Carnaubawachs. Es findet sich als Überzug über die Blätter einer amerikanischen Palmenart (*Copernicia prunifera*), die in den trockenen, öden Landstrichen des nordöstlichen Brasiliens wild vorkommt. Die Zahl der ausbeutungsfähigen Pflanzenexemplare schätzt man auf 75—100 Millionen; von jeder Pflanze können aber jährlich höchstens zwanzig Blätter geschnitten werden, die durchschnittlich 100g Wachs (~5g/Blatt) liefern. Die Blätter werden sorgfältig getrocknet und die Wachsschuppen dann mechanisch abgeklopft; der Wachsstaub wird geschmolzen, filtriert und nach dem Festwerden in Stücke gebrochen. Chemisch besteht Carnaubawachs aus Mischungen verschiedener Ester der allgemeinen Formel $CH_3(CH_2)_nCOO(CH_2)_{n+1} \cdot CH_3$, wobei n eine gerade Zahl zwischen 22 und 32 ist; ferner enthält Carnaubawachs Kohlenwasserstoffe verschiedener Kettenlänge von C_{25} bis C_{31} und einer ungeraden Zahl von Kohlenstoffatomen.

Zum Vergleich sei kurz auf die Zusammensetzung typischer Wachse tierischer Herkunft hingewiesen. WALRAT (Cetaceum DAB 7) besteht zur Hauptsache aus

Cetyllaurat $CH_3(CH_2)_{10}COO(CH_2)_{15}CH_3$ und Cetylpalmitat $CH_3(CH_2)_{14}COO(CH_2)_{15}CH_3$.

Bienenwachs besteht aus Estern der geradekettigen C_{26} und C_{28}-Säuren mit unverzweigten primären Alkoholen der Kettenlängen C_{26} und C_{28}.

Adeps Lanae oder Wollfett ist eine sehr komplizierte Mischung typischer Wachsester, freier Alkohole und freier Säuren. Ein erheblicher Prozentsatz der Säuren ist abweichend verzweigtkettig und von ungerader Zahl an Kohlenstoffatomen; auch normale und verzweigte α-Hydroxysäuren kommen vor.

Lecithin

Lecithin ist eine Sammelbezeichnung für eine Gruppe von Lipoiden, welche Phosphor und Stickstoff im Molekül enthalten. Grundbaustein der Lecithine ist das Glycerin mit seinen drei Hydroxygruppen; abweichend von den Neutral-

CH_2—O—Fettsäure
|
CH—O—Fettsäure
|
CH_2—O—Phosphorsäure-Cholin

Bauprinzip der Lecithine

fetten sind nur zwei Hydroxyle mit Fettsäuren (Ölsäure, Stearinsäure, u. a.) verestert, die dritte ist mit Phosphorsäure verknüpft, die ihrerseits wieder mit Cholin verestert ist.

Cholin $[(CH_3)_3N \cdot CH_2 \cdot CH_2 \cdot OH]^+OH^-$ erhielt seinen Namen von der griechischen Bezeichnung für Galle (χολή): es war als Bestandteil der Ochsengalle im Jahre 1849 erstmals isoliert worden. Es ist eine farblose hygroskopische Flüssigkeit. Als Baustein der Lecithine und anderer Phospholipoide ist es ein lebensnotwendiger Nahrungsbestandteil. Derivate des Cholins, speziell des Acetylcholins, spielen eine große Rolle im physiologischen Mechanismus der Nervenimpulsübertragung.

Lecithine findet man in allen lebenden Geweben tierischer und pflanzlicher Herkunft. Das im Handel erhältliche Lecithin, welches der therapeutischen Verwendung zugeführt wird, stammt entweder aus Hühnereiern (Lecithinum ex ovo) oder es wird aus Sojabohnen oder Mais gewonnen. Pflanzliches Lecithin ist billig, da es in großen Mengen bei der technischen Gewinnung der fetten Öle als Nebenprodukt anfällt. Diese Lecithine sind bei normaler Zimmertemperatur salbenartige, halbfeste Massen. Das hauptsächlich verwendete Sojabohnenlecithin enthält etwa 2% Phosphor; von den esterartig gebundenen Fettsäuren entfallen 55% auf die Linolsäure, 12% auf die Palmitinsäure, 10% auf die Ölsäure.

Das meiste Lecithin verbraucht die Lebensmittelindustrie und die pharmazeutische Industrie für technische Zwecke, da es einen ausgezeichneten, zudem leicht verdaubaren Emulgator natürlicher Herkunft darstellt (Margarineherstellung, pharmazeutische Emulsionen). Lecithin ist aber nicht nur ein Hilfsmittel in der pharmazeutischen Technologie; es ist Bestandteil zahlreicher Industriepräparate, die bei den unterschiedlichsten Indikationsstellungen empfohlen werden. So ist es häufiger Bestandteil von „Roborantien" und „Nervenstärkungsmitteln", die früher empfohlen wurden bei allgemeiner körperlicher Schwäche, bei Tuberkulose, Neurasthenie, Psychosen usw. Mitbestimmend für diese Verwendung war anscheinend die Überlegung, die erhöhte Zufuhr von Stoffen, die natürlicherweise Bestandteile wichtigster Organe wie Nerven und Gehirn sind, müßte eine ungewöhnlich kräftigende Wirkung haben. Die vorhandene Literatur über einen ungewöhnlichen oder besonderen Nährwert der Lecithine ist aber widersprechend. Lecithin ist ferner der Hauptbestandteil in einer weiteren Gruppe von Präparaten, die ihrer lipotropen Wirkung wegen bei bestimmten Erkrankungen der Leber und des Fettstoffwechsels indiziert sind.

Lipotrop (vom griechischen *λίπος* Fett und *τρέπειν* treiben) nennt man Stoffe, welche einer überhöhten Anhäufung von Fetten in der Leber entgegenwirken und bewirken, daß die Fette vom zirkulierenden Blutstrom abtransportiert werden. Zu den lipotropen Stoffen gehört in erster Linie das Cholin selbst, dann aber gehören dazu alle cholinliefernden Stoffe, mögen sie nun höheres oder niedrigeres Molekulargewicht als das Cholin haben. Der wichtigste Vertreter der erstgenannten Gruppe ist das zuvor besprochene Lecithin. Zu den Cholinbildern niederen Molekulargewichtes gehören Substanzen mit „labilen Methylgruppen" (Methyldonatoren), da der Körper bei hinreichendem Angebot von Methyl das Cholin aus 2-Aminoäthanol synthetisieren kann. Methionin und Betain sind Vertreter dieser Gruppe von lipotropen Stoffen.

$$CH_3{\cdot}SCH_2{\cdot}CH_2{\cdot}\underset{\displaystyle N_2H}{\underset{|}{C}H}{\cdot}COOH \qquad (CH_3)_3\overset{+}{N}{\cdot}CH_2{\cdot}COO^-$$

Methionin Betain

Lecithin und die anderen lipotropen Stoffe werden klinisch zur Behandlung der Leberzirrhose und anderer pathologischer Zustände verwendet, welche mit einer Fettinfiltration der Leber einhergehen.

Sterine

Die Sterine gehören in die große Klasse von Naturstoffen mit dem tetrazyklischen Molekülskelet des hydrierten Cyclopentano-Phenanthrens (s. S. 173). Von anderen Vertretern der Klasse unterscheiden sie sich durch die aliphatische verzweigte Seitenkette variierender Länge am Kohlenstoffatom C-17. Eingeteilt werden sie nach ihrem Vorkommen in die Zoosterine, die Phytosterine und die Mykosterine. Bei den meisten Sterinen tierischer Herkunft ist die Kohlenstoffseitenkette 8gliedrig; bei den Sterinen der grünen Pflanzen besteht sie aus 10, bei denen der Pilze meist aus 9 Kohlenstoffatomen.

Der bekannteste Vertreter der Zoosterine ist das Cholesterin, das schon im Jahre 1769 aus Gallensteinen isoliert worden war. Es wird bei Warmblütern als regelmäßiger Zellbestandteil gefunden, bei niederen Meerestieren (z. B. den Schwämmen) scheint es zu fehlen. Es kommt frei vor, aber auch in esterartiger Bindung verknüpft mit Fettsäuren. Beim Menschen sind das Nervengewebe, die Leber, das Fettgewebe reich an Cholesterin; im Blute beträgt der durchschnittliche Gehalt 150—200 mg/100 ml. Dem menschlichen Organismus wird es mit der Nahrung in unterschiedlichen Mengen zugeführt, am meisten wohl mit dem Eigelb, das rund 1,7% Cholesterin enthält. Das größte medizinische Interesse erlangte das Cholesterin, seitdem man einen höheren Spiegel im Blute und eine erhöhte Ablagerung in Zusammenhang bringt mit Stoffwechsel- und mit Gefäßerkrankungen, insbesondere auch mit der Arterienverkalkung. Obwohl das Wesentliche des Zusammentreffens von Hypercholesterolämie und Gefäßkrankheiten noch nicht erkannt wurde, wurden Arzneimittel entwickelt, welche den Cholesterinspiegel des Blutes senken, eine erhöhte Ausscheidung des Cholesterins bewirken sollen. Von Pflanzenstoffen wird das u. a. phenolischen Inhaltsstoffen der Artischocke (s. S. 510) nachgesagt.

	R	Doppelbindg.
Cholesterin	H	———
β-Sitosterin	C_2H_5	———
Stigmasterin	C_2H_5	Δ^{22}
Ergosterin	CH_3	Δ^{7}, Δ^{22}

a) *Sitosterin*

Sitosterin ist das im Pflanzenreich am weistesten verbreitete Sterin. In besonders hohen Konzentrationen findet es sich in den Getreidekeimölen (s. S. 357). Bei der Herstellung des fetten Öles aus Mais oder Hirse fällt es als Nebenprodukt an.

Der unverseifbare Anteil des Maisöles macht 1—3% des Gesamtöles aus, wovon der Hauptanteil auf die Sterine entfällt. Die kristallisierbare Sterinfraktion ist jedoch uneinheitlich und besteht hauptsächlich aus drei isomeren Sitosterinen, die als α-, β- und γ-Sitosterin bezeichnet werden, und aus Dihydrositosterin. Im Dihydrositosterin ist die Doppelbindung im Ring B des Steringerüstes abgesättigt (über Maisöl s. S. 357).

Hirse ist eine Sammelbezeichnung für eine ganze Reihe von Getreidepflanzen aus den verschiedensten Gattungen; so unterscheidet man die echte oder deutsche Hirse (*Panicum miliaceum*), die italienische Hirse (*Setaria italica*) und die gemeine Mohrenhirse (*Sorghum cernuum* = *Andropogon sorghum*); eine in Afrika angebaute Hirse ist die Negerhirse (*Pennisetum spicatum*). Wenn, wie im folgenden, nur von Hirse gesprochen wird, so ist an *Sorghum cernuum* gedacht, die wiederum in zahlreichen Varietäten bekannt ist. Eine der wertvollsten Eigenschaften der Hirse ist es, daß sie auch längere Trocken- und Hitzeperioden überdauern kann; aus diesem Grund verdrängt die Hirse den Mais in den Anbaugebieten der großen Ebenen der USA. Obwohl äußerlich keine großen Ähnlichkeiten zwischen Mais und Hirse vorliegen, so ähneln sich beide sehr in der chemischen Zusammensetzung der Früchte. Der Hauptanteil entfällt auf das stärkereiche Endosperm, während das Fett fast nur im Keimling lokalisiert ist; ferner sind Zusammensetzung und Eigenschaften der Öle gleich.

Sitosterin ist kein einheitlicher chemischer Körper. Viele der kristallinen und daher zunächst für einheitlich angesehenen „Sitosterine“ wurden inzwischen in Komponenten zerlegt (α-, β-, γ-, δ-, α_1-, α_2- und α_3-Sitosterin), die sich im Hydrierungsgrad oder durch die räumliche Anordnung von Substituenten voneinander unterscheiden. So enthält α-Sitosterin eine zusätzliche Doppelbindung abweichend vom β-Sitosterin, das nur eine Doppelbindung im Sterangerüst enthält. β- und γ-Sitosterin wiederum unterscheiden sich lediglich durch die räumliche Orientierung der Äthylgruppe in der Seitenkette. In den Gramineen-Ölen kommen alle drei genannten Sitosterine vor; überwiegend β-Sitosterin ist im Baumwollöl enthalten, während das Sojabohnenöl das γ-Isomere enthält. Die pharmazeutischen Sitosterinpräparate bestanden hauptsächlich aus β-Sitosterin (80—90%) neben geringeren Anteilen (10—20%) Dihydro-β-Sitosterin. In oralen Tagesdosen bis zu 9 g wurde die therapeutische Verwendung vorgeschlagen bei Zuständen, welche eine Senkung des Cholesterinspiegels angezeigt erscheinen lassen (z. B. bei Diabetes mellitus, Hyperthyreoidismus); ob es bei Gefäßerkrankungen von irgendeinem Nutzen ist, dafür scheinen noch keine Beweise erbracht. Nach neueren Untersuchungen hat das β-Sitosterin eine oestrogene Wirksamkeit.

b) Stigmasterin

Stigmasterin unterscheidet sich vom β-Sitosterin dadurch, daß es in der Seitenkette zusätzlich eine Doppelbindung trägt. Es ist bei höheren Pflanzen weit verbreitet, wenn es auch der Häufigkeit des Vorkommens nach hinter dem „Sitosterin" zurückbleibt. Es scheint besonders oft in Leguminosensamen angetroffen zu werden: die Kalabarbohnen (von *Physostigma venenosum*) und die Gartenbohnen (*Phaseolus vulgaris*) waren die ersten Quellen für die Gewinnung dieses Phytosterins (O. Hesse, 1878); auch im unverseifbaren Anteil des Sojabohnenöls (s. S. 361) ist es enthalten.

Wie für die Zoosterine der typische Vertreter das Cholesterin ist, für die Phytosterine der grünen Pflanzen das Sitosterin, so ist für die chlorophyllosen Kryptogamen das Vorkommen von Ergosterin charakteristisch. Entdeckt wurde dieses Mykosterin erstmalig in *Secale cornutum*. Die wohlfeile Quelle für seine technische Darstellung ist aber heute die Hefe. Seine medizinisch-pharmazeutische Bedeutung liegt darin, daß es ein Provitamin D darstellt.

Vitamine A — Carotinoide als Provitamine

Die Carotinoide sind in der Natur ubiquitär verbreitete gelbe bis rote Farbstoffe. Nahezu 100 dieser Pigmente sind bekannt, gut charakterisiert und meist auch der Konstitution und Konfiguration nach bekannt. Eine kleine Zahl dieser natürlichen Farbstoffe — es müssen besondere Konstitutionseigentümlichkeiten gegeben sein — hat die Eigenschaft, im tierischen Organismus zu physiologisch hochwirksamen Verbindungen abgebaut zu werden, die unter der Bezeichnung Vitamin A bekannt sind. Die A-Vitamine, bei normaler Zimmertemperatur schwach gelbliche Flüssigkeiten, haben keine derartigen auffallenden physikalischen Eigenschaften wie die Carotinoide; man entdeckte sie wesentlich später, da sie an Hand langwieriger Tierversuche angereichert und isoliert werden mußten. Während die Carotinoide einschließlich der als Provitamine wirksamen im Pflanzenreich *und* im Tierreich vorkommen, können die eigentlichen A-Vitamine nur aus tierischem Material isoliert werden. In ihrer Wirkung als akzessorische Nahrungsfaktoren gaben sich die A-Vitamine im Tierexperiment dadurch zu erkennen, daß sie Wachstumsstillstand der Tiere zu heilen vermögen. Erste Vitamin-Mangelsymptome beim Menschen sind eine charakteristische Augenerkrankung (Xerophthalmie) und Hautschädigungen.

a) Vitamin A

Die A-Vitamine gehören chemisch in die Gruppe der Diterpene (s. S. 20), und zwar sind sie Polyenalkohole, deren Doppelbindungen bei den beiden wichtigen Vitaminen A_1 und A_2 sämtlich trans-ständig angeordnet sind. Ein Mono-cis-Isomeres, das sog. Neovitamin A, ist häufiger Begleitstoff, findet sich aber

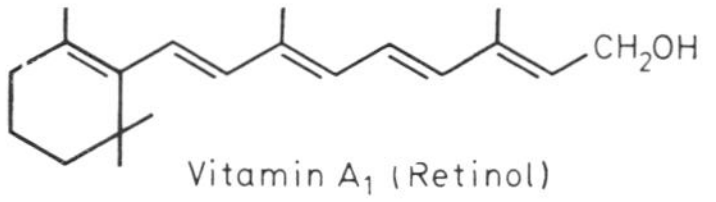

CH_2OH CH_2OH

Vitamin A_1 (Retinol) 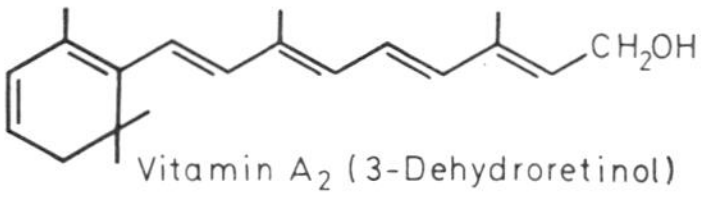 Vitamin A_2 (3-Dehydroretinol)

nur in geringen Konzentrationen. Vitamin A_1 hat eine Doppelbindung weniger im Molekül als Vitamin A_2. In der Verteilung der beiden Vitamine über das Tierreich treten Regelmäßigkeiten in Erscheinung: A_1 ist das Hauptvitamin in der Leber von Salzwasserfischen, A_2 das in der Leber von Süßwasserfischen. Fischleberöle (z. B. von Dorsch, Heilbutt und Thunfisch) sind auch industrielles Ausgangsmaterial zur Gewinnung von Vitamin A-Konzentraten, wobei ein Begleitvitamin, das Vitamin D_3, einen zusätzlichen erwünschten Wirkstoff darstellt.

b) Allgemeines über Carotinoide

Die Carotinoide zeigen in ihrem Aufbau die folgenden Eigentümlichkeiten: 1. Sie sind aus Isopreneinheiten aufgebaut, und zwar in den weitaus meisten Fällen aus acht Isoprenen, so daß die Carotinoide Tetraterpene darstellen; 2. nicht alle dieser acht Isoprenbausteine sind regulär (durch „Kopf-Schwanz-Kondensation" s. S. 22) miteinander verknüpft, sondern nur jeweils vier, so daß formal das Molekül in zwei gleichlange (C_{20}) Hälften zerfällt; die beiden Hälften selbst weisen irreguläre („Schwanz-Schwanz-Kondensation") Verknüpfung auf; 3. das chromophore System enthält zahlreiche konjugierte Kohlenstoff-Doppelbindungen; die Farbe hängt von der Zahl der Doppelbindungen ab; mindestens 6—7 müssen vorhanden sein, damit der Körper als gelb erscheint.

Im Gegensatz zu den ebenfalls gelb gefärbten Pflanzenfarbstoffen der Flavonreihe (besonders den Chalkonen und Auronen) sind die meisten Carotinoide in Wasser unlöslich; sie liegen in der Pflanze deswegen nicht im Zellsaft gelöst vor, sondern finden sich in der Regel in den Chromatophoren. Carotinoide finden sich in sämtlichen Pflanzenorganen und in allen Zweigen des Pflanzensystems, angefangen von Bakterien, Pilzen und Algen bis zu den hochentwickelten Mono- und Dikotyledonen. Einige Vertreter kommen über das ganze Pflanzenreich verbreitet vor, andere sind seltener und beschränken sich auf ein kleineres Taxon.

Nach methodischen Gesichtspunkten unterteilt man seit jeher die Carotinoide in hypophasische und in epiphasische, je nachdem, ob sie beim Trennungsgang sich in Petroläther oder in 95%igem wässerigem Methanol anreichern, zwei nicht mischbaren Lösungsmitteln,

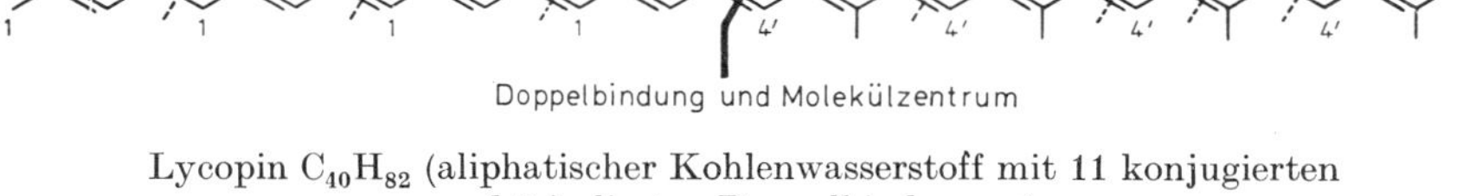

1 4 1 4 1 4 1 4 4' 1' 4' 1' 4' 1' 4' 1'

Doppelbindung und Molekülzentrum

Lycopin $C_{40}H_{82}$ (aliphatischer Kohlenwasserstoff mit 11 konjugierten und 2 isolierten Doppelbindungen):
Aufbau aus zwei gleichlangen, irregulär verknüpften Molekülhälften

zwischen denen sie verteilt werden. Eine weitere Gruppe ist zunächst epiphasisch, nach Verseifen mit Laugen jedoch hypophasisch. Diese physikalisch-chemischen Eigenschaften der natürlichen Carotinoide sind ein Ausdruck konstitutioneller Eigentümlichkeiten, die einer weiteren Einteilung der Carotinoide zugrunde gelegt werden können. Dementsprechend unterscheidet man: Carotinoid-Kohlenwasserstoffe, Xanthophylle (oder sauerstoffhaltige Carotinoide) und Xanthophyllester (oder Farbwachse).

Zu den Carotinoid-Kohlenwasserstoffen gehören das Lycopin und α-, β-, γ-Carotin. Lycopin, der auffallende Farbstoff der Tomaten, kommt oft und reichlich in reifen Früchten vor. Chemisch gehört es zu den rein aliphatischen Carotinoiden, im Gegensatz zu den Carotinen im engeren Sinne (α-Carotin, β-Carotin, γ-Carotin), welche aliphatisch-alizyklisch sind (näheres über Carotin siehe im nächsten Abschnitt „Vitamin-A-Vorstufen").

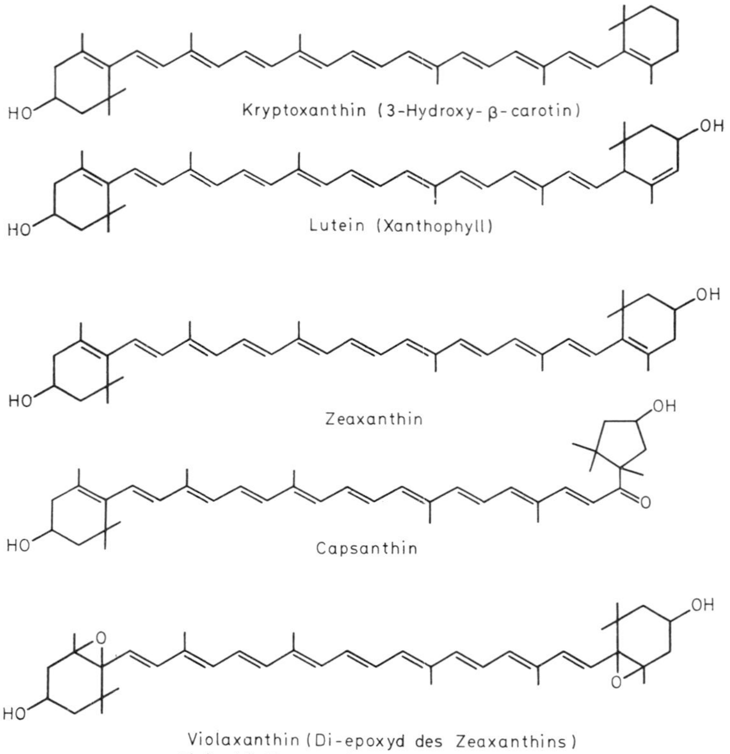

Kryptoxanthin (3-Hydroxy-β-carotin)

Lutein (Xanthophyll)

Zeaxanthin

Capsanthin

Violaxanthin (Di-epoxyd des Zeaxanthins)
Einige häufiger vorkommende Xanthophylle

Die Xanthophylle enthalten eine oder mehrere Hydroxygruppen im Molekül, manchesmal neben anderen Sauerstoffunktionen (Ketogruppen, Ätherbindungen). Sie sind daher besser in 95%igem wässerigem Methanol löslich als in Petroläther (hypophasisch). Der typische Vertreter der Reihe ist das Xanthophyll selbst, das auch als Lutein bezeichnet wird. Zusammen mit Chlorophyll und mit α- und β-Carotin kommt es anscheinend in allen grünen Blättern vor; ferner ist es häufiges Pigment roter oder gelber Blüten, hier nicht selten in veresterter Form (z. B. Helenien = Dipalmitinsäureester). Während Lutein ein typisches ubiquitäres Xanthophyll darstellt, ist das Capsanthin ein Beispiel für ein taxonspezifisches Pigment; es wurde bisher nur in den Gattungen *Capsicum* und *Lilium* gefunden. Eine der Sauerstoffunktionen des Capsanthins ist eine Ketogruppe. Epoxydisch gebundenes O liegt im Violaxanthin vor, das als Di-epoxyd des Zeaxanthins betrachtet werden kann. Zeaxanthin, ein dem Lutein isomeres Xanthophyll, ist frei und verestert im Pflanzenreich weit verbreitet, wenn es auch in der Häufigkeit des Vorkommens hinter dem Lutein zurückbleibt. Größere Mengen Zeaxanthin enthalten, wie der Name kennzeichnet, die Körnerfrüchte des Mais (*Zea mays*). Violaxanthin hat ähnlich weite Verbreitung; erstmalig isoliert wurde es aus gelben Stiefmütterchen (*Viola tricolor*). Die an Sauerstoff ärmste Verbindung der Xanthophyllreihe ist das Kryptoxanthin; in Löslichkeits- und Verteilungseigenschaften erinnert es schon an die Carotin-Kohlenwasserstoffe, besonders an das β-Carotin, und es teilt mit letzterem zusätzlich die Eigenschaft, Vitamin-A-Wirkung zu besitzen.

c) Carotinoide als Vitamin-A-Vorstufen

Das chemische Charakteristikum der A-Vitamine ist ein sechsgliedriger Ring, wie er im β-Ionon (s. S. 435) vorliegt, und die ungesättigte Seitenkette, die endständig zum Alkohol oxydiert ist. In erster Näherung läßt sich sagen, daß nur Carotinoide mit den beiden Merkmalen des β-Iononringes und der ungesättigten Seitenkette im menschlichen Organismus in Vitamin A überführbar sind. Die wichtigsten Carotinoide, die als Vitamin-A-Vorstufen fungieren, sind die drei isomeren Carotinoide: α-Carotin, β-Carotin und γ-Carotin. Wie ersichtlich enthalten sie einen, das β-Carotin zwei *unsubstituierte* β-Iononringe im Molekül; hydroxysubstituierte β-Iononringe, wie sie in mehreren Xanthophyllen und Xanthophyllestern (Lutein, Helenien, Zeaxanthin) vorliegen, haben keine Provitamin-A-Wirkung. Inzwischen sind Ausnahmen bekannt geworden, so das Kryptoxanthin (4-Hydroxy-β-carotin).

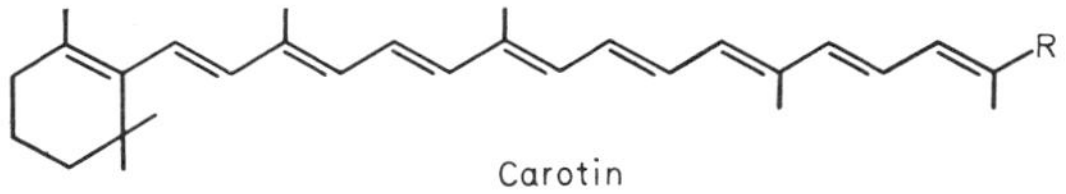

Carotin

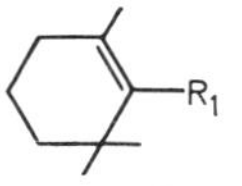

β-Ionon-Rest

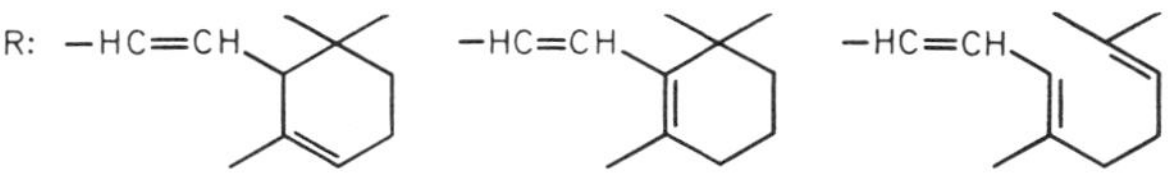

R: —HC=CH— α-Carotin —HC=CH— β-Carotin —HC=CH— γ-Carotin

Die Carotine sind im Pflanzenreich weit verbreitet. So enthalten alle grünen Pflanzenteile β-Carotin, wo es die Chlorophylle, das Xanthophyll und oft auch das α-Carotin begleitet. In hohen Konzentrationen ist es in der Karotte, *Daucus carota*, enthalten. Während das α-Carotin fast immer zusammen mit β-Carotin vorkommt, gehört das dritte Carotin-Isomere, das γ-Carotin, zu den seltenen Pigmenten; es wurde in geringen Konzentrationen als Begleitcarotin in Möhren, in *Crocus sativus* und in einigen *Rosa*-Arten (Früchten) gefunden.

Das wirtschaftlichste Ausgangsmaterial für pflanzliche Provitamin-A-haltige Diätetika sind die Möhren. Die Möhre, *Daucus carota* L. ssp. *sativa* (Umbelliferae), ist eine sehr alte Kulturpflanze, die heute in zahlreichen Spielarten gezogen wird (Karotten, Riesenmöhren usw.). Der verwendete Pflanzenteil stellt eine fleischig verdickte Rübe dar, an deren Bildung Hypokotyl und die Primärwurzel beteiligt ist. Die frische Rübe enthält 10—20 mg Carotin/pro 100 g.

d) Verwendung von Vitamin A- und Provitamin A-Präparaten

Vitamin-A-Präparate und Provitamin-A-Präparate werden bei Anzeichen von Mangelsymptomen therapeutisch verwendet. Ein erstes charakteristisches Symptom ist mangelndes Adaptationsvermögen des Auges oder Nachtblindheit. Das ist verständlich, da Vitamin A einen unerläßlichen Baustein für den Aufbau der Sehfarbstoffe darstellt.

Das Netzhaut-Stoffwechselgeschehen konnte bisher allerdings nur teilweise geklärt werden. Immerhin weiß man, daß neben dem genannten Vitamin A und neben Vitamin B_2 (Lactoflavin) auch bestimmte Carotinoide eine Rolle spielen. Carotinoide sind demnach nicht nur indirekt — als Vorstufe von Vitamin A — für den Sehvorgang von Bedeutung, vielmehr können sie auch unmittelbare Teilfaktoren im sog. Sehpurpurstoffwechsel sein.

Das Sehvermögen der Wirbeltiere und des Menschen bei schwachem Lichte (Nachtsichtigkeit) ist durch die Reaktionsfähigkeit der Zapfen sowie des Pigmentepithels der Netzhaut bedingt. Sie ermöglichen das farblose „Dämmerungssehen" durch den in ihnen enthaltenen Sehpurpur. Für den Aufbau des Sehpurpurs ist das Carotinoid Lutein entscheidend wichtig, das daher dem Organismus in ausreichenden Mengen zur Verfügung stehen muß; allerdings kann Lutein (bzw. dessen Ester, das Helenien) beim Aufbau des Sehpurpurs seine volle Wirksamkeit nur dann entfalten, wenn der Körper gleichzeitig über einen ausreichenden Bestand an Vitamin A verfügt. Es liegen klinische Untersuchungen darüber vor, daß eine entscheidende Verbesserung der Dämmerungs-Sehleistung durch Zufuhr selbst hoher Dosen von Vitamin A allein oder von Helenien allein sich nicht erzielen läßt, anscheinend aber sehr wohl durch kombinierte Anwendung beider Substanzen.

Außer den eigentlichen Vitamin-A-Präparaten wurden zur Verbesserung des Adaptationsvermögens die Verwendung von Helenien oder von Kombinationspräparaten der beiden Substanzen vorgeschlagen und entsprechende Pharmazeutika entwickelt. Helenien ist der Palmitinsäureester des Luteins. Erstmals als Pigment der Blütenblätter von *Helenium autumnale* aufgefunden, wurde es inzwischen in vielen anderen Pflanzen nachgewiesen. Technisch verwertbar zur Heleniengewinnung sind die Blütenköpfe der bei uns als Zierpflanzen gezogenen *Tagetes*-Arten (Familie: Compositae). Die Wiederherstellung der gestörten Nachtsehschärfe ist für viele Berufe wichtig, so z. B. für Kraftfahrer, Lokomotivführer.

Vitamin D

Vitamin D nannte man ursprünglich den Faktor im Lebertran, der für dessen antirachitische Wirkung verantwortlich ist. Man kennt heute mehrere derartige antirachitische Prinzipien, welche den Calciumstoffwechsel beeinflussen. Sie sind

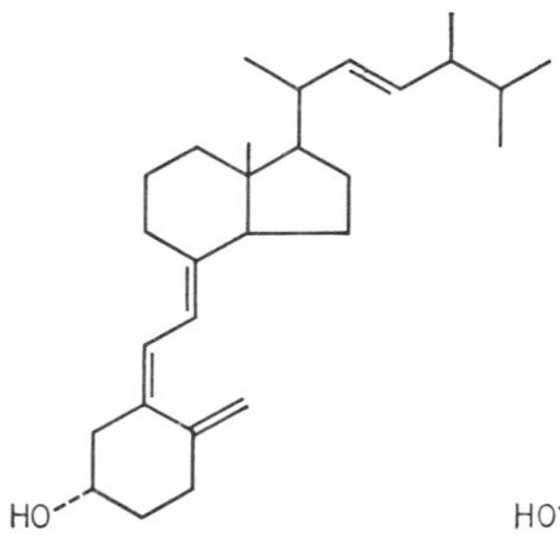

HO

Vitamin D_2

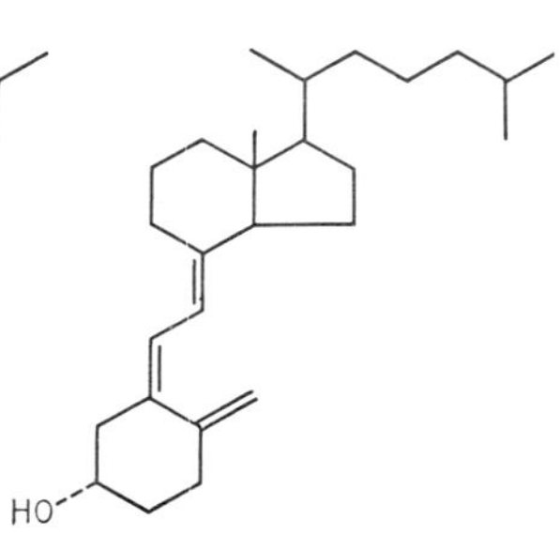

HO

Vitamin D_3

alle chemisch mit den Steroiden verwandt, ohne aber strenggenommen Steroide darzustellen, da der Ring B des Sterangerüstes geöffnet ist. Das ursprüngliche antirachitische Prinzip des Lebertrans ist heute unter der Bezeichnung Vitamin D_3 bekannt. Vitamin D_3 kommt in größeren Mengen nur in Fischleberölen vor, in geringen Konzentrationen ist es in tierischen Geweben weit verbreitet. Im Pflanzenreich fehlt das Vitamin D praktisch vollständig; dagegen beherbergt das Pflanzenreich Vorstufen des Vitamin D (Provitamine D), welche unter bestimmten Bedingungen in die eigentlichen D-Vitamine überführbar sind. Das bekannteste derartige pflanzliche Produkt ist das Ergosterin (s. S. 365), das besonders aus Hefe leicht zugänglich ist. Die Aktivierung des Ergosterins erfolgt durch Bestrahlen mit ultraviolettem Licht außerhalb des Körpers. Es bilden sich mehrere Bestrahlungsprodukte, unter ihnen das Vitamin D_2 (= Calciferol) und Tachysterol. Calciferol unterscheidet sich vom Vitamin D_3 durch den Bau der Seitenkette am Kohlenstoffatom C-17: die des Vitamin D_2 ist identisch mit der des Ergosterins, die des Vitamin D_3 entspricht dem Cholesterin. Die Bedeutung eines zweiten Bestrahlungsproduktes, des Tachysterins, liegt darin, daß es leicht partialsynthetisch in Dihydro-Tachysterin überführbar ist. Dihydro-Tachysterin (A. T. 10®) hat nur geringe antirachitische Wirkung, besitzt aber in ausgesprochenem Maße die Fähigkeit, den Blutcalciumspiegel zu erhöhen. Es wird therapeutisch bei bestimmten Erkrankungen der Nebenschilddrüse verwendet, wenn es darauf ankommt, die Konzentration an ionisch gebundenem Calzium im Blute zu erhöhen. Dihydro-Tachysterin ist ein Stereo-Isomeres des Vitamin D_2, dessen Methylengruppe an C-10 zur Methylgruppe reduziert ist.

Vitamin E

Neben Nahrungsstoffen und neben den bekannten akzessorischen Nahrungsbestandteilen muß die Versuchsdiät bei Ratten einen weiteren Nahrungsfaktor enthalten, damit normale Vermehrung erfolgt, Diesen Ratten-Antisterilitätsfaktor nannte man Vitamin E. Welche Rolle das Vitamin E in der Humanphysiologie spielt, ist nicht bekannt, jedenfalls scheint Übereinstimmung darüber zu bestehen, daß das Vitamin E zur Behandlung der Sterilität beim Menschen wertlos ist.

Vitamin E ist wiederum eine Sammelbezeichnung für eine Gruppe, die mehrere Einzelvitamine (die sog. Tocopherole) umfaßt. Formelmäßig ist das α-Tocopherol wiedergegeben. Es handelt sich um ein substituiertes Chroman mit einer isoprenoiden gesättigten Seitenkette; α-Tocopherol ist zudem ein Phenol mit drei

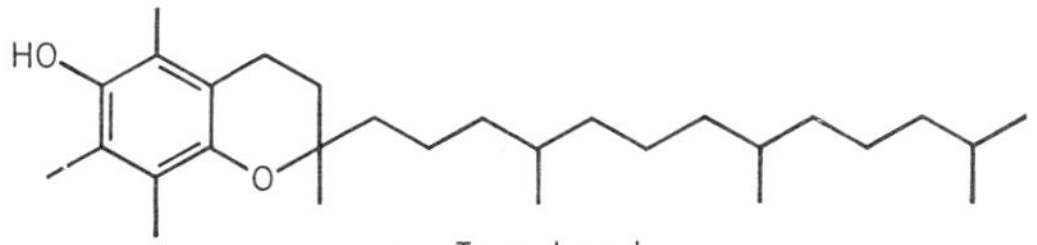

α - Tocopherol

Methylsubstituenten. Vitamin E kommt in allen grünen Pflanzen vor, besonders angereichert als Bestandteil der pflanzlichen fetten Öle (Weizenkeimöl, Sojabohnenöl, Baumwollöl, Erdnußöl u. a.). Seine wertvollste Eigenschaft ist die eines Antioxydans: so verhindert es in Lösungen die oxydative Zersetzung von Vitamin A, und es hemmt das Ranzigwerden fetter Öle. Das Vorkommen von Vitamin E in fetten Ölen ist der Hauptgrund dafür, daß weniger stark gereinigte Öle besser haltbar sind als die hochgereinigten, damit auch vitaminfreien Öle.

Auffallend beim Vitamin E ist seine geringe biologische Wirkungsspezifität in Abhängigkeit von der Konstitution: neben den natürlichen Tocopherolen erweisen sich zahlreiche weitere Chromon- und Chromonderivate als aktiv, ferner einige Cumarin- und Cumaronabkömmlinge und bestimmte einfachere Phenole.

Vitamin K

Man kennt zwei natürliche Vitamine mit Vitamin-K-Wirkung und unterscheidet sie wie üblich durch die Indizierung als Vitamin K_1 und Vitamin K_2. Beide sind sie chemisch eng miteinander verwandt, indem das Ringsystem des 2-Methyl-naphthochinons gemeinsam ist; die Unterschiede betreffen die aliphatische isoprenoide Seitenkette am Kohlenstoffatom C-3, die beim Vitamin K_1 aus 4 Isoprenresten (= Phytolrest) und beim Vitamin K_2 aus sieben Isoprenbausteinen aufgebaut ist. Vitamin K_1 kommt in allen grünen Pflanzen vor, während Vitamin K_2 von vielen Bakterien synthetisiert wird. Wegen des gemeinsamen Vorkommens von K_1 mit dem Chlorophyll in den Chloroplasten der grünen Blätter bezeichnet man es auch als Phyllochinon. Leicht zugänglich ist das Phyllochinon durch Extrahieren der Luzernenblätter, *Medicago sativa* (Fam.: Leguminosae-Fabaceae) mit lipophilen Lösungsmitteln. Vitamin K ist in der Natur so weit verbreitet, daß beim Menschen Mangelerkrankungen äußerst selten sind: der Bedarf wird gedeckt durch die Zufuhr von grünen Blattgemüsen, ferner dadurch, daß die Mikroorganismen der Darmflora die Verbindung synthetisieren. Es gibt aber Krankheiten, besonders solche der Leber, die einen Vitamin-K-Mangel zur Folge haben. Für die Mangelerkrankungen sind kennzeichnend Senkung des Prothrombinspiegels, Verlängerung der Blutgerinnungszeit, Neigung zu subkutanen und intramuskulären Hämorrhagien.

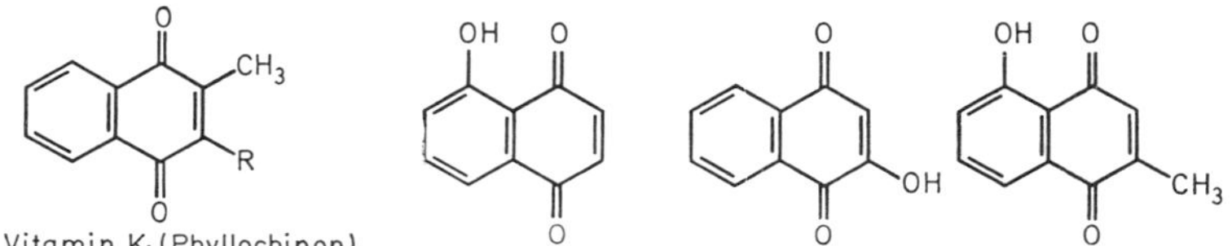

Vitamin K_1 (Phyllochinon) ($C_{31}H_{46}O_2$): R = Phytolrest — Juglon — Lawson

Neben den K-Vitaminen gibt es eine große Anzahl anderer chemischer Verbindungen welche gleichermaßen antihämorrhagisch wirken. Nimmt man die Förderung der Prothrombinbildung (bezogen auf die Gewichtseinheit) als Maß, dann gibt es Substanzen, welche die natürlichen Vitamine an Wirksamkeit sogar übertreffen. In erster Linie handelt es sich um rein synthetische Verbindungen, die aber hier nicht näher betrachtet werden. Die Frage ist, ob sich auch noch unter den Naphthochinonen der Pflanzenwelt Vertreter mit Vitamin-K-Wirkung befinden, und ob der eine oder andere als Drogenwirkstoff in Frage kommt.

Naphthochinone sind im Pflanzenreich in nicht so großer Mannigfaltigkeit vertreten wie die trizyklischen Anthrachinone. Die bekanntesten Vertreter sind das Juglon (5-Hydroxy-1,4-naphthochinin) der Walnußblätter, das Lawson

(2-Hydroxy-1,4-naphthochinon) der Hennablätter und das Plumbagin verschiedener *Plumbago*-Arten. Nennenswerte antihämorhagische Aktivität hat nur das zuletztgenannte Plumbagin, das als 2-Methyl-5-hydroxy-1,4-naphthochinon eine Methylgruppe in der gleichen Stellung trägt wie die K-Vitamine. Fehlen der Methylgruppe bringt die biologische Aktivität fast ganz zum Verschwinden, wenn sie sich auch beim Juglon und beim Lawson noch angedeutet findet. Zur Auslösung desselben antihämorrhagischen Effekts sind an Dosen erforderlich: Vitamin K_1 (1 g), Plumbagin (400 g), Juglon (über 1 000 g), Lawson (etwa 1 000 g) (zit. bei H. J. DEUEL, 1951).

Juglon findet sich in den Blättern und in den unreifen Fruchtschalen des Walnußbaumes (*Juglans regia*) in einer glykosidisch gebundenen, farblosen Vorstufe (s. S. 116). Juglon selbst stellt ein gelb gefärbtes Pigment dar: es verfärbt die Haut intensiv braun und ist die Ursache für die Braunfärbung der Hände beim Nußschälen. Die sog. „Nußextraktfarben" des Handels hingegen haben mit dem Juglon nichts zu tun, meist handelt es sich dabei um Kunstprodukte wenig bekannter Zusammensetzung (Cu- und Fe-Salze, Pyrogallol u. a.).

Eng verwandt mit dem Juglon ist das Plumbagin, das gelbe Pigment aus den Wurzeln von *Plumbago*-Arten. *Plumbago* ist eine aus 20 Arten sich zusammensetzende Gattung aus der Familie der Plumbaginaceae, Stauden, Sträuchern und Halbsträuchern der Tropen. Auch Plumbagin färbt die Haut dunkel. Es wirkt antibiotisch auf Strepto-, Staphylo- und Pneumokokken; die antibiotische Wirkung wird praktisch-therapeutisch nicht ausgenutzt, wenn auch zahlreiche *Plumbago*-Arten in weiten Teilen Asiens, besonders Indiens, in der Volksheilkunde eine große Rolle spielen. Die Wurzelrinde z. B. von *Plumbago indica* wird lokal, ähnlich unseren Canthariden, als Vesikans gegen Rheumatismus verwendet. *Plumbago zeylanica* wirkt ebenfalls stark lokal reizend; die Wurzelrinde der Pflanze ist in Indien als gefährliches Abortivum bekannt.

Droseron stellt ein 3-Hydroxyplumbagin dar, das seinen Namen von der weiten Verbreitung in der Gattung *Drosera* herleitet, einer etwa 90 Arten umfassenden Gattung von fleischfressenden Pflanzen. Die Volksmedizin verwendet *Drosera rotundifolia* als Antitussivum; die Droge gilt als lindernd bei Keuchhusten. Es fällt in diesem Zusammenhang auf, daß auch dem Vitamin K selbst ein günstiger Einfluß auf den Verlauf des Keuchhustens nachgesagt wird und daß eine Reihe positiver klinischer Urteile über die Pertussis-Therapie mit Vitamin K vorliegen. Nach T. GORDONOFF (1951) wirkt Droseron spasmolytisch, woraus sich die günstige Wirkung bei Hustenkrämpfen erklären läßt.

Das Lawson (2-Hydroxy-1,4-naphthochinon) ist eines der färbenden Prinzipien der Henna. Der Hennastrauch wächst wild in Ägypten, Arabien, Persien und Indien. Man verwendet Henna zum Färben der Haare, der Fuß- und Zehennägel.

Literatur

BAILEY, A. E.: Industrial Oil and Fat Products, New York 1945. — BENNET, H.: Commercial Waxes, New York 1956. — BERGMANN, W.: Sterols in: Progress in the Chemistry of Fats and other Lipids, Bd. 1, Hrsg. R. T. HOLMAN, LUNDBERG, W. O., MALKIN, T.: London 1952. — DAM, H.: The Biochemistry of Fat-soluble Vitamin in: Progress in the Chemistry of Fats and other Lipids, Bd. 3., Hrsg. R. T. HOLMAN, LUNDBERG, W. O., MALKIN, T.: London/New York 1955. — DEUEL, H. J.: The Lipids, 3 Bände, New York 1955. — ECKEY, E. W.: Vegetable Fats and Oils, New York 1954. — FIESER, L. F., FIESER, M.: Steroids, New York/London

1959. — GOODWIN, T. W.: The Comparative Biochemistry of the Carotinoids, London 1952. — HANAHAN, D. J.: Lipid Chemistry, New York/London 1960. — HOFFMAN, W. S.: The Biochemistry of Clinical Medicine, Chicago 1954. — HILDITSCH, T. P.: The Chemical Constitution of Natural Fats, New York 1947. — JAMIESON, G. S.: Vegetable Fats and Oils, Their Chemistry, Production, and Utilisation for Edible, Medicinal and Technical Purposes, New York 1943. — KARRER, P., JUCKER, E.: Carotinoide, Basel 1948. — KLYNE, W.: The Chemistry of the Steroids, London/New York 1957. — KIRSCHENBAUER, H. G.: Fats and Oils, an Outline of their Chemistry and Technology, New York 1944. — MARKLEY, K. S.: Fatty Acids, their Chemistry and Physical Properties, New York/London 1947. — MATZ, S. A.: The Chemistry and Technology of Cereals as Food and Feed, Westport, Conn. 1959. — PAGE, J. H.: Chemistry of Lipids as Related to Atherosclerosis, Springfield Ill. 1957. — ROSENBERG, H. R.: Chemistry and Physiology of the Vitamins, New York 1945. — SCHMALFUSS, K.: Die wirtschaftliche Bedeutung der Pflanzenfette und Fettpflanzen in: Handbuch der Pflanzenphysiologie, Hrsg.: W. RUHLAND, Bd. 7, Berlin/Göttingen/Heidelberg: Springer 1957. — SCHOPPER, W. H.: Plants and Vitamins, Waltham, Mass. 1943. — TSUNG-MIN LIN, CHEN, K. K.: Cholesterol and its Relation to Atherosclerosis in: Fortschritte der Arzneimittelforschung, Basel 1959. — WITTCOFF, H.: The Phosphatides, New York 1951.

X. Ätherische Öle, Harze und Balsame

Von R. Hänsel

1. Allgemeines über ätherische Öle

Zur Begriffsbestimmung

Viele Pflanzen zeichnen sich durch einen charakteristischen Geruch aus, der meist angenehm, seltener unangenehm ist. Das Auftreten der Geruchs hängt eng zusammen mit einer auffallenden physikalischen Eigenschaft bestimmter Pflanzeninhaltsstoffe: ihrer leichten Flüchtigkeit. Auch das älteste Verfahren zur Abtrennung der Geruchsträger von den übrigen Pflanzenstoffen beruht auf dieser Eigenschaft ihrer Flüchtigkeit; unterwirft man „aromatische" Pflanzen einer Wasserdampfdestillation, so trennt sich der Überlauf in Wasser und in ein mit Wasser nicht mischbares Stoffgemisch von ölartiger Konsistenz, das als Ätherisches Öl bezeichnet wird. Unter dem technologischen Begriff Ätherische Öle faßt man demnach Naturprodukte zusammen, die sich in folgender Weise kennzeichnen lassen: Ätherische Öle sind flüchtige, stark riechende Stoffgemische von ölartiger Konsistenz, die in Wasser schwer löslich sind und aus pflanzlichen Ausgangsstoffen dargestellt werden.

Zusammensetzung

Ein ätherisches Öl setzt sich in der Regel aus einer Vielzahl von chemischen Verbindungen zusammen. Bis zu fünfzig Einzelbestandteile wurden nachgewiesen; doch kann bei manchen Ölen einer der Bestandteile mengenmäßig so überwiegen daß der Gesamtcharakter des Öles — seine geruchlichen Qualitäten, seine chemischen und physikalischen Eigenschaften, sowie seine pharmakologischen Wirkungen — weitgehend von dem Hauptbestandteil allein bestimmt werden. Bisher wurden über 500 definierte chemische Verbindungen als Bestandteile ätherischer Öle nachgewiesen. Da das gemeinsame Merkmal aller dieser Substanzen eine physikalische Eigenschaft, eben ihre Flüchtigkeit, ist, so wird man nicht erwarten, daß sie alle das gleiche chemische Aufbauprinzip zeigen. Man wird eher damit rechnen, Stoffe aus allen biogenetischen Stoffklassen (Acetogenine, Terpene, Phenylpropane, Substanzen mit N und S im Molekül; siehe Seite 15) als Bestandteile anzutreffen, und zwar jeweils diejenigen Glieder der Reihe, die das kleinere Molekulargewicht aufweisen, die kleinere Zahl an Sauerstoffunktionen im Molekül besitzen und die nicht glykosidisch gebunden an Zucker vorliegen. Diese Merkmale treffen auf Monoterpene, Sesquiterpene, Diterpene und auf Phenylpropane vor allem zu, die daher besonders häufige Bestandteile ätherischer Öle sind.

Vorkommen

Geringe Mengen wasserdampfflüchtiger Stoffe dürften in allen Pflanzen enthalten sein. Technisch oder pharmazeutisch interessieren im allgemeinen aber nur Pflanzen, aus denen größere Mengen (0,01—10%) Öl destillierbar sind. Von 295 Pflanzenfamilien, die bisher auf das Vorkommen von ätherischem Öl geprüft wurden, enthielten 87 Familien (d. s. etwa 30%) ölführende Arten. Fast durchweg führen ätherisches Öl die Arten aus den Familien der Pinaceae, der Zingiberaceae, der Lauraceae, der Rutaceae, der Myrtaceae, der Labiatae und der Umbelliferae. Seit langem ist bekannt, daß hauptsächlich solche Pflanzen Öl liefern, die sich durch das Vorkommen morphologisch differenzierter Gebilde auszeichnen, die als Exkretbehälter — auch als Ölbehälter und als Öldrüsen — bezeichnet werden.

Zwischen dem Vorkommen von ätherischem Öl und dem Vorkommen von Exkretbehältern in Pflanzen bestehen Zusammenhänge, die sich im Sinne einer Struktur-Funktion-Beziehung deuten lassen. Man kann von folgender Beobachtung ausgehen: Von den jeweils biochemisch verwirklichten Stoffklassen (den Acetogeninen, den Terpenen, Phenylpropanen, Flavonoiden, Cumarinen u. a. m.; siehe Seite 15) existieren zwei Typen, die sich durch ihren Verteilungskoeffizienten (Lipoidlösungsmittel: Wasser) unterscheiden. Typus I ist stärker hydrophil und Typus II wenig wasserlöslich und stärker lipophil. In welcher Endausgestaltung nun die Stoffe abgelagert werden, hängt offenbar mit Eigentümlichkeiten der pflanzlichen Exkretion zusammen. Anders als das Tier, das Stoffwechselendprodukte nach außen abgibt, muß die Pflanze die Hauptmasse ihrer aus dem aktiven Stoffwechsel ausgeschiedenen Produkte innerhalb ihres eigenen Körpers speichern. Um Endprodukte aus dem aktiven Kreislauf herauszunehmen, hat die Pflanze eine Reihe von Exkretionsmechanismen entwickelt. Zwei wichtige Mechanismen dieser Art sind: erstens Verknüpfen des Endproduktes mit Zuckerresten, das damit zellsaftlöslich wird, und Abschieben des Produktes in den Vakuolenraum der Zelle; und zweitens die räumliche Isolierung lipophiler Endprodukte in gut abgegrenzten Räumen — in den sog. Exkretbehältern. Die Isolierung lipoidlöslicher Stoffe ist sinnvoll, da sie in Kontakt mit lebenden, stoffwechselaktiven Zellen dadurch toxisch wirken, daß sie in den Lipoidraum des Plasmas eindringen können.

In der Literatur sind zur Bezeichnung der Exkretbehälter auch die Termini „Ölräume" und „Öldrüsen" gebräuchlich. Wir geben dem Ausdruck Exkretbehälter den Vorzug, weil in den Räumen eben nicht nur flüchtiges Öl, sondern weil dort auch nichtwasserdampfflüchtige lipophile Stoffe enthalten sein können. Die Bezeichnung Drüse scheint uns sehr unglücklich gewählt; denn die Funktion der Exkretbehälter hat nichts gemein mit dem, was sonst in Biologie (Zoologie) und Medizin unter einer Drüsenfunktion verstanden wird.

Die Exkretbehälter sind in der Regel histologisch gut erkennbar; ihr anatomischer Bau ist für ganze Gattungen und selbst Familien charakteristisch, so daß sie ein wertvolles diagnostisches Hilfsmittel bei der mikroskopischen Drogenuntersuchung darstellen. In Anlehnung an O. Moritz (1962) unterscheiden wir:

1. Einzellige Exkretbehälter (bei Arazeen, Zingiberazeen, Magnoliazeen, Laurazeen, Piperazeen u. a. m.).

2. Interzelluläre Exkretbehälter. Es handelt sich um kugelige Gebilde, die nicht selten schon mit bloßem Auge sichtbar sind, beispielsweise in der Fruchtschale von Zitronen und Orangen. Auch mehr langgestreckte Exkretbehälter kommen vor, beispielsweise als „Ölgänge" der Umbelliferen.

3. Exkretbehälter zwischen Kutikula und Zellmembran (die Drüsenhaare und Drüsenschuppen der Labiaten, Verbenazeen und Kompositen) und vieler anderer Familien).

Gewinnung

Das älteste Verfahren, Duftstoffe anzureichern und zu konservieren, bestand darin, aromatische Pflanzen mit fetten Ölen zu extrahieren; diese Kunst war in der Antike hoch entwickelt, und es widmet ihr bereits Theophrast (geb. 370 v. Chr.) eine eigene Schrift. In veränderter Form wird diese Methode heute noch in Grasse (Südfrankreich) geübt, und zwar in Form der Kaltextraktion (Enfleurage) oder unter Anwendung von Wärme (Mazeration). Des Enfleurageverfahrens bedient man sich nur bei einer kleinen Gruppe von wertvollen Blüten (Jasmin, Tuberose), die nur geringe Mengen an Öl enthalten, aber durch die physiologische Eigentümlichkeit ausgezeichnet sind, noch während der Enfleurage fortlaufend neues Öl zu produzieren. Die frisch gepflückten Blüten werden auf die Oberfläche besonders präparierter Fette gestreut (Rindertalg und Schweinefett) und nach 24—72 Stunden durch neue Blüten ersetzt. Allmählich sättigt sich das Fett mit Blütenöl; man knetet das Fett mit Alkohol durch, zieht den Alkohol im Vakuum ab und erhält dann ein Blütenöl, das in seinen geruchlichen Qualitäten den Duftstoffen der lebenden Pflanze sehr nahe kommt. Eine andere Gruppe von Blüten, wie Rosen, Nelken, Hyazinthen geben bei diesem Entfleurageverfahren schlechte Ausbeuten, da die Produktion an Duftstoffen im Augenblick des Pflückens aufhört, man arbeitet sie daher nach dem einfacheren Mazerationsverfahren auf: Frische Blüten werden mit geruchfreien Fetten (meist Schweinefett) eine Viertelstunde unter Rühren auf 50—80°C erhitzt; nach der Extraktion wird das Fett mittels hydraulischer Pressen oder durch Zentrifugen von den Pflanzenteilen befreit, mit Alkohol werden die Riechstoffe wiederum dem Fett entzogen und der Alkoholextrakt auf ein kleines Volumen eingeengt.

Diese Verfahren werden heute nur noch wenig geübt und wurden weitgehend ersetzt durch Extraktionsverfahren mit leicht flüchtigen Lösungsmitteln — in der Regel Petroläther. Frische Blüten gelangen in besondere Extraktoren, wo sie in einem kontinuierlichen Prozeß kalt extrahiert werden. Durch das Lösungsmittel werden neben den Duftstoffen auch Wachse und Pflanzenfette mit herausgelöst, weshalb nach dem Abziehen des Extraktionsmediums (im Vakuum bei möglichst niederen Temperaturen) die erhaltenen „Essences concrètes" von halbfester, butterweicher Konsistenz sind. Durch Waschen mit absolutem Alkohol kann das ätherische Öl daraus extrahiert und weiter konzentriert werden.

Gewinnung von ätherischen Ölen nach einem Extraktionsverfahren ist beschränkt auf die Fälle, in denen es darauf ankommt, empfindliche Duftstoffe unverändert zu erhalten und in denen die Menge an ätherischem Öl so gering ist, daß die Wasserdampfdestillation keine Ausbeuten an Öl liefert, höchstens aromatische Wässer.

Das wichtigste Verfahren zur Darstellung von ätherischen Ölen, insbesondere auch von pharmazeutisch verwendeten Ölen, ist die Wasserdampfdestillation. Das Verfahren ist auch in großtechnischem Maßstab billig durchführbar. Früher wurden die Pflanzenteile einfach mit Wasser übergossen und die Destillationsblase durch direkte Feuerung erhitzt. Die modernen Betriebe destillieren mit gespanntem Wasserdampf.

Die meisten Bestandteile von ätherischen Ölen haben einen Siedepunkt zwischen 150 bis 300°C; wollte man daher ätherische Öle ohne Hilfe von Wasserdampf unmittelbar durch Destillation aus zerkleinertem Pflanzenmaterial gewinnen, so wären Temperaturen erforderlich, bei denen die empfindlichen Substanzen zerstört oder verharzen würden. Mittels Wasserdampf gehen auch die hochsiedenden Anteile von ätherischen Ölen bei etwa 96°C (760 mm Hg-Druck) über; dafür ist entscheidend, daß die ätherischen Öle in Wasser nicht löslich sind; würden die ätherischen Öle mit Wasser unbeschränkt mischbare Stoffgemische darstellen, so läge insgesamt ein homogenes (einphasiges) Flüssigkeitsgemisch vor, dessen Einzelkomponenten bekanntlich in einem breiten Temperaturintervall fraktioniert destillieren, sofern sie nicht azeotrope Gemische darstellen. Außerdem schließt der Wasserdampf die Pflanzenteile auf, und es werden vielfach erst dadurch die in endogenen Ölbehältern eingeschlossenen Ölbestandteile dem Abtransport zugänglich. Die durch Wasserdampfdestillation gewonnenen ätherischen Öle kommen in ihren geruchlichen Qualitäten den genuinen Pflanzenduftstoffen nicht so nahe wie die Extraktionsöle; das trifft insbesondere dort zu, wo Ester vorliegen, die durch die Wirkung des Wasserdampfes verseift werden.

Für bestimmte Öle sind dann noch mechanische Verfahren zur Gewinnung üblich. Durch Auspressen von Früchten bzw. Fruchtschalen gewinnt man das Ol. Lauri, insbesondere aber die *Citrus*- oder Agrumen-Öle. Die Schalen der

Agrumen enthalten Wasser, so daß beim Auspressen ein Wasser-Öl-Gemisch resultiert, das durch Pektine emulgiert ist. Die weitere Aufarbeitung besteht darin, das Öl durch Destillation, Filtrieren oder Zentrifugieren abzutrennen.

Verwendung

Die weltwirtschaftliche Bedeutung der ätherischen Öle beruht auf ihrer ausgiebigen Verwendung in der Parfümerie und Kosmetik sowie in der Lebensmittelindustrie (als Essenzen, Geschmackstoffe und Gewürze); demgegenüber tritt ihre Verwendung in der Pharmazie zurück.

Arzneilich verwendet werden: Ganzdrogen, deren Hauptwirkstoffe ätherische Öle sind, die eigentlichen ätherischen Öle und aus Ölen isolierte Reinstoffe. In einigen Fällen sind Ganzdrogen, Öl und Einzelstoffe nebeneinander offizinell: z. B. Folia Menth. pip. — Oleum Menth. pip. — Menthol, Herba Thymi — Oleum Thymi — Thymol. Die Anwendungsgebiete von Droge, Öl und Reinsubstanz müssen sich durchaus nicht decken. Den isolierten Wirkstoff zieht man vor, wenn es auf eine genaue Dosierung ankommt oder wenn Begleitstoffe des Öles bzw. der Droge der Anwendung hinderlich sind.

Das stark wirkende Ascaridol läßt sich leicht gravimetrisch einstellen; Oleum Chenopodii mit seinem wechselnden Ascaridolgehalt muß chemisch oder biologisch standardisiert werden; früher erschwerten die unexakte Dosierung und der schlechte Geschmack großer Teemengen eine erfolgreiche Wurmkur außerordentlich. Als juckreizstillendes Mittel zieht man das reine Menthol dem Ol. Menth. pip. wegen der geringeren Geruchsbelästigung vor. Ähnlich besitzt reines Cineol (= Eucalyptol) in der Inhalationstherapie vor dem Ol. Eucalypti den Vorzug, frei von hustenreizenden Begleit-Terpenen zu sein.

Zielt man hingegen auf die Anwendung als Geruchs- oder Geschmackskorrigens, so sind die ätherischen Öle den Einzelbestandteilen überlegen; denn gerade komplexe Gemenge zahlreicher Einzelstoffe sind in ihren geruchlichen Qualitäten — wie die alltägliche Erfahrung der Parfümeriekomposition zeigt — einer Einzelkomponente überlegen. Die Ganzdroge schließlich spielt in der Therapie immer dann eine Rolle, wenn neben dem ätherischen Öl noch weitere, mit Wasserdampf nicht flüchtige Drogeninhaltsstoffe an der Drogen-Gesamtwirkung mit beteiligt sind: z. B. adstringierende Gerbstoffe in Folia Salviae und Folia Menthae piperitae, spasmolytisch wirksame Glykoside in den Flores Chamomillae oder Bitterstoffe in Pericarpium Aurantii. Weiterhin wird die Ganzdroge dann verwendet, wenn der spezifische Wirkstoff noch unbekannt und die Rolle des ätherischen Öles noch nicht geklärt ist; das trifft besonders auf volksmedizinisch verwendete Drogen zu wie z. B. Arnica montana, Flores Tiliae, Radix Valerianae u. a. m.

Der chemischen Heterogenität der ätherischen Öle entsprechen die sehr vielfältigen Anwendungsgebiete. Die wichtigsten Anwendungsgebiete gründen sich auf die lokalen Wirkungen auf Haut und Schleimhäute, sie beruhen ferner auf Wirkungen gegenüber Infektionserregern und Parasiten; einige Öle beeinflussen die glatte Muskulatur und die innere Sekretion.

1. Anwendung als Hautreizmittel. Ätherische Öle, besonders Öle mit hohen Gehalten an Carvacrol, Cineol, Citronellal, Pinen und Limonen, rufen auf der Haut eine Reihe von Veränderungen hervor: Kommt es zu Rötung und Wärmegefühl, so spricht man von Rubefacientia; Vesikantia führen als Zeichen stärkerer Reizwirkung zu Entzündungen und Blasenbildung, Rubefacientia wie

Ol. Terebinthinae, Ol. Gaultheriae, Ol. Rosmarini, Campher, Thymol sind Bestandteile der zahlreichen Salben und Linimente gegen rheumatische und neuralgische Schmerzen. Rötung und Wärmegefühl zeigen eine stärkere Durchblutung der Haut an, wozu aber auch die mechanische Wirkung der Massage beiträgt.

2. Anwendung als Antiphlogistica. Lokale Reizwirkungen sind mit die allgemeinsten Eigenschaften von Terpenen. Um so auffallender ist es, daß einige von ihnen entzündungswidrige Eigenschaften haben. In der russischen Literatur finden sich zahlreiche Angaben darüber, daß u. a. Citral, Geraniol, Allo-Ocimen und die Ionone Antihistaminwirkung besitzen. Es wurde ferner berichtet, Citral würde von russischen Ophthalmologen in großem Umfange als entzündungswidriges Pharmakon benutzt. Kamillenöl und dessen Inhaltsstoffe α-Bisabolol, β-Farnesen und Chamazulen (= 1,4-Dimethyl-7-äthyl-azulen) haben ebenfalls antiphlogistische Eigenschaften.

3. Anwendung als Expektorantien. Inhalationen bestimmter ätherischer Öle sollen bei Bronchitis durch ihre Reizwirkung eine Reaktion im Sinne einer Heilungstendenz auslösen. Diese Gruppe von Expektorantien kann man als aromatische Expektorantien bezeichnen; sie werden vertreten durch Terpinum hydratum, Oleum Pini pumilionis, Oleum Eucalypti und Oleum Menthae piperitae. Innerlich angewendet werden aromatische Expektorantien teilweise durch die Lungen ausgeschieden, gelangen demnach erst indirekt an den Wirkungsort. Zur peroralen Applikation eignen sich neben den obengenannten Ölen Herba und Extractum Thymi, Fructus und Oleum Foeniculi, Fructus und Oleum Anisi[1].

Bei infektiösen Erkrankungen der Luftwege ist neben der expektorierenden Wirkung die schwach antiseptische Wirkung dieser Öle vorteilhaft.

4. Anwendung als Gewürze und Stomachika. Einige Öldrogen steigern nach innerlicher Anwendung durch schwache Reizwirkung auf die Schleimhäute des Magens die Magensaftsekretion und die Magenbewegungen. Diese Wirkung kommt aber nicht ausschließlich durch lokale Reizwirkung zustande, auch Geruch und Geschmack der Öldrogen sind reflektorisch an der appetitanregenden und verdauungsfördernden Wirkung mitbeteiligt. Man bezeichnet diese Gruppe der Stomachika auch als Aromatika; wenn sie neben ätherischen Ölen auch noch scharf schmeckende Prinzipien oder Bitterstoffe enthalten, nennt man sie Acria-Aromatika bzw. Amara-Aromatika. Medizinisch verwendet man diese Drogen als verdauungsfördernde Stomachika selten, häufiger als bloße Geruchs- und Geschmackskorrigentien. Es gehören hierher auch die aromatischen und scharf schmeckenden Gewürze, die in Küche und Lebensmittelindustrie verwendet werden.

5. Anwendung als Karminative. Bestimmte ätherische Öle beeinflussen die glatte Muskulatur des Magen-Darm-Traktes: Sie steigern Tonus und Motilität oder sie wirken erschlaffend (spasmolytisch). Diese Wirkungen kommen bei der Anwendung zahlreicher Drogen als Karminativa zur Geltung, doch trägt auch eine gewisse „Darmdesinfektion" der ätherischen Öle zu deren karminativer Gesamtwirkung bei. Wie die Wirkung der Karminativa zustande kommt, ist im

[1] In die gleiche therapeutische Gruppe der aromatischen Expektorantien gehört aus der Reihe der Balsame der Tolubalsam.

einzelnen nicht näher bekannt. Meist versteht man unter Karminativa Drogen, die bewirken, daß im Darmkanal sich ansammelnde Gase leichter abgehen und kolikartige Schmerzen nachlassen. Neben den Flores Chamomillae zählen zu den Karminativa aromatische Vertreter der Labiatae (Folia Menthae piperitae, Herba Origani) und der Umbelliferae (Fructus Carvi, Fructus Anisi, Fructus Foeniculi, Fructus Coriandri); schwächer karminativ wirken Drogen mit scharf oder bitter schmeckenden Stoffen wie Rhizoma Calami, Rhizoma Zingiberis, Rhizoma Galangae oder Fructus Piperis.

Vielleicht trägt zu dem karminativen Gesamteffekt einiger Drogen auch deren Gallenwirkung bei: Eindeutige cholagoge Wirkung kommt dem Oleum Menthae und der Rhizoma Curcumae zu.

6. Anwendung als Diuretika. Nach der Resorption wird der Hauptteil der ätherischen Öle durch die Nieren ausgeschieden. Dabei führt die milde Reizung der Nieren zu vermehrter Harnabgabe (Diurese), toxische Dosen verursachen hingegen Anurie. Als aromatische Diuretika gelten: Fructus und Oleum Juniperi, Radix Levistici und Fructus Petroselini.

7. Emmenagoga und Abortiva. Zahlreiche Drogen mit ätherischen Ölen gelten seit ältester Zeit als Abortiva, in erster Linie Apiol, Oleum Petroselini, Oleum Sabinae, Oleum Juniperi und Oleum Rutae; dann Gewürze wie Semen Myristicae, Flores Caryophylli, Cortex Cinnamomi, Rosmarin, Safran und Lorbeerblätter. Toxische Dosen der Öle, die das Leben der Mutter in jedem Falle gefährden, führen zu allgemeinen Entzündungen der Unterleibsorgane und des Gastro-Intestinaltraktes. Gelegentlich verwendet man diese Drogen in schwacher Dosierung, wobei sie eine mildere Wirkung entfalten, gegen Amenorrhoe und Dysmenorrhöe (z. B. Apiol, Eumenol E. W. = Auszug aus einer chinesischen *Angelica*-Art, Cort. Gossypii radicis).

8. Anwendung gegen Infektionserreger und Parasiten. Uralt ist die Verwendung ätherischer Öle als Antiseptika und Desinfizientia: Die Ägypter konservierten ihre Mumien mit aromatischen Drogen, die Babylonier würzten ihre Speisen zur besseren Haltbarkeit, und bis ins Mittelalter brannte man bei Epidemien duftendes Räucherwerk ab; die Zersetzung von Lebensmitteln (Gärung, Fäulnis, Schimmelbildung) ließ sich durch aromatische Pflanzen wie *Ysop, Satureja, Thymus, Origanum* unterdrücken — sie galten als „antidämonische Pflanzen“[1]. Ebenso bekannt war den alten Ärzten die Behandlung lokaler Infektionen mit bestimmten Gewürzen und Kräutern: Das Alte Testament erwähnt eine Salbe aus Myrrhe, Zimt, Kalmus und Cassia mit Olivenöl. Heute kommt den ätherischen Ölen als Antiseptika und Desinfizientia nur eine zweitrangige Bedeutung zu: Einige wenige behaupten sich als Mittel zur Zahnbehandlung und Mundpflege, als Harnantiseptika, als Anthelmintika und Repellantia[2].

Man unterscheidet zwischen Desinfektionsmitteln (Desinfizientia) und Antiseptika. Desinfizientia sollen innerhalb einer bestimmten Einwirkungszeit zum Tod der Bakterien führen: Antiseptika verhindern lediglich Wachstum und Vermehrung der Erreger. Als stark antiseptisch wirksam gelten die Carvacrol-haltigen Drogen, dann die Drogen mit Cineol, mit Thymol und mit Eugenol als Hauptbestandteilen des Öles.

---

[1] Siehe hierzu F. Eichholtz: Die toxische Gesamtsituation auf dem Gebiete menschlicher Ernährung, Berlin/Göttingen/Heidelberg 1956.

[2] Zur Wundbehandlung benutzt man an aromatischen Drogen nur noch Balsamum peruvianum.

Zur Desinfektion kariöser Zähne verwendet der Zahnarzt Nelkenöl, Zimtöl oder Eugenol; sie wirken außerdem schmerzstillend durch Anästhesie des Zahnnerves (daher auch Hauptbestandteil der sog. „Zahntropfen"). Zahnpasten, Mundwässer und Gurgelmittel enthalten regelmäßig ätherische Öle: Menthol, Ol. Menth. pip., Ol. Eucalypti, Thymol, Salbei, Myrrhe.

Die antiseptische Wirkung nutzt man weiterhin bei infektiösen Erkrankungen der Harnwege aus. Harnantiseptika wie Oleum Santali, Rhizoma-Kawa-Kawa, Folia Matico und Terpinum hydratum gelten als Adjuvantia bei subakuter und chronischer Urethritis, Folia Bucco außerdem bei Zystitis.

Einige ätherische Öle bzw. Terpene wirken antiparasitär. Oleum Chenopodii, Ascaridol, Santonin und Thymol sind bekannte Anthelmintika. Die Wirkung anderer Öle erstreckt sich auch auf Ektoparasiten wie Läuse und Krätzmilben (Oleum Anisi, Eugenol und Balsamum peruvianum sind hier zu nennen).

Terpenoide Inhaltsstoffe bestimmter Chrysanthemum-Arten zeichnen sich durch ausgesprochen *insektizide* Eigenschaften aus; sie besitzen technische Bedeutung. Als stark insektizid wirksam erwies sich ferner Myristicin (5-Allyl-1-Methoxy-2,3-methylendihydroxybenzol), eine Verbindung, die die Wirksamkeit anderer Insektizida potenziert und besonders zur Bekämpfung von Insekten eingesetzt wird, die gegenüber synthetischen Insekticida wie DDT Resistenz entwickelt haben.

Repellantia sollen Insekten fernhalten, ohne daß sie durch diese Stoffe getötet werden müssen. Cassia-Öl, Campher, Terpentinöl, Zimt-, Pfefferminze-, Nelken-, Citronell-Öl oder Gemische der genannten Öle werden gebraucht. Nachteilig bei der Anwendung sind der starke Geruch, die kurze Wirkungsdauer und häufig allergische Hautreaktionen. Folia Patchouli schützen Kleider vor Mottenfraß.

Im Gegensatz zu den Repellantien gibt es auch Terpene, die ausgesprochen attrahierend auf verschiedene Insekten wirken. Praktische Verwendung gefunden hat bereits das Geraniol — zu „Geruchsfallen" für den Schädling Papilla japonica.

Eigenschaften

Bei gewöhnlicher Zimmertemperatur sind die ätherischen Öle fast durchweg flüssig, einige wie das Rosen- und Anisöl erstarren teilweise. Sie sind flüchtig, eine Eigenschaft, auf die sich eine einfache Prüfung der Arzneibücher gründet wonach ein durch ätherische Öle erzeugter „Fettfleck" auf Filtrierpapier durch Verdunsten restlos verschwindet im Gegensatz zu den fetten, nicht flüchtigen Ölen. Das spezifische Gewicht ist meist kleiner als 1, daher schwimmen ätherische Öle auf Wasser; doch bilden Öle mit hohen Gehalten an aromatischen und S-haltigen Verbindungen Ausnahmen (Oleum Cinnamomi, Oleum Caryophylli, Oleum Sinapis). Weitere auffallende physikalische Eigenschaften ätherischer Öle sind (die meist vorhandene) optische Aktivität und — je nach Gehalt an Bestandteilen mit Doppel- und Dreifachbindungen — hohes Lichtbrechungsvermögen. In lipophilen Lösungsmitteln sind ätherische Öle leicht löslich, sehr schwer hingegen in Wasser[1]. In reinem Zustande sind sie meist farblos bis schwach gelblich; von Natur aus gelbbraun ist von den offizinellen Ölen das Nelkenöl, grün oder blau gefärbt sind die azulenhaltigen Öle. Die ätherischen Öle zeichnen

[1] In der Rezeptur rechnet man, daß sich 1 Tropfen in 200 ml Wasser löst.

sich durch intensiven Geruch und Geschmack aus; z. B. ist Jonon noch in einer Konzentration von 10^{-7} g/l Luft geruchlich nachweisbar, Oleum Menthae piperitae ist noch in der Verdünnung 1 : 4 Millionen durch den Geschmack feststellbar.

Bei längerer, insbesondere bei unsachgemäßer Aufbewahrung verändern viele ätherischen Öle ihre Eigenschaften: Bereits durch eine Sinnesprüfung erkennbar sind Dunkelwerden der Öle, das Verharzen (Zunahme der Dichte) und Veränderungen des Geruches. Welche Änderungen, die nicht selten einem Verderben gleichkommen, beim Lagern vor sich gehen, ist in Einzelheiten nicht geklärt: Gewöhnlich nennt man Autoxidationen, Polymerisationen, Esterhydrolysen. Auf jeden Fall begünstigen Feuchtigkeit, Wärme, Luftsauerstoff und Licht chemische Reaktionen, die sich an Ölbestandteilen vollziehen können, die aber ansonsten von der Reaktionsfähigkeit der Einzelbestandteile abhängen und daher von Öl zu Öl verschiedenartig sein werden. Am stärksten zum Verderb neigen Öle mit einem hohen Gehalt an ungesättigten Terpenkohlenwasserstoffen (alle Citrusöle, Koniferenöle) wohl hauptsächlich dadurch, daß die ungesättigten Terpenkohlenwasserstoffe sich leicht autoxidieren, den Sauerstoff auf andere Ölbestandteile übertragen und ganze Kettenreaktionen in Gang setzen. Der Grundgeruch frischer Öle wird dadurch oft grundlegend geändert; so nehmen Citrusöle gerne einen terpentinartigen Geruch an.

Da sich die Terpenkohlenwasserstoffe selbst an der „Riechwirkung" frischer Öle nur wenig beteiligen, ist man dazu übergegangen, sog. terpenfreie Öle herzustellen, die nach W. Treibs richtiger als kohlenwasserstoffarme Öle zu bezeichnen wären. Die terpenfreien Öle sind haltbarer und überdies feiner in ihren geruchlichen Eigenschaften.

Bei Ölen mit hohem Estergehalt (Oleum Bergamottae, Oleum Lavandulae) nimmt mit der Lagerung der Säuregehalt zu infolge partieller Verseifung der Ester. Auch Öle mit aldehydischen und phenolischen Bestandteilen neigen zu Veränderungen, während Öle mit Alkoholen als Hauptbestandteil (Oleum Geranii) relativ sehr gut haltbar sind. In der Apotheke werden ätherische Öle am besten in kleinen, bis unter den Stopfen gefüllten, gut verschließbaren und vor Licht geschützten Gefäßen aufbewahrt. Auch wird in einigen Fällen ein geringer Zusatz von absolutem Äthanol für vorteilhaft gehalten; doch muß bei der Abgabe die Verdünnung berücksichtigt werden.

2. Allgemeines über pflanzliche Harze und Balsame

Der Begriff „Harz" — der Alltagssprache entlehnt — läßt sich wissenschaftlich nicht einwandfrei umgrenzen. Ihren physikalischen Eigenschaften und ihrer chemischen Zusammensetzung nach bilden die Harze eine heterogene Gruppe von Pflanzenprodukten; sie haben andererseits eine Reihe von Eigenschaften gemeinsam, so daß sie in der Praxis durchaus als eine zusammengehörige Gruppe erkennbar sind. Sie lösen sich schwer in Wasser, leicht in lipophilen Lösungsmitteln. Sie sind amorph und strukturlos, erweichen beim Erwärmen zunächst, um später zu einer mehr oder weniger klaren, zäh-klebrigen Flüssigkeit zu schmelzen; sie brennen mit rußender Flamme und sind gegenüber chemischen Agenzien oft auffallend resistent. Der chemischen Natur ihrer Bestandteile nach bestehen zwischen Harzen und ätherischen Ölen biogenetische Beziehungen, da die typischen Harze ebenfalls Gemische von Terpenen oder Phenylpropanderivaten darstellen. Auch physiologisch ist die Grenze zwischen ätherischen Ölen und Harzen fließend: die Harze stellen pflanzliche Exkrete dar, die nicht wieder in den Stoffwechsel einbezogen, sondern endgültig in Harzräumen oder Harzgängen abgeschieden werden; schizo-lysigene Entstehung herrscht vor, und zwar kommt es zur Bildung vielfach miteinander anastomosierender Systeme von Harzräumen. Der technologische Begriff Harze schließt ein, daß diese Produkte einem typischen „Harzfluß" ihre Entstehung verdanken. Damit es zu einem ergiebigen Harzfluß kommt, dessen technische Ausbeutung lohnt, müssen folgende Bedingungen zusammentreffen: 1. Die betreffende Pflanze muß genügend Harz produzieren, sie muß 2. gleichzeitig auch genügende Mengen von ätherischen Ölen oder flüssigen Aromaten bilden, in denen die eigentlichen Harze gelöst oder emulgiert sind, da nur so eine fließfähige Masse („der Balsam") entsteht; und 3. müssen die Harzkanäle anastomosieren, denn nur dann werden nach einer Verletzung der Bäume nicht bloß die tatsächlich verletzten Harzgänge entleert, sondern es werden auch der Verletzungsstelle entfernt liegende Gewebe mit einbezogen.

Wo einer dieser genannten Bedingungen fehlt, kommt es zu keinem typischen Harzfluß; die Exkrete bleiben innerhalb der Gewebe liegen und können nicht durch Verwundung der Pflanze gewonnen werden, sondern nur durch Extraktion der „harzhaltigen" Pflanzenteile mit geeigneten Lösungsmitteln. Derartige harzartige Extraktionsstoffe von Pflanzen lassen sich aus einer außerordentlich großen Zahl von Pflanzen gewinnen. Oft wird der Begriff Harze nicht bloß erweitert auf Extraktivstoffe von gleicher oder ähnlicher chemischer Zusammensetzung wie die eigentlichen Harze gebraucht; oft sehen wir als Harze alle pflanzlichen Extraktivstoffe bezeichnet, deren Zerlegung in kristallisierende Einzelkomponenten noch nicht gelungen ist; Harz ist hier zu einem gleichbedeutenden Ausdruck geworden für amorphes Gemisch, das keine oder wenig Neigung zur Kristallisation zeigt.

Verwunden, Anzapfen oder Anschwelen von Pflanzen, meistens von Bäumen, gehört in irgendeiner Form zur Harzgewinnung. Es handelt sich bei diesen mechanischen Prozeduren aber um kein bloßes Sammeln des schon vorgebildeten Pflanzenexkretes; durch fortgesetzte und meist recht tiefgreifende Verletzung des Stammes kommt es nicht selten zu einer Neubildung von Harz und von Sammelräumen; in manchen Fällen wird durch eine Verletzung die Bildung von Harz und Harzkanälen überhaupt erst eingeleitet. Die aus den verletzten Geweben austretenden Produkte sind von sirupartiger Konsistenz und man bezeichnet sie als Balsame: Verdunsten die leichtflüchtigen Anteile (ätherische Öle, flüssige Ester) an der Luft oder trennt man sie — wie im Falle des Kolophoniums — durch Destillation ab, so bleiben die Harze zurück; die eigentlichen Balsame behalten ihre zähflüssige Konsistenz bei.

Vorkommen: Pflanzen, die zur Harzgewinnung herangezogen werden, finden wir über das ganze Pflanzensystem verstreut bei Koniferen, bei Mono- und bei Dikotyledonen. Harzliefernde Pflanzen sind selten in Familien mit krautigen Gewächsen. Folgende Familien liefern Harzdrogen: Pinaceae (Kolophonium, Kanadabalsam), Burseraceae (Weihrauch, Myrrhe, Elemi), Styracaceae (Benzoe), Anacardiaceae (Mastix), Fabiaceae bzw. Papilionaceae (Peru- und Tolu-Balsam), Apiaceae bzw. Umbelliferae (Asa foetida, Galbanum, Ammoniacum).

3. Hautreizende Mittel

Hautreizmittel verursachen, auf der Haut eingerieben, unter schmerzhaften Empfindungen eine mehr oder weniger starke Hautrötung oder Hautentzündung. Es handelt sich um chemische Substanzen oder um Stoffgemische mit Reizwirkungen auf die Hautrezeptoren. So bewirken beispielsweise Capsaicin (s. S. 403) und Piperin (s. S. 407) eine starke Erregung der Warmrezetoren, die allerdings insofern nicht selektiv ist, als auch die Schmerzrezeptoren gleichzeitig gereizt werden. Die Mehrzahl der Hautreizstoffe wirken weniger spezifisch, indem zunächst mehr oder weniger alle Hautsinnesorgane gereizt, in einem späteren Stadium dann aber Zellen und Gewebepartien zerstört werden (z. B. durch längere Einwirkung von Allylsenföl oder Cantharidin).

Man will durch den Reiz aber weniger auf die Haut selbst einwirken, als vielmehr bestimmte Fernwirkungen erzielen, d. h. die Funktionen tiefer oder ferner gelegener Organe beeinflussen, insbesondere neuralgische und rheumatische Schmerzen lindern. Das Verfahren, bei bestimmten inneren Erkrankungen Hautreizmittel anzuwenden, ist uralt. Abnahme der Entzündung an applikationsfernen Körperstellen, Nachlassen der Schmerzen, so glaubte man früher, beruhen auf einer Anämie, da das Blut zu den behandelten hyperämischen Hautpartien abfließe. Von dieser Vorstellung ausgehend, nannte man die Hautreizmittel auch „ableitende Mittel" oder „Derivantia". Die moderne Medizin erklärt dieses „Ableiten" einer funktionellen oder organischen Störung tiefer gelegener Körperpartien auf die Haut mit Reflexphänomenen.

Das einfachste und am häufigsten verwendete Hautreizmittel ist Wärme (als Thermotherapie mit Wärmeflaschen, Heizkissen oder durch Licht- und Strahlenbehandlung). Sieht man von den Capsicumpräparaten und von den chloroformhaltigen Einreibemitteln ab, so sind es heute bloß noch ein paar ätherische Öle, die man als Hautreizmittel verwendet; gegen früher ist die Verwendung von Derivantia heute sehr eingeschränkt.

Terpentin, Terpentinöl und Kolophonium

Terpentin. Unter Terpentin versteht man in einem weiten Sinne den bei der Verwundung von Koniferen-Stämmen ausfließenden Balsam. Sämtliche Nadelholzarten liefern Balsame bzw. Terpentine, allerdings unterschiedlich sowohl der chemischen Zusammensetzung nach als auch in den physikalischen Eigenschaften. Für die pharmazeutisch verwendeten Terpentinsorten (z. B. für gewöhnliches Terpentin, Lärchenterpentin, Venetianisches Terpentin, Kanadabalsam u. a. m.) geben die Arzneibücher nähere Bestimmungen insbesondere auch hinsichtlich der botanischen Herkunft. Unter Terpentin schlechthin (= Terebinthina) versteht man den Balsam bestimmter *Pinus*-Arten.

Man kennt gegen 80 *Pinus*arten, darunter die im Mittelmeergebiet heimische Pinie (*Pinus pinea* L.), die gemeine Kiefer (*P. silvestris* L.) der Sandböden Deutschlands und die Zwergkiefer (*P. mugo* TURRA [= *P. montana* MILLER]) der Alpen und anderer höherer Gebirge Europas. Für die Terpentinöl-Gewinnung im großen Maßstab kommen aber nur ein paar wenige Arten in Frage. Über die Hälfte der Weltproduktion liefern allein die USA, wo *Pinus australis* MICHAUX fil. [syn.: *P. palustris* auct. von MILLER] *P. caribaea* MORELET, *P. taeda* L. und

P. sabiniana DOUGLAS ausgebeutet werden. In der Erzeugung an zweiter Stelle liegt Frankreich mit Kulturen von *Pinus pinaster* AIT. in den Küstenregionen der Departements Lanoles und Gironde. In nordischen Ländern: Schweden, Finnland, in der UdSSR und in Deutschland zieht man *Pinus sylvestris* L., in Österreich *Pinus nigra* ARNOLD zur Gewinnung heran.

In der unverletzten Pflanze befindet sich der Terpentinbalsam in schizogenen Exkretgängen von Rinde und Holz, die sich nach künstlich dem Baum beigebrachten Verwundungen entleeren. Dieser sog. primäre Harzfluß ist allerdings wenig ergiebig und er versiegt bald; nach etwa 14 Tagen aber — wenn sich als Folge des Wundreizes oberhalb der Wundstelle Neuholz mit vielen neuen Harzgängen gebildet hat — beginnt der Balsam erneut und reichlich zu fließen. In der Praxis geht man gewöhnlich so vor, daß man eine bestimmte Fläche des auszubeutenden Baumes von der Rinde und den äußeren Anteilen des Splintholzes entblößt und an der Basis der Wundstelle eine Zinkrinne fixiert, um für den langsam herabrinnenden Balsam eine Führung in ein unterhängendes Tongefäß zu haben. Die Wundfläche wird laufend erweitert, um zur Bildung immer neuer Exkretgänge anzuregen. Zahlreiche Modifikationen dieses Verfahrens der Terpentingewinnung sind bekannt, so die Methode, den Exkretfluß durch Mineralsäuren zu stimulieren, wodurch das Setzen mechanischer Wunden eingespart wird. Das Roh-Terpentin ist dickflüssig und mit körnigen Ausscheidungen von Harzsäuren durchsetzt; als Verunreinigungen enthält es Wasser, Pflanzenteile, Insekten und mineralische Bestandteile. Durch Verflüssigen in der Wärme, Dekantieren und Filtrieren wird es weiter gereinigt und bildet dann das Terebinthina der Arzneibücher. Das Terebinthina der verschiedenen Pharmakopoen unterscheidet sich in Abhängigkeit von der botanischen Herkunft und den angewandten Gewinnungs- und Reinigungsverfahren.

Wie jeder andere Balsam auch, so läßt sich Terpentin in eine mittels Wasserdampf flüchtige Fraktion und in eine nichtflüchtige Komponente zerlegen, die im vorliegenden Falle als Terpentinöl und als Kolophonium bezeichnet werden.

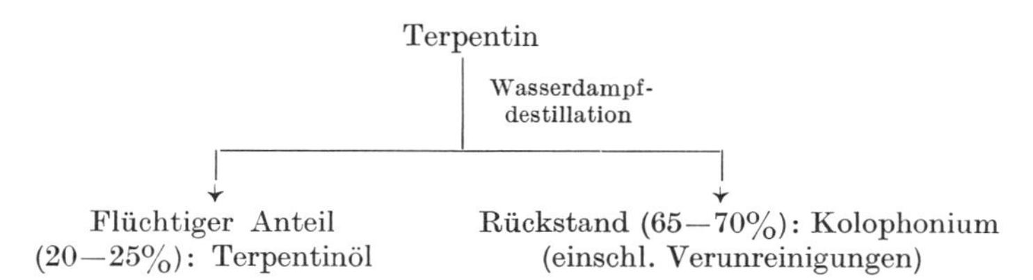

Die wirtschaftliche Bedeutung des Terpentins liegt gerade darin, daß es das Ausgangsprodukt für Terpentinöl ist. Pharmazeutisch ist Terebinthina eine nicht sehr wichtige Droge; sie findet Verwendung als Bestandteil sog. Furunkelsalben und einiger Pflaster.

Andere Terpentine: Terebinthina laricina (= Terebinthina veneta) ist der Balsam der Lärche *Larix decidua* MILL. 15% entfallen durchschnittlich auf den flüchtigen Anteil, der wiederum zur Hauptsache aus Pinen besteht. Der angenehme balsamische Geruch des Lärchenterpentins beruht auf seinem relativ hohen Gehalt an Borneol. Äußerlich unterscheidet sich Lärchenterpentin von gewöhnlichem Terpentin bereits dadurch, daß sich keine körnigen Massen abscheiden, weshalb man von einem sog. Fein-Terpentin spricht.

Zu den Feinterpentinen gehört auch der Kanadabalsam, der Harzbalsam der amerikanischen Tannenart *Abies balsamea* (L.) MILL. In Europa kennt man den Kanadabalsam lediglich als Hilfsmittel der mikroskopischen Technik, in Nordamerika spielt er darüber hinaus in der Volksmedizin eine gewisse Rolle, und zwar äußerlich zur Wundbehandlung und innerlich bei Erkältungskrankheiten.

Terpentinöl. Die Pharmakopöen verstehen unter Terpentinöl bzw. Oleum Terebinthinae die durch Wasserdampf — in der Regel unter vermindertem Druck — aus Terpentin gewonnenen Öle. Diese aus Terpentinbalsamen erhaltenen Öle bezeichnet der Handel als „balsamische Terpentinöle" und stellt sie den sog. „Holz-Terpentinölen" gegenüber.

Bei den Koniferen sind die Harzgänge in der unverletzten Pflanze schon vorgebildet (primäre Harzgänge, s. oben unter Terpentin), auch wenn sie sich im Neuholz nach Verletzung vermehrt bilden. Das in den primären Harzgängen abgelagerte Öl sollte sich — so darf man erwarten — auch durch direktes Extrahieren oder Destillieren gewinnen lassen, nach Verfahren, wie sie zur Gewinnung ätherischer Öle sonst allgemein üblich sind. Man nennt Terpentinöle, die nicht auf dem Umwege über die Terpentinbalsame erhalten werden, die man vielmehr aus toten Stümpfen oder Ästen der Nadelbäume durch ein kombiniertes Extraktions- und Destillationsverfahren erhält, Holz-Terpentinöle. In der industriellen Technik spielen Holz-Terpentinöle eine zunehmende Rolle, entsprechend den Arzneibuch-Vorschriften sind sie aber von der pharmazeutisch-medizinischen Verwendung ausgeschlossen.

Von einem Terpentinöl, das den Anforderungen der Pharmakopöen entsprechen soll, wird verlangt, daß es als Hauptbestandteil das bizyklische Monoterpen α-Pinen (zu 60% bis zu 96%) enthält neben wechselnden Mengen β-Pinen und anderen Begleitterpenen. Diesen Bedingungen genügen die balsamischen Öle französischer, amerikanischer und österreichischer Herkunft, nicht aber das von *Pinus sylvestris* L. stammende Öl nordischer, russischer oder deutscher Provenienz. In Pinus *sylvestris*-Ölen kann Pinen zwar enthalten sein (etwa 15%), die Hauptmasse des Öles bilden jedoch andere Terpene wie Δ^3-Caren, Cymol und Campher; Geruch, Geschmack und pharmakologische Eigenschaften sind dementsprechend abweichend.

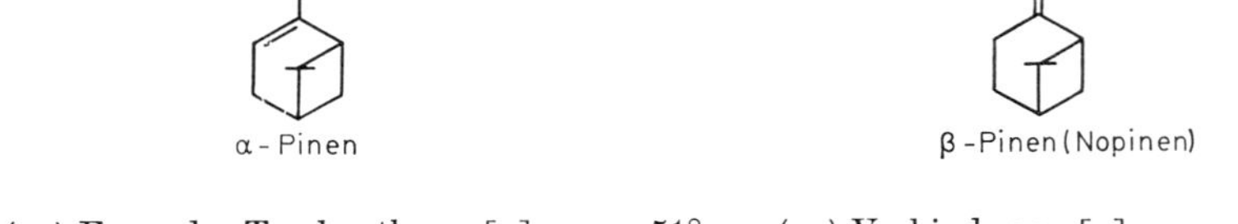

(—)-Form der Terebenthen	$[\alpha]_D = -51°$	(—)-Verbindung	$[\alpha]_D = -22°$
(+)-Form oder Australen	$[\alpha]_D = +51°$	(+)-Verbindung	$[\alpha]_D = +21°$

α-Pinen und β-Pinen unterscheiden sich durch die Lage der Doppelbindung. Beide Verbindungen kommen in der Natur in einer linksdrehenden (—)-Form und in einer rechtsdrehenden (+)-Form vor. Da das α-Pinen den Charakter der Terpentinöle bestimmt, hängt der Drehsinn des Terpentinöles davon ab, ob (—)-α-Pinen oder ob (+)-α-Pinen im Gemenge überwiegt. Das α-Pinen der Öle amerikanischer Herkunft ist überwiegend rechtsdrehend, das europäischer (hauptsächlich französischer) Öle linksdrehend. Wenn einige Pharmakopöen die Drehwerte der Öle bestimmen lassen, so wollen sie Aussagen über die Provenienz der Öle ermöglichen. Die Ph. Helv. VI sowohl wie das DAB 7 lassen einen weiten Spielraum von Werten zwischen $[\alpha]_D = +40°$ (bzw. $+48°$) und $[\alpha]_D = -40°$.

Das α-Pinen besitzt zwei Asymmetriezentren im Molekül, so daß 2^2, also vier, optisch aktive α-Pinene möglich scheinen. Die beiden Kohlenstoffatome sind aber Teil eines bizyklischen Ringsystems, und bei räumlicher Betrachtung (etwa im Modell) zeigt sich, daß sie nicht voneinander unabhängig sind: Die räumliche Anordnung des einen Atoms bestimmt zwangsläufig diejenige des zweiten. Die Isomerenzahl ist demnach herabgesetzt; es können sich nur zwei spiegelbildisomere Formen ausbilden, die auch beide in der Natur vorkommen: als Terebenthen und als Australen.

Frisch destilliertes Terpentinöl ist farblos und reagiert neutral. Es besitzt aber in hohem Grade die Eigenschaft, autoxydabel zu sein: Die zunächst wasserklare Flüssigkeit wird trübe, gelblich verfärbt und dicker in der Konsistenz. Dabei bilden sich sauer reagierende Reaktionsprodukte neben organischen Peroxyden und Wasserstoffsuperoxyd. Einige dieser Reaktionen wurden näher studiert. So nimmt das α-Pinen zunächst Luftsauerstoff auf und bildet primär Peroxyde, die unter Abgabe eines Teiles des Sauerstoffs in einfache Oxyde zerfallen; z. B. wurde aus französischem Terpentinöl als Reaktionsprodukt der Luftoxydation Verbenol isoliert. In Gegenwart von Wasser (Luftfeuchtigkeit) erscheint als Endprodukt der Autoxadation das Pinolhydrat, das sich aus alt gelagertem Terpentinöl in Kristallen abscheiden kann. Die beiden optisch aktiven Formen des Pinolhydrates bezeichnet man als Sobrerole: (−)-Sobrerol erhielt man aus amerikanischem, das enantiomorphe (+)-Sobrerol aus französischem Terpentinöl. Bei dieser Bildung von Pinolhydrat aus α-Pinen wurde demnach der Cyclobutanring oxydativ geöffnet unter Aufnahme zweier Hydroxygruppen und unter Ausbildung eines monozyklischen p-Menthanderivates.

Die Peroxyde verleihen dem Terpentinöl seine bekannten bleichenden Eigenschaften: beispielsweise wird der Korkverschluß von Terpentinölflaschen angegriffen; als Zusatz zu Waschpulvern und zu Seifen wird die Wirkung auch praktisch ausgenutzt. Nicht zuletzt sind es die Peroxyde, die auch für die hautreizenden Eigenschaften des Terpentinöls, also für seine therapeutische Verwendung, mit verantwortlich sind.

Terpentinöl ist ein ausgezeichnetes Rubefaziens; es wird als Bestandteil von hautreizenden Pflastern, Salben und Linimenten viel verwendet, so bei Lumbago, Arthritis, rheumatischen Schmerzen, Neuralgien und Bronchitiden. Lösungen in Olivenöl — intramuskulär oder subkutan appliziert — verwendet man in der unspezifischen Therapie, beispielsweise um den Körper gegen Infektionen widerstandsfähiger zu machen. Officinell: Gereinigtes Terpentinöl (Oleum Terebinthinae rectificatum DAB 7 und Ol. tereb. med. Ph. Helv. VI).

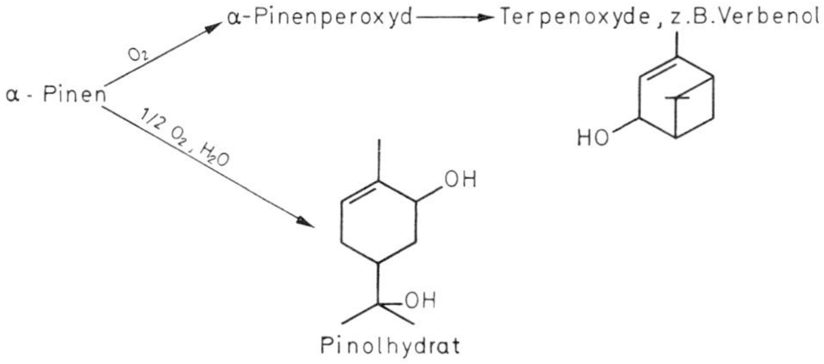

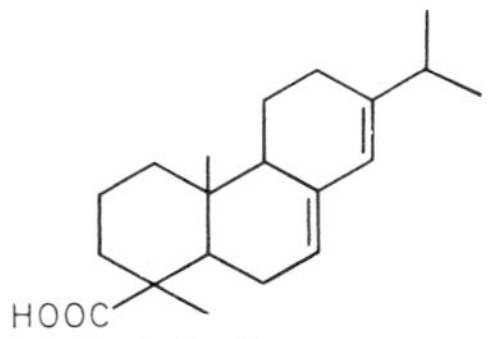

α-Pinen
O_2
α-Pinenperoxyd → Terpenoxyde, z.B. Verbenol
HO
1/2 O_2, H_2O
OH
OH
Pinolhydrat
HOOC
Abietinsäure

(als Racemat oder als (−)- bzw. als (+)-Sobrerol je nach Konfiguration des im Terpentinöl primär vorliegenden Pinens)

Für die innerliche Verwendung muß besonders gereinigtes Terpentinöl, ein Oleum Terebinthinae rectificatum, verwendet werden. Allerdings wird die innerliche Anwendung nicht mehr häufig geübt. Früher war Terpentinöl regelmäßig Hauptbestandteil von Inhalaten, die gegen chronische Bronchitiden verwendet wurden; wegen schädlicher Nebenwirkungen, besonders auf die Niere, ersetzt man es heute lieber durch Latschenkieferöl (Oleum Pini pumilionis) und durch *Eucalyptusöl* (Oleum Eucalypti). In der Volksmedizin gilt Terpentinöl als Mittel gegen Gallenkoliken.

Kolophonium. Darunter versteht man den bei der Terpentinöldestillation zurückbleibenden und durch Schmelzen geklärten Teil der Terebinthina. Kolophonium besteht zur Hauptsache aus einem Gemenge mehrerer nahe verwandter Diterpensäuren, die teilweise chemisch ziemlich instabil sind. Am längsten bekannt ist die Abietinsäure. Der größte Teil des Kolophoniums dient technischen Zwecken. Pharmazeutisch verwendet man das Harz als Zusatz zu schwach hautreizenden Pflastern und Salben, auch zu Harzlösungen, die zur Fixation von Wundverbänden bestimmt sind.

Camphora

Der natürliche Campher stellt eine Teilfraktion — und zwar den bei Zimmertemperatur festen Anteil — dar des aus *Cinnamomum camphora* (L.) Sieb. destillierten ätherischen Öles.

Die Campher führenden Bäume, Arten der Familie der Lauraceae, wurden ursprünglich (von Nees und Esenbeck) in der Gattung *Camphora* zusammengefaßt, später aber zur Gattung *Cinnamomum* gezogen. In der Zusammensetzung ihrer Öle zeichnen sich die Arten dieser Gattung dadurch aus, daß sie Terpenderivate und Phenylpropanderivate nebeneinander enthalten. Welche Stoffklasse dabei überwiegt, hängt von genetischen Faktoren ab. Aber nicht nur von Art zu Art variiert die Zusammensetzung, oft ist das Verhältnis Phenylpropan zu Terpen verschieden von Organ zu Organ derselben Pflanze. Dazu ein Beispiel: Das aus der Wurzel von *Cinnamomum camphora* Nees & Eberm. destillierte Öl enthält weniger Campher, dagegen viel Safrol, während der Camphergehalt im Öl der oberirdischen Stämme überwiegt; Blätteröl enthält, je nach Provenienz und Entwicklungsstadium der Blätter, einen stark variierenden Campheranteil von 10—75%. Bei *Cinnamomum zeylanicum* Blume findet man jedoch im Wurzelöl viel Campher, während das Öl der Sproßrinde zumindest zu zwei Dritteln aus Zimtaldehyd besteht.

Cinnamomum camphora Nees & Eberm. ist ein schöner, bis 40 m hoher Baum mit immergrünen, ledrigen und aromatisch duftenden Blättern. Beheimatet ist die Art in den Küstengebieten Ostasiens. Führend in der Erzeugung von Naturcampher ist Formosa, gefolgt von Japan mit seinen Campherbaum-Beständen auf Kyushu, der südlichsten der japanischen Inseln. Der Campher ist in den Ölzellen sämtlicher Organe des Baumes enthalten, jedoch in jungen Zellen zunächst nur in geringen Mengen; mit zunehmendem Alter der Organe verändert sich die Zusammensetzung des Öles, und zwar bildet sich immer mehr Campher aus auf Kosten anderer Ölbestandteile, vermutlich des Borneols. Wirtschaftlich, zur technischen Gewinnung lohnend, ist nur das Holz von Stamm und Wurzel alter (50—60 Jahre) Bäume. Man fällt die Bäume, zerkleinert das Holz und unterwirft es der Wasserdestillation. Aus dem Öl scheidet sich ein Teil des Camphers unmittelbar aus; ein weiterer Anteil an Campher fällt bei der fraktionierten Destillation des Restöles an.

Genuines Campheröl besteht nur etwa zur Hälfte aus Campher; zahlreiche weitere Inhaltsbestandteile wurden nachgewiesen wie Safrol, Acetaldehyd, Terpineol, Eugenol, Cineol, Pinen, Phellandren, Dipenten und Cadinen. Die Begleitterpene fallen bei der Camphergewinnung als Nebenprodukte an; dadurch, daß man sie ebenfalls technisch verwertet, ist es gelungen, die Produktion von Naturcampher gegenüber dem Synthesecampher konkurrenzfähig zu erhalten.

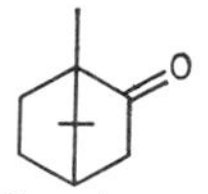

Campher

Campher ist ein Keton aus der Reihe der bizyklischen Monoterpene. In der Natur kommt es sowohl in einer rechtsdrehenden als auch in einer linksdrehenden Form vor. Laurazeencampher ist rechtsdrehend, im Gegensatz zum Campher in einigen Kompositenarten. Ansonsten findet sich Campher weit verstreut über das Pflanzenreich, gehäuft in zahlreichen ätherischen Ölen von Lauraceen, Labiaten (= Lamiaceae) und Kompositen. Technisch nutzbar sind u. a. der Campher von *Dryobalanops aromatica* GÄRTN., einer Dipterokarpazee aus Sumatra, Nordborneo und Südmalakka, und von *Ocimum canum* SIMS, einer Labiate aus tropischen Gegenden der Alten Welt.

Campher gehört zu den immer wiederkehrenden Bestandteilen der vielen populären Linimente zu Einreibungen bei rheumatischen Schmerzen, Neuralgien, Entzündungen und Kontusionen. Demgegenüber tritt die Verwendung bei akuter Rhinitis und Konjunktivitis oder seine innerliche Verwendung als Analeptikum, Sekretolytikum und Antiaphrodisiakum zurück. Officinell: Campher (Camphora) DAB 7. Camphora Ph. Helv. VI.

Senföl

Die Bezeichnung Senföl ist nicht ganz eindeutig: außer dem aus verschiedenen Sinapis-Samen herstellbaren natürlichen Produkt hat man auch das synthetische Allylisothiocyanat (= Allylsenföl) mit diesem Namen belegt. Die meisten modernen Pharmakopoeen haben das synthetische Produkt für die pharmazeutische Verwendung zugelassen (Allylsenföl = Oleum Sinapis DAB 7.).

$$CH_2 = CH{-}CH_2{-}NCS$$

Allylsenföl

Natürliches und synthetisches Senföl sind weitgehend identisch bis auf geringe Mengen von Begleitstoffen (Allylcyanid, Schwefelkohlenstoff u. a. m.), die das Naturprodukt charakterisieren. Über die Herkunft des natürlichen Allylsenföles und über dessen Bildung aus glykosidischen Vorstufen s. S. 405.

Allylisothiocyanut (Oleum Sinapis) ist ein rasch und energisch wirkendes Hautreizmittel. Es ist der wirksame Bestandteil in Salben, Pflastern und Linimenten gegen rheumatische und neuralgische Schmerzen; früher war es ferner ein viel gebrauchtes Derivans bei Bronchitis und Pneumonie. Oleum Sinapis gehört zu den vorsichtig aufzubewahrenden Arzneimitteln; bei Anwendung zu hoher Konzentrationen oder bei zu langer Einwirkungsdauer ruft es auf der Haut stechende Schmerzen und intensives Brennen hervor, und es kann schließlich zu Eiterungen und irreversiblen Schädigungen des Gewebes kommen.

Cantharides

Die Verwendung der Kanthariden als Arzneimittel ist uralt. Im Altertum dienten sie innerlich als Laxans, als Diuretikum und als Aphrodisiakum. Ihre äußerliche Anwendung als Vesikans finden wir erst im 11. Jahrhundert zum erstenmal beschrieben. Die Isolierung des wirksamen Prinzips der Droge, des Cantharidins, gelang schon im Jahre 1812.

Die Droge besteht aus den getrockneten, völlig entwickelten „spanischen Fliegen", d. i. *Lytta vesicatoria* (Meloideae), mit einem Cantharidingehalt von mindestens 0,7%. Die Bezeichnung „spanische Fliegen" ist wenig zutreffend, da sie weder auf die Herkunft noch auf die systematische Einordnung hinweist.

Die Droge gehört nicht in die Reihe der Fliegen, sondern zu den Käfern (den Coleopteren), die mit mehr als 250000 Arten über die ganze Erde verbreitet sind. Viele Käfer sondern bei Gefahr stinkende oder ätzende Stoffe ab oder spritzen sie mit ihrem Blute aus, wodurch sie eine gewisse Schutzwirkung gegenüber natürlichen Feinden erzielen. Die bekannteste und am besten untersuchte Verbindung dieser Art ist das bei den Mehlkäfern (den Meloidea) vorkommende Cantharidin.

Lytta vesicatoria kommt nicht bloß in Spanien verbreitet vor, sondern in ganz Süd- und Mitteleuropa und in Asien. Die Insekten, die oft in riesiger Zahl auftreten, ernähren sich von Oleazeenblättern (z. B. von *Fraxinus*, *Olea*, *Syringa* und *Ligustrum*), ferner von Kaprifoliaceen (z. B. von *Sambucus*). Sie geben sich durch ihren widerlichen Geruch zu erkennen. Das Einsammeln der Käfer zur Drogengewinnung geschieht folgendermaßen: Man legt am frühen Morgen, wenn die Käfer noch starr sind, Tücher unter die befallenen Bäume — die Käfer treten oft in großen Schwärmen auf — und schüttelt die Käfer herunter; dann bringt man sie in Büchsen oder Gläser, tötet sie mittels Schwefelkohlenstoff, Chloroform oder Benzin und trocknet sie bei Temperaturen, die 40 °C nicht überschreiten dürfen.

Als Cantharidin-Droge werden bei uns fast ausschließlich Exemplare von *Lytta vesicatoria* verwendet. Cantharidin kommt aber noch in zahlreichen anderen Käferarten vor, und so gelangen gelegentlich als Ersatz oder Verwechslung andere Herkünfte in den Handel, z. B. braune Kanthariden von *Mylabris cichorii*.

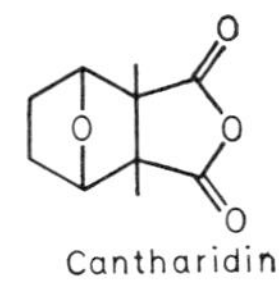

Cantharidin

Lokalisiert innerhalb des tierischen Organismus ist das Cantharidin hauptsächlich in der Blutflüssigkeit und in den Nebendrüsen des männlichen Geschlechtsapparates.

Chemisch ist das Cantharidin das Säureanhydrid einer Hexahydrophthalsäure; formal kann es aufgefaßt werden als ein Monoterpen, entstanden durch unregelmäßige („Kopf-Kopf-Verknüpfung") zweier Hemiterpene.

Anwendung. Cantharidin ist ein intensiv wirksames Pharmakon; auf gesunder Haut entwickelt sich eine sehr heftige Entzündung. Da aber Cantharidin nur mit den oberflächlichen Hautschichten in Berührung kommt, heilen die gebildeten Blasen rasch und ohne störende Narben. Diese energische, aber oberflächliche Wirkung macht die Kanthariden zu einem brauchbaren Vesikans, das aber wegen seiner Toxizität stets mit Vorsicht und unter ärztlicher Kontrolle zur Anwendung kommen soll. Innerlich führen schon geringe Mengen (5 mg Cantharidin) zu schweren Nierenschädigungen, die zu einem völligen Untergang des gesamten

Kanälchensystems der Niere führen können. Ferner tritt eine heftige Reizung des Uro-Genital-Traktes ein; dies erklärt die mißbräuchliche Verwendung von spanischen Fliegen als Aphrodisiakum und als Abortivum, was immer wieder zu Vergiftungen mit tödlichem Ausgang geführt hat.

Das Vorkommen von Abwehrstoffen mit dem Aufbauprinzip von Monoterpenen beschränkt sich nicht auf das Cantharidin. Eine Reihe von Ameisen (z. B. *Iridiomyrmex detectus*, *I. conifer* u. *I. humilis*) verfügen über Abwehrstoffe, die sich vom Iridodial ableiten, d. i. ein Dialdehyd mit einem C-Skelett der Monoterpene vom Nepetalaktontypus. Iridodial wird von den In-

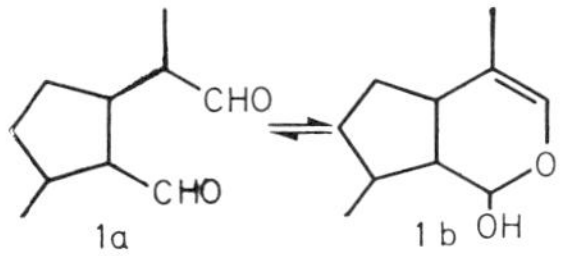

CHO CHO 1a ⇌ O 1b OH

sekten ausgeschieden in Form einer äquimolaren Mischung der offenen Aldehydform (1a) und der zyklischen Lactolform (1b). Bemerkenswerterweise kommen im Pflanzenreich weit verbreitet Monoterpene vor, die sich gleichfalls von der Lactolform (1b) ableiten, und die man daher als Iridoide bezeichnet. Allerdings liegen sie in Pflanzen hauptsächlich in glykosidischer Bindung vor. Zu den bekannten Vertretern dieser Iridoidreihe gehören Pflanzenstoffe wie Aucubin, Agnusid, Verbenalin und Loganin, Substanzen also, die man früher auch als Pseudoindikane bezeichnet hat. Vor allem aber gehören zu den Iridoiden die charakteristischen Inhaltsstoffe des Baldrians (Valepotriate s. S. 437).

4. Ätherische Öle, die als Hustenmittel verwendet werden

Husten und Verschleimung sind die häufigsten Symptome von Erkrankungen der Atmungsorgane. Je nach der Art der Erkrankung wählt der Arzt ein Mittel, das den Hustenreiz dämpft, das die Sekrete verflüssigt oder das die Schleimsekretion einschränkt. Die als Hustenmittel verwendeten Drogen sind keineswegs eine pharmakodynamisch einheitliche Drogengruppe; sie geben sich auch nicht durch einen gleichen oder ähnlichen Typus von Inhaltsbestandteilen als zusammengehörig zu erkennen. Neben ätherischen Ölen kommen noch Schleime, Saponine und Alkaloide als Wirkstoffe in Frage. Verwendet werden sie seit den ältesten Zeiten bis heute auf empirischer Grundlage; ihr therapeutischer Wert ist nicht immer klar zu erkennen oder zu begründen.

Die als Expektorantien bzw. als Hustenmittel verwendeten ätherischen Öle lassen sich in zwei Gruppen einteilen:

1. Anis, Fenchel und Thymian wirken hauptsächlich sekretolytisch; zäher, dicker Schleim soll verflüssigt werden;
2. Oleum Eucalypti, Oleum Pini pumilionis, Terebinthina und andere lokal reizende Öle wirken sekretionsmindernd. Sie sind vor allem bei chronisch entzündeten Atemwegen angezeigt.

Anisum

Anis gehört zu den ältesten Drogen und Gewürzen; bereits Dioskurides, Theophrast und Plinius beschreiben ihn eingehend. Die antiken Ärzte benutzten ihn als Magenmittel; heute ist er als Expektorans und als Karminativum geschätzt. Das Anisöl spielt eine Rolle in der Geschichte der modernen Arzneimittelforschung auf der Suche nach synthetisch zugänglichen Stoffen mit östrogener Wirksamkeit. Anisöl wirkt östrogen, was nicht zusammenzustimmen scheint mit den im Volke dem Anis nachgesagten galaktogenen Effekten.

Die Stammpflanze des Anis, *Pimpinella anisum* L., ist eine einjährige, zur Familie der Umbelliferen (= Apiaceae) gehörende Pflanze. Beheimatet im Orient, wird sie heute in vielen Ländern Europas, Nordafrikas und Asiens kultiviert. Verwendet werden die graugrünen, fein gerippten, etwa 2 mm langen Früchte der Pflanze (Fructus Anisi) und das aus ihnen destillierte ätherische Öl (Oleum Anisi). Je nach Provenienz variieren die Früchte in Größe, Aussehen und im Ölgehalt.

Die Anisfrüchte enthalten neben ubiquitären Bestandteilen wie fettem Öl (etwa 30%), Proteinen und Zuckern im Durchschnitt etwa 1,5% ätherisches Öl. Die chemische Zusammensetzung des Öles ist einfach: Hauptbestandteil und gleichzeitiger Geruchsträger ist das Anethol (zwischen 80—90% des Gesamtöles ausmachend); begleitet wird es von einer isomeren Verbindung, dem Methylchavicol sowie von geringen Anteilen Anisketon und Anissäure.

Wegen des hohen Anetholgehaltes stellt frisches Anisöl eine in der Kälte kristallinisch erstarrende, bei 15 °C schmelzende Masse dar. Bei längerem Stehen an der Luft und unter dem Einfluß von Licht verändert es seine Eigenschaften:

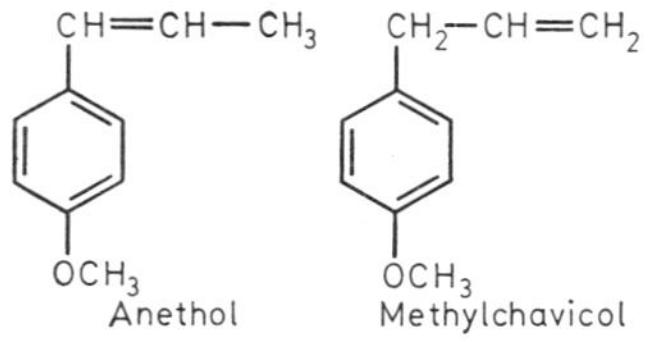

$CH{=}CH{-}CH_3$ $CH_2{-}CH{=}CH_2$

OCH_3 OCH_3

Anethol   Methylchavicol

Es verliert seine Fähigkeit zu kristallisieren, die Dichte nimmt zu und der Brechungsindex ab. Die Änderungen in den physikalischen Konstanten sind der Ausdruck für chemische Umwandlung mannigfachster Art. Aus dem Anethol

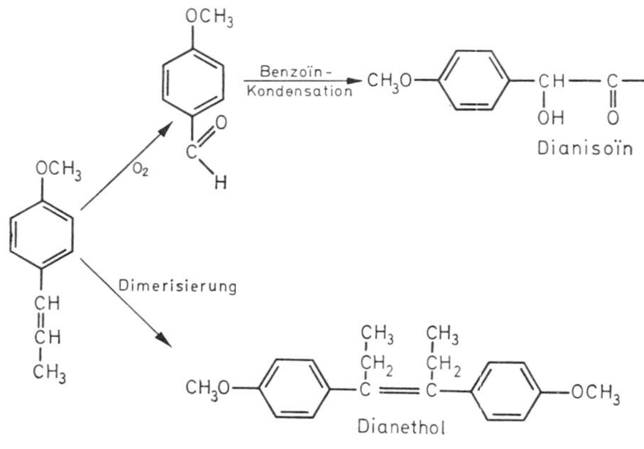

O_2 — Benzoïn-Kondensation — $CH_3O{-}C_6H_4{-}CH(OH){-}C(=O){-}C_6H_4{-}OCH_3$

Dianisoïn

Dimerisierung — $CH_3O{-}C_6H_4{-}C(CH_2CH_3){=}C(CH_2CH_3){-}C_6H_4{-}OCH_3$

Dianethol

bildet sich oxydativ Anisaldehyd, der sich zu Dianisoin weiter kondensiert; Anethol selbst kondensiert sich zu Dianethol, einem Diphenyläthan- bzw. Stilbenabkömmling. Dianethol ist nichts anderes als das Dimethylderivat des Stilböstrols (Cyrens), der ersten synthetischen Verbindung mit Wirkungen der östrogenen Hormone, die sich auch für die therapeutische Anwendung eignete (Dodds u. Mitarb. 1938). Das Vorkommen von Dianethol im Oleum Anisi bedingt die östrogene Wirksamkeit des Öles, erhöht aber gleichzeitig auch seine Toxizität.

Verwendet wird Anis — z. B. in den Species pectorales oder als Bestandteil des Liquor Ammonii anisatus — als sekretolytisches Expektorans. Auch als Karminativum und Antispasmodikum scheint die Droge brauchbar, und sie wird daher nicht selten laxativ wirkenden Kombinationspräparaten zugesetzt, um etwaigen Nebenwirkungen der Abführmittel (Leibschmerzen) vorzubeugen. In zahlreichen Industriepräparaten, die für die perorale Anwendung bestimmt sind, erfüllt Anisöl die Funktion eines Geschmackskorrigens. Officinell: Anis (Fructus Anisi), Anisöl (Oleum Anisi)DAB 7; Fructus anisi, Oleum anisi Ph. Helv. VI.

Verwandte Drogen

Anisum stellatum. Echtes Anisöl gehört zu den Drogen, die nicht immer in hinreichender Menge zu beschaffen sind; ein Teil des Bedarfes an Anisöl wird durch das Sternanisöl (Oleum Anisi stellati) gedeckt. Beide Produkte werden im allgemeinen als gleichwertig angesehen. Auffallend ist, daß zwei Pflanzen, *Pimpinella anisum* und *Illicium verum* Hook. f., die taxonomisch zu ganz verschiedenen Ordnungen des Pflanzensystems gehören, sich in der chemischen Zusammensetzung ihrer ätherischen Öle so weitgehend gleichen.

Die Stammpflanze, *Illicium verum* Hook. f., eine Magnoliacee, ist ein Baum von 8—15 m Höhe, der in mehreren Ländern Ostasiens wild und kultiviert vorkommt. In seiner Silhouette erinnert der Baum an unsere Pappel, durch seine weiße Rinde an die Birke. Wie bei allen holzigen Polycarpicae kommen auch bei den Magnoliaceen und so auch bei *Illicium* die ätherischen Öle in Ölzellen lokalisiert vor. Zur Destillation des Sternanisöles verwendet man die Balgfrüchte des Baumes, genauer die Sammelfrüchte, die aus acht braunen Einzel-Balgfrüchten bestehen und rosettenförmig um eine zentrale Säule angeordnet sind.

Hauptbestandteil des Sternanis-Öles ist ebenfalls mit über 90% vom Gesamtanteil das Anethol; allerdings kommen, abweichend vom echten Anisöl, Terpene wie (+)-α-Pinen, Δ^3-Caren, α-Terpineol als weitere Begleiter im Öle vor; daher erreicht das Sternanisöl in seinen geruchlichen Qualitäten nicht ganz das Umbelliferenöl, das ein feineres Aroma aufweist (und dem Preis nach allerdings teurer ist). Sternanisöl wird gerne zu reinem Anethol weiter verarbeitet, wodurch Geruch und Geschmack verbessert werden.

Foeniculum

Unter Fenchel, den Fructus Foeniculi der Arzneibücher, versteht man die getrockneten reifen Früchte verschiedener Kulturvarietäten von *Foeniculum vulgare* Mill. var. vulgare (Familie: Umbelliferae = Apiaceae). Die Stammpflanzen sind ausdauernde Kräuter, die im Mittelmeerraume beheimatet sind, heutzutage aber auch in zahlreichen weiteren Ländern kultiviert werden. Fenchel ist eine uralte Kulturpflanze, die bereits im alten Ägypten angebaut worden ist; wie bei allen Kulturpflanzen haben sich schon in früher Zeit zahlreiche Kulturrassen herausgebildet, die sich morphologisch — z. B. durch die Größe der Früchte — aber auch chemisch in der Zusammensetzung des Öles voneinander stark unterscheiden können. Die chemischen Unterschiede werden oft schon durch Geruch und Geschmack allein erfaßt: Fenchel kann rein süß schmecken und sehr stark an Anis erinnern (Sorte: Foeniculum dulce); in der den Anforderungen des DAB 7 entsprechenden Apothekenware kommt zusätzlich ein bitterer und campherähnlicher Geschmack zum Durchbruch; schließlich gibt es Sorten, die einen unangenehm scharfen, fast beißenden Geschmack aufweisen. Im Durchschnitt enthält das ätherische Öl des DAB-Fenchels 50% Anethol, wodurch die Ähnlichkeit seines Aromas mit dem des Anisöles erklärlich ist; der etwas bittere und campherähnliche Geschmack bestimmter Fenchelsorten wird durch Fenchon bedingt.

Fenchon gehört in die Gruppe der bizyklischen Monoterpene. Abweichend von dem normalen Aufbauprinzip der Terpene zeigt Fenchon einen unregelmäßigen Aufbau: Die beiden Hemiterpenreste sind nicht über die beiden Kohlenstoffatome C-1 zu C-4 miteinander verknüpft, vielmehr erfolgte Kondensation von C-2 zu C-4.

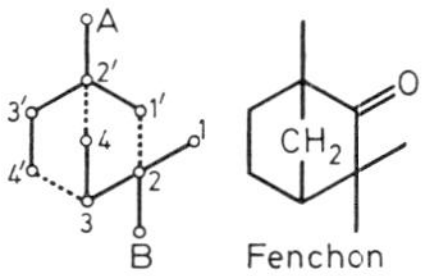

Fenchon

Die folgende Tabelle gibt eine kurze Übersicht über die Variabilität des Fenchongehaltes und der Fruchtlänge von Fenchel verschiedener Provenienz. Die meisten Arzneibücher geben keine näheren Vorschriften über die Analyse des ätherischen Öles selbst; die Arzneibücher suchen unerwünschte Sorten durch morphologische Prüfung auszuschließen, da morphologische Merkmale wie Länge der Frucht durchaus mit chemischen Merkmalen wie Fenchongehalt korreliert sein können.

Variabilität einiger Fenchelsorten (nach KARSTEN-OLTMANNS, 1909, *verändert)*

Herkunft	Länge der Frucht	Ölgehalt %	Fenchongehalt %
französische	7— 8 mm	2,1	0,0
deutsche	8—10 mm	4,7	22,5
persische	6— 7 mm	1,7	3,4
japanische	3— 4 mm	2,7	10,2

Fenchel wird besonders in der Kinderpraxis als Expektorans verwendet (als Fenchelhonig, Fenchelsirup, Anis-Fenchel-Bonbons u. a.), in Teeform und als Elaeosacchara außerdem als Karminativum. Officinell: Fenchel (Fructus Foeniculi), Fenchelöl (Oleum Foeniculi) DAB 7. Fructus foeniculi, Oleum foeniculi Ph. Helv. VI.

Thymus

Thymian gehört, in Form offizieller oder industriell hergestellter Galenika, zu den beliebtesten sekretolytischen Hustenmitteln. Seine Wirkung läßt sich durch das Vorkommen des thymolhaltigen ätherischen Öles allein nicht erklären; ein chemisch noch unbekanntes, spasmolytisch wirksames Prinzip, das in der frischen Droge anscheinend in höheren Konzentrationen vorliegt, trägt zu der Gesamtwirkung — besonders auch bei Pertussis — bei (L. LENDLE, 1936/37). Daher läßt sich (als Expektorans) ein Gesamtdrogenauszug nicht ersetzen durch das Oleum Thymi oder durch den Reinstoff Thymol.

Thymus vulgaris L., ein mehrjähriger, 20—30 cm hoher Halbstrauch aus der Familie der Labiaten (= Lamiaceae), ist in den Mittelmeerländern beheimatet, wo er in den trockenen Macchien größere geschlossene Standorte bildet; in der Kultur gedeiht er auch nördlich der Alpen, so in Frankreich, Deutschland, selbst noch in Norwegen.

Als Droge verwendet man die getrockneten Blätter der Pflanze (Fol. Thymi Ph. Helv. VI), die Herba Thymi DAB 7 enthalten neben den Blättern auch die abgestreiften Blüten. Die Droge riecht kräftig nach Thymol und schmeckt aromatisch-bitter. Neben Gerbstoffen, Bitterstoffen und anderen schlecht charakterisierten Inhaltsbestandteilen enthält sie wechselnde Mengen (0,7—5%) ätherisches Öl, das zu 20—50% aus Thymol und zu je 15% aus Cymol, Linalool und

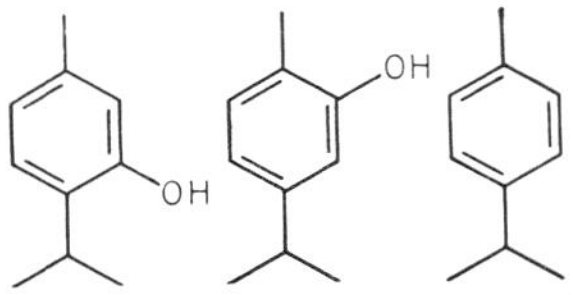

Thymol Carvacrol p-Cymol

Borneol besteht; je nach Provenienz der Droge kann Thymol mehr oder weniger durch das isomere Carvacrol ersetzt sein. Pharmakologische Untersuchungen machen wahrscheinlich, daß außerdem nicht flüchtige, spasmolytisch wirksame Stoffe vorkommen sowie mit Thymol nicht identische, stark bakterizide (antibiotische) Substanzen (Benigni, 1948); phytochemische Untersuchungen über die Eigenschaften dieser Inhaltsstoffe, die zu der Drogengesamtwirkung beitragen, liegen bisher nicht vor. Thymian ist seit jeher ein beliebter Bestandteil von Hustensäften; Präparate wie Extr. Thymi fluidum, Sirupus Thymi comp., Thymipin u. a. gelten als schleimlösende Expektorantien bei akuten Bronchial- und Kehlkopfkatarrhen, ferner als krampflindernde Mittel bei Keuchhusten.

Das Oleum Thymi (aethereum) der Arzneibücher soll aus der offizinellen Droge destilliert werden, demnach als Hauptbestandteil und als den Wert des Öles bestimmenden Bestandteil Thymol (20—48%) enthalten. Die Thymianöle des Handels zeigen aber erhebliche Schwankungen der Zusammensetzung, die sich vor allem darin ausprägen, daß Carvacrol Hauptbestandteil ist. Die Unterschiede in der chemischen Zusammensetzung der Öle haben hauptsächlich zwei Ursachen: 1. *Thymus vulgaris* spaltet in mehreren Unterarten und Formen auf, die morphologisch, aber auch chemisch different sind; 2. in einigen Ländern — besonders in Spanien und in Marokko — unterwirft man nicht die kultivierten und damit botanisch bekannten Pflanzen der Destillation, sondern wild gesammelte Pflanzen, unter denen sich außer *Thymus vulgaris* auch andere *Thymus*-Arten befinden. In Spanien allein kommen etwa 30—40 verschiedene *Thymus*-Arten und -Varietäten vor; bevorzugt wird zur Destillation des spanischen Oleum Thymi der weißblühende *Thymus zygis* L. verwendet.

Eine quantitative Bestimmung des Thymols im Oleum Thymi schreiben die Arzneibücher nicht vor. Für praktische Zwecke ist es hinreichend, qualitativ zu prüfen, ob die isolierten Phenole kristallisieren (Thymol) oder flüssig bleiben (Carvacrol). Der Gesamtphenolgehalt wird hingegen quantitativ bestimmt, um grobe Verfälschungen — am häufigsten mit Terpentinöl — auszuschließen.

Oleum Thymi wirkt stark keimtötend; es findet daher ziemlich ausgedehnte Verwendung als nicht unangenehm riechendes Desinfiziens und Antiseptikum in Gurgel-, Mund- und Rasierwässern. Auch die örtlich reizenden Eigenschaften werden als Rubefaziens ausgenutzt: In Salben und anderen Einreibungsmitteln.

Thymol. Thymol (= Thymolum) kann aus thymolhaltigem Oleum Thymi gewonnen werden. Der Hauptanteil von Thymol natürlicher Herkunft stammt aber von Früchten (Ajowanfrüchten) einer in Indien und Persien beheimateten Umbellifere, *Trachyspermum copticum*. Thymol ist ansonsten noch in zahlreichen weiteren Pflanzen, besonders in Labiaten enthalten: in *Thymus zygis*, *Ocimum gratissimum* L., *Monarda punctata* L., *Mosla japonica* MAXIM. u. a. In gleicher Weise wie natürliches Thymol kann pharmazeutisch das partialsynthetisch dargestellte Thymol verwendet werden. Es ist leicht zugänglich durch Dehydrierung von Piperiton (s. unter *Eucalyptus* S. 399). Thymol hemmt das Wachstum von Bakterien, von Hefen und Schimmelpilzen, weshalb es in der Laboratoriumspraxis zur Konservierung von Harn und anderen leicht verderblichen Untersuchungsmaterialien verwendet wird. Die medizinische Verwendung ist unbedeutend: früher als Bestandteil einiger Wurmmittel, heute gelegentlich in wässeriger oder alkoholischer Lösung oder in Salben in der Dermatologie; Thymolspiritus bei Pruritus. Längere Anwendung von Thymol (z. B. in Form kosmetischer Präparate wie Mundwässer und Zahnpasten) oder anderer thymolhaltiger Medikamente (Hustenmittel) kann zu Schädigungen der Schilddrüse (Thyreotoxikosen) führen. Officinell: Thymol (Thymolum) DAB 7, Thymolum Ph. Helv. VI.

Verwandte Drogen. Herba Serpylli besteht aus den getrockneten blühenden Sprossen von *Thymus serpyllum* L. (Familie: Labiatae = Lamiaceae). Im Gegensatz zu *Thymus vulgaris* ist *Thymus serpyllum* nördlich der Alpen, im ganzen gemäßigten Eurasien, verbreitet. Es handelt sich um eine robuste, sehr anpassungsfähige Pflanze, die bis in Höhen von 3000 m hinaufsteigt. Diese Mannigfaltigkeit der Standorte macht es wahrscheinlich, daß mehrere Varietäten existieren. Tatsächlich umfaßt das Taxon *Thymus serpyllum* als Sammelart viele Arten, die wieder in Unterarten aufgeteilt werden und die untereinander bastardisieren. Die Unterteilung folgt zwar morphologischen Merkmalen, doch gehen quantitative und qualitative Unterschiede in der Ölführung damit parallel. Die in Mitteleuropa häufigsten Rassen enthalten als integrierenden Bestandteil Cymol neben Carvacrol und wenig Thymol; andere Rassen enthalten Citral und Pinen. Der Quendel ist gelegentlicher Bestandteil expektorierend wirkender Medizinen, so des Sir. Ipecac. comp. und der Spec. aromaticae. Officinell: Herba serpylli Ph. Helv. VI.

Herba Marrubii. Marrubium oder Andorn von *Marrubium vulgare* L. aus der Familie der Labiatae (= Lamiaceae) gilt in der Volksmedizin als ein besonders wirksames Expektorans. Die sekretionsfördernden Eigenschaften dieser Droge beruhen anscheinend weniger auf dem Ge-

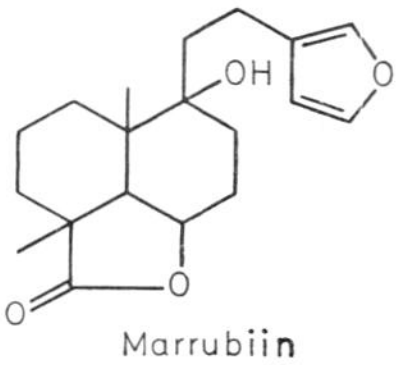

Marrubiin

halt an ätherischem Öl, über dessen chemische Zusammensetzung nichts Näheres bekannt ist; als Hauptträger der Wirkung sieht man das Marrubiin an, ein Lacton der Diterpenreihe.

Ein weiteres altes Volksmittel gegen Verschleimung der Atmungsorgane, gegen Husten, Bronchitis und Keuchhusten ist die Alantwurzel, die Radix Helenii von *Inula helenium* L. (Familie: Compositae). Der den Hustenreiz lindernde Wirkstoff der Droge ist der Alantcampher (= Helenin), der kristallinische, bei Zimmertemperatur feste Anteil des ätherischen Öles, das in Mengen von 1—3% in der Droge enthalten ist. Der Alantcampher ist ein Gemisch mindestens dreier Lactone; am besten untersucht ist das Alantolacton, das der Sesquiterpenreihe vom Eudesmoltypus angehört. Alantolacton ist demnach im chemischen Aufbau eng mit dem Santonin verwandt; es besitzt ebenfalls wurmwidrige Eigenschaften. Neuerdings ist der Alantcampher Bestandteil einiger industriell hergestellter Expektorantia.

Eucalyptus

Im Jahre 1788 belegte HERETIER eine Gattung australischer Holzgewächse mit dem Namen *Eucalyptus*. Die Gattungsbezeichnung (vom gr. εὖ = wohl und καλύπτειν = bedecken) soll auf ein hervorstechendes Merkmal hinweisen: Die Blütenblätter der *Eu.*-Arten sind zu einem starkwandigen, deckelförmigen Gebilde verwachsen, das allerdings später von den sich streckenden Staubblättern abgeworfen wird.

Die Gattung *Eucalyptus* ist eine der 73 Gattungen, welche die Familie der Myrtaceae bilden. Die Mehrzahl der Myrtazeen kommt in Asien, Australien und im tropischen Amerika vor; in Europa beheimatet ist lediglich *Myrtus communis*. Es handelt sich durchweg um Bäume und Sträucher mit einfachen, meist ganzrandigen Blättern; die Blätter enthalten Ölräume schizolysigenen Ursprungs und erscheinen daher durchscheinend punktiert. Durch das Vorkommen von ätherischen Ölen ist die Familie gut gekennzeichnet. Wir finden eine ganze Anzahl von Vertretern, die als Gewürzpflanzen und als aromatische Drogen verwendet werden. Neben ätherischen Ölen werden vielfach auch Gerbstoffe vom Catechintypus in höheren Konzentrationen gebildet, ebenso Flavone. Die pharmazeutisch wichtigste Gattung ist *Eucalyptus*.

Die etwa 605 in der Gattung *Eucalyptus* zusammengefaßten Arten sind in Australien und Tasmanien beheimatet, wo sie drei Viertel der gesamten Flora bilden. Die Gattung umfaßt hauptsächlich immergrüne Bäume, darunter einige mit Riesenwuchs wie *Eucalyptus amygdalina* LABILL. (bis 150 m hoch werdend). Wo immer das Klima es gestattet, werden *Eu.*-Arten auch außerhalb Australiens gerne kultiviert; sie sind sehr raschwüchsig und liefern bald und mühelos Ertrag. *Eu. globulus* LABILL. z. B. erreicht binnen sechs Jahren eine Höhe von 20 m und einen Stammumfang von 1,2 m. Wegen der energischen Transpiration kultiviert man *Eu.*-Arten in wasser- und sumpfreichen Gegenden zur Trockenlegung. Fast alle *Eu.*-Arten liefern einen roten gerbstoffhaltigen Saft, der nach dem Eintrocknen das sog. australische Kino liefert. Die Blätter der *Eu.*-Arten sind dimorph: Die Jugendblätter sind eiförmig und ungestielt, häufig mit einer Wachsschicht überzogen; die Folgeblätter dagegen sind gestielt, schmaler und dicker. Die spezielle Form der beiden Blattarten wechselt selbstverständlich von Art zu Art. Im Mesophyll enthalten die Blätter Ölbehälter; zur Ölgewinnung können beide Blattarten herangezogen werden.

Während die Gattung *Eucalyptus* taxonomisch gut charakterisiert ist, besteht über die morphologische Abgrenzung und systematische Stellung der Arten innerhalb der Gattung keine Übereinstimmung: Einzelne Autoren untergliedern die Gattung in 170 Arten, andere bilden 300 Arten; ein und dieselbe Art ist oft unter mehreren Synonymen beschrieben. Vermutlich sind auch durch Bastardisierung ursprüngliche Artcharaktere verwischt, so daß die Deutung, ob eine Hauptart oder eine Zwischenart vorliegt, schwierig ist. Im Jahre 1896 versuchten daher BAKER und SMITH chemische Merkmale zur besseren Charakterisierung der einzelnen Arten heranzuziehen; sie prüften, ob die Inhaltsstoffe der jeweiligen

Öle besser zur taxonomischen Gliederung der Gattung und zur Artumgrenzung geeignet seien als die morphologischen Charakteristika. Die eingehenden vergleichend-phytochemischen Untersuchungen der *Eu.*-Arten zeigten aber im Gegenteil, daß phytochemische Merkmale noch weniger artkonstant sind als morphologische. Diese Ausbildung sog. chemischer Rassen sei am Beispiel von *Eu. dives* näher erläutert.

An einem bestimmten Standort in Australien fand man dicht nebeneinander zwei Gruppen von Bäumen, die äußerlich morphologisch keinerlei Unterschiede aufwiesen — offensichtlich also Individuen derselben Art darstellen —, durch den bloßen Geruch sich aber voneinander unterschieden. Die nähere Analyse ergab folgendes: Im Öl der einen Gruppe war bevorzugt Phellandren enthalten, im Öl der zweiten Gruppe hingegen Cineol. Nach diesen vorläufigen Befunden untersuchte man systematisch Bäume weiterer Standorte; zusammenfassend ergab sich, daß von *Eu. dives* insgesamt vier chemische Varietäten existieren. Der Grundtyp der Art, der sich am häufigsten vorfindet, ist dadurch gekennzeichnet, daß er kein Cineol enthält, dafür Piperiton neben wenig Phellandren; die Varietät A enthält ebenfalls kein Cineol, vielmehr überwiegend Phellandren. Die Varietäten B und C schließlich zeichnen sich vor den zuerst genannten dadurch aus, daß ihnen Phellandren fehlt (s. Tabelle).

Die chemischen Bestandteile der ätherischen Öle von Eucalyptus dives
[PENFOLD u. MORRISON, J. Proc. Roy. Soc. N. S. Wales **61**, 54 (1927)]

Bestandteil	Grundtyp	Varietät A	B	C
Piperiton	45—53%	5%	10—20%	< 5%
Cineol	—	—	25—45%	68—75%
Phellandren	20—30%	60—80%	—	—

Wir entnehmen dem Beispiel: Individuen, die der gleichen Art angehören, können sich trotz morphologischer Gleichheit nach Art und Menge ihrer Inhaltsstoffe voneinander unterscheiden. Man spricht in diesem Zusammenhange von der Existenz „chemischer Rassen". Im vorliegenden Falle dürften sich die physiologischen Formen (chemischen Rassen) durch Hybridisierung herausgebildet haben. Nicht verwechseln darf man Unterschiede der chemischen Zusammensetzung von Pflanzen ein und derselben Art, die genetisch bedingt sind, mit denen, die auf entwicklungsperiodische Schwankungen zurückzuführen sind. Eine Pflanze kann — in verschiedenen Entwicklungsstadien geerntet — ebenfalls Unterschiede in der chemischen Zusammensetzung aufweisen; so wissen wir z. B. von *Eu. cneorifolia* DC., daß mit zunehmendem Alter der Blätter immer mehr Phellandren und Cymol in die oxydierten Terpene Phellandral und Cuminal umgewandelt werden; bei *Eu. globulus* soll der Cineolgehalt in den ersten Monaten des Jahres am höchsten sein, im Juni—Juli ein Minimum erreichen, um dann wieder anzusteigen.

Fol. Eucalypti. Die Droge besteht nur aus den sichelförmigen und gestielten Folgeblättern, nicht aus den ovalen Jugendblättern, von *Eu. globulus* LABILL. Die Stammpflanze, ein schnellwüchsiger Riesenbaum, ist ursprünglich in Tasmanien beheimatet, wird aber heute in vielen Ländern der Erde kultiviert, z. B. in Südspanien, auf dem Balkan, in Afrika, Kalifornien und Brasilien. Hauptproduktionsgebiete für Droge und Öl sind Spanien und Portugal, Brasilien und die Republik Kongo. Die Blätter enthalten 1,5—3% ätherisches Öl; daneben viel Gerbstoff. Die Droge selbst wird heute kaum noch therapeutisch verwendet; die frischen Blätter dienen zur Gewinnung des ätherischen Öles.

Oleum Eucalypti. Die unter dieser Bezeichnung in den Handel kommenden Öle stellen meist Gemische dar aus Ölen, die von den verschiedenen *Eu.*-Arten (*Eu. globulus* LABILL., *smithii* R. T. BAKER, *polybractea* R. T. BAKER u. a., s. oben) stammen. Gewonnen werden diese Öle durch Wasserdampfdestillation der frischen

Blätter. Das frisch destillierte, nicht weiter fraktionierte Öl enthält neben Cineol (mindestens 70%) mehrere aliphatische Alkohole und Aldehyde wie Isoamylalkohol, Butyraldehyd, Valeraldehyd, Capronaldehyd; daher ist es nicht ohne weiteres zur medizinischen Verwendung geeignet, da die genannten Aldehyde zum Husten reizen. Durch Rektifikation entfernt man den Hauptteil der stark reizenden Stoffe, doch gelingt das nicht quantitativ; deshalb ist in der Inhalations-Therapie der aus dem Öl isolierte Reinstoff Cineol (= Eucalyptol) dem Oleum Eucalypti vorzuziehen. Officinell: Eucalyptusöl (Oleum Eucalypti) DAB 7; Oleum eucalypti Ph. Helv. VI.

Eucalyptolum (= Cineol). Eucalyptol gewinnt man durch Ausfrieren mittels Kältemischung aus cineolhaltigen *Eucalyptus*-Ölen. Die Substanz stellt eine bei Zimmertemperatur flüssige, unter 0 °C erstarrende Masse dar, die campherartig riecht. Eucalyptol verwendet man in gleicher Weise wie Oleum Eucalypti zu Inhalationen bei Asthma und bei entzündlichen Erkrankungen der Bronchialschleimhaut, auch zu reizenden Einreibungen bei Erkältungskrankheiten und Bronchitis. Bei entzündlicher Erkrankung der Nase und des Rachens werden Eucalyptol und Oleum Eucalypti in Form von Nasenölen oder Salben appliziert. Nasenöle sollen nicht zu hochprozentig sein, höchstens 1% Cineol enthalten; langdauernde Anwendung kann zu Schädigungen führen. Gelegentlich sind die beiden Präparate Bestandteile von Einreibungen gegen rheumatische Affektionen.

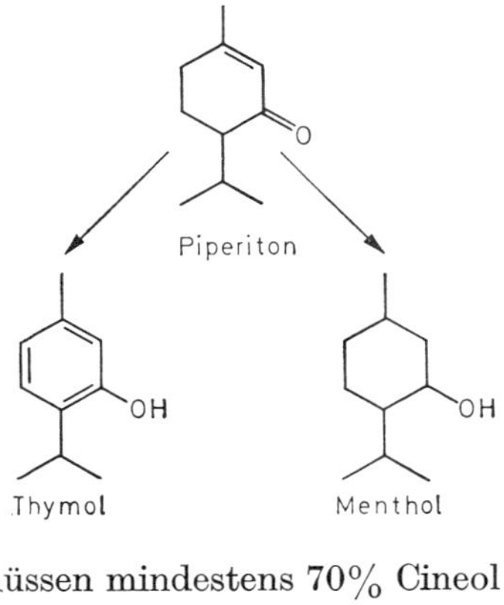

Die Mehrzahl der Arten enthält Cineol (= Eucalyptol), allerdings in sehr wechselnden Mengen von etwa 1—95% des Gesamtöles. Öle, die unter der Bezeichnung Oleum Eucalypti in den Handel kommen und für die medizinische Verwendung bestimmt sind, müssen mindestens 70% Cineol enthalten und möglichst frei von Phellandren sein; diesen Bedingungen genügen die Öle von *Eu. globulus* LABILL., *Eu. smithii* R. T. BAKER, *Eu. polybractea* R. T. BAKER, *Eu. viridis* R. T. BAKER u. a. Andere *Eu.*-Arten liefern Öle mit hohen Gehalten an Citral, Citronellal oder Geraniolacetat; sie duften angenehm und werden daher in der Parfümindustrie verwendet, so *Eu. macarthuri* DEANE & MAIDEN, *Eu. citriodora* HOOK. Von pharmazeutischer Bedeutung sind dann aber vor allem die Öle, die sich durch einen hohen Piperitongehalt auszeichnen. Piperiton, ein pfefferminzartig riechendes Terpen, läßt sich durch Oxydation mittels Eisenchlorid leicht in Thymol überführen, durch Hydrierung mit Wasserstoff andererseits in Menthol; die Hauptmenge des heute verwendeten Thymols und Menthols wird nach diesem partialsynthetischen Verfahren aus Piperiton dargestellt. Piperiton ist Hauptbestandteil in den Ölen von *Eu. dives* SCHAUER, von *Eu. amygdalina* LABILL., Var. „A“ und von *Eu. numerosa* MAIDEN.

Die Bestandteile der ätherischen Öle von *Eu.*-Arten. Die folgende Tabelle gibt eine Übersicht über einige Terpene, die als Hauptbestandteile von *Eu.*-Arten häufig auftreten. Die Mehrzahl der Arten enthält

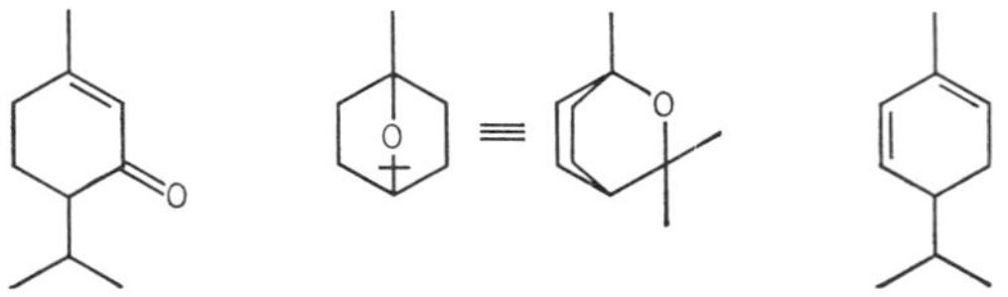

Piperiton (*E. dives, E. numerosa, E. amygdalina*)

1.8-Cineol (*E. globulus, E. polybractea, E. smithii*)

α-Phellandren (*E. phellandra* R.T. BAKER u. H.G. SMITH, *E. siderophloia* BENTH.)

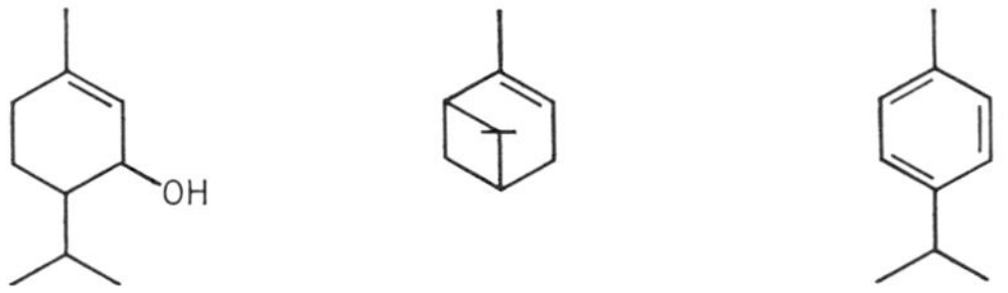

Piperitol (*E. numerosa*)

α-Pinen (*E. acaciaeformis* DEANE u. MAIDEN, *E. eximia* SCHAU.)

p-Cymol (*E. hemiphloia*, E. MUELL., *E. marginata* SM.)

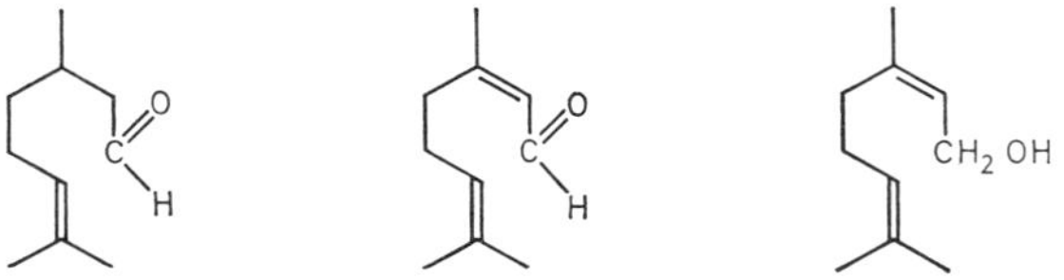

Citronellal (*E. maculata* HOOK. *var. citriodora* (HOOK.) BAILEY)

Citral (*E. staigeriana*)

Geraniol (*E. macarthuri* DEANE u. MAIDEN)

Ätherische Öle aus *Eucalyptus*-Arten: Hauptbestandteil u. Vorkommen

Oleum Cajeputi. Dieses Öl schließt sich in der Zusammensetzung und Wirkung eng an das Oleum Eucalypti an. Zur Gewinnung destilliert man frische Zweige und Blätter bestimmter Varietäten von *Melaleuca leucadendron* L., in Australien, den Philippinen und in Ostindien beheimateten Bäumen. Cajeput-Öl, das zur Hauptsache aus Cineol besteht, verwendet man in Europa selten.

Cajeput- und Eucalyptusöl sind nicht die einzigen Öle mit Cineol als Hauptbestandteil. Auch außerhalb der Familie der Myrtaceae ist Cineol ziemlich häufig: so kommt es vor in den Ölen von *Artemisia cina* BERG und SCHMIDT, *Salvia officinalis* L., *Rosmarinus officinalis* L. sowie in mehreren Zingiberaceen.

Balsamum tolutanum

Den Tolubalsam gewinnt man von *Myroxylon balsamum* L. HARMS *var. balsamum* (Familie: Leguminosae). Nach A. TSCHIRCH stellen die den Tolubalsam liefernden Bäume bloße physiologische Varietäten (chemische Rassen) dar und gehören zur gleichen Art wie die den Perubalsam liefernden Pflanzen. Wildbestände der Bäume finden sich nur in einem kleinen Gebiet, in den Wäldern der Provinz Tolu (in Columbien) entlang des Magdalenenstromes und des Cauca. Um den Balsam zu gewinnen, macht man in den Baum tiefe V-förmige Einschnitte und fängt den ausfließenden Balsam in kleinen tassenartigen Gefäßen auf, die unterhalb der Wundstelle angebracht werden. Bis zu 20 Wundstellen können einem einzelnen Baum gleichzeitig beigebracht und ausgebeutet werden. Tolubalsam, eine halbfeste, zähe Masse, erinnert im Geruch an Vanille. Die chemischen Bestandteile sind wenig untersucht, was besonders für den harzigen Anteil gilt, der etwa 80% des Balsams ausmacht. An definierten Inhaltsstoffen wurden Benzylbenzoat, Benzylcinnamat und Spuren von Vanillin nachgewiesen. Tolubalsam verarbeitet man zu Hustenpastillen, die gegen chronische Bronchitis empfohlen werden. Officinell: Balsamum tolutanum Ph. Helv. VI.

Oleum Pini pumilionis

Oleum Pini pumilionis, das Latschenkiefernöl, ist das Destillationsöl frischer Zweige und jüngerer Äste der Latschenkiefer, *Pinus mugo* TURRA *var. pumilio* (HAENKE) ZENARI. Hauptproduktionsgebiete sind die Alpenländer: Südtirol, Nordtirol und Oberbayern. Oleum Pini pumilionis ist eine farblose, angenehm riechende Flüssigkeit. Der Träger des typischen „Fichtennadelgeruchs" ist das Bornylacetat. Ansonsten ist die Zusammensetzung ziemlich komplex, u. a. wurde isoliert oder nachgewiesen: (—)-α-Pinen, β-Pinen, Limonen, Anisaldehyd, Phellandren und stark riechende Carbonylverbindungen nicht näher bekannter Konstitution. Man verwendet Latschenkiefernöl ganz ähnlich wie Eucalyptusöl. Die Gefahr von Nebenwirkungen scheint — wohl wegen des geringeren Gehaltes an Pinen — bei der Verwendung von Latschenkiefernöl geringer zu sein als bei der des sonst recht ähnlichen Terpentinöls. Officinell: Oleum pini pumilionis Ph. Helv. VI.

Latschenkiefernöl gehört in die Gruppe der sog. Fichtennadelöle, worunter man Destillate aus frischen Nadeln und Zweigen oder Fruchtzapfen von *Picea-*, *Larix-* und *Pinus*-Arten versteht. Auch die Fichtennadelöle können als Hautreizmittel und als Expektorans verwendet werden; man nimmt sie gerne als Badezusätze sowie zur Herstellung von Essenzen, die zur Geruchsverbesserung der Luft in Räumlichkeiten bestimmt sind.

5. Gewürze

Der Körper ist nur dann imstande, die zugeführte Nahrung normal zu verdauen, wenn genügend Magensaft gebildet und sezerniert wird. Bei einer Unterproduktion an Magensaft und damit an Salzsäure und Verdaungsfermenten bleibt die Nahrung im Verdauungskanal länger als notwendig liegen, sie kann in Gärung geraten; Dyspepsie, Meteorismus und Obstipation werden dann begünstigt. In der Regel wird die Sekretion des Magensaftes durch das Verlangen nach Speise ausgelöst — man spricht vom „Appetitsaft". Es gehört aber zu einer sinnvollen Diätetik, auch mit den Speisen selbst genügend Magensaftlocker zuzuführen. Magensaftlocker können einmal integrierende Bestandteile der Speise selbst sein, wie beispielsweise die Extraktivstoffe des Fleisches oder die Röstprodukte. Die wichtigsten Magensaftlocker sind aber die Gewürze. Sie erhöhen den Wohlgeschmack der Speisen, sie regen damit den Appetit an und fördern damit die Magensaftsekretion und die Verdauung. Daß Gewürze die Funktionen der Verdauungsorgane beeinflussen, ist der diätetisch wichtige, keineswegs aber der einzige Wirkungsbereich der Gewürze. Nach den Untersuchungen von H. GLATZEL weiß man, daß bestimmte Gewürze — vor allem Gewürze mit scharfschmeckenden Prinzipien wie Senf und Paprika — auch die Funktionen der Kreislauforgane günstig beeinflussen können: Nahrungsaufnahme ist verknüpft mit erhöhter Kreislaufbelastung, meßbar durch Schlagvolumensteigerung; diese postcenale Schlagvolumensteigerung kann durch geeignete Gewürzwahl abgeschwächt werden, was beim leistungsschwachen und gefährdeten Herzkranken wichtig ist.

Gewürze enthalten scharfschmeckende, aromatische oder bitter schmeckende Stoffe. Die Zahl der Pflanzen, die derartige Inhaltsstoffe führen, ist groß, und entsprechend groß ist auch die Zahl der vom Menschen verwendeten Gewürzpflanzen, von denen die meisten allerdings nur lokale Bedeutung haben. In dem folgenden Kapitel werden auswählend nur Gewürzdrogen behandelt, die entweder wichtige Welthandelsprodukte darstellen oder die offizinell sind. Viele in der Küche verwendete Gewürze (Anis, Thymian, Rosmarin, Salbei, Petersilie, Zwiebel, Knoblauch, Muskat, Senfsamen u. a. m.) haben in entsprechender Dosierung andere, von den typischen Gewürzen abweichende pharmakotherapeutische Eigenschaften; sie werden daher an anderer Stelle des Buches abgehandelt.

Botanisch handelt es sich bei den Gewürzen um sehr verschiedenartige Pflanzenteile: um Wurzeln bzw. Rhizome (Ingwer, Kurkuma, Galgant), um Blätter oder Kräuter (Majoran, Lorbeer, Salbei, Petersilie, Kerbel, Beifuß), um Rinden (Zimtrinde), um Blüten oder Blütenteile (Gewürznelken, Kapern, Safran), um Früchte (Pfeffer, Piment, Anis, Kümmel, Koriander) und um Samen (Senf, Kardamomen, Muskatnuß).

Capsicum

Man kennt etwa 50 verschiedene Varietäten bzw. Sorten des Paprikas, die man gewöhnlich zwei verschiedenen Arten zuordnet: 1. der Spezies *Capsicum annuum*, einjährigen krautigen Pflanzen, und 2. *Capsicum frutescens* L., kleinen, ausdauernden Sträuchern mit sehr kleinen Früchten. Der Handel teilt die einzelnen Sorten ein entweder nach Herkunftsgebieten oder nach dem Geschmack (edelsüß, halbsüß, Gulyas, Rosenpaprika, scharfer Paprika).

Der Name *Capsicum* leitet sich her vom lat. capsa (= Schachtel), nach der schachtelartigen Fruchtform. Die Frucht ist eine kapselartige Beere, die aus zwei, seltener aus drei Fruchtblättern aufgebaut ist; im oberen Teil ist sie völlig hohl, im unteren Teil besteht sie aus zwei oder drei Fächern. Die Paprikafrüchte variieren in Größe, in Form und Farbe auf das mannigfaltigste. Neben roten Früchten, deren Farbe auf dem Gehalt an Carotinfarbstoff beruht, gibt es auch mehr gelb oder grün gefärbte Rassen. Auch die Schärfe des Geschmacks variiert in den weitesten Grenzen, bedingt durch den unterschiedlichen Capsaicingehalt; so gibt es etwa den sog. süßen Paprika, der so wenig scharf ist, daß seine Früchte roh oder eingemacht gegessen werden können. Süßer Paprika weist oft einen hohen Gehalt an Ascorbinsäure auf. Daneben gibt es andere Sorten, die nur in winzigen Mengen als Würze den Speisen zugesetzt werden dürfen, z. B. den „Cayenne-Pfeffer". Das DAB 7 nennt als Stammpflanze des Paprikas die Früchte von *Capsicum annuum* LINNÉ var. longum (DECANDOLLE) SENDTNER und betrachtet die besonders capsaicinreichen Früchte von *Capsicum frutescens* (Cayennepfeffer) als „fremde Beimengung". Die Ph. Helv. VI dagegen fordert als Stammpflanze der Fructus capsici *Capsicum frutescens* L. sensu latiore. Durchschnittlicher Gehalt an Capsaicin der von Capsicum annuum stammenden Handelsware 0,1—0,5%, der von *C. frutescens* stammenden 0,6—0,9%.

Die Stammpflanze des Paprikas ist im tropischen Amerika beheimatet. Die erste schriftliche Nachricht vom Jahre 1494 geht auf den spanischen Arzt CHAÑCA zurück, der COLUMBUS auf seiner zweiten Fahrt nach Westindien begleitete. In Europa wurde *Capsicum* durch die Spanier eingeführt, weshalb die Pflanze auch den Namen Spanischer Pfeffer erhalten hat. Heute wird Paprika in allen tropischen und gemäßigten Zonen der Erde kultiviert. Ein großer Teil unseres Paprikas stammt jedoch aus Ungarn.

Wie der Paprika nach Ungarn kam, in dieser Frage folgen wir den Ausführungen von BÉLA AUGUSTIN (Historisch-kritische und anatomisch-entwicklungsgeschichtliche Untersuchungen über den Paprika. Diss. Bern 1907). Durch die Vertreibung der Türken aus Ungarn Ende des 17. Jahrhunderts wurden große Teile Südungarns menschenleer. Die einheimische Bevölkerung war z. T. getötet, z. T. als Sklaven verschleppt. In diesen Gebieten siedelte man viele Ausländer an, Deutsche, Südslawen, darunter viele Serben, aber auch katholische Bulgaren, die nicht nur von den Türken, sondern auch von den eigenen Landsleuten verfolgt waren. Diese Bulgaren schlossen sich schon früher bestehenden bulgarischen Kolonien in Südungarn an oder zerstreuten sich über das ganze Land. Sie betrieben intensiven Gemüsebau. In solchen Gemeinden sind die ersten Nachrichten über Paprikakultur in Ungarn zu finden. In den nördlichen Teilen Ungarns wurde das Gewürz erst später bekannt. Die berühmtesten Paprikakulturen liegen auch heute noch in Südungarn. Die Bulgaren ihrerseits dürften den Paprika von den Griechen kennengelernt und diese ihn von ihren Meerfahrten aus Spanien mitgebracht haben. Auch in Südrußland wurde Paprika durch die Griechen eingeführt.

Der Name Paprika stammt aus dem Südslawischen. Dort hieß die Droge Piperka und Peprika; der Name steht also mit Piper (Pfeffer) im Zusammenhang. Da Paprika viel billiger war als der ausländische Pfeffer, wurde er ursprünglich von der ärmeren Bevölkerung gerne verwendet. Dann dehnte sich sein Gebrauch aber dermaßen aus, daß er die Verwendung des echten Pfeffers sehr zurückdrängte.

Für die pharmazeutische Verwendung ist das Capsaicin maßgebend, das als Hauptwirkstoff der Droge angesehen werden kann. Chemisch handelt es sich um ein Amid der 8-Methyl-nonen-6-säure mit Vanillylamin:

$$\text{(3-}CH_3O\text{-4-}HO\text{-}C_6H_3\text{)}-CH_2-NH-CO-(CH_2)_4-CH{=}CH-CH(CH_3)_2$$

Capsaicin wird begleitet von einer Reihe capsaicinähnlicher Stoffe wie Dihydro-, Homodihydro-, Nordihydro- und Homo-Capsaicin. Etwa 90% der scharfschmeckenden Stoffe finden sich im Perikarp, die restlichen 10% in den Samen (nach G. L. TANDON et al., zit. bei K. STAESCHE, 1970). Neben dem Capsaicin sind als weitere Inhaltsstoffe erwähnenswert ätherisches Öl, Carotinoide, Flavonoide und Ascorbinsäure.

Capsaicin erzeugt auf Haut- und Schleimhäuten Hyperämie, Brennen und u. U. Schmerzempfindungen durch Reizung der Thermo- und Schmerzrezeptoren (Lit. bei H. HENSEL, 1966). Im Gegensatz zu Hautreizmitteln vom Typus des

Cantharidins wirkt es nicht nekrotisierend. Äußerlich in Form von verschiedenen Tinkturen, Linimenten und Pflastern lindert Capsaicin rheumatische und Gelenkschmerzen. Man gebraucht es bei Pleuritis exsudativa, Myalgien, Frostschäden, Kreislauferkrankungen der Extremitäten, kurz: bei allen Erkrankungen, bei denen das Wesen seiner Wirkung — die nachhaltige lokale Hyperämie — günstig sein kann. In der Kosmetik wird das Capsaicin als Komponente in verschiedenen Haarwässern verwendet.

Innerlich genommen übt es eine stark erregende Wirkung auf die an den Kreislauf- und Atemreflexen teilnehmenden Rezeptoren aus und ähnelt in gewisser Hinsicht dem Lobelin und dem Veratrin. Mit Capsaicin (Paprika oder Chilly) gewürzte Speisen sind weniger kreislaufbelastend als ungewürzte Nahrung (Literatur bei J. Molnar, 1965, und H. Glatzl, 1966).

Senf

Als Senf bezeichnet man die scharfschmeckenden Samen verschiedener Brassica- und Sinapis-Arten, einjähriger, krautiger, in den gemäßigten Zonen häufig kultivierter Pflanzen aus der Familie der Cruciferen (= Brassicaceen). Gewöhnlich unterscheidet man den weißen Senf, der von *Sinapis alba* L. stammt, von dem schwarzen Senf, der von *Brassica nigra* (L.) Koch und anderen geeigneten *Brassica*-Arten stammt (= Semen sinapis nigrae Ph. Helv. VI). Als geeignete *Brassica*-Arten nennt beispielsweise das Schweizerische Lebensmittelbuch: *Brassica integrifolia* O. E. Schulz (= *B. juncea* Hook f. et Thoms) (Indischer Braunsenf oder Rai aus Indien und dem vorderen Orient), *Brassica juncea* Coss. (= *B. besseriana* Andrz. = *Sinapis juncea* L.) (Sarepta-Senf oder Rumänischer Braunsenf, wird besonders in der UdSSR und in Rumänien kultiviert), *Brassica cernua* (Thunb.) Forb. et Hemsl. (= *Sinapis cernua* Thunb.) (Chinesischer — oder Japanischer Senf). Unter der Bezeichnung Semen Sinapis DAB 6. waren die Samen des schwarzen Senfes im engeren Sinne d. h. von *Brassica nigra* offizinell und unter der Bezeichnung Semen Erucae DAB 6. die von *Sinapis alba*.

Tafel- oder Speisesenf (Mostrich) besteht aus wechselnden Mischungen von weißen und schwarzen Senf; die zerkleinerten Samen werden mit Essig und Gewürzen zu einer weichen Paste verrieben. Die gelbe Farbe rührt von dem als Gewürz zugesetzten Curcumapulver her.

Zerkaut man frische Senfsamen, so entwickeln die zunächst mild schmeckenden Samen nach kurzer Zeit den bekannten brennend scharfen Geschmack. Die Verletzung des Pflanzengewebes leitet offensichtlich einen enzymatischen Prozeß ein, bei dem genuin im Gewebe vorliegende Vorstufen mit einem Enzym in Berührung kommen und gespalten werden, wobei stechend aromatisch riechende und scharf schmeckende Flüssigkeiten gebildet werden. Da einige dieser Scharfstoffe ebenso wie ein ätherisches Öl unlöslich in Wasser und wasserdampfflüchtig sind, benannte man diese Naturstoffklasse Senföle. Da aber nur wenige der in neuerer Zeit gefundenen Verbindungen tatsächlich den Definitionswert von Senfölen erfüllen, bezeichnet man diese heute genauer chemisch als Isothiocyanate: So sind einige Isothiocyanate feste Substanzen, andere sind wasserlöslich, aber nicht wasserdampfflüchtig. Für die glykosidischen Precursoren wurde deshalb statt „Senfölglykoside" die Bezeichnung Glucosinolate in die neue Literatur eingeführt. 1840 isolierte Bussy aus den Samen von *Brassica Nigra* eine kristalline Substanz, die zunächst als Kaliummyronat, später als Sinigrin bezeichnet wurde. Dieses Glucosinolat wird in neutralem Milieu durch das pflanzeneigene Enzym Myrosinase (= Myrosin) in D-Glucose, Sulfat-Ionen und in Allylisothiocyanat hydrolisiert.

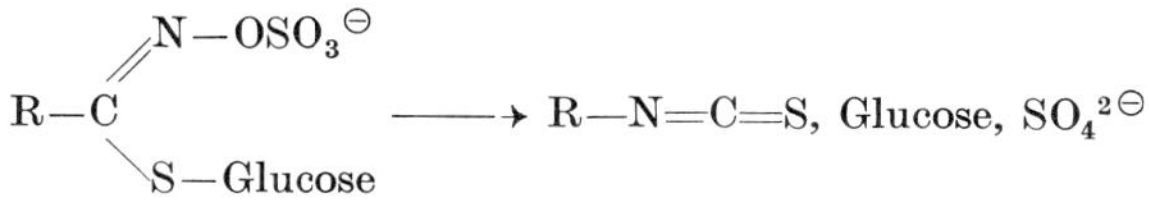

$$R-C\begin{matrix}\nearrow N-OSO_3^{\ominus}\\ \searrow S-\text{Glucose}\end{matrix} \longrightarrow R-N{=}C{=}S,\ \text{Glucose},\ SO_4^{2\ominus}$$

Bei der Senfherstellung wurde diese enzymatische Spaltung schon seit alters her empirisch geübt: Zermahlene Samen von *Brassica nigra* oder *Sinapis alba* wurden mit Wasser angerührt und später mit Essig versetzt. Die Wasserzugabe leitet die Enzymreaktion ein, die Essigzugabe dient zur Stabilisierung des entstandenen Allylisothiocyanats.

Nach Revision der von GADAMER im Jahre 1898 aufgestellten Strukturformel für Sinigrin durch neue Arbeiten von ETTLINGER und LUNDEEN (1956) konnte der chemische Reaktionsmechanismus der Myrosinasewirkung geklärt werden. Die Glucosinolate enthalten nicht die Atomgruppierung $R-N{=}C\begin{matrix}\nearrow SH\\ \searrow OH\end{matrix}$ von Monothiocarbaminsäuren im Molekül, sondern die isomere Anordnung $R-C\begin{matrix}\nearrow N-OH\\ \searrow SH\end{matrix}$ von Thiohydroximsäuren.

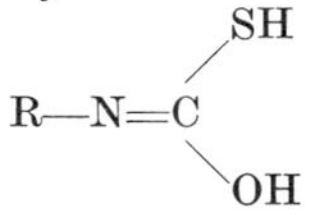

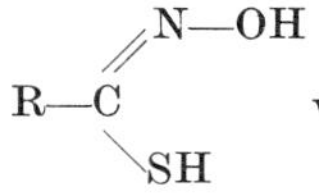

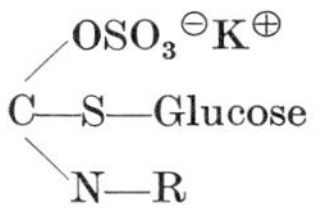

$$C\begin{matrix}\nearrow OSO_3^{\ominus}K^{\oplus}\\ -S-\text{Glucose}\\ \searrow N-R\end{matrix} \qquad\qquad C\begin{matrix}\nearrow N-OSO_3^{\ominus}K^{\oplus}\\ -S-\text{Glucose}\\ \searrow R\end{matrix}$$

Gadamer (1898) 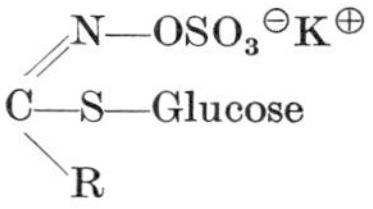 Ettlinger und Lundeen (1956)

Die spezifische Wirkung der Myrosinase besteht in der Lösung der β-Thioglykosidbindung die von gewöhnlichen Glykosidasen nicht angegriffen wird. Dann erfolgt — nicht-enzymatisch — eine Art Lossen Umlagerung unter Abstoßung des Sulfatrestes, wobei ein Isothiocyanat gebildet wird.

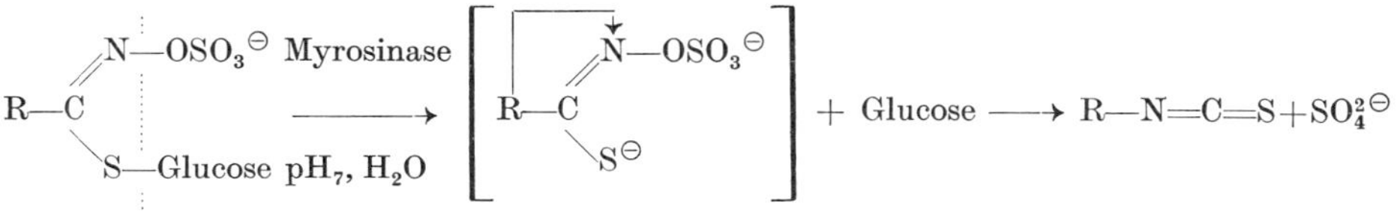

$$R-C\begin{matrix}\nearrow N-OSO_3^{\ominus}\\ \searrow S-\text{Glucose}\end{matrix} \xrightarrow[\text{pH}_7,\ H_2O]{\text{Myrosinase}} \left[R-C\begin{matrix}\nearrow N-OSO_3^{\ominus}\\ \searrow S^{\ominus}\end{matrix}\right] + \text{Glucose} \longrightarrow R-N{=}C{=}S+SO_4^{2\ominus}$$

Das Enzym wird durch Ascorbinsäure stark aktiviert; es konnte gezeigt werden, daß Ascorbinsäure hierbei durch die Bildung eines reversiblen Enzym-Substrat-Ascorbinat-Komplexes eine echte Coenzymfunktion besitzt. (So hatten glucosinolatführende Pflanzen durch ihren Vitamin-C-Gehalt Bedeutung als Mittel gegen Skorbut, z. B. *Pringlea antiscorbutica*, der Kerguelen-Kohl.)

Wird die Myrosinasespaltung bei pH 3—4 durchgeführt, erfolgt ohne Lossen Umlagerung die Bildung eines Nitrils. Weitere Reaktionsprodukte sind Schwefel, Sulfat und Glucose.

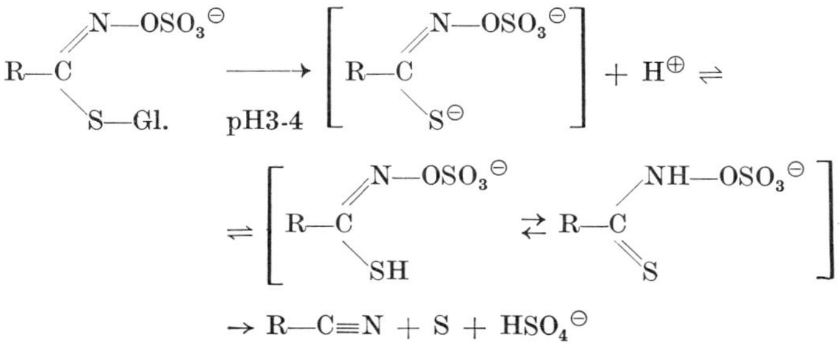

$$R-C\begin{matrix}\nearrow N-OSO_3^{\ominus}\\ \searrow S-\text{Gl.}\end{matrix} \xrightarrow[\text{pH3-4}]{} \left[R-C\begin{matrix}\nearrow N-OSO_3^{\ominus}\\ \searrow S^{\ominus}\end{matrix}\right] + H^{\oplus} \rightleftharpoons$$

$$\rightleftharpoons \left[R-C\begin{matrix}\nearrow N-OSO_3^{\ominus}\\ \searrow SH\end{matrix} \rightleftarrows R-C\begin{matrix}\nearrow NH-OSO_3^{\ominus}\\ \searrow\!\!\searrow S\end{matrix}\right]$$

$$\rightarrow R-C{\equiv}N + S + HSO_4^{\ominus}$$

Bei einigen Cruciferen-Arten wurde eine weitere abweichende enzymatische Reaktion beobachtet: Statt der Isothiocyanate werden unangenehm riechende Ester der Rhodanwasserstoffsäure gebildet (Thiocyanate), die in die Gruppe der präformierten Rhodanidbildner eingereiht werden (siehe Brassicafaktoren, Seite 530).

Sinigrin = Allylglucosinolat ist das Hauptglykosid von *Brassica nigra*. In anderen Brassica-Arten kommen homologe Derivate (Gluconapin, Glucobrassicanapin) vor; im weißen Senf finden sich 1,5—2,5% Sinalbin = p-Hydroxybenzylglucosinolat.

$$R-\underset{\underset{N-O-SO_3^{\ominus}\ K^{\oplus}}{\|}}{C}-S-\beta\text{-glucopyranosid}$$

	R
Sinigrin	$CH_2{=}CH-CH_2-$
Gluconapin	$CH_2{=}CH-CH_2-CH_2-$
Glucobrassicanapin	$CH_2{=}CH-CH_2-CH_2-CH_2-$
Sinalbin	$HO-C_6H_4-CH_2-$

Senf ist ein viel verwendetes Gewürz mit den bekannten Wirkungen auf die chemischen Sinne (Geruch, Geschmack). Neuerdings wurden tierexperimentell eine ganze Reihe pharmakologischer Wirkungen entdeckt (H. GLATZEL, 1968): Steigerung der Speichelmenge, Steigerung der Amylaseaktivität, Steigerung der Magensaftsekretion, Steigerung der Darmmotorik, Anregung der Gallenblasenmotorik (Cholagogum), antibakterielle Wirkung in vitro (trifft besonders auf das Benzylsenföl zu), Vergrößerung des Herzschlagvolumens, Blutdrucksteigerung, örtliche Gefäßerweiterung, Senkung der Thrombozytenzahl und Aktivierung der Fibrinolyse.

Piper

Man unterscheidet im Handel zwischen Fructus Piperis nigri (dem schwarzen Pfeffer) und Fructus Piperis albi (dem weißen Pfeffer). Beide Drogen stellen die Steinfrüchte ein- und derselben Pflanze dar, und zwar des im südlichen Indien heimischen, heute in den gesamten Tropen kultivierten Kletterstrauches *Piper nigrum* L. Die Pfefferpflanze wird ähnlich wie bei uns der Hopfen an Stangen gezogen; ihre kleinen weißen, an einer Ähre sitzenden Blüten entwickeln sich nach der Befruchtung zu beerenähnlichen Steinfrüchten, die zunächst grün sind, bei der Reife rot und schließlich gelb werden. Der schwarze Pfeffer ist die unreife, noch grüne, beim Trocknen durch Schrumpfung gerunzelte Frucht. Der weiße Pfeffer ist die reife, nach einem zwei- bis dreitägigen Fermentationsvorgang von der äußeren Fruchtschale befreite und getrocknete Frucht.

Der aromatische Geruch des Pfeffers beruht auf seinem Gehalt an ätherischem Öl, in dem zahlreiche Terpene nachgewiesen wurden wie α- und β-Pinen, (+)-Limonen, (—)-α-Phellandren. Nicht geknüpft hingegen an die wasserdampfflüchtige Fraktion der Droge ist der charakteristische scharfe Pfeffergeschmack: Pfefferöl schmeckt nicht brennend. Der scharfe Geschmack ist auf das Vorkommen von Piperin und anderer nahe verwandter Stoffe wie Piperylin und Piperolein A (R. GREWE u. Mitarb., 1970) zurückzuführen. Grob kristallines Piperin schmeckt weniger scharf als Piperin, das in Öl gelöst oder in feiner Verteilung appliziert wird.

Pfeffer ist ein viel verwendetes Gewürz. Die pharmazeutische Bedeutung ist gering; man verwendete ihn früher in der Heilkunde als Karminativum, als Expektorans und als Fiebermittel. Mit anderen Gewürzen teilt Pfeffer die Eigenschaft den Speichelfluß anzuregen, die Amylaseaktivität zu steigern, ebenso die Mucoproteidsekretion und die Magensaftsekretion. Pfeffer zeigt in vitro gewisse antibakterielle Eigenschaften. Die auffallende sinnesphysiologische Wirkung des

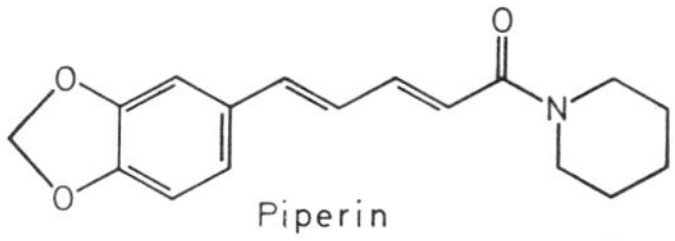

Piperin

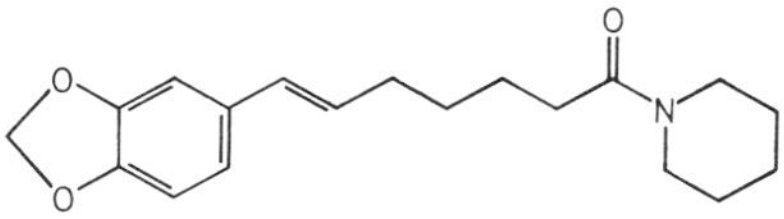

Piperolein A

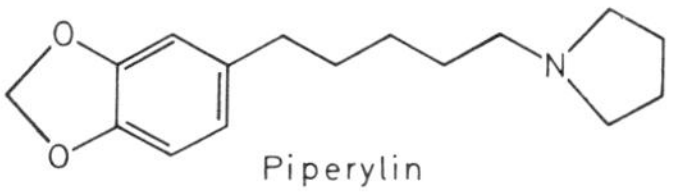

Piperylin

Scharfstoffe des Pfeffers

Reinstoffes Piperin — der brennende Geschmack — besteht nicht in einer selektiven Reizung derjenigen sensiblen Nervenendigungen, welche die Empfindung „warm" vermitteln: Neben den Thermorezeptoren werden auch die Schmerznerven gereizt (Lit. bei H. HENSEL, 1966).

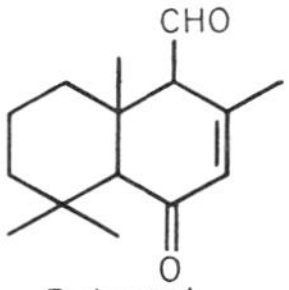

Tadeonal

W a s s e r p f e f f e r. Eine einheimische Pflanze mit Pfeffergeschmack stellt die zur Familie der Polygonazeen gehörende *Polygonum hydropiper* L. (Herba Hydropiperis: Wasserpfeffer) dar. Die Blätter enthalten als Scharfstoff das Tadeonal, einen Ketoaldehyd der (irregulären) Sesquiterpenreihe.

Kalmus

Unter Kalmus, pharmazeutisch Rhizoma Calami, versteht man den getrockneten und geschälten Wurzelstock von *Acorus calamus* L., einer an Gewässern bei uns wildwachsenden Pflanze. Von *Acorus calamus* L. gibt es verschiedene Zytotypen, die sich in der Zahl der Chromosomensätze unterscheiden: die diploiden Populationen Nordamerikas, Osteuropas und Asiens und die tetraploiden Ostasiens, die beide fruchtbar sind; die triploiden Europas dagegen vermehren sich rein vegetativ. Als Seltenheit kam die Pflanze im 16. Jahrhundert nach Europa, wo sie in Gärten gezogen wurde, doch rasch verwilderte.

Kalmus gehört zur Familie der Araceae, in der etwa 900 meist tropische Arten zusammengefaßt sind. Es handelt sich um ausdauernde Kräuter mit einem meist knolligen Rhizom (*Acorus calamus* hingegen besitzt einen waagerecht kriechenden Wurzelstock) und grundständigen, langgestielten, saftigen Blättern; ein bauchiges Scheidenblatt umhüllt ganz oder teilweise einen Kolben von verschiedener Gestalt. Das wichtigste phytochemische Merkmal der Familie ist das Vorkommen von flüchtigen Scharfstoffen, oft mit heftiger örtlicher Reizwirkung. Beispielsweise enthält *Arum maculatum* das Aroin, einen seiner chemischen Konstitution nach unbekannten Stoff, der die Eigenschaft hat, auf der Haut Brennen, Rötung und Entzündung zu erzeugen, innerlich zur Lähmung des Zentralnervensystems zu führen. *Arum maculatum*, aber auch viele andere Arazeen, besitzen demnach erhebliches toxikologisches Interesse; mehrere Vergiftungen durch die süß schmeckenden Früchte oder die ähnlich

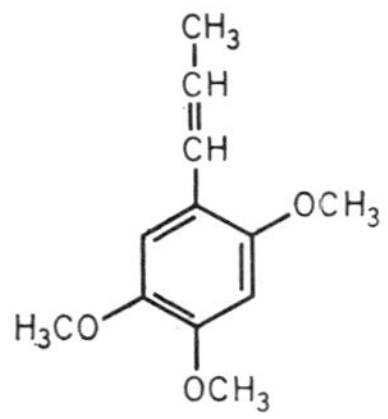

CH_3–CH=CH, OCH_3, H_3CO, OCH_3

Asaron

wie Sauerampfer schmeckenden Blätter wurden beobachtet. Zeichen einer erheblichen Vergiftung dürfte auch die von *Caladium seguinum* VENT. beschriebene „pharmakologische Sterilisierung“ sein: Ursprünglich von den Eingeborenen Südamerikas zur Erzeugung von Sterilität benutzt, wurde diese Wirkung nunmehr auch tierexperimentell bestätigt (MADAUS und KOCH, 1941). In der Homöopathie verwendet man Caladium gegen Impotenz. Ihrer chemischen Konstitution nach sind die Scharfstoffe der Arazeen bisher nicht näher erforscht — auch nicht diejenigen von *Acorus calamus*.

Das Kalmusrhizom enthält 2—4% ätherisches Öl von — je nach Herkunft der Droge — wechselnder Zusammensetzung. Mengenmäßig herrschen Sesquiterpene als Ölbestandteile vor; als charakteristischer Inhaltsstoff gilt das Asaron, das überraschenderweise im Kalmusöl nicht nur in der Trans-Form, sondern auch in der Cis-Form vorliegt. Weiterhin enthält das Rhizom Bitterstoffe und Gerbstoffe. Kalmus ist ein volkstümliches Stomachikum. Gelegentlich benutzt man die Droge auch äußerlich zu hautreizenden Bädern. Bei dem erwähnten Asaron handelt es sich — gleich dem chemisch nahe verwandten Asaron und Myristicin — um einen toxischen, auf das Zentralnervensystem wirkenden Stoff. Intoxikationen durch Kalmusdroge sind bisher nicht beschrieben.

Officinell: Rhizoma calami Ph. Helv. VI.

Myristica

Myristica fragrans HOUTT. ist ein immergrüner, dicht belaubter Baum mit getrenntgeschlechtigen, angenehm duftenden kleinen Blüten aus der Familie der Myristicaceae. Die äußerlich einer Aprikose ähnliche Frucht des Muskatnußbaumes spaltet sich bei der Reife in zwei Hälften und läßt im lederartig-derben Fruchtfleisch den mit einem leuchtend roten Samenmantel (Arillus) bedeckten Samen erkennen. Diese Frucht des Muskatbaumes liefert die folgenden Drogen: 1. die echte Muskatnuß oder Semen Myristicae, 2. die Muskatblüte oder Macis, 3. die Muskatbutter oder Oleum Nucistae und 4. das ätherische Muskatöl oder Oleum Myristicae aethereum. In mehreren Varietäten wird der Muskatbaum auf den Molukken, auf Sumatra, Penang, Java und Ceylon kultiviert; ein Teil der Droge kommt heute von Kulturen auf den westindischen Inseln. Officinell: Oleum myristicae aethereum, Semen myristicae Ph. Helv. VI.

Zum Herrichten der Muskatnüsse und der Muskatblüte pflückt man die Früchte und schält aus dem Fruchtfleisch den Samen heraus. Der Arillus wird sorgfältig mit den Fingern abgezogen und an der Sonne getrocknet. Die Samen werden nach Ablösen des Arillus über Feuer getrocknet, damit sie sich mit Knüppeln leicht aufschlagen lassen. Die Kerne werden gesammelt. Demnach bestehen Muskatnüsse nicht aus den vollständigen Samen, sondern aus den Samenkernen (mit Endosperm, Perisperm und kleinem unscheinbarem Embryo). Ostindische Muskatnuß kommt gekalkt, westindische ungekalkt in den Handel. Ursprünglich, zur Zeit des holländischen Gewürzmonopols, verhinderte man durch das Kalken den Export keimfähiger Samen; dies wurde beibehalten, weil man einen gewissen Schutz gegen Schädlingsbefall erzielen kann.

Die Muskatnüsse enthalten 25—40% fettes Öl, das durch Pressen oder durch Extraktion in üblicher Art und Weise gewonnen wird. Es handelt sich um eine gelbe, aromatisch riechende Masse von butterartiger Konsistenz, die als Oleum Nucistae oder Muskatbutter bezeichnet wird. Ähnlich dem Oleum Lauri stellt auch das Oleum Nucistae ein Gemisch von fettem und ätherischem Öl dar. Charakteristisch für das fette Öl ist der hohe Anteil an dem Triglycerid der Myristinsäure $CH_3-(CH_2)_{12}-COOH$ (75% der Gesamtglyceride ausmachend). Muskat-

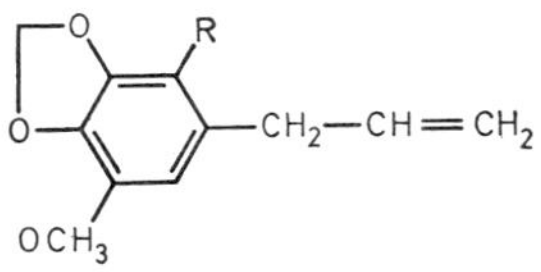

R = H : Myristicin
R = OCH_3: Apiol

nüsse enthalten ferner beträchtliche Mengen an Proteinen und Stärke. Ätherisches Öl, das den Gewürzcharakter der Droge bedingt, ist in Mengen zwischen 8 und 15% enthalten. Das ätherische Öl läßt sich durch Wasserdampfdestillation abtrennen und liefert das Oleum Myristicae (aethereum), das neben ubiquitären Terpenen (Eugenol, Isoeugenol, Geraniol, Safrol, Borneol u. a.) als charakteristischen Bestandteil Myristicin enthält. Myristicin macht nur einen Bruchteil des ätherischen Öles aus (etwa 4%); es ist jedoch das toxische Prinzip der Muskatnuß und des Muskatnußöles.

Myristicin (4-Allyl-6-methoxy-1,2-methylendioxybenzol) gehört zu den Phenylpropankörpern und ist eng mit dem Apiol verwandt. Außer im Öl der Muskatnuß ist es Bestandteil des Macis. In Ölen einiger Umbelliferen, im Petersilien- und im Dillkraut-Öl kommen die beiden Phenylpropankörper vergesellschaftet vor.

Muskatnuß und Macis stehen in manchen Gegenden im Rufe eines Abortivums. Vor allem auf dem Gehalt an Myristicin beruhen die schweren Vergiftungserscheinungen (selbst tödlich verlaufende) nach Überdosierung: schon ein halber Samenkern kann vergiften. Intoxikationen führen u. a. zu Halluzinationen, was dazu geführt hat, daß Muskatnüsse und Macis gelegentlich als Rauschmittel-Ersatz verwendet wurden, als Ersatz für die unter Kontrolle stehenden Stoffe wie Mescalin, LSD und Haschisch. Während visuelle Hallucinationen weniger häufig sind als bei LSD- oder Mescalin-Intoxikationen, kommt es zu deutlichen Veränderungen des Zeit- und Raumgefühls. Ferner wird häufig über ein Gefühl des Schwebens und der Loslösung der Gliedmaßen vom Körper berichtet (nach D. A. Kalbhen, 1971). Hauptträger der halluzinatorischen Wirkung ist das Myristicin, von dem man annimmt, daß es im menschlichen Körper in ein Aminoderivat mit struktureller Ähnlichkeit zum Mescalin biotransformiert wird.

Ingwer

In Indien und in China gehörte Ingwer seit jeher zu den am höchsten geschätzten Gewürzen. Bereits im Altertum erreichte er auf dem Seewege durch Vermittlung der Araber die antike Kulturwelt, Griechenland und Rom. Zu Beginn der Neuzeit verpflanzten ihn die Spanier in die Neue Welt: nach Jamaika auf die Westindischen Inseln; schon um 1550 kam ein beträchtlicher Teil der Handelsware aus den Tropengegenden Amerikas. Ingwer ist nur als Kulturpflanze bekannt; seine Kultur wird in den meisten Ländern der Erde mit tropischem oder subtropischem Klima betrieben. Die einzelnen Herkünfte unterscheiden sich etwas in ihrer Qualität: Als bester Ingwer gilt der auf Jamaika gezogene, dem aber der indische Cochiningwer mit seiner zitronenartigen Geruchsnote kaum nachsteht; afrikanischer Ingwer ist zwar am ölreichsten und geschmacklich am schärfsten, doch weniger delikat; Japaningwer weicht im Aroma stark ab.

Ingwer gehört zu den am häufigsten verwendeten Gewürzen: für Backwaren, für eingemachte Früchte, als Konfekt, zur Bereitung des Ingwerbieres, von Aperitifs und Likören, für Suppen, Saucen und als Curry-Bestandteil. Besonders geschätzt wird Ingwer in heißen Gegenden, denn nach Einnahme von Ingwer kommt es zunächst zu einer Erweiterung der peripheren Blutkapillaren und zu vermehrter Schweißsekretion, später zu Kältegefühl auf der Haut.

Der Gewürzhandel versteht unter Ingwer den geschälten (d. h. von den äußeren Gewebeschichten befreiten) oder den ungeschälten Wurzelstock von *Zingiber officinale* ROSCOE. Je nach Herkunftsland unterscheidet der Handel Jamaika-Ingwer, Malabar-Ingwer, afrikanischen Ingwer und Japan-Ingwer. Officinell: Rhizoma zingiberis Ph. Helv. VI.

Zingiber ist eine Pflanzengattung aus der Familie der Zingiberaceae, die 24 Gattungen mit etwa 300 Arten (davon etwa 20 *Zingiber*-Arten) umfaßt. Die Zingiberazeen sind im tropischen Asien beheimatet; in allen Pflanzenteilen enthalten sie Ölzellen mit ätherischem Öl, einige auch mit scharfschmeckenden Prinzipien. Die wichtigste Gattung der Familie, die Gattung *Zingiber*, umfaßt Gewächse mit knolligen verzweigten Rhizomen und beblätterten Stengeln; die Blüten stehen meist ährenförmig angeordnet; der Blütenbau ist dreizählig; aus dem dreifächerigen Fruchtknoten mit fadenförmigem Griffel entwickelt sich nach der Befruchtung eine mehrsamige, unregelmäßige aufspringende Kapsel (s. hierzu Fructus Cardamomi).

Ingwer zeichnet sich durch einen angenehm aromatischen Geruch und durch einen brennend-scharfen Geschmack aus. Das Aroma verdankt er seinem Gehalt an ätherischem Öl, das in Mengen zwischen 2,5—3,0% enthalten ist: Bestandteile

O
H_3CO
H OH
$(CH_2)_n$—CH_3
HO
n = 4,6 oder 8

Bestandteile des Gingerols

des Öles sind verschiedene Terpene wie Phellandren, Cineol, Citral, Borneol u. a. Der scharfe Geschmack des Ingwers beruht auf Prinzipien, die sich in der harzartigen Fraktion befinden, auf dem sog. Gingerol. Gingerol ist ein Gemisch mehrerer homologer Phenole nebenstehender Konstitution. An weiteren scharf schmekkenden Stoffen wurde Shogaol isoliert; außerdem Zingeron.

Beim Shogaol und Zingeron handelt es sich jedoch um keine genuin in der Droge vorkommende Inhaltsstoffe; es handelt sich um Kunstprodukte, die erst beim Isolieren unter dem Einfluß von Wärme und unter dem Einfluß von Alkalien entstehen. Abspaltung von Wasser führt von den Gingerolen zu Substanzen vom Typus der Shogaole; eine rückläufige Aldolreaktion liefert Zingeron.

Rhizoma Zingiberis ist ein Vertreter der Acria-Aromatika. In Form der Tinctura Zingiberis wird Ingwer pharmazeutisch als Stomachikum verwendet.

Verwandte Drogen

Rhizoma Zedoariae oder Zitwer besteht aus den getrockneten Querscheiben oder Längsvierteln der knolligen Teile des Wurzelstockes von *Curcuma zedoaria* ROSCOE, einer in Südasien und Madagaskar angebauten Pflanze (Familie: Zingiberaceae). Zitwer hat bei uns als Gewürz nur eine geringe Bedeutung.

Rhizoma Galangae oder Galgant besteht aus dem getrockneten Wurzelstock von *Alpinia officinarum* HANCE, einer dem Ingwer ähnlichen Pflanze, die vorwiegend in Thailand angebaut wird. *Alpinia* gehört ebenfalls zur Familie der Zingiberaceae. Der Geruch des Galgants ähnelt dem des Ingwer. Als Gewürz findet Galgant nur selten Anwendung, doch wird er zuweilen zur Verfälschung anderer Gewürze benutzt. Rhizoma Galangae ist Bestandteil der Tinctura aromatica. Officinell: Rhizoma galangae Ph. Helv. VI.

Kardamomen

Als Kardamomen bezeichnet man eine ganze Reihe aromatischer Kapselfrüchte von Arten der Gattung *Elettaria* (Familie: Zingiberaceae). In den europäischen Handel gelangen hauptsächlich zwei Sorten von Kardamomen: die kleinen oder Malabarkardamomen von *Elettaria cardamomum* (L.) WHITE et MATON und die langen oder Ceylon-Kardamomen von der Varietät *Elettaria major* SM. Die Pharmakopöen legen fest, daß unter Fructus Cardamomi nur die zuerst genannte Sorte, die Malabarkardamomen, offizinell sein soll. Malabarkardamomen sammelt man von wildwachsenden Pflanzen Malabars, Myores und angrenzender Gebiete Indiens; zur Hauptsache kultiviert man sie heute in Ceylon und in Guatemala.

Die Kardamomenfrucht ist eine dreifächerige Kapsel, die von Sorte zu Sorte der Form und Größe nach wechselt. Jedes Fach enthält durchschnittlich fünf Samen, die von einem zarten Häutchen (dem Arillus) umgeben sind, durch das die Samen jedes einzelnen Faches paketartig miteinander verkleben. Da die Früchte morphologisch besser gekennzeichnet sind als die Samen, lassen sich falsche und minderwertige Kardamomensorten leichter erkennen, wenn die ganzen Früchte zur Beurteilung vorliegen. Daher lassen die meisten Pharmakopöen die Früchte (Fructus Cardamomi), nicht die Samen (Semen Cardamomi), verwenden, obwohl es bei der Anwendung nur auf das ätherische Öl ankommt, das in der Samenschale lokalisiert ist. Überdies bildet die Fruchtwand einen sehr wirksamen Verdunstungsschutz für das Öl; werden die bloßen Samen aufbewahrt, so verlieren sie rasch einen Teil des Öles, und zwar etwa ein Drittel innerhalb von acht Monaten. Um ein Aufspringen der Kapsel zu verhindern, sammelt man Kardamomen kurz vor der Reife, wenn die Farbe sich eben von Grün nach Gelb verändert.

Kardamomen gehören zu den feinsten Gewürzen. Das feine Aroma kommt in den bisherigen Ergebnissen der chemischen Analyse nur unvollständig zum Ausdruck: man fand als Hauptbestandteile des Kardamomenöles α-Terpinen und $(+)$-α-Terpineol (frei und als Acetat), monozyklische Terpene also mit weiter Verbreitung; nachgewiesen wurde ferner Cineol. Das Kardamomenöl ist ziemlich unbeständig und verliert sein Aroma selbst beim Lagern unter Luftabschluß. Officinell: Kardamomen (Fructus Cardamomi) DAB 7.

Cinnamomum

Unter Zimt im weiten Sinne versteht man die zumeist von der Außenrinde befreiten Rinden der Äste und Wurzelschößlinge mehrerer *Cinnamomum*-Arten.

Cinnamomum ist eine Pflanzengattung aus der Familie der Lauraceae, in der immergrüne Holzgewächse mit meist dreinervigen Blättern zusammengefaßt sind. Die Familie selbst umfaßt 40 Gattungen mit etwa 1000 Arten von zumeist tropischen Bäumen und Sträuchern. Alle Laurazeen bilden Ölzellen aus; sie sind ferner durch Schleimzellen ausgezeichnet, wodurch sie sich anatomisch und phytochemisch von verwandten ölführenden Familien unterscheiden.

Es befinden sich sehr unterschiedliche Sorten von Zimt im Handel, von denen sich oft nur schwer angeben läßt, zu welcher Cinnamomum-Art sie genau gehören. Die für den Welthandel als Zimtlieferanten hauptsächlich in Frage kommenden Arten sind *C. zeylanicum* BLUME (liefert den Ceylonzimt), *C. aromaticum* NEES (syn.: *C. cassia* BLUME) (chinesischer Zimt), *C. burmanni* BLUME (Javazimt) und *C. loureirii* NEES (Saigonzimt). Die Güte der Droge hängt nicht allein von der Artzugehörigkeit der Stammpflanze ab, sie wird weitgehend mitbestimmt vom Alter des Baumes, vom Klima, vom Standort und von den Sammel- und Aufbereitungsmethoden. Um einigermaßen gleichmäßige und auch preiswerte Produkte (Zimtpulver) auf den Markt zu bringen, wählt der Gewürzhandel meist den Weg — ähnlich wie beim Tabak und beim Kaffee —, die verschiedenen Herkünfte zu mischen. Die Pharmakopöen dagegen fordern einheitliche Droge: sie schreiben die botanische Abstammung, die geographische Herkunft, die Art der Herrichtung sowie Gütegrade für die offizinellen Zimtsorten vor. Pharmakopöen der europäischen Länder haben den Ceylonzimt aufgenommen (Cort. Cinnamomi zeylanici), worunter man ausschließlich die von der Außenrinde befreite Stamm- und Astrinde junger Triebe von *C. zeylanicum* versteht; gefordert wird ferner, daß Ceylonzimt von Pflanzen stammt, die auf Ceylon kultiviert werden.

Cinnamomum zeylanicum BLUME ist ein immergrüner Baum mit schönen lederartigen Blättern und rispig angeordneten gelben Blüten. In den Kulturen wird die Pflanze zurückgeschnitten, um sie strauchartig niedrig zu halten; durch das Abschneiden des Hauptstammes erzielt man, daß sich mehr lange, dünne Triebe entwickeln, welche die beste Droge liefern. Die Rinde dieser Triebe wird mit dem Messer abgelöst und von den Rindenstückchen das äußere Gewebe bis auf den Steinzellenring abgeschabt. Beim Trocknen verfärbt sich die ursprünglich helle Rinde braunrot, offenbar infolge enzymatischer Phlobaphenbildung aus reichlich vorhandenem Zimtgerbstoff.

Cinnamomum aromaticum NEES kultiviert man im südlichen China, besonders in den Provinzen Kwangsi und Kwantung. Geerntet wird die Rinde sechs bis zehn Jahre alter Bäume, und zwar wird die gesamte Stammrinde mitgeerntet, die natürlich bereits einen starken Korkmantel angesetzt hat. Nur die äußerste Korkschicht wird abgeschabt. Als Cassia vera bezeichnet man chinesischen Zimt guter Qualität zum Unterschied von Cassia lignea, eine Handels- und Sammelbezeichnung für chinesische Zimtsorten geringer Güte. Die Hauptmenge des unter der Bezeichnung „Cassia vera" gehandelten Zimtes stammt heute aber nicht von *C. aromaticum*, sondern von anderen *C.*-Arten, vermutlich von *C. burmanni* ab.

Cinnamomum loureirii NEES, die Pflanze, die den Saigonzimt liefert, ist in China und Japan beheimatet. Gesammelt wird Saigonzimt hauptsächlich in den gebirgigen Gegenden von Annam (ehem. Französisch-Indochina). Benannt ist die Zimtsorte nach Saigon, dem Hauptausfuhrhafen in Süd-Vietnam.

Neben Schleim, neben Gerb- und Farbstoffen enthalten Zimtrinden in wechselnden Mengen von 0,4% bis etwa 8% ätherisches Öl, dessen Zusammensetzung je nach Sorte schwankt, immer aber Zimtaldehyd als Hauptbestandteil enthält. Das ätherische Öl der Ceylon- und der Chinazimtrinden ist auch als solches offizinell: Oleum Cinnamomi DAB 6, Oleum Cinnamomi ceylanici PhH V und Aetheroleum Cinnamomi PhAustr. 9 stammen von Ceylonzimtrinden; das Oleum Cassiae destilliert man aus *C. cassia*. Alle Öle, besonders aber die *Cassia*-Öle enthalten vielfach Öl beigemengt, das nicht aus der Rinde, sondern aus Blättern der Stammpflanze gewonnen worden ist; da die Zusammensetzung von Rinden- und Blatt-Öl sehr unterschiedlich ist, so ist der Zusatz von Blätteröl als eine Verfälschung anzusehen. Der Zusatz gibt sich chemisch in erster Linie durch Erhöhung des Eugenolgehaltes zu erkennen, wobei sich auch die Geruchsnote des Öles nach „Nelkenöl" hin verschiebt.

Als Bestandteil von Oleum Cinnamomi ceylanici wurden u. a. nachgewiesen: Zimtaldehyd (65—75%), Dihydrozimaldehyd, Benzaldehyd, Eugenol, Cuminal und viele weitere Nebenbestandteile (Methyl-n-amylketon, Furfural, α-Pinen, Phellandren, Cymol, Nonylaldehyd, Linalool, Caryophyllen).

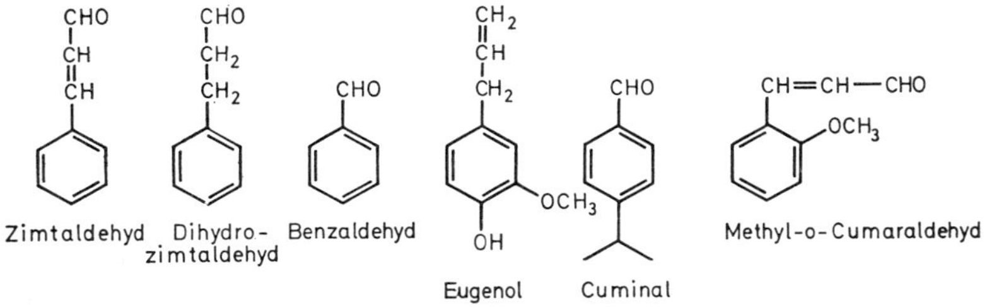

Zimtaldehyd, Dihydrozimtaldehyd, Benzaldehyd, Eugenol, Cuminal, Methyl-o-Cumaraldehyd

Das Öl der chinesischen Zimtrinde enthält zwar mehr Zimtaldehyd (bis zu 90%); durch das Vorkommen von Methyl-o-cumaraldehyd erhalten Cassia-Öle aber einen eigentümlichen Nebengeruch.

Zimtrinden verwendet man ausgiebig als Gewürz. In der Medizin und Pharmazie verwendet man Drogen, Öle und daraus hergestellte Galenika als Geschmacks- und Geruchskorrigentien. In der Volksmedizin gilt Zimtöl (in Form sog. „Zimttropfen") als Antidysmenorrhoikum. Officinell: Zimt (Cortex Cinnamomi) DAB 7; Cortex cinnamomi Ph. Helv. VI; Zimtöl (Oleum Cinnamomi) DAB 7; Oleum cinnamomi Ph. Helv. VI.

Safran

Die Droge besteht aus den getrockneten Narbenschenkeln von *Crocus sativus* L. (Familie: Iridaceae).

Die Iridaceae sind perennierende Kräuter mit meist knolligen oder auch zwiebelartigen Rhizomen und meist schwertförmigen Blättern. Die Duftstoffe der Iridaceae finden sich innerhalb des Gewebes nicht in differenzierten, idioblastischen Ölbehältern lokalisiert; sie liegen diffus verteilt vor, und zwar in geruchlosen Vorstufen. Der eigentliche Duftstoff bildet sich erst sekundär während der Trocknung und Lagerung.

Crocus sativus, eine Pflanze, die seit Jahrtausenden kultiviert wird, existiert heute nur noch als Kulturform. Sie fruktifiziert niemals, weshalb man sie vegetativ durch Zwiebeln vermehrt. Handelsware kommt hauptsächlich aus Spanien. Safran ist dunkelorangerot, er riecht kräftig (etwas an Jodoform erinnernd) und schmeckt gewürzhaft bitter. Farbstoff, Geschmacks- und Geruchsstoff des Safrans liegen in einer gemeinsamen genuinen Vorstufe, dem Protocrocin, vor; beim Trocknen der Narben zerfällt Protocrocin in 1 Mol Crocin und in 2 Mol Picrocrocin, das seinerseits nach Abspaltung von D-Glucose in Safranal übergeht.

Crocetin
1 Crocin
(Farbstoff)
Gentiobiose
(2 x Glucose)
Protocrocin
(hypothetisch)
Trocknen
D-Glucose
2 Picrocrocin
(Geschmacksstoff)
Safranal
(Geruchsstoff)
Crocetin
Safranal

Safran enthält neben den erwähnten Farbstoffen Crocin und Crocetin noch mehrere verwandte Pigmente wie Carotin, Lycopin und Zeaxanthin. Auf dem Vorkommen dieser Pigmente beruht die von einigen Arzneibüchern vorgeschriebene Identitätsprüfung des Safrans mit konz. Schwefelsäure: Carotinoide verfärben sich unter diesen Bedingungen intensiv blau. Längere Zeit aufbewahrter sowie schlecht gelagerter Safran verbleicht, er verliert den würzigen Geruch und Geschmack und büßt infolge Verflüchtigung des Öles seine Wirksamkeit ein.

Frischer Safran soll angeblich sedativ und antispasmodisch wirksam sein. Im Volke gilt er außerdem als Abortivum. Pharmazeutisch wird er sehr selten als Geruchs- und Geschmackskorrigens, auch als Färbemittel für galenische Präparate verwendet. Den meisten Safran braucht man als Küchengewürz.

6. Karminativa

Der Begriff Karminativum ist nicht exakt zu fassen. Seit altersher versteht man darunter in erster Linie „blähungstreibende Mittel". Sie sollen Beschwerden, die nach reichlichem Genuß von leicht gärenden Speisen auftreten,. beheben; oft werden karminativ wirkende Gewürze wie Kümmel, Koriander oder Wacholderbeeren derartigen Speisen (Kohlarten, Sauerkraut, frischem Brot) schon von vornherein zugesetzt. Die wichtigsten karminativ wirkenden Drogen sind Kamille, Kümmel und Pfefferminze und die Acria-Aromatika der Zingiberaceen. Blähungen sind besonders häufig bei Säuglingen, hervorgerufen durch Säure, unverdaute Milch und gärenden Darminhalt; als Hausmittel gelten hier innerlich Fencheltee und Kamille, äußerlich Salben mit Oleum Lauri als Hauptbestandteil (Ungt. carminativum, Ungt. aromaticum). Der Wirkungsmechanismus der Karminativa ist nicht klargestellt. Möglicherweise regen sie die Darmperistaltik an und beeinflussen die Darmflora; aber auch der galletreibende Effekt zahlreicher ätherischer Öle (besonders des Oleum Menth. pip., des Öles von Curcuma, Anis und Fenchel) trägt zu der karminativen Gesamtwirkung einiger Drogen bei.

Chamomilla

Die Kamille ist eines der beliebtesten Hausmittel; man wendet sie im Volke gegen eine ganze Reihe von kleineren Leiden an, in erster Linie als Karminativum gegen verschiedene Magen- und Darmstörungen und als Spasmolytikum gegen Menstruationsbeschwerden. Vielleicht steht der Gattungsname der Droge (lat. matrix) mit der zuletzt erwähnten Verwendung in Zusammenhang. Das ätherische Öl der Kamille gehört zu den wenigen ätherischen Ölen, die nicht lokal reizend, sondern entzündungshemmend wirken, worauf sich die ausgedehnte therapeutische Verwendung als Spülmittel in der Wundbehandlung gründet. Wie wenige Drogen sonst wurde die Kamille intensiv auf wirksame Bestandteile hin untersucht. Die spasmolytische Wirkung wird dem Gehalt der Droge an Flavonglykosiden und an Cumarinen zugeschrieben; das antiphlogistische (antiallergische) Prinzip steht in Zusammenhang mit dem Vorkommen eines blau gefärbten Blütenöles, doch herrscht noch keine Klarheit darüber, ob das blaue Chamazulen selbst oder ob ein Zersetzungsprodukt dieses Azulens das eigentlich wirksame Agens darstellt.

Kamillenblüten (Flos bzw. Flores Chamomillae) bestehen aus den getrockneten Blütenköpfchen von *Matricaria chamomilla* L., einem einjährigen Kraut aus der Familie der Compositae (= Asteraceae).

Man kennt mehr als 20 — nach anderen Autoren mehr als 50 — verschiedene *Matricaria*-Arten, die in den gemäßigten Zonen der Alten Welt und in Südafrika heimisch sind. In Deutschland kommen außer der offizinellen *Matricaria chamomilla* als weitere Arten *Matricaria matricarioides Porter* (= *M. discoidea* DC.) und *Matricaria maritima* L. vor.

Matricaria chamomilla ist über ganz Europa und weite Teile Asiens verbreitet und wächst als Ruderalpflanze auf Äckern, an Feldrainen und Wegrändern sowie auf Brachland. Die 20—50 cm hohe Pflanze trägt an dem aufrechten, ziemlich stark verzweigten Stengel doppelfiederteilige Blätter und an den Enden der Äste Blütenköpfchen mit weißen Zungen- und gelben Röhrenblüten; der Blütenboden ist kegelförmig gewölbt und ebenso wie der obere Teil des Blütenstieles im Innern hohl. Durch dieses Kennzeichen des hohlen Blütenbodens unterscheidet sich die echte Kamille von ähnlichen Kompositen, insbesondere von *Anthemis*-Arten, die volkstümlich auch als Kamillen bezeichnet werden. Die Droge stammt überwiegend aus Kulturen; der Hauptteil der Handelsware kommt aus Ungarn, Jugoslawien, Bulgarien, Belgien, Deutschland und Argentinien. Das weite Verbreitungsareal der Kamille läßt mehrere Varietäten erwarten, die nach Art und Menge ihrer Inhaltsstoffe unterschiedlich sind: so wurden u. a. im Handel Kamillen angetroffen, die bei der Destillation kein Chamazulen enthaltendes blaues Öl lieferten, sondern blaugrün bis grün gefärbte, lipophile Destillationsprodukte. Im Durchschnitt ist der prozentuale Gehalt an Gesamtazulen der Drogen, die aus Südosteuropa eingeführt werden, geringer als bei Kamillen, die in Deutschland, der Schweiz oder Holland gesammelt wurden.

Kamillen riechen kräftig aromatisch und schmecken würzig und bitter. Neben ubiquitären Inhaltsstoffen wie Zucker, Sterinen und Fettsäuren interessiert zunächst der Geruchsträger der Droge, das Kamillenöl (etwa 0,5%). Frisch destilliertes Öl stellt eine tiefblau gefärbte Flüssigkeit mit dem charakteristischen Geruch der Droge dar. Das Öl besteht zum größten Teil aus Sesquiterpenen; als charakteristische Bestandteile können die Azulene mit dem Chamazulen (1—15%) gelten.

Beim Chamazulen handelt es sich um kein genuin in der lebenden Pflanze vorliegendes Produkt, vielmehr um ein Produkt, das erst bei der Destillation, bzw. bei der Aufbereitung der ätherischen Öle aus farblosen, nicht flüchtigen Vorstufen entsteht. Daß Azulen nicht in freier Form in der Pflanze vorliegen kann, zeigt sich dadurch, daß Extraktionsöle aus frischen Kamillenblüten stets gelb oder schwach grün, niemals aber blau gefärbt sind. Der Mechanismus der Chamazulenbildung konnte in den letzten Jahren geklärt werden (ŠORM und Mitarb. 1954; STAHL 1954). Danach liegt in der Pflanze als genuine Muttersubstanz des Chamazulens das Matrizin vor, eine farblose, kristalline Substanz; Matrizin ist ein Sesquiterpenderivat mit dem Kohlenstoffgerüst der Azulene, dem Cyclopentanocycloheptanringsystem, aber ohne deren durchkonjugiertes System von Doppelbindungen. Während dieser farblose Azulenbildner in alkalischem Milieu beständig ist, ist er sehr empfindlich gegenüber Säuren und zersetzt sich beim Erwärmen der wässerigen, sauer reagierenden Kamillenauszüge bzw. Destillationsansätze rasch unter Blaufärbung: Die Dehydratisierung, begleitet von einer Aufspaltung der Lactongruppe und einer Abspaltung des Acetylrestes, führt über mehrere Zwischenstufen zu der bereits tief blau gefärbten Chamazulencarbonsäure, die ihrerseits ebenfalls instabil ist und bereits bei Zimmertemperatur decarboxyliert und in das wasserdampfflüchtige Chamazulen übergeht.

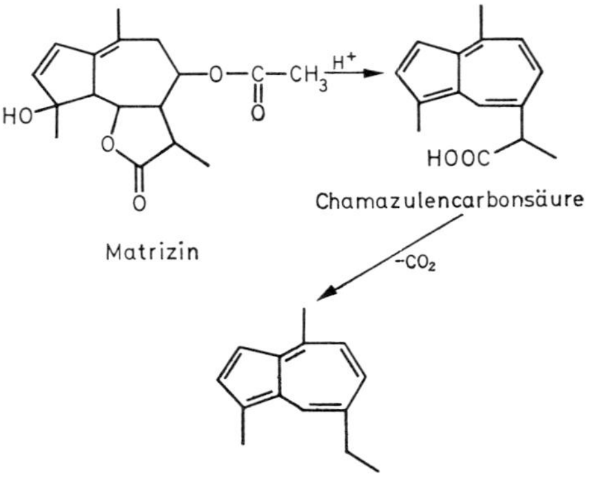

HO — O—C(=O)—CH_3 —H^+→ HOOC

Matrizin Chamazulencarbonsäure

$-CO_2$

Zwar ist Chamazulen eine gegenüber Sauerstoff und Licht recht stabile Verbindung; in wässerigen oder alkaholischen Zubereitungen, die Kamillen bzw. Chamazulen enthalten, ist es aber wenig haltbar und läßt sich oft schon nach wenigen Tagen der Lagerung nicht mehr nachweisen.

Histochemische Untersuchungen zeigten, daß der Azulenbildner im Öl der Drüsenhaare lokalisiert ist, nicht aber in den schizogenen Exkretbehältern des Blütenbodens. Die Etagenhaare finden sich am Fruchtknoten und auf den Korollenblättern. Isoliert man daher mechanisch den Blütenboden und unterwirft man das Gewebe der Wasserdampfdestillation, dann erhält man ein chamazulenfreies, grünes Öl. Vermutlich handelt es sich bei dem grünen Terpenochrom um ein dem Chamazulen nahe stehendes Azulenderivat. Wie schon erwähnt, liefern ungarische Kamillen blaugrün bis grün gefärbte Öle, enthalten demnach die grüne Verbindung in höherer Konzentration.

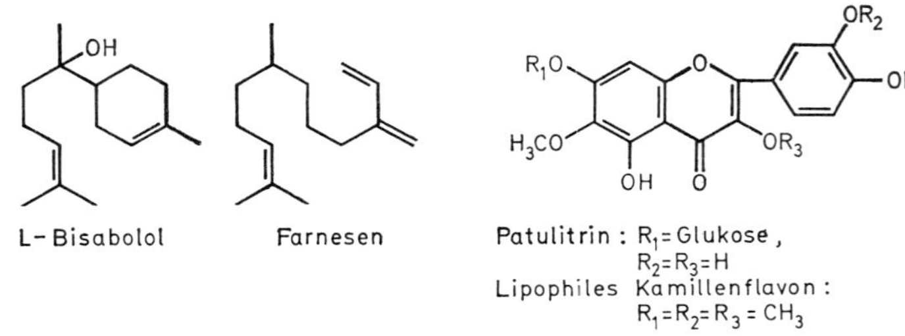

OH OR_2 R_1O OH H_3CO OR_3 OH O

L-Bisabolol Farnesen Patulitrin : R_1 = Glukose, $R_2 = R_3 = H$

Lipophiles Kamillenflavon : $R_1 = R_2 = R_3 = CH_3$

Erhebliche Anteile des Kamillenöles bestehen aus L-Bisabolol (bis zu etwa 50%) und aus Farnesen. Beide Sesquiterpenderivate sollen etwa die gleiche antiphlogistische Wirkung wie Chamazulen besitzen.

Von den nicht flüchtigen Inhaltsbestandteilen der Kamille, die wahrscheinlich an der ihr nachgerühmten antiphlogistischen und spasmolytischen Gesamtwirkung beteiligt sind, sind an erster Stelle die Flavonoide zu erwähnen. Neben den im Pflanzenreich so ungemein verbreiteten Glykosiden des Quercetins und des Apigenins kommen in der Kamille zusätzlich als seltene Vertreter der Flavonoidreihe das glykosidische Patulitrin und das lipophile Kamillenflavon (= 4′,5-Dihydroxy-3,3′,6,7-tetramethoxyflavon) vor.

Die Kamille gilt als karminativ wirksam, als krampfstillend und entzündungshemmend. Ihre Anwendung — als Infus, als Tinktur, als Fluidextrakt oder in Form der zahlreichen pharmazeutischen Spezialitäten — ist sehr verschiedenartig: Bei Spasmen, Koliken und Entzündungen des Magen-Darm-Kanales innerlich; äußerlich zu Bädern, Spülungen, auch als Salbe, zur Behandlung von Wunden, Entzündungen der Haut und der Schleimhäute. Officinell: Kamillenblüten (Flores Chamomillae) DAB 7; Flos chamomillae Ph. Helv. VI. Oleum chamomillae Ph. Helv. VI.

Verwandte Drogen

Chamomilla romana. Die sog. römische Kamille (Fl. Chamomillae romanae), stammt von *Anthemis nobilis* L., einer krautigen Komposite, die mit den unterirdischen Organen überwintert. Kultiviert wird sie hauptsächlich in Frankreich, Belgien und England. Römische Kamille enthält ähnliche therapeutische Prinzipien wie *Matricaria chamomilla*, insbesondere auch Chamazulen, Cumarin- und Flavonyglykoside. Das ätherische Öl der römischen Kamille weicht — wenn wir vom Chamazulen absehen — ansonsten vom Oleum Chamomillae stark ab, denn die mengenmäßig vorherrschenden Hauptbestandteile bilden verschiedene Ester der Angelicasäure. Römische Kamille wird in Westeuropa arzneilich wie unsere offizinelle Kamille verwendet. Besonders geschätzt wird sie als Spasmolytikum bei spastischen Zuständen im Magen-Darm-Kanal und bei Dysmenorrhöe. Im Volke nimmt man sie gelegentlich als Haarwaschmittel zum Aufhellen nachgedunkelter blonder Haare.

Matricaria matricarioides PORTER. Die strahlenlose Kamille ist ursprünglich in Ostasien und im westlichen Nordamerika beheimatet. Sie trat in Europa zuerst vereinzelt auf, wurde im Jahre 1852 bei Berlin beobachtet und verbreitete sich dann als Ruderalpflanze

$$CH_3{-}C{-}H \;\|\; CH_3{-}C{-}COOH$$

Angelicasäure

$$H_3C{-}CH{=}CH{-}C{\equiv}C{-}C{\equiv}C{-}CH{=}CH{-}COOCH_3$$

Matricaria-Ester

$$H_3C{\cdot}(CH_2)_8{\cdot}COOH$$

Caprinsäure

über ganz Europa. Von der offizinellen Kamille unterscheidet sie sich am auffallendsten durch das gänzliche Fehlen der weißen Zungenblüten. Die strahlenlose Kamille riecht ähnlich angenehm, doch fehlt dem ätherischen Öl das Chamazulen. In den Ursprungsländern der Pflanze verwendet man sie ähnlich und bei ähnlichen Indikationen wie echte Kamille, besonders gern als Karminativum und Spasmolytikum.

Verwechslungen. Verwechslungen der echten Kamille sind möglich mit *Anthemis*-Arten, so besonders mit *Anthemis arvensis* L., der Ackerkamille, und mit *Matricaria maritima* L. (= *M. inodora* L. = *Chrysanthemum inodorum* L.). Diese zuletzt erwähnte Art, die gelegentlich in Skandinavien als Kamillenersatzmittel verwendet wird, liefert bei der Destillation ein Öl von unangenehmem Geruch; als Bestandteil des Öles wurde ein Ester isoliert, der zwei Kohlenstoff-Dreifachbindungen im Molekül enthält und von SÖRENSEN u. Mitarb. als *Matricaria*-Ester bezeichnet wurde. Die Verbindung ist sehr labil, und es wird vermutet, daß durch Absättigung sich daraus leicht Caprinsäure bildet, die auch als Bestandteil des Kamillenöles bekannt ist.

Mentha

Mentha piperita

Unter Pfefferminze im weiten Sinne versteht man solche Pflanzen aus der Gattung *Mentha* (Familie: Labiatae = Lamiaceae), deren ätherisches Öl einen hohen Mentholgehalt aufweist. Diese Charakteristik trifft auf die folgenden Arten zu (HUDSON, 1925):

1. *Mentha piperita* (L.) HUDSON, die in den drei botanischen Formen var. *officinalis*, *vulgaris* und *silvestris*, ferner in zwei Erzeugnissen der Gartenkunst, und zwar als schwarze und grüne Pfefferminze (Kulturformen *rubescens* und *pallescens*) vorkommt;
2. *Mentha arvensis* var. *piperascens* HOLMES mit zahlreichen Unterarten, Varietäten und Formen (kultiviert vor allem in Japan und Brasilien);
3. *Mentha arvensis* var. *glabrata* HOLMES = *Mentha canadensis* L. var. *glabrata* GRAY (in China heimisch und chinesisches Pfefferminzöl liefernd).

Als Droge d. s. die Fol. Menthae piperitae sind nur die getrockneten Blätter der unter 1. genannten Art zugelassen, die daher als die Pfefferminze im eigentlichen (engeren) Sinne gelten kann. *Mentha piperita* L. HUDSON ist keine eigentliche Art, sondern ein — vermutlich spontan entstandener — mentholreicher Bastard aus anderen *Mentha*-Arten (*M. longifolia* (L.) HUDS. = *M. silvestris* L. × *M. rotundifolia* (L.) HUDS. × *M. aquatica* L.). Wildvorkommen sind nicht bekannt. Kulturen befinden sich in allen gemäßigten Zonen der Erde, vor allem in den folgenden Ländern: England, USA, Sowjetunion, Italien, Rumänien, Ungarn, Bulgarien, Frankreich.

Mit ihrer Bastardnatur hängt es zusammen, daß man die Pfefferminze nur vegetativ durch Ausläufer oder Kopfstecklinge vermehren kann. Bei der Vermehrung aus Samen würde sich die Pfefferminze nach den Vererbungsregeln in Formen aufspalten, die vom Typ der offizinellen Pfefferminze stark abweichen. Abgesehen davon ist die Pflanze wenig fruchtbar und nur ein Bruchteil der ausgebildeten Samen ist keimfähig.

Geerntet wird *M. piperita* während der Blütezeit; zu Beginn der Blüte ist der relative Gehalt an ätherischem Öl am höchsten. Man mäht sie meist mit dem Grasmäher und trocknet vorsichtig, möglichst nicht in der prallen Sonne, um Verlust an Öl durch Verdunsten zu vermeiden.

Inhaltsbestandteile. Die Fol. Menthae piperitae enthalten 1—2% ätherisches Öl, ferner 6—12% Gerbstoffe und Bitterstoffe.

Das Öl besteht aus zahlreichen Einzelbestandteilen (s. u.), vor allem monozyklischen Monoterpenen, die in der Abb. X.I. im Sinne einer fortschreitenden Biosynthesereihe geordnet sind. Die eigentliche Synthese der Monoterpene aus C_5-Vorstufen erfolgt in den jungen, noch wachsenden, in Ausdehnung befindlichen Blättern; in älteren Blättern gehen Sekundärveränderungen vor sich, die beispielsweise die Bildung von Menthol und Mentholacetat begünstigen, während in jungen Blättern der Pulegon- und Menthofurangehalt beachtlich hoch ist. Daher sollte die offizinelle Droge keinen zu hohen Anteil an jungen Blättern enthalten.

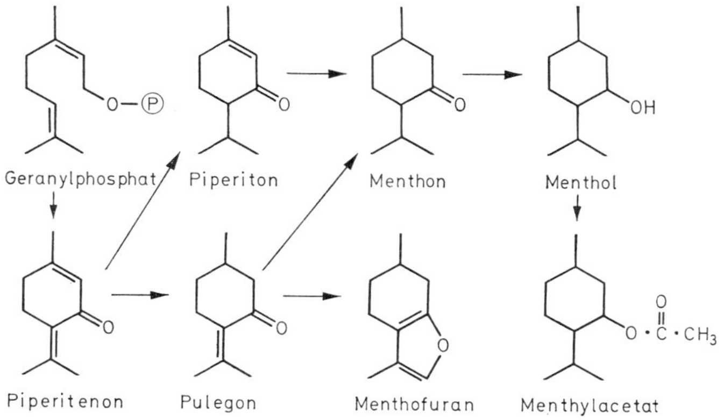

Abb. X.1. Monoterpen-Bestandteile des Öles von *Mentha piperita*, angeordnet in einer Biosynthesereihe (nach J. BATTAILE u. W. D. LOOMIS, 1961)

Oleum Menthae piperitae. Pfefferminzöl wird aus frischem oder angewelktem, seltener aus getrocknetem Kraut der verschiedenen Kulturvarietäten von *M. piperita* gewonnen. Der Handel unterscheidet die Öle nach Herkunftsgebieten; wichtig sind die englischen Mitcham-Öle und die Öle amerikanischer Produktion; die in Deutschland (Bayern, Thüringen) destillierten Öle sind qualitativ hervorragend, spielen aber mengen- und wertmäßig im Welthandel keine Rolle. Der Hauptbestandteil des Pfefferminzöles ist D(—)-Menthol, das nicht in Konzentrationen unter 50% enthalten sein darf. Menthol liegt frei, teilweise aber auch mit Essig- und Valeriansäure verestert vor (durchschnittlicher Gehalt an Estermenthol: 5—11%). Begleitet wird D(—)-Menthol vom zugehörigen Keton, dem (—)-Menthon, das zu etwa 10% im Öl enthalten ist. An weiteren, oben nicht erwähnten Bestandteilen wurden aus dem Öl isoliert: Phellandren, α-Pinen, Cineol, Acetaldehyd, Amylalkohol und Jasmon.

Die für die Verwendung des Pfefferminzöles wichtigsten Eigenschaften sind Feinheit des Geruchs und Geschmacks. Diese Qualitätsmerkmale hängen nicht vom Mentholgehalt des Öles allein ab; das japanische Pfefferminzöl beispielsweise wird trotz seines hohen Gesamtmentholgehaltes (über 90%) von den meisten Pharmakopöen abgelehnt, weil es einen unangenehmen bitteren Geschmack aufweist. Die folgenden drei Faktoren scheinen für eine gute Qualität des Pfefferminzöles entscheidend zu sein: 1. Das Verhältnis Estermenthol zu freiem Menthol, 2. Vorkommen bestimmter Begleitstoffe, vor allem des Jasmons und 3. niedriger Gehalt an Menthofuran.

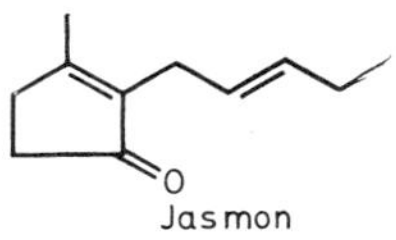

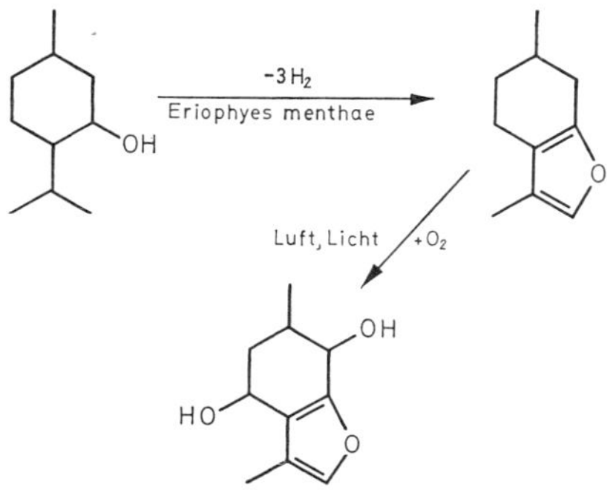

Für die Geruchs- und Geschmacksqualität ist, wie erwähnt, zunächst einmal das Verhältnis von freiem zu gebundenem Menthol wichtig: Als Regel kann gelten, daß der Wert des Öles mit dem Gehalt an Estermenthol steigt. Ausschlaggebend aber für die bekannten Geruchs- und Geschmackseigentümlichkeiten echter Pfefferminzöle scheint das Vorkommen von Jasmon zu sein, einer Verbindung, die zwar in der geringen Konzentration unter 0,1% vorliegt, die aber — vielleicht zusammen mit einigen anderen bloß in Spuren vorkommenden Begleitstoffen — bewirkt, daß das Öl süß und angenehm wirkt. Eine weitere Bedingung für ein wertvolles Öl ist eine möglichst geringe Konzentration an Menthofuran. Menthofuran riecht scharf und wenig angenehm. Junge Blätter enthalten mehr Menthofuran als ältere (s. o.). Der Gehalt in den Ölen steigt ferner an, wenn die Ausgangsdroge von der Gallmilbe *Eriophyes menthae* befallen wird; offenbar bewirkt die Milbe einen teilweisen Abbau des Menthols und dessen Umbau zu Menthofuran. Menthofuran (4, 5, 6, 7-Tetrahydro-3,6-dimethylbenzofuran) kann als Benzofuran- oder als Cumaranderivat aufgefaßt werden; die Formelbilder zeigen seine nahe Verwandtschaft zum Menthol. Menthofuran seinerseits ist autoxydabel und geht unter dem Einfluß von Licht und Luft in ein hydroxyliertes Derivat über, eine Reaktion, die im Öl der Drüsenköpfchen schon mit der Ernte der Droge einsetzt.

Menthol. Menthol wird entweder aus mentholhaltigen Pfefferminzölen isoliert, oder es wird partialsynthetisch aus Thymol, aus Piperiton oder aus verwandten Monoterpenen dargestellt. In das DAB 7 ist neben dem natürlichen optisch aktiven D(—)-Menthol auch das partialsynthetisch gewonnene racemische (±) Menthol aufgenommen.

α) Linksmenthol. Das wichtigste Ausgangsprodukt zur Gewinnung von (—)-Menthol ist japanisches oder chinesisches Pfefferminzöl. Die japanische Pfefferminze, aus der diese Öle destilliert werden, *Mentha arvensis* forma *piperascens*, wird seit vielen Jahrhunderten in Japan kultiviert. Neuerdings wird japanische Minze in Kalifornien und in Brasilien angebaut und beide Länder produzieren bereits beträchtliche Mengen Menthol; nach wie vor ist aber Japan in der Erzeugung natürlichen Menthols führend. Die Geruchsqualitäten der aus *M. arvensis* f. *piperascens* destillierten Öle sind gering, doch eignen sie sich wegen ihres ausnehmend hohen Mentholgehaltes ausgezeichnet zur Mentholherstellung.

Kristallines (—)-Menthol fällt beim Abkühlen der Öle auf tiefe Temperaturen in einer Ausbeute von etwa 40% an; es bleibt ein mentholärmeres Öl zurück, das aber immer noch zur Hälfte etwa aus Menthol besteht und daher pharmazeutisch (z. B. als Po-Ho-Öl) oder in der Kosmetik ähnlich wie Oleum Menthae pip. verwendet wird.

β) Ausgangsstoffe für synthetische Menthole sind Thymol, Piperiton (s. unter *Eucalyptus*), Pulegon (aus *Mentha pulegium*) und Menthon; weitere Teilsynthesen wurden ausgearbeitet mit Phellandren, Citronellal und α-Pinen als Ausgangsstoffen. Die Überführung der genannten Verbindungen zu Menthol läßt sich sterisch nicht derart leiten, daß ausschließlich (±)-Menthol gebildet wird; je nach Ausgangsprodukt und Verfahren entstehen als Nebenprodukte wechselnde Mengen isomerer Menthole. Das Mentholmolekül enthält drei asymmetrische C-Atome und läßt daher $2^3 = 8$ stereoisomere Formen bzw. vier diastereomere Antipodenpaare erwarten, die als Menthol, Neomenthol, Isomenthol und Neoisomenthol bezeichnet werden.

Die Geruchs- und Geschmacksqualitäten der genannten isomeren Mentholderivate sind unterschiedlich; Neomenthol beispielsweise riecht nicht pfefferminzartig erfrischend, sondern unangenehm dumpfig. Durch hartnäckig anhaftende Verunreinigungen mit Neo- und Isomentholen soll synthetisch gewonnenes (±)-Menthol dem natürlichen und offizinellen (—)-Menthol unterlegen sein. Neomenthol, und zwar rechtsdrehendes (+)-Neomenthol kommt im übrigen auch in der Natur vor; man hat es in Ausbeuten von etwa 1% aus Pfefferminzölen amerikanischer und japanischer Provenienz isolieren können.

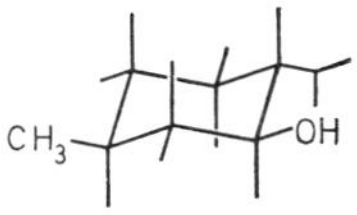

Menthol 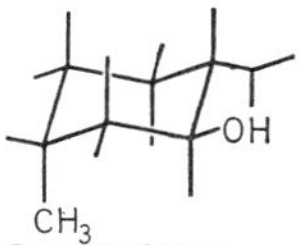 · Iso-Menthol 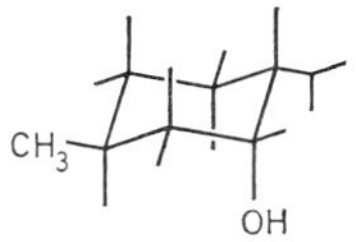 · Neo-Menthol 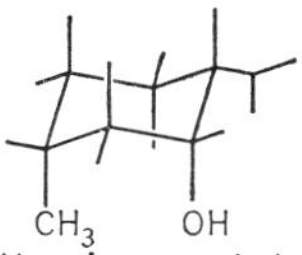 · Neo-isomenthol

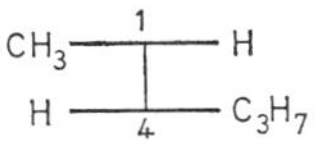

Trans-Menthanreihe (Menthol, Neomenthol) 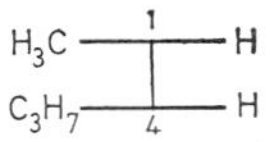 · Cis-Menthanreihe (Isomenthol, Neoisomenthol)

Menthol, Neomenthol, Isomenthol und Neoisomenthol kommen in je zwei spiegelbildlichen Formen vor, die je nach dem, ob sie die Ebene des polarisierten Lichtes nach links oder rechts drehen, als (—)-Verbindung oder als (+)-Verbindung bezeichnet werden; die weiterhin existierende optisch inaktive Racemverbindung wird als (±)-Verbindung bezeichnet. Für das die Methylengruppe tragende C-Atom 1 ist es gelungen, eine konfigurative Zuordnung vorzunehmen und mit dem C-Atom 4 in Verbindung zu bringen (Cis-Menthanreihe, Trans-Menthanreihe). Das aus dem natürlichen Pfefferminzöl isolierte (—)-Menthol hat die D-Konfiguration, was vereinbarungsgemäß aussagt, daß dem asymmetrischen C-Atom 1 dieselbe Konfiguration wie dem D(+)-Glycerinaldehyd zukommt.

Ihrer Wirkung nach scheinen (—)-Menthol, (+)-Menthol und Racemat gleichwertig zu sein, allerdings liegen Angaben vor, in der Kühlwirkung und in geschmacklicher und geruchlicher Hinsicht sei das (+)-Menthol dem natürlichen (—)-Menthol unterlegen, was bei der therapeutischen Anwendung aber nur von sekundärer Bedeutung ist.

Anwendung: Die therapeutische Verwendung der Pfefferminzblätter (meist als Infus) beruht auf ihrem Gehalt an ätherischem Öl; die Wirkung der Gesamtdroge ist aber nicht völlig gleichzusetzen der des ätherischen Öls oder der des reinen Menthols; Gerbstoffe, Bitterstoffe und andere unbekannte Drogen-Inhaltsstoffe sind an der Gesamtwirkung der Droge mit beteiligt. Die Folia Menthae piperitae dienen als appetitanregendes Mittel, als Karminativum und gegen Erkrankungen der Galle.

Das ätherische Öl zeigt spasmolytische Wirkung, es entwickelt antiseptische Eigenschaften, es ist ferner ein ausgesprochenes Cholagogum. Das Oleum Menthae piperitae spielt in der Pharmazie, wo es hauptsächlich als Geruchs- und Geschmackskorrigens verwendet wird, nur eine untergeordnete Rolle. Den Hauptanteil des Produktes verarbeitet die kosmetische Industrie (Zahnpasten, Mundwässer usw.).

Der Reinstoff Menthol: Reibt man Menthol in die Haut ein, so empfindet man zunächst ein kühlendes, erfrischendes Gefühl, später ein leichtes Prickeln und Brennen. Der kühlende Effekt ist nicht physikalischer Art ähnlich dem, wenn Äther oder Äthylchlorid auf der Haut verdunsten; durch die Mentholapplikation wird der Haut keine Wärme entzogen, die Hauttemperatur bleibt normal, eher noch wird sie leicht erhöht. Daß es sich um keinen physikalischen Effekt handelt, ergibt sich auch daraus, daß Menthol auch dann wirkt, wenn es nicht lokal, sondern auf dem Blutwege appliziert wird. Die nächstliegende Erklärung für die kühlende Mentholwirkung ist die einer spezifischen Erregung der Kaltrezeptoren, die sich verteilt auf der Hautoberfläche befinden. Genauere Untersuchungen (Lit. bei H. HENSEL, 1966) ergaben allerdings, daß Menthol zu einer Temperaturverschiebung des Schwellenwerts der Thermorezeption führt: Es führt zu einer Schwellensenkung gegenüber Kaltreizen. In diesem Zusammenhang sei daran erinnert, daß es für die Auslösung von Kalt- und Warmempfinden zwei verschiedene Empfängerarten gibt, Kaltrezeptoren und Warmrezeptoren. Kaltrezeptoren finden wir nicht nur auf der Haut der Körperoberfläche, sondern auch auf einigen Schleimhautpartien; daher beeinflußt Menthol die Schleimhaut in gleicher Weise. Menthol wirkt daneben auch schwach anaesthesierend und stellt demnach ein oberflächlich wirkendes Analgetikum dar. In Einreibungen, wie Salben und Balsamen, dient es häufig zur Stillung von Juckreiz und wird gelegentlich auch gegen Neuralgien versucht; in Schnupfpulvern soll es die Sekretion der Schleimhäute vermindern, auch in Form der Migränestifte wird es gelegentlich angewendet. Officinell: Pfefferminzblätter (Folia Menthae piperitae) DAB 7; Folium menthae Ph. Helv. VI; Pfefferminzöl (Oleum Menthae piperitae) DAB 7; Oleum menthae Ph. Helv. VI; Menthol DAB 7; Racemisches Menthol DAB 7.

Krauseminze. Unter dem Namen Krauseminze (*Mentha crispa*) faßt man mehrere kultivierte Mentha-Arten bzw. Formen oder Bastarde zusammen, die als gemeinsames morphologisches Merkmal „krause“ Blätter besitzen und einen charakteristischen „krauseminzartigen“ Geruch aufweisen. Als Träger des Krauseminzegeruches gilt vor allem das Acetat des Dihydrocuminalkohols neben Dihydrocarveolacetat. Hauptbestandteil des Öles ist jedoch Carvon.

Seit Jahrhunderten werden *Mentha*-Arten auf physiologisch-chemische Merkmale krauseminzartiger Öle gezüchtet; dieses Merkmal ist nicht charakteristisch für nur eine einzige Art und Rasse, es tritt innerhalb der Gattung *Mentha* mehrfach auf und muß nicht mit dem Merkmal „krause Blätter“ gekoppelt sein. Die sehr heterogene Abstammung der „*Mentha crispa*“ macht begreiflich, daß große morphologische Unterschiede der Krauseminzen existieren, die natürlich mit chemischen Unterschieden, auch in der Zusammensetzung des Öles, korreliert sind. Als Stammpflanze der in Mitteleuropa angebauten Krauseminze wird *Mentha spicata* HUDS. *var. crispata* (SCHRAD.) BRIQ. angegeben. In Nordamerika und England kultiviert man als „Spearmint“ eine große Anzahl von Varietäten der *Mentha spicata* HUDS. Die in den USA überwiegend gezogene „Scotch Spearmint“ ist eine besondere Art *Mentha cardiaca* GERARD ex BAKER.

Droge und Öl verwendet man ähnlich wie Pfefferminze als Karminativum und Geschmackskorrigens, in der Pharmazie freilich in kaum nennenswerten Umfange; Krauseminzöl dient vielfach zur Aromatisierung von Zahnpasten, Kaugummi und Zuckerwaren.

Carum carvi

Der zur Familie der Umbelliferae (= Apiaceae) gehörende Gemeine Kümmel, *Carum carvi*, wächst auf Wiesen und Triften in ganz Europa wild; die Droge, Fructus Carvi, besteht aus reifen Früchten der meist in Kulturen gezogenen

Pflanze. Am meisten geschätzt ist holländischer Kümmel. Kümmel riecht und schmeckt eigentümlich gewürzhaft; er ist ein beliebtes Gewürz an Speisen, für Brot, Käse und Spirituosen. Geruch und Geschmack der Droge beruhen auf dem Gehalt an ätherischem Öl, dem auch die therapeutischen Wirkungen der Droge zuzuschreiben sind.

Das Oleum Carvi enthält durchschnittlich 50% (+)-Carvon; daneben (—)-Limonen und kleine Mengen Carveol und Dihydrocarvon.

Fructus Carvi und Oleum Carvi wirken spasmolytisch bei spastischen Zuständen im Bereich des Magen-Darmkanals und der Gallenwege; sie werden als Karminativa innerlich verwendet. Officinell: Kümmel (Fructus Carvi), Kümmelöl (Oleum Carvi) DAB 7; Fructus carvi Ph. Helv. VI.

Geranylpyrophosphat — $-H^{\oplus}$ — Limonen — Ox. — Carveol

Dihydrocarvon — Carvon — Dihydrocarveol

Die Monoterpen-Bestandteile des Kümmelöles (Oleum Carvi) geordnet in einer hypothetischen Biosynthesereihe.

Coriandrum

Trotz der andersartigen Zusammensetzung des ätherischen Öles wird Koriander ähnlich wie Kümmel als Karminativum, Spasmolytikum und Stomachikum verwendet; auch die äußerliche Anwendung („Karmelitergeist") bei Rheuma und Gelenkleiden ist gebräuchlich.

Heimat der ein- oder zweijährigen Pflanze, *Coriandrum sativum* L. (Familie: Umbelliferae = Apiaceae), ist das Mittelmeergebiet und der Orient; kultiviert wird sie in zahlreichen Ländern, besonders in Südrußland. Das ätherische Öl der Korianderfrüchte enthält als Hauptbestandteil (zu 60—70%) (+)-Linalool, neben α-Pinen, α- und γ-Terpinen und anderen Terpenen.

Allium sativum

Knoblauch verwendet man seit Jahrtausenden als Gewürz; er spielte in der Diät der alten Kulturvölker eine große Rolle, bei den Ägyptern, den Indern und Phöniziern gleichermaßen wie bei den Römern, Griechen und Germanen. Seit den ältesten Zeiten schreibt man aber dem Knoblauch auch heilende Kräfte gegenüber den verschiedenartigsten Krankheiten zu. Man benutzte ihn viel bei Erkrankungen der Atemwege, so bei chronischer Bronchitis, bei Bronchialasthma und Keuchhusten. Man sah ferner im Knoblauch eine Art inneres Antiseptikum, ein Vorbeugungs- und Heilmittel gegen Erkrankungen der Verdauungsorgane. MATTHIOLUS empfiehlt ihn (i. J. 1626) gegen Magenweh, Flatulenz und Kolik. Noch heute steht im Vordergrunde der wissenschaftlichen Knoblauchtherapie die Behandlung infektiöser Magen- und Darmerkrankungen; diese Anwendung des Knoblauchs als Karminativum erfolgt auf rationeller Grundlage, seitdem es gelungen ist, das Vorkommen antibakterieller Prinzipien in der Droge nachzuweisen und die Wirkstoffe zu isolieren.

Die meisten aus Knoblauch hergestellten Industriepräparate scheinen ihre Existenz aber dem Rufe des Knoblauchs zu verdanken, er sei wirksam gegen Arteriosklerose und gegen essentielle Hypertonie („lebensverlängernde" Wirkung von Knoblauch). Blutdruckabnahme nach peroralen Alliumgaben scheint tierexperimentell nachweisbar zu sein; es ist aber nicht bekannt, welchem Inhaltsbestandteil diese Wirkung zuzuordnen ist. Die folgende Abhandlung beschränkt sich darauf, den Knoblauch als ein antibakteriell wirksames Karminativum herauszustellen.

Stammpflanze des Knoblauchs ist die im Orient beheimatete Liliazee *Allium sativum* L., eine der über 300 *Allium*-Arten. Die Droge, der eigentliche Knoblauch (pharmazeutisch: Bulbus Allii sativi), besteht aus den zusammengesetzten Zwiebeln der Pflanze: Eine länglich-eiförmige Hauptzwiebel ist von 6—15 Nebenzwiebeln („Zehen") umgeben, die alle einem flachen Zwiebelkuchen aufsitzen; der Basis des Zwiebelkuchens entspringen zahlreiche Würzelchen; Haupt- und Nebenzwiebel sind von einer gemeinsamen Membran umgeben.

In durchschnittlichen Ausbeuten von 0,1% liefert Knoblauch ein äußerst unangenehm riechendes Öl. Der Geruchsträger entwickelt sich offensichtlich erst sekundär beim Destillieren, denn den frischen, unverletzten Zwiebeln ist der durchdringende, charakteristische Knoblauchgeruch nicht eigen. Die geruchlose Vorstufe des Knoblaucharomas ist gleichzeitig auch die genuine Muttersubstanz des antibakteriellen Prinzips, des Allicins. Die geruchlose Vorstufe, die man als Alliin bezeichnet, stellt eine wasserlösliche, kristallisierbare Substanz dar, die, wie erwähnt, keine antibakterielle Wirksamkeit zeigt. Werden die Zellen des Knoblauchs verletzt, etwa beim Zerreiben der Droge, so schafft man Bedingungen, daß ein Ferment Alliinase auf das Alliin einwirken kann: Alliin wird dabei zum bacterizid wirksamen Allicin abgebaut. Auch Allicin seinerseits ist wenig stabil; unter dem Einfluß von Wasser und Luftsauerstoff — beispielsweise auch unter den üblichen Bedingungen der Wasserdampfdestillation — bilden sich aus dem wasserlöslichen Allicin ölartige Sekundärprodukte mit dem abstoßenden Geruch nach Knoblauch; der chemischen Konstitution nach handelt es sich bei den flüchtigen Produkten um Diallyl-disulfid und andere Sulfide der allgemeinen Formel C_3H_5-S_n-C_3H_5.

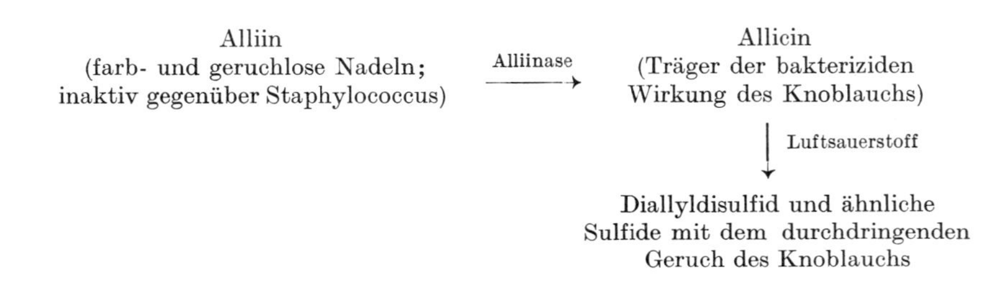

Alliin läßt sich als ein Derivat der Aminosäure Cystein auffassen, und zwar als das S-Allyl-cysteinsulfoxyd. Formelmäßig verläuft sein enzymatischer Abbau zum Allicin wie untenstehend.

$$R-\overset{\overset{O}{\uparrow}}{S}\vdots CH_2-\overset{\overset{NH_2}{|}}{CH}-COOH$$

Alliin ($R = H_2C=CH-CH_2-$)

$$R-\overset{\overset{O}{\uparrow}}{S}H \qquad CH_2=\overset{\overset{NH_2}{|}}{C}-COOH$$

$2\times$ $-H_2O$

$$R-S\rightarrow O \qquad NH_3 \qquad CH_3-\underset{\underset{O}{\|}}{C}-COOH$$
$$R-S$$

Allicin Brenztraubensäure

Enzymatische Spaltung des Alliins nach A. STOLL und E. SEEBECK (1949)

Allicin ist noch in Verdünnungen 1 : 100000 gegen zahlreiche pathogene, grampositive und gramnegative Bakterien wirksam. Zumindest in vitro übertrifft es demnach die entwicklungshemmende Wirkung von Phenol oder Sublimat um das Mehrfache. Wegen seiner fäulnis-, aber auch gärungswidrigen Eigenschaft verwendet man Allicin enthaltende Präparate gegen Gärungsdyspepsien sowie akute und chronische Darminfektionen. Knoblauch ist ferner ein brauchbares Karminativum: neben der darmdesinfizierenden Wirkung kommt hier zusätzlich die choleretische und die spasmolytische Wirkung des Knoblauchöles zur Geltung.

Ganzdroge, Allicin und Knoblauchöl wirken antimykotisch, beispielsweise gegenüber Epidermophyton interdigitale, dem weit verbreiteten Hautpilz. Die S-haltigen Lauchöle sind geradezu die Modellsubstanzen für eine ganze Reihe synthetischer Antimykotika geworden.

Im Knoblauch wurden eine ganze Reihe weiterer Inhaltsstoffe nachgewiesen, so verschiedene Vitamine (A, B_1, B_2, Nicotinsäureamid, C) und schließlich noch Stoffe mit der Wirkung männlicher und weiblicher Sexualhormone. Man hat natürlich versucht, die ausgiebige Verwendung von Knoblauch in der Laienmedizin (z. B. gegen zu hohen Blutdruck, gegen arteriosklerotische Beschwerden) gerade auch mit dem Vorkommen dieser „Biokatalysatoren" in Zusammenhang zu bringen. Ansonsten ist das Vorkommen von Substanzen mit östrogener Wirkung im Pflanzenreich keine Seltenheit (s. S. 522); auch die gewöhnlichen Tulpenzwiebeln (von *Tulipa*-Arten aus der Familie der Liliaceae) enthalten pflanzliche Zoohormone.

Da man Knoblauch als Infus oder als Kaltmazerat seines widerlichen Geschmackes wegen nicht gerne einnimmt, hat die Industrie verschiedene Präparate entwickelt, in denen der unangenehme Geruch und Geschmack überdeckt sind und die Applikation damit erleichtert ist. Die Ausatmungsluft nimmt aber bald nach Einnahme den charakteristischen Geruch von Knoblauchessern an, da die Öle resorbiert und teilweise durch die Lungen ausgeschieden werden.

Allium cepa

(Küchenzwiebel)

Ein ähnliches Hausmittel und zugleich Gewürz wie der Knoblauch ist die gewöhnliche Küchenzwiebel, ***Allium cepa*** L. (Familie: Liliaceae). Als Kulturpflanze wird sie heute praktisch auf der gesamten Erdoberfläche gezogen; wild wachsende Pflanzen findet man noch in Bhelutschistan, Afghanistan und Turkestan.

Die Küchenzwiebel enthält chemisch dem Alliin nahestehende Substanzen, u. a. das Dihydro-alliin und das analoge S-methyl-cystein-sulfoxyd, welche bei der fermentativen Spaltung die entsprechenden dem Allicin analogen Thiosulfinsäureester liefern, die Inhalts-

$$CH_3-CH_2-C(=S)-H$$

Thiopropionaldehyd

bestandteile mit bakteriostatischer Wirksamkeit. Zum Unterschied vom Knoblauch enthält die Küchenzwiebel ein tränenerregendes Prinzip, den Thiopropionaldehyd, eine Substanz, die nicht genuin in der Zwiebel vorliegt, die man sich vielmehr aus einer instabilen Zwischenstufe der Dihydroalliin-Spaltung entstanden denkt.

7. Ätherische Öle, die als Diuretika verwendet werden

Diuretika sind Arzneimittel, die eine erhöhte Ausscheidung von Wasser, von Salzen und von Stoffwechselprodukten bewirken sollen. Vermehrte Harnbildung wird angestrebt, wenn es darauf ankommt, auf krankhafte Wasseransammlung im Körper einzuwirken. Dem Arzt stehen sehr verschiedenartige Diuretika zur Verfügung, so vor allem die Purinderivate, die Digitaloide und die organischen Quecksilberpräparate. Diesen teilweise stark wirksamen Substanzen gegenüber tritt die Bedeutung der übigen Diuretika zurück; sie haben, wie die meisten pflanzlichen Diuretika, nur den Charakter von Adjuvantia. Die chemische Natur der Wirkstoffe oder die Wirkungsmechanismen sind nur in seltenen Fällen bekannt: In einigen Fällen wird es sich vielleicht um eine bloße Wasserdiurese handeln, in anderen (Stigmata Maidis?) um eine Wirkung der reichlich vorhandenen Kaliumsalze; eine andere Gruppe wiederum zeichnet sich durch einen hohen Gehalt an Saponinen (*Herniaria*) oder von Flavonoiden (*Betula*) aus. Einige der heute noch verwendeten pflanzlichen Diuretika enthalten als wirksame Bestandteile ätherisches Öl. Vertreter dieser Gruppe sind *Petroselinum*, *Levisticum*, *Juniperus* und *Sassafras*. Die ätherischen Öle wirken hauptsächlich durch Erregung der sezernierenden Nierenepithelien. Bei zu starker Reizung — etwa bei Überdosierung — können die Nieren geschädigt werden.

Juniperus

Als *Juniperus* wird eine etwa 40 Arten umfassende Gattung aus der Familie der Cupressaceae bezeichnet, aromatische, immergrüne Sträucher oder Bäume. Offizinell sind die Früchte von *Juniperus communis* L., dem gemeinen Wacholder, der in zahlreichen Unterarten auf der ganzen nördlichen Erdhälfte weit verbreitet vorkommt. Es handelt sich um ein strauchartiges Gewächs, das in der Regel 1—2 m hoch wird, gelegentlich aber eine Höhe von 10 m erreicht. Eigentümlich ist die „Frucht"-bildung des Wacholders. Abweichend von den Verhältnissen bei den Pinaceae sind die „Frucht"stände nicht zapfenartig, vielmehr verwachsen nach der Befruchtung drei „Fruchtblätter" mit je einer Samenanlage zu einem beerenartigen Gebilde, den Wacholderbeeren oder Fruct. Juniperi.

Neben der Ganzdroge (den Fr. Juniperi) sind das aus den Früchten destillierte Öl (Oleum Juniperi) und der eingedickte wässerige Extrakt (Succus Juniperi inspissatus) gebräuchlich.

Die Fructus Juniperi (Wacholderbeeren DAB 7) (und Pseudofructus juniperi Ph. Helv. VI) können bis zu 33% Invertzucker enthalten. Der Gehalt der Droge an ätherischem Öl schwankt je nach Provenienz zwischen 0,2 und 2,3%. Frisch destilliertes Wacholderöl hat einen eigenartigen Geruch, es ist zunächst farblos, verharzt jedoch ziemlich rasch unter Verfärbung. Im großen und ganzen erinnert das Wacholderöl in seiner Zusammensetzung — Hauptbestandteil ist das α-Pinen — an das Terpentinöl. Das abweichend im Wacholderöl enthaltene Terpinenol-(4) stellt die diuretisch wirksame Komponente dar (J. JANKU et al., 1957).

OH

Terpinenol-4

Droge, ätherisches Öl, Extrakte und andere für die innerliche Verwendung bestimmte Zubereitungen werden in der Volksmedizin als Diuretika verwendet. Sie sollen jedoch nur bei bestimmten Formen von Hydrops gebraucht werden, da das ätherische Öl lokal reizend wirkt und bei entzündlichen Zuständen der Niere dieses Organ schädigt.

Das Oleum Juniperi (DAB 7 und Ph. Helv. VI) verwendet man auch äußerlich, z. B. als Spiritus Juniperi für Einreibungen.

Viel verwendet wird das Öl schließlich in der Spirituosen-Industrie zur Herstellung von Schnäpsen (wie Steinhäger, Genever u. a.).

Levisticum

Levisticum officinale KOCH (Familie: *Umbelliferae* = Apiaceae) ist eine krautartige, bis 2 m hohe Pflanze, die wahrscheinlich aus Südwestasien stammt, aber heute in einem großen Teil Europas und Nordamerikas kultiviert wird. Alle Teile der Pflanze riechen aromatisch, an Sellerie erinnernd. Als Suppengewürz ver-

$CH_2—CH_2—CH_2—CH_3$

O

O

n-Butylphtalid

wendet man die oberirdischen Teile der Pflanze, während die Droge, die Radix Levistici, aus dem getrockneten Wurzelstock und Wurzeln besteht. Radix Levistici enthält 0,6—1,0% ätherisches Öl, den für die therapeutische Verwendung wichtigsten Inhaltsstoff. Das Öl wiederum besteht hauptsächlich aus mehreren untereinander verwandten Lactonen, den sog. Butyl-phthaliden und deren Hydroxyderivaten. Ein bekannter Vertreter dieser Reihe, der sich in einer ganzen Anzahl von Umbelliferen vorfindet, ist das n-Butylphthalid. Es sind diese Phthalide, die dem Liebstöckl den bekannten Geruch verleihen. Radix Levistici ist Bestandteil von Teegemischen, die als Diuretika wirken sollen. Officinell: Liebstöckelwurzel (Radix Levistici) DAB 7; Radix levistici; Oleum levistici Ph. Helv. VI.

Petroselinum und Apiol

Die Petersilie, *Petroselinum crispum* MILL.) NYM. var. radicosum (ALEFELD) DANERT (Familie: Umbelliferae = Apiaceae) ist eine bekannte, schon im Altertum hochgeschätzte Gewürzpflanze, von der mehrere Gartenformen existieren. Zum Würzen nimmt man die Blätter, seltener hingegen die Wurzel; die Früchte setzt man diuretisch wirkenden Teemischungen zu oder man verwendet sie als Ausgangsmaterial zur Gewinnung des Oleum Petroselini bzw. des Apiols.

Fructus Petroselini enthalten 2—7% ätherisches Öl, dessen nähere Zusammensetzung mit der Provenienz der Ausgangsdroge und der Sorte stark wechselt. Petersilienöl deutscher Herkunft enthält als Hauptbestandteile Apiol und Pinen, in Ölen französischer Provenienz ist Apiol weitgehend durch Myristicin ersetzt. Apiol und Myristicin gehören in die Gruppe der Phenylpropankörper. Myristicin, das zuerst aus Muskatnüssen (s. S. 408) isoliert wurde, ist bei Zimmertemperatur flüssig; Apiol als Reinsubstanz ist dagegen eine in farblosen Nadeln kristallisierende Substanz (Schmp. 30°). Die Bezeichnung Apiol ist aber nicht eindeutig: die gleiche Bezeichnung tragen auch Handelsprodukte, die bloße Extraktivrückstände weingeistiger oder ätherischer Auszüge von Petersilienfrüchten darstellen, wechselnde Gemische also aus Apiol, Myristicin, fettem Öl, Chlorophyll, Lipoiden u. a. m. Ferner gibt es Apiolpräparate, die in ihrer Zusammensetzung dem Oleum Petroselini entsprechen.

Die Fructus und das Oleum Petroselini sind kräftige Diuretika. Apiol und Myristicin wirken kräftig uteruserregend, weshalb Oleum Petroselini bei Menstruationsstörungen, mißbräuchlich als Abortivum, verwendet wird.

8. Geruchs- und Geschmackskorrigentien

Drogen und Öle der Gattung Citrus

a) Zur Botanik der Gattung Citrus

Citrus ist eine Gattung der Rutaceae, und zwar der Unterfamilie der Aurantioideae. *Citrus*-Arten zieht man hauptsächlich ihrer Früchte wegen, die auch als „Agrumenfrüchte" bezeichnet werden.

Insgesamt umfaßt die Familie der Rutaceae etwa 1600 Arten, die wiederum zu etwa 140 Gattungen zusammengefaßt werden. Die verschiedenen Gattungen stellt ENGLER der Fruchtform nach zu sechs Unterfamilien zusammen, wobei die Aurantioideae sich durch Beerenfrüchte auszeichnen. Allen Rutazeen gemeinsame Merkmale sind die vier- bis fünfzähligen Blüten mit ring- oder napfförmigen Drüsenpolstern zwischen den Staubblättern und den Fruchtknoten (intrastaminale Diskusbildung); charakteristisch sind ferner die großen Ölräume im Grundgewebe der vegetativen Organe, Ablagerungsstätten für das ätherische Öl. Rutazeen sind hauptsächlich Holzgewächse; Verbreitungsschwerpunkte hinsichtlich des Artenreichtums sind Australien und Südafrika.

Die Agrumen selbst stellen dornige aromatische Sträucher oder kleine, bis 5 m hohe Bäume dar. Die immergrünen Blätter sind ledrig, kahl und durchscheinend punktiert (Ölräume); der Blattstiel ist vielfach blattartig verbreitert (geflügelter Stiel). Die Fruchtform ist eine abgewandelte Beere: An eine gelb bis rotorange gefärbte Flavedoschicht, die reich an Exkreträumen ist, schließt sich eine farblose, schwammige Albedoschicht an; der Innenseite der Fruchtwand entspringen schlauchartige Emergenzen, die aus saftreichem Gewebe bestehen.[1] Zwischen den schlauchartigen Zotten finden sich die Samen. Wie bei allen alten Kulturpflanzen des Menschen ist eine Systematik der Gattung Citrus schwierig, da sich unter dem Einfluß des Menschen bei der Züchtung (Auslese bestimmter Mutanten, Hybridisation usw.) die ursprünglichen Artcharaktere verwischt haben. Einige Arten, Unterarten und Rassen werden im folgenden, soweit sie Drogen oder andere medizinisch verwendete Produkte liefern, aufgezählt.

Citrus aurantium L., die Orange im weitesten Sinne. Von ihr sind mehrere Unterarten bekannt, so die subspecies *aurantium*, die bittere Orange oder Pomeranze, eine Form mit bitterer Fruchtschale und mit saurem Fruchtfleisch. Man gewinnt von dieser Unterart die folgenden Drogen und ätherischen Öle: Folia Aurantii, Fruct. Aurantii immaturi, Pericarpium Aurantii (= Flavedo Aurantii amari) und Flores Aurantii, Oleum Aurantii floris (Orangenblüten- oder Neroli-Öl), Oleum Petitgrain (Petitgrainöl) und Oleum Aurantii amari (bitteres Pomeranzenöl). *Citrus sinensis* (L.) OSBECK (= *C. aurantium* subsp. *sinensis*) liefert die Apfelsinen oder süße Orangen, an Drogen die Flavedo aurantii dulcis der Ph. Helv. und das Oleum Aurantii dulcis (das süße Orangenschalenöl). *Citrus aurantium*, subspecies *bergamia*, die Bergamotte, ist gekennzeichnet durch ihre blaßgelben Früchte mit saurem Fruchtfleisch; aus den frischen Fruchtschalen gewinnt man das Oleum Bergamottae (Bergamotteöl).

Citrus limon BURMEISTER fil., die Zitrone. Die Früchte sind mehr oder weniger zitzenförmig zugespitzt. Durch Auspressen der frischen Zitronenschalen gewinnt man das Oleum Citri (das Zitronenöl). Die Flavedoschicht frischer Zitronen ist offizinelles Präparat der Ph. Helv. VI (Flavedo citri recens).

Viele weitere Agrumenfrüchte werden kultiviert, beanspruchen allerdings kein pharmazeutisches Interesse: so die Grapefruit (*Citrus paradisi*), die Zitronat-Zitrone (*Citrus limon*) oder die Mandarine (*Citrus reticulata*).

b) Allgemeines über Inhaltsstoffe von Agrumenfrüchten

Die ledrige Flavedoschicht enthält reichlich ätherisches Öl. Die Gelb- oder Orangerot-Färbung beruht auf wechselnden Gehalten an verschiedenen Carotinoiden. Beispielsweise wurden aus dem Perikarp von *Citrus aurantium* folgende Carotinoide isoliert: β-Carotin, Lycopin, Kryptoxanthin, Xanthophyll, Violaxanthin, Zeaxanthin, β-Citraurin und Citroxanthin. Das zuletzt aufgezählte Carotinoid scheint artspezifisch zu sein; es besitzt aldehydische Natur und enthält abweichend nur 30 Kohlenstoffatome im Molekül, weshalb man es für eine Art „physiologisches Abbauprodukt“ eines anderen Carotinoids hält. Die Albedoschicht besteht aus Cellulose, aus Hemicellulosen, Ligninen, Pektinen, Pentosanen, Flavonoiden, Bitterstoffen und Mineralsalzen. Das Fruchtfleisch der Emergenzen enthält u. a. Ascorbinsäure, Citronensäure neben anderen Fruchtsäuren. Die Samenkerne setzen sich außer aus Gerüstsubstanzen zur Hauptsache aus fettem Öl zusammen.

[1] Bei einigen Agrumen wie der Zitronat-Zitrone fehlt dieses saftreiche Gewebe fast ganz, wohingegen dann die Schale besonders dick ist.

Flavonoide Substanzen kommen sowohl im Fruchtfleisch vor als auch im gesamten Perikarp, wobei es den Anschein hat, als würden die mehr lipophilen Vertreter der Reihe bevorzugt im Perikarp, die mehr hydrophilen (hydroxylgruppenreichen) Flavonoide bevorzugt im Fruchtfleisch gespeichert werden. Zu den mehr hydrophilen Vertretern gehören Glykoside wie das Naringin, das Poncirin, das Citrifoliosid und das Eriodictin, durchweg Flavanone mit zumindest einer freien Hydroxylgruppe und mit einer Hydroxygruppe am Kohlenstoffatom C-7, die glykosidisch mit ein oder mit zwei Molen Zucker verknüpft ist.

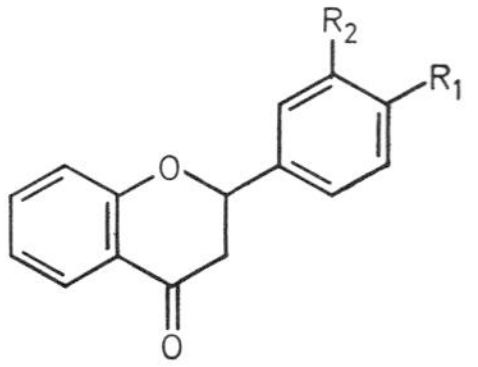

R_1	R_2	Name	Vorkommen
OH	H	Naringin	*C. paradisi,* *C. aurantium*
OCH_3	H	Poncirin	*C. tachibana*
OCH_3	H	Citrofoliosid (diastereomer mit Poncirin)	*C. trifoliata*
OH	OH	Eriodictin	*C. limon*

Die zweite Gruppe von Agrumenflavonen fällt dadurch auf, daß diese nicht an Zucker gebunden vorliegen und daß sie hoch methyliert sind. Sie gelangen beim Auspressen der ätherischen Öle teilweise mit in die Ölfraktion, weshalb man sie als Begleitstoffe von Agrumenölen antreffen kann.

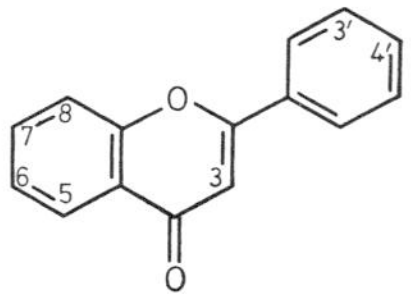

Methoxyl	Name	Vorkommen
3, 6, 7, 8, 4′	Auranetin	C. aurantium
5, 6, 7, 8, 3′, 4′	Nobiletin	C. nobilis
5, 6, 7, 8, 4′	Ponkanetin (= Tangeretin)	C. poonensis *C. nobilis*

Eine ganze Zahl der aufgezählten Inhaltsbestandteile von Agrumenfrüchten gewinnt man in technischem Maßstabe; Beispiele für derartige Nebenprodukte der Citrus-Kultur sind die Pektine aus dem Albedo, Citronensäure sowie Citrusflavonoide aus dem Fruchtfleisch und natürlich die ätherischen Öle des Exokarps.

c) Die ätherischen Öle der Citrus-Arten

Verschiedenste Organe wie Blätter mit Zweigen, Blüten oder Fruchtschalen sind Ausgangsmaterialien zur Gewinnung von Agrumenölen. Während die Öle von Blüten und von Blättern in der gewöhnlichen Weise mittels Wasserdampfdestillation gewonnen werden, stellt man die Öle der Fruchtschalen durch Auspressen her. Wegen der besonderen Lokalisationsverhältnisse des Öles in Behältern dicht unter der Oberfläche, ferner dank der hohen Konzentration, in der das Öl im Perikarp enthalten ist, ist die Gewinnung auf mechanischem Wege technisch durchführbar; sie liefert zudem qualitativ bedeutend bessere Produkte als die übliche Destillationsmethode. Die Exkretbehälter geben das Öl nach außen hin ab, sobald sie mechanisch aufgerissen werden, und darauf basieren mehrere Verfahren, von denen heute hauptsächlich die folgenden zwei geübt werden:

der Spugna-Prozeß, d. i. ein Auspressen mit der Hand, wobei das Öl von einem Schwamm aufgenommen wird; dann ein maschinelles Verfahren, bei dem die Ölbehälter mit mechanisch bewegten Nadeln zerrissen werden.

Wie eine Reihe anderer ätherischer Öle auch, so stellen die *Citrus*-Öle ein komplexes Gemenge dar aus aliphatischen oder zyklischen Terpenen der verschiedensten Oxidationsstufen (Kohlenwasserstoffe, Alkohole, Ketone, Aldehyde, Säuren, Ester). Die Terpenbestandteile mit Sauerstoffunktionen im Molekül sind die geruchlich wertvollen Bestandteile. Gerade aber in einigen Fruchtschalen-Ölen treten mengenmäßig die sauerstofffreien Terpenkohlenwasserstoffe, besonders das Limonen hervor. Oleum Citri und Oleum Aurantii enthalten diesen monozyklischen Monoterpen-Kohlenwasserstoff in Mengen von etwa 90%. Es ist üblich geworden, diese Agrumenöle von den geruchlich wenig wertvollen Limonenen zu befreien und sie dann geruchlich verbessert als sog. „terpenfreie Öle" in den Handel zu bringen.

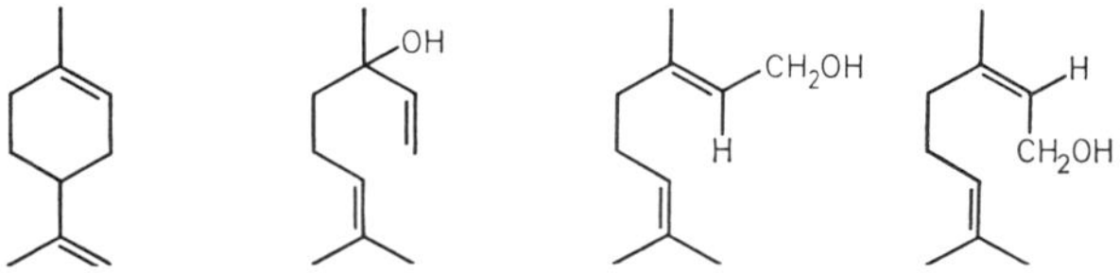

(+)-Limonen Linalool Geraniol (trans) Nerol (cis)

Einige als Bestandteile von Citrus-Ölen häufig anzutreffende Terpene

Sehr charakteristisch für *Citrus*-Öle sind bestimmte Begleitstoffe. Von den Methoxy-flavonoiden war schon die Rede. Destillationsöle der Blätter und Blüten von Orangen, Mandarinen, Bergamotten u. a. enthalten eine stickstoffhaltige,

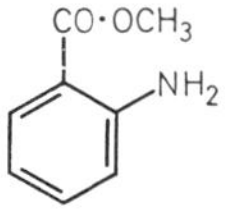

Anthranilsäure-methylester

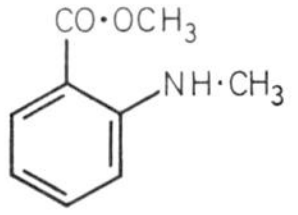

N-Methyl-anthranil-säuremethylester

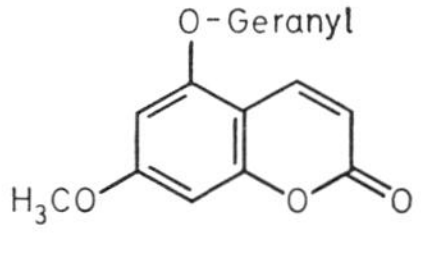

7-Methoxy-5-geranoxy-cumarin (Öl von *Citrus aurantifolia*)

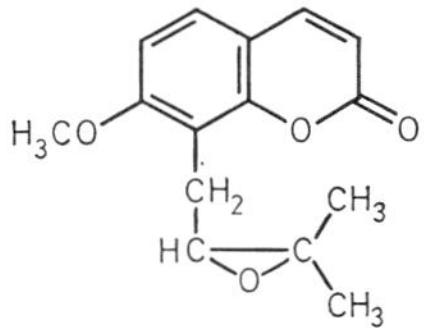

Meranzin (ein Herniarin mit einem hemiterpenartigen Alkyl-substituenten am C-8; Begleitstoff im Orangen- u. Zitronenschalenöl)

auffallend blau fluoreszierende Verbindung: den Anthranilsäuremethylester, der in manchen Ölen vom N-Methyl-Anthranilsäuremethylester begleitet ist. Beiden Estern ist noch in starker Verdünnung ein Blütenduft, der an Orangenblüten, Jasmin oder Gardenia erinnert, eigen. Die charakteristische Atomanordnung der Anthranilsäure kehrt in einer anderen Gruppe von Pflanzenstoffen wieder: bei bestimmten Chinolinalkaloiden. Es fällt auf, daß gerade dieser mit der Anthranilsäure biogenetisch verwandte Alkaloidtypus in der Familie der Rutaceae weit verbreitet ist.

Weitere charakteristische Begleitstoffe in Agrumenölen sind verschiedene Cumarine (s. S. 128). Gekennzeichnet sind sie folgendermaßen: Es handelt sich um Cumarine mit metaständiger Anordnung der Sauerstoffunktionen, wie sie etwa im Phloroglucin oder im Resorcin vorkommt, und mit Hemi- oder Monoterpenresten als Substituenten; der Terpenrest kann alkyl- oder ätherartig mit dem Cumarinkern verbunden sein. Daneben wurden auch Furanocumarine als Begleitstoffe von Agrumenölen gefunden.

d) Besprechung einiger Drogen und Öle

Fructus aurantii immaturi. Die Droge besteht aus den getrockneten, unreifen Früchten der Pomeranze (C. *aurantium* subspecies *aurantium* ENGLER). Sie gehört ihrem therapeutischen Anwendungsgebiet nach zu den Amara-Aromatika. Die Bitterstoffe sind ungenügend erforscht. Das in Konzentrationen von etwa 0,7% enthaltene ätherische Öl entspricht in seiner Zusammensetzung dem Oleum aurantii amari.

Pericarpium aurantii (Flavedo aurantii amari Ph. Helv. VI). Die Droge besteht aus der abgeschälten, getrockneten Fruchtwand, und zwar der reifen Früchte von C. aurantium subspec. *aurantium*. Die Albedoschicht muß sorgfältig entfernt werden. Die Droge ist ein viel verwendetes Amarum-Aromatikum. Dadurch, daß das bitterstoffreiche Albedo verworfen wird, ist in der Droge — verglichen mit dem Gesamtperikarp — das Verhältnis von ätherischem Öl zu Bitterstoff zugunsten des Öles verschoben. Weitere Inhaltsbestandteile sind Flavanonglykoside (etwa 10%) mit dem mengenmäßig vorherrschenden Hesperidin. Im Gegensatz zum Fruchtfleisch enthält das Perikarp praktisch keine Ascorbinsäure. Das ätherische Öl der Droge (etwa 1%) besteht hauptsächlich aus Limonen. Beim Trocknen und Lagern der Droge verharzt das Öl, wodurch die Droge an Aroma verliert. Die Ph. Helv. VI kennt daher eine Orangentinktur, die aus frischen Orangenschalen hergestellt wird, allerdings aus denen der süßen Apfelsine, da diese Sorte fast das ganze Jahr hindurch frisch greifbar ist (Flavedo aurantii dulcis recens).

Pericarpium Citri. Die Droge besteht aus der in Spiralbändern abgeschälten Flavedoschicht der gewöhnlichen Zitrone, *C. limon* (L.) BURM. f. Von bestimmten Bestandteilen des ätherischen Öles abgesehen, ähneln sich Orangen- und Zitronenschalen in der Zusammensetzung. Auch Pericarpium Citri ist ein Amarum-Aromatikum. Aus den gleichen (schon bei Pericarpium aurantii erwähnten) Gründen schreibt die Ph. Helv. VI vor, die frisch geschälte Zitronenschale (Flavedo citri recens) zu verwenden.

Die Bitterstoffe der Orangenschalen und anderer Agrumenschalen gehören in die Gruppe der glykosidischen Flavone mit Hesperetin und Naringenin (s. S.137) als Aglykon. Das Auftreten eines stark bitteren Geschmacks hängt davon ab, wie die beiden das Disaccharid aufbauenden Zuckerkomponenten D-Glukose und L-Rhamnose miteinander verknüpft sind: Citrusflavone mit Neohesperidose schmecken bitter, solche mit der isomeren Rutinose als Zuckeranteil sind geschmacklos. Von der Rutinose unterscheidet sich die Neohesperidose dadurch, daß die Verknüpfung nicht über das C-Atom C-6, sondern über das Hydroxyl am C-Atom C-2 erfolgt (Hesperidose = 2-O-α-L-Rhamnopyranosyl-D-glucopyranose).

Flavone mit Neohesperidose als Zuckerkomponente sind das Neohesperidin, das Naringin und das Poncirin. Nicht bitter schmeckende Glykoside mit Rutinose sind das 7-β-Rutinosid des Eriodictyols, des Naringenins und des Isosakuranetins (Näheres bei HOROWITZ, R. M., u. B. GENTILI, Tetrahedron 19, 773, 1963).

Oleum citri. Frisches Zitronenöl ist eine hellgelbe bis grünliche, leicht bewegliche Flüssigkeit mit dem charakteristischen Aroma frischer Zitronenschalen. Beim Stehenlassen, rasch unter der Einwirkung von Licht und von Luftsauerstoff, verändert es Farbe und Konsistenz, und damit parallel seine Geruchsqualität. Hauptbestandteil von Oleum citri ist rechtsdrehendes (+)-Limonen, das etwa 90% des Gesamtöles ausmacht. Für den angenehmen, erfrischenden Geruch nach Zitrone ist der Gehalt an Citral (3—8%) entscheidend. In geringen Mengen kommen vor: zahlreiche weitere Terpene, Anthranilsäuremethylester und ein Cumarinderivat Citropten (= 5,7-Dimethoxy-cumarin).

Oleum bergamottae. Die Bergamotte (*C. aurantium* subspec. *bergamia*) wird nur in Kalabrien in größeren Kulturen gezogen, und zwar ausschließlich zur Ölgewinnung. Mit einigen anderen Citrusölen teilt das Bergamotteöl die Eigenschaft, daß es zu einem beachtlichen Prozentsatz (etwa 50%) aus (+)-Limonen besteht; charakteristischer Geruchsträger ist das (—)-Linalylacetat (45%). Der Gehalt des Öles an Cumarinen — es enthält etwa 5% Bergapten (= 5-Methoxy-furanocumarin) — ist relativ hoch, womit wohl das gelegentliche Auftreten von Dermatitis zusammenhängt, wenn Bergamotteöl enthaltende Gesichtswässer allzu ausgiebig verwendet werden (vgl. S. 133).

Oleum Aurantii florum. Orangenblütenöl, auch Neroli-Öl genannt, wird durch Wasserdampfdestillation gewonnen. Die Blütenernte ist mühsam, da jede Einzelblüte mit den Fingernägeln abgeknipst wird, damit man hochwertige Öle erhält. 1 kg Orangenblüten liefert 1 g ätherisches Öl nebst 1 kg Orangenblütenwasser, das als Nebenprodukt anfällt. Neroli-Öl ist die klassische Grundkomponente aller Kompositionen der Geruchsrichtung „Kölnisch Wasser". Sein Duft ist herb und erfrischend blumig. Der Zusammensetzung nach entfällt etwa ein Drittel des Öles auf Kohlenwasserstoffe, 45% auf Terpenalkohole und etwa 1% auf Anthranilsäuremethylester. Eine sorgfältige Einzelanalyse von HESSE und ZEITSCHEL (1901 und 1902) führte zum Nachweis der folgenden im Neroli-Öl („Bigarade" von *C. aurantium* subspec. *aurantium*) vorkommenden Komponenten:

Komponenten des Neroli-Öles (nach HESSE und ZEITSCHEL)

(zusammengestellt nach Angaben bei GUENTHER, 1952)

A. Kohlenwasserstoffe 35%
1. (—)-α-Pinen
2. (—)-Camphen
3. Dipenten (etwa 35%)
4. Paraffine (Stearoptene)

B. Terpenalkohole und deren Acetate 47%
5. (—)-Linalool 30%
6. (—)-Linalylacetat 7%
7. u. 8. Geraniol + Nerol 4%
9. u. 10. Geranylacetat + Nerylacetat 4%
11. (+)-Terpineol 2%

C. Sesquiterpene 6%
12. (+)-Nerolidol, $C_{15}H_{26}O$ 6%

D. Stickstoffkörper 0,6%
13. Anthranilsäuremethylester 0,6%
14. Indol unter 0,1%

E. Säuren und Phenole 0,1%
15. Essigsäure
16. Palmitinsäure

F. Sonstige Bestandteile
Farnesol + Jasmon 11%
ferner Decylaldehyd und Ester der Phenylessigsäure und Benzoesäure.

Oleum Petitgrain. Auch das Petitgrainöl gehört zu den *Citrus*-Ölen, die durch Wasserdampfdestillation gewonnen werden, und zwar aus Blättern und kleinen Zweigen der Pomeranze (*C. aurantium* subspec. *aurantium*). Im großen und ganzen ähnelt das Petitgrainöl dem Neroli-Öl, ohne aber dessen Geruchsqualitäten zu erreichen. Die geruchlichen Eigenschaften beruhen auf dem Vorkommen von (—)-Linalool, Nerol und Geraniol, die frei und esterartig gebunden vorliegen.

Oleum Rosae

Rosenöl stammt von bestimmten kultivierten Rosenformen, die sich in qualitativer und quantitativer Hinsicht durch ihren Gehalt an Duftstoffen auszeichnen. Insgesamt sind z. Z. etwa 7000 verschiedene Rosenformen beschrieben — eine Zahl, die sich durch ständige Neuzüchtung laufend vergrößert. Hauptsächlich Sorten des Formenkreises um *Rosa centifolia* L., *R. gallica* L., und *R. damascena* Mill. werden des Öles wegen angebaut.

Die Artumgrenzung innerhalb der Gattung *Rosa* (Familie: Rosaceae) ist schwierig. Es zeichnen sich die Rosenarten dadurch aus, daß selbst Arten unterschiedlichster geographischer Herkunft leicht miteinander kreuzbar sind, woraus sich dann Formen bilden können, welche die elterlichen Merkmale überdecken: die ursprünglichen Artcharaktere werden so verwischt und die Bestimmung der Grundform erschwert. Man nimmt im allgemeinen an, daß die Gattung *Rosa* sich aus etwa 100—200 („guten") Arten zusammensetzt, aus denen dann die Tausende von Kulturformen hervorgegangen sind.

Rosa gallica L., die vertraute Gartenrose, die man in Frankreich zur Ölgewinnung zieht, stellt einen etwa 1 m hohen Strauch dar; man zieht sie meist in dunkelrotblühenden Formen, die sich durch ihre fast geometrische Regelmäßigkeit in der Anordnung der Blütenblätter auszeichnen. Die Varietäten von *Rosa damascena*, von der man meist rosablühende Formen kultiviert, ähneln im allgemeinen denen der *R. gallica*, sie sind jedoch größer und fallen oft durch hübsche Laubfärbung auf. *R. damascena* f. *trigintipetala* liefert das bulgarische Rosenöl. *Rosa centifolia*, die ihres Duftes wegen seit altersher geschätzt wird, hält man für eine Kulturform, die sich aus *R. gallica* entwickelt hat.

Der Gehalt der Blütenblätter an ätherischem Öl ist gering (0,01—0,04% bezogen auf die getrockneten Petalen). Um 1 kg Rosenöl zu destillieren, müssen 4000—5000 kg Rosenblüten verarbeitet werden. Rosenöl ist stearoptenhaltig, d. h. beginnend bei normaler Zimmertemperatur, stärker werdend in der Kälte,

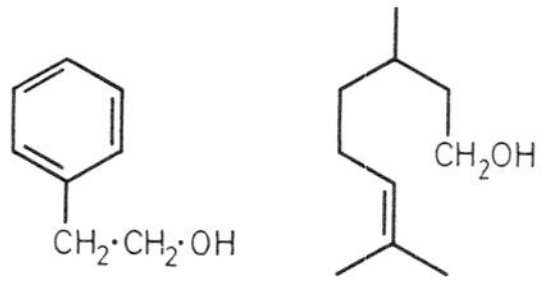

$CH_2 \cdot CH_2 \cdot OH$ — Phenyläthylalkohol

CH_2OH — Citronellol

scheidet sich eine feste Fraktion aus, die aus Kohlenwasserstoffen besteht. Die überstehende Flüssigkeit setzt sich zur Hauptsache aus vier Alkoholen zusammen, an die der Rosenduft geknüpft ist: Geraniol, Citronellol, Nerol und Phenyläthylalkohol. Es wurde aber noch eine ganze Reihe weiterer Bestandteile nachgewiesen, die teilweise in nur kleinsten Mengen vorkommen. Gerade aber diese Mannigfaltigkeit an Stoffen, diese Komplexität von Haupt-, Begleit- und

Spurenstoffen trägt dazu bei, daß das Naturprodukt in seinen geruchlichen Eigenschaften den künstlichen Mischungen bekannter Einzelbestandteile überlegen ist. Officinell: Oleum rosae Ph. Helv. VI.

Die technische Gewinnung des ätherischen Rosenöles erfolgt nach zwei verschiedenen Methoden: einmal in althergebrachter Weise durch Wasserdampfdestillation aus Kupferblasen; in den modernen Betrieben Frankreichs aber durch Extraktion mit leicht flüchtigen Lösungsmitteln. Je nach Gewinnungsverfahren, abhängig natürlich auch von der verarbeiteten Rosensorte, wechselt die Zusammensetzung des Produktes. Extraktionsöle zeichnen sich durch einen höheren Gehalt an Phenyläthylalkohol aus verglichen mit den Destillationsölen, deren Gehalt an Geraniol, Nerol und Citronellol höher ist. Es hängt das mit der besseren Löslichkeit des Phenyläthylalkohols in Wasser zusammen, weshalb er sich im Rosenwasser — dem wässerigen Anteil des Kondensates — anreichert unter entsprechender Verarmung der Ölphase.

Rosenöl ist eines der kostbarsten Öle, weshalb es gerne verfälscht wird. Ein häufiges Verfälschungsmittel ist Palmarosa-Öl von *Cymbopogon martini* (Roxb.) Stapf, einer Grasart Indiens.

Rhizoma Iridis: Veilchenduftstoffe

Die Arten der Gattung *Iris* (Familie: Iridaceae) sind perennierende Kräuter mit schwertförmigen Blättern und meist prächtig gefärbten Blüten, weshalb man viele Vertreter als Zierpflanzen zieht. Charakteristisch ist ferner der unterständige Fruchtknoten mit drei (blattartig ausgebreiteten) Narbenlappen. Nur drei von den insgesamt 150 Iris-Arten sind als Stammpflanzen der offizinellen Droge, der Rhizoma Iridis zugelassen: *Iris florentina* L., *Iris pallida* Lam. und *Iris germanica* L. Sie zeichnen sich dadurch aus, daß sie abweichend von vielen anderen Iris-Arten keine Zwiebeln als Speicherorgane, sondern im Boden kriechende Wurzelstöcke besitzen.

Die Rhizome werden im Herbst gegraben; sie kommen geschält in den Handel. Im frischen Zustande ist der Wurzelstock geruchlos; erst beim Trocknen entwickelt sich aus noch unbekannten Vorstufen der veilchenartige Duft, der auf

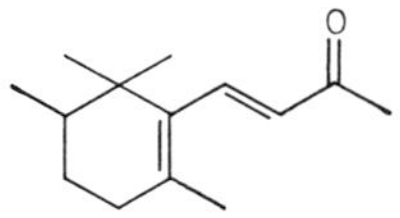

β-Iron
Ein Veilchenduftstoff der Gattung Iris

$CH_3—CH_2—CH=CH—CH_2—CH_2—CH=CH—R$
R = CHO : Nonadienal
R = CH_2OH : Nonadienol
Veilchenduftstoffe von Violaarten

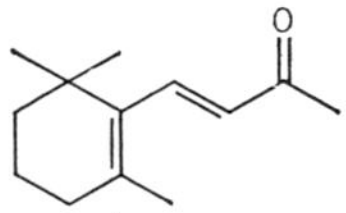

β-Jonon
Beispiel für synthetische Veilchenduftstoffe
(In geringer Menge kommen Jonone auch als Bestandteile natürlicher Öle vor)

dem Freiwerden der Irone (von α-, β- und γ-Iron) beruht. Der mit Wasserdampf flüchtige Anteil der Droge beträgt durchschnittlich 0,1—0,2%, wobei etwa ein Zehntel auf die Irone, acht Zehntel etwa auf die praktisch geruchlose Myristicinsäure $CH_3 \cdot (CH_2)_{12} \cdot COOH$ entfallen. Außerdem enthält das Rhizom viel Stärke (über 50%), phenolische Körper und etwas Schleim. Wir haben demnach ein Mucilaginosum-Aromatikum vor uns, das allerdings heute nur noch selten (z. B. als Bestandteil der Species pectorales oder der Species aromaticae) bei

Katarrhen der oberen Luftwege verwendet wird. Die Ganzdroge gibt man zahnenden Kindern als Kaumittel. Die eigentliche (wirtschaftliche) Bedeutung der Droge beruht auf ihrer Verwendung in der Parfümindustrie.

Es gibt drei Gruppen von Duftstoffen mit Veilchengeruch: Destillate aus *Iris*rhizomen, Blätteröle von *Viola*-Arten und synthetische Veilchenriechstoffe vom Typus der Jonone.

9. Ätherische Öle, die als Nervina angewandt werden

Von ätherischen Ölen ist bekannt, daß sie die sensiblen Nervenendigungen der Nasenschleimhaut erregen und auf reflektorischem Wege zahlreiche Wirkungen entfalten können; so werden durch Riechsalze, durch Lavendelspiritus oder Kölnischwasser Atmung und Kreislauf angeregt. Je nach Reaktionslage des Organismus scheinen riechende Substanzen nicht bloß anregend, sondern auch dämpfend wirken zu können: so gelten Campher, Rosmarin, Melisse und Lavendel auch als Beruhigungsmittel. Vor allem aber schlecht riechende, stinkende Substanzen und Drogen stehen seit altersher in dem Rufe, bei nervösen Erregungszuständen beruhigend zu wirken, so der Stinkasant, ferner Moschus und Baldrian. Über den Wert dieser sog. „Antihysterika" herrscht keine Einigkeit: bald sieht man die Wirkung für resorptiv bedingt an, bald hält man sie für eine Folge des ungewöhnlichen und unangenehmen Geruches auf das Nervensystem.

Valeriana

Die als Radix oder Rhizoma Valerianae bezeichnete Droge besteht aus den getrockneten Rhizomen samt Wurzeln von *Valeriana officinalis* L. Die Stammpflanze, ein ausdauerndes, sehr robustes Kraut, kommt in ganz Europa wild vor. Die Droge wird fast ausschließlich durch vegetative Vermehrung von Wildpflanzen gewonnen.

Die Gattung Valeriana ist mit ihren 250 Arten die artenreichste Gattung der Valerianaceae, einer Familie, in der 13 Gattungen mit etwa 360 Arten zusammengefaßt werden. Valeriana officinalis ist keine einheitliche Art, was bei dem weiten Verbreitungsareal auch nicht zu erwarten ist. Es handelt sich um eine Sammelart, die in zahlreiche Sippen zerfällt. Die Mannigfaltigkeit an Formen, Varietäten und Unterarten wird sich — so darf man erwarten — auch in der chemischen Zusammensetzung der Droge widerspiegeln, besonders auch hinsichtlich Menge und näherer Zusammensetzung des gebildeten Öles und der Valepotriate, welche künftig als Maßstab zur Beurteilung der Droge dienen sollen (E. Stahl, 1970). Die Menge des gebildeten Öles allein ist kaum ein geeigneter Maßstab für die zu erwartenden therapeutischen Effekte.

Baldrian gilt heute als mildes, aber wirksames Sedativum, während man ihn früher mehr als ein Toniko-Exzitans (bei Ermüdung) und als Antispasmodikum schätzte. Intensive Forschungsarbeit (F. Hauschild u. Mitarb.; A. Stoll u. E. Seebeck; P. W. Thies u. S. Funke) wurde der Frage nach den sedativ wirksamen Prinzipien der Droge gewidmet. Eine große Zahl verschiedenster Verbindungen wurde isoliert, darunter aber kein Einzelstoff, auf den sich die charakteristische Drogengesamtwirkung zurückführen ließe. Nach Stoll und Seebeck kommt möglicherweise die beruhigende Wirkung des Baldrians auf den Menschen nicht einer einzelnen Substanz zu, sondern beruht auf dem Zusammenwirken mehrerer an und für sich wenig wirksamer Inhaltsstoffe.

Frisch gegrabener Baldrian riecht anders als die Droge. Man nimmt an, daß beim Trocknen sekundär aus geruchlosen Vorstufen der lebenden Pflanze zusätzliche Geruchsträger entstehen.

Die dieser Geruchsbildung zugrunde liegenden chemischen Reaktionen sind nicht näher bekannt: Umesterungsreaktionen der Valepotriate spielen vermutlich eine große Rolle. Die Valepotriate spalten auch relativ leicht freie Isovaleriansäure, Isocapronsäure und andere Fettsäuren ab, die der überalterten Droge einen unangenehmen Geruch verleihen. Präparate, die aus frischem Baldrian gewonnen werden, riechen daher angenehmer als Galenika aus alter Droge.

Radix (Rhizoma) Valerianae enthält neben ubiquitären Inhaltsstoffen, wie Stärke, Gerbstoffe und Zucker, je nach Provenienz wechselnde Mengen ätherischen Öls. Lokalisiert ist das Öl in einem einschichtigen Hypoderm, das aus dünnwandigen, aber verkorkten Zellen aufgebaut ist. An Bestandteilen des Öles wurden nachgewiesen: Pinen, (−)-Camphen, Myrthenolisovalerianat, Valeranon (= Jatamanson), Maaliol und andere Sesquiterpene des Aristolen-Typs. Isovaleriansäure selbst gehört zu den Pflanzenstoffen, die in der Natur ziemlich verbreitet sind. Im Baldrian liegt sie, wie erwähnt, besonders an die Valepotriate gebunden vor, aber auch als azyklische Estersäure, die beim Verseifen in Isovaleriansäure und in α-Hydroxyisovaleriansäure zerfällt, wurde sie isoliert, wobei vermutlich der heute bekannte Valepotriat-Anteil abgespalten wurde und bei der Isolierung der freien Säuren polymerisierte.

In der frisch gegrabenen Wurzel, auch in der schonend getrockneten und sorgfältig gelagerten Droge, kommen als Valepotriate (~1%) bezeichnete Inhaltsstoffe vor. Es handelt sich um Epoxyde, die drei Hydroxygruppen tragen, welche

Ein Valepotriat (genuin in der frischen Pflanze und Droge)

Isovaleriansäure

Baldrinal (in alter Droge und in Drogenzubereitungen)

mit Isovalerian-, Isocapron- und der vorgenannten Hydroxysäure sowie mit Essigsäure verestert sind (daher der Name: Valeriana-Epoxy-triester). Die Inhaltsstoffe sind sehr empfindlich. In nicht schonend getrockneter oder in schlecht gelagerter Baldrianware, ferner in den meisten Valeriana-Zubereitungen des Handels fehlen die genuinen Wirkstoffe vom Valepotriattypus, und stattdessen finden sich Abbauprodukte bzw. Umwandlungsprodukte dieser Stoffe (P. W. Thies u. Mitarb., 1966). Neben freier Isovaleriansäure tritt Baldrinal als Spaltprodukt auf. Das Kohlenstoffgerüst der Valepotriate läßt sich biogenetisch als ein regulär aufgebautes Monoterpen (Nepetalaktontyp, siehe Seite 19) auffassen;

innerhalb der Monoterpene stehen die Valepotriate den als Iridoiden (siehe Seite **391**) bezeichneten Pflanzenstoffen am nächsten, Derivaten des Iridodials (siehe Seite **391**). Nach P. W. THIES (1971) kann die Pharmakologie der Valepotriate zwar durch Tierversuche belegt werden, das Wirkungsprofil konnte jedoch erst eindeutig in der Klinik ermittelt werden: psychotrop aktivierende Wirkungen führen durch Anhebung des Konzentrations- und Leistungsvermögens zu einer milden Sedierung. Man hat diese Wirkung in der Klinik als äquilibrierend bezeichnet und stellt neben den Begriff des Tranquilizers den Begriff „Äquilans".

Einem weiteren terpenoiden Inhaltsstoff kommen papaverin-ähnliche spasmolytische Wirkungen zu: der Valerensäure, einer irregulär aufgebauten Sesquiterpensäure (G. BÜCHI et al., 1960). Biogenetisch kann man sich das C-Skelett dieser Säure von einem Sesquiterpen des Guajantyps durch Ringverengung abgeleitet denken:

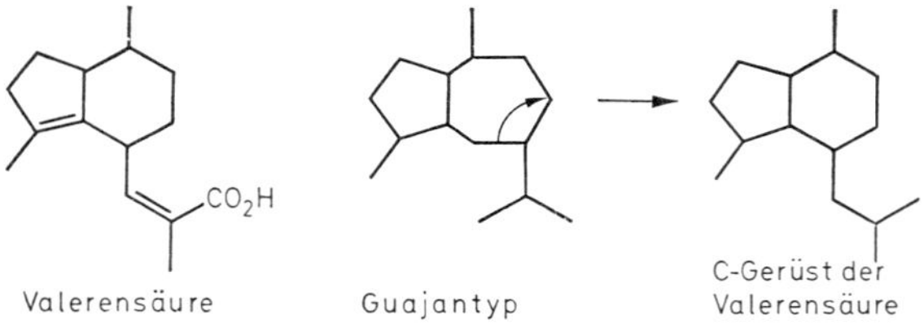

CO_2H

Valerensäure Guajantyp C-Gerüst der Valerensäure

Asa foetida

Als Asa foetida bezeichnet man das aus Rhizomen und Wurzeln verschiedener *Ferula*-Arten nach Verletzung austretende Gummiharz. Die Stammpflanzen, *Ferula assa-foetida* L., *F. foetida* REGEL, *F. rubricaulis* BOISS. u. a. F.-Arten, sind kräftige, bis 3 m hoch werdende Umbelliferen. Ihre Heimat sind die Steppengebiete des westlichen Afghanistan und des östlichen Irans. Um Asant zu gewinnen, wird der Sproß abgeschnitten, man legt Rhizom und Wurzel bloß und verletzt sie, indem man in Abständen von Tagen dünne Scheiben des Rhizoms abschneidet; der aus Exkretgängen nach außen fließende, milchige Balsam erstarrt allmählich und wird abgeschabt. Die Droge besteht aus braungelben Klumpen oder aus mehr oder weniger verklebten Körnern, die stark knoblauchartig riechen. Für den Geruch der Droge ist das ätherische Öl verantwortlich, das etwa 4—9% der Droge ausmacht neben etwa 65% Harz, 20% Gummi und 10% Asche (Mineralstoffe). Der Hauptanteil des Öles wiederum setzt sich aus schwefelhaltigen, organischen Verbindungen zusammen, die im einzelnen noch nicht näher bekannt sind, mit Ausnahme des Isobutylpropenyldisulfids $C_7H_{14}S_2$. Als Bestandteile des Harzes wurden Cumarine — u. a. Umbelliferon — nachgewiesen.

Nichtglykosidische (lipophile) Cumarine wirken auf das Zentralnervensystem dämpfend. Es ist aber bisher nicht untersucht worden, ob die früher gebräuchliche Verwendung von Asa foetida als „Nervinum" mit dem Cumaringehalt etwas zu tun hat. Heute wird die Droge medizinisch so gut wie nicht mehr gebraucht, wenn man von ihrer Verwendung als Geruchsprüfreiz (für Riechgutachten) absieht.

Melissa

Melissa officinalis L. kommt im Mittelmeergebiet wild vor, nördlich der Alpen kultiviert oder verwildernd. Die Handelsware stammt aus Kulturen.

Die zur Familie der Labiaten (= Lamiaceae) gehörende Gattung *Melissa*, die eng mit der Gattung *Satureja* verwandt ist, umfaßt lediglich drei Arten; es sind 30–60 cm hohe Kräuter mit weißen oder gelblichen Blüten, die in Scheinwirteln stehen.

Melissa officinalis variiert ziemlich stark in Wuchs, Größe und Behaarung; auch durch den Geruch des ätherischen Öles unterscheiden sich die einzelnen Formen. Die Blätter duften beim Zerreiben angenehm zitronenähnlich; beim Lagern der Blattdroge schwindet der Geruch jedoch sehr bald, denn der Gehalt an ätherischem Öl ist mit ungefähr 0,01% sehr gering. Wegen ihres geringen Ölgehaltes lohnt es sich nicht, ein Oleum Melissae zu destillieren, zumal es eine Reihe gleichwertiger Öle gibt. Die unter der Bezeichnung Oleum Melissae in den Handel kommenden Öle sind daher sehr selten rein, meist handelt es sich um Gemische verschiedener Grasöle (Citronell- und Lemongrasöl von *Cymbopogon*-Arten); auch Oleum Citri hat ähnliche geruchliche Eigenschaften, und man destilliert es gelegentlich über Melissenkraut (Oleum Melissae citratum). Als charakteristische Bestandteile des Melissenöles wird meist Citral und Citronellal angegeben; ein mit Sicherheit echtes Melissenöl französischer Provenienz enthielt die genannten Aldehyde aber nur in untergeordneten Mengen, vielmehr überwogen alkoholische Bestandteile wie Geraniol, Linalool und Citronellol (nach Salgues, zit. bei Guenther).

Melisse, besonders in Form von Melissenpräparaten der Industrie und des Spiritus Melissae comp., ist ein sehr viel verwendetes Hausmittel. Plinius (1. Jahrh. n. Chr.) erwähnt Melisse als brauchbar bei hypochondrischen und hysterischen Erscheinungen. Nach H. Braun (1942) soll Melissenöl ähnlich wie Kamillen- und Pfefferminzöl leicht sedativ und spasmolytisch wirken. Officinell: Folium melissae Ph. Helv. VI.

Lavandula

Der Lavendel, *L. angustifolia* Mill. ist ein zur Familie der Labiaten (= Lamiaceae) gehörender immergrüner Halbstrauch der westlichen Mittelmeerländer. Verwendet werden die getrockneten Blüten (= Fl. Lavandulae) und das aus frischen Blütenständen destillierte ätherische Öl (= Oleum Lavandulae). Da größere Wildbestände der Pflanze nicht allzu häufig sind, kultiviert man Lavendel, so in Südfrankreich, Italien, Spanien und England. Lavendel existiert in zahlreichen Formen, die sich morphologisch und der Zusammensetzung des Öles nach unterscheiden. Charakteristisch für echtes Lavendelöl ist ein hoher Gehalt an esterartig gebundenem Linalool. Die Konzentration an Ester-Linalool schwankt von Sorte zu Sorte stark; da sie das Gütemerkmal darstellt, teilt der Handel die Lavendelöle ihrem Estergehalt nach in verschiedene Güteklassen ein.

Lavendelblüten setzten die Römer wohlriechenden Bädern zu; von daher erhielt die Pflanze ihren Namen (lat. lavare). Noch heute spielt der Lavendel (als Oleum Lavandulae) eine wichtige Rolle in der Kosmetik. Medizinisch verwendet man das Oleum Lavandulae als Hautreizmittel und die Droge als Zusatz zu aromatischen Badekräutermischungen. Gleich der Melisse schreibt man dem Lavendel in der Volksmedizin auch sedative Eigenschaften zu. Officinell: Lavendelöl (Oleum Lavandulae) DAB 7; Oleum lavandulae Ph. Helv. VI.

Dem Lavendelöl nahestehende Produkte sind das Spiköl und das Lavandinöl. Spiklavendel ist eine mehr breitblättrige Varietät des echten Lavendels, die unter dem Namen *Lavandula latifolia* (L. f.) Medikus beschrieben wurde; die Pflanze wird höher als *L. officinalis*, die Blütenfarbe geht mehr ins Graue. Im Geruch erinnert Spiköl sehr an das Oleum Lavandulae, doch ist es herber und mehr campherähnlich; es enthält etwa 30% Cineol, die auf Kosten des Esters Linalool gehen.

Lavandinöl destilliert man aus einer Lavendelsorte, die als Hybride zwischen dem echten Lavendel und dem Spiklavendel aufzufassen ist. Entsprechend liegen die Geruchsqualitäten des Öles zwischen denen der beiden Eltern.

Rosmarinus

Fol. Rosmarini und Oleum Rosmarini stammen von der Labiate *Rosmarinus officinalis* L., einem immergrünen Halbstrauch von 1—2 m Höhe, der in den Mittelmeerländern beheimatet ist. Eine ganze Reihe von Unterarten, Varietäten und Formen wurden beschrieben, die sich u. a. in der Zusammensetzung des ätherischen Öles unterscheiden. Am meisten geschätzt ist dalmatinisches Rosmarinöl. Hauptbestandteile des Öles sind Cineol, Borneol und Borneolester. Die Droge oder die frischen Blätter werden in den Mittelmeerländern viel als Gewürz verwendet. Das Oleum Rosmarini ist Bestandteil einiger schmerzstillender Einreibungen gegen Muskel- und Gelenkrheumatismus. Officinell: Oleum rosmarini Ph. Helv. VI.

10. Ätherische Öle, die hauptsächlich als Desinfizientia verwendet werden

Auf keinem Gebiete der Therapie zeigt sich der Fortschritt der naturwissenschaftlichen Medizin deutlicher als auf dem der Bekämpfung mikrobieller Krankheitserreger: In der Entwicklung der Antiseptika und Desinfizientia, der Chemotherapeutika und Antibiotika, der Vaccine, Sera und Impfstoffe. Die Menschen waren in der vorwissenschaftlichen Ära — der Zeit vor den großen Entdeckungen, vor PASTEUR, R. KOCH und SEMMELWEISS, vor P. EHRLICH und LISTER — Infektionen und Seuchen hilflos ausgesetzt. Zwar kannten sie damals eine Fülle von gerbenden, adstringierenden, desodorierenden Pflanzen und Stoffen, die sie als Desinfektionsmittel des Mundes, des Darmes, der Atemwege, der Urogenitalorgane, auch als Wundmittel, verwendeten; im Vergleich mit den modernen Chemo- und Immunotherapeutika sind diese Drogen wenig wirksam. Erwartungsgemäß verloren sie ihre Bedeutung. Ein paar aber erhielten sich ein beschränktes Anwendungsgebiet bis heute: Myrrhe, Salbei-, Nelken- und Eukalyptusöle zur Desinfektion der Mund- und Rachenhöhle und von Zahnkavitäten, ferner zur Zahnpflege; Perubalsam in der Wundbehandlung. Eine kleine und gebräuchliche Gruppe bilden dann die Öle und die Drogen, die als Desinfektionsmittel für die Urogenitalorgane verwendet werden: Sandelöl und Copaivabalsam, Kubeben und Buccoblätter.

Nach Untersuchungen von A. G. WINTER (1958) sind ätherische Öle wie namentlich Oleum Santali, Oleum Juniperi, Oleum Petroselini, Oleum Salviae, Oleum Terebinthinae, Oleum Thymi und Balsamum Copaivae für die Behandlung von Harnweginfektionen praktisch wirkungslos; zumindest sofern man sich von der Applikation derartiger Drogen und Öle eine desinfizierende Wirkung erwartet. Selbst bei Applikation höchstmöglicher Dosen läßt sich im Harn kein Wirkstoffspiegel erreichen, der zur völligen Bakteriostase von Testobjekten (Staphylococcus aureus SG 511) ausreichen würde.

Auch vom modernen Blickpunkt aus wertvolle Desinfizientia sind einige S-haltige ätherische Öle aus der Familie der Cruciferae (Meerrettich, *Nasturtium*) und der Tropaeolaceae (Kapuzinerkresse).

Tropaeolum majus L.

Tropaeolum ist eine typische Gattung aus der Familie der Tropaeolaceae. Die Gattung setzt sich aus etwa 80 Arten zusammen, die ursprünglich aus Südamerika stammen, heute aber überall viel in Gärten als Zierpflanzen gezogen werden. Es handelt sich um Kräuter, charakterisiert durch saftige, kressenartig scharf schmeckende Blätter und kletternde Stengel, durch gespornte, lebhaft (blau, gelb, rot) gefärbte Blüten und dreiteilige Spaltfrüchte. Wegen des kressenartigen Geschmackes aller Pflanzenteile nennt man sie Kapuziner- oder Blumenkressen. Die bei uns häufigste Art ist *Tropaeolum majus* L. mit großen orangegelben, feuerrot gestriemten Blüten, von der zahlreiche andere Farbvarietäten existieren.

Zerkleinert man Kapuzinerkresse und maischt sie mit Wasser an, so läßt sich in einer Ausbeute von etwa 0,03% ein ätherisches Öl abdestillieren, das fast ganz aus Benzylsenföl besteht. Unterwirft man unzerkleinertes Pflanzenmaterial der Wasserdampfdestillation, dann besteht das flüchtige Öl hingegen zur Hauptsache aus dem Nitril der Phenylessigsäure. Offensichtlich liegen bei der Kapuzinerkresse die Verhältnisse ganz analog wie bei den Senfölen der Cruciferae (s. S. 405): die flüchtigen Stoffe (ätherisches Öl) liegen in einer glykosidischen Vorstufe vor. Da Vorstufe und Ferment in getrennten Zellen der Pflanze enthalten sind, findet die Bildung des Benzylsenföles nur dann statt, wenn das Zellgewebe zerrissen wird und beide Inhaltsbestandteile miteinander in Berührung kommen. Werden aber die Zellmembranen vor der Destillation nicht zerstört, so wird das Ferment durch die Wärme bereits inaktiviert, noch ehe es das Glykosid spalten kann, das nunmehr unter den Bedingungen der Wasserdampfdestillation in Phenylessigsäurenitril (Benzylcyanid) zerlegt wird.

Das entspricht ganz den Beobachtungen von J. Gadamer (1899) beim schwarzen Senf, wenn er bei der Wasserdampfdestillation von gut zerkleinerten Senfsamen praktisch reines Senföl (Allyl-isothiocyanat), bei der analogen Behandlung von wenig oder nichtzerkleinerten Pflanzenteilen dagegen hauptsächlich das entsprechende Nitril erhielt.

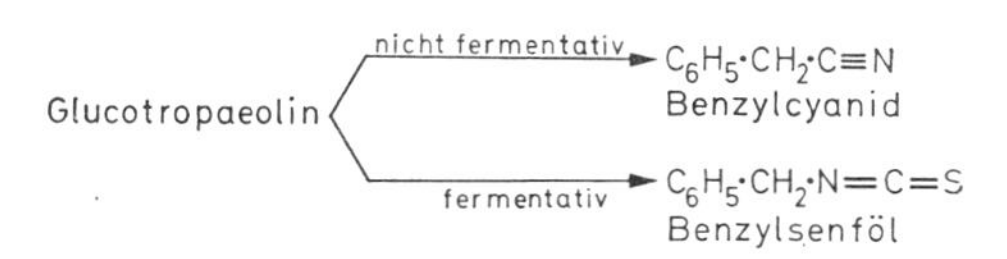

Die antibakterielle Wirkung kommt nicht dem Glykosid zu, sondern dem freien Benzylsenföl. Aus zwei Gründen verbietet es sich aber, die Wirkform unmittelbar als Arzneimittel einzunehmen: Das freie Senföl wirkt lokal reizend auf die Schleimhäute von Mund und Magen; sodann ist es ziemlich unbeständig, wobei die chemisch nicht näher bekannten Zersetzungs- bzw. Umwandlungsprodukte bakteriostatisch unwirksam sind. Die Instabilität läßt sich leicht in Modellversuchen nachweisen, indem synthetisch hergestelltes Benzylsenföl in inerten Lösungsmitteln (Paraffinum liquidum) unter Luftzutritt bei Zimmertemperatur gelagert wird: innerhalb von sechs Monaten wird die Lösung praktisch inaktiv und verliert zugleich den für Senföl typischen Geruch. Ein „ideales“ für therapeutische Zwecke bestimmte Senfölpräparat soll daher den Mund- und Rachenraum sowie den Magen unzersetzt passieren und erst im alkalischen Milieu des Dünndarms allmählich unter Freisetzung von Senföl zerfallen. Die industriell hergestellten Präparate (z. B. Tromalyt) enthalten Glykosid und Ferment in dünndarmlöslichen Dragees verarbeitet.

Das Wirkungsspektrum von Kapuzinerkressenöl und von Benzylsenföl ist breit und umfaßt grampositive und gramnegative Bakterien einschl. Escherichia coli, Proteus vulgaris, usw., Sproßpilze der Soorgruppe und zahlreiche Hautpilze. Kapuzinerkresse, bzw. daraus hergestellte Industriepräparate, verwendet man bei Bronchitiden, grippalen Infekten und Harnweginfektionen.

Armoracia

Meerrettich oder Kren ist ein bekanntes Gewürz. Arzneilich verwendete man die Wurzel früher bei schlecht heilenden Wunden und bei Blasen- und Nierenentzündungen. Auch im Falle des Meerrettichs fanden WINTER u. Mitarb., daß beim Zerreiben des lebenden Gewebes der Wurzel leicht flüchtige Bakterienhemmstoffe entstehen.

Wie die zahlreichen Synonyma anzeigen, hat man den Meerrettich, *Armoracia rusticana* GAERTN., taxonomisch zu verschiedenen Cruciferen-Gattungen gestellt: zu *Cochlearia*, zu *Raphanus*, zu *Nasturtium*, zu *Roripa* und zu *Cardamine*. Die engste Verwandtschaft weist der Kren wohl zu den Kressen (Arten der Gattung *Roripa* = *Nasturtium*) auf.

Das durch Wasserdampfdestillation aus Meerrettich erhältliche Öl besteht zur Hauptsache aus Allylsenföl neben etwa 15% Phenyläthylsenföl. Wie beim schwarzen Senf (s. S. 405) ist die Muttersubstanz des Allylsenföls das Sinigrin. Phenyläthylsenföl kommt in der Droge in Form des Gluconasturtiins als Vorstufe vor. Die aus Meerrettich hergestellten und zur therapeutischen Verwendung bestimmten Industriepräparate enthalten diese noch glykosidisch gebundenen, als Glucosinolate bezeichneten Vorstufen, aus denen die freien Senföle fermentativ erst nach Applikation des Mittels in Freiheit gesetzt werden. Verwendet werden Meerrettich und daraus hergestellte Industriepräparate bei unspezifischen Infektionen sowie Reizzuständen der ableitenden Harnwege.

Bucco

Die Folia Bucco können von mehreren *Barosma*-Arten abstammen. Die Gattung *Barosma* gehört in die Familie der Rutaceae und umfaßt etwa 20 Arten von niedrigen Sträuchern, deren Heimat Südafrika (Kapland) ist. Die Blätter dieser Pflanzen sind am Rande fein gesägt, die Blattoberfläche erscheint wegen des Vorkommens großer schizolysigener Ölräume im Mesophyll drüsig punktiert. Bei den einzelnen Arten unterschiedlich ausgebildet ist die Form der Blätter, auf die sich eine Einteilung der Drogen in Folia Bucco rotunda (breite Buccoblätter)

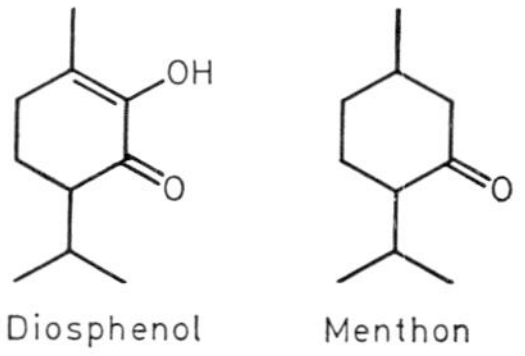

OH
O
Diosphenol

O
Menthon

und in Folia Bucco longa (schmale Buccoblätter) gründet. Wertvoller ist die Rotunda-Ware, die gegenwärtig fast ausschließlich gehandelt wird; sie stammt vom *Barosma crenulata* (L.) Hooker, (*B. crenatum* (L.) Kunze) und *B. betulina* Bartling et Wendland ab. Die Droge riecht pfefferminzartig und schmeckt aromatisch und bitter. Sie enthält ätherisches Öl neben anderen, für die Wirkung weniger wichtigen Bestandteilen wie Harzen, Schleimen und Bitterstoffen. Hauptbestandteil des Öles ist Diosphenol, das beim Stehenlassen des ätherischen Bucco-Öles auskristallisiert (= Buccocampher). Der Diosphenolgehalt ist recht unterschiedlich, und zwar ist er am höchsten im Öl von *B. betulinum*; da die Wirkung der Droge wesentlich dem Diosphenol zugeschrieben wird, muß die von *B. betulinum* stammende Drogensorte als die therapeutisch wertvollste angesehen werden. Weitere Ölbestandteile sind (—)-Menthol, (+)-Limonen und Dipenten.

Die Folia Bucco wurden ursprünglich von den Hottentotten als Arzneimittel verwendet; im Jahre 1821 erscheinen sie erstmals auf dem europäischen Markt. Sie werden gegenwärtig als Hauptbestandteil industriell hergestellter „Nieren- und Blasentees" viel verwendet. Die Anwendung der Droge gründet sich auf die antiseptische Wirkung des ätherischen Öles, besonders die des Diosphenols; das Öl wird durch die Nieren ausgeschieden und macht dabei die Harnwege leicht antiseptisch.

Balsamum Copaivae

Copaivabalsam gewinnt man durch Anzapfen der Stämme südamerikanischer *Copaifera*-Arten (Fam.: Caesalpiniaceae). Holz und Mark der Bäume sind von einem Netz mächtiger schizo-lysigener Exkretgänge durchzogen, in denen sich der Balsam — oft in Mengen bis zu 50 Litern — ansammelt. Sind die Extrakt-

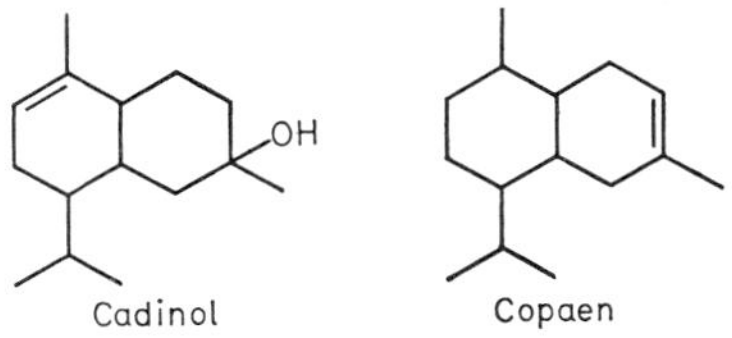

OH

Cadinol Copaen

kanäle übervoll, so kann der Balsam freiwillig austreten; die technische Gewinnung besteht jedoch darin, den Baum in geeigneter Weise zu verletzen, und zwar haut man in den Stamm bis ins Kernholz ein Loch, in das man eine Rinne steckt, und fängt den austretenden Balsam in Gefäßen auf. Die Handelsware kommt gegenwärtig hauptsächlich aus Brasilien. Je nach Handelssorte wechselt das Mengenverhältnis Ätherisches Öl zu Harz im Copaivabalsam innerhalb weiter Grenzen. Die wirksamen Bestandteile befinden sich vermutlich im Öl, das im wesentlichen aus α-Caryophyllen und Cadinol besteht; aus einigen Herkünften wurde Copaen isoliert.

Copaivabalsam ist Bestandteil einiger Rezeptvorschriften und Industriepräparate, die bei Urethritis und Zystitis gegeben werden.

Myrrha

Myrrhe ist ein Gummiharz, das von mehreren *Commiphora*-Arten (Familie: Burseraceae) gewonnen wird. Die Stammpflanzen, die zur Drogengewinnung herangezogen werden, stehen bis heute noch nicht mit Sicherheit fest; die Gattung umfaßt etwa 60 Arten, von denen vor allem *C. abyssinica* (BERG) ENGLER, *C. schimperi* (BERG) ENGLER und *C. molmol* ENGLER das Handelsprodukt liefern dürften. Die genannten Stammpflanzen sind kleine Bäume mit schizogenen Exkretgängen in der Rinde. Zur Drogengewinnung wird die Rinde verletzt; der ausfließende gelbliche Balsam erstarrt an der Luft zu gelblich oder rötlichbraunen Körnern, die gesammelt werden. Der Hauptteil der Handelsware stammt aus Somaliland. Über die chemische Zusammensetzung der Myrrhe ist wenig Sicheres bekannt; angegeben wird 2—10% ätherisches Öl, 25—45% Harz und 30—40% Gummi. Myrrhe verwendet man als Tinktur gegen entzündliche Erkrankungen im Bereiche der Mundhöhle. Officinell: Myrrhe (Myrrha) DAB 7; Myrrha Ph. Helv. VI.

Caryophyllum

Gewürznelken gab es ursprünglich bloß in einem geographisch eng begrenzten Gebiet: auf den Molukken, einer Inselgruppe östlich von Celebes. Aber schon seit den ältesten Zeiten gelangte das wertvolle Gewürz auch in andere Teile der Erde: nach China mindestens vor 266 v. Chr., nach Ägypten, wie Mumienfunde zeigen, zur Zeit der Pharaonen. Das ganze Altertum und Mittelalter hindurch brachte man das damals sehr wertvolle Luxusgewürz, für das man hohe Preise zahlte, auf nicht näher bekannten Handelswegen auch nach Europa. Erst als die Portugiesen zu Beginn des 16. Jahrhunderts die Gewürzinseln entdeckten und in Besitz nahmen, sahen Europäer zum ersten Male die Stammpflanze selbst: kleine immergrüne Bäume aus der Familie der Myrtaceae. Im Jahre 1605 vertrieben die Holländer die Portugiesen; sie zerstörten auf zahlreichen Inseln die Gewürznelkenbäume und beschränkten den Anbau auf Amboina. Damit hatten die Holländer ein Monopol für den Gewürznelken-Handel. Erst um 1770 herum gelang es den Franzosen, den Gewürzanbau auch in Afrika (zuerst auf Mauritius) einzuführen. Von dort aus verbreitete sich die Kultur in weitere Länder mit tropischem Klima.

Neben der Droge, den Flores Caryophylli, sind offizinell das aus der Droge destillierte ätherische Öl, das Oleum Caryophylli, und der isolierte Hauptbestandteil des Öles, das Eugenolum.

Flores Caryophylli sind die vollständig entwickelten, aber noch nicht aufgeblühten, getrockneten Blütenknospen von *Jambosa caryophyllus* (SPRENGEL) NIEDENZU. = *Szygium aromaticum* (L.) MERR. et L. M. PERRY.

In der Gattung *Jambosa* sind ausschließlich in den Tropen vorkommende Bäume aus der Familie der Myrtaceae zusammengefaßt. Es sind Bäume mit einfachen lederartigen Blättern und ziemlich großen Blüten, die sich zu apfelähnlichen Früchten entwickeln. Das Holz von Jambosa-Arten ist ein seiner Härte wegen begehrtes Nutzholz. Der Gewürznelkenbaum trägt auf einem relativ kurzen Stamm (1—1,5 m) eine schöne pyramidenförmige Krone von 5—7 m. Die immergrünen, punktierten, länglichen Blätter, ebenso die Blüten und die Rinde führen ätherisches Öl. Auch die Frucht, welche in Größe und Gestalt einer Olive ähnelt, enthält Exkreträume mit ätherischem Öl.

Gute Qualitäten von Gewürznelken enthält man nur dann, wenn jede einzelne Blüte sorgfältig mit der Hand gepflückt und die Knospe von den Nelkenstielen gelöst wird. Man trocknet auf Matten im Freien oder in eigenen Trockenhallen. Die feinsten Nelkensorten kommen aus dem tropischen Asien (Molukkennelken, Amboinanelken); zwei Drittel etwa der Welternte stammen aus Sansibar und Pemba (afrikanische oder Sansibar-Nelken). Gewürznelken riechen stark aromatisch und schmecken gewürzhaft brennend. Sie enthalten 14—21% ätherisches Öl mit einem spezifischen Gewicht schwerer als Wasser, dann Gerbstoff und andere ubiquitäre Substanzen.

Oleum Caryophylli

Das durch Wasserdampfdestillation aus ganzen oder aus zerkleinerten Nelken gewonnene Öl enthält als Hauptbestandteil Eugenol (70—90%), Eugenolacetat und Caryophyllen.

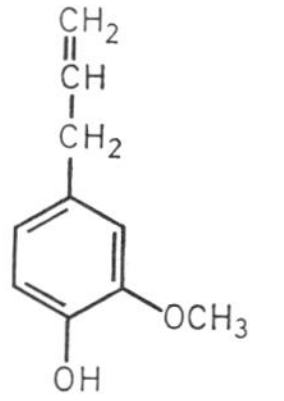

Eugenol 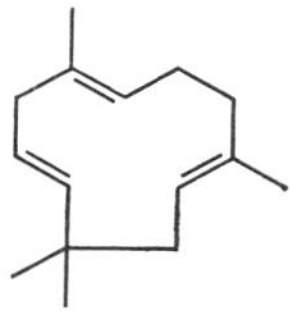 α-Caryophyllen (Humulen) 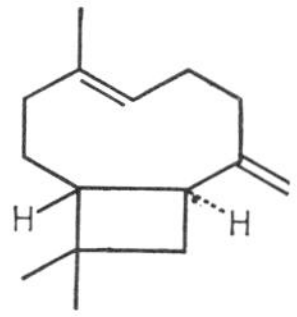 β-Caryophyllen

Eugenol gehört zu den Phenylpropankörpern; die Anordnung seiner Substituenten am Benzolring gleicht derjenigen des Vanillins. Durch Oxydation läßt sich daher Eugenol leicht in Vanillin überführen, wovon im technischen Maßstabe Gebrauch gemacht wird. Caryophyllen, das in der Droge in zwei isomeren Formen, als α- und als β-Caryophyllen, enthalten ist, gehört in die Reihe der Sesquiterpen-Kohlenwasserstoffe. Das Kohlenstoffgerüst des α-Caryophyllens ist monozyklisch, das des β-Caryphyllens bizyklisch, und zwar so, daß ein neungliedriger mit einem viergliedrigen Ring ortho-kondensiert ist.

Die drei genannten Hauptbestandteile des Nelkenöls machen zusammen etwa 99% des Öles aus. Mischt man aber die drei Reinsubstanzen in dem gleichen Mengenverhältnis miteinander, in dem sie im Nelkenöl vorliegen, so erhält man ein Kunstprodukt, dem der erfrischende, typische Geruch des echten Nelkenöles abgeht. Für die Geruchs- und Geschmackseigentümlichkeiten des echten Nelkenöles sind offensichtlich Inhaltsbestandteile mit entscheidend, die nur in Spuren darin vorkommen. Bisher hat man mehr als 15 derartige Begleitstoffe nachgewiesen: u. a. Methylsalicylat, Methylbenzoat, Furfurol, Vanillin und Methyl-n-heptylketon; der für das Nelkenaroma entscheidende Begleitstoff aber ist das Methyl-amylketon $CH_3 \cdot CO \cdot C_5H_{11}$.

Eugenol. Da es sich beim Eugenol um einen phenolischen Körper handelt, so kann man es von den nichtphenolischen Begleitstoffen des Öles leicht durch Alkalisieren abtrennen: man schüttelt Nelkenöl mit verdünnter wässeriger Natronlauge aus, zerlegt das wasserlösliche Na-Eugenolat mittels Schwefelsäure und reinigt weiter durch Wasserdampfdestillation.

Verwendung. Die Ganzdroge ist ein sehr viel gebrauchtes Gewürz; ihre arzneiliche Bedeutung — als Stomachikum und als Aromatikum — ist nicht sehr groß. Das Nelkenöl verwendet man in der Zahnheilkunde zum Abtöten des Zahnnerves und zur Desinfektion der Kavitäten. Es wirkt lokalanästhetisch, zugleich auch desinfizierend und ätzend. Es ist Hauptbestandteil der meisten „Zahntropfen". In der Kosmetik wird Nelkenöl vielen Mundwässern, Zahnpasten und Seifen zugesetzt. Die Eigenschaften und die Anwendungsgebiete des reinen Eugenols gleichen weitgehend denen des Oleum Caryophylli; es scheint etwas weniger stark antiseptisch zu wirken als das Öl, wird aber in der Zahnmedizin dem Öl im allgemeinen vorgezogen. Der Zahnarzt verwendet Eugenol, um Wurzelkanäle zu desinfizieren und als lokal schmerzstillendes Mittel bei entzündeter, überempfindlicher Pulpa; fast regelmäßig ist Eugenol Bestandteil der provisorischen Zahnfüllmassen.

Salvia

Die Droge Folia Salviae besteht aus den getrockneten Laubblättern von wildwachsenden oder kultivierten Formen von *Salvia officinalis* L. (Familie: Labiatae = Lamiaceae). Die Stammpflanze ist ein graubehaarter Halbstrauch der Mittelmeerländer. Man unterscheidet eine ganze Anzahl von Subspezies und Formen, die sich in der Größe und Form der Blätter, in der Blütenfarbe und im Aroma unterscheiden. Die in Dalmatien wildwachsende Varietät liefert eine Droge mit hervorragendem Aroma. Handelsware stammt außer aus Dalmatien von Wildpflanzen Jugoslawiens und Griechenlands, ein Teil aus Kulturen, die in Deutschland, Frankreich und Ungarn angelegt wurden.

Die Folia Salviae enthalten 1,3—2,6% ätherisches Öl, dessen Zusammensetzung je nach Herkunft der Droge schwankt: typische Bestandteile sind Cineol, Thujon und Campher. Weitere Inhaltsstoffe der Droge sind Gerbstoffe und Bitterstoffe, insbesondere Pikrosalvin, ein laktonisches Diterpen (mit dem Kohlenstoffskelet der Abietinsäure, s. S. 21). Officinell: Salbeiblätter (Folia Salviae) DAB 7; Folium salviae, Oleum salviae Ph. Helv. VI.

Die Anwendung des Salbeis beruht einmal auf seinem Gehalt an ätherischem Öl, das antiseptisch und fungizid wirkt, und gleichzeitig auf einem Gehalt an adstringierenden Gerbstoffen. In Form von Infusen, Fluidextrakten und Tinkturen dient er zu Mundspülungen oder als Gurgelmittel bei entzündlichen Erkrankungen der Mundhöhle oder des Rachens.

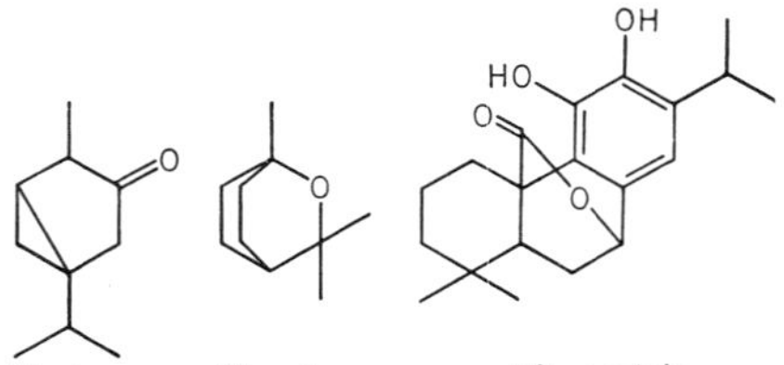

Thujon Cineol Pikrosalvin
Variable Inhaltsstoffe des Salbeiblattes

Innerlich genommen führt Salbei zur Einschränkung der Milchsekretion, eine Wirkung, die in der Volksmedizin zur Erleichterung des Abstillens benutzt wurde. Es ist bisher nicht bekannt, ob diese Wirkung mit dem Vorkommen von chemisch nicht näher erforschten östrogenen Prinzipien in der Droge im Zusammenhang steht. Auch die Speichel- und die Schweißsekretion wird durch innerliche Verabreichung von Salbei gehemmt; die Droge gilt als wirksames Antihydrotikum, das selbst die profuse Schweißsekretion nach Pilocarpingaben zu unterdrücken vermag. Salbeipräparate dienen daher zur symptomatischen Bekämpfung von Nachtschweißen, lästigen Begleiterscheinungen einiger Krankheiten.

Die Schweißsekretion dient physiologischerweise zur Wärmeregulation, wenn bei hohen Außentemperaturen die Wärmeabgabe des Körpers durch Leitung und Strahlung unzulänglich ist. Sie kann aber auch lästiges Begleit- oder Folgesymptom verschiedener Krankheiten sein: von Tuberkulose, von Vagotonie, Thyreotoxikosen, in der Rekonvaleszenz. Außer den hier besprochenen Folia Salviae gehören in diese Gruppe von Arzneimitteln noch das Atropin und die Agaricinsäure.

Wegen des Gehaltes an giftigem Thujon können die Folia Salviae nicht in beliebig hohen Dosen über beliebig lange Zeit genommen werden.

Vom Salbei unterscheidet man drei Unterarten: die subspec. *lavandulaefolia* (VAHL) GAMS (spanischer Salbei), die subspec. *minor* (GMEL.) GAMS und die subspec. *officinalis* (liefern den dalmatinischen Salbei). In den Handel gelangt ferner *Salvia triloba* LINNÉ f. (griechischer Salbei). Die Unterarten sind unterschieden durch die Lappen am Blattgrund, die vorhanden

Variabilität einiger Inhaltsstoffe des Salbeis (nach BRIESKORN, 1962)

	Thujon[1]	Cineol[1]	Pikrosalvin[2]*
Salvia officinalis subspec. *officinalis* u. *minor*	42,5%	14%	0,35%
subspecies *lavandulaefolia*	0,0%	29%	0,0%
Salvia triloba	5,1%	64%	0,35%

sein oder fehlen können; sie sind unterschieden durch Größe und durch die Behaarung des Blattes. S. triloba erkennt man morphologisch an der drüsigen Behaarung des Kelches. Welcher Sorte bei der arzneilichen Verwendung der Vorzug zu geben ist, diese Frage ist nicht klar und eindeutig beantwortbar; denn die spezifischen Wirkstoffe des Salbeis, auf die eine Wertbeurteilung sich gründen könnte, sind nicht bekannt. Eher beantwortbar ist die Frage für die Verwendung des Salbeis in der Lebensmittelindustrie (zur Herstellung von Gewürzmischungen). Als den aromatisch wertvollsten Salbei sieht man den dalmatischen an, also die subspecies *minor* und *officinalis*. Dalmatinisches und spanisches Salbeiöl unterscheiden sich nach BRIESKORN besonders auffällig im Vorkommen von Thujon. Während dieses Terpenketon im dalmatinischen Öl mit 50% den Hauptbestandteil darstellt, fehlt es im spanischen Öl vollständig. S. triloba enthält geringe Mengen davon. Ein weiterer Unterschied besteht im Vorkommen des Bitterstoffes Pikrosalvin, das in der subspec. *lavandulaefolia* fehlt (dem spanischen Salbei).

11. Drogen mit ätherischen Ölen als Anthelmintika

Allgemeine Vorbemerkungen

Als Anthelmintika bezeichnet man Arzneimittel, die in der Absicht appliziert werden, parasitische Eingeweidewürmer zu töten oder so zu schwächen, daß sie bei starken Darmbewegungen widerstandslos mit weggeschafft werden. Es handelt sich um eine sehr wichtige Gruppe von Arzneimitteln, denn man schätzt die Zahl der wurmverseuchten Menschen auf etwa 800 Millionen.

Die parasitischen Würmer des Menschen werden in zwei Hauptgruppen eingeteilt: in die der Plathelminthen (Plattwürmer) und in die der Nemathelminthen (Rundwürmer). Die Plathelminthen sind dorsiventral abgeplattete Würmer ohne Leibeshöhle. Bekannte Vertreter sind die *Cestoda* oder Bandwürmer (Schweinebandwurm, Rinderbandwurm, Fischbandwurm) mit einem bandartigen, segmentierten Körper ohne Mundöffnung und Darm: die Ernährung erfolgt auf endosmotischem Wege durch die Körperoberfläche hindurch. Der Kopfteil der Bandwürmer ist mit einem Haftapparat (Saugnäpfchen, Hakenkränzen) versehen. Zur Klasse der Nemathelminthen, den Rundwürmern, gehören die Nemathoden, d. s. langgestreckte, zylindrische, nicht segmentierte Würmer von sehr verschiedener Größe, die

[1] Gehalt bezogen auf ätherisches Öl;
[2] bezogen auf das Blattgewicht.

mit einem durchgehenden Darmkanal versehen sind. Zu den Nematoden gehören: der Spulwurm (*Ascaris lumbricoides*), der Madenwurm (*Enterobius vermicularis*), der Peitschenwurm (*Trichuris trichiura*) und die Erreger der Hakenwurmkrankheiten (*Acylostoma duodenale* und *Necator americanus*).

Der Wurmbefall des Menschen erfolgt entweder passiv mit roh genossener oder verunreinigter Nahrung über die Mundöffnung oder aktiv durch die Haut hindurch.

In Europa sind Wurmkrankheiten relativ selten; 90% aller Wurminfektionen entfallen dabei auf die relativ harmlosen Ascariden und Oxyuren. Am schwersten betroffen sind die Tropen und Subtropen, wo Wurm-Mehrfachinfektionen nicht selten sind. Die, auf die ganze Menschheit bezogen, häufigste und gefährlichste Wurminfektion ist die durch den Hakenwurm (Ancylostomiasis): Die von der Haut eindringenden Larven durchbohren die Cutis, wandern von dort in die Lymphgefäße und die kleinen Venen und werden mit dem Blutstrom in die Lungen transportiert. Hier verlassen sie die Kapillaren und durchbohren die Alveolarwand; ihr Weg geht von hier die Luftwege nach oben bis zum Rachen, von wo sie nach abwärts in den Magen und den Darm gelangen. Im Darm siedeln sie sich an und wachsen innerhalb von vier Wochen zur Geschlechtsreife heran; bald erscheinen die ersten Eier im Stuhl. Die mit den Faeces entleerten Eier entwickeln sich bei günstigen Außentemperaturen zu Larven, welche die Fähigkeit haben, in die intakte Haut des Menschen einzudringen. Die Zahl der Hakenwurmträger wird auf 500—600 Millionen geschätzt; nach vorsichtigen Schätzungen sollen an den Folgen von Ancylostomiasis jährlich etwa 1 Million Menschen sterben (Anämie, Ikterus, Herzstörungen).

Ihrer Herkunft nach lassen sich die Anthelmintika in zwei Hauptgruppen einteilen: in die natürlich vorkommenden Anthelmintika und in die Anthelmintika, die sich nicht von Naturstoffen ableiten lassen. Die anthelmintisch wirksamen Naturstoffe wiederum können den unterschiedlichsten Stoffklassen angehören: den Lactonen, den Ätherperoxyden, den Phenolen, den Phthaliden, den Phloroglucinderivaten und den Alkaloiden. Auch Antibiotika (Terramycin, Pyromycin, Bacitracin) und Fermentpräparate (Ficin, Papain; S. 242) werden zur Behandlung bestimmter Wurminfektionen herangezogen. Wurmwirksame Naturstoffe, die als Bestandteile ätherischer Öle auftreten, stellen demnach nur einen Bruchteil der natürlichen Anthelmintika dar.

Oleum Chenopodii und Ascaridol

Oleum Chenopodii ist das durch Wasserdampfdestillation aus verblühten und fruchttragenden Zweigen von *Chenopodium ambrosioides* L. var. *anthelminticum* A. Gray (Familie: Chenopodiaceae) gewonnene ätherische Öl.

Die Chenopodiazeen sind ein- oder mehrjährige Kräuter, von denen die meisten (der etwa 600 Arten) Steppen- und Wüstengebiete bewohnen; einige sind Halophyten. Chenopodium wurde eine Gattung der Familie nach der (gänsefußartigen) Form ihrer Blätter benannt (ποῦς gr. Fuß, χήν gr. Gans). *Chenopodium ambrosioides* var. *anthelminticum* ist eine 30 bis 60 cm hoch werdende, einjährige Pflanze, die in den südlichen und östlichen Teilen der USA beheimatet ist; kultiviert wird sie in Maryland, das auch Haupterzeuger des Oleum Chenopodii ist.

Blätter und Samen der Pflanze verwendeten bereits die Indianer als Wurmmittel. Weder die Droge noch das Öl vermochten sich aber in der europäischen Medizin zunächst durchzusetzen; man fürchtete die toxischen Nebenwirkungen, die bei relativ geringer Überdosierung auftreten können. Erst als während des ersten Weltkrieges andere Mittel gegen Ancylostoma und Ascaris schwer zu beschaffen waren, sammelte man im Umgang und in der Dosierung des Oleum Chenopodii genügend Erfahrung (vor allem in Brasilien in den Jahren 1916—1920).

Der Ascaridolgehalt des Oleum Chenopodii hängt von den verschiedenartigsten Faktoren ab. Maßgeblich ist zunächst einmal die genetische Konstitution der Stammpflanzen: Zwei Haupttypen wurden beschrieben (Typus A und B); Typus B ist im Habitus kleinwüchsiger, liefert jedoch ein Öl, das reicher an Ascaridol ist. Sehr wesentlich ist der Zeitpunkt der Ernte: Zur Blütezeit geerntete Droge enthält Öl mit 6—10% Ascaridol: erst im Stadium des Verblühens steigt der Gehalt an Ascaridol stark an. Schließlich tragen auch klimatische Faktoren und die Art der technologischen Aufbereitung zu Schwankungen im Wirkstoffgehalt bei.

Ascaridol. Therapeutisch verwendetes Oleum Chenopodii soll 62—65% Ascaridol enthalten; Begleitstoffe sind p-Cymol und andere Terpene. Ascaridol gehört in die Gruppe der Monoterpene; wichtigstes Charakteristikum der Sub-

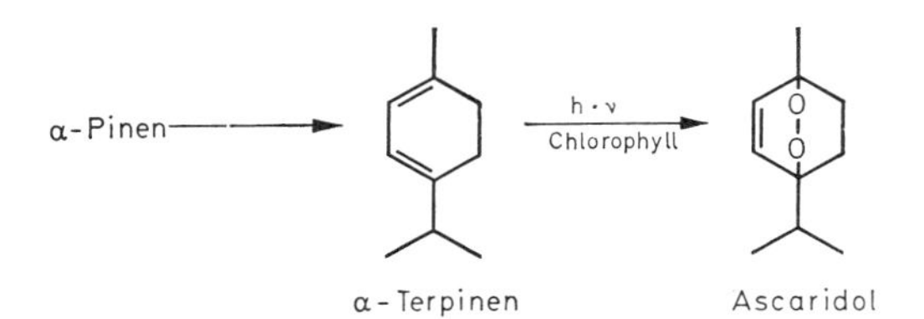

stanz ist der peroxydartig gebundene Sauerstoff. Ascaridol ist das einzige natürlich vorkommende stabile Peroxyd. Unter Nachbildung der natürlichen Verhältnisse in der Pflanze gelingt es, Ascaridol aus α-Terpinen und Sauerstoff in Gegenwart von Chlorophyll und Licht zu synthetisieren. Präparate mit synthetischem Ascaridol befinden sich im Handel.

Das Chenopodiumöl oder Oleum Chenopodii, dessen wirksamer Bestandteil das Ascaridol ist, gehörte bis vor kurzem zu den wertvollsten Anthelmintika. Wirksam ist es gegen mehrere Typen von parasitischen Eingeweidewürmern des Menschen, besonders gegen Spulwürmer und Hakenwürmer. Von Nachteil ist die geringe therapeutische Breite des Öles, besonders in der Kinderpraxis; Überschreitung der Dosis führt zu ernsten, nicht selten tödlich verlaufenden Vergiftungen, weshalb nur Öle verwendet werden sollen, die auf einen genauen Ascaridolgehalt eingestellt sind. Der Ascaridolgehalt der Chenopodiumöle schwankt im allgemeinen zwischen 45% und 70%, und zwar in Abhängigkeit von genetischen Faktoren (Rasse, Sorte) und äußeren Faktoren wie Erntezeit und Vegetationszustand der Stammpflanze. Gegenüber dem Oleum Chenopodii hat der Reinstoff Ascaridol, der nunmehr auch partialsynthetisch zugänglich ist (G. O. Schenck, 1948), den Vorzug, daß er sich leicht gravimetrisch einstellen und damit genauer dosieren läßt. Durch die Entdeckung synthetischer Anthelmintika, besonders derjenigen von Piperazintypus mit größerer therapeutischer Breite, als sie dem Oleum Chenopodii und dem Ascaridol zukommt, verwendet man beide Arzneimittel in der Humanmedizin nur noch selten, häufiger braucht man sie in der Veterinärmedizin gegen bestimmte Lungenegel, und zwar dann in Form aerosolartiger Sprays.

Flores Cinae und Santonin

Sowohl die Ganzdroge Flores Cinae als auch der reine Wirkstoff Santonin werden als Wurmmittel verwendet. Im allgemeinen gibt man aber dem Santonin den Vorzug, da es exakt dosierbar und außerdem wegen seiner Geschmacklosigkeit gut zu nehmen ist. Bei Verwendung der Ganzdroge kommen neben dem Hauptwirkstoff Santonin chemisch ähnlich gebaute Stoffe wie α-Hydroxy-santonin (Artemisin) sowie das cineolhaltige ätherische Öl zur Geltung. Zur Drogengewinnung und zur Santonindarstellung sind mehrere Artemisia-

Arten geeignet. Für eine pharmazeutische Beurteilung der Droge ist eine Santonin-Gehaltsbestimmung unerläßlich; die morphologisch-anatomische Methode allein ist nicht ausreichend, da morphologische Unterschiede zwischen santoninfreien- und santoninhaltigen Artemisia-Arten und A.-Rassen nicht sehr ausgeprägt sind.

Als Flores Cinae (Wurm- oder Zitwersamen) bezeichnet man eine Droge, die aus den getrockneten, nicht völlig entfalteten Blütenköpfchen von *Artemisia cina* BERG und anderen, santoninhaltigen *Artemisia*-Arten besteht. *Artemisia cina* ist ein Halbstrauch, der in den Steppengebieten östlich des Kaspischen Meeres, in Persien und Turkestan beheimatet ist. Durch Raubbau, durch Steppenbrände und durch Aufbau der Viehwirtschaft nehmen die Bestände an *A. cina* laufend ab. Nach dem ersten Weltkrieg, als Mitteleuropa abgeschnitten war, ging man daran, auch andere *A.*-Arten auf das Vorkommen von Santonin zu prüfen; als geeigneter Ersatz für die bis dahin allein verwendete *A. cina* erwies sich vor allem *A. maritima* L. Man kennt heute noch zahlreiche andere *A.*-Arten mit teilweise sehr hohem Santoningehalt.

Die Flores Cinae gewinnt man, indem die Blütenköpfchen der Pflanze kurz vor der vollen Entfaltung gepflückt und hierauf sorgfältig getrocknet werden. Die richtige Wahl des Zeitpunktes der Ernte ist für Blütendrogen von ganz besonderer Bedeutung; hier bei Flores Cinae zeigen Analysen, daß mit dem vollen Aufblühen der Gehalt an Santonin außerordentlich stark zurückgeht. Vor der vollen Entfaltung enthalten sie 2—3,5% Santonin.

Hauptwirkstoff der Droge ist das Santonin, das von dem entsprechenden Hydroxyderivat, dem Artemisin (= α-Hydroxy-santonin) begleitet ist. Neben pharmakologisch indifferenten Stoffen enthält die Droge weiterhin ätherisches Öl (2—3%), das hauptsächlich aus Cineol besteht. Bei Wurmkuren mit der Ganzdroge unterstützt das Öl die Wirkung des Santonins wesentlich.

Santonin ist ein bizyklisches Sesquiterpenderivat mit dem gleichen Kohlenstoff-Grundgerüst wie das Eudesman (s. S. 21). Als funktionelle Gruppen enthält Santonin neben einer Ketogruppe einen Lactonring.

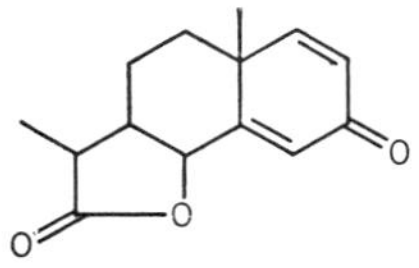

Santonin 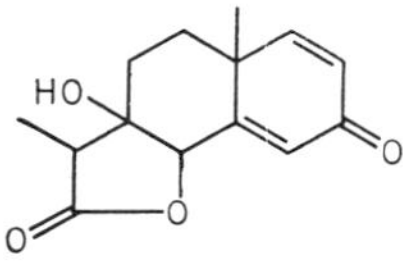 Artemisin 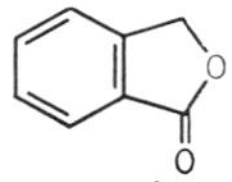 Phthalid

Als Lacton löst sich Santonin leicht in Alkalien zu Salzen der Santoninsäure; nach Zusatz von Mineralsäuren fällt es wieder aus. Auf dieser Eigenschaft beruht ein Verfahren zur industriellen Santoningewinnung: man extrahiert das Pflanzenmaterial mit Calciumhydroxid und sammelt und reinigt den nach Salzsäurezusatz gefällten Niederschlag. Heute zieht man zur industriellen Santoningewinnung nur zum geringen Teil Blüten von *Artemisia cina* heran; man verarbeitet vielmehr das ganze Kraut einer ganzen Reihe verschiedener santoninhaltiger *Artemisia*-Arten. Santonin führen z. B. *Artemisia maritima* L., *A. brevifolia* WALL., *A. gallica* WILLD., *A. mexicana* WILLD. ex SPRENG., *A. neo-mexicana* GREENE ex RYDB. und *A. camphorata* VILL. Nach der Ph. Helv. VI gewinnt man Santonin aus dem Kraut oder den oberen Stengelteilen mit Blütenständen von santoninreichen Taxa der Art *Artemisia maritima* L. sensu latiore.

Für die anthelmintische Wirkung des Santonins wird einmal die Lactongruppe, ferner der Oxynaphthalinring mit der angulären Methylgruppe verantwortlich gemacht. Für den Lactonring als Träger der Wirkung sprechen zahlreiche synthetische Abwandlungen des Moleküls, insbesondere die anthelmintische Wirkung des Phthalids und einiger seiner Derivate

(L. LAUTENSCHLÄGER, 1921). Das ist insofern von Interesse, als Phthalide auch als Inhaltsstoffe von Drogen nachgewiesen wurden (Flores Stoechados, Radix Levistici), die z. T. in der Volksmedizin als Wurmmittel verwendet werden: so die erwähnten Flores Stoechados von *Helichrysum arenarium* (s. S. 511).

Santonin wird gegen Ascaridenbefall (Spulwürmer) verwendet; gegenüber anderen Würmern (Oxyuren, Bandwürmern usw.) ist es unwirksam. Der Reinstoff ist praktisch geschmacklos, weshalb Santonin gerne in der Kinderpraxis verwendet wird.

Flores Pyrethri. Die Blütenköpfchen bestimmter *Chrysanthemum*-Arten (Familie: Compositae) stellen ein wichtiges Welthandelsprodukt dar. Extrakte aus den Blüten benutzt man als Insektizidum, das den Vorzug hat, für den Menschen weitgehend ungiftig zu sein, und das sich ferner dadurch auszeichnet, daß Insekten weit weniger Resistenz entwickeln als gegen synthetische Insektizida. Die als Flores Pyrethri bezeichnete Droge stellt sodann ein Anthelmintikum dar, das besonders gegen Madenwürmer (Oxyuren) wirksam ist.

Als Stammpflanzen der Flores Pyrethri gelten *Chrysanthemum cinerariifolium* (TREV.) Vis. (die dalmatinischen Insektenpulverblüten liefernd) und *Chrysanthemum marshallii* ASCHERSON sowie *Chrysanthemum roseum* WEB. et MOHR (liefern kaukasisches Insektenpulver, das fälschlich auch persisches genannt wird).

Unter den Wirkstoffen der Insektenblüte sind Pyrethrin I und II sowie Cinerin I und II die wichtigsten. Sie finden sich in der Droge zu 0,4—2%. Vor allem der Pyrethrine, etwas weniger die Cinerine, sind in Gegenwart von Luft, Licht und Feuchtigkeit recht wenig beständig.

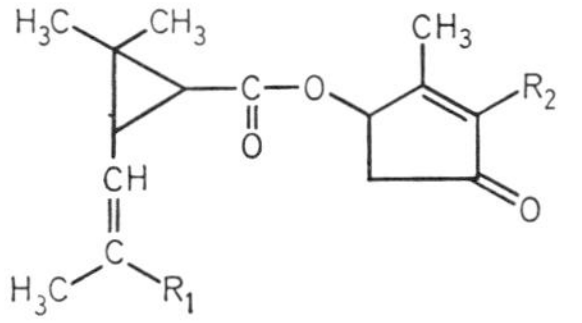

	R_1	R_2
Pyrethrin I	$-CH_3$	$-CH_2-CH=CH-CH=CH_2$
Pyrethrin II	$-COOCH_3$	$-CH_2-CH=CH-CH=CH_2$
Cinerin I	$-CH_3$	$-CH_2-CH=CH-CH_3$
Cinerin II	$-COOCH_3$	$-CH_2-CH=CH-CH_3$
Allethrin	$-CH_3$	$-CH_2-CH=CH_2$
Furethrin	$-CH_3$	$-CH_2-C=CH-CH=CH$ (Furanring, –O–)

Pyrethrum-Insektizide

Die biosynthetische Einordnung der Pyrethrumwirkstoffe ist verschieden für die Säurekomponente und für den alkoholischen Pyrethrolon- bzw. Cinerolonanteil. Die Chrysanthemumkarbonsäuren stellen Monoterpene dar mit irregulärer Verknüpfung der beiden C_5-Bausteine (Typus: *Artemisia*keton); eine besondere Eigentümlichkeit ist die Zyklisierung zu einem Zyklopropanring. Der Bau der Pyrethrolone bzw. der Cinerolone erinnert an den der Fettsäuren speziell der

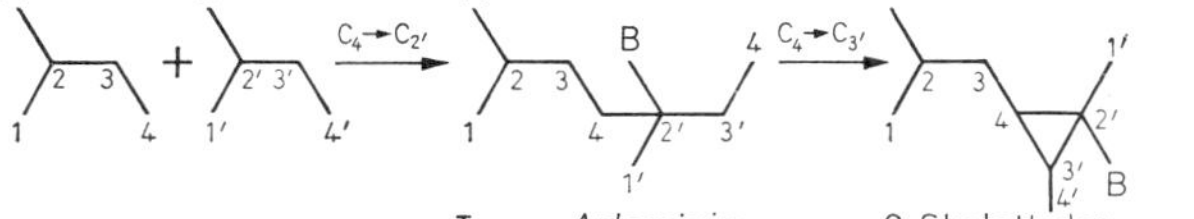

Typus *Artemisia*-keton (irreguläres Monoterpen)

C-Skelett der *Chrysanthemum*-carbonsäuren

Fettsäuren vom Typus der Chaulmoogra-Säuren, die ebenfalls einen Zyklopropanring im Molekül enthalten. Über den Mechanismus der Ringbildung ist bisher nichts Näheres bekannt.

12. Die Wurmmittel vom Phloroglucintyp

Dryopteris filix-mas

Der Wurmfarn, das Rhizom von *Dryopteris filix-mas* SCHOTT, ist eines der ältesten Mittel gegen Bandwurmbefall. Lange Zeit galt er auch als eines der wichtigsten und wirksamsten Mittel. Heute werden Filixpräparate kaum noch verwendet, da sie bei unzuverlässigen vermifugen Wirkungen aus ungeklärten Gründen gelegentlich schwere Vergiftungen hervorrufen können. Für die chemische Anthelmintikaforschung sind die Filixwirkstoffe als Modellsubstanzen von Interesse.

Der Gebrauch des Farnrhizoms als Wurmmittel war schon im Altertum bekannt: bereits bei THEOPHRAST, bei DIOSKURIDES und bei PLINIUS finden sich sorgfältige Beschreibungen der Pflanze und Angaben über ihre Verwendung. Auch im Mittelalter scheint man das Mittel viel gebraucht zu haben; es geriet dann wohl in Vergessenheit und wurde erst im 18. Jahrhundert als Bestandteil von Geheimmitteln gegen Taenien wieder bekannt. Ein derartiges Mittel, das aus gepulvertem Farnkraut und aus kräftigen Abführmitteln bestand, kaufte Friedrich der Große dem Apotheker MATTHIEU für eine Jahresrente von 200 Talern ab — Electuarium vermifugum MATTHIEU enthielt neben Rhizoma Filicis noch Cortex radicis Granati zusammen mit Zinnpulver.

Dryopteris filix-mas SCHOTT (Synonyme: *Aspidium filix mas*, *Polypodium filix mas*) ist ein Farn aus der Familie der Polypodiaceae.

Die Polypodiazeen sind neben den Osmundazeen die bei uns am häufigsten anzutreffenden Farne. Insgesamt sind etwa 7000 Arten von Polypodiazeen bekannt. Phytochemisch sind die Farne so gut wie nicht untersucht; eine Ausnahme macht der medizinisch verwendete Wurmfarn und dessen Verwandtschaftskreis.

Dryopteris filix-mas ist eine Waldpflanze mit kosmopolitischer Verbreitung: In Europa ist sie ebenso gut zu finden wie in Asien, in Nord- und in Südamerika. Die Droge für den europäischen Bedarf stammt aus Sammelgebieten im Harz und im Thüringer Wald sowie aus Indien. Die Pflanze besitzt einen Wurzelstock, der über seinen ganzen Umfang hin von Blättern bedeckt ist. Wie bei allen Farnen vertrocknen die Blätter bis auf die Blattbasen, die auf einer Länge von 2—3 cm erhalten bleiben. Die Droge der Arzneibücher besteht aus dem Rhizom und aus den erwähnten Wedelbasen (Blattbasen). Officinell: Rhizoma filicis Ph. Helv. VI.

Ein mikroskopischer Längsschnitt durch das schwammige Grundgewebe läßt ein Parenchym erkennen, das zahlreiche Interzellularräume aufweist. In die Interzellularen ragen charakteristische Drüsenhaare hinein: Diese Drüsen sind es, welche die Hauptwirkstoffe des Wurmfarns sezernieren. Ihrem chemischen Aufbau nach sind die spezifischen Wirkstoffe des Wurmfarns kompliziert gebaute Abkömmlinge des Phloroglucins: sie lassen sich formal auffassen als Kondensationsprodukte der Buttersäure mit Phloroglucinhomologen. Der Wirkstoff mit dem niedersten Molekulargewicht ist das Aspidinol, das nur einen einzigen Phloroglucinkern im Molekül enthält. Durch Kondensation von zwei oder drei Phloroglucinderivaten leiten sich Phloroglucide mit höherem Molekulargewicht ab, so das Albaspidin und die *Filix*säure. Mit wachsendem Molekulargewicht steigt die Wirksamkeit der *Filix*stoffe gegenüber den Parasiten.

Neben den angeführten spezifischen Wirkstoffen enthält die Droge Gerbstoffe, Bitterstoffe, Fette, Zucker, grüne Farbstoffe und ätherisches Öl.

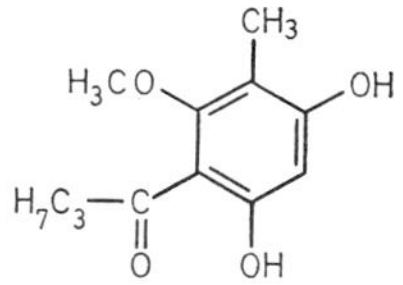

Aspidinol
(1 Phloroglucinring im Molekül)

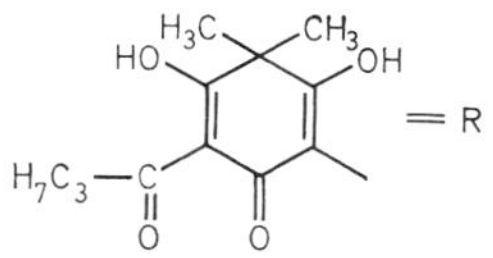

Baustein des Albaspidins und der Filixsäure = R

$R - CH_2 - R$

Albaspidin
(2 Phloroglucinringe)

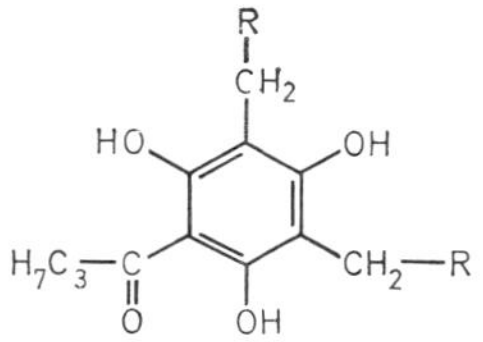

Filixsäure
(3 Phloroglucinringe)

Die Wirkstoffe des Farnrhizoms sind als Phloroglucinderivate empfindlich gegenüber zahlreichen Agenzien und zersetzen sich beim Lagern der Droge. Die Zersetzungsgeschwindigkeit geht dabei annähernd parallel mit dem Feuchtigkeitsgehalt der Umgebung, weshalb Aufbewahrung über Kalk in gut verschlossenen Gefäßen vorgeschrieben ist; auch darf die Droge in Apotheken nicht länger als ein Jahr gelagert werden. Es erscheint naheliegend, die Lagerung der Droge überhaupt zu vermeiden und die frisch geerntete Droge unmittelbar zu *Filix*extrakten zu verarbeiten. Nach H. v. CZETSCH-LINDENWALD (1945) läßt sich aus frischer Droge kein wirksamer Ätherextrakt herstellen, da das Wasser dem Lipoidlösungsmittel den Zutritt ins Innere des Gewebes verschließt.

Zur Durchführung von Bandwurmkuren wird die Droge selbst nicht unmittelbar verwendet. Auch die reinen Wirkstoffe der Droge wurden bisher nicht in die Therapie eingeführt. Als Therapeutika stehen hauptsächlich zur Verfügung das *Extractum Filicis,* d. i. der Ätherextrakt der Droge, eine dickflüssige, grüne Masse, die aus den Wurzelölen besteht, die ihrerseits die Wirkstoffe gelöst enthalten. Das Extractum Filicis ist in seiner Zusammensetzung inkonstant, außerdem leicht zersetzlich. Eine biologische Standardisierung wäre unbedingt zu fordern. Bei längerem Stehen setzen sich im Extrakt Kristalle der *Filix*säure ab; wird vor Abgabe der Extrakte nicht umgerührt, so reichert sich der Wirkstoff als Bodensatz an; Medizinalvergiftungen sind dann nicht ausgeschlossen. Haltbar sind *Filix*extrakte, die in neutralen pflanzlichen Ölen gelöst sind: Das *Filmaron* (E. W.) stellte eine weitgehend gereinigte und angereicherte Wirkstoff-Fraktion in öliger Lösung dar.

Anwendung. Die durch die Filixstoffe gelähmten Bandwürmer verlieren ihre Beweglichkeit und damit ihren Halt im Darm und können durch ein nachfolgendes kräftiges Abführmittel aus dem Darm entfernt werden. Ein wirksames Abführmittel muß der *Filix*medikation unbedingt, und zwar rechtzeitig, folgen, weil das Anthelmintikum möglichst bald — ehe es zu resorptiven Vergiftungserscheinungen des Wirtes kommen kann — wieder aus dem Darmkanal entleert werden muß. Entgegen früheren Angaben ist hierzu das früher gemiedene Oleum Ricini besonders geeignet. Durch die Lösung in Öl steigt die Wirksamkeit gegenüber dem Parasiten, die Toxizität gegenüber dem Wirt ist vermindert; in wässeriger Suspension werden die Filixstoffe viel besser resorbiert als in öliger Lösung. Alkohol fördert die Resorption, so daß die gleichzeitige Anwendung von Alkohol streng kontraindiziert ist.

Kamala

Die Stammpflanze der Droge Kamala oder Glandulae Rottlerae ist *Mallotus philippinensis* MÜLLER ARGOVIENSIS (= *Rottlera tinctoria* ROXB.), ein kleiner Baum aus der Familie der Euphorbiaceae. Sein Verbreitungsgebiet erstreckt sich über ganz Indien, Ceylon, den ostindischen Archipel bis nach Australien. Die Droge wird in kleinen Mengen in den meisten Bezirken Ostindiens gewonnen, indem man die getrockneten Kapselfrüchte in Körben oder Sieben schüttelt. Der die Früchte bedeckende Haarüberzug fällt dabei auf ein unterbreitetes Tuch und wird gesammelt.

Kamala bildet ein braunrotes, leichtes, nicht klebriges, geschmackloses Pulver, das erst beim Erwärmen ein schwaches Aroma entwickelt. Unter dem Mikroskop erweist es sich als aus zweierlei Elementen zusammengesetzt: aus mit braunem Harz gefüllten, bis 100 μ großen Drüsen und Büschelhaaren. Die ersteren schließen in einer blasenförmigen Kutikula keulenförmige, zu einer Rosette vereinigte Drüsenzellen ein. Die Büschelhaare sind dickwandig, gekrümmt und mit rostbraunen Harzmassen als Inhalt versehen.

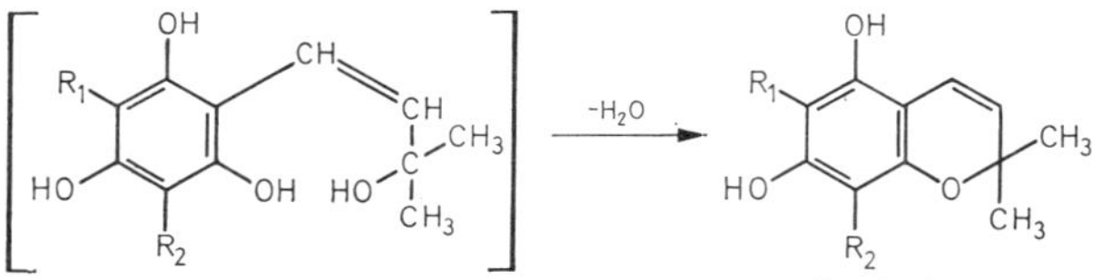

Rottlerin

R_1 = 2,4,6-trihydroxy-3-methyl-5-acetyl-benzyl:

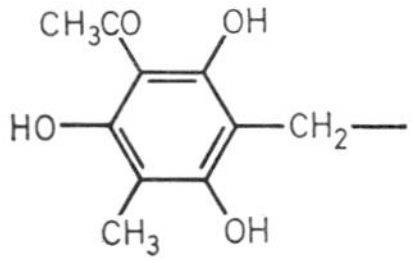

R_2 = Cinnamoyl : —CH=CH—CO—

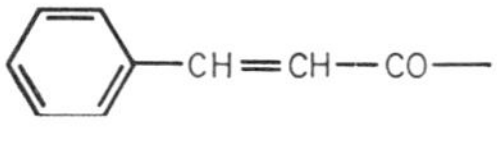

Kamala besteht zu über 80% seines Gewichtes aus einem rotbraunen Harz, das durch Extraktion der Droge mit Lipoidlösungsmitteln, beispielsweise mittels Äther, gewonnen werden kann. Aus dem Harz wurden Rottlerin und Isorottlerin, zwei nahe verwandte Phloroglucinabkömmlinge, isoliert. Nachgewiesen wurden Farbstoffe, Wachse und wenig definierte Harzkörper.

Rottlerin ist chemisch ein Dimethylpyranabkömmling, und zwar läßt es sich formal als ein substituiertes Phloroglucin auffassen mit einer Hydroxyisoprenseitenkette, die sich unter Wasseraustritt zyklisierte.

Kamala wirkt etwas milder als *Dryopteris filix-mas*. Das Rottlerin hat sich im Tierversuch qualitativ als den wirksamen Filixsubstanzen vollständig gleichwertig, wenn auch von geringerer Wirkungsstärke erwiesen. Im wesentlichen dürfte die anthelminthische Wirkung der Droge durch Rottlerin bedingt sein, so daß anderen allenfalls noch vorhandenen wurmwidrigen Substanzen für den therapeutischen Effekt nur eine nebensächliche Rolle zukommt. Dagegen wird als Vorteil gegen Filix hervorgehoben, daß den Kamalaharzen eine starke Abführwirkung eigen ist. Kamala erteilt der Seide eine feurig-orange Färbung und dient auch als Seidenfarbstoff, besonders in Indien, wo Kamala seit Jahrhunderten als gute Textilfarbe in Verwendung steht. Als Heilmittel wurde die Droge in Europa erst Mitte des 19. Jahrhunderts bekannt.

Koso

Außer dem europäischen Wurmfarn und der aus Asien stammenden Kamala-Droge gibt es ein drittes Bandwurmmittel, dessen Wirkung in Abessinien entdeckt wurde: die Blüten von *Hagenia abyssinica* GMELIN (= Flores Koso). Die drei Bandwurmdrogen entstammen den verschiedensten Kulturkreisen, sie gehören morphologisch zu verschiedenen Organen, und die Stammpflanzen sind botanisch-taxonomisch nicht miteinander verwandt: Um so mehr überrascht es, wenn die Wirkstoffe der drei Drogen einen so ähnlichen chemischen Aufbau aufweisen. Auch die bandwurmwirksamen Inhaltsbestandteile der Flores Koso gehören zu den Phloroglucinderivaten.

Man versteht unter Flores Koso die getrockneten weiblichen Blüten von *Hagenia abyssinica*, eines in Abessinien einheimischen und dort „Kusso" genannten Baumes aus der Familie der Rosaceae. Der Baum wird etwa 20 m hoch, er trägt unpaarig-gefiederte Blätter und große, behaarte, grünliche Blütenrispen. Die Blüten haben einen eigentümlichen, an Flieder erinnernden Geruch, einen erst unmerklichen (schleimigen), dann etwas scharfen und widerlichen Geschmack.

An definierten Inhaltsstoffen wurden aus der Droge α-Kosin, β-Kosin und Proto-Kosin isoliert. Gefunden wurden außerdem Gerbstoffe, niedere Fettsäuren, Wachse, Harze und Gummisubstanzen.

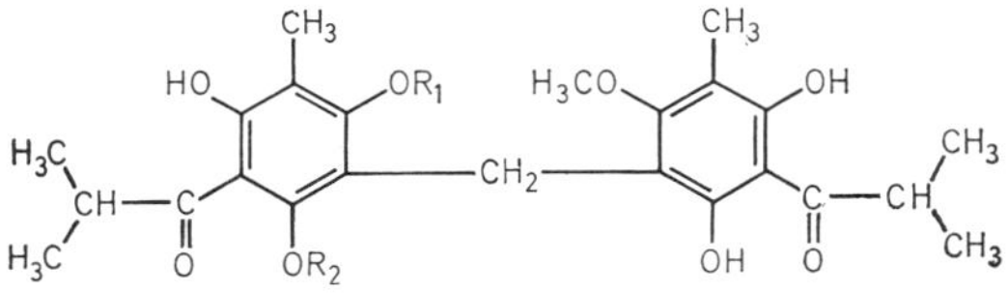

α-Kosin; $R_1 = CH_3$, $R_2 = H$
β-Kosin; $R_1 = H$, $R_2 = CH_3$

(Formelvorschläge nach BIRCH und TODD, 1952).

Frische Kosoblüten sind ein sehr brauchbares Bandwurmmittel. Nach Europa gelangt jedoch nur getrocknete und gelagerte Ware, deren Wirkung sehr wechselnd ist; die Droge wird daher hier so gut wie nicht mehr verwendet.

Literatur

BALLY, J.: Neuere Aspekte der chemischen Anthelmintikaforschung in: Fortschritte der Arzneimittelforschung, Bd. 1, Basel u. Stuttgart 1959 (S. 243—278). — BAQUAR, S. R., REESE, G.: Zytotaxonomische Untersuchungen an norddeutschen Mentha-Formen, Pharmaz.

20, 159—168 (1965). — BRIESKORN, C. H., FUCHS, A.: Zur chemischen Identifizierung des offizinellen Salbeiblattes, Dtsch. Apotheker Ztg. **102**, 1268—1269 (1962). — CONNELL, D. W., SUTHERLAND, M. D.: A Re-Examination of Gingerol, Shogaol, and Zingerone, The Pungent Principles of Ginger, Austr. J. Chemistry **22**, 1033—43 (1969). — CZETSCH-LINDENWALD, H. VON: Antibiotische Heilpflanzen, Planta med. **4**, 209 (1956). — DANNENBERG, H., STICKL, H., WENZEL, F.: Über den antimikrobisch wirkenden Stoff der Kapuzinerkresse, Hoppe-Seyler's Z. physiol. Chem. **303**, 248—256 (1956). — GILDEMEISTER, E., HOFFMANN, F.: Die Ätherischen Öle, Bd. 1—7, Berlin 1956ff. — GLATZEL, H.: Von den biologischen Wirkungskräften der Gewürze, Med. Klin. **59**, 1247—1249 (1964). — GLATZEL, H.: Physiologie der Geschmacksstoffe, Planta. med Suppl. **1966**, 46—50. — GLATZEL, H.: Die Gewürze, Nicolaische Verlagsbuchhandlung Herford 1968. — GORDONOFF, T.: Über die Pharmakologie der Karminativa, Hippokrates **31**, 1—4 (1960). — GUENTHER, E.: The Essential Oils, Bd. 1—6, Toronto/New York/London 1952ff. — HENSEL, H.: Allgemeine Sinnesphysiologie (Hautsinne, Geschmack, Geruch), Springer-Verlag, Berlin/Heidelberg/New York 1966. — ISAAC, O., SCHIMPKE, H.: Alte und neue Erkenntnisse der Kamillenforschung, Mitt. dtsch. pharm. Ges. **35**, 133—147; 157—170 (1965) (mit 252 weiteren Literaturhinweisen über die Kamille. — JANKU, J., HAVA, M., MOTL, O.: Ein diuretisch wirksamer Stoff aus Wacholder, Experientia **13**, 255—256 (1957). — KALBHEN, D. A.: Die Muskatnuß als Rauschdroge, Angew. Chemie **83**, 392—396 (1971). — KIESEWETTER, R., MÜLLER, M.: Zur Frage der „sedativen Wirkung" von Radix Valerianae, Pharmaz. **13**, 777—781 (1958). — MARTIN-SMITH, M., KHATOON, T.: Biological Activity of the Terpenoids and Their Derivatives in: Fortschritte der Arzneimittelforschung, Bd. 6, Basel u. Stuttgart 1963 (S. 279—346) — MOLNÁR, J.: Die pharmakologischen Wirkungen des Capsaicins, Arzneimittelforsch. **15**, 718—727 (1965). — MÜLLER, A.: Die physiologischen und pharmakologischen Wirkungen der ätherischen Öle, Riechstoffe und verwandten Produkte, Heidelberg 1950. — OELKERS, H. A.: Die Chemotherapie der Wurmkrankheiten in: Fortschritte der Arzneimittelforschung, Bd. 1, Basel u. Stuttgart 1959 (S. 159—248). — RICHARDS, J. H., HENDRICKSON, J. B.: The Biosynthesis of Steroids, Terpenes and Acetogenins, New York/Amsterdam 1964. — SCHANTZ, M. VON: Über das ätherische Öl beim Kalmus, *Acorus calamus* L., Acta bot. fenn. **59**, Helsinki 1958. — SIMONSEN, J., ROSS, W. C.: The Terpenes, second ed. revised, Vol. 1—5, Cambridge, University Press 1953ff. — STAESCHE, K.: Gewürze in „Handbuch der Lebensmittelchemie" (Herausgeber J. SCHORMÜLLER) Bd. 6, Berlin/Heidelberg/New York: Springer 1970, S. 426—610. — THIES, P. W., FUNKE, S.: Über die Wirkstoffe des Baldrians, Tetrahedon Letters **1966**, 1155—1170. — THOMAS, H.-K.: Pfefferminzöle in: Pfefferminzöle und Menthol, Hrsg. Dragoco, Holzminden 1963 (S. 1—59).

XI. Arzneimittel aus Mikroorganismen

Von R. Hänsel

1. Antibiotika

Vorbereitende Einführung zum Begriff der Antibiose

Kein Lebewesen existiert für sich allein; es ist stets ein Glied eines größeren Lebensraumes und von den benachbarten Lebewesen entweder in seiner Existenz bedroht oder auf sie in seiner Existenz angewiesen. Die Biologie liefert für die gegenseitige Beeinflussung von Lebewesen hinreichend viele Beispiele. Die alten Autoren prägten für diese Phänomene der wechselseitigen Hemmung oder Förderung die Begriffe „Sympathie und Antipathie in der Natur".

Plinius, der beim Ausbruch des Vesuvs im Jahre 79 n. Chr. als Kommandeur der dort stationierten Flotte umkam, beschreibt in seiner berühmten Naturgeschichte einige Beispiele (**24**, 1):

„Die Eiche und die Olive sind durch eine ausgeprägte Feindschaft voneinander geschieden; versucht man die eine in ein Loch zu pflanzen, aus dem die andere ausgegraben wurde, so geht sie ein. Die Eiche stirbt außerdem ab, wenn man sie in der Nähe eines Walnußbaumes pflanzt. Ebenso tödlich ist der Kampf zwischen dem Kohl und dem Weinstock; der Gemüsekohl seinerseits, der doch den Weinstock in seiner Nähe nicht aufkommen läßt, welkt dahin, pflanzt man ihn nahe bei Zyklamen oder wildem Majoran". Später beschrieb man ähnliche Phänomene unter dem Namen Antagonismus. *Encelia*-Arten (*Compositae*), die in den Wüstenregionen vorkommen, lassen innerhalb eines bestimmten Radius keine andere Pflanze aufkommen: Jede *Encelia*-Pflanze ist das Zentrum eines „Bannkreises". Derartige Phänomene erklären sich am leichtesten damit, daß der eine Organismus Stoffe produziert und an seine Umgebung abgibt, unter deren Einwirkung eine Schädigung des anderen Organismus eintritt. Bei Encelia ist die stoffliche Ursache bekannt, seit gezeigt wurde, daß diese Art 3-Acetyl-6-methoxybenzaldehyd bildet, einen Stoff, der deutlich auf andere Pflanzen wachstumshemmend wirkt.

Derartige Beispiele ließen sich noch vermehren. Erwähnenswert ist vielleicht noch der Fall von *Artemisia absinthium* L. Diese Pflanze enthält ebenfalls Stoffe, die aus den Blättern durch den Regen ausgewaschen werden und auf andere Pflanzen — beispielsweise auf *Atropa belladonna* L. — hemmend wirken können. Fr. Boas hat solche gegenseitigen Beeinflussungen von Pflanzen im gegenseitigen Zusammenleben geradezu zur Grundlage seiner sog. „dynamischen Botanik" gemacht.

Was hier von den höheren Pflanzen an einigen Beispielen gezeigt wurde, gilt in gleicher Weise auch für die Mikroorganismen. Die Beobachtungen derartiger Phänomene bei Bakterien, Pilzen und Flechten führten schließlich zu dem Gedanken, die chemischen Waffen von Mikroorganismen zu benutzen, um mit ihrer Hilfe Mikroorganismen, die für den Menschen pathogen sind, zu bekämpfen.

Problemgeschichtliche Einleitung

Die Geschichte der Antibiotikaforschung scheint mit dem denkwürdigen Jahr 1929 zu beginnen. In diesem Jahr teilte der englische Bakteriologe ALEXANDER FLEMING mit, daß Kulturen von *Staphylococcus pyogenes* auf Agarplatten immer dann gehemmt und unterdrückt werden, sobald sich gewisse Schimmelpilze darauf ansiedeln; diesen Effekt führte FLEMING darauf zurück, daß der Pilz ein antibakterielles Prinzip ausscheidet. Man spricht in diesem Zusammenhange von einer umwälzenden Zufallsentdeckung; das ist richtig, doch keineswegs so zu verstehen, als wäre ohne FLEMINGS Beobachtung die Entdeckung der Antibiotika niemals gelungen. Der Gedanke, diesem Phänomen auf der Agarplatte näher nachzugehen, dieser Beobachtung einen Wert beizumessen, an eine medizinisch-therapeutische Anwendungsmöglichkeit zu denken — diese Idee tauchte nicht völlig voraussetzungslos auf. Wie hinter allen Pioniererfindungen und hinter allen grundlegenden Entdeckungen, so steckt auch hinter der Entdeckung der Antibiotika eine Idee, die sich sehr weit zurückverfolgen läßt.

Jahrtausende hindurch stand der Mensch Seuchen und anderen Infektionskrankheiten hilflos gegenüber. Und seine völlige Hilflosigkeit gegen die plötzlich auftretenden Seuchen ließen sie als etwas Übernatürliches, wie von der Vorsehung Geschicktes erscheinen: Die Krankheit wurde zum richtigen Arm, zur Strafe für Sünden und für Laster. Weniger religiöse Völker dachten an kosmische und tellurische Einflüsse. Die Haltung gegenüber den Seuchen war somit weithin fatalistisch. Aber auch sehr zweckmäßige Reaktionen sind zu verzeichnen:

So wurden beispielsweise die Leprakranken aus der Gesellschaft ausgesondert; wenn Seuchen auftraten, versuchte man, ihnen durch die Flucht zu entrinnen, oder man band sich Tücher vor den Mund und brannte aromatisches Kräuterwerk ab. Schon recht früh dachte man auch an etwas anderes: an kleine Lebewesen, die man mit dem Auge nicht wahrnehmen kann — und sowohl Römer als auch Griechen kannten den Begriff des Kontagiums. Der erste, der sich hierzu eindeutig äußert, ist der Römer VARRO (116—27 v. Chr.). „So muß man sich auch vor morastigen Orten hüten, weil dort kleine, den Augen unsichtbare Insekten wachsen, die mit der Luft durch Mund und Nase in den menschlichen Körper kommen und schwere Krankheiten erregen". Diese Vorstellungen wurden von der arabischen und von der mittelalterlichen-europäischen Medizin übernommen und bewahrt. Aber erst mit der Erfindung des Mikroskops war die technische Voraussetzung gegeben für den Nachweis, daß tatsächlich viele kleine Lebewesen existieren, die als Schmarotzer im Körper des Menschen und der Tiere leben und damit Krankheiten verursachen können. Die Namen vieler Ärzte und Biologen wären zu nennen: Die entscheidenden Entdeckungen sind aber mit den Namen ROBERT KOCH und LOUIS PASTEUR verknüpft. ROBERT KOCH gelang es im Jahre 1876, Reinkulturen von Mikroorganismen zu züchten, mit diesen Organismen gesunde Tiere zu infizieren und — letztes Glied der Beweiskette — aus dem Blut der infizierten Tiere die Erreger erneut zu isolieren. Damit war mit einem Male jeder nur denkbare Einwand gegen die mikrobielle Entstehung von Infektionskrankheiten ausgeschaltet: Es war eindeutig bewiesen: Winzige Lebewesen können weitaus größeren und höher organisierten Lebewesen lebensgefährlich werden. Dieselben Resultate erzielte fast gleichzeitig PASTEUR.

Mit PASTEUR und KOCH hatte die Bakteriologie einen hohen Stand erreicht: Das Verfahren, Bakterien zu isolieren, sie zu klassifizieren, Nährböden zu bereiten usw. war fester Besitz der Wissenschaft. Nunmehr konnte man sich den grundlegenden Fragen der Bekämpfung von Infektionskrankheiten widmen. Wir klammern nunmehr die Ergebnisse aus, die sich unter den Stichworten „Chemotherapie und Immunitätslehre" zusammenfassen lassen, und greifen das eigentliche Thema, die geschichtliche Entwicklung des Begriffes „Antibiose" wieder auf.

Der Name Antibiose und Antibiotika leitet sich von den beiden griechischen Wörtern *ἄντι* = gegen und *βίος* = Leben ab, bedeutet also soviel wie „gegen das Leben gerichtet". Der Name sagt zunächst wohl nicht sehr viel aus, denn sind nicht alle toxischen Substanzen

„gegen das Leben gerichtet?" Der Name wurde geprägt in Anlehnung an die Bezeichnung „Symbiose". Während nun aber Symbionten einen gemeinsamen Lebensraum zu gemeinsamem Vorteil ausnutzen, kämpfen Antibionten gegeneinander um einen gemeinsamen Lebensraum — und zwar sind ihre Waffen chemischer Art, eben die Antibiotika. Schon im Zeitalter PASTEURS stieß man auf erste Erscheinungen von Antibiose; denn sobald man Näheres über die Lebensgewohnheiten der Mikroorganismen kennenlernte, sobald man insbesondere ihre unvorstellbare Vermehrungsfähigkeit erkannte, mußte sich die Frage aufdrängen: Wodurch ist einer unbeschränkten Vermehrungsfähigkeit der Bakterien ihre Grenze gesetzt, wie kommt es, daß das biologische Gleichgewicht in der Natur nicht gestört wird? Cholerakeime würden sich — bei entsprechender Ernährung und sofern ihnen kein Hindernis entgegentritt — innerhalb zweier Wochen so vermehren, daß sie die gesamte Erdoberfläche vollkommen bedecken würden; die Zahl der Nachkommen, die ein einzelner Cholerakeim an einem einzigen Tage hervorbringen kann, ist so groß, daß ihr Gewicht am Ende des ersten Tages tausend Tonnen betragen würde. Daß diese phantastische Kraft der Fortpflanzung nicht innerhalb kurzer Zeit die gesamte Menschheit vernichtete, läßt sich offensichtlich nur so deuten, daß die Mikroorganismen auf Schritt und Tritt auf Feinde stoßen, die sie hemmen und bremsen oder vernichten. Oder: Man kannte das Phänomen der Selbstreinigung des Bodens. Menschen, welche Infektionskrankheiten erliegen, müssen begraben werden, und es gelangen dadurch ungezählte Millionen von gefährlichen Erregern in den Erdboden; auch mit anderen menschlichen oder tierischen Abfallprodukten kommen dauernd große Mengen von pathogenen Erregern in die Erde: Muß schließlich der Boden nicht mit Krankheitserregern aller Art durchsetzt sein? Schon PASTEUR widmete sich dieser Frage; und er sah, daß die meisten pathogenen Keime innerhalb weniger Stunden absterben, sobald sie in den Boden gelangen. Kommt die hemmende und abtötende Wirkung durch die ungünstigen, anderen Lebensbedingungen des Bodens zustande oder durch die antagonistische Beeinflussung von Seiten anderer, natürlicherweise im Boden lebender Mikroorganismen? Es kommt in einigen Fällen vor, daß nur die andersartige Umwelt — Sauerstoffspannung. Säuregrad usw. — zur Hemmung führt. Bald lagen aber genügend Beweise vor, daß die Mikroorganismen miteinander in einem ständigen Kampf ums Dasein liegen, sich gegenseitig „auffressen" und töten können. So stellten 1887 PASTEUR und JOUBERT fest, daß *Bacillus anthracis*, der Erreger des Milzbrandes, gut auf sterilisiertem Urin gedeiht; sobald aber der Urin gleichzeitig mit Staphylokokken beimpft wurde, zeigte sich, daß das Wachstum des Bacillus anthracis wesentlich unterdrückt, später sogar völlig gehemmt wurde. Auch in vivo zeigten sich die beiden Mikroorganismen antagonistisch: wurde nämlich die Mischung Versuchstieren eingeimpft, so gingen die Tiere nicht an Milzbrand zugrunde. 1885 unternahm es CANTANI einem an Tuberkulose erkrankten Patienten *Bacterium thermo* in die Lunge einzublasen; im Sputum traten daraufhin große Mengen von *Bacterium thermo*, aber keine Tuberkelbazillen auf. Schon zuvor hatten MANASSEJIN und POLITEBNOW (1872) mitgeteilt, daß Schimmelpilze für die Behandlung eitriger Wunden äußerst geeignet sind und schnelle Wundheilung bewirken; allerdings findet sich der Ratschlag, Pilze auf verschmutzte Wunden aufzulegen, schon in einem im Jahre 1640 erschienenen Arzneibuch von PARKINGTON. Mikroben wurden also durch Mikroben bekämpft, deren natürlichen Antagonismus man dabei ausnutzte; man kann aber auch sagen: eine (gefährliche) Krankheit wurde bekämpft durch eine andere, wenn auch weniger gefährliche Krankheit. In der Praxis war freilich dieser Weg nicht gangbar: teilweise war er voller Risiko, da man nicht exakt zu dosieren verstand. Es bedeutete folglich einen großen Fortschritt, als im Jahre 1901 RUDOLF EMMERICH und OSKAR LÖW von der Universität München erstmalig zeigten, daß die antagonistisch wirksamen, antibakteriellen Eigenschaften nicht an die lebenden Mikroorganismen geknüpft sind und daß es gelingt, wirksame Extrakte, Konzentrate der aktiven Substanzen herzustellen. Ausgangsmaterial waren Kulturen von *Pseudomonas aeruginosa*, von denen man damals bereits wußte (E. FREUDENREICH 1889, C. BOUCHARD 1889), daß sie das Wachstum von Cholera- und Typhusbazillen hemmen. EMMERICH und LÖW vermuteten, daß deren wirksame Substanz ein bakteriolytisches Enzym darstellt und nannten sie daher Pyocyanase. Mehrere hundert Patienten wurden damals erfolgreich mit dem Präparat behandelt. Pyocyanase ist das erste echte Antibiotikum, die erste therapeutisch angewandte antibakteriell wirksame Substanz mikrobiologischen Ursprungs. — Pyocyanase wurde von den Sächsischen Serumwerken industriell hergestellt. Die Zeit war aber noch nicht reif: Es war unmöglich, das Präparat exakt zu dosieren, da biologische Standardisierungs-Methoden fehlten, und es waren demnach bei der Verwendung auch dieser Substanz Risiken vorhanden; die Mehrzahl der Ärzte nahm aber überhaupt keine Notiz von dieser Entdeckung. Die Entdeckung der Pyocyanase — aber auch die zahlreicher anderer antibakteriell wirksamer Stoffe aus Mikroorganismen — erreichte nie die breite Öffentlichkeit, die damals den Siegeslauf der Sulfonamide verfolgte. Der Entdeckung des Penicillins durch FLEMING 1929 schien es zunächst nicht anders zu gehen: Erst der zweite Weltkrieg mit seinem großen Bedarf an Arzneimitteln besonders zur Wundbehandlung und gegen Infektionskrankheiten erwies sich als Antrieb dafür, daß die FLEMINGsche Arbeit im größeren Maßstab aufgenommen wurde. Mit der Anerkennung der praktischen Möglichkeiten des Penicillins als Heilmittel (1940) begann die moderne Ära der Antibiotika.

Begriffsbestimmung

Der Begriff Antibiosis, von dem sich die Wortbildung Antibiotikum ableitet, wurde im Jahre 1889 von VUILLEMIN geprägt, um Vorgänge zu kennzeichnen, bei denen ein Lebewesen das Leben eines anderen zerstört. Heute gebraucht man aber die beiden Begriffe, Antibiose und Antibiotika, in einem engen, sehr eingeschränkten Sinne: Antibiose als Wachstumshemmung und Vernichtung von Bakterien und anderen Mikroorganismen, Antibiotikum im Sinne einer chemischen Substanz mikrobiologischer Herkunft, die Bakterien und andere Mikroorganismen zu hemmen oder abzutöten vermag. Im medizinisch-pharmazeutischen Sprachgebrauch wird der Begriff Antibiotikum noch dadurch weiter eingeengt, daß man darunter Stoffwechselprodukte von Mikroorganismen versteht, die zugleich therapeutische Eigenschaften im Sinne der Chemoterapie aufweisen. Die Wirksamkeit der Antibiotika ist — anders als beispielsweise die der allgemeinen Zellgifte — selektiv: einige Organismen werden mehr, andere weniger oder nicht beeinflußt.

Verbreitung

Die ersten Antibiotika verdanken ihre Entdeckung mehr oder weniger dem Zufall; heute besitzen wir, gestützt auf systematische Reihenuntersuchungen Tausender von Mikroorganismen, eine nahezu lückenlose Kenntnis über ihre Verbreitung im Pflanzenreich. Die Wahrscheinlichkeit, neue Antibiotika mit neuartiger Konstitution und Wirkung zu entdecken, wird laufend kleiner und damit die Bekämpfung resistenter Keime, die sich den alten Antibiotika angepaßt haben, schwieriger. Dafür ein Zahlenbeispiel (nach WOODRUFF und DANIEL 1958): In einer einzigen Reihenuntersuchung von 10000 Bodenaktinomyzeten stieß man auf 2500 (d. s. 25%) antibiotisch aktive Stämme, aber nur 10 von ihnen (d. s. 0,1%) lieferten eine neuartige Substanz, und nur eine einzige war für den Kliniker brauchbar. Insgesamt sind heute etwa 500 verschiedene Antibiotika bekannt, doch nur etwa 20 von ihnen werden klinisch verwendet.

Zwischen der botanisch systematischen Stellung eines Mikroorganismus und seiner Fähigkeit, Antibiotika zu bilden, besteht kein erkennbarer Zusammenhang; es sind morphologisch sehr heterogene Taxa, die sich durch die Antibiotikaführung auszeichnen. Was besonders auffällt, ist die hohe Taxonspezifität der Verbreitung: Ein bestimmter Strukturtypus eines Antibiotikums ist nicht für alle Arten einer Gattung, häufig nicht einmal für alle Individuen derselben Art charakteristisch, oft beschränkt sich sein Vorkommen auf einige wenige Stämme.

Die therapeutisch wichtigen Antibiotika entstammen den folgenden Gruppen von Mikroorganismen: den Bakterien und den Schimmelpilzen. Unter den eigentlichen Bakterien (Eubacteriales) sind es Arten der Gattung *Bacillus*, die hervortreten: Bacitracin, Gramicidin, Polymyxin und Tyrothricin sind als Antibiotika zu nennen. Charakteristisch für bestimmte Stämme von *Streptomyces*- und *Actinomyces*-Arten ist die Bildung von Streptomycin, Tetrazyklin (Achromycin), Oxytetrazyklin (Terramycin), Chlortetrazyklin (Aureomycin), Actinomycin, Chloramphenicol, Erythromycin, Magnamycin, Neomycin u. a. Unter den Schimmelpilzen sind die beiden verwandten Gattungen *Penicillium* und *Aspergillus* wichtig, aus denen seinerzeit das erste therapeutisch brauchbare Antibiotikum, das Penicillin, gewonnen worden war.

Zahlreiche weitere Taxa sind auf einen Antibiotikum-Gehalt hin geprüft worden. Neben den schon erwähnten *Penicillium*-Arten hat man Hunderte weitere Pilzarten entdeckt, die antibiotischen Stoffe zu bilden vermögen, darunter nicht nur mikroskopisch kleine Arten, sondern auch große Ständerpilze wie beispielsweise die *Clitocybe*-Arten. Bei den Algen wurden antibiotische Inhaltsstoffe zwar ebenfalls nachgewiesen, doch erlangten Algen-Antibiotika keine klinische Bedeutung. Ergiebige Antibiotikum-Produzenten sind schließlich noch die Flechten; da aber Flechten — zumindest in großem Maßstab — schwer kultivierbar sind, besteht wenig Aussicht auf praktische Verwertung.

Zur Chemie

Die Antibiotika bilden vom chemischen Standpunkt aus eine sehr heterogene Gruppe von Pflanzeninhaltsstoffen. Trotz dieser ihrer Vielgestaltigkeit schälen sich aber bei näherem Zusehen, bestimmte immer wiederkehrende Bauelemente und Bauprinzipien heraus. Die drei wichtigsten Bauelemente der Antibiotika sind: 1. Aminosäuren (oft mit der „unnatürlichen“ Konfiguration der D-Reihe), 2. Acetateinheiten (C_2-Einheiten) und 3. Zucker bzw. Zuckerderivate. Damit ergeben sich drei Gruppen von Antibiotika mit biogenetischer Beziehung zu den Eiweißen, den Fetten und den Kohlenhydraten.

Die wichtigen Antibiotika der Gattung *Bacillus* gehören so ziemlich geschlossen zu den Polypeptiden, die der Schimmelpilze bilden eine weniger einheitliche Gruppe, doch bauen sich die therapeutisch wichtigen Penicilline ebenfalls aus Aminosäuren auf. Die Antibiotika der Strepto- und Aktinomyzeten schließlich sind ihrer Zusammensetzung nach außerordentlich heterogen, wobei für sie am ehesten ein „gemischter Aufbau“ (Acetat + Aminosäuren, Acetat + Zucker) als typisch anzusehen ist.

a) Aminosäuren als Bausteine von Antibiotika

Bei dem sehr einfach gebauten D-Cycloserin (= Oxamycin) ist die nahe biogenetische Beziehung zu der Aminosäure D-Serin offensichtlich. Cycloserin wurde aus einigen *Streptomyces*-Arten, zuerst aus *Str. lavendulae*, isoliert; die Substanz ist tuberkulostatisch wirksam.

Die bekanntesten Antibiotika mit einer kleinen Zahl von Aminosäuren im Molekül sind die Penicilline. Das für diese Gruppe von Antibiotika charakteristische Molekülskelett eines kondensierten Thiazolidinrings und eines Lactamrings ergibt sich formal durch Verknüpfung zweier Aminosäuren, des Cysteins und des Valins, unter Austritt von einem Molekül Wasser und 2 H-Atomen (oxydative Kondensierung). Eingehende Untersuchungen mit radioaktiv markierten Substanzen bewiesen, daß die Biosynthese tatsächlich über eine oxydative Kondensation des L-Cysteinyl-L-valins verläuft.

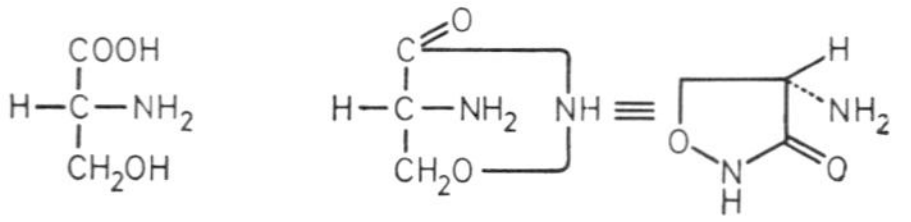

D-Serin

D-Cycloserin (Oxamycin)

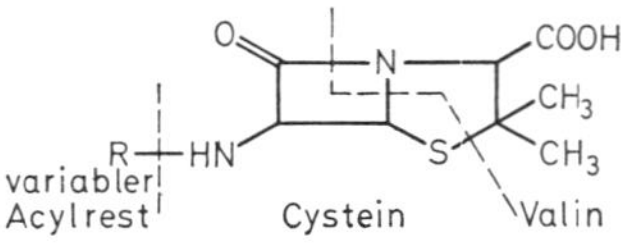

R variabler Acylrest — Cystein — Valin

Die Penicilline: Formale Verknüpfung der beiden Aminosäuren Cystein und Valin zum β-Lactam-Thiazolidin-Ringsystem

Der größere Teil der hierher gehörenden Antibiotika zeichnet sich durch ein höheres Molekulargewicht aus, da sie aus mehreren, durchschnittlich etwa aus zehn verschiedenen Aminosäuren aufgebaut sind. Dabei können sie auch esterartig (—CO—O— ...) verknüpft sein. Ein Beispiel für ein derartiges Antibiotikum

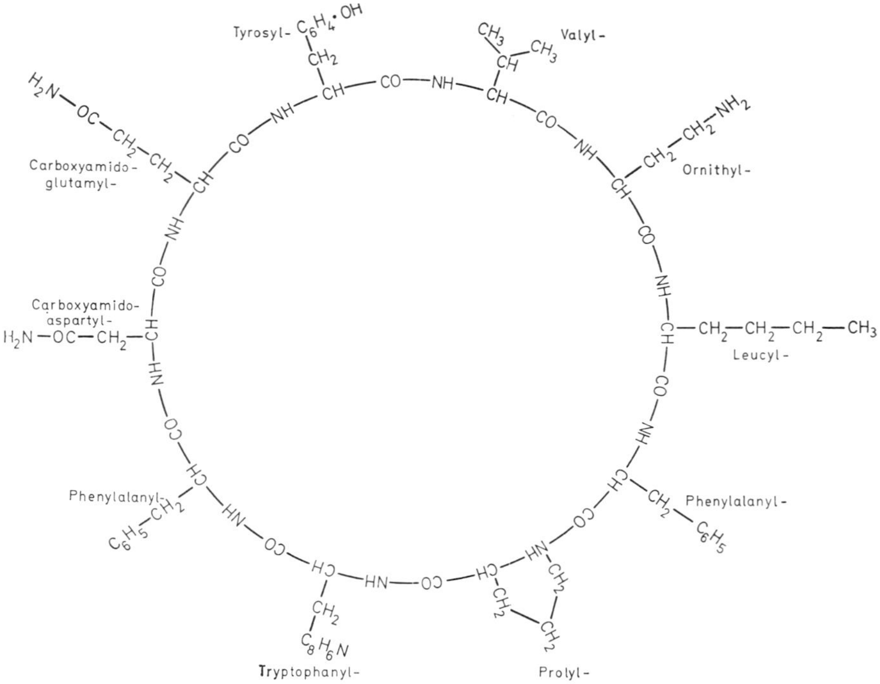

Tyrosyl- Valyl- Ornithyl- Leucyl- Phenylalanyl- Prolyl- Tryptophanyl- Phenylalanyl- Carboxyamido-aspartyl- Carboxyamido-glutamyl-

Tyrocidin B (nach einer Formel bei E. B. CHAIN, 1959)

der Peptidreihe ist das Tyrocidin. Beim Tyrodicin B handelt es sich um ein zyklisches Dekapeptid, an dessen Aufbau die folgenden Aminosäuren beteiligt sind: L-Ornithin, L-Leucin, D-Phenylalanin, L-Prolin, L-Tryptamin, L-Asparaginsäure, L-Glutaminsäure, L-Tyramin und L-Valin.

b) Acetat als Baustein von Antibiotika

Acetat in biologisch reaktionsfähiger Form ist nach den Ergebnissen der Biochemie eines der wichtigsten Zwischenglieder im Stoffwechsel von Pflanze und Tier. Bekannt ist seine große Bedeutung für die Synthese von Fettsäuren, von Steroiden, Terpenen und bestimmten Phenolen (s. S. 15). Als Baustein von Antibiotika finden wir Acetat in mehreren Varianten: als abgewandelte Fettsäure, als Phenol oder als Makrolid.

Die antibiotisch wirksamen Fettsäuren gehören der stark ungesättigten Reihe an, die durch mehrere Doppelbindungen (Tetraene, Pentaene, Hexaene), manchmal durch zusätzliche Dreifachbindungen gekennzeichnet sind. Antibiotika der

$$HC{\equiv}C{-}C{\equiv}C{-}CH{=}C{=}CH{-}CH{=}CH{-}CH{=}CH{-}CH_2{-}COOH$$

Mycomycin

Acetylenreihe wurden in mehreren Arten der Basidiomyzeten und der Aktinomyzeten aufgefunden. Praktische Bedeutung haben sie nicht erlangt; als einziger Vertreter der Reihe wird daher nur das Mycomycin angeführt, das aus *Nocardia acidophylla* und einigen anderen Aktinomyzeten isoliert worden ist.

Die Antibiotika vom Typus der Phenole, z. B. das Griseofulvin, bringt man in biogenetischen Zusammenhang mit dem Acetatstoffwechsel über Polyessigsäure-Abkömmlinge als hypothetische Zwischenstufen, eine Vorstellung, wie sie im Zusammenhang mit der Biosynthese anderer phenolischer Pflanzenstoffe entwickelt und zum Teil experimentell in Vitalsystemen wahrscheinlich gemacht werden konnte.

Griseofulvin ist eines der von *Penicillium griseofulvum* gebildeten Antibiotika. Es wirkt ausgesprochen antimykotisch; seine perorale Applikation wird zur Behandlung pilzbedingter Hautkrankheiten des Menschen verwendet.

Auch die wichtige Antibiotikagruppe der sog. Tetrazykline (s. S. 473) enthält ein aus Acetatbausteinen aufgebautes Kohlenstoffgerüst, das aber ähnlich wie das des Griseofulvins sekundäre Veränderungen (Hydroxylierungen, Alkylierung usw.) erlitten hat. Nach neueren experimentellen Untersuchungen ist aber nicht das ganze Gerüst der Tetrazykline aus kleinen C_2-Bausteinen aufgebaut, es liegt vielmehr ein gemischter Bauplan Acetat-Aminosäure vor, wobei es sich bei der Aminosäure um Glutamin oder eine nahe verwandte Verbindung handelt (zit. bei R. W. Rickards, 1961).

Die Makrolide lassen nicht mehr so ohne weiteres ihre biologische Beziehung zum Acetatstoffwechsel erkennen. Die formalen Charakteristika der Makrolide sind:

1. Methylsubstitution der Acetatbausteine (es entstehen Propylelemente),
2. Ausbildung eines vielgliedrigen Lactonringes, bestehend aus 12—17 Kohlenstoffatomen,
3. glykosidische Verknüpfung bestimmter Hydroxylfunktionen mit neuartigen Zuckern.

Die Ausbildung vielgliedriger Lactonringe ist nur unter der Voraussetzung verständlich, daß die methylsubstituierte Fettsäurekette räumlich als eine Spirale gefaltet ist. Zu den Makroliden zählen Antibiotika wie Erythromycin, Magnamycin, Oleandomycin und Spiramycin, Stoffwechselprodukte von *Streptomyces*-Arten.

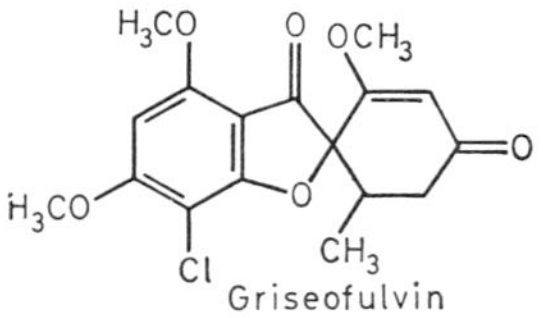

Griseofulvin

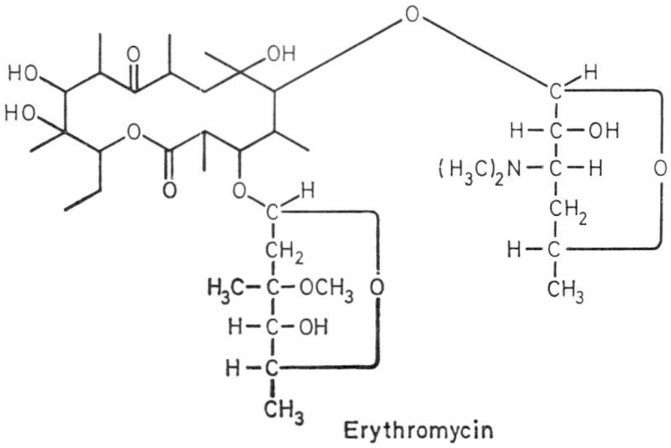

Erythromycin

c) Zucker und Zuckerderivate als Bausteine von Antibiotika

Bei den Makroliden wurde erwähnt, daß bestimmte Hydroxylgruppen glykosidisch an Zucker gebunden sind. Diese Verknüpfung mit eigentümlichen Zuckern ist für viele von *Streptomyces*-Arten gebildete Antibiotika charakteristisch,

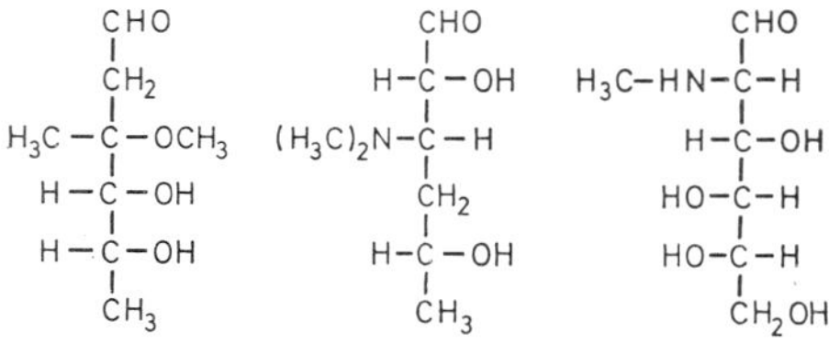

Cladinose | Desosamin | N-Methyl-L-glucosamin

nicht nur für die Makrolide, u. a. auch für das Streptomycin. Die Eigentümlichkeiten des Aufbaues lassen sich wie folgt kennzeichnen: a) sie stellen vielfach Desoxyzucker dar, b) mindestens eine Hydroxylgruppe ist ersetzt durch eine Amino-, N-Methylamino- oder eine N-Dimethylamino-Gruppe und c) sie gehören oft einer „unnatürlichen" Konfigurationsreihe an, wie z. B. das N-Methyl-L-glucosamin, eine Zuckerkomponente des Streptomycins (s. S. 473), die im Gegensatz zur ubiquitären D-Glucose der L-Reihe angehört. Als weitere Beispiele seien die beiden Zuckerkomponenten des Erythromycins erwähnt, das Desosamin und die Cladinose.

Das antibiotische Wirkungsspektrum

Genauso unterschiedlich wie der chemische Aufbau der Antibiotika ist ihr Verhalten gegenüber lebenden Zellen. Grundsätzlich können Antibiotika wirksam sein gegenüber Viren, Rickettsien und gegenüber Infektionen, die durch Bakterien, Strahlenpilze und Pilze hervorgerufen werden. Welche pathogenen Organismen von einem bestimmten Antibiotikum beeinflußt werden, läßt sich von dessen chemischem Aufbau her nicht vorhersagen, es kann nur experimentell ermittelt werden. Das sog. „*antibiotische Wirkungsspektrum*“ macht eine Aussage über die Art und die Anzahl der pathogenen Mikroorganismen, auf die sich die Wirkung des jeweiligen Antibiotikums erstreckt. Zu einer ersten Orientierung reicht es aber zu wissen, ob ein Antibiotikum ein sog. „Breitband-Antibiotikum“ darstellt, oder ob es sich um ein Antibiotikum mit engerem Wirkungsumfang handelt. Ferner wird zu einer ersten Charakterisierung vielfach angegeben, ob sich die Wirkung auf grampositive oder auf gramnegative Organismen erstreckt.

Die Einteilung pathogener Bakterien in gramnegative und grampositive Organismen ist eine methodisch-praktische Einteilung. Es ist überhaupt kaum praktikabel, Bakterien nach morphologischen Gesichtspunkten allein zu klassifizieren, sie im mikroskopischen Bild nach ihrer bloßen Struktur zu identifizieren. Zu wichtigen Ordnungs- und Erkennungsmerkmalen gehören: das physiologische Verhalten gegenüber Nährlösungen bestimmter Zusammensetzung und dann das Verhalten gegenüber Farbstoffen verschiedener Konstitution (Anfärbemethoden). Eine dieser Färbemethoden ist die Gram-Färbung, so benannt nach dem dänischen Bakteriologen H. C. Gram. Bei Anwendung der gleichen Anilinfarbstoffe und derselben Färbetechnik färbt sich die eine Gruppe von Bakterien dunkelblau (das ist die grampositive Gruppe), die andere rot (gramnegative Gruppe). Die meisten Infektionskrankheiten des Menschen werden durch pathogene Kokken verursacht, die zur Gruppe der grampositiven Organismen gehören.

Diese mehr oder weniger ausgeprägte Selektivität der Wirkung, welche den Antibiotika und anderen Chemotherapeutika eigentümlich ist, stellt den auffallendsten Unterschied dar gegenüber allgemeinen Zellgiften oder Desinfektionsmitteln wie Phenol, Arsen u. a. m. Für diese chemotherapeutische Selektivität der Antibiotika gibt es keine allgemeine Erklärungsmöglichkeit, da der Mechanismus der chemotherapeutischen Beeinflussung unterschiedlich ist. In der Regel handelt es sich um zelluläre Stoffwechselvorgänge, die gestört werden, beispielsweise um Hemmung einer lebenswichtigen Reaktionskette. Einen einfachen Fall einer selektiven Beeinflussung durch ein Antibiotikum können wir uns folgendermaßen konstruieren: Wir nehmen an, zwei Stämme von Mikroorganismen unterscheiden

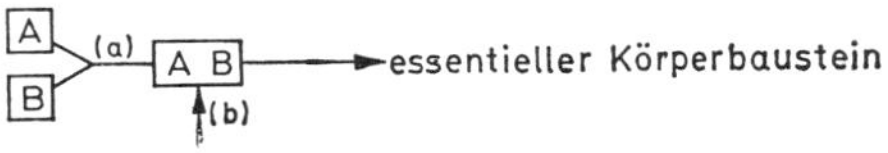

A, B —(a)→ A B → essentieller Körperbaustein
↑(b)

sich dadurch, daß der erste (a) die Zwischenstufe AB eines essentiellen Körperbausteines sich aus den beiden Vorstufen A und B selbst aufbauen muß, daß hingegen der zweite Stamm (b) die Zwischenstufe AB unmittelbar dem Substrat entnimmt oder sie auf einem abweichenden Reaktionswege synthetisiert. Irgendeine chemische Substanz, die den Syntheseweg von A und B zu AB blockiert, wird demnach nur die Lebenserscheinungen von (a) zu hemmen imstande sein.

Ein Antibiotikum wird ein enges Wirkungsspektrum aufweisen, wenn es störend in einen Stoffwechselvorgang eingreift, der nur wenigen Bakterienstämmen gemeinsam ist. Es wird ihm aber ein breites Spektrum zukommen, wenn es Reaktionen stört, die einer großen Zahl von Mikroorganismen gemeinsam sind. Daher darf mit großer Wahrscheinlichkeit angenommen werden, daß sich ein Antibiotikum, das auf sämtliche pathogene Mikroorganismen (Viren, Rickettsien, Bakterien, Pilze) einwirkt, prinzipiell nicht finden läßt: es müßte sich um eine Substanz handeln, die eine sehr große Zahl von Stoffwechselreaktionen verschiedenster Art unterbindet, d. h. es läge dann ein allgemeines Zellgift vor.

Gewinnung der Antibiotika

Antibiotika sind Stoffwechselprodukte von Mikroorganismen, d. h. sie entstehen auf biologischem Wege im Verlaufe des Wachstums und der Entwicklung bestimmter Mikroorganismen auf bestimmten Nährmedien. Die technische Antibiotikumdarstellung muß naturgemäß auf maximal mögliche Ausbeuten zielen. Wie alle physiologischen Merkmale, so läßt sich auch das Merkmal „Antibiotikumbildung" durch zwei Gruppen von Faktoren innerhalb gewisser Grenzen steuern: durch innere, d. s. genetische Faktoren und durch äußere, wie Angebot an Nährstoffen, Temperatur, Sauerstoffspannung u. a. m.

Züchtung geeigneter Ausgangsstämme. Auf die Züchtung wertvoller Ausgangssstämme wird viel Mühe verwendet: nicht selten stellt das Ergebnis der Züchtung geradezu das wertvollste Fabrikationsgeheimnis der gesamten Antibiotikaproduktion dar. Innerhalb welcher Grenzen durch Mutation und Selektion die Antibiotikumbildung gesteigert werden kann, zeigt das Beispiel Penicillin. Der von Fleming gefundene Schimmelpilz, ein Stamm von *Penicillium notatum*, lieferte pro ml Nährlösung 2—5 OE Penicillin (d. s. 1,2—3 μg), während die heutigen Stämme unter denselben äußeren Bedingungen die etwa 600fache Menge, etwa 3000 O.E., Penicillin zu bilden vermögen.

Um die Methoden, mit denen dieser Fortschritt erzielt wurde, zu verstehen, muß man das Phänomen der Mutation kennen. Man versteht unter einer Mutation die sprunghafte Änderung einzelner Erbanlagen; dabei kann die Änderung in den Erbanlagen sowohl morphologische, sie kann aber auch biochemische Eigenschaften betreffen. In unserem speziellen Falle interessieren Mutationen, die auf die Fähigkeit zur Penicillinbildung Einfluß nehmen. Dabei können derartige Mutationen in zwei Richtungen wirken:

a) die Fähigkeit zur Penicillinbildung kann sinken, oder
b) sie kann sich steigern.

Mutationen erfolgen entweder spontan, oder sie werden künstlich ausgelöst durch UV-Licht, durch chemische Agenzien, meist aber durch Röntgenstrahlen.

Biosynthese. Der Aufbau organischer Verbindungen aus weniger kompliziert gebauten Stoffen durch lebende Organismen wird als Biosynthese bezeichnet. Von den autotrophen Organismen, deren Kohlenstoffquelle anorganisches Kohlendioxid ist, unterscheiden sich die Antibiotika liefernden Mikroorganismen durch die Heterotrophie: Die Zwischenstufen für ihre Biosynthesen, ebenso auch die dazu erforderliche Energie, gewinnen sie durch Abbau anderer Kohlenstoffquellen, ihrer Substrate, die sehr verschiedenartig sind, verschiedenartig und mannigfaltig wie die gesamten Lebensgewohnheiten der Organismen. Sollen bestimmte Mikroorganismen fabrikmäßig in großem Maßstabe kultiviert werden, so müssen zunächst ihre Stoffwechseleigentümlichkeiten erforscht werden, um die näheren Kulturbedingungen danach ausrichten zu können. Das betrifft in erster Linie das Angebot an Substraten und an Sauerstoff.

Eine Reihe von Mikroorganismen braucht zur Entwicklung nur ein Angebot an organisch gebundenem Kohlenstoff in Form etwa von Zucker, Stärke oder Glycerin. Andere jedoch sind anspruchsvoller; sie bedürfen zusätzlich noch organisch gebundenen Stickstoffes, bestimmter Proteine oder Aminosäuren. Gerade bezüglich des N-Bedarfs herrscht große Spezialisierung: Es gibt Organismen, die anorganischen Nitrat-, Nitrit- oder Ammoniumstickstoff verwerten, andere, die Proteine abbauen und andere, die nur Amino-Stickstoff aus Aminosäuren ganz bestimmter Konfiguration verwerten können. Unterschiedlich ist ferner der Bedarf an Mineralsalzen, an Spurenelementen wie Kupfer und Zink und an Vitaminen. Unterschiedlich ist ferner der Sauerstoffbedarf. Die Mikroorganismen sind entweder Anaerobier oder sie leben aerob. Alle derzeit zur Antibiotikaproduktion technisch verwendeten Organismen gehören in die Gruppe der aeroben Mikroorganismen; zur Aufrechterhaltung ihrer Stoffwechselfunktionen bedarf es des Zutritts von Luftsauerstoff. Zieht man sie im Submersverfahren, so muß laufend sterile Luft zugeführt werden.

Ursprünglich wurden die Mikroorganismen auch im technischen Maßstab in sog. Oberflächenkulturen vermehrt, d. h. man ließ sie in Flaschen wachsen, die nur wenig Nährlösung enthielten. Heute hat diese Methode nur mehr historisches Interesse, seitdem die Submersverfahren entwickelt wurden. Bei diesem Verfahren kommt es zur Vermehrung der Mikroorganismen auch innerhalb der Nährlösungen, was man dadurch erreicht, daß die Lösungen mit Luftsauerstoff durchströmt werden. In der Technik arbeitet man in großen Gärtanks.

Das gebildete Antibiotikum muß nunmehr angereichert werden, was die erste Voraussetzung zu seiner Reindarstellung ist. Das Anreicherungsverfahren richtet sich in erster Linie danach, ob das Antibiotikum vom Mikroorganismus in die Nährlösung ausgeschieden wird oder ob die Hauptmenge erst nach Zerstörung der Zellstruktur frei wird, was für viele Streptomyces-Arten zutrifft. Im wesentlichen existieren drei Aufarbeitungsmöglichkeiten (nach F. Lindner u. Mitarb., 1958):

1. Extraktion der Kulturlösung mit einem organischen Lösungsmittel,
2. Adsorption des Antibiotikums aus der Kulturlösung an Kohle oder an einen Austauscher,
3. Extraktion des Myzels bei antibiotischen Stoffen, die nicht in die Kulturlösung ausgeschieden werden.

Übersicht über Mikroorganismen

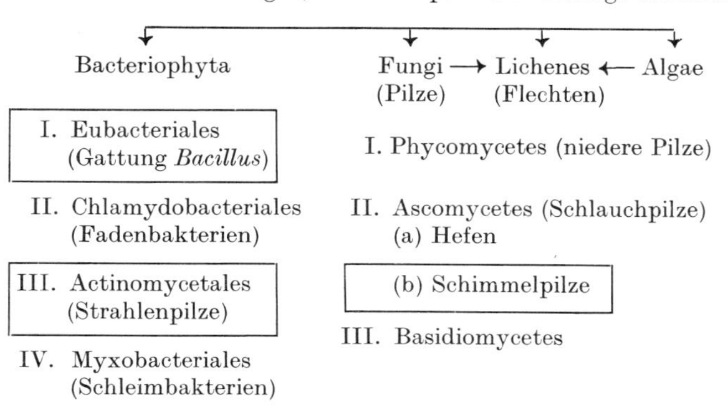

Penicillin

Penicillin ist eine Sammelbezeichnung für eine Zahl chemisch eng verwandter Antibiotika, die von *Aspergillus-* und *Penicillium-*Arten gebildet werden. Man kann die verschiedenen natürlichen Penicilline in zwei Gruppen unterteilen: in die der g e n u i n e n Penicilline und die der gelenkt-b i o s y n t h e t i s c h e n Penicilline. Die genuinen Penicilline werden auch ohne besonderes Zutun des Menschen von den Mikroorganismen gebildet und in die Umgebung ausgeschieden. Die folgende Tabelle zeigt die wichtigsten Vertreter der Reihe. Die Entwicklung der gelenkt-biosynthetischen Penicilline begann mit der Entdeckung, daß sich die Biosynthese von Penicillinen dadurch steuern läßt, daß man den Nährlösungen organische Carbonsäuren zusetzt und daß diese Säuren in das Penicllingerüst durch Acetaminverknüpfung eingebaut werden. Man erhält auf diese Weise Penicilline mit variablen Resten R, Substanzen, wie sie in der Natur ursprünglich gar nicht anzutreffen sind, eben die gelenkt-biosynthetischen Penicilline. Man kennt heute insgesamt an die fünfzig Penicilline, die — es sei noch einmal betont — alle das nämliche Grundgerüst enthalten und sich nur durch die Art der Seitenkette unterscheiden.

O, N, COOH, CH_3, R—C(=O)—HN, S, CH_3

In der Medizin und in der Pharmazie versteht man unter Penicillin im engeren Sinne die Salze des Benzyl-penicillins, das sog. Penicillin G oder Penicillin II, und unterscheidet es von den ebenfalls therapeutisch verwendeten gelenkt-biosynthetischen Penicillinen O und V =: Allylthiomethylpenicillin bzw. Phenoxymethylpenicillin).

R	Chemische Bezeichnung	Handelsbezeichnung
$CH_3-CH_2-CH=CH-CH_2-$	2-Pentenyl-penicillin	Penicillin F
$CH_3-(CH_2)_5-CH_2-$	n-Heptylpenicillin	Penicillin K
$C_6H_5-CH_2-$	Benzylpenicillin	Penicillin G (= Penicillin II)
$HO-C_6H_4-CH_2-$	p-Hydroxybenzylpenicillin	Penicillin X

Der Terminus biosynthetische Penicilline wird in der Literatur uneinheitlich gebraucht, was zu Mißverständnissen führt. Die im vorliegenden Lehrbuch zur näheren Kennzeichnung der verschiedenen Penicillingruppen gewählten Bezeichnungen seien hier zusammengestellt. Wir unterscheiden zunächst einmal A) natürliche Penicilline und B) synthetische Penicilline.

Ad A. Penicilline, wie sie von den entsprechenden Pilzstämmen in ihrer natürlichen Umwelt gebildet werden, werden meist als Penicilline schlechthin bezeichnet. Wo es zu einer Abgrenzung notwendig ist, kann notfalls von genuinen Penicillinen gesprochen werden. In der Kultur nun lenkt man die Penicillinbildung durch den Pilz in bestimmte Richtungen, man erhält gewissermaßen „gelenkt-biosynthetische Penicilline", die ihrer Konstitution nach (1) entweder mit den genuinen übereinstimmen können (wie z. B. das technisch dargestellte Penicillin G) oder die (2) Substituenten tragen, die natürlicherweise nicht vorkommen. Die unter (2) genannten Penicilline sind es, die vielfach in der Literatur einfachhin als biosynthetische Penicilline bezeichnet werden. Da aber alle natürlichen Penicilline ihre Entstehung biosynthetischen Prozessen verdanken, werden wir sie im folgenden eingehend kennzeichnen als „gelenkt-biosynthetische Penicilline".

Ad B. Die synthetischen Penicilline verdanken ihre Bildung entweder Totalsynthesen oder Partialsynthesen. Als technisch lohnend erwiesen sich bisher lediglich Partialsynthesen, die sich auf die rein chemische Acylierung der Aminogruppe im Penicillingrundgerüst beschränken (s. weiter unten).

Eingehende Untersuchungen wurden darüber angestellt, von welchen Faktoren der Einbau des Substituenten R in das Grundmolekül abhängt. Bietet man den Pilzstämmen eine Nahrung an, wie sie in etwa deren natürlichen Lebensbedingungen entspricht, also ohne Zusatz „unbiologischer" Säuren und Amine, so produzieren sie stets ein aus mehreren Penicillinen zusammengesetztes Gemisch, das aus den oben aufgezählten Penicillinen F, G, K und X besteht. Allerdings, welches Penicillin quantitativ im Gemisch vorherrscht, das scheint einzig und allein eine Rasseneigentümlichkeit des betreffenden Pilzstammes zu sein. Der historische *P.-notatum*-Stamm FLEMINGS z. B. synthetisierte bevorzugt Penicillin F, die heutigen Zuchtstämme neigen dazu, bevorzugt Penicillin K zu bilden. Wie erwähnt, läßt sich das Gleichgewicht der Penicillinmischung weitgehend durch äußere Faktoren verschieben, und zwar in erster Linie dadurch, daß den Nährlösungen ganz bestimmte Substanzen in relativ hohen Konzentrationen zugesetzt werden. Setzt man Phenylessigsäure zu, dann kommt es im wesentlichen nur zur Synthese von Penicillin G, eine Erkenntnis, die seinerzeit sehr wichtig war, da man das Penicillin G für das eigentlich therapeutisch wertvolle Penicillin ansah. Systematische Untersuchungen ließen bald erkennen, welche weiteren chemischen Stoffe als Vorstufen vom Pilz angenommen und in das Penicillinmolekül eingebaut werden. Eingebaut werden organische Säuren der allgemeinen Formel RCH_2COOH sowie deren Salze, Ester und Amide, und ferner Amine der allgemeinen Formel $RCH_2CH_2NH_2$. Allerdings ist das Vorliegen der angegebenen Konstitution wohl eine notwendige, aber keine hinreichende Bedingung für den biosynthetischen Einbau. Durch dieses Verfahren einer gesteuerten Biosynthese gelangt man zu Penicillinen, die in der Natur ursprünglich nicht auftreten: sie wurden oben als gelenkt-biosynthetische Penicilline bezeichnet. Die medizinisch-pharmazeutische Bedeutung dieser biosynthetischen Varianten beruht darauf, daß man Penicilline mit veränderten Resorptions- und Stabilitätseigenschaften in die Hand bekommt.

Ein Vertreter aus der Reihe der gelenkt-biosynthetischen Penicilline ist das Phenoxymethyl-penicillin (= Penicillin V). Chemisch gekennzeichnet ist die Verbindung durch den Rest R = Phenoxymethyl. Erhalten wird dieses Penicillin durch Fermentation aus bestimmten Stämmen von *Penicillium chrysogenum* in einem Medium, dem Phenoxyessigsäure zugesetzt wird. Die Bedeutung dieses Penicillins beruht hauptsächlich darauf, daß es säurestabil ist, die Passage durch den Magen übersteht, und daß es so auch bei peroraler Anwendung resorbierbar ist.

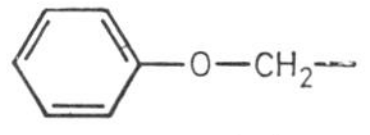

—O—CH_2—

Phenoxymethylrest

Neben den genuinen und gelenkt-biosynthetischen Penicillinen gibt es, wie erwähnt, eine weitere Gruppe: die der halb- und totalsynthetischen Penicilline. Praktische Bedeutung habe bisher nur die partialsynthetischen Penicilline erlangt. Ein Beispiel dafür ist das Phenoxyäthylpenicillin, das dem soeben erwähnten Phenoxymethyl-penicillin gleicht bis auf eine zusätzliche -CH_2-Gruppe. Auch dieses Penicillin ist säurestabil und wasserlöslich. Die N-Acylierung des Grundgerüstes erfolgt hier aber auf rein chemischem Wege, wobei die synthetisch hergestellte α-Phenoxypropionsäure mit der fermentativ (biosynthetisch) gewonnenen 6-Aminopenicillinsäure umgesetzt wird.

Verbreitung und Vorkommen. Seiner Verbreitung nach beschränkt sich das Penicillinvorkommen auf bestimmte Stämme aus den beiden Gattungen *Penicillium* und *Aspergillus* (Familie: Aspergillaceae). Die zwei genannten Gattungen sind eng miteinander verwandt, was sich u. a. auch in den Lebensgewohnheiten der hier zusammengefaßten Arten äußert; sie leben saprophytisch auf den verschiedensten vegetabilischen und animalischen Stoffen. Hierher gehören weit verbreitete Schimmelpilze wie der auf Brot, Früchten und Fleisch häufig anzutreffende *Aspergillus niger* oder *Penicillium glaucum*. *Aspergillus*- und *Penicillium*-Arten bilden in der Regel ein stark verzweigtes Myzel; an der Spitze bestimmter Myzelfäden (Konidiophoren oder Konidienträger) kommt es zur Ausdifferenzierung zahlreicher Konidien (Sporen). Die nähere Ausgestaltung der Konidienträger dient zur taxonomischen Abgrenzung der beiden Gattungen. Die *Aspergillus*-Arten lassen die perlschnurartig angeordneten Konidien radial nach allen Seiten ausstrahlen (daher der Name „Gießkannenschimmel"); die Sporen der *Penicillium*-Arten sind zwar ebenfalls perlschnurartig aufgereiht, doch sitzen die Konidien-Ketten auf verzweigten Trägern (besenartig, im mikroskopischen Bild auch an einen Pinsel erinnernd, daher der Name „Pinselschimmel"). Nicht zuletzt ist es aber das chemische Merkmal der Penicillinführung, durch das die beiden Gattungen als zusammegehörig sich darstellen. Es ist allerdings nicht so, daß Penicillin ein durchgängiges Merkmal für alle Arten der beiden Gattungen wäre, im Gegenteil: das auffallende an der Verteilung des Penicillins über die beiden Gattungen ist die Sprunghaftigkeit und die große Variabilität. Oftmals sind es nicht einmal sämtliche Stämme einer Art, die Penicillin bilden, d. h. es existieren offenbar bezüglich dieses Merkmals sog. Verlustmutanten. Innerhalb der Gattung *Aspergillus* sind insgesamt 7 Arten als penicillinführend bekannt; wie viele genau es von den etwa 100 *Penicillium*-Arten sind, ist nicht bekannt. Für die technische Gewinnung der Penicilline jedenfalls kommen nur ganz bestimmte Mutanten aus der Gruppe *Penicillium notatum* und *Penicillium chrysogenum* in Frage.

Makroskopisch bilden die Hyphen von *P. notatum* zunächst einen feinen gazeähnlichen Flaum, der sich erstmals nach 24 Stunden zeigt, sobald Sporen in ein geeignetes Nährmedium implantiert wurden. Er vergrößert sich und bildet bald ein zusammenhängendes weißes Myzel, das sich nach einigen Tagen bläulich-grün verfärbt. Die Penicillinbildung setzt bald ein, und zwar werden kleine Mengen bereits von Keimschläuchen von nur 30 μ Länge abgeschieden; das Maximum der Bildung fällt in etwa mit dem Höhepunkt des Pilzwachstums zusammen, während der Zeit der Sporenbildung sinkt es stark ab.

Anwendung. Was die Häufigkeit der Verwendung anbelangt, so steht Penicillin dank seiner großen therapeutischen Breite an der Spitze der Chemotherapeutika. Sein Wirkungsspektrum erstreckt sich auf fast alle Kokken, und zwar hauptsächlich auf grampositive Kokken wie *Streptococcus* und *Staphylococcus*, aber auch auf einige gramnegative wie *Meningococcus* und *Gonococcus*; beeinflußt werden ferner anaerobe Wundbakterien wie die Erreger von Tetanus (*Clostridium tetani*), Milzbrand (*Bacillus anthracis*), Gasbrand (*Clostridium*-Arten), Aktinomyzeten und Diphtheriebazillen. Die Empfindlichkeit eines Erregers gegenüber Penicillin (oder einem anderen Antibiotikum) ist keine Konstante; denn es gibt das Problem der Resistenzvermehrung der Infektionserreger gegenüber einem Antibiotikum, einen sehr ernst zu nehmenden Faktor. Die Resistenzzunahme einzelner Bakterienstämme wird einmal gefördert durch Anwendung von Antibiotika, wo sie ärztlich entbehrlich wären, vor allem aber durch eine Anwendung in unterschwelligen Dosierungen (z. B. Penicillin in Halstabletten, Zahnpasten und Kaugummi). Die Herausbildung von Resistenz durch unterschwellige Gaben läßt sich in vitro leicht experimentell zeigen, indem man dem Kulturmedium — beginnend mit unterschwelligen Dosen — immer größere Mengen kontinuierlich steigend, zusetzt. Die Kulturen gedeihen bald unter Penicillinkonzentrationen, die ursprünglich zu ihrer Vernichtung ausgereicht hätten. Bei bestimmten Staphylokokkenstämmen ist es gelungen, das der Resistenzbildung zugrunde liegende biochemische Phänomen aufzuklären: in diesen Fällen beruht sie auf dem Erwerb der Eigenschaft, Penicillinase zu bilden, ein Ferment, das imstande ist, Penicillin in die chemotherapeutisch unwirksame Penicilloinsäure zu überführen.

Die Penicilline enthalten eine zweite „potentielle“ Carboxylgruppe, die als β-Lactam maskiert ist. Der β-Lactamring öffnet sich sehr leicht unter dem katalytischen Einfluß verschiedenster Agenzien (pH, Metallspuren usw.), vor allem auch unter dem Einfluß der erwähnten Penicillinase.

Antibiotika aus Streptomycetaceae

Streptomyzeten, Bodenbakterien, die sich aus Erdproben leicht isolieren lassen, sind eine Fundgrube für chemisch verschiedenartigste Antibiotika. Von den vielen Antibiotika dieser Organismen scheiden die meisten für eine klinische Prüfung oder gar therapeutische Verwendung von vornherein dadurch aus, daß sie zu toxisch sind, ihre therapeutische Breite also viel zu gering ist. Es gibt aber bemerkenswerte Ausnahmen: das Streptomycin, die Tetrazykline, das Chloramphenicol und das Erythromycin.

a) Botanische Einordnung der Streptomyzeten

Die Gattung *Streptomyces* gehört taxonomisch zu den Actinomycetales, einer Ordnung innerhalb der Klasse der Schizomycetes (Bacteria). Daß es sich bei den Actinomycetales um Bakterien handelt, bedarf vielleicht einer besonderen Betonung, da sie nach dem deutschen Sprachgebrauch als Strahlenpilze oder als Pilzbakterien bezeichnet werden. Von den anderen Ordnungen, etwa von den Eubacteriales, unterscheiden sich die Actinomycetales durch die unregelmäßige Form der Zellen, die vielfach verzweigt und fadenartig sind.

Actinomycetales

Mycobacteriaceae CHESTER	Actinomycetaceae BUCHANAN	Streptomycetaceae WAKSMAN u. HENRICI	Actinoplanaceae COUCH
Gattung I. *Mycobacterium*	Gattung I. *Nocardia*	Gattung I. *Streptomyces*	Gattung I. *Actinoplanes*
Gattung II. *Mycococcus*	Gattung II. *Actinonomyces*	Gattung II. *Micromonospora*	Gattung II. *Streptosporangium*
		Gattung III. *Thermoactinomyces*	

Übersicht über die taxonomische Gliederung der Actinomycetales nach WAKSMAN, HENRICI u. COUCH (1957)

Zu den Actinomycetales gehört u. a. *Mycobacterium tuberculosis*, der Form nach eine Ausnahme, denn es liegen Stäbchen vor, die gekrümmt und von leicht welligem Umriß sind. Die verzweigte Zellstruktur ist demnach hier nicht so ausgeprägt, anders als bei den übrigen Actinomycetales, die unter geeigneten Kulturbedingungen echte Verzweigungen bilden. Gemeinsam ist den Aktinomyzeten ferner eine physiologische Eigenschaft, die der sog. „Säurefestigkeit". Die säurefesten Bakterien besitzen eine Zellstruktur, die basische Farbstoffe hartnäckig festhält, und zwar auch beim Auswaschen mit wässerig-äthanolischer Salzsäure.

Die an dieser Stelle interessierenden antibiotikabildenden Actinomycetales wurden früher so ziemlich alle zur Gattung *Actinomyces* gestellt. Es sind also historische Gründe, wenn *Streptomyces*-Antibiotika wie beispielsweise Actinomycin entsprechende Trivialnamen erhielten. Als wichtigstes Merkmal zur Umgrenzung der beiden Gattungen *Actinomyces* HARZ und *Streptomyces* WAKSMAN u. HENRICI dient an und für sich die Form der Sporen, doch liefern uns für das Einordnen bereits die Lebensgewohnheiten der Pilze wichtige Anhaltspunkte: die Arten aus der Gattung *Actinomyces* leben parasitisch, und sie stellen zahlreiche pathogene Arten (die Erreger der zahlreichen Aktinomykosenformen des Menschen und der Haustiere); die *Streptomyces*-Arten hingegen sind in der Regel thermophile Bodenbakterien.

b) Streptomycin

Die biosynthetische Fähigkeit, das Streptomycinmolekül aufzubauen, ist eine hoch spezialisierte Fähigkeit, über die nur bestimmte Stämme aus der Art *Streptomyces griseus* verfügen. Streptomycinbildung ist sonach kein artspezifisches, noch viel weniger ein gattungsspezifisches Merkmal. Die technische Kultur der Pilze erfolgt wie bei der Penicillingewinnung nach dem Submersverfahren. Die Anreicherung erfolgt durch Adsorption des Antibiotikums an Kohle oder Austauschharze. Mit verdünnten wässerigen oder alkoholischen Mineralsäuren läßt es sich ablösen und durch Chromatographie oder andere Verfahren weiter reinigen. Eine der größten Schwierigkeiten bei der Streptomycinproduktion bietet die Notwendigkeit, sog. Bakteriophagen fernzuhalten, welche die ungestörte Vermehrung des Kulturstammes in den Fermentationstanks hemmen und stören. Die Phagen stellen eine Gruppe von Viren dar, die sich auf den Befall von Bakterien spezialisiert hat. Es handelt sich also um „bakterienpathogene" Viren, die innerhalb des Bakteriums vermehrt werden und in der Regel am Ende dieses Prozesses die Wirtszelle auflösen. (Die Eigenschaft, Bakterien aufzulösen, wird therapeutisch ausgenutzt, z. B. im Dysenterie-Polyfagin der Behring-Werke.)

Streptomycin gehört zu den Antibiotika mit biogenetischen Beziehungen zum Kohlenhydratstoffwechsel. Formal läßt sich der Naturstoff in drei Kohlenhydratbausteine zerlegen:

1. in eine Formyl-desoxypentose (Streptose)
2. in eine Aminopyranose (N-Methyl-L-glucosamin s. S. 464) und
3. in einen Cyclit (Inosit, in dem zwei OH-Gruppen durch Guanidylreste substituiert sind).

Die unter (1) und (2) genannten Bausteine sind ätherartig miteinander verknüpft; es ist das derjenige Teil des Moleküls, der auch als Streptobiosamin bezeichnet wird. Molekülteil (1), die Streptose also, ist glykosidisch an den Teil (3) geheftet.

Streptomycin ist wirksam gegenüber gramnegativen pathogenen Mikroorganismen, die von Penicillin nicht beeinflußt werden, vor allem aber gegenüber bestimmten säurefesten Mycobacteria (*M. tuberculosis, M. leprae*). Strepto-

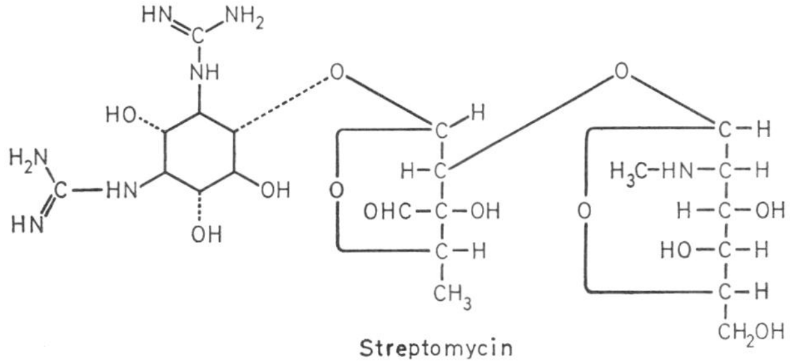

Streptomycin

mycin enttäuschte aber sehr bald, da es zu denjenigen Antibiotika gehört, die am schnellsten (in vitro und in vivo) zur Resistenz der Erreger führen. So wurde bei chronischen Tuberkuloseformen eine beginnende Heilung stets von der Resistenzzunahme überholt. Die Situation änderte, sich als weitere Tuberkulostatika entdeckt wurden, wodurch Antibiotika-Kombinationen möglich wurden, eine Therapieform, durch die sich die Resistenzzunahme gegenüber den Einzelkomponenten wesentlich verzögern, die Toxizität darüber hinaus vermindern läßt.

Durch katalytische Reduktion der Formylgruppe des Streptomycins gelangt man zum partialsynthetischen Dihydro-streptomycin, einem Antibiotikum, das ähnlich wie Streptomycin verwendet wird. Dihydro-streptomycin kommt auch natürlicherweise vor, und zwar als Stoffwechselprodukt von *Streptomyces humidus*. Ursprünglich wurde das Dihydro-Derivat in die Therapie in der Erwartung eingeführt, es würde bei gleichbleibender Wirkung verminderte neurotoxische Nebenerscheinungen aufweisen, was sich nicht erfüllte. Heute verwendet man vielfach Kombinationspräparate beider Antibiotica, weil sich Streptomycin und Dihydrostreptomycin bezüglich der chemotherapeutischen Wirkung zwar additiv, hinsichtlich der Toxizität aber unteradditiv verhalten.

c) *Tetrazykline*

Die hier zusammengefaßten Antibiotika sind durch mehrere Eigenschaften als eine eng zusammengehörende Gruppe gekennzeichnet: durch ihre Herkunft aus *Streptomyces*-Arten, durch den chemischen Aufbau und durch ihr antibiotisches Wirkungsspektrum.

Tetrazyklin (Achromycin, Puromycin) ist das Stoffwechselprodukt einer *Streptomyces*-Art, die als *Str. albo-niger* beschrieben worden ist. Über die morphologischen und physiologischen Eigenschaften der tetrazyklinführenden Stämme ist wenig bekannt. Ansonsten ist Tetrazyklin auch leicht partialsynthetisch aus Aureomycin zugänglich durch Eliminierung des Chlormoleküls mittels katalytischer Hydrierung (Palladium-Kohle als Katalysator). Oxytetrazyklin (Terramycin) wird gebildet von *Streptomyces rimosus* und *Str. griseoflavus*. Das Antibiotikum wurde entdeckt im Zuge eines großangelegten Forschungsprogramms, in dessen Verlauf Tausende von Arten systematisch ausgetestet wurden. Die damals unbekannte *Streptomyces*-Art nannte man *Str. rimosus*, von lat. rimosus (= voll von Rissen), da die Kolonien auf Agarplatten durch ihr rissigsprüngiges Aussehen auffallen. Das Chlortetrazyklin (Aureomycin) schließlich ist ein Antibiotikum, das aus Kulturen von *Streptomyces aureofaciens* gewonnen wird. Entdeckt wurde das Bakterium in einer Bodenprobe einer Wiese im Staate

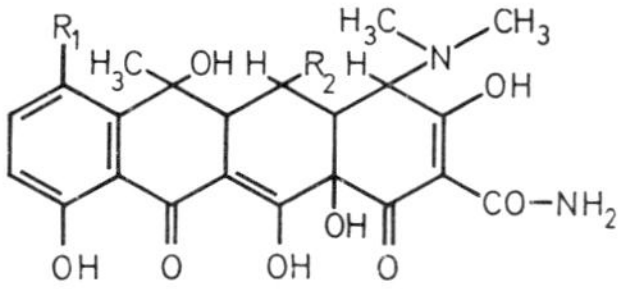

	R_1	R_2
Tetrazyklin (Achromycin)	H	H
Oxytetrazyklin (Terramycin)	H	OH
Chlortetrazyklin (Aureomycin)	Cl	H

Missouri (USA). Mit der Artbezeichnung aureofaciens wurde es belegt, weil auf Agar gezogene Kulturen in einem bestimmten Wachstumsstadium sich durch eine goldgelbe Verfärbung des Myzels auszeichnen.

Alle drei erwähnten Antibiotika, das Tetrazyklin, das Oxytetrazyklin und das Chlortetrazyklin, zeichnen sich durch einen substituierten Naphthacenring aus; bis auf zwei variable Substituenten (s. die Übersicht) stimmen die drei Antibiotika ferner in den Substituenten überein, also in der Stellung weiterer Hydroxylgruppen, Carbonyl-, Amino- und Ketofunktionen.

Die Tetrazykline sind typische Breitbandantibiotika, deren Wirkungsspektrum sich auf fast alle Gruppen von Mikroorganismen erstreckt mit Hefen und Pilzen als bemerkenswerten Ausnahmen. Von besonderer Bedeutung ist es, daß neben grampositiven und gramnegativen Krankheitserregern besonders auch die sporenbildenden Aerobier sowie größere Viren und Rickettsien angreifbar sind.

Rickettsia war zunächst die Bezeichnung für eine ansteckende Krankheit, eine Art Fleckfieber (Rocky-Mountain-Fieber), so benannt nach dem amerikanischen Wissenschaftler A. RICKETTS, welcher als erster den Erreger näher beschrieb. Übertragen wird Fleckfieber durch Läuse. RICKETTS starb später selbst an einer Fleckfiebererkrankung, ähnlich wie der berühmte deutsche Bakteriologe S. VON PROWAZEK. Beiden Forschern zu Ehren nannte man später den Erreger des europäischen, epidemisch auftretenden Flecktyphus *Rickettsia prowazeki*. Die Rikettsien sind keine Viren. Sie gehören noch zur Klasse der Schizomycetes, auch wenn ihre Zuordnung und Einordnung (als eine Ordnung *Rickettsiales* z. B.) ungesichert ist. Bestimmte Eigenschaften teilen die Rikettsien aber immerhin mit den Viren, so die sehr enge Beziehung zu den Zellen und dem Zellstoffwechsel des Wirtsorganismus: Ebensowenig wie bei den Viren gelingt es bei den Rickettsien, sie ohne die Anwesenheit lebender Zellen zu züchten.

d) Chloramphenicol (Chloromycetin, Leukomycin, Paraxin)

Chloramphenicol ist ein in vieler Hinsicht bemerkenswertes Antibiotikum. Zunächst einmal ist es dasjenige Antibiotikum, dessen Totalsynthese erstmalig geglückt ist, dessen synthetische Gewinnung technisch lohnend ist und das daher als synthetisches Chemotherapeutikum, nicht als Naturprodukt, auf dem Arzneimittelmarkt ist. Das Naturprodukt wurde entdeckt als Stoffwechselprodukt einer neuen *Streptomyces*-Art, die aus einer Erdprobe venezuelischen Ursprungs isoliert worden war. Dementsprechend belegte man die neue Art mit der Artbezeichnung *Streptomyces venezuelae*. Eigenartigerweise ist das Verbreitungsgebiet der chloromycetinbildenden Stämme relativ groß: u. a. entdeckte man entsprechende Stämme in Nordamerika (in einer Komposterde) und an mehreren Stellen in Japan.

Im chemischen Aufbau zeigt das Stoffwechselprodukt mehrere Eigentümlichkeiten, durch die es aus der Reihe der anderen Naturstoffe hervorgehoben ist: es enthält als Substituenten die Dichloressigsäure und die Nitrogruppe. Die Nitrogruppe zwar wurde bei höheren Pflanzen in wenigen Fällen, z. B. bei der

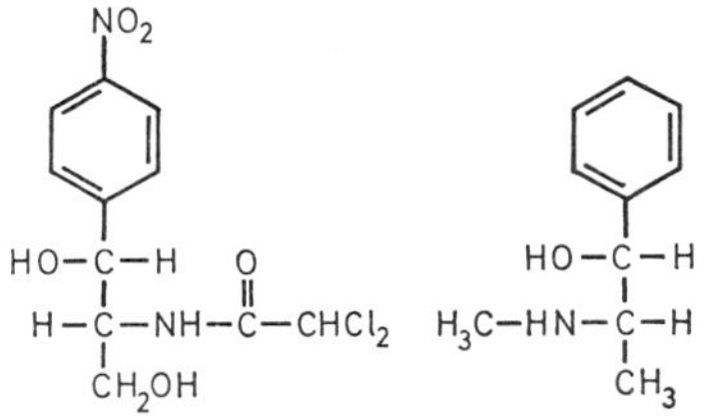

Chloramphenicol L-Ephedrin

Aristolochia-Säure, einem Inhaltsstoff von *Aristolochia*-Arten, gefunden, scheint aber ansonsten im Pflanzenreich ebenso selten zu sein wie der Einbau von Chlor in Naturstoffe. Im Grundaufbau ähnelt Chloramphenicol dem Ephedrin, in dem an Stelle der N-Methylgruppe ein N-Acylrest, an Stelle der endständigen Methylgruppe ein Oxymethylrest steht, und in dem der Benzolring p-ständig mit einer Nitrogruppe substituiert ist. Biogenetisch läßt sich Chloramphenicol als ein stark modifiziertes Phenylalanin auffassen, wodurch eine Beziehung zum Aminosäure-Stoffwechsel hergestellt ist. Bemerkenswert ist ferner die enge Verknüpfung der antibiotischen Wirksamkeit der Verbindung mit ihrer Konfiguration. Das Chloramphenicol enthält zwei asymmetrische Kohlenstoffatome, woraus sich ergibt, daß außer dem natürlichen Derivat $\alpha_D = -25{,}5°$ (in Äthylacetat) noch drei weitere stereoisomere Formen existieren. Keinem der anderen Isomeren kommt eine nennenswerte Aktivität zu.

Chloramphenicol ist wirksam gegenüber Staphylokokkenstämmen, bei denen sich Resistenz gegenüber Penicillin, Streptomycin sowie gegenüber den Tetrazyklinen entwickelt hat. Hervorzuheben ist weiterhin die starke Aktivität gegenüber einigen Rickettsien und Virenerkrankungen.

e) Erythromycin

Erythromycin nannte man ein Antibiotikum, das aus Kulturen von *Streptomyces erythreus* isoliert worden war, einer *Streptomyces*-Art, die man so benannte, weil sich die Kolonien in einem bestimmten Stadium ihres Wachstums rot verfärben (gr. ἐρυθρός = rot). Entdeckt wurde der das Erythromycin produzierende Stamm in einer Erdprobe der Insel Panay (Philippinen). Der chemischen Konstitution nach handelt es sich um ein 14gliedriges Polyenmakrolid, das mit zwei Zuckern (dem Desosamin und der Cladinose) verknüpft ist (s. S. 464). Das Wirkungsspektrum des Antibiotikums erstreckt sich wie dasjenige des Penicillins bevorzugt auf grampositive, weniger auf gramnegative Bakterien, umfaßt darüber hinaus aber auch einige säurefeste Bakterien und Rickettsien. Verwendet wird Erythromycin gerne in Fällen von Penicillin-Resistenz.

Erythromycin ist nur ein Vertreter aus einer größeren Gruppe von chemisch verwandten Antibiotika, den Makroliden, zu denen Produkte wie Carbomycin, Oleandomycin und Spiramycin gehören.

Die antibiotischen Polypeptide der Gattung Bacillus

Einige Arten der Gattung *Bacillus* (Ordnung der Eubacteriales, Familie: Bacillaceae) vermögen — was schon lange bekannt war — das Wachstum zahlreicher anderer, und zwar pathogener und nicht pathogener Bakterien zu hemmen. Schon im Jahre 1939 war es gelungen, aus einem derartigen Bazillus, aus dem bodenbewohnenden *Bacillus brevis*, auch die aktiven Prinzipien zu isolieren: das Tyrothricin. Seitdem wurden zahlreiche weitere antibiotische Substanzen aus *Bacillus*-Arten isoliert, wie das Bacitracin (aus *subtilis*, *B. licheniformis*), das Circulin (aus *B. circulans*), die Polymyxine (aus *B. polymyxa*), das Subtilin (aus *B. subtilis*) und das schon erwähnte Tyrothricin. Klinisch verwendet werden Bacitracin, Polymyxin und Tyrothricin. Gemeinsam ist allen diesen aus *Bacillus*-Arten gewonnenen Antibiotika, daß sie chemisch zu den Polypeptiden gehören, wobei sie allerdings in ihrem näheren Aufbau von anderen Peptiden (z. B. den Nahrungs-Eiweißstoffen) bedeutend abweichen. Beispielsweise sind am Aufbau außer den in der Natur üblichen L-Aminosäuren auch die ungewöhnlichen D-Isomere beteiligt. Weiterhin fällt auf: sie enthalten keine oder eine kleine Zahl von freien Carboxyl- und α-Amino-Gruppen; die einzelnen Aminosäuren sind zu einem Polypeptidring zusammengeschlossen. Wie die Bausteine im einzelnen kombiniert sind, ist zur Zeit noch unbekannt. Mit diesem für Polypeptide ungewöhnlichen Aufbau hängt es offenbar zusammen, daß sie in die Blutbahn gebracht hämolytisch wirken oder andere toxische Wirkungen entfalten; daher sind sie für die Allgemeintherapie ungeeignet, und man zieht sie hauptsächlich zur lokalen Behandlung (Abszesse, Karbunkel, Furunkel, Hautinfektionen, Mastitis) heran. Eine gewisse Sonderstellung nehmen in dieser Hinsicht jedoch die Polymyxine ein, die außer in Salben und Lösungen gegen oberflächliche Infektionen auch parenteral appliziert werden. Da es sich um Polypeptide handelt, erwartet man von den aus *Bacillus*-Arten gewonnenen Antibiotika, daß sie bei der Passage durch den Magen-Darm-Kanal durch die Peptidasen der Verdauungssäfte hydrolytisch gespalten werden: Bacitracin und Tyrothricin werden bei der oralen Verabreichung im Magen-Darm-Trakt wie erwartet abgebaut, so daß weder therapeutische noch toxische Effekte beobachtet werden; Polymyxin (Polymyxin-B-Sulfat USP XV) widersteht weitgehend dem Angriff der Peptidasen, und es ist in Tablettenform im Handel (zur lokalen Behandlung intestinaler Infektionen).

Tyrothricin

Tyrothricin ist als eine antibakterielle Substanz definiert, die durch das Wachstum von *Bacillus brevis* erzeugt wird. Dieser Bazillus stellt ein grampositives, bewegliches und sporenbildendes Stäbchen dar, das zu den verbreitetsten Bodenorganismen gehört und aus Materialien wie Staub, Erde, Milch oder Wasser isoliert werden kann.

Auf die antibakteriellen Fähigkeiten von *B. brevis* wurden Dubos u. Mitarb. aufmerksam, als sie der Beobachtung näher nachgingen, daß Staphylokokken-Kulturen rasch aufgelöst werden, sobald man sie mit Erdproben zusammenbringt (i. J. 1939). Die wirksame Substanz erhielt später den Namen Tyrothricin, fand jedoch keinerlei therapeutisches Interesse, da sie sich — anders als das Penicillin — als hämolysierend erwies. Trotz seiner toxischen Allgemeinwirkungen wendet man heute Tyrothricin in großem Ausmaße an, allerdings nicht oral oder parenteral, sondern als sog. Lokalantibiotikum (s. weiter unten).

Die technische Gewinnung erfolgt aus Kulturen im aeroben Submersverfahren. Die Nährlösung enthält Zucker, verschiedene N-haltige Substanzen wie Pepton, Hefeextrakt sowie Mineralsalze. Die eigentliche Isolierung des Antibiotikums kann in verschiedener Weise erfolgen. Beispielsweise wird (nach R. BRUNNER) die Bakterienmasse, die das Tyrothricin enthält, abgeschleudert; durch Behandeln mit Methylalkohol werden die Bakterien autolysiert und das Tyrothricin in Freiheit gesetzt; aus der alkoholischen Lösung läßt es sich mit einer NaCl-Lösung ausfällen, worauf es weiter gereinigt wird.

Tyrothricin stellt ein Gemisch dar aus etwa 20% Gramicidin und 80% Tyrocidin. Beide Stoffe, die sich trennen lassen und kristallin erhalten werden können, stellen komplexe Polypeptide dar, an deren Aufbau vor allem die Aminosäuren L-Leucin, L-Valin, D-Phenylalanin, L-Ornithin, L-Prolin, L-Phenylalalin beteiligt sind. Tyrothricin stellt ein graugelbes Pulver dar, das in Wasser und in den meisten Lösungsmitteln schwer bis unlöslich ist; das beste Lösungsmittel für Tyrothricin ist Alkohol. Tyrothricin kommt in allen Arzneiformen in den Handel, die sich für die lokale Anwendung eignen: isotonische wäßrige Lösungen (mit Lösungsvermittler), Salben, Zäpfchen, Gele und Aerosole, Puder und Styli.

Tyrothricin und seine beiden Wirkstoffe Tyrocidin und Gramicidin wirken hauptsächlich gegen grampositive Mikroorganismen. Im Gegensatz zu den klassischen Antibiotika Penicillin und Streptomycin, deren gegen Bakterien gerichtete Wirkung biochemischer Art ist — sie greifen in das Stoffwechselgeschehen störend ein —, dürfte die Wirkung des Tyrothricins im wesentlichen durch seine Oberflächenaktivität bestimmt sein: Die Bakterienzelle wird also physikalisch geschädigt, erst sekundär, nach Schädigung der Zellstruktur, werden auch Enzymsysteme gestört. Weiterhin unterscheidet sich Tyrothricin typisch von fast allen anderen Antibiotika dadurch, daß es nicht bloß auf sich vermehrende, rasch sich teilende Erreger einwirkt, daß es vielmehr auch gegen ruhende Keime antibiotisch wirksam ist. Fast ähnelt es in dieser Hinsicht den unspezifischen Desinfektionsmitteln, doch ist es wesentlich selektiver, da es nur auf ganz bestimmte Mikroorganismen und Zellen einwirkt.

Tyrothricin ist ein charakteristisches Lokalantibiotikum. Man trifft heute eine Unterscheidung zwischen einem Allgemeinantibiotikum und einem Lokalantibiotikum. Als Allgemeinantibiotikum werden solche Antibiotika bezeichnet, bei denen der Wirkstoff parenteral oder oral verabreicht wird und nach Resorption auf dem Blutwege an einen Infektionsherd gelangt. Ein Lokalantibiotikum dagegen soll gerade nicht über den Blutkreislauf an den Herd herangetragen werden, da das Antibiotikum entweder Nebenerscheinungen hervorruft oder ein geeigneter Blutspiegelwert nicht erzielt werden kann. Lokalantibiotika sind indiziert bei Infektionen der Körperoberfläche und der Körperhohlräume, also der Haut, der Schleimhäute des Respirations- und Verdauungstraktes und der ableitenden Harnwege, des Thorax- und Bauchraumes, der Nasennebenhöhlen u.a.

Tyrothricin-haltige Arzneimittel dürfen nur auf ärztliche Anordnung hin abgegeben werden; der Apotheker muß eine unkontrollierte Anwendung verhindern, da selbst die lokale und äußerliche Anwendung in bestimmten Fällen (z. B. die unkontrollierte Anwendung bei Rhinitis) u. U. irreversible Schädigungen hervorrufen kann.

2. Flechten (Lichenes)

Allgemeines

Die Flechten oder Lichenes sind eine einzigartige Gruppe von Pflanzen, da sie Doppelorganismen aus Pilzen und Algen darstellen, die sich zu einer morphologischen und physiologischen Lebensgemeinschaft zusammengeschlossen haben. Das mikroskopische Querschnittsbild durch manche Flechten zeigt z. B. nach außen hin das feste Hyphengeflecht des Pilzes, dazwischen ein zentrales lockeres Geflecht, in dessen oberem Teil die Algen eingebettet sind. Flechten sind ubiquitär verbreitet, und zwar sind sie für ein Überleben unter extremen Bedingungen (Kälte, Dürre und felsiger Untergrund; Arktis, Hochgebirge und Wüsten) eingerichtet. Insgesamt kennt man etwa 18000 Arten, die in etwa 200 Gattungen gegliedert werden. Für die taxonomische Einteilung sind bisher eine Reihe von Systemen vorgeschlagen worden, von denen ein neueres (das von M. E. HALE, 1956) konsequent auf der Morphologie der Pilzkomponente aufbaut, während die Algen unberücksichtigt bleiben. Die als Flechten symbiotisch lebenden Pilze gehören in ihrer überwiegenden Mehrheit zu den vielgestaltigen Askomyzeten (Ascolichenes); Basidiolichenes sind selten. Nach der typischen Flechtengestalt, der Form des Thallus, unterscheidet man die Krustenflechten, die Laubflechten und die Strauchflechten. Bei den Laubflechten hebt sich der Thallus, der aus gewellten aufstrebenden Lappen besteht, bereits von der Unterlage stärker ab, während die Krustenflechten sich mit ihrer ganzen Unterseite fest dem Substrat (Erdboden, Felsen, Baumstämme) anfügen. Die Strauchflechten sind durch stark verzweigte Thalli gekennzeichnet, die nurmehr mit Haftscheiben mit der Unterlage in Berührung sind. Die pharmazeutisch interessierenden Flechten, *Cetraria-*, *Roccella-* und *Usnea*-Arten, gehören alle zu den Strauchflechten, während *Lobaria pulmonaria* eine Laubflechte ist.

Wie für das gestaltliche Erscheinungsbild der meisten Flechten die Pilzkomponente bestimmend ist, so ist sie es auch für die Ausstattung der Flechten mit sekundären Pflanzenstoffen. Das ergibt sich bereits einmal durch eine ver-

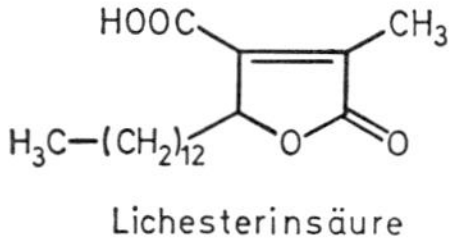

Lichesterinsäure

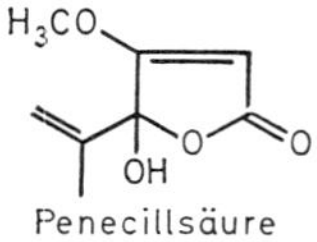
Penecillsäure

gleichende Gegenüberstellung typischer Flechten- und Pilzstoffe, wofür die Penicillsäure und die Lichesterinsäure als Beispiel dienen kann, einem charakteristischen Stoffwechselprodukt von Penicillium-Arten einerseits und von vielen Flechten andrerseits.

Daß für die Synthese vieler charakteristischer Flechtenstoffe der Pilz maßgebend ist, ergibt sich ferner aus Versuchen, in denen es gelang, beide Partner der Flechte zu trennen und jeweils in Reinkultur zu ziehen. Sehr charakteristisch für Flechten sind die sog. „Flechtensäuren", eine Sammelbezeichnung für aromatische Säuren und Phenole unterschiedlichster Konstitution. Beispiele für Flechtensäuren und zugleich typische Inhaltsstoffe medizinisch verwendeter

Flechten sind die Lecanorsäure (eine depsidische Flechtensäure), die Cetrar- und die Stictinsäure (zwei Depsidone) und die Usninsäure, ein phenolischer Körper sui generis.

Depside vom Typus der Lecanorsäure als Muttersubstanz des Lackmusfarbstoffes

In den Jahrhunderten vor der Entdeckung der synthetischen Textilfarbstoffe und Künstlerfarben wendete man größte Mühe daran, natürliche Farbstoffe zu entdecken und geeignete Verfahren für ihre Gewinnung auszuarbeiten. Die Herstellung von Lackmus (und die des eng verwandten Orceins) gehört vielleicht zu den eigenartigsten Verfahren, die empirisch gefunden wurden. Der Farbstoff kommt in den Flechten (*Roccella-*, *Lecanora-* und *Variolaria*-Arten) nicht fertig vor, ähnlich wie im Falle des Indigo, dessen Pigment sich aber bereits durch einfache Fermentation freilegen läßt; beim Lackmus muß selbst das Chromogen zunächst durch Abbau aus anderen Flechtenstoffen gebildet werden. Zur Lackmusherstellung werden die zerkleinerten Flechten mit faulendem Harn, Kalk und Pottasche behandelt. Faulender Harn ist ein Ammoniakbildner, und auf den Ammoniak kommt es, wie wir seit Aufklärung des Bildungsmechanismus wissen, wesentlich an; zugleich ist die „Lackmusgärung" an die Gegenwart von Luftsauerstoff gebunden.

Das Handelsprodukt ist chemisch uneinheitlich und besteht aus Substanzen unterschiedlichen Polymerisationsgrades, die als Grundbaustein und zugleich als Chromophor das 7-Hydroxy-4,5-dimethyl-phenoxazon-(2) enthalten.

Der bekannte Charakter von Lackmus als eines Säure-Basen-Indikators beruht darauf, daß das 7-Hydroxy-phenoxazon in stark saurer Lösung ein Proton zum roten Kation anlagert und oberhalb pH = 7 ins mesomere blauviolette Anion übergeht (H. Musso, 1960).

7-Hydroxy-4,5-dimethyl-phenoxazon-(2)

Orsellinsäuredepside z. B. Lecanorsäure → (OH^-, $-CO_2$) → Orcin → (NH_3, O_2, $Ca(OH)_2$, K_2CO_3, $CaSO_4$) → Lackmus

Der Phenoxazonbaustein ist in der lebenden Flechte nicht vorgebildet, er entsteht erst auf einem relativ komplizierten Wege aus Flechtensäuren vom Typus der Lecanorsäure. Die Lecanorsäure wird unter den Bedingungen der Lackmusherstellung zur Orsellinsäure verseift, die ihrerseits unter Decarboxylierung in das Orcin (3,5-Dihydroxytoluol) übergeht. Erst Orcin kondensiert sich oxydativ zu den Phenoxazonen des Lackmus.

Medizinisch verwendete Flechten und Flechtensäuren

Ein bekanntes „Arzneimittel-Findungsprinzip" der vorwissenschaftlichen Ära ist die sog. Signatura plantarum, die aus gestaltlichen Ähnlichkeiten der Pflanzen mit menschlichen Organen Schlüsse zieht. Ihrer eigentümlichen Form haben es demnach Flechten wie *Cetraria-* oder *Lobaria*-Arten zu verdanken, wenn sie in die Volksmedizin zur Behandlung von Lungenerkrankungen Eingang gefunden haben. Daß sie sich bis heute aber — in manchen Ländern als Arzneibuchdrogen — im Arzneischatz gehalten haben, kann man wohl zum Teil der Tatsache zuschreiben, daß sie Stoffe mit antibakterieller Wirksamkeit enthalten, darunter einige mit recht breitem Wirkungsspektrum. Damit sind die Flechten natürlich noch lange nicht in den Rang rationeller Chemotherapeutika — etwa zur Behandlung der Lungentuberkulose — erhoben, aber immerhin wurde ernsthaft versucht, eine Flechtensäure, und zwar die Usninsäure, als Lokalantibiotikum anzuwenden. Hinderlich für eine breite therapeutische Verwendung von Flechtenstoffen ist neben der geringen therapeutischen Breite in erster Linie der Umstand, daß Flechten schwer kultivierbar sind. Wildvorkommen auszubeuten würde bei großem Bedarf vermutlich zur Ausrottung führen, da Flechten zu denjenigen Pflanzen gehören, die außerordentlich langsam wachsen: Nach NIENBURG (1934) benötigen handtellergroße Flechtenthalli alter Bäume fünfzig bis sechzig Jahre.

Die Usninsäure ist unter den Flechten weit verbreitet und sie wurde u. a. in *Usnea-*, *Cetraria-*, *Cladonia-* und *Ramalina-*Arten entdeckt. Dem chemischen Aufbau nach weicht sie von den eigentlichen Flechtensäuren vom Depsid- und Depsidontyp ab: Das Grundgerüst ist ein trizyklisches Ringsystem aus zwei Benzolringen und einem Furanring. Formal kann man sich die Usninsäure aus zwei Molekülen Methylphloracetophenon durch Kondensation entstanden denken unter Abspaltung von einem Molekül Wasser und zwei Wasserstoff-

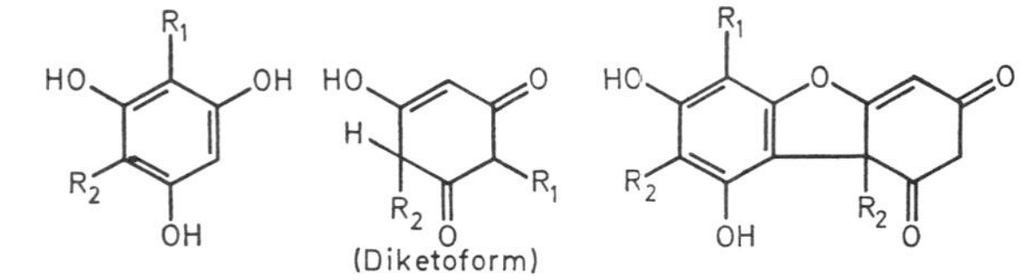

(Diketoform)

2x 3-Methyl-phloracetophenon — Usninsäure

$R_1 = CO \cdot CH_3$
$R_2 = CH_3$

atomen. Das Wirkungsspektrum der Usninsäure ähnelt dem des Penicillins, allerdings mit der Einschränkung, daß die lokale Applikationsweise verglichen wird. Usninsäure wird zu Pulvern und Salben verarbeitet, die zur lokalen Behandlung von Furunkeln, Abszessen und infizierten Wunden aller Art empfohlen werden.

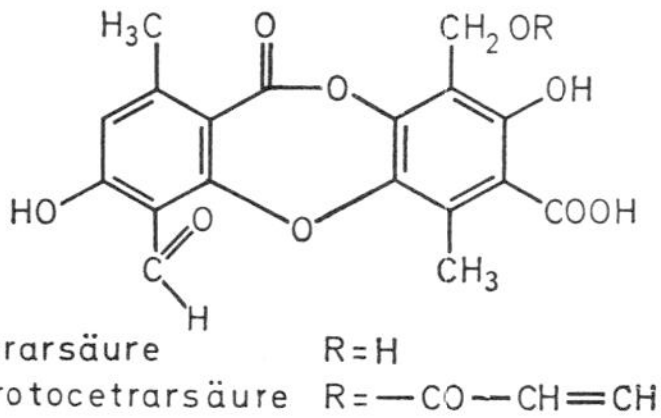

Protocetrarsäure R=H
Fumarprotocetrarsäure R=—CO—CH=CH—COOH

Lobaria pulmonaria, die Lungenflechte oder das Lungenmoos, aus der Familie der Stictaceae gehört zu den Laubflechten. Sie kommt vor allem auf Bergahorn, weniger auf Buchen und Eichen vor. Verwendet wird der getrocknete Thallus als Volksheilmittel bei Lungenleiden und Erkrankungen der Atemwege. Die mengenmäßig vorherrschende Flechtensäure ist die Stictinsäure, ein Depsidon, das im Aufbau viele Ähnlichkeiten mit der Cetrarsäure aufweist.

Cetraria islandica (Familie: Parmeliaceae), das isländische Moos, ist eine etwa 15 cm lange Strauchflechte, die massenweise in den arktischen Ländern sowie in Mittel- und Hochgebirgen der gemäßigten Zonen vorkommt. Neben Usninsäure enthält sie als charakteristischen Stoff die Fumarprotocetrarsäure, Isolichenin und Lichenin (s. S. 89) stellen die Hauptbestandteile des sog. Rohlichenins dar, das sich zu etwa 50% aus der getrockneten Pflanze extrahieren läßt. Als Lichen islandicus (Ph. Helv. VI) ist der getrocknete Thallus der Flechte offizinell.

3. Mikrobiologische Umwandlungen

Lebewesen sind entweder autotroph und dann zur Photosynthese oder zur Chemosynthese fähig, oder sie sind heterotroph und dann auf die energiespeichernden Stoffe angewiesen, welche die autotrophen Organismen für sie synthetisiert haben. Die Mehrzahl der Mikroorganismen, sieht man von den Algen ab, sind heterotroph: Es gibt kaum eine organische Verbindung, die nicht für irgendeinen Pilz oder ein Bakterium angreifbar ist. Was dabei auffällt, ist die vielfältigste Spezialisierung. Die gewöhnliche Hefe beispielsweise greift nur Hexosen bestimmter Konfiguration an, viele Schimmelpilze wiederum sind Kosmopoliten, die auf einer Unzahl von Substraten gedeihen und sich den mannigfachsten Nährbedingungen anpassen. Es ist klar: ein Organismus, der auf einem bestimmten Substrat lebt, muß in der Lage sein, das Substrat enzymatisch abzubauen. Da es chemisch unterschiedlichst gebaute Substrate gibt, so muß es im Bereich der heterotrophen Mikroorganismen auch die unterschiedlichsten Fermentsysteme geben. Es scheint sonach nur eine Sache systematischen Suchens, ein Ferment zu finden, das eine vorgegebene chemische Reaktion zu katalysieren vermag. Die Enzyme übernehmen gewissermaßen die Rolle eines chemischen Reagenzes, allerdings mit dem gerade erwünschten Unterschied, daß sie sich durch eine hohe Selektivität und Stereospezifität auszeichnen. Reaktionen, die in geringen Ausbeuten über viele Zwischenstufen laufen, werden manchmal durch Mikroorganismen und deren Fermente in einem einzigen Schritt durchgeführt. Nur in wenigen Fällen ist es bisher gelungen, das eine derartige Reaktion katalysierende Ferment aus der lebenden Zelle zu isolieren und die spezifische Reaktion in vitro ablaufen zu lassen; in den meisten Fällen ist man auf die Fermente lebender, sich vermehrender Organismen angewiesen, indem man z. B. das Substrat einer Kulturlösung zugibt in welcher der Organismus gezüchtet wird.

Bekannte Reaktionstypen dieser Art sind die alkoholische Gärung durch Hefe oder die Oxydation von Aethanol zu Essigsäure mit *Acetobacter aceti*. Pharmazeutische Bedeutung haben folgende Prozesse:

1. die Sorbose-Gärung,
2. die mikrobiologische Gluconsäuredarstellung (s. S. 74),
3. die Schleimgärung (s. S. 86),
4. die Citronensäurebildung (s. S. 59),
5. die mikrobiellen Umwandlungen auf dem Steroidgebiet.

Die Sorbose-Gärung

Alkoholische Getränke wie Wein oder Bier nehmen bei längerem Aufbewahren an der Luft einen sauren Geschmack an, der auf der Umwandlung von Alkohol in Essigsäure beruht. Es handelt sich um eine mikrobiologische Reaktion, die durch bestimmte Mikroorganismen aus der Gattung *Acetobacter* (Essigsäurebakterien) verursacht wird. Auch in der freien Natur treten die alkoholbildenden Hefen und die Essigbakterien gemeinsam auf: überall, wo zuckerhaltige Früchte in Gärung geraten, stößt man auf *Acetobacter*-Arten.

Zu weiteren Reaktionstypen, die durch bestimmte *Acetobacter*-Arten katalysiert werden, gehören auch Dehydrierungen von Zuckern, Zuckeralkoholen und Zuckersäuren (ketogene Gärung). Die älteste und zugleich wichtigste dieser Reak-

```
         CHO                     CH2OH                          CH2OH
          |                        |                              |
      H—C—OH                   H—C—OH                         H—C—OH
          |                        |                              |
     HO—C—H                   HO—C—H                         HO—C—H
          |        Red.            |      Acetobacter             |
      H—C—OH  ————————▶        H—C—OH  ————————————▶          H—C—OH
          |                        |      suboxydans              |
      H—C—OH                   H—C—OH                           C=O
          |                        |                              |
         CH2OH                    CH2OH                          CH2OH

     D-Glucose                  Sorbit                        L-Sorbose
   (Aldehydform)
```

tionen ist die Oxydation von Sorbit zu Sorbose durch *Acetobacter xylinum*, *Ac. suboxydans* und eine Reihe weiterer *Ac.*-Arten. Die technische Bedeutung dieser mikrobiologischen Reaktion beruht darauf, daß Sorbose das geeignete Ausgangsmaterial zur technischen Ascorbinsäure-Synthese ist (über Ascorbinsäure s. S. 540).

Mikrobielle Umwandlungen auf dem Steroidgebiet

a) Fermentative Hydroxylierung zur Gewinnung von Nebennierenrindenhormon

Allgemeine Vorbemerkungen. Die Nebennieren (Glandulae suprarenales) liegen mit einer konkaven Grundfläche dem Pol einer jeden Niere an. Die linke Nebenniere ist mehr halbmondförmig, die rechte mehr dreieckig. Beim erwachsenen Menschen haben die beiden Organe ein Gesamtgewicht von etwa 10 g. Am anatomischen Feinbau ist auffallend die Gliederung in „Rinde" und in „Mark". Die Entfernung beider Nebennieren ist für den Warmblüter ein unbedingt tödlicher Eingriff: Es genügt jedoch, $^1/_3$—$^1/_5$ des Nebennierenrindengewebes im Körper zu belassen, um ein Weiterleben zu sichern. Der zurückgelassene Anteil vergrößert sich dann sehr rasch und ersetzt so offenbar den entfernten. Lebenswichtig ist also nicht das adrenalinliefernde Mark, sondern die Rindensubstanz.

Folgen des Ausfalls der Nebennieren bei Mensch und Tier: Rapider Verfall der Muskelkraft mit sehr rascher Ermüdbarkeit (Adynamie), Abnahme aller geistigen Funktionen, Abnahme des Blutdrucks, Störung des Wasser- und Salzhaushaltes: Na- und Cl-Gehalt des Blutes fällt auf tiefere Werte, K-Gehalt steigt (Natriumchloridgabe mildert daher etwas die Symptome der ADDISONschen Krankheit). Die Nebennierenrinde enthält folglich Prinzipien, die für die Regulierung des Na—K-Gleichgewichtes verantwortlich sind. Sie enthält aber weiterhin auch Hormone, welche den gesamten Kohlenhydrat- und Eiweißstoffwechsel regulieren.

In den Jahren **1934—1943** war es gelungen, aus alkoholischen Extrakten des Nebennieren-Rindengewebes eine hochwirksame Fraktion zu gewinnen, durch deren Verabfolgung die schweren Erscheinungen der Totalentfernung der NNR behoben werden können. Diese Fraktion wurde — man hielt sie zunächst für einheitlich — mit dem Namen Cortin belegt.

Bald stellte sich aber heraus, daß es sich bei diesem Cortin um ein sehr komplexes Gemisch zahlreicher Substanzen handelt. Sehr mühsame Trennungen, die von KENDALL, REICHSTEIN, WINTERSTEINER und PFEIFFNER in Zusammenarbeit mit ihren Forschungsteams ausgeführt wurden, führten zur Isolierung von 28 verschiedenen Substanzen von Steroidnatur.

Als Steroide enthalten sie demnach das gleiche Grundgerüst wie die Gallensäuren, die herzwirksamen Glykoside, die Zoo- und Phytosterine, die Sexualhormone, die Steroidsapogenine u. a.

Von den bis heute insgesamt 41 isolierten Substanzen zeigten aber lediglich sechs eine biologische Aktivität. Diese aktiven Substanzen, von denen das wichtigste das Cortison ist, zeigen folgende konstitutionelle Eigentümlichkeiten:

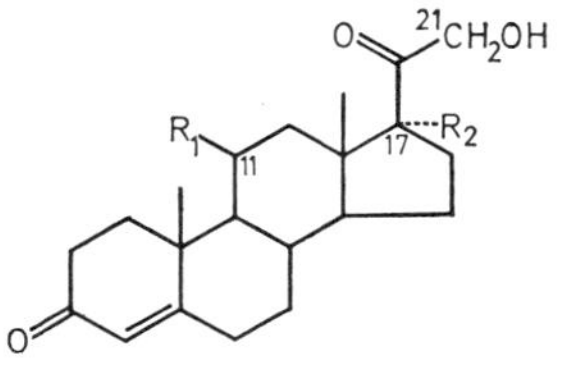

	R^1	R^2
Cortison	=O	–OH
Desoxy-Corticosteron	–H	–H

Alle aktiven Verbindungen besitzen 1. eine Doppelbindung im Ring A, 2. eine Ketogruppe am C-3, 3. eine Ketolseitenkette am C-17 und eine variable Sauerstoffunktion am C-11. Bei den übrigen isolierten Hormonen aus der Nebennierenrinde, die keine Aktivität besitzen, handelt es sich offenbar um verschiedene Reduktionsprodukte der eigentlichen aktiven Hormone.

Es wurde weiter oben erwähnt, daß die NNR-Hormone zweierlei Funktionen zu erfüllen haben, Regulation des Kohlenhydratstoffwechsels und des Elektrolytgleichgewichtes. Desoxy-Corticosteron ist am aktivsten bei der Regulation des Mineralhaushaltes, Cortison am aktivsten im Kohlenhydratstoffwechsel.

Cortison ist heute ein sehr viel verwendetes Arzneimittel, das jedoch nicht ausschließlich kausal in der Substitutionstherapie verwendet wird, sondern daneben empirisch bei einer großen Anzahl verschiedenartigster Erkrankungen. Zu den unspezifischen Indikationen zählen u. a. rheumatische und arthritische Erkrankungen, entzündliche Prozesse und allergische Zustände, Hautkrankheiten und bestimmte Erkrankungen des Auges. Hormone aus natürlichem (tierischem) Material stehen in ausreichender Menge nicht zur Verfügung. Die breite therapeutische Verwendung des Cortisons wurde erst durch die Entwicklung partialsynthetischer Herstellungsverfahren möglich, bei denen selektive biologische Hydroxylierungen eine große Rolle spielen.

Schlüsselsubstanz für alle mikrobiologischen Partialsynthesen in der Hormonreihe ist das Progesteron; Progesteron ist heute aus einer ganzen Reihe von Naturstoffen wie dem Cholesterin, den Phytosterinen oder den Sapogeninen leicht zugänglich.

Vergleichen wir nun den Aufbau des Progesteronmoleküls mit dem des Cortisons, dann sehen wir, daß das Cortison zusätzlich drei weitere Sauerstoff-Funk-

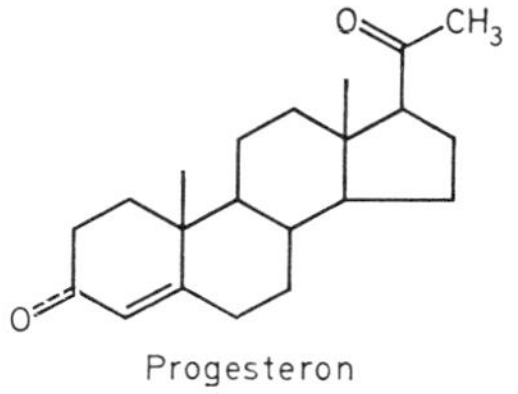

Progesteron 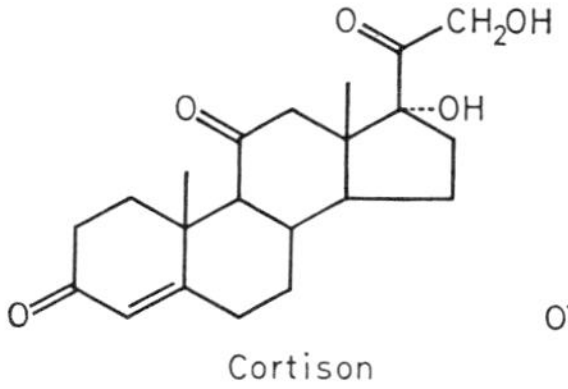 Cortison 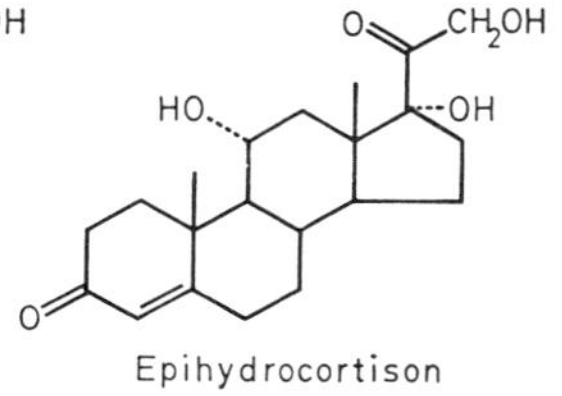 Epihydrocortison

tionen im Molekül enthält: Zwei alkoholische Gruppen an den beiden Kohlenstoffatomen C-17 und C-21, sowie eine Ketogruppe am Kohlenstoffatom C-11. Da sich 11-Epihydrocortison leicht auf rein chemischem Wege (Oxidation mittels

Cr_2O_3) in Cortison überführen läßt, ist das Problem der mikrobiologischen Umwandlung des Progesterons zurückgeführt auf den Anbau von Sauerstoffunktionen an die C-Atome 11, 17 und 21.

Das Erstaunliche ist, daß tatsächlich Mikroorganismen gefunden wurden, die — unter bestimmten Bedingungen gezogen und in wäßrigem Medium, denn die Steroide sind wasserunlöslich und müssen suspendiert der Nährlösung zugesetzt werden — imstande sind, das Molekülgerüst gerade an den gewünschten Stellungen anzugreifen; gegensätzlich also zu chemischen Reaktionen, die weniger selektiv sind und für deren Angriff noch mehrere der C-Atome gleichwertig sind. Darüber hinaus gelingt es, auf mikrobiologischem Wege die Hydroxylgruppen auch in der geeigneten sterischen Anordnung einzuführen. Bei der fermentativen Hydroxylierung von Sterinen bilden sich somit wenig Nebenprodukte; das unveränderte Ausgangsprodukt läßt sich überdies für einen neuen Fermentationsansatz heranziehen, so daß die biologischen Oxidationen viel wirtschaftlicher als die rein chemischen Synthesen sind.

Hydroxylierungen in der so wichtigen Stellung C-11 lassen sich durchführen mit *Mucorales* und mit bestimmten *Streptomyces*- und *Curvularia*-Arten, industriell insbesondere mit *Cunninghamella blakesleeana* und mit *Rhizopus nigricans*. Das Kohlenstoffatom C-17 wird hydroxyliert mittels *Trichothecium roseum* (Phyrenomycetes: Hypocreales), C-21 durch *Ophiobolus herpotrichus*; übersichtlich:

C-11—H $\xrightarrow[\text{(Mucorales, Streptomyces-Arten)}]{\text{Cunninghamella, Rhizopus nigricans}}$ C-11—OH

C-17—H $\xrightarrow{\text{Trichothecium roseum}}$ C-17—OH

C-21—H $\xrightarrow{\text{Ophiobolus herpotrichus}}$ C-21—OH

Die biologischen Hydroxylierungen lassen sich in verschiedener Reihenfolge durchführen, so daß unterschiedliche Zwischenstufen durchlaufen werden können. Zwei Möglichkeiten von derartigen, auch industriell durchgeführten, biologischen Oxydationen, die zur Darstellung des Cortisons führen, zeigt schematisch die folgende Abbildung (sie entsprechen der Hydroxylierungs-Folge C-21 → C-17 → C-11 und C-17 → C-21 → C-11).

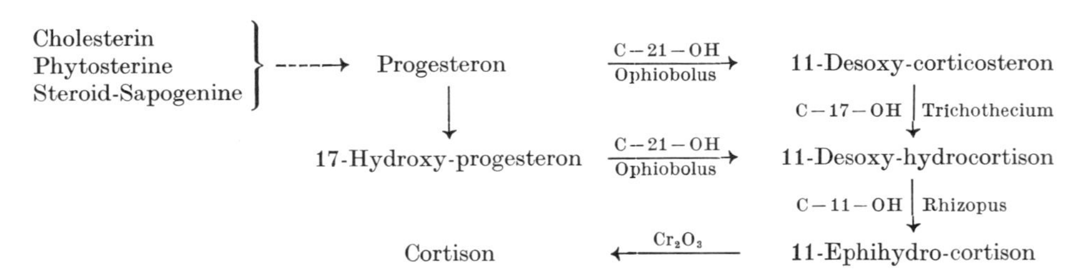

(Anm.: Andere Mikroorganismen hydroxylieren andere C-Atome: so sind Hydroxylierungen bekannt für die C-Atome 6, 7, 8, 14, 15, 16; da sie für biologische Synthesen in der Hormonreihe von untergeordneter Bedeutung sind, wird nicht näher darauf eingegangen.)

b) *Männliche Sexualhormone*

Die Androgene sind verantwortlich für die Ausbildung des Geschlechtsapparates und für die sekundären Geschlechtsmerkmale. Androgene sind nicht artspezifisch: Stoffe mit androgener Wirkung auf den Menschen führen auch bei Tieren zur Ausbildung der männlichen Geschlechtsmerkmale. Das ist bedeutsam, weil es dadurch mit Hilfe von relativ einfachen Tierversuchen möglich war (z. B. Hahnenkamm-Test), ihre Anreicherung zu verfolgen und sie schließlich aus verschiedenem Material zu isolieren. Erstmals gelang dies BUTENANDT im Jahre 1931, und zwar isolierte er aus 25000 Litern Harn 15 mg Androgen.

Bisher sind drei Stoffe bekannt, denen androgene Wirkung zukommt: das Testosteron, das Androsteron und das Dehydroandrosteron. Das eigentliche männliche Sexualhormon ist das Testosteron. Nur dieses Hormon wird in den Testes (LEYDIGsche Zwischenzellen) gebildet; andere Körperzellen scheinen das Testosteron umzuwandeln u. a. zu Androsteron und Dehydroandrosteron, so daß diese beiden zuletzt genannten Verbindungen gewissermaßen sekundären Ursprungs wären. Therapeutische Verwendung findet lediglich das Testosteron, heute meist als Ester, da durch die Veresterung die androgene Aktivität steigt und überdies ein protrahierter Effekt erzielt wird. Testosteron kann aus Stierhoden gewonnen werden, allerdings nur in sehr geringen Mengen. Um 1 kg Testosteron zu liefern, sind 12 Millionen Stiere notwendig. Mehrere rein chemische Wege wurden ausgearbeitet, um von Naturstoffen mit dem Steroidgerüst, z. B. dem Cholesterin, zum Testosteron zu gelangen; mikrobiologische Umwandlungen haben auch hier große praktische Bedeutung erlangt.

Wie weiter oben schon dargelegt wurde, sind heute Steroide mit 21 Kohlenstoffatomen (Progesteron, z. B.) leicht zugänglich. Um von Verbindungen dieses C_{21}-Steroidtypus zum Testosteron zu gelangen, muß die Seitenkette am C-17 abgespalten werden: PETERSON u. Mitarb. zeigten erstmals im Jahre 1953, daß dies fermentativ mit Hilfe von bestimmten *Gliocladium*-, *Penicillium*- und *Aspergillus*-Arten gelingt; fast gleichzeitig gelang dieser Seitenkettenabbau auch E. VISCHER u. Mitarb. mittels bestimmter *Fusarium*-Arten.

Progesteron — Aspergillus / Penicillium → Δ^4-Androstendion-3.17

Δ^4-Androstendion-3.17 — Hefen → Testosteron

Δ^4-Androstendion-3.17 — Streptomyces lavendulae → $\Delta^{1,4}$-Androstadiendion-3.17

Mikrobiologische Umwandlungen in der Sexualhormonreihe

Androstendion kann biochemisch (durch Hefen) weiter in Testosteron umgewandelt werden.

c) Anhang: Weibliche Hormone

Zur technischen Darstellung von weiblichen Sexualhormonen spielen mikrobiologische Synthesen oder Reaktionen keine Rolle, weshalb an dieser Stelle nur anhangweise auf diese Gruppe von Hormonen hingewiesen sei.

Man unterscheidet zwei Gruppen von weiblichen Sexualhormonen: die Follikelhormone oder Östrogene und das Corpus-luteum-Hormon. Durch das harmonische Gegen- bzw. Zusammenspiel dieser zwei Hormongruppen, die ihrerseits in enger biologischer Koordination mit bestimmten Hypophysenhormonen und auch NNR-Hormonen stehen, lenken sie die Entwicklung der primären und sekundären Geschlechtsmerkmale des weiblichen Organismus, sowie bestimmte Vorgänge während der Gravidität.

Das Corpus-luteum-Hormon (Gelbkörperhormon) ist chemisch 4-Pregnen-3,20-dion, also identisch mit dem Progesteron. Bildungsstätte sind die gelben Zellen der gelben Körper, die Placenta und in kleinerem Umfange auch die Nebennierenrinde. Die therapeutisch verwendeten Präparate mit Corpus-luteum-Wirkung sind entweder Extrakte aus tierischem Corpus-luteum, die auf einen definierten Progesterongehalt eingestellt sind, oder sie stellen partial synthetisch gewonnenes Progesteron dar, das — wie bereits erwähnt — aus tierischen oder pflanzlichen Steroiden als Ausgangsmaterial leicht zugänglich ist.

Die östrogenen Hormone werden in den Ovarien gebildet. Die Bildung an diesen Hormonen erfolgt laufend, doch wechselt die Menge, die sezerniert wird, rhythmisch in Übereinstimmung mit dem Zyklus der Frau. Man kennt bisher drei körpereigene Hormone mit östrogener Wirksamkeit: Östron, Östradiol und Östriol. Grundsätzlich kommt allen drei genannten Östrogenen dieselbe Wirksamkeit zu, doch ist die biologische Wirksamkeit — auf gleiche Gewichtseinheiten bezogen — unterschiedlich; dabei ist das Östradiol die wirksamste Verbindung.

Zur Gewinnung der natürlichen Östrogene stehen Ovarien von Haustieren nur in beschränktem Umfange zur Verfügung, um den für die Therapie erforderlichen hohen Bedarf befriedigen zu können. Geeignete Ausgangsquellen sind der Harn von schwangeren Stuten oder von Hengsten; dabei überrascht besonders, daß der Harn von Hengsten Östrogene in etwa doppelt so hoher Konzentration enthält wie der schwangerer Stuten (im Pferdehoden liegen übrigens Östrogene, hauptsächlich Östradiol, in so hohen Konzentrationen vor, daß sie die besten Östradiolquellen darstellen); man erklärt sich die befremdliche Tatsache des Vorkommens bedeutender Mengen östrogener Hormone in männlichen Tieren damit, daß das Testosteron vor der Ausscheidung in Östrone umgewandelt wird. Es konnte auch experimentell gezeigt werden — durch RYAN 1958 —, daß Androstendion durch Placentamikrosomen zu Östron umgewandelt wird. Um östrogene Hormone industriell zu gewinnen, dürften in Zukunft — ähnlich wie bei anderen Hormonen — kombinierte mikrobiologische und rein chemische Verfahren Anwendung finden.

Ein Beispiel dafür liefern die Untersuchungen von FRIED u. Mitarb. (1952) (s. J. Amer. Chem. Soc. **75**, 5764, 1953). Durch *Streptomyces lavendulae* gelingt es, die Seitenkette von C_{21}-Steroiden (z. B. von Progesteron oder Desoxycorticosteron) abzubauen, wobei aber gleichzeitig der Ring A dehydriert wird. Man gelangt so auf biologischem Wege zum 1,4-Androstadien-3,17-dion, das sich auf chemischem Wege (Pyrolyse) leicht in Östron, einen Vertreter der östrogenen Hormone, überführen läßt. Ob mikrobiologische Methoden zur Gewinnung von Östrogenen größere technische Bedeutung erlangen werden, ist nicht sicher, zumal zahlreiche andere chemische Körper mit östrogener Wirksamkeit sehr leicht zugänglich sind.

4. Medizinische Hefe

Hefe ist ein uraltes Arzneimittel, das bereits Griechen und Römern gut bekannt war. Bis heute findet sie als empirisches Arzneimittel in der Volksmedizin vielfache Anwendung. Die moderne Bedeutung der Hefe in der Medizin liegt auf dem Gebiete der Vitamintherapie; in der Pharmazie — als Hilfsmittel der Rezeptur — tritt ihre Verwendung demgegenüber zurück.

Zur Biologie der Hefen

Hefen sind in der Natur weit verbreitet. Die Mehrzahl lebt saprophytisch auf Pflanzen, und zwar befallen sie gerne zuckerhaltige Früchte. Daneben gibt es aber auch parasitisch lebende Hefen, die schwere Erkrankungen bei Menschen und Tier hervorrufen können. Andere Hefen schließlich trifft man als Symbionten, beispielsweise im Ernährungstrakt von Insekten oder höheren Tieren, an. Die Hefen bilden noch keine eigenen Fruchtkörper aus wie die Euascomyceten, sondern die Asci sind hier frei, weshalb die Hefen innerhalb der Klasse der Ascomycetes (der Schlauchpilze) zur Unterklasse der Protascales (der Urschlauchpilze) zählen.

Wenn im vorliegenden Zusammenhange von Hefen die Rede ist, so ist aber in erster Linie an die Hefen im engeren Sinne gedacht, d. h. an die Arten der Gattung *Saccharomyces*. Physiologisch sind die hierher gehörenden Arten dadurch gekennzeichnet, daß sie aus bestimmten Hexosen, z. B. aus D-Glucose, Äthanol und Kohlendioxid bilden (d. h. sie sind „gärfähig"). Ein weiteres Merkmal ist der Vermehrungsmechanismus durch Sprossung, worunter man eine Form der vegetativen Vermehrung versteht, bei der sich junge Tochterzellen von Mutterzellen ablösen, ohne daß es zuvor zur Ausbildung einer trennenden Zellquerwand gekommen wäre. In den Kulturen bilden die Hefen im engeren Sinne runde, ovale oder mehr langgestreckte Einzelzellen. Zu dieser Gattung gehören die in der Gärungsindustrie verwendeten Hefen wie *Saccharomyces cerevisiae* (Backhefe, Brennereihefe, obergärige Bierhefe), *Saccharomyces carlsbergensis* (untergärige Bierhefe, medizinische Hefe) und *Saccharomyces vini* bzw. *S. ellipsoideus* (Weinhefe).

Die Bierhefen (Saccharomyces cerevisiae)

Hefen werden seit längerer Zeit als Treibmittel zur Bereitung von Brot und zur Erzeugung alkoholischer Getränke wie Bier und Wein verwendet. Die Arzneibücher schreiben für die medizinische Verwendung die Bierhefe, also *Saccharomyces cerevisiae* vor, eine Hefe, die nur in kultivierter Form bekannt ist und von der zahlreiche Stämme existieren, die jeweils unterschiedlich für die praktisch-technischen Zwecke des Menschen geeignet sind. Bierhefe fällt als Nebenprodukt in den Brauereien an. Man unterscheidet zwei Sorten von Bierhefen: die zur Herstellung von obergärigem und die zur Herstellung von untergärigem Bier. Bei den obergärigen Bieren (den Weißbieren) verläuft die Gärung rasch und stürmisch bei Temperaturen zwischen 12 und 25° unter Aufsteigen der Hefen an die Oberfläche der Gärbottiche. Untergärige Biere entstehen in langsamer Gärung bei Temperaturen zwischen 4 und 10° unter Abscheidung der Hefe als Bodensatz. Die Bäckerhefe ist ein bestimmter Stamm von S. cerevisiae, der als Nebenerzeugnis in den Brennereien anfällt; Bierhefe im engen Sinne, d. h. die aus der Bierbrauerei stammende Hefe, eignet sich nicht für Backzwecke. Heute erzeugt man in zunehmendem Maße Hefe auch industriell als Hauptprodukt, und zwar dann nach dem sog. „Luftverfahren". Vergärfähiges Material wie verzuckerte Getreide- oder Kartoffelmaische versetzt man mit Branntweinhefe und leitet dann einen kräftigen Luftstrom durch; durch den Luftsauerstoff wird die Alkoholbildung gehemmt, das Wachstum und die Vermehrung der Hefe selbst aber stark begünstigt. Im geeigneten Zeitpunkt wird die Umsetzung unterbrochen und die leicht gelbliche, krümlige Hefemasse abzentrifugiert. Als Back-, Luft- oder Preßhefe wird sie in den Handel gebracht. Die Ph. Helv. VI verlangt für Faex medicinalis siccata geeignete Rassen von Saccharomyces cerevisiae und/oder von Candida utilis mit einem Gehalt an Protein von mindestens 45% und von mindestens 30 mg Nikotinsäure, 4 mg Riboflavin und 12 mg Thiaminiumchlorid pro 100 g Droge.

Als Triebmittel oder für Gärungsprozesse muß die Hefe gärfähig sein, d. h. das Trocknen der Hefe muß vorsichtig bei mäßigen Temperaturen erfolgen, um die Ferment- und Lebenstätigkeit der Hefezellen nicht zu beeinträchtigen. Faex medicinalis Ph. Helv. VI stellt gärfähige, aber keine lebende Hefe dar. Die in Form von Industriepräparaten zur Anwendung gelangenden Hefen sind dagegen Hefen, die bei höheren Temperaturen getrocknet wurden und nicht mehr gärfähig sind. Trockenhefen sollen besser verträglich sein, und ihre Inhaltsbestandteile können besser freigelegt werden. Von lebender Hefe wird behauptet, daß die Fermente des menschlichen Darmes nicht in der Lage seien, deren Zellwände anzugreifen und damit die therapeutisch wertvollen Zellinhaltsbestandteile (z. B. die Vitamine) resorbierbar zu machen. Darüber hinaus soll lebende Hefe die Entwicklung der normalen Darmflora beeinträchtigen und zu Diarrhöen oder zu Obstipationen führen (zit. bei G. Brune, 1960). Einige Pharmakopöen schreiben für die therapeutische Verwendung ausschließlich Trockenhefen vor, die nicht mehr gärfähig sind (z. B. die USP).

Chemische Zusammensetzung der Hefe

Saccharomyces cerevisiae enthält je nach Sorte wechselnde Mengen (6—17%) Gesamtkohlenhydrate, die sich differenzieren lassen in Kohlenhydrate der Hefezellwand und des Zellinhalts. Die Zellwände bestehen aus dem sog. Hefeglucan, β-glykosidisch verknüpften D-Glucosemolekülen mit der im Pflanzenreich sonst ungewöhnlichen 1,3-Verknüpfung der Glucosebausteine, und zwar so, daß Pyranoseketten vom Molekulargewicht von etwa 6500 entstehen. Die sonst üblichen Strukturelemente pflanzlicher Zellwände wie Cellulose, Hemicellulose, Lignine, und Pektine fehlen der Hefe. Als Zellinhaltsstoff fehlt der Hefe ein weiteres ubiquitäres Kohlenhydrat, die Stärke, die hier durch das Hefeglykogen ersetzt ist, ein aus α-1,4-verknüpften D-Glucoseeinheiten aufgebautes Kohlenhydrat, das große Ähnlichkeit mit dem tierischen Glykogen aufweist. Eine äußerliche Ähnlichkeit besteht schon darin, daß auch das Hefeglykogen mit Jod keine Violett-, sondern die für tierisches Glykogen charakteristische Rotbraunfärbung gibt.

Neben Kohlenhydraten enthält dann Hefe wie jede lebende Zelle als mengenmäßig vorherrschende Bestandteile noch Eiweiße und Fette. Bei der Bierhefe besteht mehr als 50% der Trockensubstanz allein aus Eiweiß, weshalb Hefe in Form von Trockenhefe, Hefeextrakt oder Hefeflocken als Nahrungsmittel (Fleischersatz) in Notzeiten viel verwendet wird. Nucleinsäuren, Fermente und Vitamine sind weitere Hefeinhaltsstoffe.

Hefe als Vitamin-Therapeutikum

B-Gruppe. Auf der Suche nach billigen Ausgangsprodukten für Vitamine der sog. B-Gruppe stieß man bald auf die leicht zugängliche Hefe. Besonders reich ist Hefe an den Vitaminen B_1, B_2, B_3 und B_6; aber auch andere wasserlösliche Vitamine dieser Reihe sind in der Hefe enthalten — *nicht* hingegen aber das Vitamin C.

Die Vitamine, die wir in der B-Gruppe zusammenfassen, kommen in der Hefe — wie auch sonst in der Natur — vergesellschaftet vor. Das ist insofern verständlich, als die Vitamin B-Gruppe eine biologische, eine funktionelle Einheit bildet. Zwar besitzt jedes Einzelvitamin seine besondere Wirkungsweise, sie müssen aber in ihrer Gesamtheit vorliegen — es darf keines fehlen — damit ein bestimmter physiologischer Prozeß ausgelöst wird. In der Hefe kommt dem B-Komplex die Funktion zu, eingebaut in Fermente, D-Glucose zu Äthanol und CO_2 zu oxydieren. Jedes Einzelvitamin ist also Glied einer Reaktionskette; fällt auch nur ein einziges Glied aus, so wird die gesamte Reaktionsfolge in Mitleidenschaft gezogen.

In ähnlicher Weise wie im Stoffwechsel der Hefezelle stehen die Stoffe der B-Gruppe auch beim Menschen im Zusammenhang mit dem Kohlenhydratstoffwechsel: in aktivierter Form (d. h. phosphoryliert) werden sie als prosthetische Gruppen in Fermente eingebaut, die für den Abbau und die Verwertung der Kohlenhydrate sorgen.

Man neigt heute dazu, bei Verdacht auf Vitamin B-Mangel therapeutisch kein Einzelvitamin zu verabreichen, sondern den ganzen Komplex zu verordnen. In dieser Hinsicht sind medizinische Hefe oder aus ihr dargestellte Präparate ideale Vitamin-B-Therapeutika: Denn man darf annehmen, daß die Einzelvitamine der Gruppe in einem derartig gegenseitigen Mengenverhältnis vorliegen, wie es für ein reibungsloses Funktionieren der Kohlenhydratverbrennung optimal ist. Für die Bevorzugung des Gesamtkomplexes sprechen die folgenden Gründe:

1. Man vermeidet, daß ein bestimmtes Einzelvitamin in zu hoher Dosierung genommen wird; Überdosierung des einen vermag aber u. U. Mangelsymptome an einem anderen hervorzurufen (d. h. die Einzelvitamine der Gruppe scheinen in einem richtigen Mengenverhältnis vorliegen zu müssen).

2. Eine Art „Schrotflinten-Therapie“ scheint bei der Vitamin-B-Verwendung sinnvoll. Vermutet der Arzt einen B-Mangel, so läßt sich nicht ohne weiteres, zumindest nicht in der ärztlichen Praxis, feststellen, welches definierte Vitamin der Gruppe eigentlich fehlt.

3. Man erspart sich die diffizile Isolierung von Einzelvitaminen, wodurch die Vitamintherapie wirtschaftlicher wird. Nur in bestimmten Fällen werden nach wie vor reine Einzelvitamine angewendet.

Schwere Mangelerscheinungen an Vitaminen der B-Gruppe, die also klinisch ein eindeutiges Bild geben (wie z. B. die Beri-Beri), sind heute selten. Mäßiger Mangel an Vitaminen der B-Gruppe soll sich in Appetitlosigkeit äußern. Aus diesem Grunde sind Vitamine und Hefeextrakte immer wiederkehrende Ingredienzien der zahlreichen Roborantia und Tonika.

Das einfachste „Vitamin B-Komplexpräparat“ ist die medizinische Hefe selbst. Die Industriepräparate stellen mehr oder weniger gereinigte Extrakte dar, die nach den verschiedensten, in der Patentliteratur niedergelegten Verfahren hergestellt werden.

Hefe und Vitamin D_2 (s. S. **370**). Hefe enthält durchschnittlich 2,5% Ergosterin, doch läßt sich der Gehalt durch Wahl geeigneter Züchtungsbedingungen weiter steigern. Durch Bestrahlen mit ultraviolettem Licht unter kontrollierten Bedingungen geht Ergosterin teilweise in Vitamin D_2 über.

Isoliert man zunächst das Ergosterin aus der Hefe, so erhält man Reinvitaminpräparate von D_2. In der Regel wird aber Hefe unmittelbar bestrahlt; man erhält in diesem Falle sog. „bestrahlte Hefe", die auf einen definierten Vitamingehalt eingestellt wird. Das Vitamin der Hefe — also Vitamin D_2 — soll wesentlich haltbarer sein als das in Fischleberölen vorkommende Vitamin D_3 (das eine Methylgruppe weniger im Molekül enthält). Fischleberöle werden leicht ranzig; durch die oxydativen Prozesse, die an der Luft beim Ranzigwerden vor sich gehen, wird auch das Vitamin D_3 allmählich zerstört.

Hefe in der Rezeptur

Zur Pillenherstellung darf nur medizinische Hefe verwendet werden, deren Fermente durch Erhitzen inaktiviert wurden, die somit nicht mehr gärfähig ist. Die Faex desenzymata siccata Ph. Helv. VI stellt eine derartige gärunfähige Hefe dar. Beim Hefe-Trockenextrakt (Extractum Faecis) DAB 7 handelt es sich um eine Hefeautolysat (= Hefeextrakt) dem gärunfähige Hefe zugesetzt wurde. Hefeextrakte können nach verschiedenen Verfahren hergestellt werden, beispielsweise durch Säurehydrolyse von Hefen in Autoklaven oder durch Selbstverdauung mittels hefeeigener proteolytischer Fermente. Dabei werden die Hefeeiweiße zu Aminosäuren abgebaut, und der Extrakt erhält einen Geruch und einen Geschmack, der an Fleischextrakt erinnert. Für die beiden in das DAB 7 aufgenommenen Präparate Hefe-Dickextrakt (Extractum Faecis spissum) und Hefe-Trockenextrakt (Extractum Faecis) ist ausdrücklich vorgeschrieben, daß der notwendige Eiweißabbau durch Selbstverdauung — also nicht durch Säurehydrolyse — erfolgen soll. Große Mengen verarbeitet die Lebensmittelindustrie als Würze für Suppen, Bouillons und andere Speisen. A. Beythien (1947) gibt für die Zusammensetzung von Hefeextrakten die folgenden Werte an: Wasser 24,9—30,8%, organische Stoffe 45,4—52,3%, Gesamtstickstoff 4,84—6,97% (davon in Form von Proteasen 0,5—1,4%, Pepton 0,3—2,8%, Basen 0,8—1,9%, Ammoniak 0,2 bis 1,3%), Mineralstoffe 18,1—25,5% (davon NaCl 5,2—15,5%, P_2O_5 4,8—6,2%).

Literatur

Abraham, E. P.: Die Antibiotika in der Mikrobiologie, Endeavour **18**, 212—220 (1959). — Antibiotics in: Encyclopedia of Chemical Technology, Bd. 2, New York 1953 (S. 7—24). — Birkinshaw, J. H.: Biosynthese in the Fungal Field, Planta med. **8**, 355—366 (1960). — Brune, G.: Die therapeutische Bedeutung der Hefen in: Die Hefen, Hrsg. J. Reiff, Kautzmann, R., Lüers, H., Lindemann, M.: Nürnberg 1960 (S. 973—995). — Flaig, W., Haider, K.: Reaktionen mit oxydierenden Enzymen aus Mikroorganismen, Planta med. **9**, 123—139 (1961). — Gäumann, E.: Die Pilze, Basel 1949. — Geigy, A. G.: Wissenschaftliche Tabellen, Basel 1955ff. — Goldberg, H. S.: Antibiotics, Their Chemistry and Non-Medical Uses, Princeton 1959. — Haas, H.: Spiegel der Arznei, Springer Verlag 1956. — Lindner, F. u. a.: Über Antibiotika aus Streptomyceten in: Medizin und Chemie **6**, 276—315 (1958). — List, P. H.: Chemie der höheren Pilze, Planta med. **8**, 383—393 (1960). — Musso, H.: Orcein- und Lackmusfarbstoffe, Planta med. **8**, 432—446 (1960) und: Orcein und Lackmus, Angew. Chem. **73**, 665—673 (1961). — Peterson, D. H. in: Perspectives and Horizons in Microbiology, Hrsg. S. A. Waksman, Rutgers University Press 1955. — Pratt, R., Dufrenoy, J.: Antibiotics, Philadelphia/London/Montreal 1953. — Röhm, H. J.: Industrielle Mikrobiologie, Berlin/Heidelberg/New York: Springer 1967. — Rickards, R. W.: The Biosynthesis of Phenolic Compounds from Activated Acetic Acid Units in W. D. Ollis: Recent Developments in the Chemistry of Natural Phenolic Compounds, Pergamon Press 1961 (S. 1—19). — Smy-

THE, C. V.: Microbiological Production of Enzymes and their Industrial Application, Econ. Bot. 5, 126 (1951). — STOUDT, TH.: The Microbiological Transformation of Steroids in: Advances in Applied Microbiology, Bd. 2., New York/London 1960 (S. 183). — TAMM, CH.: Mikrobiologische Umwandlungen von Steroiden und weiteren Naturstoffen, Planta med. 8, 331 (1960). — UNDERKOFLER, L. A., HICKEY, R. J.: Industrial Fermentations, 2 Bde, New York 1954. — WAKSMAN, HENRICI, COUCH in: BERGEY's Manual of Determinative Bacteriology, 7. Aufl., Baltimore 1957. — WAKSMAN S. A.: Antibiotics and their Significance in the Physiology of Microorganisms in: Proceedings of the 7th Intern. Botanical Congress, Stockholm 1950, The Chronica Botanica Co., Waltham/Mass. (S. 440). — WOODRUFF, H. B., E. MC. DANIEL, L.: The Strategy of Chemotherapy, London 1958. — ZÄHNER, H.: Biologie der Antibiotica, Berlin/Heidelberg/New York: Springer 1965.

XII. Anhang: Sondergebiete

Von R. Hänsel

1. Pflanzen zur Beeinflussung der unspezifischen Resistenz

Die Chemotherapie bekämpft Krankheitserreger unmittelbar. Da jedoch eine Infektion zugleich ein Wechselspiel darstellt zwischen Erregern einerseits und den Abwehrkräften des infizierten Wirtsorganismus andrerseits, sollte eine Bekämpfung auch durch eine Stimulierung der körpereigenen Abwehr möglich sein. Der Organismus verfügt über vielfältige Möglichkeiten, das Eindringen und die Präsenz für ihn potentiell schädlicher Substanzen abzuwehren: Man unterscheidet hier spezifische Abwehrmechanismen (Antikörperbildung) und unspezifische Abwehr. Unter unspezifischer Abwehr oder Resistenz versteht man die Gesamtheit aller Abwehrmechanismen eines Organismus, die nicht spezifisch gegen ein bestimmtes Agens gerichtet sind (im Sinne einer Antigen-Antikörper-Reaktion), sondern die auf verschiedene Reize mehr oder weniger einheitlich antworten (Definition von D. Gericke, 1968). Zu den unspezifischen Resistenzfaktoren zählen Veränderungen der Gefäßpermeabilität (z. B. über das Hyaluronsäure-Hyaluronidase-System), zelluläre Abwehr (Phagocytose durch Leukocyten und Phagocyten) und humorale unspezifische Abwehr durch Wirkung von Serumproteinen (wie z. B. Properdin, Lysozyme oder Inhibin). Als Testmethoden für die Prüfung von Substanzen, welche die unspezifische Resistenz beeinflussen, stehen u. a. zur Verfügung: Beobachten einer myeloischen Linksverschiebung des Blutbildes, der Serumbactericidie-Test und der Phagocytose-Test (Näheres bei D. Gericke und H. Feier, 1968). Bei dem sehr häufig verwendeten Phagocytose-Test werden Versuchstiere durch Bakterienaufschwemmungen lokal infiziert und man beobachtet sodann, in welchem Umfange die Bakterien von den Leukocyten phagocytiert werden.

Präparate zur Beeinflussung der unspezifischen Resistenz gewinnt man aus Sera und Organextrakten, aus Bakterien und aus höheren Pflanzen. Relativ gut bekannt sind die wirksamen Bestandteile aus gramnegativen Bakterien. Es handelt sich um die auch als Endotoxine bekannten Zellwandbestandteile, ihrem chemischen Aufbau nach um hochmolekulare Stoffe, die aus einem Lipoidanteil, dem Lipid A, und einem von Bakterienart zu Art variablen Polysaccharidanteil bestehen (= Lipopolysaccharide). Ihre Toxizität schwankt innerhalb weiter Grenzen; und natürlich werden für therapeutische Zwecke Präparate mit erträglichen Nebenwirkungen (Pyrogenität, toxische Kreislaufwirkungen, Stoffwechselveränderungen u. a. m.) verwendet.

Auch die Wirksubstanzen einiger höherer Pflanzen sind polymer; zumindest konnten aus verschiedenen Compositen Polysaccharidfraktionen gewonnen werden, die nach Angaben von O. E. Awani (1963) sowie von H. Fischer und Mitarb. (1966) ebenfalls die unspezifische Resistenz beeinflussen. Bei der Beurteilung der Wirkstoffnatur von polymeren Substanzen ist freilich zu beachten, ob für die tierexperimentelle Testung und die therapeutische Anwendung gleiche Applikationsformen gewählt wurden.

Echinacea

Echinacea ist eine Gattung aus der Familie der Kompositen und der Unterfamilie der Asteroideae (Heliantheae). Der Gattungsname leitet sich vom gr. ἔχινος = Igel her, da einige Arten durch die rauhen, mit borstenartigen Haaren versehenen Blätter und Stengel auffallen. Zwei Arten werden verwendet: die *Echinacea pallida* NUTT. und die *Echinacea angustifolia* DC. Beide Arten stellen ausdauernde Kräuter dar, die in Nordamerika beheimatet sind. In der amerikanischen Volksmedizin verwendet man die getrockneten Rhizome und Wurzeln der Pflanzen; in Europa verarbeitet man hauptsächlich die frische, ganze, blühende Pflanze.

Die therapeutische Verwendung von *Echinacea* geht auf die Indianer Nordamerikas zurück, welche die Droge vor allem als Wundheilmittel verwendeten. Mit einer gewissen Berechtigung, wie es scheint: denn es gelang A. STOLL u. Mitarb. (1950) aus den Wurzeln von *E. angustifolia* ein gegenüber bestimmten Mikroorganismen bakteriostatisch wirksames Prinzip zu isolieren, das Echinacosid. Chemisch handelt es sich beim Echinacosid um einen Ester der Kaffeesäure mit einem Trisaccharid (bestehend aus 2 Mol Glucose und 1 Mol Rhamnose), das seinerseits glykosidisch mit Brenzcatechinäthanol verknüpft ist. Die bakteriostatische Wirkung des Inhaltsstoffes ist an den Kaffeesäureanteil des Moleküls geknüpft, an einen Pflanzenstoff, der frei und als Depsid in der Natur sehr weit verbreitet vorkommt.

$$(HO)_2C_6H_3{-}CH{=}CH{-}\underset{\underset{O}{\|}}{C}{-}O{-}\underset{\text{Rhamnose}}{\overset{\text{Glucose}}{\text{Glucose}}}{-}O{-}CH_2{-}CH_2{-}C_6H_3(OH)_2$$

Echinacosid

Die bakteriostatische, auf dem Gehalt an Echinacosid beruhende Wirkung von *Echinacea*-Auszügen ist aber nur akzessorischer Art; die Förderung der Wundheilung durch *Echinacea* wird heute mehr im Sinne einer unspezifischen Resistenzsteigerung, möglicherweise über eine Hyaluronidase-Hemmwirkung, gedeutet (E. KOCH und H. UEBEL, 1953; K. H. BÜSING, 1952). Das wirksame Prinzip soll nach G. ORZECHOWSKI (1863) ein Polysaccharid sein.

Echinacea-Präparate werden innerlich und äußerlich angewendet. Man verwendet sie bei infektiösen und septischen Prozessen gemeinsam mit den Chemotherapeutika und ferner in der Rekonvaleszenz zur allgemeinen Resistenzsteigerung gegen Infektionskrankheiten.

Arnica

In Wirkung und Anwendung erinnert *Arnica* zum Teil an *Echinacea*. Auch *Arnica* gilt als allgemeines Stimulans und als „souveränes“ Mittel zur Entzündungshemmung und Wundheilförderung; hinzu kommt die Verwendung als Kreislaufstimulans.

Arnica montana ist ein ausdauerndes Kraut, das auf Bergwiesen der nördlichen Hemisphäre, besonders Mitteleuropas, vorkommt. Offizinell sind als Arnikablüten (Flores Arnicae) DAB 7 bzw. als Flos arnicae Ph. Helv. VI die getrockneten Blütenköpfchen. Aber auch das ganze Kraut (Herba Arnicae) und das Rhizom (Radix Arnicae) werden verwendet. Gesammelt wird *Arnica* besonders in Österreich und in Norditalien.

Die genannten Drogen sind örtlich wirkende Hautreizmittel. Innerlich müssen *Arnica*-Zubereitungen mit Sorgfalt angewendet werden: bei zu hoher Dosierung gesellen sich zu örtlichen Reizwirkungen im Magen-Darm-Kanal resorptive Vergiftungserscheinungen bis zu Atemstörungen und Kollaps.

Aus *Arnica* wurden zahlreiche Inhaltsstoffe isoliert, so Flavone, Bitterstoffe und ätherisches Öl. Es besteht aber noch keine Klarheit, welche Stoffe für die der *Arnica* nachgesagte Heilwirkung verantwortlich sind. *Arnica* ist ein viel verwendetes Hausmittel.

Weitere Compositen

Aus Eupatorium-Arten, insbesondere aus Eupatorium cannabinum und aus Achyrocline-Arten lassen sich Polysaccharidfraktionen gewinnen, die tierexperimentell endotoxinähnliche Erscheinungen hervorrufen. Gegen einen Coli-Endotoxin Standard eingestellte Präparate werden empfohlen zur Unterstützung der Antibiotika- und Sulfonamid-Therapie, bei Abwehrschwäche in der Rekonvaleszenz, auch als Grippeprophylactikum.

Eupatorium ist eine zu den Eupatorieae gehörende Gattung aus der Familie der Compositen (= Asteraceae). Die Gattung umfaßt etwa 500 Arten, die meisten davon in Amerika beheimatet; *E. cannabinum* (Wasserdost) kommt in Europa vor.

Achyrocline ist eine zu den Inuleae gehörende Gattung, die eng verwandt ist mit den Gattungen *Gnaphalium* und *Helichrysum*. Die zu *Achyrocline* gehörenden Arten kommen in Südamerika vor. In Südbrasilien verwendet man A. satureoides unter der Bezeichnung Marcela-Tee als „Tonikum" — besonders im Frühjahr — und gegen Asthma; ähnlich *Achyrocline flaccida*: Das blühende Kraut soll wirksam sein als Tonikum, Febrifugum, Excitans, Anthelmintikum und Antispasmodikum.

Aristolochia

Die Gattung *Aristolochia* ist eine sehr artenreiche (gegen 500) Gattung aus der Familie der Aristolochiaceen, deren meiste Arten in Mittel- und Südamerika vorkommen. *Aristolochia clematitis* (Osterluzei) gehört zu den europäischen Vertretern.

Extrakte von *Aristolochia clematitis* führen zu einer Stimulierung der körpereigenen Abwehr. Als wirksamer Inhaltsstoff wurde von J. R. Möse (1963) die Aristolochiasäure erkannt. Diese, auch in zahlreichen anderen Aristolochia-Arten vorkommende Säure, gehört zu der kleinen Gruppe von Naturstoffen mit einer Nitrogruppe im Molekül. Begleitet wird sie innerhalb der Pflanze u. a. von Isochinolinalkaloiden vom Typus des Stephanins. Die strukturelle Verwandtschaft zwischen den beiden N-haltigen Pflanzenstoffen legt die Vermutung nahe, daß die Aristolochiasäure oxidativ unter Decarboxylierung aus dem Isochinolinalkaloid entsteht, was überdies durch Versuche in vivo erhärtet wurde.

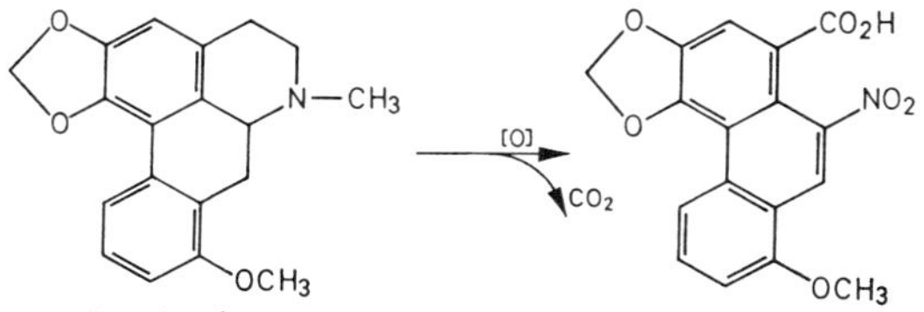

Stephanin → Aristolochiasäure

In Form des Natriumsalzes verwendet man Aristolochiasäure als „Phagocytose-Aktivator" bei Infekten und als Adjuvans bei der Antibiotika- und Sulfonamid-Therapie.

Literatur

BÜSING, K. H.: Arzneimittelforschung **2**, 467 (1952). — GERICKE, D., FEIER, H.: Substanzen zur Steigerung der unspezifischen Abwehr in „Arzneimittel (Herausgeber: G. EHRHART, RUSCHIG, H.), Weinheim: Verlag Chemie 1968, Bd. 2, S. 1805—1811. — HOFF, F.: Fieber, Unspezifische Abwehr, Unspezifische Therapie, Stuttgart: Thieme 1957. — MÖSE, J. R.: Arzneimittelforschung **11**, 33 (1961).

2. Venenmittel

Venenmittel dienen als Adjuvantien zur Behandlung von „Venenschwäche" und deren Folgekrankheiten, häufig unter dem obsoleten Begriff „Beinleiden" zusammengefaßt, hinter dem sich eine Vielfalt von pathophysiologischen Vorgängen verbirgt. Manifestationsort der Störungen ist in der Regel die Endstrombahn.

Ererbte oder erworbene Venenwandschwäche führt zunächst zu knoten- oder sackförmigen Erweiterungen der Venen, wobei die Veneklappen insuffizient werden. In der Folge wird die Wand so weit geschädigt, daß sich kleine Einrisse bilden, die durch bindegewebige Wucherungen heilen: Es entstehen die Krampfadern oder Varizen, die besonders häufig an den Beinen auftreten (nach A. BENNINGHOFF, 1952). Diese Prozesse sind zunächst nur kosmetisch störend, haben primär aber keinen Krankheitswert. Erst die Auswirkungen der chronischen venösen Insuffizienz auf die Endstrombahn läßt die typischen Zeichen der Varicosis entstehen: Schweregefühl, Schmerz, Spannung, Ödem, und als letzte Phase die Nekrose, das Ulcus cruris. Sie sind die Folge der Druckerhöhung in den Kapillaren, auf denen jetzt infolge Klappen-Insuffizienz der unreduzierte hydrostatische Druck ruht.

Die Schwierigkeit, wissenschaftlich begründete „Venenmittel" zu entwickeln, ergibt sich einmal daraus, daß die Ursachen der Venenwandschwäche unbekannt sind, zum anderen aus der Tatsache, daß lange Zeit keine brauchbaren pharmakologischen Modelle existierten, die imstande waren, im Tierversuch das Krankheitsbild des Menschen zu simulieren. Erst die Entwicklung der Stauungsplethysmografie (BARBEY u. BRECHT, 1965) hat in der letzten Zeit neue Möglichkeiten eröffnet. Wie kaum auf einem anderen Gebiet der Therapie dominieren daher Empirie oder auf nicht immer begründeten wissenschaftlichen Voraussetzungen fußende Deduktion. Die klinische Prüfung von Venenmitteln sollte daher auf statistisch gesicherten, wenn möglich im Doppelblindversuch ermittelten Daten basieren. Beim gegenwärtigen Stand spielen auf jeden Fall Methoden der physikalischen Therapie (z. B. Kompressionsverbände, Stützstrümpfe, aktive Bewegung, Kaltwassertherapie) eine wesentliche Rolle. Daher sollte der Apotheker bei Abgabe von rezeptfreien Venenmitteln dem Patienten anraten, einen Arzt zu konsultieren.

Den sogenannten Venentonika liegt der Gedanke zugrunde, den Widerstand, den die Gefäßwand dem Innendruck entgegensetzt, zu vergrößern und damit den venösen Gesamtquerschnitt zu reduzieren. Obwohl auch die Venen vom Sympathikus innerviert werden, erweisen sich die reinen Sympathomimetika zur Behandlung von Venenleiden als weniger geeignet, weil ihre Wirkung auf die arterielle Seite durchschlägt: Dies könnte zu unerwünschten Nebenerscheinungen wie Blutdrucksteigerung oder lokalen Durchblutungsmangel führen. Das früher in manchen Venenmitteln enthaltene Spartein gehört zu den indirekten Sympathomimetika, da es eine Parasympathikolyse bewirkt. Die Idealforderungen an ein Venentonikum wären erfüllt, wenn es gleichzeitig Venolen und Venen kontrahiert, die Arteriolen dagegen erweitert. Wie weit sie erfüllbar sind, steht noch dahin.

Die meisten Venenmittel enthalten Roßkastanienextrakt oder dessen Saponin Aescin. Letzteres ist ein Gemisch nahe verwandter Glykoside, die alle nach dem folgenden Prinzip aufgebaut sind (Z = Zuckerrest; Ac = Acylrest):

$$
\begin{array}{cccc}
Z^2\text{—}Z^1 & \text{—Triterpen—} & Ac^1 \\
\,\,\,\,\,| & | & \\
\,\,\,\,\,Z^3 & Ac^2 &
\end{array}
$$

Als Beispiel ist die Formel der Hauptkomponente angeführt, die zu etwa 30% im Aescin enthalten ist. Aescin wird nicht nur oral und parenteral, sondern auch zunehmend lokal angewendet. Welche Rolle Aescin bei plethymografisch nachgewiesener Venentonisierung durch Roßkastanenextrakt spielt, ist noch ungeklärt. Untersuchungen mit Tritium-markierten Aescin zeigten, daß es nach enteraler Zufuhr resorbiert und über Galle und Niere rasch ausgeschieden wird (Henschler et al.).

Auch Substanzen mit peripher gefäßerweiternder Wirkung sind gelegentlich in Venenmitteln enthalten, vor allem Adenosinmonophosphat (AMP) und Adenosintriphosphat (ATP). Allerdings ist zu beachten, daß deren orale Wirksamkeit nur minimal ist, und daß daher recht hohe Dosen erforderlich sind, um ausreichende Mengen zur Resorption zu bringen (siehe hierzu Hauschild, 1956).

Das Rauwolfia-Alkaloid Raubasin gehört zu den peripher gefäßerweiternden Mitteln, bei denen der richtigen Dosierung besonderes Augenmerk zuzuwenden ist. Nach Brembach (1970) überwegt bei niedriger Dosierung die venentonisierende Wirkung, während höhere Medikamentengaben vor allem den Bluteinstrom steigern, ohne den Abfluß zu verbessern, ein Effekt, der sich bei nicht arteriell bedingten Zirkulationsstörungen ungünstig auswirken kann.

Der Gedanke, den Folgen venöser und arterieller Durchblutungsstörungen durch „Abdichten der Kapillaren" zu begegnen, erscheint nach dem, was einleitend über die Pathophysiologie gesagt wurde, vertretbar. Zu den in dieser Absicht verwendeten Drogen gehört die bereits erwähnte Roßkastanie (Aesculus hippocastanum). Ihre Permeabilitätswirkung wurde früher den in den Samen neben dem Aescin vorkommenden Flavonoiden zugeschrieben, muß aber nach dem gegenwärtigen Stand der Forschung als für Aescin charakteristisch angesehen werden (z. B. Lorenz u. Marek, 1960). Daß Aesculin, ein Glykosid aus der Rinde der Roßkastanie, ein Kumarinderivat (s. S. 130), beim varikösen Symptomen-

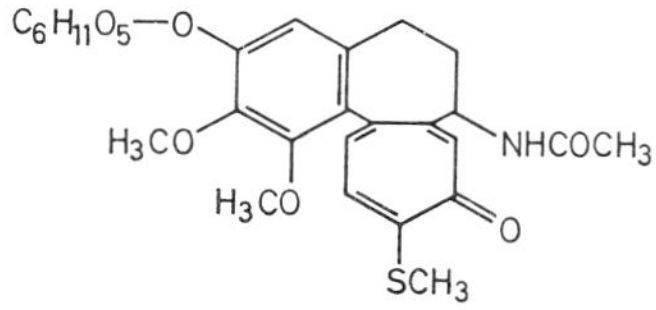

Thiocolchicosid

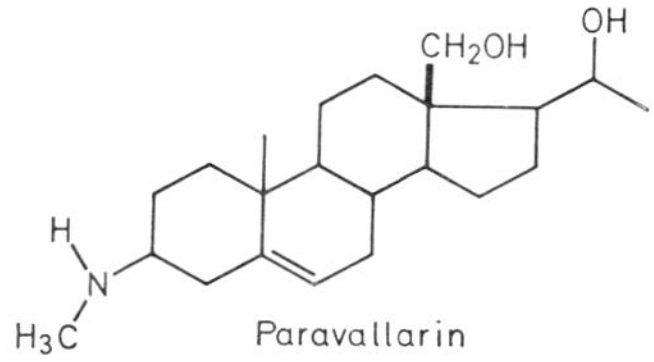

Paravallarin

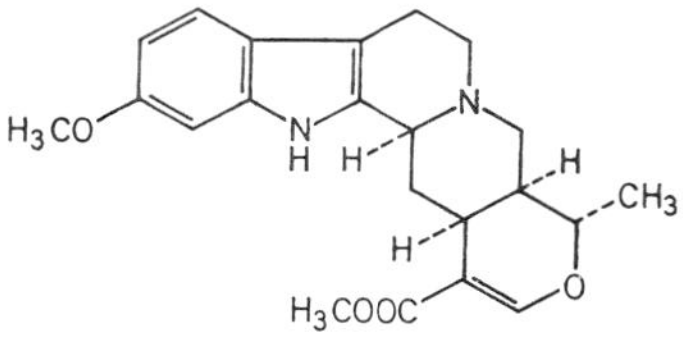

Raubasinin (Reserpinin)

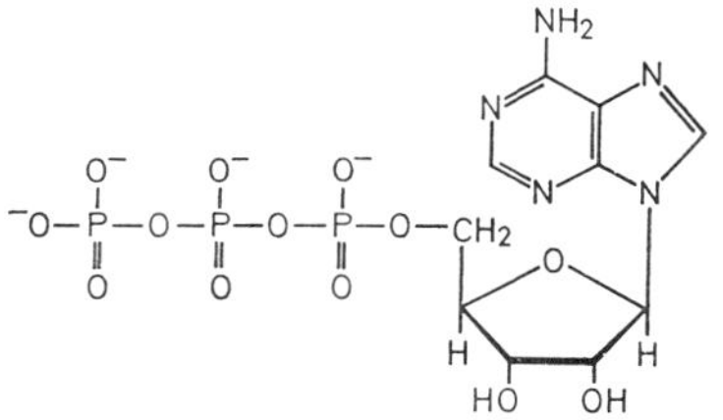

Adenosintriphosphat (ATP)

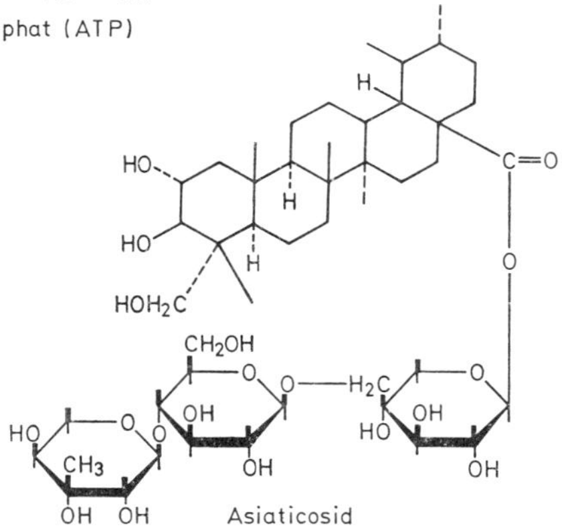

Asiaticosid

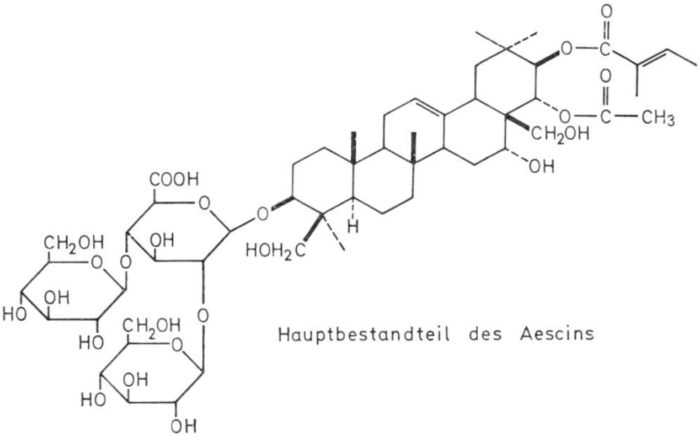

Hauptbestandteil des Aescins

komplex wirksam ist, wurde immer wieder behauptet (z. B. bei PARIS u. MOYSE, 1967), ist aber bisher nicht belegt worden.

Zu den Pflanzenstoffen mit Wirkungen auf die Kapillarpermeabilität und die Kapillarfragilität gehören die Flavonoide, vorab das Rutin und seine Derivate, sodann Flavonoide aus Citrusfrüchten und aus Solidago-Arten (siehe auch das Kapitel Flavonoide S. 137). Eine Zusammenfassung über positive therapeutische Ergebnisse findet sich u. a. bei K. BÖHM (1967). Die Resorption der stärker hydrophilen Flavone, beispielsweise des Rutins aus dem Magen-Darmkanal ist schlecht, weshalb die parenterale Applikation vorzuziehen ist (Kommentar zum DAB 7, S. 1318). Im Tierexperiment läßt sich die Herabsetzung der Gefäßdurchlässigkeit nach Flavonoidgaben zeigen; eine Venentonisierung ist für diese Substanzen bisher nicht nachgewiesen worden.

Melilotus (s. S. 137) soll durch Lymphangiospasmolyse die Lymphzirkulation steigern und damit das Gewebe entödematisieren.

Eine Vielzahl von Pflanzenextrakten wird Venenmitteln mehr oder weniger unbegründet zugesetzt: *Arnica, Paeonia, Hamamelis, Aristolochia, Carduus, Vitis vinifera.*

Zu den bei Venenleiden verwendeten synthetischen Substanzen gehören Benzarone und Benzyl-glucofuranosid, denen kinininhibitorische[1] Eigenschaften zugeschrieben werden. Dadurch kann der entzündliche Prozeß gebremst und der durch die Entzündungsstoffe ausgelöste Tonusverlust der Gefäße vermindert werden.

Bei entzündlichen Prozessen spielen auch die Antiphlogistica eine gewisse Rolle; besonders die Pyrazolonabkömmlinge haben sich in diesen Fällen offensichtlich bewährt. Wegen der Gefahr von Nebenwirkungen sind sie zum Dauergebrauch bei chronischen Prozessen nicht geeignet.

Hochwirksame Antiphlogistica kommen im Pflanzenreich höchstselten vor. Das als Gichtmittel und als Cytotoxicum bekannte Colchicin (s. S. 270) hat starke entzündungswidrige Eigenschaften. Ein colchicinhaltiges Präparat zur Behandlung von peripheren Gefäßerkrankungen, vor allem Venenerkrankungen, wurde in Frankreich (Laboratoires houdé) entwickelt. Bei dem natürlichen Colchicosid und dem partialsynthetischen Thiocolchicosid sind die gefährlichen Nebenwirkungen des Colchicinmoleküls weitgehend reduziert; ob gleichermaßen die unspezifische Antiphlogisticumwirkung verloren ist, scheint nicht näher untersucht. Thiocolchicosid gilt als Myotonolyticum.

Asiaticosid ist ein Saponin aus den oberirdischen Teilen von *Centella asiatica* (Fam.: Apiaceae = Umbelliferae). In Salben verarbeitet wird es äußerlich gegen verschiedene Hauterkrankungen incl. gegen varicöse Geschwüre empfohlen. Ein weiterer Pflanzenstoff mit antiphlogistischer Wirkung ohne therapeutische Verwendung ist das Paravallarin, ein Inhaltsstoff aus *Paravallaris microphylla* (Fam.: Apocynaceae). Es handelt sich um ein C_{21}-Steroid, dessen chemische Verwandtschaft zu den Corticosteroiden nicht zu übersehen ist.

Literatur

BARBEY, K., BRECHT, K.: Venentonus, Venenkapazität und ihre Messung. Med. Welt 1965, 727—732. — BENNINGHOFF, A.: Lehrbuch der Anatomie, Bd. 2, München/Berlin 1952 (S. 480). — BÖHM, K.: Die Flavonoide, eine Übersicht über ihre Physiologie, Pharmakodynamik und therapeutische Verwendung, Aulendorf/Württ. 1967 (S. 99—110 u. 129—126). — BRAMBACH: Med. Welt **21**, 240 (1970), ref. Naturwissenschaft und Medizin **7**, 65 (1970). — BURNS, J. J.: Water-soluble Vitamins in „The Pharmacological Basis of Therapeutics", 4. Aufl. (L. S. GOODMAN u. A. GILMAN, Herausgeber), London/Toronto 1970 (S. 1669—1671).—

[1] Kinine, chemisch Peptide, dilatieren die Kapillaren und steigern deren Permeabilität.

GANON, W. F.: Medizinische Physiologie (übersetzt von W. AUERSWALD), Berlin/Heidelberg/New York: Springer 1971 (S. 547ff.) — HAID-FISCHER, F., HAID, H.: Venenerkrankungen aus der Sicht des praktischen Arztes, Naturwissenschaft und Medizin 7, 51—64 (1970). — HAUSCHILD, F.: Lehrbuch der Pharmakologie und Grundlagen der Toxikologie, Leipzig 1956 (S. 1015). — HENSCHLER, D., HEMPEL, K., SCHULZE, B., MAURER, W.: Zur Pharmakokinetik von Aescin. Arzneimittelforschg. 21, 1682—1692 (1971. — MATIS, P.: Gerinnungshemmende und thrombolytische Therapie in „Therapie, ein kurzes Handbuch" (H. SÜDHOF, Herausgeber), Stuttgart/New York 1971 (S. 183). — LORENZ, D., MAREK, M. L.: Das therapeutisch wirksame Prinzip der Roßkastanie, Arzneimittelforschg. 10, 263—272 (1960). — PARIS, R. R., MOYSE, H.: Matière Médicale, Bd. II, Paris 1967 (S. 313).

3. Amara (Bittermittel)

Allgemeines

Es gibt Pflanzen, die einen ausgesprochen bitteren Geschmack besitzen. Gerade derartig bitterschmeckende Pflanzen galten bei allen Kulturvölkern als besonders heilkräftig. Heute wissen wir, daß tatsächlich einige sehr bittere Pflanzeninhaltsstoffe pharmakologisch hochwirksam sind, beispielsweise die herzwirksamen Glykoside, die Chinaalkaloide, Brucin und Strychnin, Pikrotoxin u.a.m. Wirksame Arznei und bitterer Geschmack wurden auf diese Weise zu eng zusammengehörigen Begriffen; im Volke hielt sich bis heute eine Vorliebe für bittere Medizinen.

Charakteristisch dafür ist ein Essay von E. PENZOLD (1949) über süße und bittere Arznei. „Ich bekomme Tabletten, niedliche, weiße, harmlose Plätzchen, an deren Heilkraft ich wohl oder übel glauben muß. Denn die Heilkraft ist unsichtbar ... Die Gebrauchsanweisung hebt es als rühmenswerte Eigenschaft hervor, daß die Tabletten völlig geruchlos, geschmacklos und farblos seien. Sie schmecken wirklich nach nichts, höchstens nach Gips ... Da lobe ich mir doch den herzhaften, Zutrauen erweckenden aufpulvernden bitteren Geschmack, etwa der Chinatinktur, selbst wenn sie noch so bitter ist. Ich will es dem Mittel anschmecken, ob es hilft ...".

Wenn wir heute von Bitterstoffen sprechen, so meinen wir aber nicht diese bitterschmeckenden Arzneimittel und Giftsubstanzen mit auffallenden Wirkungen auf Mensch und Tier; denn der bittere Geschmack ist hier eine unwesentliche, bloß zufällige — wenn auch auffällige — Nebeneigenschaft. Unter den eigentlichen arzneilich gebräuchlichen Bittermitteln verstehen wir Stoffe, die ausschließlich ihres bitteren Geschmackes wegen genommen werden, pharmakologisch aber weitgehend indifferent sind. Im chemischen Sinne ist die Bezeichnung Bitterstoffe kein Klassifikationsbegriff, denn die hier zusammengefaßten Pflanzeninhaltsstoffe bilden keine einheitliche Gruppe von Verbindungen, sie gehören den unterschiedlichsten chemischen Reihen an. Im folgenden werden wir unter Bitterstoffen aus Pflanzen isolierte Substanzen verschiedenster chemischer Zusammensetzung verstehen, die als einzige gemeinsame Eigenschaft einen intensiv bitteren Geschmack haben, und zwar in Konzentrationen, die zu klein sind, um nach Resorption noch andere auffallend ephysiologisch-pharmakologische Wirkungen zu entfalten (nach F. KORTE).

a) Vorkommen

Bitterstoffe kommen überall im Pflanzenreich vor, besonders häufig bei den Gentianazeen, den Kompositen und Labiaten. Die Zahl der Bitterpflanzen ist dementsprechend groß, doch ist heute nurmehr eine relativ kleine Anzahl in der Therapie gebräuchlich. Die folgende Tabelle gibt eine Übersicht über die wichtigen Bitterstoffdrogen.

Übersicht über einige Bitterstoffdrogen

Droge	Stammpflanze	Bitterstoff
Radix Gentianae	*Gentiana lutea* (Gentianaceae)	Gentiopikrin, Amarogentin
Folia Trifolii fibrini; Folium Menyanthidis	*Menyanthes trifoliata* (Gentianaceae)	Loganin, Swerosid, Foliamenthin
Herba Centaurii	*Centaurium minus* (Gentianaceae)	Gentiopikrin, Erythrocentaurin (Lactone)
Herba Absinthii	*Artemisia absinthium* (Compositae)	Absinthin (ein Sesquiterpenlacton)
Herba Cardui benedicti	*Cnicus benedictus* (Compositae)	Cnicin (ein Sesquiterpenlacton)
Cortex Condurango	*Marsdenia cundurango* (Asclepiadaceae)	Condurangin (Zimtsäureester eines Pregnans)
Radix Colombo; Radix Calumbae	*Jatrorrhiza palmata* (Menispermaceae)	Columbin (ein Dilacton mit einem Naphthalin als Grundgerüst), Chasmanthin, Palmarin
Lignum Quassiae	*Quassia amara* und *Picrasma excelsa* (Simarubaceae)	Neo-, Iso-Quassin, Picrasmin (Seco-Triterpene)

b) Nachweis der Bitterstoffe und Bestimmung des Bitterwertes von Drogen

Da die Bitterstoffe in chemischer Hinsicht den verschiedensten Stoffgruppen angehören, da überdies nur ein kleiner Teil seinen chemischen und physikalischen Eigenschaften nach erforscht ist, so erfolgen qualitativer Nachweis und quantitative Bestimmung auf biologischem (physiologischem) Wege. Zur Wertbestimmung von Bitterstoffdrogen ermittelt man die Grenzkonzentration des gerade noch wahrnehmbaren bitteren Geschmacks von Drogenauszügen abgestufter Verdünnung. Individuelle Fehler versucht man dadurch auszuschalten, daß die zu untersuchende Probe mit einer Standard-Brucinlösung 1 : 4800000 (nach R. WASICKY) verglichen wird. Die Ph. Helv. legt die Bitterwirkung von Arzneistofflösungen und von Drogenauszügen durch Geschmacksvergleich mit Chininhydrochlorid-Lösungen fest. Bei diesen Geschmacksprüfungen sollen die Lösungen jeweils eine Minute lang im Munde bewegt werden, damit alle Teile des Mundes gleichmäßig mit der Flüssigkeit in Berührung kommen.

Das gleichmäßige Verteilen der Flüssigkeit ist aus dem folgenden Grunde wichtig: Die Geschmacks-Sinneszellen, die der Mensch besitzt, sind nicht gleichmäßig über die Zungenoberfläche verteilt, sondern in bestimmten Regionen dichter angeordnet; die vier Hauptgeschmackseindrücke, salzig, sauer, süß und bitter, werden an verschiedenen Stellen der Zunge unterschiedlich intensiv empfunden.

Die biologischen Methoden des Nachweises und der Bestimmung von Bitterstoffen in Drogen durch die Geschmacksprobe sind recht empfindlich, da der Mensch gerade den Geschmack bitterer Stoffe noch in sehr hohen Verdünnungen wahrzunehmen vermag. So schmeckt beispielsweise eine 0,0005%ige Chininlösung noch deutlich bitter.

Es ist eigenartig, daß sich der so aufdrängende bittere Geschmack durch Beimischungen anderer Drogen — bis zu einem gewissen Grade wenigstens — unterdrücken läßt. Als Drogen, die den bitteren Geschmack zu unterdrücken vermögen, gelten Herba Santa und *Gymnema*.

Herba Santa bestehen aus den oberirdischen Teilen verschiedener *Eriodictyon*-Arten, kleinen Sträuchern Amerikas aus der Familie der *Hydrophyllaceae*. Fluidextrakte und Tinkturen aus dieser Droge schalten, bei gleichzeitiger Applikation von bitteren Stoffen, die Geschmacksempfindung für bitter aus.

Die Folia Gymnemae stammen von *Gymnema silvestris*, einem von Westafrika bis Australien vorkommenden Schlingstrauch aus der Familie der Asclepiadaceae. Charakteristisch für die Droge und die Säure ist, daß sowohl das Empfinden für Bitter als auch für Süß aufgehoben wird.

Nach dem Kauen eines Blattes der Pflanze geht das Geschmacksempfinden für süße Substanzen vollständig verloren, und zwar langanhaltend von 2—24 h. Beim Genuß von gesüßtem Tee ist zwar dessen Aroma noch deutlich wahrnehmbar, nicht aber die Süße. Zucker in fester Form schmeckt wie Sand, der im Mund langsam zerfließt. Das Geschmacksempfinden für bittere Substanzen wird demgegenüber nur unvollständig aufgehoben. Die Gymnemasäure ist ein Gemisch zahlreicher „Säuren“: es handelt sich jeweils um das D-glucuronid eines Hexahydroxy-Δ^{12}-oleanens (= Gymnagenins), das mit 5 Säuren verestert ist: mit Ameisensäure, n-Buttersäure, Isovaleriansäure und Tiglinsäure. Gymnemasäure ist ein Gemisch der verschiedensten Esterkombinationen. Als Struktur wurde für das Gymnagenin vorgeschlagen (W. Stöcklin, E. Weiss u. T. Reichstein, 1967): 3 β, 15 α (oder 16β), 21 β, 22 α, 23,28-Hexahydroxy-olean-12-en. Demnach handelt es sich um ein Hexahydroxytriterpen der Amyrinreihe (s. S. 205). Gymnemasäure ist im Handel erhältlich und wird gelegentlich als Geschmackskorrigens eingesetzt.

c) *Therapeutische Verwendung der Bittermittel*

Bitterstoffe kommen nicht als Reinsubstanzen zur Anwendung, man bevorzugt in der Regel alkoholische Drogenauszüge wie Tinkturen und Weine. Werden Bittermittel kurz (20—60 Minuten) vor dem Essen in mäßigen Dosen eingenommen, so vermögen sie fehlenden Appetit anzuregen; sie steigern die Magensaftsekretion und erhöhen die Acidität des Magensaftes. Außer zur Anregung des Appetits und zur Verbesserung der Verdauung bei Eßunlust verwendet man sie auch als allgemeines Tonikum bei verschiedenen Schwächezuständen, bei Anämien und in der Rekonvaleszenz. Ferner setzt man Arzneipräparaten Bittermittel zu, um deren Geschmack zu modifizieren. In großem Maße braucht man Bitterstoffe in der Lebensmittelindustrie zur Herstellung bitterer Getränke, wie „Bitters“, Aperitifs u. a.

Bitterstoffe der Gentianaceae

Die Familie der Gentianaceae umfaßt 70 Gattungen mit etwa 1100 Arten von Kräutern, seltener Halbsträuchern oder kleinen Bäumen. Gentianazeen sind über die ganze Erde verbreitet. Morphologisch und anatomisch stehen sie den Longaniazeen nahe; dabei scheint die Verwandtschaft auch in einem phytochemischen Merkmal, dem der Loganin-Führung, ihren Ausdruck zu finden: R. Wasicky (1932) hält den Bitterstoff Loganin für ein chemisches Bindeglied zwischen den beiden Familien. Den Gentianazeen eng verwandt sind die Menyanthaceae, die ehemals als Unterfamilie (Menyanthoideae) den Gentianazeen zugeordnet wurden. Die Menyanthazeen bestehen aus 5 Gattungen mit 40 Arten krautiger Sumpf- und Wasserpflanzen. Bitterschmeckende glykosidische Substanzen kommen in beiden Familien vor; sie bedingen die medizinische Verwendung zahlreicher Gentianazeen (*Gentiana-*, *Centaurium-* und *Swertia-*Arten). Die Menyanthazeen liefern als einzige pharmazeutisch verwendete Droge den Bitterklee, *Menyanthes trifoliata*.

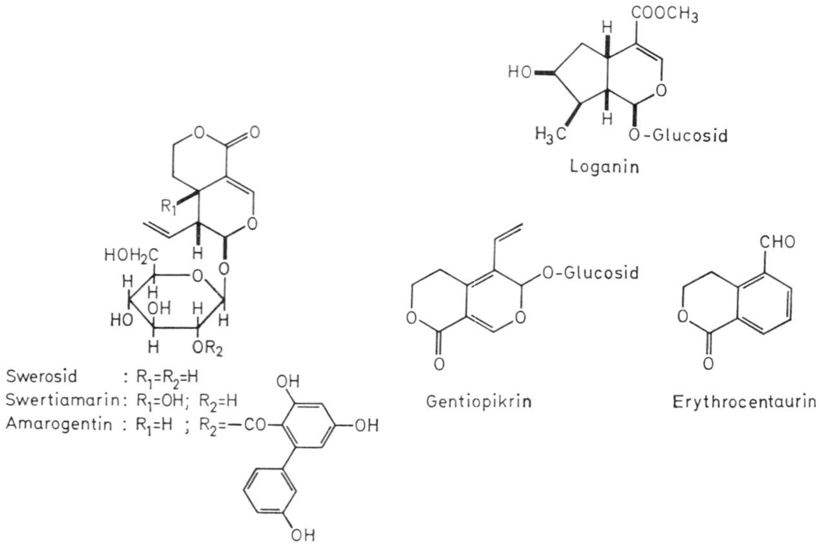

Abb. XII.1. Einige typische Bitterstoffe aus Gentianazeen.

Die Gentianazeenbitterstoffe stellen, biogenetisch betrachtet, Modifikationen dar der Pflanzenstoffe mit Monoterpenaufbau. Der hypothetische Monoterpen-Grundkörper (HMV-I, s. S. 46) ist mit zahlreichen O-Funktionen (Alkohol-Aldehyd- u. Carboxylgruppen) beladen, wodurch die Möglichkeit zur Zyklisierung (Lactonbildung, Bildung zyklischer Acetale) und zur Spaltung von C-C-Bindungen (rückläufige Aldoladditionen) gegeben ist.

a) *Gentiana*

Radix Gentianae, die Enzianwurzel, stammt von *Gentiana lutea* L. Einige Arzneibücher lassen außerdem die unterirdischen Organe (Rhizome und Wurzeln) einiger anderer *Gentiana-*Arten zu, so die von *G. purpurea* L., *G. pannonica* Scopoli und *G. punctata* L. Diese zuletzt genannten Arten sind jedoch nur von lokaler Bedeutung. *Gentiana lutea* ist eine ausdauernde, kräftige, bis über 1 m hoch werdende Pflanze mit großen, goldgelben, in Trugdolden stehenden Blüten. Die mächtigen elliptischen Blätter mit unterseits stark vorspringenden Nerven sind kreuzgegenständig angeordnet. Die Wurzeln werden bis über 1 m lang. Der gelbe Enzian bevorzugt Kalkböden; er bewohnt die höheren Gebirge Süd- und Mitteleuropas und Kleinasiens. In weiten Gebieten der Alpen ist der gelbe Enzian infolge Raubbaues ausgerottet; denn die Droge ist nicht bloß für pharmazeutische Zwecke, sondern auch zur Bereitung des „Enzianschnapses" sehr begehrt. Die für pharmazeutische Zwecke verwendete Droge soll unfermentiert sein.

Unfermentierte Enziandroge ist außen gelbbraun und innen gelblich-weiß. Fermentierte Droge erkennt man an der rotbraunen Farbe. Für die Spirituosenzubereitung ist Fermentieren der Droge wegen der Bildung bestimmter Aromastoffe erwünscht. Infolge partieller Hydrolyse der Bitterstoff-Glykoside nimmt bei der Fermentation der Bitterwert der Droge ab, weshalb einige Pharmakopöen nur die unfermentierte Ware zulassen, die allerdings im Handel schwer zu haben ist. Auch bei der Ware, die nicht eigens einer Fermentation unterworfen wurde, gehen fermentative Prozesse verschiedener Art beim bloßen Trocknen und Lagern der Droge vor sich. Abweichend finden sich auch Angaben, nach denen die fermentierte Droge einen höheren Bitterwert aufweisen soll.

An Wirkstoffen enthält die Droge das definierte Gentiopikrin (in Konzentrationen von etwa 2%). Begleitstoffe wie Gerbstoffe, Schleime und Pektine sind vorhanden; auffallend ist das fast völlige Fehlen von Stärke in der Droge, an deren Stelle vergärfähige Zucker (das Trisaccharid Gentianose, ferner Gentiobiose und Saccharose) vorkommen.

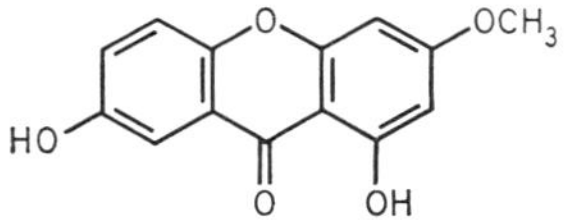

Gentisin

Durch Unachtsamkeit beim Sammeln ist *Gentiana* nicht selten mit *Rumex alpinus* verfälscht. Als gefährliche Beimengungen wurden auch giftige Rhizome von *Veratrum album* gefunden, einer Pflanze, welche dieselben Standorte wie *Gentiana lutea* liebt. Zur Identitätsprüfung auf Radix Gentianae läßt sich neben der Sinnesprüfung und der mikroskopisch-anatomischen Untersuchung zusätzlich noch die Mikrosublimation einsetzen; das Sublimat des Drogenpulvers besteht aus stabförmigen, gelben Kristallen von Gentisin, die sich in Kalilauge mit goldgelber Farbe lösen. Gentisin ist der Monomethyläther eines Trihydroxy-xanthons. Substanzen mit dem Ringsystem des Xanthons kommen im Pflanzenreich relativ selten vor; außer bei Gentianazeen wurden sie noch bei einigen Guttiferae (*Garcinia*- und *Platonia*-Arten) nachgewiesen. Etwas häufiger als bei höheren Pflanzen scheinen Xanthone in Mikroorganismen, besonders in Pilzen vorzukommen.

Radix Gentianae ist das am meisten benutzte Bindemittel aus der Gruppe der Amara pura, der reinen Bittermittel. In der Veterinärmedizin ist Enzianpulver häufiger Bestandteil der sog. Freßlustpulver. Officinell: Enzianwurzel (Radix Gentianae) DAB 7; Radix gentianae Ph. Helv. VI.

b) Andere Bittermittel der Gentianaceae

Officinell als Tausendgüldenkraut (Herba Centaurii) bzw. Herba centaurii, ist das getrocknete Kraut von *Centaurium umbellatum* Gilib. in das DAB 7 und in die Ph. Helv. VI aufgenommen. Die Droge wird heute nur noch selten verwendet. Dasselbe gilt auch für den Fieberklee, das sind die getrockneten Blätter (= Fol. trifolii fibrini) von *Menyanthes trifoliata.*

Bitterstoffe der Compositae

Die Kompositen sind die größte Familie der Phanerogamen, sie umfassen 920 Gattungen und etwa 20000 Arten. Sie sind über die ganze Erde verbreitet — wenn auch der Schwerpunkt der Verbreitung in den gemäßigten Zonen liegt — und sie leben unter den verschiedensten klimatischen Bedingungen: in tropischen Wäldern, Steppen, Wüsten, auf hochgelegenen Bergwiesen, Tundren, Sümpfen, an Fluß- und Seeufern. Meist handelt es sich um Kräuter, nur etwa 2% sind baumartige Gewächse (besonders die tropischen Formen). Daß Pflanzen, die sich so verschiedenartigen äußeren Bedingungen angepaßt haben, auch größere Unterschiede in ihrem Stoffwechsel aufweisen, ist von vornherein wahrscheinlich; daher finden wir unter den Kompositen Drogen mit sehr unterschiedlichen Inhaltsstoffen. Ein Teil der hierher gehörenden Drogen zeichnet sich durch das Vorkommen von Terpenen aus: Von den einfachen (meist zyklischen) Terpenen, die als Bestandteile ätherischer Öle vorkommen, über die Sesquiterpene vom Typus des Santonins bis zu den Polyterpenen der auch technisch als Kautschuklieferanten verwerteten Arten sind nahezu alle Gruppen von Terpenen vertreten; hinzu kommen zahlreiche Bitterstoffe, die — soweit wir es bisher wissen — ebenfalls Terpenderivate darstellen. Auffallend ist, daß Alkaloide in der Familie nicht sehr weit verbreitet vorkommen, nur die Gattung *Senecio* führt Pyrrolizidin-Alkaloide. An Farbstoffen sind alle Typen wie Carotinoide, Anthocyane und Flavone vertreten. Wenn wir ein gemeinsames biochemisches Merkmal herausheben können, so wohl nur, daß alle K. als Reservekohlenhydrate an Stelle von Stärke Inulin aufbauen. Inulin ist im Gegensatz zur Stärke im Zellsaft löslich; es findet sich in allen Parenchymzellen, vor allem der unterirdischen Organe.

Typische Bitterstoffdrogen liefern uns einige Arten aus den Gattungen *Artemisia, Cnicus* und *Achillea.* Ihrer chemischen Konstitution nach bekannt sind das aus *Artemisia*-Arten isolierte Absinthin und das aus *Cnicus benedictus* gewonnene Cnicin. Darüber hinaus sind jedoch gerade bei den Kompositen Inhaltsstoffe mit auffallend bitterem Geschmack sehr verbreitet; chemisch näher bekannt sind noch das Lactucin und das Lactupikrin aus *Lactuca*-Arten und anderen Cichorieae, weiterhin das Tenulin und das Helenalin aus *Helenium*-Arten. Die genannten typischen Kompositen-Bitterstoffe gehören ihrem chemischen Aufbau nach zu den Sesquiterpenlactonen, und zwar zu den Sesquiterpenen der Guajanreihe (21).

Guajan

In der Familie der Kompositen sind außer den Bitterstoffen auch auffallend viele andere Inhaltsstoffe vertreten, die sich vom Guajan ableiten (Guajanolide).

Die Kompositen-Bitterstoffe sind eng verwandt mit den Azulenen, in die sich einige von ihnen in vitro sogar überführen lassen. So gibt z. B. das Absinthin die sog. „Chamazulen-Reaktion": Nach alkalischer Hydrolyse und anschließender Destillation aus saurem Milieu in Gegenwart von Luftsauerstoff wird Chamazulen, ein blau gefärbter Kohlenwasserstoff, gebildet.

a) *Absinthium*

Die Stammpflanze des Wermutkrauts (DAB 7) bzw. der Herba absinthii Ph. Helv. VI ist eine der über 200 bekannten Arten, die in der Gattung *Artemisia* zusammengefaßt werden, aromatischen Kräutern oder Halbsträuchern der nördlichen Hemisphäre. *Artemisia absinthium* L. kommt in mehreren Varietäten an Hecken, Wegrändern, Flußufern und auf steinigen Bergen von Nordafrika, durch ganz Europa und Nordasien verbreitet vor. Die ausdauernde Pflanze besitzt einen aufrechten, 60—120 cm hohen, graufilzig behaarten Stengel; die Blätter sind dreifach fiederteilig und ebenfalls dicht behaart; die Blüten sitzen in kugeligen, von graugrünen Hochblättern eingehüllten Köpfchen und sind winzig klein und gelb. Alle oberirdischen Teile der Pflanze riechen stark aromatisch und schmecken brennend-gewürzhaft und sehr stark bitter. Die Droge, Herba Absinthii, besteht aus den blühenden Zweigenden mit Blättern.

Das getrocknete Kraut enthält bis zu 0,5% ätherisches Öl von dunkelgrüner oder blauer Farbe (Chamazulen-haltig); der pharmakologisch wichtigste Bestandteil des Öles ist das (+)-Thujon, das neben Thujylalkohol, Phellandren, Cadinen enthalten ist. Chamazulen ist ein Kunstprodukt, das sekundär bei der Wasserdampfdestillation aus dem genuinen Artabsin sich bildet. Der bittere Geschmack der Droge beruht auf dem Vorkommen nichtflüchtiger Stoffe, von denen das Absinthin am längsten bekannt und am eingehendsten untersucht wurde. Es handelt sich um einen laktonischen C_{30}-Körper mit ziemlich kompliziertem Aufbau, genauer um ein dimeres Sesquiterpen vom Typus des Artabsins (Bis-guajanolid-Typ).

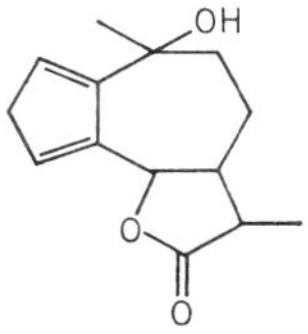

Artabsin

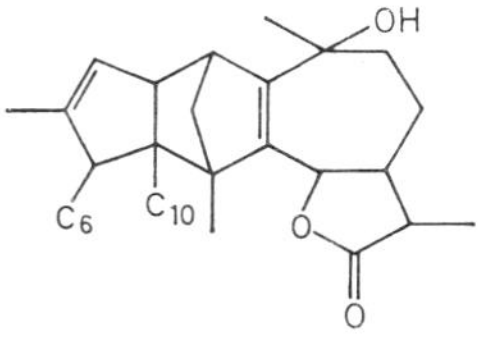

Absinthin (Teilformel)

Durch den Gehalt an ätherischem Öl und an Bitterstoffen ist Herba Absinthii kein reines Bittermittel, sondern ein Amarum-Aromatikum. Beide Wirkstoffkomponenten regen die Absonderung der Verdauungssäfte stark an, so daß Absinth ein geeignetes Digestivum darstellt. Das ätherische Öl ist — bedingt durch seinen Thujongehalt — in größeren Dosen ein starkes Gift; es kommt zu Schwindel, Krämpfen, rauschartigen Delirien sowie zu übermäßiger Blutzufuhr (Hyperämie) der Beckenorgane und der Nieren. Oleum Absinthii wurde mißbräuchlich als Abortivum verwendet.

Mit Oleum Absinthii bereitet man die berühmten Absinthliköre, deren Herstellung in Deutschland und in der Schweiz allerdings verboten ist. Chronische Vergiftungen durch Absinthlikör haben nicht selten zusammen mit dem Alkohol zu bleibenden Degenerationserscheinungen am Zentralnervensystem (Geistesstörung und Verblödung) geführt.

b) *Verwandte Artemisia-Arten*

Die eben erwähnten Intoxikationen sind beim Genuß von Wermut-Weinen nicht zu befürchten, die nicht mit dem Oleum Absinthii zubereitet werden, die vielmehr weinige Auszüge aus der Ganzdroge darstellen. Bei dieser Zubereitung kommen mehr die Bitterstoffe als das ätherische Öl der Droge zur Geltung. In den meisten Fällen zieht man zur Herstellung dieser Wermut-Weine nicht den offizinellen Wermut von *Artemisia absinthium* L. heran, vielmehr den verwandten römischen Wermut von *Artemisia pontica* L. *Artemisia pontica* ist ein 30—45 cm hoher Halbstrauch, der in Südeuropa wild wächst; er ist in allen Teilen kleiner als *A. absinthium.*

Der bei uns weit verbreitete Beifuß, *Artemisia vulgaris* L., enthält ebenfalls ätherisches Öl und Bitterstoffe. Der Bitterwert des Beifußes ist kleiner als der des

Wermuts. Im ätherischen Öl dieser Art ist Cineol der Hauptbestandteil, während Thujon nur in untergeordneten Konzentrationen vorkommt.

Artemisia dracunculus L., der Estragon, ist eine in Sibirien heimische Art mit holzigen, aufrechten Stengeln und unzerteilten, lineal-lanzettlichen, kahlen Blättern. Im Öl sind enthalten Methylchavicol, Phellandren und Ocimen. Estragon ist ein beliebtes Küchenkraut (für Kräuteressig, Salate, Senf, Saucen usw.).

c) *Cnicus benedictus*

Das Benediktenkraut, *Cnicus benedictus* L. (= *Centaurea benedictus* L.), gehört taxonomisch zur Subtribus der Centaureinae innerhalb der Cynareae-Pflanzen mit distelartigem Habitus. Die einjährige Pflanze fällt auf durch die großen schrotsägezähnigen Blätter mit den dornig berandeten Zähnen. Die gelben

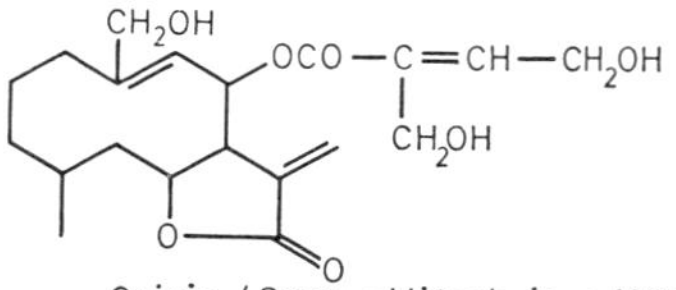

Cnicin (SORM u. Mitarbeiter, 1960)

Blütenköpfe sitzen versteckt in einem Hüllkelch, dessen oberste Hüllblättchen in einen knieförmig gebogenen Stachel auslaufen. Das Benediktenkraut, dessen ursprüngliche Heimat das Mittelmeergebiet ist, wird seit Jahrhunderten bei uns als Arzneipflanze angebaut. Therapeutisch, als Amarum, verwendet man Herba und Extractum Cardui benedicti selten, häufiger in der Lebensmittelindustrie als Komponente gewisser Kräuterliköre.

Das bittere Prinzip der Droge, das Cnicin, in reiner Form darzustellen, gelang trotz zahlreicher früherer Versuche erst KORTE u. Mitarb. im Jahre 1958. Es handelt sich um ein lactonisches Sesquiterpenderivat, dessen eines Hydroxyl mit α, β-bis-Oxymethylacrylsäure verestert ist. Officinell: Herba cardui benedicti Ph. Helv. VI.

d) *Millefolium*

Achillea nannte LINNÉ eine Gattung von Kompositen, da es sich um eine Schafgarbe gehandelt haben soll, die der homerische Achilles als Wundheilmittel benutzt hat. Bis in die neuere Zeit hinein wurde die gemeine Schafgarbe, *Achillea millefolium* L., volksmedizinisch bei eitrigen Wunden angewendet. Aber auch innerlich benutzte man sie viel, besonders als Antihämorrhagikum. Heute verwendet man die Schafgarbe als Amarum mit akzessorisch krampflösenden Eigenschaften. Zahlreiche Inhaltsstoffe wurden als Inhaltsbestandteile der Droge nachgewiesen: u. a. das Chamazulen, ein Azulen, das auch in der mit der Gattung Achillea botanisch sehr nahe verwandten Gattung Anthemis (z. B. *Anthemis nobilis* L.), dann in der Gattung *Matricaria* angetroffen wird — ein gewisser Hinweis dafür, daß zwischen Pflanzenverwandtschaft und Chemie der Inhaltsstoffe Beziehungen bestehen. Über den bei der Verwendung der Droge als Amarum interessierenden Bitterstoff der Schafgarbe ist nichts Näheres bekannt.

Colombo

Die Colombowurzel stammt von *Jatrorrhiza palmata* MIERS., einer Schlingpflanze aus der Familie der Menispermaceae, die in den tropischen Teilen Ostafrikas beheimatet ist. In Afrika gilt Radix Colombo als Dysenterie-Mittel; bei uns wird die Droge als Amarum-Mucilaginosum — allerdings höchst selten — verwendet. Als Wirkstoff der Droge sind einerseits die Alkaloide (s. S. 277), dann die Bitterstoffe und der Schleim anzusehen. An Bitterstoffen wurden bisher das Columbin, das Chasmanthin und das Palmarin isoliert. Die Konstitution des Columbins ist bekannt: Die formale Betrachtung zeigt als Bestandteil des Moleküls einen partiell hydrierten Naphthalinring, der mit zwei sechsgliedrigen Lactonringen und einem Furanring verknüpft ist.

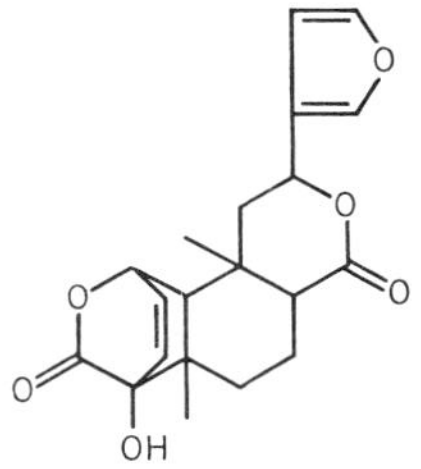

Columbin (BARTON u. ELAD, 1956)

Condurango

Die Condurango-Rinde besteht aus der getrockneten Rinde der oberirdischen Sprosse von *Marsdenia cundurango* REICHB., einer in den Anden von Peru, Kolumbien und Ecuador einheimischen Liane aus der Familie der Asclepiadaceae. Ursprünglich gelangte die Droge als Mittel gegen Magenkrebs nach Europa; sie wurde dann später eine Zeitlang als Bittermittel — besonders in Form des Condurangoweines — verwendet. Officinell: Cortex condurango Ph. Helv. VI.

Der Bitterstoff der Droge, das Condurangin, ist in mehrfacher Hinsicht ein eigenartiger Pflanzenstoff. So zeigt er abnorme Löslichkeit: Condurangin löst sich in kaltem Wasser klar, beim Erwärmen trübt sich die wässerige Lösung, um bei etwa 40° zu einer Gallerte zu erstarren; bei Abkühlung wird die Lösung

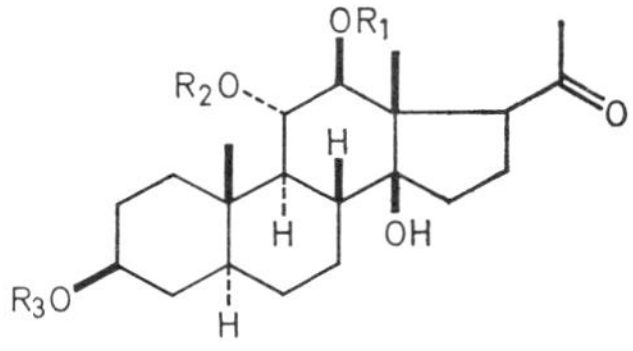

Kondorangoglykosid A_1
R_1 = —$COCH_3$
R_2 = —CO—CH=CH—Phenyl
R_3 = Pentasaccharidrest (s. Text)

wieder klar. Condurangin ist kein einheitlicher Körper, vielmehr ein Gemisch zahlreicher einander chemisch sehr ähnlicher Glykoside. Als Beispiel sei auf eine als Condurangin A_1 (R. TSCHESCHE u. H. KOHL, 1968) bezeichnete Komponente näher eingegangen. Es handelt sich um ein Glykosid mit einem Pentasaccharid als Zuckerkomponente, für das die Struktur eines β-D-Glucopyranosyl(1 4)-β-D-glucopyranosyl(1 2)-3-0-methyl.6.desoxy-β-D-allopyranosyl(1 4)-D-oleandropyranosyl(1 4)-D-cymaropyranose ermittelt wurde. Das Aglykon gehört in die Gruppe der Pregnane (= Digitanole, s. S. 184); im vorliegenden Falle des Condurangogenins A ist das Steroidgerüst in den Positionen 3, 11, 12 und 14 hydroxyliert; das Hydroxyl am C-3 ist durch Glykosidierung mit dem Pentasaccharid verschlossen, die Hydroxale am C-11 und C-12 sind verestert mit Zimtsäure bzw. mit Essigsäure.

Literatur

GILG u. SCHÜRHOFF: Aus dem Reiche der Drogen, Dresden 1926. — KORTE, F., BARKEMEYER, H., KORTE, J.: Neuere Ergebnisse der Chemie pflanzlicher Bitterstoffe in: Fortschritte der Chemie organischer Naturstoffe, Hrsg. ZECHMEISTER, Bd. 17, Wien 1959 (S. 124 bis 182). — MADAUS, G.: Lehrbuch der biologischen Heilmittel, Bd. 1, Leipzig 1938 (S. 234 bis 239). — SCHRATZ, E. (Hrsg.): Pflanzliche Bitterstoffe, Vorträge der 14. Tagung der Deutschen Gesellschaft für Arzneipflanzenforschung, Planta med. Suppl. **1966**, 1—132. — THIEME, F.: Die Azulenbildner der Kamille, der Schafgarbe und des Wermuts, Planta med. **6**, 70 (1958). — TSCHESCHE, R., KOHL, H.: Kondurangoglykoside A, A_1 und C, C_1, Tetrahedron **24**, 4359 (1968).

Humulus lupulus

Die reifen Fruchtsäfte der Hopfenpflanze, *Humulus lupulus* L., kurz Hopfen genannt, sind von volkswirtschaftlicher Bedeutung; neben Gerstenmalz ist der Hopfen das wichtigste Ingredienz bei der Bierbereitung. Hier dient er einmal als Würze zur Geschmacksverbesserung, als Bittermittel und zugleich auch als Konservierungsmittel. Die medizinische Verwendung ist demgegenüber von untergeordneter Bedeutung. Hopfen gilt in der Volksmedizin als ein Sedativum und als Antiaphrodisiakum. Allerdings sind diese ihm nachgerühmten Wirkungen umstritten. Hinzu kommt, daß die Bitterstoffe der Droge (in erster Linie die „Hopfenbittersäuren" Humulon und Lupulon), die als die sedativ wirksamen Inhaltsbestandteile gelten, wenig haltbar sind und sich durch Luft- und Lichteinwirkung rasch zersetzen.

Die Stammpflanze gehört zur Familie der Moraceae, und zwar zur Unterfamilie der Cannaboideae, und ist demnach eng mit der Hanfpflanze verwandt. Es handelt sich um eine windende, zweihäusige Pflanze; als „Hopfen" in Kulturen

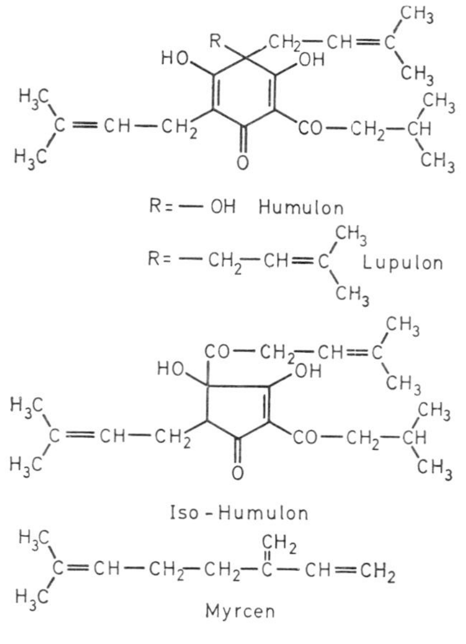

R= —OH Humulon

R= $-CH_2-CH{=}C(CH_3)_2$ Lupulon

Iso-Humulon

$(H_3C)_2C{=}CH-CH_2-CH_2-C({=}CH_2)-CH{=}CH_2$

Myrcen

gezogen wird nur die weibliche Pflanze. Ihre Fruchtstände bezeichnet man pharmazeutisch als Strobili Lupuli. Frucht- und Deckschuppen sind über und über mit Drüsen bedeckt, die sich durch Abklopfen und Sieben in Form eines gelblich-roten

Pulvers sammeln lassen (= Hopfenmehl, Glandulae Lupuli, Lupulinum). Berühmte Hopfenanbaugebiete sind die Holledau in Oberbayern und die Saazer Gegend in Böhmen.

Die Bitter- und Aromastoffe des Hopfens sind in den erwähnten Drüsen lokalisiert, deren Inhalt sich in einen flüchtigen Anteil (= ätherisches Öl) und in eine Harzfraktion zerlegen läßt, die im wesentlichen ein Gemisch mehrerer Bitterstoffe darstellt. Von den kristallisierbaren Bitterstoffen herrschen mengenmäßig das Humulon und das Lupulon vor. Als Bestandteile des Öles wurden Myrcen, Ester des Myrcenols und Humulon nachgewiesen. Humulon und Lupulon sind chemische wenig stabile Verbindungen, die sich beim Lagern der Droge und bei Extraktionsvorgängen in mannigfacher Weise verändern können. Von ihren chemischen Umwandlungen ist die Isomerisierung zu den Iso-Verbindungen für den Brauvorgang wichtig, da es die Iso-Verbindungen sind, die für den bitteren Geschmack und für die bakteriostatische Wirkung hauptverantwortlich sind, die das Bier durch den Hopfenzusatz erhält. In nicht näher bekannter Weise werden sie ferner oxydiert, polymerisiert und kondensiert zu Derivaten, die nicht mehr bitter und aromatisch schmecken und nicht mehr bakteriostatisch wirksam sind: Beim Lagern des Hopfens wurden innerhalb von neun Monaten Wirkungsverluste bis zu 80% der Ausgangswerte festgestellt. Auch der Gehalt an ätherischem Öl nimmt beim Lagern der Droge ab; einmal durch Verdunsten, dann durch Polymerisierung des Myrcens.

Hopfen wird immer wieder als Beruhigungsmittel empfohlen. Beweise dafür, daß ihm eine echte zentralsedierende Wirkung zukommt, konnten aber bisher nicht erbracht werden.

4. Leber- und Gallemittel

Die Zahl der Drogen, die wir als Bestandteile in den „Leber- und Galle-Tees" und in den phytotherapeutischen „Leber- und Gallemitteln" antreffen ist reichlich groß (eine Zusammenstellung findet sich bei H. G. Götz, 1971). Nicht minder groß ist die Zahl der aus Pflanzen isolierten Substanzen und ihrer synthetischen Nachahmungen (siehe R. Fickert, 1968; W. Füllberth, 1968), die als Bestandteile von Arzneispezialitäten bei Leber- und Galleerkrankungen zur Anwendung empfohlen werden. Einem Teil dieser Pflanzenprodukte wird eine Leberschutzwirkung nachgesagt; andere fördern den Abfluß der Galle aus der Leber (Choleretika) oder der Gallenblase (Cholekinetika); andere haben eine spasmolytische Wirkungskomponente; und schließlich finden wir als nicht seltene Bestandteile auch Bitterstoffe, für die sich gut eine mögliche reflektorische Beeinflussung der Gallenwege vom Magen her konstruieren ließe.

Ein Teil der Drogen wurde ursprünglich in der Volksmedizin verwendet und verdankt vielleicht ihre erste Anwendung Vorstellungen der Signaturenlehre, z. B. Curcuma, Schöllkraut und Helichrysum wegen ihrer auffallenden Gelbfärbung. Andere Bestandteile sind Produkte der „naturwissenschaftlichen Medizin" (z. B. Vitamine wie Thiamin, Riboflavon, Nikotinsäureamid, Tocopherol u. a. m.).

Daß es sich um Reinstoffe handelt, ja um Substanzen mit sicherlich definierbaren Wirkungen, besagt nicht, daß sie in der Lebertherapie rationale Arzneimittel darstellen, denen man mehr als einen Placeboeffekt zubilligen könne (H. C. HEINRICH, 1966 zit. bei H. THALER, 1971). Es erweist sich auf dem Gebiete der Lebererkrankungen überhaupt als sehr schwierig, Arzneimittelwirkungen wissenschaftlich zu fundieren: Tierversuche z. B. sind nur beschränkt verwendbar, weil sie keine für die Erkrankung des Menschen adäquate Modelle darstellen; außerdem sind die wichtigsten Formen von Leberschäden im Tierversuch nicht reproduzierbar (W. BRÜHL, 1969, S. 154).

Generell werden von Kennern der Materie Leberschutzmittel sowohl wie auch der weitgestreckte Indikationsbereich der Choleretika kritisch beurteilt (H. THALER 1971; W. BRÜHL, 1969).

Die nachstehend aufgeführten Drogen stellen nur einen Teil der tatsächlich verwendeten dar: Mentha piperita, Chelidonium, Bucco und Podophyllum wurden bereits an anderer Stelle besprochen.

Cynara

Cynara ist eine Gattung aus der Familie der Compositae, und zwar gehört sie taxonomisch — zusammen mit *Articum*, *Carduus*, *Silybum* u. a. — in die Subtribus der Carduineae (Tribus: Cynareae). *Cynara scolymus*, die Artischocke, ist eine Pflanze mit distelartigem Habitus, die in den Mittelmeerländern beheimatet ist und dort in zahlreichen Rassen kultiviert wird. In den romanischen Ländern ist die Artischocke ein beliebtes Gemüse; verwendet werden der Blütenboden zusammen mit den unteren, fleischigen Hüllblättern der kurz vor dem Aufblühen stehenden Blütenköpfe.

Etwa seit dem 16. Jahrhundert sagt man der Artischocke choleretische und diuretische Wirkungen nach. Das choleretische Prinzip der Droge, das Cynarin, konnte vor kurzem isoliert werden; es handelt sich um ein Derivat der Kaffee-

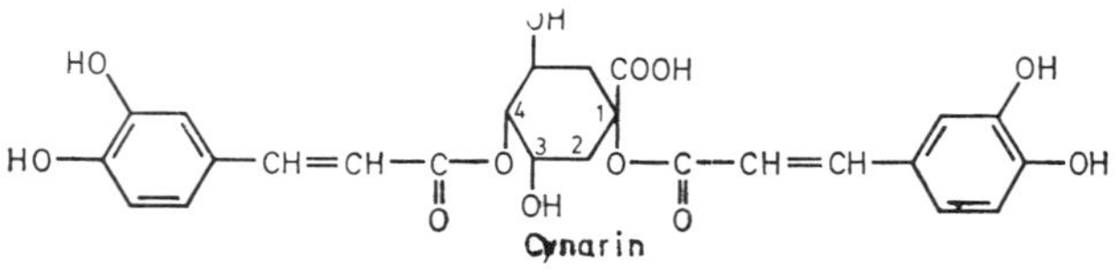

Cynarin

säure. 1 Mol Cynarin zerfällt bei Hydrolyse in 2 Mol Kaffeesäure und in 1 Mol Chinasäure. Während Cynarin demnach einen Di-kaffeesäureester darstellt, enthält die chemisch ähnlich gebaute, im Pflanzenreich ubiquitär vorkommende Chlorogensäure nur 1 Mol Kaffeesäure esterartig an die Chinasäure gebunden, und zwar über das Hydroxyl am Kohlenstoffatom C-5. Im Tierversuch wirken Cynarin, Chlorogensäure und Kaffeesäure grundsätzlich gleichartig; sie führen bei Ratten zur Vermehrung des Trockenrückstandes der Galle, während Gallenfarbstoffe und Gallensalze wenig beeinflußt werden. Industriell hergestellte Artischockenpräparate werden bei Cholezystopathien empfohlen.

Taraxacum

Taraxacum ist eine Pflanzengattung der Compositae (Cichorieae). Die verbreitetste Art, *Taraxacum officinale*, ist ein in den nördlich-gemäßigten Zonen häufiges Unkraut. Die Pflanze hat ein kurzes Rhizom und eine fleischige Pfahlwurzel, die zusammen mit dem Kraut als Radix Taraxaci cum herba in der Volksmedizin verwendet werden. Auszüge aus der Droge wirken im Tierexperiment cholagog und/diuretisch. Die Wirkstoffe sind nicht näher bekannt.

Helichrysum

Helichrysum arenarium (Sandstrohblume) ist eine Composite aus der Tribus der Inuleae (Tubuliflorae). Die Gattung *Helichrysum* umfaßt etwa 300 meist in Südafrika vorkommende Arten; nur 18 Arten sind in Europa beheimatet, unter ihnen *Helichrysum arenarium*, 10—30 cm hohe Pflanzen mit aufrechtem Stengel und weißfilzig behaarten Blättern. Größere geschlossene Standorte der Art finden sich auf den kalkarmen Sandböden Polens und Mittelrußlands.

Ein wichtiges morphologisches Merkmal der Gattung *Helichrysum* besteht in den Hüllblättern, die wegen ihrer trockenhäutigen Beschaffenheit Form und Aussehen für längere Zeit unverändert bewahren (Strohblumen, Immortellen). Diese Hüllblätter umgeben die Blütenköpfchen in dachziegelartiger Anordnung; durch einen wachsartigen Überzug erscheinen sie glänzend, meist sind sie auffallend gefärbt.

Die Droge Flores Stoechados bzw. Flos Helichrysi Ph. Helv. VI besteht aus den vor dem Aufblühen gesammelten und anschließend getrockneten Trugdolden von *H. arenarium*. Die Hüllschuppen sind hier zitronengelb, während die

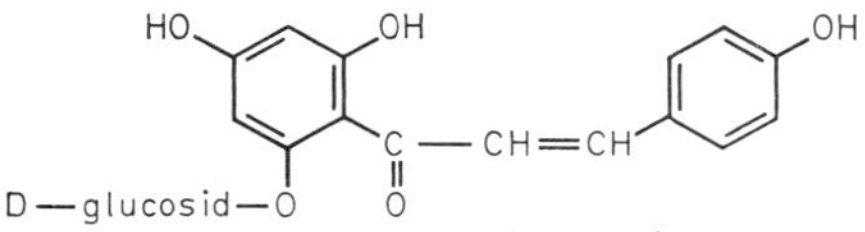

HO OH OH
C — CH=CH
D—glucosid—O O
Iso-Salipurposid

zahlreichen, von Pappushaaren umgebenen Röhrenblüten orangegelb sind. Dieser Farbdifferenzierung entspricht eine unterschiedliche Lokalisation zweier verschiedener Blütenpigmente. Die bisher nicht eingehend untersuchten Farbstoffe der Röhrenblüten gehören in die Gruppe der Carotinoide, während die Farbstoffe der Hüllblätter in die Reihe der Flavonoide gehören. Das mengenmäßig vorherrschende Flavonoid ist ein Chalkon nebenstehender Konstitution.

Als weitere Inhaltsbestandteile der Droge werden ubiquitäre Stoffe, wie Spuren eines ätherischen Öles, Cumarine, Harz, Phytosterin, Bitterstoff und (reichliche Mengen) Kohlenwasserstoff angegeben. Untersuchungen der letzten Jahre ergaben, daß es sich bei der Droge um eine ausgesprochene Flavonoiddroge handelt: gefunden wurden Glykoside des Naringenins, des Kämpferols und der Apigenins.

Die Flores Stoechados sind als Bestandteile industriell hergestellter Teespezialitäten häufig anzutreffen; die schön gelbe, nicht unansehnlich werdende Färbung der Droge verleiht Drogenmischungen ein gefälligeres Aussehen. Spezifische Wirkungen erwartet man von der Droge als Bestandteil von „Leber- und Galle-Tees". Wässerige Auszüge aus der Droge sollen die Cholerese steigern, auch bei Gallensteinen soll sie brauchbar sein. Es erscheint denkbar, daß dabei die spasmolytische Wirkung der flavonoiden Inhaltsstoffe zur Geltung kommt.

Allerdings ergaben Versuche mit den Reinstoffen Isosalipurposid und Naringeninglukosid, daß sie zwei bis drei Zehnerpotenzen höher dosiert werden müssen, um an isolierten glattmuskeligen Geweben (Uterus) dieselben Effekte wie Papaverin auszulösen.

Curcuma

Curcuma vereinigt in sich die Eigenschaften eines Farbstoffes, eines Gewürzes und eines Arzneimittels. Die Droge besteht aus den besonders hergerichteten Rhizomteilen der im wärmeren Südasien kultivierten *Curcuma longa* L. Der Wurzelstock wird gegraben und gereinigt; das von einer dicken Korkschicht umgebene lebende Gewebe des Rhizoms gibt das Wasser nur sehr schwer ab, weshalb das Rhizom zunächst gebrüht wird. Beim Brühen verkleistert die reichlich vorhandene Stärke, und die Droge erhält dadurch ihre bekannte hornartige Beschaffenheit; zugleich treten gelbe Pigmente aus den Exkretzellen in das umliegende Gewebe aus, weshalb — anders als beim lebenden Rhizom — die Bruchfläche der Handelsdroge gleichmäßig gelb erscheint.

Die Droge besteht bald aus mehr fingerförmigen, bald aus mehr knollenförmigen Stücken, die als *Curcuma longa* und als *Curcuma rotunda* unterschieden werden. Ihr Geschmack ist ingwerartig brennend, bitter und würzig.

Zwei Gruppen von Inhaltsbestandteilen sind eingehender untersucht worden: die Bestandteile des Öles und die Zusammensetzung der gelben Pigmente. Unterwirft man die Droge einer Wasserdampfdestillation, so erhält man ein gelbliches Öl, das hauptsächlich ketonische Sesquiterpene enthält, so ein alizyklisches Keton Turmeron und das aromatische ar-Turmeron. Begleitet werden die ketonischen Sesquiterpene, die etwa 65% des Gesamtöles ausmachen, von dem Sesquiterpenkohlenwasserstoff Zingiberen, auf den etwa 25% entfallen. Die gelbe Farbe des *Curcuma*rhizoms beruht auf dem Gehalt der Droge an Curcumin (= Diferuloylmethan) und weiteren curcuminähnlichen Pigmenten, von denen bisher p.p'-Dihydroxydicinnamoylmethan und p-Hydroxycinnamoyl-feruloylmethan in reiner Form isoliert wurden.

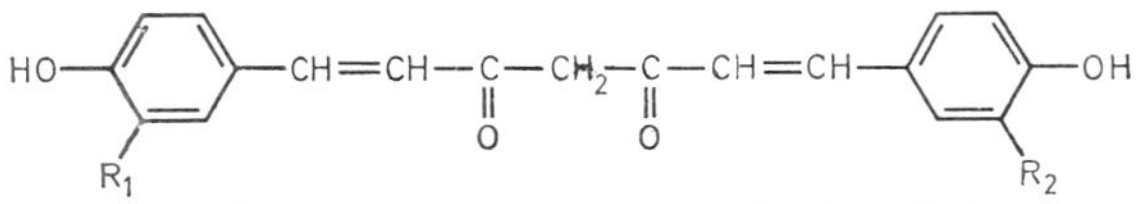

$$HO-C_6H_3(R_1)-CH{=}CH-\underset{\|O}{C}-CH_2-\underset{\|O}{C}-CH{=}CH-C_6H_3(R_2)-OH$$

Curcumin : $R_1 = R_2 = OCH_3$
Dihydroxy-dicinnamoylmethan : $R_1 = R_2 = H$
Hydroxycinnamoyl-feruloylmethan : $R_1 = OCH_3$; $R_2 = H$

Curcuma dient zum Würzen, seltener zum Färben von Lebensmitteln wie Käse oder Senf. Die Droge ist Hauptbestandteil des sog. Curry; dieses viel verwendete Gewürz ist eine Mischung aus *Curcuma* mit zahlreichen weiteren Gewürzen wie Koriander, Zimt, Ingwer, Cayenne-Pfeffer, Nelken und Muskat. Die Zusammensetzung des Curry-Pulvers wechselt je nach Art der zu würzenden Speise. Arzneilich wird *Curcuma longa* bei Leber- und Galleleiden verwendet; häufiger gebraucht man als Cholagogum allerdings das Rhizom einer anderen, nahe verwandten *Curcuma*-Art, der indonesischen Temoe Lawak.

Temoe Lawak

Als Temoe Lawak (oder als Tewon Lawa) verwenden die Malayen seit Jahrhunderten den Preßsaft des frischen Wurzelstockes von *Curcuma xanthorrhiza* Rocb. als Mittel gegen Erkrankungen von Leber und Galle. Durch die Holländer kam die Droge nach Europa. Sie ist heute Bestandteil mehrerer Teemischungen und pharmazeutischer Spezialitäten, die als Cholagoga deklariert sind.

Morphologisch sowie der chemischen Natur der Hauptbestandteile nach ähnelt *Curcuma xanthorrhiza* weitgehend der *Curcuma longa*. Sie gelangt getrocknet und in Scheiben geschnitten in den Handel. Die Farbe ist ockergelb, der Geruch eigentümlich aromatisch. Temoe Lawak gehört zu den aromatischen Cholagoga, die sowohl cholekinetisch als auch choleretisch wirken. Die cholekinetischen Prinzipien der Droge sind mit den gelben Pigmenten der Droge identisch: mit dem Curcumin und den analog gebauten Curcuminoiden. Das choleretische Prinzip hingegen ist wasserdampfflüchtig und bildet eine Fraktion des ätherischen Öles.

Bei den galletreibenden Mitteln (Cholagoga) unterscheidet man gewöhnlich zwei Gruppen: 1. Mittel, welche die Gallenblase entleeren (= Cholekinetika); 2. Mittel, welche die Gallensekretion, d. h. eine Mehrbildung von Galle in der Leber, fördern (= Choleretika). Das Hypophysenhinterlappen-Hormon Vasopressin ist ein charakteristischer Vertreter der Cholekinetika; es wirkt durch direkten muskulären Angriff kontrahierend auf die Gallenblase. Auch Eigelb und Olivenöl bewirken heftige Gallenblasenentleerung. Zu den Choleretika gehören die Gallensäuren und ihre Salze.

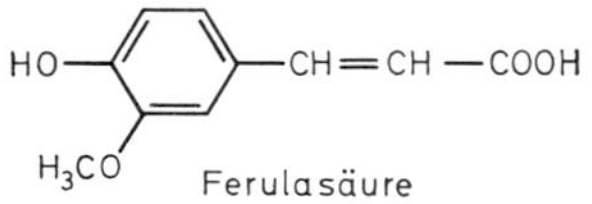

Ferulasäure

Die cholekinetische Wirkung des Curcumins ist wenig strukturspezifisch; eine ganze Reihe einfacher Phenole, wie die Ferulasäure oder die Dihydroferulasäure sind ähnlich wirksam. Pflanzenstoffe mit echter choleretischer Wirkung gibt es wenige: man sagt derartige Effekte einigen ätherischen Ölen, beispielsweise dem Pfefferminz- und dem Kamillenöl nach, besonders aber dem Öl der Temoe Lawak.

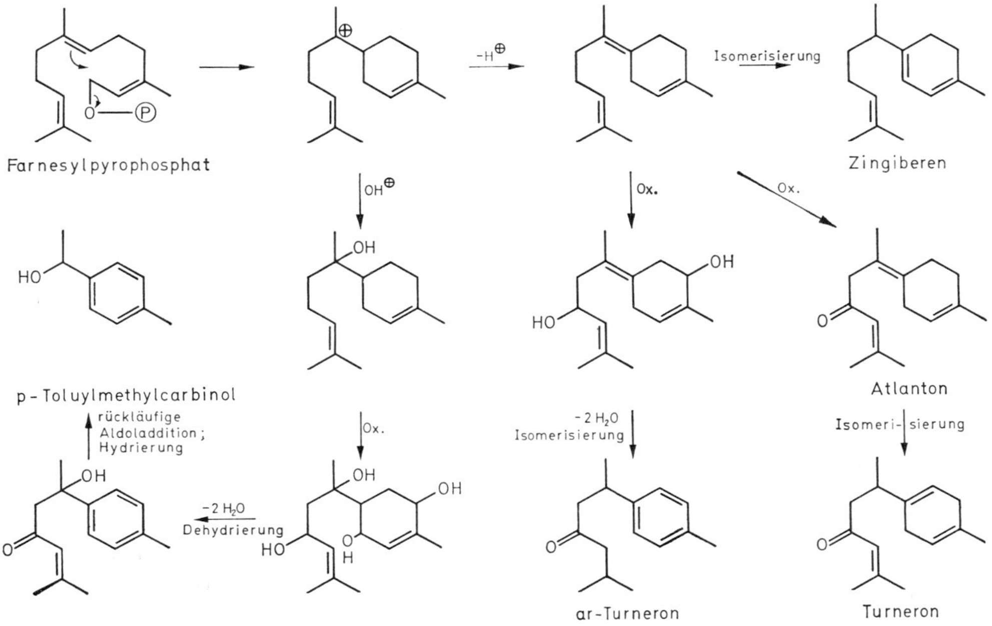

Farnesylpyrophosphat — Zingiberen — p-Toluylmethylcarbinol — Atlanton — ar-Turneron — Turneron

Abb. XII.2. Charakteristische Inhaltsbestandteile von Curcuma-Ölen und deren mögliche Biosynthesebeziehungen.

Nach älteren Angaben (DIETERLE und KAISER, 1932, 1933) enthält die Droge bis zu 3,5% ätherisches Öl, das zu 85% aus Zykloisopropenmyrcen, zu 5% aus Toluylmethylcarbinol bestehen soll. Es soll ferner die choleretische Wirkung hauptsächlich dem zuletzt erwähnten Carbinol zukommen. Nach anderen Analysen (GUNSTER, 1943) besteht das Öl der Temoe Lawak ähnlich dem der *Curcuma longa* aus Zingiberen und verwandten Sesquiterpenalkoholen und -ketonen.

Die Autoren, die das Toluylmethylcarbinol für den spezifischen Wirkstoff der Droge halten, scheinen der Substanz eine große Wirkungsintensität zuzuschreiben: Bei der üblichen Einzeldosis von 4 g Droge appliziert man etwa 14 mg ätherisches Öl mit etwa 0,7 mg Toluylmethylcarbinol. Das entspräche Dosierungen starkwirkender Alkaloide, beispielsweise des Atropins — ferner: von synthetischen Substanzen ähnlichen Bauprinzips, z. B. dem Phenylpropanol, wird als wirksame Einzeldosis 0,2 g, also 200—300 mal mehr als beim Naturstoff, empfohlen.

p-Toluylmethylcarbinol und ähnlich strukturierte aromatische Alkohole sind leicht synthetisch zugänglich, und es lag daher nahe, entsprechende synthetische Reinpräparate zu entwickeln. Die praktische Verwendung scheint ihre Brauchbarkeit in Frage gestellt zu haben, weshalb wohl auch die Frage nach der Wirkung der Temoe Lawak einer erneuten Bearbeitung bedarf.

Silybum marianum

Die Stammpflanze der Fructus Cardui Mariae nannte LINNÉ *Carduus marianus*. Später (HALLER, 1868) wurde die Pflanze von der Gattung *Carduus* abgetrennt und in eine neue Gattung *Silybum* eingeordnet. Historische Drogenbezeichnung und gültige Bezeichnung für die Stammpflanze, *Silybum marianum*, decken sich daher nicht. Die beiden Gattungen *Carduus* und *Silybum* sind eng miteinander verwandt; sie gehören zur Tribus der Cynareae innerhalb der großen Familie der Kompositen (= Asteraceen) *S. marianum* (Mariendistel) ist eine der schönsten distelartigen Gewächse, mit ihren großen grün-weiß marmorierten Blättern und den purpurnen Röhrenblüten. Aus dem befruchteten Blütenstand entwickeln sich die Früchte: hartschalige Achänen mit einem seidigen, weißen Pappus, der aber — zum Unterschied von den sonst ähnlichen Früchten von *Cnicus benedictus* — leicht abgeworfen wird. Die Früchte haben eine glatte und glänzend schwarze Schale oder aber eine braune Schale, die dann matt ist. Verbreitet ist *S. marianum* hauptsächlich im Mittelmeergebiet.

Ob die Droge in der Antike als Leber- und Gallenmittel verwendet wurde, läßt sich bei der Vielzahl von distelartigen Gewächsen und bei der mangelhaften taxonomischen Beschreibung in den überlieferten Werken nicht mit Sicherheit belegen. Die heutige Verwendung der Droge in der Volksmedizin und in der homöopathischen Arzneimittellehre führt zurück auf die eigenartige medizinische Lehre des Arztes JOHANNES GOTTFRIED RADEMACHER (1772—1850).

RADEMACHER, ein Zeitgenosse von S. HAHNEMANN, kommt auf Grund von Studien des PARACELSUS zu einer „Erfahrungsheillehre", nach der sich viele Krankheiten durch ganz wenige Mittel heilen lassen, durch Kupfer, Eisen und Salpeter. Es gibt aber auch einige Spezifika, die er durch Probieren findet. Aus der Beziehung seiner Arzneimittel zu den erkrankten Organen leitet er die Krankheitsbezeichnung her; so gab es auch eine Frauen(Marien)distelkrankheit. Mariendistelauszüge fehlen bis heute kaum in einem der im Volke verwendeten Leber- und Gallenmittel. Nachgesagt wird der Droge u. a. eine Leberschutzwirkung.

Nach neuen Untersuchungen (H. WAGNER u. a. 1968) sind in der Droge vorkommende Flavonoide, insbesondere das Silybin (= Silymarin) antihepatotoxisch wirksam. Der chemischen Konstitution nach (A. PELTER u. R. HÄNSEL, 1968) handelt es sich beim Silybin um Dihydro-Quercetin (s. S. 139), das an einen weiteren, im Pflanzenreich weit verbreiteten Baustein, den Coniferylalkohol, so addiert ist, daß eine benzdioxanartige Verknüpfung der beiden Bausteine resultiert.

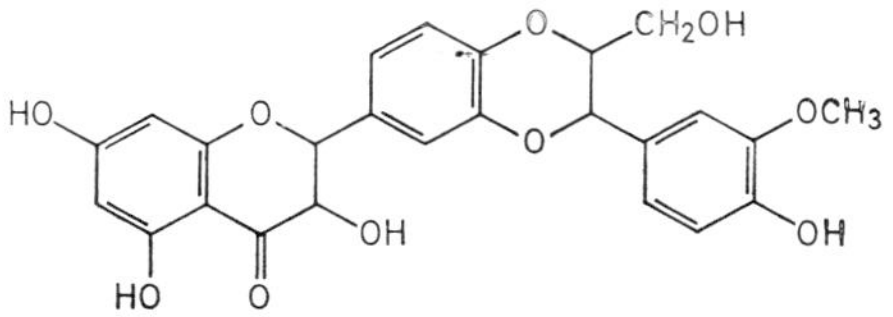

Silybin

Literatur

Brühl, W.: Leber- und Gallenwegserkrankungen, Stuttgart 1969. — Cohn, V. H.: Vitamin K und Vitamin E, in The Pharmacological Basis of Therapeutics, 4. Aufl. (L. S. Goodman u. A. Gilman, Herausgeber) London—Toronto 1970, 1690—1699. — Fickert, R.: Cholagoga in „Erhardt-Ruschig, Arzneimittel" Bd. 1, 791—801. — Füllberth, W.: Präparate zur Behandlung von Lebererkrankungen in „Erhardt-Ruschig, Arzneimittel" Bd. 1, 802—807. — Götz, H. G.: Cholagoga, Pharmazeutische Praxis (Beilage zur Zeitschrift Die Pharmazie) 1971, 133—143; 193—204. — Hadorn, W.: Lehrbuch der Therapie, Bern, Stuttgart: H. Huber 1968. — Kohlstaedt, E.: Choleretika, Cholekinetika und Cholagoga, Pharmazie **2**, 529—536 (1947). — Thaler, H.: Pharmakotherapie des Verdauungsapparates in „Klinische Pharmakologie und Pharmakotherapie" (H. P. Kuemmerle, E. R. Garret, Spitzy, K. H. Herausgeber, München/Berlin/Wien 1971, 560—584. — Wagner, H., Hörhammer, L., Münster, R.: Zur Chemie des Silymarins (Silybin), des Wirkprinzips der Früchte von Silybum marianum (L.) Gaertn. (Carduus marianus L.), Arzneimittelforschung **18**, 688—696 (1968).

5. Pflanzen und Pflanzenstoffe mit auffallender Wirkung auf das Zentralnervensystem

Canabis und Haschisch

Der Hanf, ein einjähriges, diözisches Gewächs, gehört zu den ältesten Kulturpflanzen; auch heute noch wird er in zahlreichen Kulturformen in weiten Teilen der Erde zur Faser- und Ölgewinnung angebaut. Die Pflanze scheidet ein klebriges Harz aus, das Stoffe mit auffallender Wirkung auf das Zentralnervensystem des Menschen enthält; das hat zu einer ausgedehnten Verwendung des Hanfes als Suchtmittel (Haschisch, Mariuanha) geführt. Die unter dem Speciesnamen *Cannabis sativa* L. zusammengefaßten Kulturformen des Hanfs gehören zur Familie der Moraceae, und zwar zur Unterfamilie der Cannaboideae, die sich von den Moroideae durch das Fehlen von Milchröhren unterscheidet. Eng verwandt ist der Hanf mit einer anderen Kulturpflanze, dem Hopfen, der ebenso wie der Hanf aus besonderen Drüsenschuppen harzartige Exkretionsprodukte sezerniert. Beim Hanf sind diese Drüsenschuppen z. T. langgestielt, und zwar finden sie sich auf der Laubblattunterseite und auf den Deckschuppen der weiblichen Blüten, hier besonders zahlreich. Eine harzreiche Droge wird demnach aus den Stengelspitzen mit Blüten und Blättern der weiblichen Pflanzen zu bestehen haben.

Man versteht unter Haschisch die getrockneten, blühenden, von gröberen Blatt- und Stengelteilen befreiten Blütenstände und Deckblätter der in wärmeren Ländern kultivierten Pflanzen von *Cannabis sativa* L. var. *indica*, einer tropischen Kulturform des gewöhnlichen Hanfes. Als Haschisch im engeren und eigentlichen Sinne oder als Charas oder Churus bezeichnet man das nach verschiedenen Methoden angereicherte Harz der Pflanzen. Man schneidet beispielsweise die harzreichen Triebe der Pflanzen ab und reibt sie an Teppichstoffen energisch ab; die klebrige Masse bleibt am Stoff haften, wird dann abgeschabt und zu Kügelchen oder Stäbchen geformt. Haschisch wird gekaut oder geraucht. Der Genuß führt zu einem begehrten Rauschzustand mit Euphorie.

Die charakteristischen Inhaltsstoffe des Hanfharzes stellen in Wasser schwer lösliche (lipophile) Verbindungen dar; sie vereinen in sich die Bauelemente eines Monoterpens und eines zu einem alkylsubstituierten Aromaten zyklisierten Polyacetates. Stets liegt im Harz ein Gemisch chemisch ähnlicher Stoffe vor, die — anders als in ihren chemischen und physikalischen Eigenschaften — in ihren biologischen Eigenschaften und pharmakodynamischen Wirkungen große Unterschiede aufweisen können. Da das Mengenverhältnis der Einzelkomponenten, aber auch die Gesamtkonzentration, in der die Stoffe gebildet werden, von allen möglichen Faktoren (genetische Konstitution, Reifegrad des Hanfes, Klima u. a. m.) abhängt, muß auch die Wirkung des Harzes von Fall zu Fall sehr unterschiedlich sein. Das eigentliche psychotrop wirksame Prinzip des Hanfs ist das Tetrahydrocannabinol, das sich angereichert in reifen Hanfpflanzen tropischer Herkünfte findet. Deutscher Faserhanf, der vor der vollen Fruchtreife geerntet wird, enthält relativ viel Cannabidiolsäure.

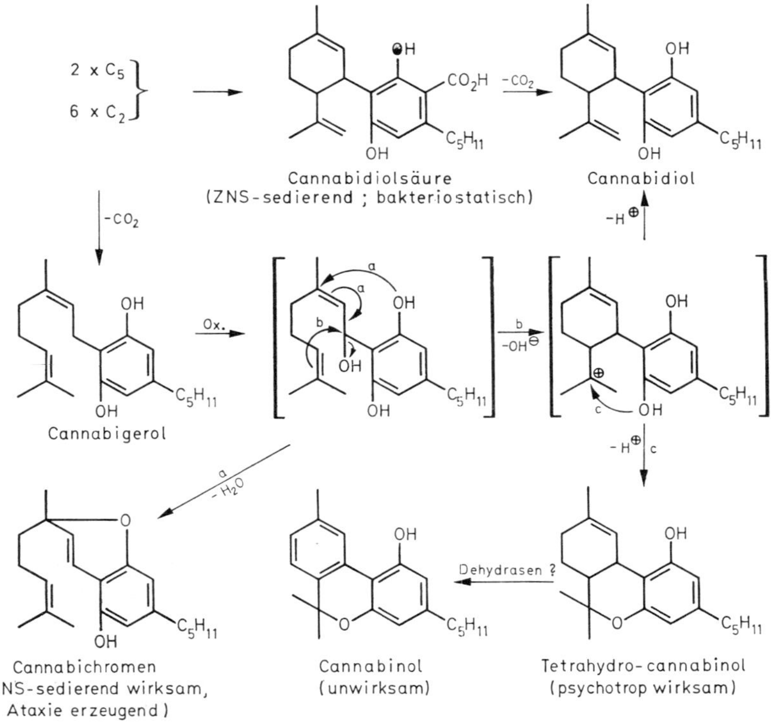

$2 \times C_5$, $6 \times C_2$
Cannabidiolsäure (ZNS-sedierend; bakteriostatisch)
$-CO_2$
Cannabidiol
Cannabigerol
Ox.
$-OH^{\ominus}$
$-H^{\oplus}$
Cannabichromen (ZNS-sedierend wirksam, Ataxie erzeugend)
$-H_2O$
Cannabinol (unwirksam)
Dehydrasen ?
Tetrahydro-cannabinol (psychotrop wirksam)

Abb. XII. 3. Einige Inhaltsstoffe des Hanfs, angeordnet in einer hypothetischen Biosynthesereihe.

Therapeutisch wird der Hanf so gut wie nicht verwendet. Der Pflanze kommt als Haschischlieferant ihrer suchterregenden Eigenschaften wegen Bedeutung in toxikologischer und soziologischer Hinsicht zu.

Kawa-Kawa

Unter Kawa-Kawa versteht man die getrockneten Rhizome der in Polynesien und auf Hawaii (nahe Puna auf Big Hawaii) kultivierten Varietäten von *Piper methysticum* FORSTER. Die Stammpflanze ist ein strauchartiges, etwa 2 m hoch werdendes Gewächs mit gestielten, breit-ovalen Blättern. Der Wurzelstock, der frisch etwa 1—2 kg schwer ist, samt den stärkeren Wurzeln und den untersten Teilen des Stammes bilden die Droge: allerdings sollen in der Handelsware (Rhizoma Kawa) Sproßteile fehlen.

Die Droge enthält reichliche Mengen an Stärke und neben anderen ubiquitären Pflanzenstoffen etwa 5—10% eines Harzes (Resina Kawa), das ein kompliziertes Gemenge zahlreicher lipoidlöslicher Stoffe darstellt, unter denen sich die wirksamen Prinzipien befinden. In reiner Form isoliert wurden bisher sechs N-freie, in Wasser unlösliche, aromatische Verbindungen: Yangonin, Desmethoxyyangonin, Kawain, Dihydro-kawain, Methysticin und Dihydromethysticin. Die genannten Kawa-Inhaltsstoffe sind chemisch eng miteinander verwandt, und zwar besteht ihr gemeinsames Aufbauprinzip darin, daß ein sechsgliedriger Lactonring (α-Pyronring) über eine C_2-Seitenkette mit einem Benzolring verknüpft ist. Unterschiede bestehen in der Zahl der Doppelbindungen (Desmethoxyyangonin und Yangonin: drei, Kawain und Methysticin: zwei Dihydrokawain und Dihydro-methysticin: eine Doppelbindung im Lactonring mit Seitenkette); unterschiedlich sind ferner die Substituenten am Benzolring.

Alle aufgezählten Kawapyrone zeigen im Tierexperiment qualitativ das gleiche Wirkungsbild. Unterschiede bestehen in quantitativer Hinsicht; auch zeigen die Inhaltsstoffe vom Dienolidtypus (Yangoninderivate) in Kombination mit den Enoliden (Typus Kawain) ausgesprochen superadditive Effekte (H. J. MEYER, 1967). Pharmakologisch gehören sie sämtlich in die Gruppe der zentralen Muskelrelaxantien und sie stellen die ersten und bisher einzigen natürlich vorkommenden Vertreter dieser Arzneimittelgruppe dar. Mit den synthetischen Muskelrelaxantien (Typus, Mephenesin, Meprobamat, Benzodiazepine) teilen die Naturstoffe die Eigenschaften eines ausgeprägten Antagonismus zum Strychnin und gegenüber anderen experimentell hervorgerufenen Krämpfen (Elektroschock, Cardiazolkrampf). Neben dem Rückenmark als Angriffspunkt sind sehr wahrscheinlich auch supraspinale Zentren von der Pyronwirkung betroffen, wodurch die eigen-

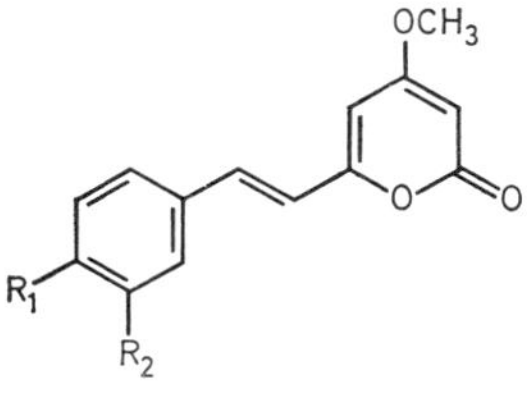

$R_1 = R_2 = H$: Dehydrokawain
$R_1 + R_2 = OCH_2O$: Dehydromethysticin
$R_1 = OCH_3$, $R_2 = H$: Yangonin

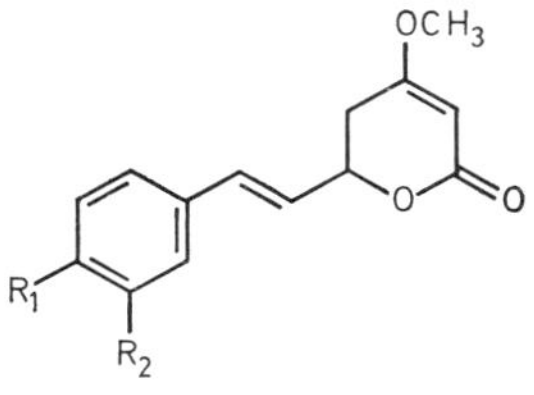

$R_1 = R_2 = H$: Kawain
$R_1 + R_2 = OCH_2O$: Methysticin

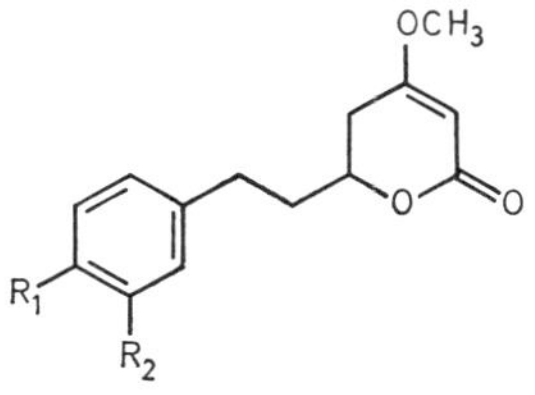

$R_1 = R_2 = H$: Dihydrokawain (=Marindinin)
$R_1 + R_2 = OCH_2O$: Dihydromethysticin

tümlich sedierende, entspannende Wirkung zustande kommt. Die Kawapyrone besitzen ferner eine ausgeprägte spasmolytische Wirkung auf glattmuskuläre Organe; sie wirken analgetisch und anästhesierend. Entgegen älteren Mitteilungen wirken die Kawapyrone **nicht** bakteriostatisch; dagegen weist das Dihydrokawain eine antimykotische Wirkung auf, die sich auf einige humanpathogene Pilze erstreckt und auf den sonst durch Antibiotika (incl. Griseofulvin) schwer beeinflußbaren Aspergillus niger.

Zur Sitte des Kawatrinkens: Kapitän JAMES COOK (1728—1779), der Entdecker der Inselwelt des Pazifischen Ozeans, lernte als erster Europäer die merkwürdige Sitte des Kawatrinkens kennen. Die Wurzeln werden zuerst geschält, gereinigt und in mundgerechte Stücke geschnitten. Nunmehr werden die Wurzelstücke gekaut, bis sie zu einem feinen, fasrigen Detritus geworden sind: dabei darf nichts von dem im Munde sich ansammelnden Saft hinuntergeschluckt werden. Sobald das Kauen beendet ist, kommt der Bissen in eine Holzschüssel und wird mit kaltem Wasser übergossen. Man läßt einige Zeit extrahieren, seiht ab, und trinkt aus einer halben Kokosnußschale als Becher. Lange Zeit hielt man den Kawatrank für eine Art alkoholisches Getränk; S. PARKINSON schrieb (1771) in sein Tagebuch: „The expressed juice of this plant they drink to intoxicate themselves". Erst L. LEWIN wies (1886) nachdrücklich auf die ganz andersartige, eigentümlich beruhigende Wirkung des Kawatrankes hin.

Piscidia

Die Piscidia-Rinde stammt von *Piscidia erythrina*, einer Papilionazee, welche in Mexiko, Florida und auf den westindischen Inseln vorkommt. Die Droge besteht aus der Wurzelrinde des stattlichen Baumes. *Piscidia*-Rinde wird in der Volksmedizin Jamaikas und Mexikos als Schlafmittel und als Analgetikum, auch zur Beruhigung Geisteskranker verwendet. Experimentell-pharmakologische Untersuchungen sprechen eher für eine spasmolytische, papaverinartige Wirkung. An dieser Drogenwirkung sind die zu den Isoflavonen (s. S. 138) zählenden Inhaltsbestandteile Rotenon und Jamaicin beteiligt. Jamaicin gehört zu den Vertretern, bei denen der A-Ring mit einem Pyranring kondensiert ist, biogenetisch betrachtet zu den isprensubstituierten Vertretern. Rotenon (s. S. 152) stellt ein etwas komplizierter gebautes Isoflavon dar. Isoflavone, beispielsweise das Daidzein (= 7,4'-Dihydroxyisoflavon), besitzen antispasmodische Eigenschaften (S. SHIBATA und Mitarb., J. pharm. Soc. Japan 79, 863 [1959]). Während die Reinsubstanz Jamaicin anscheinend bisher pharmakologisch nicht eingehend untersucht wurde, liegen für das Rotenon Untersuchungen vor. Danach ist Rotenon ein sehr wirksames Myolytikum, das in vitro und in vivo praktisch gleich dem Papaverin wirkt. Beide Stoffe sind hochwirksame Hemmstoffe der oxidativen Phosphoryllierung. In vivo Versuche zeigen an, daß Rotenon die Kontraktibilität des Myokards beeinträchtigt, einen hypotensiven Effekt und eine sehr bemerkenswerte Atmungsstimulierung aufweist (R. SANTI u. Mitarb., 1966).

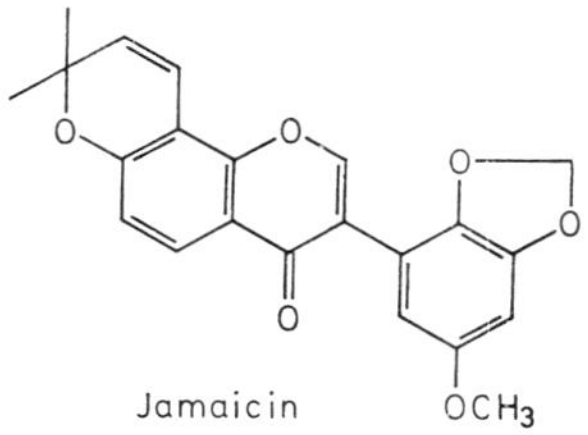

Jamaicin

Pikrotoxin

Wie der Name anzeigt handelt es sich beim Pikrotoxin (Picrotoxinum Ph. Helv. VI) um das stark bitter schmeckende, giftige Prinzip der Samen von *Anamirta cocculus* (L.) WRIGHT et ARN. (Familie: Menispermaceae). Seine Wirkung auf das Zentralnervensystem ist unähnlich den zuvor aufgeführten Drogen (Kawa, Cannabis) nicht dämpfend, sondern analeptisch. Insbesondere kommt ihm eine intensive Wirkung auf die Medulla oblonga (verlängertes Mark) und das Atemzentrum zu. Es kann als Antidot bei schweren Schlafmittelvergiftungen speziell durch Barbiturate verwendet werden, eine Methode, die wegen der geringen therapeutischen Breite des Pikrotoxins nicht risikolos ist. Pharmakologisch gleicht es sehr dem Strychnin (s. S. **315**) und hätte daher eben so gut im Anhang an Strychnin besprochen werden können.

Pikrotoxin ist chemisch kein einheitlicher Körper, vielmehr ein kristallines Gemisch aus Pikrotoxinin und Pikrotin. Pikrotin unterscheidet sich vom Pikrotoxinin lediglich durch die Addition von einem Mol Wasser an die endständige Isopropylen-Doppelbindung. Mit dieser Addition ist völliger Wirkungsschwund verknüpft. An funktionellen Gruppen liegen zwei fünfgliedrige Laktonringe, ein Oxiran-(= Epoxid-)ring und ein bzw. zwei alkoholische Gruppen vor. Biogenetisch haben wir es mit einem modifizierten Sesquiterpen zu tun.

Pikrotoxinin

Pikrotin

C-Skelett des Pikrotoxinins

CH_3: C-6 ~ C-7 und C-10 ~ C-6

3 ×

C–C-Verknüpfung: C-3 → C-11 und C-6 → C-10

Literatur

GAONI, Y., MECHOULAM, R.: A New Active Principle in Hashish. Chem. Commun. **1966**, 20. — GRLIC, L., ANDREC, A.: The Content of Acid Fraction in Cannabis Resin of Various Age and Provenance. Experientia **17**, 325—326 (1961). — KRETSCHMER, W.: Kavain als Psychopharmakon, Münchner Mediz. Wschr. **112**, 154—158 (1970). — MEYER, H. J.: Pharmacology of Kava in „Ethnopharmacological Search for Psychoactive Drugs“ (D. H. Efron, Editor), Public Health Service Publication Nr. 1645, Washington D. C. 1967 S. 133—140. —

MEYER, H. J., KRETZSCHMAR, R.: Kawapyrone, eine neuartige Substanzgruppe zentraler Muskelrelaxantien, Klin. Wschr. **44**, 902—903 (1966). — SANTI, R. et al.: Pharmacological Properties of Rotenon, Il Pharmaco 21, 689 (1966). — SCHMID, R.: Hallucinogene aus Pflanzen, Naturwissenschaftl. Rundschau 1970, 5—18. — SCHULTZ, O. E., HAFFNER, G.: Zur Kenntnis eines sedativenWirkstoffes aus dem deutschen Faserhanf (Cannabis sativa), Arch. Pharmazie **291**, 391—403 (1958). — SCHULTZ, O. E., HAFFNER, G.: Zur Frage der Biosynthese der Cannabinole, Arch. Pharmazie **293**, 1—8 (1960). — STEINEGGER, E.: Drogen und synthetische Arzneistoffe mit psychotroper Wirkung, Schweizer Apotheker-Ztg. **97**, 751—763 (1959).

6. Pflanzen, die als Antihypertonika verwendet werden

Die Hochdruckkrankheit (die Hypertonie) gehört mit zu den häufigsten Krankheiten des über 40 Jahre alten Menschen. Ihr häufiges Auftreten scheint mit Zivilisationsschäden in Zusammenhang zu stehen. Gekennzeichnet ist die Hypertonie durch eine anhaltende Steigerung des arteriellen Blutdruckes. Eine gezielte Therapie ist in den meisten Fällen nicht möglich, da die Ursachen für das Auftreten der essentiellen Hypertonie bisher nicht geklärt werden konnten. Dem Arzt stehen zahlreiche Arzneimittel mit verschiedenartigen Angriffspunkten zur Verfügung. Von den Antihypertonika, die dem Pflanzenreich entstammen, sind zunächst die *Rauwolfia*-Alkaloide (wie das Reserpin, Rescinnamin, Raupin und Ajmalin) und die *Veratrum*-Alkaloide (besonders das Protoveratrin A und B) zu erwähnen. Ferner werden Sympathikolytika aus der Reihe der hydrierten Secale-Alkaloide verwendet.

In dem folgenden Abschnitt sind einige weitere Drogen behandelt, die ebenfalls als Antihypertonika empfohlen werden: so die Wirkstoffe bestimmter Ericazeen, das Andromedotoxin, die Mistel- und die Olivenblätter. Über den therapeutischen Wert der erwähnten Drogen besteht keine Einigkeit.

Andromedotoxin, ein hypotensives Prinzip aus Ericazeen

Zahlreiche Ericazeen, insbesondere Arten der Gattungen *Andromeda*, *Kalmia*, *Leucothöe* und *Rhododendron*, enthalten ein toxisches Prinzip, das im Tierversuch ein ähnliches Wirkungsbild wie das Veratrin zeigt. Nach seiner Erstauffindung in Blättern von *Andromeda japonica*, erhielt es den Namen Andromedotoxin.

Andromedotoxin ist das giftige Prinzip des in der Türkei als „del bali“ bekannten Gifthonigs, eines Bienenhonigs, der aus *Rhododendron*-Arten stammt. Bereits XENOPHON (430 bis 355 v. Chr.) schildert gut die Vergiftungssymptome an griechischen Soldaten, die von dem Honig gegessen hatten: „Die wenig gegessen hatten, glichen stark Betrunkenen; die aber viel gegessen hatten, Rasenden, teils aber auch Sterbenden“.

Dem Andromedotoxin (= Grayanotoxin I aus *Leucothöe grayana*) wird die Konstitution eines kompliziert gebauten Diterpens zugeschrieben (J. IWASA, Z. KUMAZAWA und M. NAKAJIMA, 1961).

Andromedotoxin zeichnet sich durch eine blutdrucksenkende Wirkung aus, die besonders nach peroraler Applikation langanhaltend ist. Unter Beachtung der geeigneten Dosierung nutzt man diesen Effekt therapeutisch gegen Hochdruck aus.

Andromedotoxin

Cholin

C-Gerüst des Oleuropaeins

Oleuropaein (=Oleuropaeosid)

Olivenblätter

Das Anpreisen der Olivenblätter als pflanzliches Antihypertonikum geht auf den Bericht des französischen Arztes MAZET (1938) zurück. Stammpflanzen der Droge sind die verschiedenen Kulturformen des Ölbaumes, *Olea europaea* L. subspec. *culta*. Die Blattdroge wurde in den letzten Jahren mehrfach chemisch und pharmakologisch geprüft. Der nach intravenöser Injektion wässeriger Auszüge im Tierversuch beobachtete Blutdruckabfall scheint auf dem Vorkommen von Cholin zu beruhen, eines ziemlich weit verbreiteten Pflanzenstoffes, der peroral angewendet jedoch unwirksam ist (G. SAMUELSSON, 1951). BALANSARD und DELPHAUT (1953) schreiben die blutdrucksenkende Wirkung der Droge einem von ihnen isolierten N-haltigen Pseudosaponin Oleosid zu, über dessen chemischen Aufbau Einzelheiten nicht vorliegen. Nach PANIZZI u. a. (1958) schließlich handelt es sich bei dem blutdrucksenkenden Prinzip der Droge um das Oleuropaein.

Beim Oleuropaein handelt es sich zugleich um das bitterschmeckende Prinzip der Droge. Chemisch besteht große Verwandtschaft zu den Bitterstoffen der Gentianazeen, die ebenfalls glykosidische Enolacetale mit dem C-Gerüst von Monoterpenen (HMV-II, siehe S. 46) darstellen.

Verwandt ist das Oleuropaein ferner mit den Iridoiden (= Pseudoindikanen) vom Typus des Aucubins (s. S. 527). Es fällt auf, daß Pflanzen mit hohem Gehalt an Aucubin und verwandten Glykosiden (z. B. Asperulosid) ebenfalls zur Behandlung der Hypertonie verwendet werden; das trifft zu für Extrakte aus *Eucommia ulmoides* OLIV., aus *Euphrasia*-Arten, aus *Euonymus verrucosus Scopoli* und aus *Galium*arten (Literatur bei MÜLLER-DIETZ).

Viscum

Die Mistel, Viscum album, ist ein immergrüner Strauch aus der Familie der Loranthaceae. Wie die meisten Angehörigen dieser Familie ist sie ein Halbschmarotzer. Sie wächst auf Bäumen. Ihr zu Rinden-Saugsträngen mit Senkern umgewandeltes Wurzelsystem entzieht dem Wirt Wasser und Nährsalze. Auffallend ist ihr dichasiales Verzweigungssystem. Die Astrinde und vor allem die ledrigen Blätter führen Chlorophyll und sind so zur Assimilation befähigt. Die Mistel ist zweihäusig, ihre Blüten sind stark reduziert. Die weißen Beeren enthalten einen klebrigen Schleim.

Die Misteln gehören zu den wenigen höheren Pflanzen, die parasitisch leben und sowohl Laubbäume (Laubholzmistel = *Viscum album* L. ssp. album) als auch

Nadelbäume ssp. abietis (Tannenmistel) und ssp. austriacum (Kiefernmistel) befallen können. Als Droge finden in erster Linie die jungen Triebe der Laubholzmistel Verwendung.

Mistelauszüge gegen Hochdruckkrankheiten zu verwenden, scheint nach dem augenblicklichen Stand der Kenntnisse experimentell unbegründet. Dagegen scheint ihre Verwendung in der Volksmedizin (RUDOLF STEINER, 1917) als Adjuvans in der Krebstherapie auf richtigen Beobachtungen zu beruhen. Einmal enthält die Mistel ein Proteid (Viscotoxin), das ein ausgesprochenes Zellgift mit örtlich reizender, nekrotisierender Wirkung darstellt. Es scheint sich aber beim Viscotoxin entgegen älteren Ansichten nicht um das tumorwirksame Prinzip zu handeln. Denn vor kurzem gelang es F. VESTER und J. NIENHAUS (1965), die gesamte cancerostatische Aktivität in einer Glykoproteidkomponente anzureichern. Das Glykoproteid enthält einen verhältnismäßig hohen Anteil an basischen Aminosäuren (~17%), darunter hauptsächlich Arginin. Nach einer von den gleichen Autoren entwickelten Hypothese hängt möglicherweise die Basizität unmittelbar mit der Antitumorwirkung zusammen: Die Basizität würde eine Assoziation des Glykoproteis mit Nukleinsäuren ermöglichen und in zunächst nicht näher bekannter Weise den Nukleinsäurestoffwechsel der sich teilenden Zellen verändern. Beim Menschen war eine eindeutige Beeinflussung von Tumoren bisher nicht nachzuweisen. Eine parenterale Misteltherapie (Plenosol®) wird zur Behandlung von Arthrosen und Neuritiden (Viscotoxinwirkung?) empfohlen.

Literatur

BENIGNI, R., CAPRA, C., CATTORINI, P. E.: Piante Medicinali, 2 Bde., Milano 1964. — IWASA, J., KUMAZAWA, Z., NAKAJIMA, M.: Über Grayanotoxin, Agr. Biol. Chem. **25**, 782—792 (1961). — MÜLLER-DIETZ, H., RINTELEN, K.: Arzneipflanzen der Sowjetunion, 3 Lieferungen, Berlin 1960, 1962 u. 1966. — SAMUELSSON, G.: Phytochemical and Pharmacological Studies on Viscum album L., Svensk farmac. Tidskr. **63**, 415—425; 545—553 (1959), **65**, 209—222; 481—494 (1961), **66**, 201—211; 237—245 (1962). — VESTER, F., NIENHAUS, J.: Cancerostatische Proteinkomponenten aus Viscum album, Experientia **21**, 197—199 (1965). — WINTERFELD, K., HEUKEN, B.: Zur Kenntnis des Viscotoxins, Arch. Pharmaz. **203**, 820—826 (1960).

7. Pflanzen und Pflanzenstoffe mit hormonartiger Wirkung

Allgemeines

Unter Hormonen des tierischen Organismus versteht man körpereigene Stoffe, die in Drüsen gebildet werden und Fernwirkungen im Organismus hervorbringen. Die Fernwirkung kommt dadurch zustande, daß die von den Drüsen sezernierten Hormone in den Blutstrom gelangen, überall im Körper verbreitet werden und in bestimmten Organen ganz bestimmte Änderungen des Funktionszustandes hervorrufen. Bei mangelhafter Bildung von Hormonen treten krankhafte Erscheinungen auf, die durch Zufuhr des fehlenden Hormones zeitlich rückgängig gemacht werden können (Substitutionstherapie). Auch bei Überfunktion bestimmter Drüsen und damit bei Überproduktion der entsprechenden Hormone treten pathologische Zustände ein, die man durch Zufuhr antagonistisch wirkender Hormone oder durch Zufuhr von Arzneimitteln zu beherrschen versucht, welche die hormonal gesteuerten Stoffwechselreaktionen hemmen sollen (Antihormone, Hormonblocker). Für die künstliche Zufuhr von Hormonen kommen in erster Linie in Frage:

1. Hormone aus tierischen Drüsen (z. B. Insulin, adrenocorticotropes Hormon aus den entsprechenden Organen von Schlachttieren);

2. Partialsynthetisch gewonnene Hormone (z. B. die Nebennierenrinden-Hormone sowie die Östrogene und Androgene aus pflanzlichen Steroiden) und rein synthetisch dargestellte Hormone (z. B. Adrenalin);

3. Totalsynthetisch gewonnene Substanzen, die in ihrem chemischen Aufbau von dem der körpereigenen Hormone abweichen, im menschlichen und tierischen Organismus jedoch Wirkungen entfalten, wie sie für bestimmte Hormone charakteristisch sind (z. B. Stilbenderivate an Stelle von Östrogenen).

In dem folgenden Abschnitt werden einige Pflanzen und Pflanzeninhaltsstoffe besprochen, von denen angegeben wird, daß sie — in geeigneter Zubereitungsform und in geeigneter Konzentration in den tierischen Organismus gebracht — hormonartige oder antihormonartige Effekte hervorrufen. Die praktische Bedeutung dieser Drogen ist gering. Auch ihre wissenschaftliche Erforschung ist nicht sehr weit gediehen. So ist bei den antihormonartigen Pflanzenstoffen in vielen Fällen unklar, ob es sich um spezifische Hemmung einer einzigen hormonal gesteuerten Reaktion handelt, oder ob die beobachteten Effekte nicht Ausdruck einer körperlichen Allgemeinschädigung sind. Bei den pflanzlichen Zoohormonen wiederum, d. h. den Stoffen, die aus Pflanzen gewonnen werden und im tierischen Organismus hormonartige Wirkungen entfalten, ist vielfach die Frage offen, ob es sich um Substanzen mit echter Hormonwirkung handelt, oder ob nicht „schlechte Nachahmer der körpereigenen Hormone vorliegen, die nur die eine oder andere Einzelgeste mehr oder weniger schlecht zu kopieren vermögen" (S. LOEWE, 1933). Wie dieses „Nachahmen" zu verstehen ist, kann das Beispiel Adrenalin-Ephedrin zeigen. Adrenalin ist das Hormon des Nebennieren-Markes; es ist das erste in reiner Form dargestellte und das erste der Synthese zugänglich gewordene Hormon. Seine auffallendste Eigenschaft ist die stimulierende Wirkung auf das sympathische Nervensystem. Suchen wir nach adrenalinähnlichen Stoffen im Pflanzenreich, so stoßen wir auf das Ephedrin, auf das alkaloidartige Prinzip verschiedener *Ephedra*-Arten mit ebenfalls stimulierender Wirkung auf das sympathische Nervensystem. Selbst im chemischen Aufbau bestehen Ähnlichkeiten zwischen den beiden Stoffen:

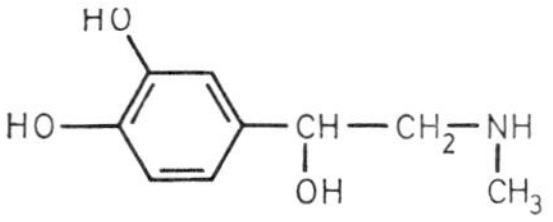

Adrenalin 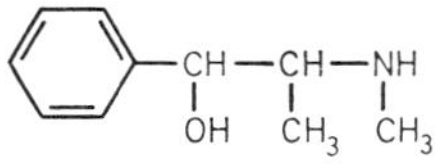 Ephedrin

Scheinbar haben wir im Ephedrin ein pflanzliches Zoohormon vor uns. Bei eingehender Prüfung ergeben sich zwischen den beiden Stoffen aber so grundlegende Unterschiede, daß es niemand einfiele, Ephedrin zu den Hormonen zu rechnen. Beispielsweise vermag es am *isolierten und entnervten Organ* keine adrenalinähnlichen Effekte auszulösen; bei diesen Versuchsanordnungen erweist es sich als ungeeignetes Substitutionsmittel für fehlendes Adrenalin. Allerdings löst Ephedrin am *intakten Organismus* adrenalinartige Wirkungen aus, doch ist das eine indirekte Wirkung des körpereigenen Adrenalins: die Ephedrinwirkung besteht darin, daß ein Enzym (die Aminooxydase) daran gehindert wird, das an den adrenergischen Nervenendigungen freiwerdende Adrenalin zu spalten. Ob echte Hormonwirkungen vorliegen, zeigen demnach erst eingehende Untersuchungen.

Die Pflanzenstoffe, welche imstande sind, hormonal gesteuerte Stoffwechselreaktionen zu beeinflussen, lassen sich in drei Gruppen einteilen.

Die erste Gruppe umfaßt solche Stoffe, die im Sinne der Substitutionstherapie Ausfallerscheinungen bei Hormonmangel völlig beseitigen können. Zunächst einmal gehören hierher die Pflanzeninhaltsstoffe, die chemisch mit den entsprechenden Zoohormonen identisch sind, wie z. B. das Östron und das Östradiol. Einen mit dem Follikelhormon Östron identischen Pflanzenstoff konnten A. BUTENANDT und H. JACOBI (1933) aus Palmkernen isolieren (aus *Elaeis guineensis*, JACQ., Palmaceae); eine mit Östriol identische Substanz findet sich im Weidenkätzchen (*Salix caprea* L., Salicaceae). Daneben gibt es Pflanzenstoffe, die im chemischen Aufbau mit den Hormonen nicht übereinstimmen, welche aber dennoch fähig sind, die biologischen Funktionen der Hormone zu über-

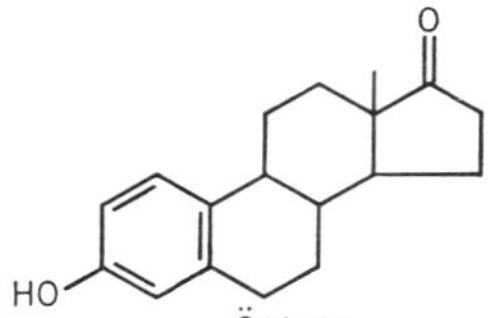

Östron

Vorkommen: Harn trächtiger Stuten, Hengstharn, Hoden des Hengstes, Nebenniere und Placenta des Menschen, Palmkernrückstände.

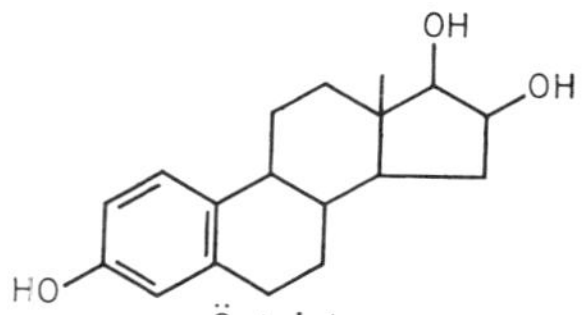

Östriol

Vorkommen: Schwangerenharn, Placenta des Menschen, Weidenkätzchen.

nehmen. Eigentlich überrascht es, daß ein Hormon, imstande, komplizierte biologische Reaktionen auszulösen und zu steuern, in allen seinen Funktionen ersetzbar sein soll durch einen Stoff von chemisch sehr abweichender Bauweise. Heute sind mehrfache Beispiele dafür bekannt, daß Hormone nicht eng strukturspezifisch zu sein brauchen.

Daß bestimmte Hormone wenig strukturspezifisch sind, ist am besten für die Östrogene bekannt. Nach den klassischen Arbeiten von E. C. DODD u. Mitarb. ergibt sich zunächst, daß die östrogene Wirkung nicht an das Vierringsystem des Steroidgerüstes geknüpft ist; auch das 1-Keto-1.2.3.4-tetrahydro-phenanthren, das im Molekül einen Ring weniger enthält als die körpereigenen Hormone (Östriol, Östradiol, Östron) erweist sich als östrogen wirksam. Geht man von Verbindungen mit drei kondensierten Ringen zu Verbindungen mit zwei Ringen, zu Naphthalinabkömmlingen, über, so befinden sich auch in dieser Reihe einige aktive Verbindungen, z. B. das Diphenyl-α-naphthyl-carbinol. Schließlich sind noch wesentlich einfacher gebaute Stoffe, nämlich phenylsubstituierte Äthanderivate, nennenswert aktiv, darunter das in der heutigen Hormon-Substitutionstherapie viel verwendete Stilböstrol (Cyren, E. W.).

Stoffe ähnlichen Bauprinzips wie das Stilböstrol, die Stilbene also, kommen auch im Pflanzenreich vor. Ein bekannter Vertreter ist das Rhaponticin aus *Rheum*-Arten. Gehäuft finden sie sich im Kernholz von Koniferen. Es handelt sich um chemisch sehr stabile Verbindungen, denn wir finden sie noch in Überresten jahrmillionenalter Pflanzen, wie im Torfmoor, im Teer und vor allem in bituminösem Gestein. Die follikelhormonartigen Substanzen im Bitumen des Dirschenitzschiefer werden als Ichth-Oestren (E. W.) zur lokalen Fluortherapie therapeutisch ausgenutzt. Die pflanzlichen Stilbene erreichen jedoch bei weitem nicht die Wirksamkeit der synthetischen Stilbene vom Typus des Cyrens (E. W.): für hohe Aktivität ist das Vorliegen zweier phenolischer Hydroxyle in den Stellungen 4.4′ wesentlich, eine Bedingung, welche die natürlichen Stilbene nicht erfüllen.

Eine maskierte Stilbenkonstitution und damit beachtenswerte östrogene Wirksamkeit haben einige Isoflavone, besonders das Genistein. Genistein kommt u. a. in einigen Kleearten (*Trifolium subterraneum*) vor. Der Inhaltsstoff ist die Ursache für Fruchtbarkeitsstörungen bei Weidevieh, wenn längere Zeit ausschließlich Klee gefüttert wird.

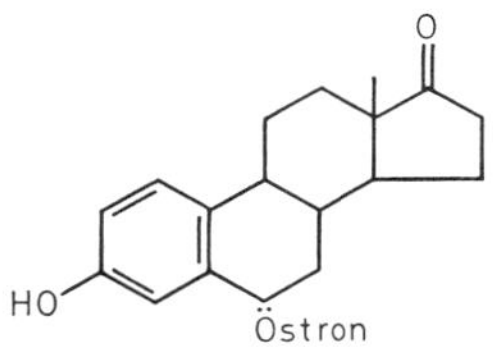

Östron

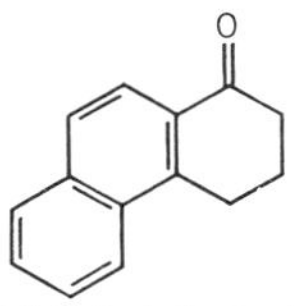

1-Keto-1.2.3.4-tetrahydrophenanthren

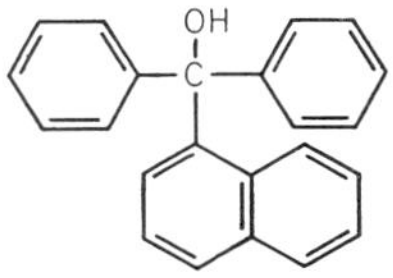

Diphenyl-α-naphtyl-carbinol

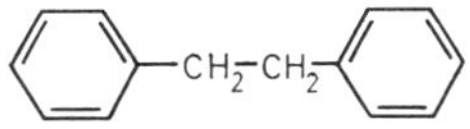

Diphenyläthan

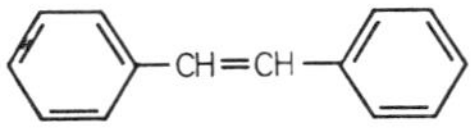

Stilben

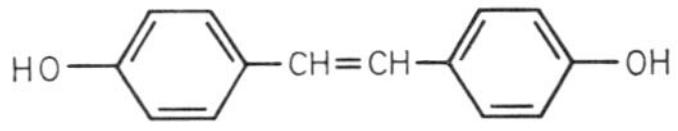

4.4′-Dihydroxystilben

Einige chemische Strukturtypen mit östrogener Wirksamkeit
[Nach E. C. DODDS, Vitamins and Hormones **3**, 229 (1948); verändert].

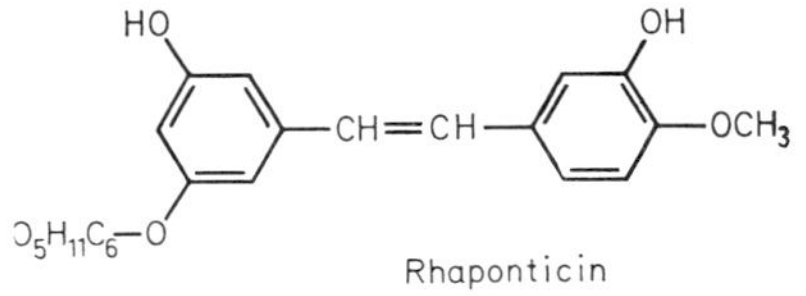

Rhaponticin

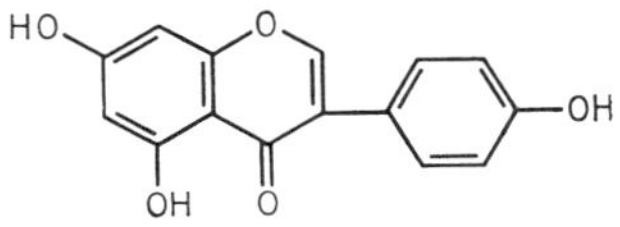

Genistein

Eine zweite Gruppe umfaßt solche Pflanzenstoffe, welche die hormonalen Drüsen im tierischen Organismus zu gesteigerter Funktion anregen. Dazu gehören beispielsweise eiweißartige Extraktivstoffe aus den Pollenkörnern der Dattelpalme mit gleicher Wirkung, wie sie die Gonadotropine haben (EL-RIDI u. a., 1960). Ähnliche Wirkung kennt man seit längerem von den Porphyrinen und den Protoporphyrinen.

Protoporphyrin fördert die Ausschüttung gonadotroper Hormone durch die Hypophyse (K. HINSBERG, 1940). Hohe Dosen — im Stadium von akuten Porphyrinvergiftungen (Porphyrie) — führen zu funktionellen und morphologischen Veränderungen der Hypophyse. T. KOSAKI (1951) beobachtete, daß bei weiblichen Ratten nach täglicher Verabreichung von Protoporphyrin der Sexualzyklus erheblich gestört wird. Porphyrine und Protoporphyrine sind in erster Linie Bestandteile des tierischen Organismus; sie kommen aber auch im Pflanzenreich vor, besonders reichlich in den Blättern der Möhre (*Daucus carota* L.). Große Mengen eines Porphyrins entstehen beim Abbau des Chlorophylls im Wiederkäuerpansen. Daß relativ einfach gebaute Stoffe die Drüsen zu vermehrter Hormonproduktion anregen können, zeigt sich aus Arbeiten der arzneimittelsynthetischen Richtung. Beispielsweise regen Adrenochrommonosemicarbazone die ACTH-Sekretion an, sie haben daher die gleiche Wirkung wie das adrenocorticotrope Hormon des Hypophysen-Vorderlappens (Presse méd., Paris, **61**, 1953; zit. bei C. L. LAUTENSCHLÄGER). Aromatische Ketone wie das p-Hydroxypropiophenon p-$OH \cdot C_6H_4 \cdot CO \cdot C_2H_5$ regen die Hypophyse zur Produktion von thyreotropen und gonadotropen Hormonen an; sie sind von geringer Toxizität und wurden gegen gewisse Formen von Basedow empfohlen (Presse médicale, Paris, **58**, 1010 (1950); zit. bei A. BURGER).

Eine dritte Gruppe schließlich bilden die Substanzen, welche hormonal gesteuerte Reaktionen zu hemmen vermögen. Beispiele für Hemmwirkungen sind die Brassicafaktoren, ferner die antihormonal wirksamen Inhaltsstoffe aus *Lithospermum* und möglicherweise auch die Wirkstoffe von *Vitex agnus castus*.

Wässerige Auszüge aus *Lithospermum ruderale* (Fam. Boraginaceae), einem in Nordamerika weit verbreiteten Unkraut, haben die Fähigkeit, in vitro und vivo die Wirkung gonadotroper Hormone sowie die von thyreotropem Hormon abzuschwächen oder völlig aufzuheben. Dieselbe Eigenschaft kommt auch dem europäischen *Lithospermum officinale* zu (F. KEMPER u. A. LOESER, 1957). Angeregt wurden die Untersuchungen durch eine Monographie von P. TRAIN u. Mitarb. 1941 „Über den Gebrauch von Heilpflanzen durch die Indianer von Nevada", speziell durch die Angabe, daß bei den Indianern der Glaube verbreitet sei, mit einfachen wässerigen Auszügen aus *Lithospermum* die Fruchtbarkeit bei Frauen aufheben zu können.

Vitex agnus castus (Fam. Verbenaceae) soll luteinisierend wirken, und zwar soll die luteinisierende Wirkung die Folge einer Hemmung bestimmter gonadotroper Funktionen des Hypophysenvorderlappens sein (J. HALLER, 1959).

Pflanzen, denen sexualhormonartige Wirkungen nachgesagt werden

Die Volksmedizin aller Völker kennt zahlreiche Pflanzen, denen sie Wirkungen zuschreibt, wie sie unter bestimmten Bedingungen von Sexualhormonen bekannt sind: die einen sollen die Fruchtbarkeit fördern (z. B. die Pollenkörner der Dattelpalme bei den Beduinen), andere Pflanzen sie hemmen können (Lithospermum bei den Indianern Nevadas); sie sollen den weiblichen Sexualzyklus beeinflussen können; von anderen wiederum wird Laktationshemmung oder galaktagoge Wirkung behauptet usw. Nur ein kleiner Teil dieser Pflanzen und Drogen wurde bisher wissenschaftlich eingehender untersucht. In vielen Fällen entsprachen den Angaben der Volksmedizin keine mit den bisherigen bekannten Methoden nachweisbaren, somatisch-angreifenden Wirkungen. In anderen Fällen hingegen konnten die empirisch erworbenen Kenntnisse bestätigt werden. Von den zahlreichen hierher gehörenden Drogen werden nur noch wenige, und sie in sehr bescheidenem Umfange, verwendet. Es handelt sich um *Sabal* und *Agnus castus*.

a) *Sabal*

Unter der Bezeichnung *Sabal* ist in der homöopathischen Arzneimittellehre eine aus den Früchten der amerikanischen Zwergpalme hergestellte Tinktur gebräuchlich. Die Stammpflanze *Sabal serrulatum* (MICHX.) BENTH. et HOOK., eine niedrigstämmige, buschige Palme, ist in den küstennahen Südstaaten der USA beheimatet. Die Droge besteht aus den olivengroßen, purpurfarbenen, einsamigen Beerenfrüchten der Pflanze. An Bestandteilen konnten bisher fettes Öl, Carotinoidfarbstoffe, Gerbstoffe und Zucker isoliert werden. Aus den Indikationsgebieten für *Sabal* (Prostatahypertrophie, Unterentwicklung der Brustdrüsen, als Aphrodisiakum) schließt H. SCHINDLER (1955) auf das Vorkommen hormonartiger Wirkstoffe.

Nach neueren Untersuchungen sind reichliche Mengen von freiem und gebundenem Sitosterin enthalten. Im Tierexperiment zeigt Sitosterin östrogenartige Wirkungen.

b) *Agnus castus*

Der Keuschlammstrauch, *Vitex agnus castus* L., war in der Antike das Sinnbild der Keuschheit. Bis heute glaubt man daran, daß ihm antiaphrodisiakische Wirkung zukommt. Ursprünglich scheint er jedoch eher als fruchtbarkeitsbringend gegolten zu haben; denn bei den Riten der attischen Thesmophorien, Fruchtbarkeitsfesten, deren Ursprünge in prähistorische Zeit zurückreichen, spielte er eine wichtige Rolle. Die magischen Riten strebten Fruchtbarkeit des Landes an und Fruchtbarkeit der Frau. Es ist denkbar, daß die Verwendung von *Vitex agnus castus* als fruchtbarkeitsförderndes Zaubermittel ihren Ausgang von einigen Erfolgstatsachen genommen hat. Dafür könnten einige neuere experimentelle Untersuchungen sprechen, nach denen *Vitex* bestimmte Funktionen der Hypophyse beeinflussen soll, obzwar wir von einer begründeten Verwendung der Droge bei Menstruationsanomalien und als Galaktagogum vorerst noch nicht sprechen können.

Vitex agnus castus L. (Familie: Verbenaceae) ist ein 3—5 m hoher Strauch, der im Mittelmeergebiet und in Asien bis nach Nordwestindien verbreitet ist. Die Blätter sind gestielt und fünf- bis siebenzählig handförmig geteilt; sie verfärben sich postmortal auffallend schwarz. Die meist fliederfarbenen Blüten sind in einem dichten, endständigen Blütenstand zusammengefaßt. Arzneilich verwendet werden die Früchte: etwa 0,5 cm große, schwarze, kugelige Steinbeeren mit vier Samen. Das Exokarp ist mit kurzgestielten Drüsenhaaren besetzt, die unter dem Mikroskop an die Drüsenköpfchen der Labiaten erinnern. Die Agnus-castus-Früchte führen demnach ein ätherisches Öl ($\sim$0,4%), einige Rassen mit Cineol als Hauptbestandteil. Neben fettem Öl sind lipoidlösliche Flavonoide (Casticin) und — in geringen Mengen — Iridoidglykoside Agnusid und Aucubin enthalten. Reichlich kommen die zuletzt genannten Glykoside in den Blättern der Pflanze vor. Aucubin enthält dasselbe C-Gerüst wie das Loganin (S. 502), unterscheidet sich aber durch das Fehlen eines C-Atoms, das offenbar durch Dekarboxylierung im Zuge der Biosynthese verlorenging (C_9-Monoterpenoid). Verbenalin hingegen, das wie Aucubin und Agnusid in Verbenazeen vorkommt, stellt ein echtes Monoterpenglykosid (C_{10}-Gerüst) dar.

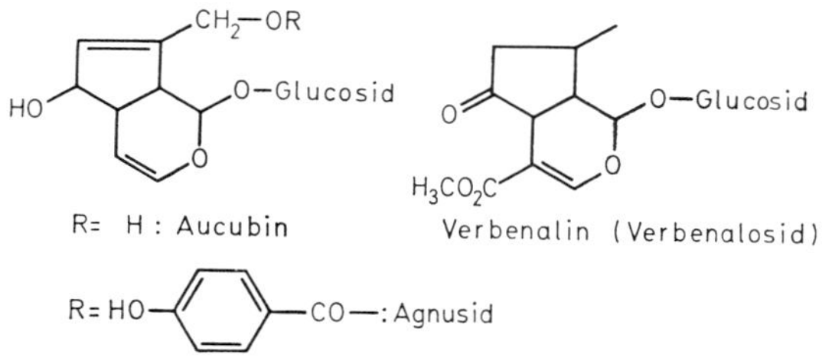

CH_2—OR O—Glucosid HO O

R= H : Aucubin

R= HO—C_6H_4—CO—: Agnusid

O O—Glucosid H_3CO_2C O

Verbenalin (Verbenalosid)

Industriell hergestellte Auszüge aus den Früchten werden bei Menstruationsanomalien und als Galaktagogum verwendet. Eindeutige tierexperimentelle Methoden wurden bisher nicht ausgearbeitet, die als Leitfaden zur Auffindung des Drogenwirkstoffes dienen könnten.

c) *Verbena officinalis*

Von einer weiteren Droge aus der Familie der Verbenaceae wird angegeben, daß sie galaktagog wirksam ist: von *Verbena officinalis*.

Die Gattung *Verbena* ist in der europäischen Flora durch eine einzige Art, *V. officinalis*, vertreten. Die zahlreichen übrigen Arten der Gattung sind in Amerika beheimatet: einige davon werden als Zierpflanzen gezogen. *Verbena officinalis* treffen wir als Unkraut an Wegrändern und Dorfzäunen. Die Pflanze wird 30—60 cm hoch. Der Stengel ist vierkantig: die gegenständigen Blätter erinnern in der Form an die von *Lycopus* und *Leonurus*, wie überhaupt die beiden Familien der Verbenazeen und der Labiaten taxonomisch eng miteinander verwandt sind. Die rötlich-weißen Blüten stehen in endständigen Ähren.

Die galaktagoge Wirkung der Herba Verbenae beruht offenbar nicht auf dem Vorkommen eines „hormonartigen“ Inhaltsstoffes, wie es von *Vitex agnus castus* behauptet wird. Das wirksame Prinzip der Herba Verbenae ist das Verbenalin. Das Verbenalin ist eine Substanz mit schwach parasympathikomimetischen Eigenschaften. Im Tierversuch wirkt es kontrahierend auf die glatte Muskulatur des Uterus. Eine praktisch-therapeutische Bedeutung erlangte weder der Reinstoff noch die Droge.

Literatur

Biggers, J. D.: Plant Phenolics Possessing Oestrogenic Activity in „The Pharmacology of Plant Phenolics“, London New York 1959, S. 51. — Bradbury, R. B., White, D. E.: Estrogens and Related Substances in Plants Vitamins and Hormones **12**, 207 (1954). — Burger, A.: Medicinal Chemistry, New York, London 1951, Bd. II, S. 579. — Butenandt, A., Jacobi, H.: Z. physiol. Chem. **218**, 104 (1933). — El-Ridi, M. S.: Gonadotropie Hormones in Pollen, Grains of the Date Palm. Z. Naturforschg. **15** b, 45 (1960). — Haller, J.: Tierexperimentelle Untersuchungen am Liepschütz-Tier über die Einwirkung sog. Phytohormone auf die gonadotrope Funktion des Hypophysen-Vorderlappens. Geburtshilfe und Frauenheilkunde **11**, 1347 (1958). — Hinsberg, K.: Deutsche med. Wschr. **66**, 1074 (1940). — Kemper, F., Loeser, A.: Untersuchungen zur Gewinnung antihormonal wirksamer Inhaltsstoffe aus *Lithospermum officinale*. Arzneimittelforschg. **7**, 81 (1957). — Kosaki, T.: Studies on Porphyrins and Metaporphyrins, Jour. Mie. Med. College (Tsu. Japan) **1** (2), 85; **2** (2), 85. — Lautenschläger, C. L.: Biokatalysatoren in „50 Jahre Arzneimittelforschung“ Stuttgart 1955 S. 197. — Loewe, S.: Analyse der Pflanzenhormone in: G. Klein, Handbuch der Pflanzenanalyse, Wien 1933 S. 1005. — Train, P., u. Mitarb.: Medicil Uses of Plants by Indian Tribus of Nevada, Bureau of Plant Industry Washington 1941.

Pflanzliche die Schilddrüse beeinflussende Wirkstoffe

Die Schilddrüse ist ein lebenswichtiges Organ, das zu beiden Seiten der Luftröhre gelegen ist und beim Menschen etwa 20 g wiegt. Von entscheidender Bedeutung ist die Schilddrüse für die Regulation des Stoffwechsels und des Wachstums. Der normale Ablauf der verschiedenen Schilddrüsenfunktionen wird bedingt durch Bildung und Abgabe eines jodhaltigen Hormones (des Thyreoideahormones) in das Blut; die Abgabe des Hormones an das Blut aus dem Depot der Schilddrüse wird von einem übergeordneten Zentrum durch das thyreotrope Hormon des Hypophysenvorderlappens reguliert. Bei Über- oder bei Unterfunktion der Schilddrüse entstehen mehr oder weniger schwere Krankheiten, die sich durch Arzneimittel unterschiedlichster Herkunft (Organextrakte, Synthetika, pflanzliche Stoffe) beeinflussen lassen. Drogen, Drogenextrakte und pflanzliche Reinsubstanzen spielen in der praktischen Therapie keine große Rolle; sie sind von untergeordneter Bedeutung, behaupten aber in einigen Fällen ihren Platz in der Volksmedizin.

a) Allgemeines über Unterfunktion der Schilddrüse. Fucus

Unterfunktion der Schilddrüse führt zu einem Krankheitsbild, das als Myxödem bezeichnet wird, und das durch außerordentlich trägen Ablauf aller Funktionen geistiger und körperlicher Art gekennzeichnet ist. Auch die Stoffwechselvorgänge verlaufen träge, der Grundumsatz sinkt um 20—30%. (Angeborenes Fehlen der Schilddrüse führt zum Kretinismus: allgemeiner körperlicher und geistiger Schwäche, wobei auch Wachstum und geschlechtliche Entwicklung auf kindlicher Stufe stehenbleiben.) Zur Ausbildung des Myxödems trägt in erster Linie Jodmangel bei, was die Schilddrüse mit einer Vergrößerung (kolloidaler Kropf) beantwortet.

Zur Behandlung der durch Schilddrüsen-Unterfunktion bedingten Krankheitsbilder stehen dem Arzt als Arzneimittel zur Verfügung: Thyreotropinhaltige Präparate, Schilddrüsenpräparate, Thyroxin sowie jodhaltige Verbindungen.

Thyreotropinhaltige Fraktionen können aus Schafs- und Schweinehypophysen abgetrennt werden. In chemisch einheitlicher Form wurde das Hormon bisher nicht gewonnen; seinem Aufbau nach handelt es sich offenbar um ein hochmolekulares Glucoproteid. Enterale Applikation des Hormones hat dieselben Wirkungen wie nach Anwendung von Thyreoidea-Hormon; doch ist ohne die Schilddrüse als Erfolgsorgan das Thyreotropin wirkungslos.

Die wichtigsten und heute in der Therapie am meisten verwendeten Schilddrüsenpräparate sind gereinigte Totalextrakte aus Schilddrüsen von Schlachttieren, hauptsächlich von Schafen und Schweinen. Dabei zielen die Herstellungsverfahren darauf ab, das genuine Haupthormon der Schilddrüse, einen hochmolekularen, jodhaltigen Eiweißkörper, das sog. Jodthyreoglobulin, in möglichst nativer Form zu erhalten.

Thyroxin ist eine jodhaltige Aminosäure, die erstmals im Jahre 1908 aus Schilddrüseneiweiß dargestellt und in kristalliner Form gewonnen worden war. Man hielt das Thyroxin zunächst für das eigentliche Schilddrüsenhormon; doch kommt es anscheinend nicht in genuiner Form in der Drüse vor, vielmehr bildet es sich erst im Zuge der Aufarbeitung des Drüsenmaterials. Thyroxin wäre demnach als ein Spaltprodukt des natürlichen Hormons aufzufassen, das noch weitgehend dessen Wirksamkeit besitzt. Allerdings ist Thyroxin bei oraler Anwendung nur sehr wenig wirksam im Gegensatz zu den Drüsenpräparaten, die wiederum nicht enteral anwendbar sind.

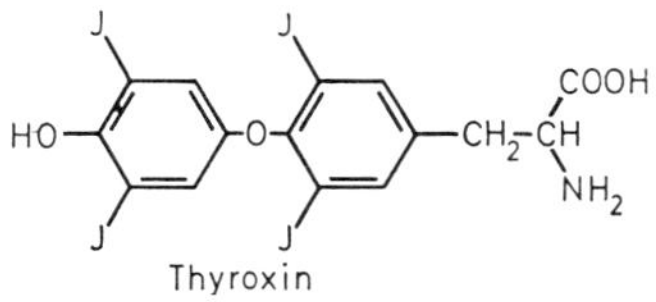

Thyroxin

Die charakteristischen, vom Thyroxin und den Schilddrüsenpräparaten her bekannten Hormonwirkungen lassen sich durch die Anwendung anderer organischer oder anorganischer Jodverbindungen nicht erzielen; zumindest nicht unmittelbar. Daß einfache Jodverbindungen dennoch hormonartige Wirkungen entfalten können, beruht darauf, daß sie resorbiert, in der Schilddrüse gespeichert und zum eigentlichen Hormon aufgebaut werden. Wenn demnach der auslösende Faktor einer Schilddrüsen-Unterfunktion Jodmangel ist, dann vermag auch die Zufuhr von einfachen Jodiden oder unspezifischen organischen Jodverbindungen die Mängel zu beheben: Zufuhr von Jod erhöht den Hormongehalt der jodarmen Schilddrüse und bessert damit das Krankheitsbild. Eigenartigerweise können organische und anorganische Jodverbindungen (z. B. bei Thyreotoxikosen) auch geradezu gegenteilig, also stoffwechselsenkend wirken. Das Phänomen beruht auf einer Hemmung des Hypophysenvorderlappens und auf einer dadurch bedingten verminderten Ausschüttung von thyreotropen Hormonen. Dieser Effekt ist temporär und kehrt sich in dem Maße um, wie die applizierten Jodverbindungen in Thyroxin überführt werden.

Die Zufuhr von Jodpräparaten, ganz gleich in welcher Form, bedeutet nach dem vorstehend Skizzierten einen keineswegs harmlosen Eingriff in das hormonal gesteuerte Stoffwechselgeschehen mit seinen zahlreichen Reaktionen und Gegenregulationsmechanismen. Die therapeutische Verwendung dieser Arzneimittel ist daher ausschließlich dem Arzt vorbehalten, der auftretende Gefahren zu erkennen hat und ihnen begegnen muß. Auch die Abgabe jodhaltiger Drogen (*Fucus*) durch den Apotheker, für die eine Rezeptpflicht nicht besteht, darf nicht bedenkenlos erfolgen: derartige Drogen sind durchaus als Jodtherapeutika anzusehen, bei denen überdies keine Dosierbarkeit gewährleistet ist.

Fucus. *Fucus* (Blasentalg, Seetang) ist eine Gattung aus der Klasse der Braunalgen. Es handelt sich um Meeralgen mit flachem, bandartigem, über 1 m langem Thallus, in den bei den meisten Arten zahlreiche große Luftblasen eingewachsen sind. Die bekannteste und an den europäischen Küsten häufigste Art ist der Gemeine Blasentang, *Fucus vesiculosus* L., von dem es mehrere Varietäten gibt. Ebenfalls häufig ist *Fucus serratus* L., der Sägetang. Beide Arten besitzen einen ledrigen, braunschwarz bis olivgrün gefärbten Thallus, der bei Fucus serratus gezähnt ist.

Die Algen des Meeres, aber auch Schwämme und Korallen, zeichnen sich dadurch aus, daß sie Jod in recht hohen Konzentrationen zu speichern vermögen; sie häufen es in Form von Jod-

Eiweißverbindungen an. Da die Tange in sehr großen Mengen vom Meere ausgeworfen werden, sind sie eine geeignete Ausgangsquelle zur technischen Gewinnung von Jod. Es war die Asche von Seetangen, aus der das Element überhaupt erstmalig dargestellt worden war, und zwar im Jahre 1811 durch COURTOIS. Durch Anhäufung von Seetangen in den Ablagerungen früherer Erdperioden sind einige Schichten so reich an Jod, daß die daraus hervordringenden Quellen wegen ihres Jodgehaltes als Heilwässer genutzt werden [Tölz, Heilbrunn (Bayern), Montpellier u. a.].

Als Droge verwendet man die zerkleinerten Thallusteile von *Fucus vesiculosus*. In letzter Zeit häufen sich im Handel Verwechslungen oder Verfälschungen mit Fucus serratus. Als Wirkstoff der Droge ist das Jod anzusehen, das in sehr wechselnden Prozentgehalten (0,03—0,1%) enthalten ist, wohl vorwiegend in organischer Bindung. Im Volke wird der Blasentalg gegen Fettleibigkeit und gegen Bluthochdruck verwendet.

Der Blasentang fehlt in kaum einem der sog. „Entfettungstees“. Die verstärkte Jodzufuhr führt zu vermehrter Bildung von Schilddrüsenhormon, damit erhöht sich der Grundumsatz, was u. a. eine Gewichtsabnahme zur Folge hat. Man hat daher versucht, bei Fettsucht auf diesem Wege der Schilddrüsentherapie zu dem erwünschten Abbau des Fettansatzes zu gelangen. Dauererfolge lassen sich sehr selten erzielen, wobei überdies gefährliche Nebenwirkungen in Kauf genommen werden.

Blasentang wird auch gegen Arteriosklerose genommen, was der Kaliumjodidapplikation in der früheren Schulmedizin entspricht. Die Jodtherapie der Arteriosklerose ist sehr umstritten; u. U. kann sich das Leiden verschlimmern, zumal besonders auf die Dosierung zu achten ist. Der Blasentang ist den exakt dosierbaren Jodpräparaten gegenüber im Nachteil; hinzu kommt sein ausnehmend schlechter Geschmack.

b) Allgemeines zur Überfunktion der Schilddrüse. Die Brassica-Faktoren. Lycopus. Weitere Pflanzenstoffe mit Einfluß auf die Schilddrüse

Überfunktion der Schilddrüse ist Ursache der sog. Basedowschen Krankheit. Die Erscheinungen des Hyperthyreoidismus äußern sich in einer Steigerung des Grundumsatzes, Erhöhung der Körpertemperatur, beschleunigter Herzaktion, Gewichtsabnahme, psychischer Erregung u. a. m. Bei schweren Formen zeigt die Schilddrüse eine echte Hypertrophie (toxisches Struma).

Es gibt eine ganze Anzahl chemisch verschiedenartiger Pflanzenstoffe, die imstande sind — in den tierischen Organismus gebracht — die Schilddrüsentätigkeit zu hemmen. In diese Gruppe der Thyreostatika pflanzlicher Herkunft gehören die sog. „*Brassica*-Faktoren“, dann bestimmte Phenole und schließlich die Wirkstoffe von *Lycopus*- und *Lithospermum*-Arten. Der Mechanismus der Hemmwirkung kann sehr verschiedenartig sein: Es kann 1. die selektive Absorption der minimalen, im Blute kreisenden Jodidmengen durch die Schilddrüse und deren Anreicherung in der Schilddrüse gehemmt oder gestört sein; zu den Hemmstoffen dieses Wirkungsmechanismus gehören Rhodanide und Perchlorate, die wohl auf Grund ihres ähnliche Ionenradius oder aus anderen unbekannten Gründen die Jodid-Ionen verdrängen. Rhodanide und Rhodanidbildner kommen in mehreren Pflanzen vor (s. auch unter „*Brassica*-Faktoren“). Es kann 2. die Oxydation des Jodids zum Jod gehemmt werden, die für den weiteren Aufbau des Schilddrüsenhormons grundlegende Reaktion. Eine Anzahl schwefelhaltiger Substanzen greifen an dieser Stelle hemmend ein, so u. a. die Thiooxazolidone, die im Pflanzenreich vorkommen können (s. auch unter „*Brassica*-Faktoren“). 3. Eine dritte Gruppe von Thyreostatika hemmt in unspezifischer Weise die Jodierung des Thyrosins der Schilddrüse, indem sie selbst jodiert werden und an die Stelle von Thyrosin treten: der Jodierungsprozeß wird gewissermaßen in falsche Bahnen gelenkt. Aromatische Verbindungen phenolischer Natur wie Phenol, Resorcin und Phloroglucin gehören in diese Reihe von Hemmstoffen. Da Phenole in Pflanzen weit verbreitet vorkommen, so dürften eine Reihe von Pflanzen, denen thyreostatische Effekte nachgesagt werden, ihre Wirkung phenolischen Inhaltsbestandteilen verdanken. Die vierte und letzte Gruppe von Thyreostatika bilden diejenigen Stoffe, die sich durch einen Antagonismus gegenüber dem thyreotrophen Hormon auszeichnen.

Antithyreoidale und antithyreotrope Substanzen, seien sie natürlicher oder synthetischer Herkunft, sind für die Arzneimittelforschung von Interesse; denn sie sind potentielle Pharmaka zur günstigen Beeinflussung derjenigen Krankheitszustände, die wie Basedow und die basedowähnlichen Zustände auf einer Überproduktion von Schilddrüsenhormonen beruhen.

α) Die *Brassica*-Faktoren. Weißkohl und andere *Brassica*-Arten führen nach langdauernder Darreichung an Kaninchen zur Vergrößerung der Schilddrüse und zur Senkung des Grundumsatzes (CHESNEY u. Mitarb., 1928). Die für das Phänomen verantwortlichen, chemisch zunächst unbekannten Inhaltsstoffe nannte man *Brassica*-Faktoren.

Die erwähnte Zufallsbeobachtung über die kropferzeugende Wirkung bestimmter Cruciferae ist von historischem Interesse, da sie — zusammen mit beobachteten Nebenwirkungen von Sulfonamiden — der Ausgangspunkt war für die Entwicklung der modernen synthetischen Antithyreoidea-Stoffe vom Typus des Thiouracils. In der Annahme, es handele sich bei den *Brassica*-Faktoren um schwefelhaltige Verbindungen, synthetisierten ASTWODD u. a. (1949) zahlreiche Abkömmlinge des Thioharnstoffs mit dem Ziel, möglichst untoxische Stoffe zu finden, welche die Schilddrüsentätigkeit zu hemmen vermögen. Die größte therapeutische Breite zeigten Thio- und Methylthio-urazile.

Die *Brassica*-Faktoren gehören ihrem chemischen Aufbau und ihrem Wirkungsmechanismus nach zu zwei verschiedenen Gruppen: in die Thiooxazolidongruppe, in der die Stoffe zusammengefaßt sind, welche den sog. „*Brassica*-Samen-Kropf" verursachen, der sich **nicht** mit Jodid, sondern nur mit Thyroxin bekämpfen läßt, und in die Gruppe der präformierten Rhodanidbildner, welche den „Kohl-Kropf" verursachen, der durch Jodzufuhr heilbar ist.

Aus dem Verwandtschaftskreis von *Brassica oleracea* L. und *B. napus* wurde das 5-Vinyl-2-thiooxazolidon isoliert, aus *Erysimum orientale* MILLER (= *Brassica orientalis* L.) das entsprechende 5-Dimethyl-homologe.

6-Methyl-2-thiourazil

5-Vinyl-2-thiooxazolidon (Goitrin)
Vork.: *Brassica oleracea, B. napus* (Kraut, Kohl, Raps, Kohlrabi u.a.)

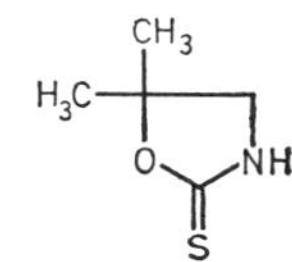

5,5-Dimethyl-2-thiooxazolidon
Vork.: *Erysimum orientale* MILLER (= Brassica orientalis L.)

Die antithyreotischen Thiooxazolidone liegen in den *Brassica*-Pflanzen allerdings genuin in einer anderen Form vor: als Senfölglykoside. Voraussetzung dafür, daß sich aus Senfölen Thiooxazolidone bilden, ist das Vorkommen einer Hydroxylgruppe am Kohlenstoffatom 2 der Senfölglykoside gem. dem folgenden Schema (s. auch S. 405).

enzymatisch

spontan

Besonders reich an Senfölen, die in Thiooxazolidone überführbar sind, sind *Brassica*-Samen, weshalb der dadurch erzeugte Kropf als „*Brassica*-Samen-Kropf" bezeichnet wird.

Die zweite Gruppe von *Brassica*-Faktoren sind jene Stoffe, die Rhodanid bilden (s. S. 405). Das aus Wirsingkohl und aus Kohlrabi isolierte Glucobrassicin z. B. spaltet nach VIRTANEN u. Mitarb. (1960) unter der Myrosinasewirkung bei pH = 7 quantitativ SCN ab:

Glucobrassicin —Myrosinase, pH = 7→ Indol-3-yl-CH_2—S—C≡N → + Glucose + SO_4^{2-} → SCN^- + Indol-3-yl-CH_2OH

Glucobrassicin

Einige Spaltprodukte des Glucobrassicins

Über die in frischem Pflanzenmaterial vorhandenen Mengen an Rhodanid unterrichtet die folgende Tabelle.

Bildung von SCN^- durch Myorsinase in Brassica-Arten
[R. GMELIN und A. I. VIRTANEN, Acta chem. scand. **14**, 507 (1960)]

Brassica-Spezies	SCN^- gebildet mg/100 g frische Pflanze
B. oleracea var. *sabauda**	27—31
B. oleracea var. *gemmifera**	10
B. oleracea var. *capitata**	4
B. oleracea var. *cretica**	4
B. napus var. *rapifera***	8,8
B. napus (Sommerraps)*	2,5
B. napus (Winterrüben)*	1,7

Demnach enthält 1 kg frischer Wirsingkohl etwa 300 mg SCN^-. Diese Menge, täglich eingenommen, genügt für Kropfbildung beim Menschen, wenn die gleichzeitigen Jodgaben 100 μg täglich nicht übersteigen. Die strumigene Wirkung von Rhodanid wirkt sich erst bei niedrigem Jodgehalt der Nahrung aus und sie beruht, wie erwähnt, auf einer Hemmung der Jodanreicherung in der Schilddrüse.

Eine therapeutische Verwendung haben die *Brassica*-Substanzen nicht gefunden. Die neuerdings empfohlene Verwendung von Weißkohlsaft gegen Ulcus duodeni steht in keinem Zusammenhange mit dem Vorkommen von Antihyreoidea-Stoffen.

β) *Brassica*. Der Kohl als Arzneipflanze. *Brassica* nannte LINNÉ eine Pflanzengattung aus der Familie der Cruciferae, zu der er nicht allein die in zahlreichen Formen kultivierten Kohlarten (*Br. oleracea*) rechnete; in die er auch verschiedene Rüben, dann Öl- und Gewürzpflanzen einbezog, neben mehreren wildwachsenden Kräutern und Stauden. Am engsten ist die Gattung *Brassica* mit der Gattung *Sinapis* verwandt. An Nutzpflanzen gehören zur

Gattung *Brassica* u. a. die Kohlrübe (*Br. napus* var. *napobrassica*), der Schwarze Senf (*Br. nigra*), der Raps (*Br. napus* var. *oleifera*) und der Rübsen (*Br. campestris* var. *autumnalis*).

Über das Vorkommen der Thiooxazolidone und anderer S-haltiger Verbindungen liegen systematische, umfassende Untersuchungen nicht vor.

Brassica oleracea wurde bereits im Altertum in mehreren Spielarten gezogen. Die wichtigsten heutigen Formen sind der Weißkohl oder Kopfkohl (*Brassica oleracea* var. *capitata*), der Wirsingkohl (var. *sabauda*), der Rosenkohl (var. *gemmifera*), der Blumenkohl oder Karfiol (var. *botrytis*), der Kohlrabi (var. *gongyloides*) und der Blattkohl (var. *acephala*).

Weißkohl diente in der Antike nicht bloß als Nahrungsmittel, er war zeitweilig auch in hohem Ansehen als Arzneimittel. Für Cato d. Ä. (234—149) war der Kohl geradezu ein Allheilmittel, eine Panazee, mit dem sich nahezu alle Krankheiten heilen ließen. Neuerdings wird der frische, durch Auspressen hergestellte Kohlsaft wiederum als Arznei empfohlen: Nach einer zusammenfassenden Darstellung von R. F. Weiss (1960) liegen gesicherte, wissenschaftliche (klinische) Ergebnisse vor, nach denen der Weißkohl die Heilung des Magengeschwüres und des Zwölffingerdarmgeschwüres beträchtlich beschleunige. Das heilungsfördernde Prinzip — von Chesney (1950) Anti-Ulcus-Faktor genannt — soll eine besondere Aminosäure darstellen: durch zwei labile Methylgruppen soll sie als Methyldonator fungieren und wirkungsvoll den Zellstoffwechsel beeinflussen. Der Wirkstoff ist hitzeempfindlich.

γ) *Lycopus*. *Lycopus* ist eine Pflanzengattung aus der Familie der Labiaten; sie umfaßt fünf Arten. Eng verwandt ist die Gattung ihren morphologischen Merkmalen nach mit der Gattung *Leonurus*, ihrer Lebensweise nach mit *Mentha* (zit. bei Hegi). Arzneilich verwendet werden *L. virginicus* Michx. und *L. europaeus* L. Beheimatet ist die zuerst genannte Pflanze in ganz Nordamerika von Canada bis nach Florida; die zweite Art kommt nicht bloß — wie der Name auszudrücken scheint — in Europa vor, auch in Nordamerika und in weiten Teilen Asiens (Sibiriens, Vorderindien) ist sie heimisch. *Lycopus* gilt als Spezifikum gegen leichtere Formen von Hyperthyreose, bei denen also noch keine deutliche Erhöhung des Grundumsatzes nachweisbar ist.

Der Wirksamkeit soll ein doppelter Wirkungsmechanismus zugrunde liegen: Einmal soll *Lycopus* den thyreotropen Einfluß des Hypophyse ausschalten (Madaus, Koch und Albus, 1941); darüber hinaus wurde ein direkter Antagonismus gegenüber dem Thyroxin nachgewiesen (Hiller und Girod, 1954). Bisher ist es nicht gelungen, das wirksame Prinzip in reiner Form aus der Pflanze zu isolieren. Möglicherweise ist es unter den phenolischen Inhaltsstoffen der Droge zu suchen, da von mehreren Phenolen beachtliche thyreostatische Aktivitäten bekannt sind.

δ) Weitere Pflanzenstoffe mit Einfluß auf die Schilddrüse. Stark wirksam als Antihyreoideastoffe sind einige einfache Phenole wie das Hydrochinon, vor allem das Phloroglucin und das Resorcin. Sie sind ohne praktisch-therapeutische Bedeutung wegen ihrer Nebenwirkungen. Praktisch ungiftig, dafür aber auch weniger aktiv, sind einige andere Phenole vom Typus der Flavonoide; so das Quercitrin, das Rutin und das Catechin.

0,88 g Quercitrin verteilt in regelmäßigen Dosen von 22 mg täglich, führen nach 40 Tagen bei weißen Ratten zu einer Senkung des Grundumsatzes um 20%. Die Schilddrüse zeigt Veränderungen wie nach Applikation der Thioderivate.

Albino-Ratten, die 15 Tage lang 1 mg Catechin erhielten, zeigen Atrophie der Schilddrüse wie nach Applikation der bekannten synthetischen Antithyreoidea-Stoffe.

Literatur

Astwood, E. B., Sullivan, J., Bissel, A., Tyslowitz, R.: Endocrinology **32**, 210 (1943). — Astwood, E. B., Greer, M. A., Ettlinger, M. G.: J. biol. Chem. **181**, 121 (1949). — Böhm, K.: Die Flavonoide, Arzneimittelforsch. **10**, 190 (1960). — Chesney, A. M.,

Clawson, T. A., Webster, B.: John Hopk. Hosp. Bull. **43**, 261 (1928). — Hiller, E., Girod, E.: Arzneimittelforsch. **4**, 380 (1954). — Lautenschläger, C.: 50 Jahre Arzneimittelforschung, Karlsruhe 1954 (S. 235). — Madaus, G., Koch, F. E., Albus, G.: Ztschr. exp. Med. **109**, 411 (1941). — Pitt-Rivers, R., Tata, J. R.: The Thyroid Hormones, Pergamon Press, London 1959. — Virtanen, A. I.: Über die Chemie der Brassica-Faktoren, ihre Wirkung auf die Funktion der Schilddrüse und ihr Übergehen in die Milch, Experientia **17**, 241—251 (1961). — Weiss, R. F.: Lehrbuch der Phytotherapie, Stuttgart 1960 (S. 76). — Zinner, G.: Die Senföle und ihre Glykoside, Dtsch. Apotheker-Ztg. **98**, 335 (1958).

Glucokinine; Drogen, die blutzuckersenkend wirken sollen

a) Allgemeines

Als Zuckerkrankheit wird eine Stoffwechselerkrankung bezeichnet, deren auffälligste Symptome Hyperglykämie und Glucosurie sind. Die Kette der abnormen Stoffwechselerscheinungen beginnt mit einem erhöhten Abbau des Glykogens in der Leber zu Glucose und verstärkter Zuckerausscheidung aus der Leber in das Blut und — sobald die Blutzuckerkonzentration einen bestimmten Wert erreicht hat — in den Harn. Weiterhin gestört sind auch der Fettabbau und der Eiweißumsatz. Wenn ein schwerer Diabetes nicht behandelt wird, kann der Tod innerhalb von drei Wochen eintreten. Ursache der Zuckerkrankheit ist die ungenügende Produktion des Hormones Insulin in der Pankreasdrüse. Künstliche Zufuhr von Insulin, das aus tierischen Pankreasdrüsen gewonnen wird, vermag die Krankheitssymptome zurückzudrängen, nicht aber die Krankheit zu heilen (Substitutionstherapie). Insulin kann nicht oral appliziert werden, da es sich um einen Eiweißkörper handelt, der durch Verdauungsfermente inaktiviert wird.

Die Insulinmedikation hat zwei Nachteile: sie ist in der Anwendungsweise auf den parenteralen Weg beschränkt, und sie ist eine bloß symptomatische. Trotz des großen Fortschrittes in den Bekämpfungsmöglichkeiten der Zuckerkrankheit durch Insulin sind daher die Bestrebungen nie ganz aufgegeben worden, andere blutzuckersenkende, insulinähnliche, aber oral anwendbare Substanzen aufzufinden. Dabei kreuzten sich in eigenartiger Weise zwei Arbeitsrichtungen, die von verschiedenen Voraussetzungen aus das Problem angingen.

Im Jahre 1918 hatte W. Watanabe beobachtet, daß das einfache Guanidin den Blutzucker beim Tier zu senken vermag. Da sich aber Guanidin als zu toxisch erwies, konnte es nicht therapeutisch beim Diabetes angewandt werden. Synthetische Abwandlung des Guani-

$$H_2N-\overset{\overset{NH}{\|}}{C}-NH_2$$
Guanidin

$$H_2N-\overset{\overset{NH}{\|}}{C}-NH-(CH_2)_{10}-NH-\overset{\overset{NH}{\|}}{C}-NH_2$$
Dekamethylendiguanidin

dinmoleküls mit dem Ziel, zu Substanzen mit größerer therapeutischer Breite zu gelangen, führten zum Dekamethylendiguanidin, das im Jahre 1926 unter dem Namen Synthalin in die Klinik eingeführt worden ist. Die Hoffnungen, die man anfangs auf diese und ähnliche Substanzen setzte, erfüllten sich nicht, da sich herausstellte, daß deren antidiabetische Wirksamkeit nur vorgetäuscht wird durch eine Schädigung der Leber: sie hemmen die Glykogen-Neubildung in der Leber, was sich sekundär in einer Hypoglykämie äußern muß. Die synthetische Arbeitsrichtung führte — wenn auch auf vielerlei Umwegen — später zu beachtlichen Erfolgen; fußend auf Beobachtungen von M. Janbon u. Mitarb. (1942), gelang es, verschiedene, komplizierter gebaute Harnstoffderivate (Sulfonylharnstoffe) I zu synthetisieren, die sich auch klinisch als blutzuckersenkende Therapeutika brauchbar erwiesen.

$$R_1-SO_2-NH-CO-NH-R_2 \quad \text{I}$$

Eine zweite, grundsätzlich andere Möglichkeit zu blutzuckersenkenden Arzneimitteln zu gelangen, schien das Suchen nach Vorbildern, nach Modellsubstanzen im Pflanzenreich. In erster Linie wurden dabei die seit altersher als Antidiabetika gebräuchlichen Volksmittel zu Untersuchungen herangezogen. Der erste Forscher, der feststellte, daß bestimmte Pflanzen oral wirksame Stoffe mit Insulineffekt enthalten, war J. B. Collip (1923). Der erste und bisher einzige Pflanzenstoff, der in reiner Form zugänglich wurde, war das Galegin der Herba Galegae, ein Harnstoff- bzw. Guanidinderivat also. Galegin ist seiner Konstitution nach ein Isoamylenguanidin.[1] Die phytochemische Arbeitsrichtung hat bisher zu keinem „oralen Insulinersatzmittel" geführt.

$$(H_3C)_2C{=}CH{-}CH_2{-}NH{-}C({=}NH){-}NH_2$$

Galegin

In der Pflanzenwelt vorkommende Stoffe mit einer tierexperimentell feststellbaren „insulinähnlichen" Wirkung auf den Blutzuckerspiegel bestimmter Versuchstiere (Kaninchen, Mäuse) bezeichnet man als Glucokinine. Die Bezeichnung leitet sich her von den beiden griechischen Wörtern *γλυκύς* = süß und *κινέω* = ich treibe fort. Einigen Glucokinindrogen sagt man nach, daß sie auch beim Menschen, und zwar in Fällen leichter und mittelschwerer Diabetes, blutzuckersenkend wirken. Sie sind daher Bestandteil von Teepräparaten, die in der Volksmedizin als orale Adjuvantia bei Diabetes empfohlen werden. Die Glucokinine kommen im Pflanzenreich reichlich vertreten vor; in weit über 100 Arten von höheren Pflanzen wurden sie nachgewiesen, daneben in Bakterien und Pilzen, so besonders in der Hefe, in Champignons und *Aspergillus*-Arten. In der Volksmedizin häufiger verwendet werden: *Galega officinalis*, *Vaccinium myrtillus*, *Phaseolus vulgaris*, *Polygonatum officinale* und *Syzygium jambolanum*. Therapeutischen Wert besitzen antidiabetische Tees nicht, und ärztlicherseits wird vor ihrer Anwendung gewarnt (R. F. WEISS, 1960).

b) *Galega*

Galega ist eine Pflanzengattung aus der Familie der Papilionaceae, welche aus perennierenden Kräutern mit unpaarig gefiederten Blättern und in Trauben gestellten Schmetterlingsblüten besteht. Die am weitesten verbreitete Art der Gattung ist die in Südeuropa und im westlichen Asien wild vorkommende *Galega officinalis* L. Der Geißklee wird etwa 1 m hoch; seine Blüten sind schön lilafarben oder weiß. Medizinisch verwendet wurde das getrocknete, blühende Kraut der genannten Art, seltener Semen Galegae. In allen Organen der Pflanze ist Galegin (Isoamylen-guanidin) enthalten, dessen blutzuckersenkende Wirkung viel studiert wurde, sich dabei aber in keiner Weise als insulinähnlich erwiesen hat.

c) *Phaseolus vulgaris*

Phaseolus vulgaris L., die Gartenbohne, ist ursprünglich in Peru heimisch, wird aber seit dem 16. Jahrhundert in Europa kultiviert. Wie von allen unseren Kulturpflanzen existieren zahlreiche Spielarten; bei der Bohne etwa 500, die durch Wuchs, Blütenfarbe, Größe, Färbung der Hülsen und Samen unterschieden sind. Zwei Hauptgruppen werden dabei unterschieden: die eine Gruppe besitzt schlingende, windende Stengel; die andere Gruppe hat nicht windende, niedrige, mehr buschartig verzweigte Stengel. Sowohl die unreifen Hülsen als auch die reifen Samen werden als Gemüse gegessen. Um genießbar zu sein, müssen Bohnen unbedingt gekocht werden; die Samen enthalten ein toxisches Eiweiß, ein Toxalbumin (Phasin), das beim bloßen Trocknen nicht zerstört wird, vielmehr erst nach genügend langer Hitzeeinwirkung seine Aktivität verliert. Roh verfütterte weiße Bohnen töten Mäuse innerhalb von drei Tagen. Vergiftungen durch Bohnen beim Menschen sind aber in der Regel Botulismus-Vergiftungen, also bakteriell verursacht, keine Phasinvergiftungen.

---

[1] Die neuerdings von K. VOIT und H. SECKFORT (1953) gefundene blutzuckersenkende Wirkung des Inosits kommt erst nach intravenöser Anwendung und in höherer Dosierung (2 g) zustande.

Für den Bohnenschalentee verwendet man die von den Samen befreiten Hülsen der Pflanze, die Fructus Phaseoli sine semine; man bevorzugt dabei Hülsen von gelblichweißer Farbe. Nach tierexperimentellen Untersuchungen enthält die Droge Prinzipien, welche Diuresesteigerung bewirken, dann Inhaltsstoffe mit blutzuckersenkenden Eigenschaften. Es ist bisher nicht gelungen, diese Wirkstoffe aus der Droge zu isolieren, noch weniger liegen Vermutungen über deren chemischen Aufbau vor. Die Droge ist Bestandteil von Präparaten und Teespezialitäten, die zur Diuresesteigerung oder als Adjuvans bei Diabetes genommen werden.

d) Polygonatum

Die zur Familie der Liliaceae gehörende Gattung *Polygonatum* ist eng mit der Gattung *Convallaria* verwandt. Einige Autoren faßten früher beide Gattungen zu einer einzigen zusammen, und so hieß z. B. das bekannte Maiglöckchen *Polygonatum majale* ALL. Die Rhizome verschiedener *Polygonatum*-Arten werden in der chinesischen Volksmedizin als Antidiabetika gebraucht. Tierexperimentelle Untersuchungen mit Extrakten aus *Polygonatum odoratum* (Mill.) Druce und *Polygonatum multiflorum* (L.) ALL. ergaben, daß sie den Blutzucker bei alimentärer Hyperglykämie herabsetzen. Über das wirksame Prinzip ist nichts Näheres bekannt.

e) Jambul

Syzygium cumini (L.) Skeels (= Eugenia jambolana Lam.) ist ein etwa 15 m hoch werdender Baum aus der Familie der Myrtaceae, der in den Ebenen des indischen Subkontinents, vom Fuße des Himalaya bis nach Südindien, verbreitet ist. Die Früchte sind olivengroße, dunkelrotbraune Beeren mit einem schwärzlichen, harten Samen. Auszüge aus den Samen und dem Preßsaft der Früchte (zusammen mit dem der Mangopflaume) verwendet man in Indien als Mittel, um den bei Diabetes auftretenden unstillbaren Durst zu mildern. Ob die Droge Wirkstoffe enthält, die den Blutzuckerspiegel oder die Glykogenspeicherung beeinflussen, ist bisher nicht mit Sicherheit erwiesen. Ebensowenig liegen Angaben über einen möglichen Wirkstoff vor.

Literatur

ERSPAMER, V.: Droghe e principi ipoglicemizzanti di origine vegetale. In „Quaderni di Fitoterapia" Nr. 5; Milano. Inverni u. Della Beffa. — RUSCHIG, H., KORGER, G., AUMÜLLER, W., WAGNER, H., WEYER, R.: Über neue peroral wirksame blutzuckersenkende Substanzen. In „Medizin und Fortschritte" Bd. 6. Weinheim/Bergstr. 1958. — WEISS, R. F.: Lehrbuch der Phytotherapie, Stuttgart 1960, S. 302.

8. Aphrodisiaka

Unter Aphrodisiaka versteht man Mittel zur Anregung, Steigerung und Stärkung der Libido sexualis und der geschlechtlichen Leistungsfähigkeit (nach S. BORELLI, 1960). Die Sexualfunktion des Menschen wird von somatischen und von psychischen Faktoren beeinflußt. Daher ist es verständlich, daß — stärker noch als bei anderen Arzneimittelgruppen — Aphrodisiaka die Funktion eines Hilfsmittels der Suggestionstherapie haben. Mischen kann sich auch die psychologische Einflußnahme mit der Ausnutzung ganz bestimmter Nebenwirkungen pharmakologisch wirksamer Verbindungen (Sympathicolytika, ZNS-erregende und enthemmende Drogen, Irritantien u. a. m.). Um eine Substitutionstherapie handelt es sich, wenn indiziert angewendet, bei der Behandlung des Klimakterium virile mittels androgener Hormone. Ein gewisser Einfluß ist schließlich auch von diätetischen Maßnahmen zu erwarten: Im Volke gelten seit altersher eiweißreiche Kost, starke Gewürze und alkoholische Getränke als anreizend.

Von Substanzen pflanzlicher Herkunft ist es vor allem das Yohimbin (s. S. 327), das im Rufe steht, ein wirksames Aphrodisiakum zu sein. Pharmakologisch gehört es in die Gruppe der Sympathicolytika, doch sind andere sympathicolytisch wirksame Stoffe nicht zugleich aphrodisierend wirksam, sie mindern im Gegenteil die Potenz. Die dem Yohimbin zugeschriebene Aphrodisiakum-Wirkung wird damit in Zusammenhang gebracht, daß es die Reflexerregbarkeit im Lumbal-Sacralmark steigert, woraus eine Hyperämie der Abdominalorgane resultiert. In diesem Zusammenhange ist es erwähnenswert, daß Substanzen mit abweichendem Wirkungsmechanismus, die jedoch ähnlich dem Yohimbin zu einer Hyperämie der Beckenorgane führen, ebenfalls als aphrodisierend wirksam gelten: So die Laxantien der Anthrachinonreihe, insbesondere das Aloin (s. S. 158), ferner die Nicotinsäure (z. B. als Magnesiumnicotinat) mit gefäßerweiternden und durchblutungsfördernden Effekten.

Eine zweite Gruppe von Drogen wirkt reizend auf das Utogenitalsystem: Canthariden (s. S. 390), Petersilie und Apiol (s. S. 409).

Eine wichtige Gruppe der augenblicklich auf dem Arzneimittelmarkt befindlichen Präparate ist das Strychnin (s. S. 314). Von den zahlreichen bekannten pharmakologischen Eigenschaften des Strychnins halten die Hersteller von Aphrodisiaka für nützlich, daß es allgemein erregbarkeitssteigernd wirke und die Wahrnehmung von Sinneseindrücken erhöhe.

Eine weitere große Gruppe von Aphrodisiaka bilden die Drogen mit vorwiegend zentral erregender bzw. enthemmender Wirkung. Coffein (s. S. 338), Ephedrin (s. S. 263), besonders aber Substanzen der Benzidrinreihe können zu einer Stimulierung der Sexualsphäre führen. Sodann wirken über zentrale Nebeneffekte auch die Solanaceendrogen (s. S. 303) aphrodisierend. Wie allgemein bekannt waren Solanaceendrogen Hauptbestandteile der antiken „Liebestränke" und der mittelalterlichen Hexensalben. Solanaceenblätter sind noch heute Bestandteile der Astma-Rächerpulver und der Asthma-Zigaretten. Es konnte beobachtet werden, daß Überdosierung bei dieser Verwendungsart u. a. zu sexueller Übererregung führt.

Vermutlich die wirksamste Verbindung ist das p-Chlorphenylalanin, ein chloriertes Derivat der aromatischen Aminosäure Phenylalanin. Die Säure, pharmakologisch ein Hemmer der Serotoninsynthese wurde klinisch bei Carcinoidsyndrom geprüft, wobei die Nebenwirkung einer sexuellen Überreizung offenbar wurde. Auch im Tierexperiment (bei Ratten) beobachtet man eine über mehrere Stunden anhaltende sexuelle Erregung.

Nachstehend werden noch drei viel verwendete Drogen besprochen, die pharmakologisch schwer einzuordnen sind: Ginseng, Muira puama und Damiana.

Ginseng (Damiana, Muira puama)

Ginseng ist das berühmteste Arzneimittel der chinesischen Volksmedizin. Seine überragende Wertschätzung kommt in dem ostasiatischen Aberglauben zum Ausdruck, die *Ginseng*-Wurzel verleihe langes Leben, Kraft und Glück. Die medizinischen Indikationen, bei denen *Ginseng* verwendet wird, sind recht unscharf; wohl besonders geschätzt ist die Droge als Tonikum und als Aphrodisiakum für ältere Personen. Intensive, z. T. marktschreierische Werbung für industriell hergestellte *Ginseng*-Präparate führten zu einer zunehmenden Verwendung der Droge auch in Europa.

Als Stammpflanze für die echte Ginsengwurzel wird *Panax ginseng* C. A. Meyer angegeben, ein ausdauerndes Gewächs aus der Familie der Araliaceae.

Die Araliazeen, eine Familie, welche den Umbelliferen nahesteht, umfassen 65 Gattungen mit etwa 800 Arten. Die meisten Arten sind Bewohner tropischer Waldgebiete des indo-malayischen Raumes und Amerikas. In Europa ist die Familie durch *Hedera helix* L. vertreten. Die Gattung *Panax* (vom gr. *πᾶν* = alles und *ἀκέομαι* = heilen, Allheilkraut) umfaßt 6 Spezies.

Panax ginseng hat ihr natürliches Verbreitungsgebiet von Nepal bis in die Mandschurei. Die Pflanze stellt eine unscheinbare Staude dar, die aus einer Wurzel einen 30—60 cm langen Stengel treibt, an dem ahornähnliche, lang gestielte, handförmig geteilte Blätter sitzen. Die unscheinbaren Blüten stehen ähnlich wie bei unserem Efeu in einfachen Dolden. Die Wurzel ausgewachsener Exemplare ist 8—20 cm lang und ungefähr 2 cm dick, möhrenartig, mit mehr oder weniger ästigen Verzweigungen. Die eigentliche Droge besteht aus den Wurzeln, die man gräbt, wenn die Pflanzen 6—8 Jahre alt sind. Das Sammeln der wilden Ginseng-Wurzel in den Urwäldern Nordkoreas, der Mandschurei und der pazifischen Küstengebiete der Sowjetunion vermag den Bedarf an Ginseng-Droge nicht zu befriedigen. Um den riesigen Bedarf an Ginseng-Wurzeln zu decken, war man gezwungen, die Pflanzen in Kultur zu nehmen, was großen Aufwand an Pflege und Zeit erfordert. Denn die Pflanze läßt sich nur durch Samen vermehren. Kulturen der echten Ginseng-Pflanze finden sich hauptsächlich in Nord- und Südkorea, in der Mandschurei und im Osten der Sowjetunion. Für den Export nach Europa sind jedoch einzig Drogen aus südkoreanischen Kulturen verfügbar, die den Bedarf nicht annähernd zu befriedigen vermögen. Zur Deckung der großen Bedarfslücke werden andere Drogenherkünfte herangezogen, die aber nicht von *Panax ginseng* stammen und offenbar auch nicht die Wirkung der echten Ginseng-Wurzel zeigen. Auf dem Markt befinden sich folgende Arten: *P. quinquefolius* (Nordamerika), *P. notoginseng* (Südchina), *P. pseudoginseng* (Indien, Südchina) und *P. japonicus* (Japan) (nach Sandberg, 1970).

Die Droge kommt als Weißer oder Roter Ginseng in den Handel. Beim Trocknen an der Sonne oder mit künstlicher Wärme löst sich die äußerste Korkschicht ab. Die sich dabei gelblichweiß färbende Wurzel stellt den Weißen Ginseng dar. Wird die Wurzel jedoch mit heißem Wasser oder Dampf behandelt, so erhält sie beim anschließenden Trocknen eine glasig-rotbraune Farbe, die für den Roten Ginseng charakteristisch ist.

Unter den Drogeninhaltsstoffen ist die Saponinfraktion eingehend bearbeitet worden (Shibata et al.; Elyakov et al., 1962 u. f.). Sie stellt ein kompliziertes Gemisch nahe verwandter Glykoside dar, deren Aglykone sich vom tetrazyklischen Triterpen-Typ des Dammarans ableiten. Die Konstitutionsarbeiten wurden durch die große Labilität des nativen Aglykons sehr erschwert.

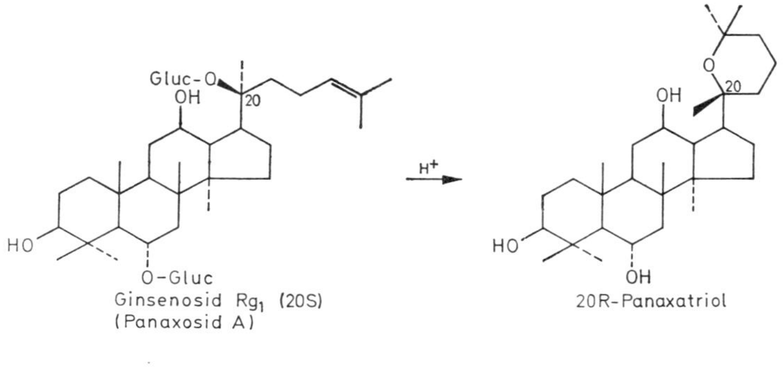

Gluc-O OH 20 HO O-Gluc

Ginsenosid Rg_1 (20S) (Panaxosid A)

H^+ →

O 20 OH HO OH

20R-Panaxatriol

Die bei Säurehydrolyse vor sich gehenden Umwandlungen sind am Beispiel des Ginsenosids Rg_1 von SHIBATA (= Panaxosid A von ELYAKOV) dargestellt.

Im Vordergrund der Ginseng-Wirkung steht eine Verbesserung physischer und psychischer Leistungen. Die Droge erhöht zudem die Abwehrkräfte des menschlichen Organismus gegenüber schädlichen Agenzien physikalischer, chemischer und biologischer Natur, Genesungsvorgänge werden beschleunigt. Der Sexualzyklus wird im Sinne einer gonadotropen Wirkung beeinflußt. Auf pathologisch erhöhten oder erniedrigten Blutdruck soll Ginseng normalisierend wirken und bei experimentell erzeugter Hypercholesterinämie konnte am Kaninchen eine Senkung des Serum- und Lebercholesteringehaltes beobachtet werden. An der stimulierenden Wirkung der Droge sind die Saponine wesentlich beteiligt.

Damiana und **Muira puama** sind Drogen, die neben Ginseng ebenfalls als Aphrodisiaka gelten. Damiana besteht aus den getrockneten Blättern des zur Familie der Turneraceae gehörenden strauchigen Gewächses *Turnera diffusa* WILLD. var. *aphrodisiaca* URB. Die aus Bolivien, Mexiko und Texas ausgeführte Droge schmeckt bitter-aromatisch. An Inhaltsstoffen sind bekannt 0,2—0,7% Arbutin und 0,1—0,5% ätherisches Öl, das aus mindestens 20 Komponenten besteht, darunter Cineol, p-Cymol, α- und β-Pinen (AUTERHOFF u. HÄUFEL, 1968). Die Droge besitzt demnach eine gewisse desinfizierende Wirkung. Daneben wurden kleine Mengen cyanogener Glykoside nachgewiesen.

Das „Potenzholz“ Muira puama stammt nach ANSELMINO (1933) von *Ptychopetalum olacoides* BENTH. und *P. uncinatum* ANSELMINO, zwei in Brasilien heimischen Olacaceen. Es besteht aus Holz und Rinde des Stammes und der Wurzel. Von AUTERHOFF und Mitarb. (1968 u. f.) wurden 0,4—0,5% eines Estergemisches isoliert, das zu $^2/_3$ aus den Behensäureestern des Lupeols — und in wesentlich geringerer Menge — des β-Sitosterins besteht. Weder über die Wirkung von Muira puama noch von Damiana liegen sichere Angaben vor.

Literatur

BORELLI, S.: Die Aphrodisiaca in „Handbuch der Haut- und Geschlechtskrankheiten“ (J. Jadassohn, Herausgeber), VI. Band, 3. Teil, S. 737—766; Berlin/Göttingen/Heidelberg: Springer 1960. — ESDORN, I.: Die Pharmazie **13**, 556 (1958) und **15**, 75 (1960). — HOFMANN, H.: Forschungen und Fortschritte **26**, 128 (1950). — PETKOV, W.: Über den Wirkungsmechanismus des Panax Ginseng C. A. MEY, Arzneimittelforsch. **11**, 288—295, 418—422 (1961). — SCHULZ, B.: Deutsche Apotheker-Ztg. **98**, 1276 (1958) und **99**, 303 (1959).

9. Depurativa. Frühjahrskräuterkuren. Ascorbinsäure enthaltende Drogen

Allgemeines

Depurativa (= Depurantia) sind Drogenmischungen, die zur „Blutreinigung“ verwendet werden. Die Lehre von der Blutreinigung stammt aus einer Zeit, in der man die meisten Krankheiten aus einer Verunreinigung des Blutes und der anderen Körpersäfte mit schädlichen Stoffen erklären wollte. Diese medizinische Theorie, die in der Volksmedizin bis heute lebendig ist, führt zurück bis auf die Säftelehre des HIPPOKRATES und GALENUS. Es war im Zeitalter der Humoralpathologie das Bestreben, den jeweils die Krankheit bedingenden Körpersaft aus dem Körper zu entleeren. Damit ist ohne weiteres klar, daß die Purgantien unter den Arzneimitteln eine große Bedeutung haben mußten. Unter Purgantien sind dabei aber nicht bloß unsere Laxantien im modernen Sinne zu verstehen, sondern auch andere „entleerende“ Pharmaka wie Diuretika, Emetika und Diaphoretika. Die Zusammensetzungen der heute noch als Depurantia verwendeten Teemischungen lehnt sich an ältere Vorschriften an; sie enthalten laxierend, diuretisch und diaphoretisch wirksame Drogen. Häufige Bestandteile sind Cortex Frangulae, Rhizoma Rhei, Fol. Sennae, Fol. Betulae, Herb. Violae tricoloris, Fruct. Juniperi, Flos Sambuci, Fol. Juglandis und vor allem Herb. Fumariae.

Blutreinigungskuren läßt die Naturheilkunde auch als diätetische Maßnahme aus prophylaktischen Gründen durchführen. Am bekanntesten sind die sog. Frühjahrskräuterkuren. Die heutige Naturheilkunde gibt für die Frühjahrskuren die folgende Begründung: Im Winter würden sich die Stoffwechselschlacken vermehrt im Körper anhäufen, weshalb es zweckmäßig wäre, im Frühjahr — auch ohne besondere Indikation — stoffwechselumstimmende Maßnahmen durchzuführen. Die Frühjahrskräuterkur besteht in einer Einschränkung der Nahrungszufuhr unter gleichzeitiger Überschwemmung des Körpers mit Vitaminen aus der Pflanzenwelt, etwa in Form einer Saft-, Obst- oder Rohkostkur. Ferner wird durch Zufuhr diuretisch, laxierend und diaphoretisch wirkender Drogen für vermehrte Ausscheidung gesorgt. Als Salate sollen die folgenden vitaminreichen Pflanzen genossen werden: *Lactuca sativa*, *Cichorium sativum*, *Nasturtium officinale*, *Taraxacum officinale*, *Rumex acetosa*, *Cochlearia officinalis*, *Apium graveolens*, *Fumaria officinalis*, *Allium cepa* und *Allium sativum*.

Die Frühjahrskräuterkuren sind demnach zum wesentlichen Teil Vitaminkuren, insbesondere mit Vitamin C. Berechtigterweise werden sie mit frischen Kräutern durchgeführt, da das Vitamin C beim Trocknen von Pflanzen oder bei anderer Aufbereitung weitgehend zerstört wird.

Ascorbinsäure

Ascorbinsäure (Vitamin C) kommt in der Natur in einer reduzierten und in einer oxydierten Form vor, die beide biologisch wirksam sind. Beide Formen sind instabil gegenüber Oxydation, Licht, Alkalien und bestimmten Metallionen (Fe-

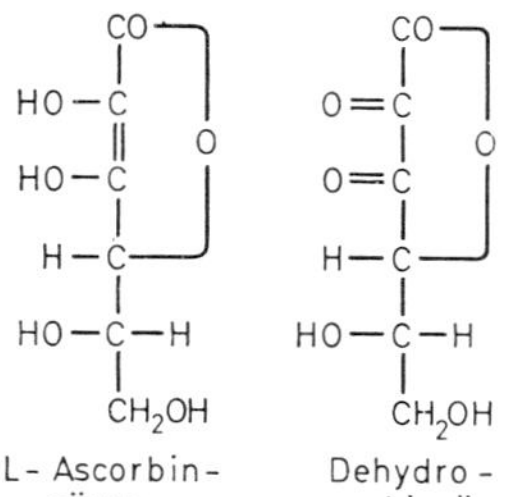

L-Ascorbinsäure Dehydroascorbinsäure

und Cu-Ionen). Empfindlich ist Ascorbinsäure ferner gegenüber bestimmten pflanzlichen oxydierenden Fermenten (Ascorbinsäure-Oxydasen), so daß bereits bei der bloßen Bereitung von Speisen — selbst bei der schonenden Bereitung von Rohkost — ein erheblicher Anteil des Vitamins fermentativ zerstört werden kann.

Der Gehalt an Oxydasen wechselt von Pflanze zu Pflanze. Der fermentarme Orangensaft behält seinen Vitamingehalt lange Zeit, während der enzymreiche Apfelsaft unter den gleichen Bedingungen seinen Vitamin C-Gehalt rasch einbüßt (nach NEUWEILER, 1936 zit. bei MADAUS, 1938).

Der Tagesbedarf des Menschen an Vitamin C wird unter normalen Verhältnissen auf 50 mg geschätzt, vergrößert sich aber beispielsweise bei Infektionskrankheiten. Vom menschlichen Organismus kann Vitamin C nicht synthetisiert werden, während die meisten tierischen Organismen dazu imstande sind. Auch von allen höheren Pflanzen wird das Vitamin gebildet. Allerdings sind die Konzentrationen, in denen es gespeichert wird, sehr schwankend. Einen besonders hohen Vitamin C-Spiegel haben zahlreiche Arten aus den Familien der Rosaceae, der Cruciferae und der Liliaceae. Die für die menschliche Ernährung wichtigste Vitamin C-Quelle ist in Mitteleuropa die Kartoffel; zwar ist ihr absoluter Gehalt von etwa 20 mg% nicht sehr hoch, was aber durch die großen Mengen an Kartoffeln, die mit der Nahrung zugeführt werden, ausgeglichen wird. Von Obst- und Gemüsesorten zeichnen sich vor allem die *Citrus*früchte neben Tomaten und Paprika durch hohe Gehalte aus. Über die vorkommenden Konzentrationen können die folgenden Zahlen (Zahlen = mg Ascorbinsäure/100 g Frischgewicht; entnommen den „Wissenschaftlichen Tabellen Geigy", 1955) einen Eindruck vermitteln: Petersilie 154—209, Löwenzahnblätter 100, Paprika 125—180, Rosenkohl 87—150, Johannisbeeren 140, Kohlrabi 60—117, Zitronensaft 30—78, Orangensaft 22—89, Grapefruitsaft 24—45.

Reich an Ascorbinsäure sind ferner die Früchte folgender Pflanzen, die als Vitamin C-Drogen eine gewisse therapeutische Bedeutung haben: *Rosa canina*, *Sorbus aucuparia* und *Hippophaë rhamnoides*. Für die therapeutische Verwendung von Vitamin C steht ansonsten die auf synthetischem Wege leicht darstellbare Reinsubstanz zur Verfügung. Die Reinsubstanz ist haltbar und erlaubt eine gute Dosierung, während die mit Pflanzenpräparaten zugeführte Dosis an Ascorbinsäure unbekannt ist. Ein Vorteil der natürlichen Vitaminquellen besteht demgegenüber darin, daß in Pflanzen synergistisch wirkende Begleitstoffe enthalten sind; am bekanntesten sind die sog. Vitamin P-Faktoren (= Bioflavonoide). Die Bioflavonoide erhöhen die antiskorbutische und die Kapillar-Resistenz steigernde Wirkung der Ascorbinsäure. Auch unabhängig vom Vitamin C scheinen die Bioflavonoide zur Erhaltung einer normalen Kapillarresistenz notwendig zu sein. Eine ganze Reihe von Pflanzenstoffen ist bekannt, die Vitamin P-Aktivität zeigen; in erster Linie Phenylchromanderivate mit zwei ortho-ständigen Hydroxylgruppen im Phenylrest wie Eriodictyol, Rutin und Catechin.

Reine Formen der Vitamin C-Avitaminose (Skorbut) kommen heute nurmehr selten vor. Als Indikationsgebiete werden Vorstadien dieser Erkrankung genannt, die besonders nach vitaminarmer Ernährung auftreten, wie Frühjahrsmüdigkeit, Anfälligkeit gegenüber Infektionen und Chlorose. Für die verbreitete Annahme, daß Ascorbinsäure eine Schutzwirkung gegen bakterielle Infektionen ausübt, liegen nach v. EULER und B. EISTERT (1957) allerdings keine ausreichenden Beweise vor. Große Versuchsserien, die mit dem Ziel unternommen wurden, die antiinfektiöse Wirkung von Vitamin C-Gaben beim Menschen nachzuweisen, verliefen — im Gegensatz zu vielen positiven, mit Fruchtsäften angestellten Einzelbeobachtungen — durchwegs negativ (loc. zit. S. 316).

Fructus Cynosbati; Pseudofructus Rosae (Ph. Helv. VI)

Die Hagebutten stammen von *Rosa canina* und verwandten, bei uns heimischen Wildrosen (Familie: Rosaceae). Die Stammpflanzen sind stachelige Büsche mit unpaarig gefiederten Blättern. Die bei den Rosengewächsen sehr mannigfaltig gebauten Früchte stellen bei *Rosa canina* Sammelfrüchte dar. Die erwähnten roten Sammelfrüchte (Hagebutten) werden pharmazeutisch als Fructus Cynosbati oder Pseudofructus Rosae bezeichnet; die eigentlichen Früchte — im botanischen Sinne — sind jedoch die in den Scheinfrüchten enthaltenen steinharten Schließfrüchte, die wiederum fälschlicherweise im Handel als Semen Cynosbati bezeichnet werden. In den Handel gelangen einmal die ganzen, getrockneten Scheinfrüchte (Fructus Cynosbati), ferner die Fructus Cynosbati sine semine und die Semen Cynosbati. Die Fructus Cynosbati enthalten im frischen Zustande ansehnliche Konzentrationen an Vitamin C, die besten Sorten bis zu 12% der Trockensubstanz, durchschnittlich 0,5—1,7%. Die Semen Cynosbati hingegen sind praktisch vitaminfrei. Begleitet wird das Vitamin C in der Droge von flavonoiden Substanzen (Vitamin P, Bioflavonoiden).

Sorbus aucuparia

Die Früchte einer weiteren Rosazee, die von *Sorbus aucuparia* subspec. aucuparia (der Eberesche), wurden früher in der Volksmedizin gegen Skorbut verwendet. Vitamin C ist in Mengen bis zu 0,1% enthalten, und zwar wird es hier

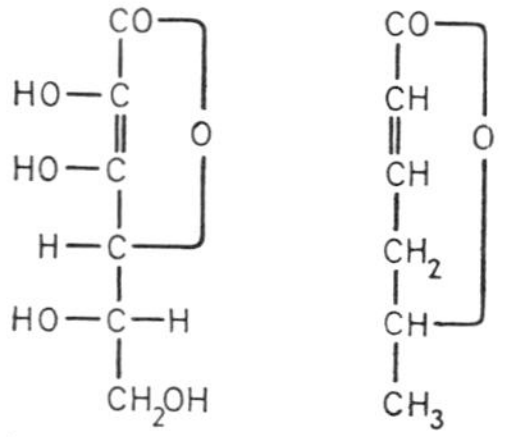

```
        CO—┐           CO—┐
        |  |           |  |
   HO—C   |           CH  |
       ||  O           ||  O
   HO—C   |           CH  |
        |  |           |  |
    H—C——┘           CH2 |
        |              |  |
  HO—C—H             CH——┘
        |              |
      CH2OH           CH3
```

L-Ascorbinsäure Parasorbinsäure

begleitet von einer chemisch ähnlich gebauten Säure, der Parasorbinsäure. Parasorbinsäure wirkt schwach laxierend, in höheren Dosen lokal reizend auf den Magen-Darm-Kanal. Nachgewiesen wurden ferner Carotinoide, Pektine und D-Sorbit.

Hippophaë rhamnoides

Hippophaë rhamnoides, der gemeine Sanddorn (Familie: Elaeagnaceae), wächst in ganz Europa. Es handelt sich um ein zweihäusiges Holzgewächs. Auffallend sind im Herbst die weiblichen Pflanzen, die dann Massen orangeroter, erbsengroßer Früchte tragen. Die erwähnten orangefarbenen Scheinfrüchte (Nuß, von fleischigem Kelchtubus umschlossen) führen neben Ascorbinsäure (0,2—0,9%) ebenfalls Bioflavonoide. Als Vitamin-Therapeutikum wird der Preßsaft der Früchte verwendet.

Literatur

Euler, H. v., Eistert, B.: Chemie und Biochemie der Reduktone und Reduktonate, Stuttgart 1957. — Geigy: Wissenschaftliche Tabellen, Basel 1955ff. — Madaus, G.: Käuterheilverfahren in: Lehrbuch der Biologischen Heilmittel, Bd. 1, Leipzig 1938 (S. 48). — Weiss, R. F.: Blutreinigende Mittel in: Lehrbuch der Phytotherapie, Stuttgart 1960 (S. 299). — Meyer, E.: Taschenbuch der pflanzlichen Therapie, Saulgau (Württ.) 1952. — Seybold, A., Mehner, H.: Über den Gehalt an Vitamin C in Pflanzen, Sitzungsber. Heidelberger Akad. d. Wiss. **1948**, 10. Abhdlg., Heidelberg 1948.

Sachwortverzeichnis

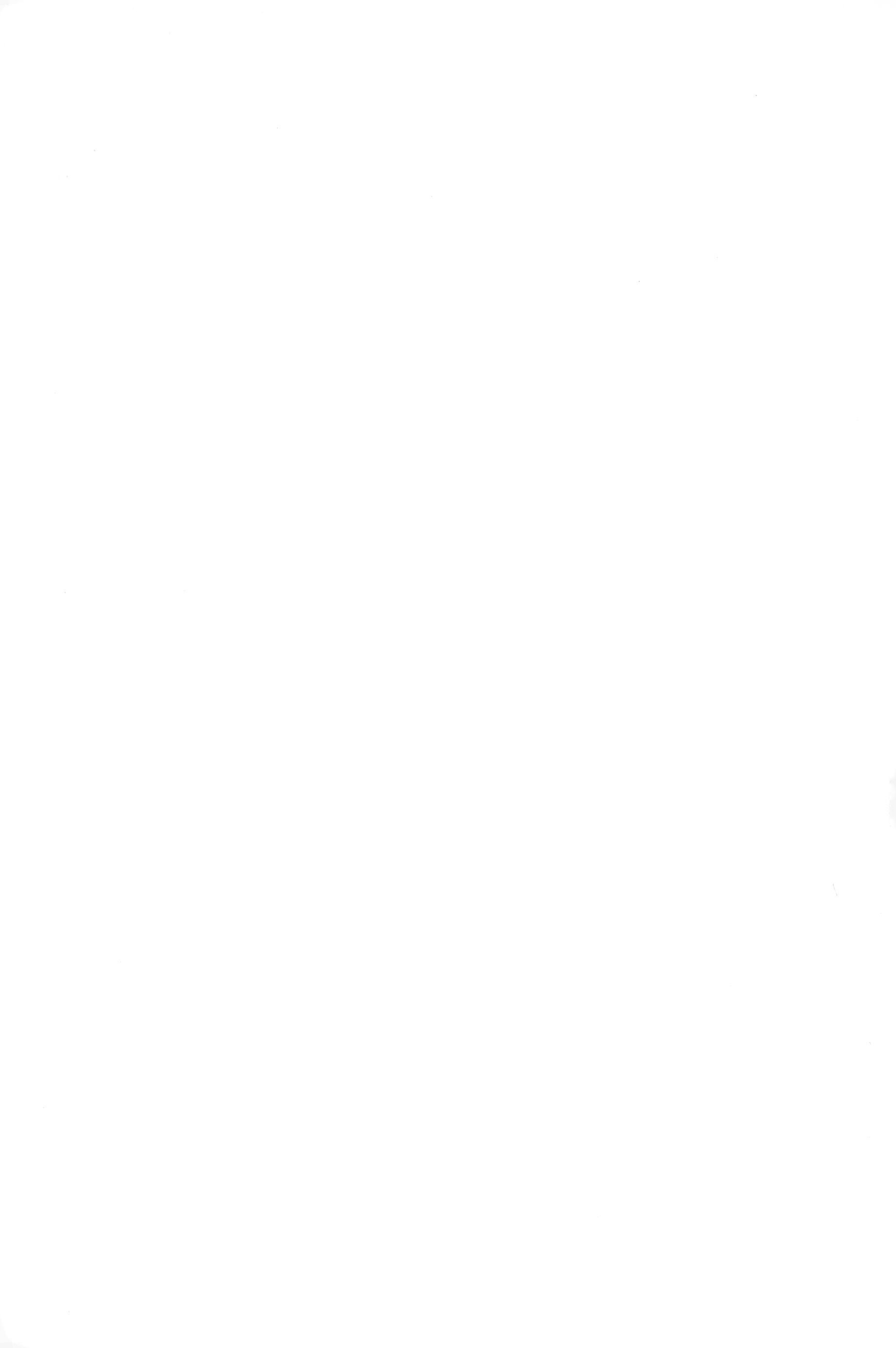